Medizinische Fachangestellte

1. Ausbildungsjahr

von

Dr. Uta Groger
Albert Mergelsberg
Dr. Rebecca Traurig
Gundel Lehnhardt
Susanne Schubert
Svenja Dawn Kelly

In Zusammenarbeit mit
der Verlagsredaktion

Cornelsen

Verlagsredaktion:	Dr. Franz Schaller, Susanne Stucki, Menemsha MacBain
Außenredaktion:	Dietlind Grüne, Silja von Rauchhaupt, Stefan Schiefer, Lars Wilker
Videoredaktion:	Lisa Budzynski
Redaktionelle Mitarbeit:	Julia Siegers
Rechte und Lizenzen:	Birke Fähnrich, Anabel Schuster
Umschlaggestaltung:	ROSENDAHL, Berlin
Umschlagfoto:	Werner Krüper, Steinhagen
Layoutkonzept:	vitaledesign, Berlin
Technische Umsetzung:	vitaledesign, Berlin; Satz-Rechen-Zentrum Hartmann + Heenemann GmbH & Co. KG, Berlin; Straive, Chennai

Begleitmaterialien für Lernende:
ISBN 978-3-06-451889-6 (Lösungen zum Schulbuch als Download)

www.cornelsen.de

Alle Drucke dieser Auflage sind inhaltlich unverändert und können im Unterricht nebeneinander verwendet werden.

Die Webseiten Dritter, deren Internetadressen in diesem Lehrwerk angegeben sind, wurden vor Drucklegung sorgfältig geprüft. Der Verlag übernimmt keine Gewähr für die Aktualität und den Inhalt dieser Seiten oder solcher, die mit ihnen verlinkt sind.

Soweit in diesem Lehrwerk Personen fotografisch abgebildet sind und ihnen von der Redaktion fiktive Namen, Berufe, Dialoge und Ähnliches zugeordnet oder diese Personen in bestimmte Kontexte gesetzt werden, dienen diese Zuordnungen und Darstellungen ausschließlich der Veranschaulichung und dem besseren Verständnis des Inhalts.

2. Auflage, 3. Druck 2026

Druck: Drukarnia Dimograf Sp. z o.o., Bielsko-Biała

ISBN: 978-3-06-451887-2 (Schulbuch)
ISBN: 978-3-06-451888-9 (E-Book)

PEFC
PEFC/32-31-076

PEFC-zertifiziert
Dieses Produkt stammt aus nachhaltig bewirtschafteten Wäldern und kontrollierten Quellen
www.pefc.pl

Vorwort

Liebe Leserin, lieber Leser,

der Beruf der Medizinischen Fachangestellten ist gut etabliert. Die Berufsbezeichnung drückt aus, was das Aufgabenfeld ausmacht: Medizinische Fachangestellte organisieren die Praxis. Sie sind mit der Praxissoftware vertraut, führen diagnostische und therapeutische Maßnahmen durch bzw. bereiten sie vor und assistieren. Sie planen und dokumentieren medizinische Leistungen und Hygienemaßnahmen, sie managen den Materialbestand. Für ihre vielfältigen Aufgaben besitzen Medizinische Fachangestellte solides Fachwissen und bilden sich weiter fort, um stets auf dem aktuellen Stand der Medizin zu sein.

Medizinische Fachangestellte sind die ersten Ansprechpartner der Patienten – und dabei offen für die Fragen, Sorgen und Nöte der ihnen anvertrauten Menschen. Dabei müssen Patienten keine Kranken sein. Präventions- und individuelle Gesundheitsleistungen gehören zum Leistungsspektrum vieler Praxen und lassen Patienten zu Kunden werden. In jedem Fall ist der Patient der eigentliche Arbeitgeber jeder Arztpraxis mit ihrem gesamten Team.

Die medizinischen Grundlagen sowie ein umfassendes Verständnis für den Aufbau, die Funktion und die krankheitstypischen Fehlfunktionen des Körpers vermittelt dieses Lehrbuch – aus der Erfahrung und Überzeugung heraus, dass Verstehen nachhaltiger und besser auf „jede" Situation anwendbar ist als auswendig gelernte Einzelheiten. Situationsgerechtes Mitdenken, Urteilsvermögen und vorausschauendes, verantwortliches und selbstständiges Handeln sollen erlernt und geübt werden.

Lernen und Lehren ist effektiver, wenn es Spaß macht. Daher werden die Fakten und die Zusammenhänge anschaulich dargestellt, reich illustriert und mit treffenden Karikaturen buchstäblich untermalt. Terminologie-Tabellen helfen beim Lernen und Behalten der Fachbegriffe. Aufgaben am Kapitelende helfen, das erworbene Wissen des jeweiligen Abschnitts zu überprüfen. Mithilfe der neuen „Ich-kann"-Seiten können Sie Ihren Wissens- und Kompetenzzuwachs testen und dokumentieren. Vielfältige Erklärvideos machen komplizierte Inhalte und Vorgänge klar und leicht begreifbar.

Danken möchten wir dem Team des Cornelsen Verlages und der freien Mitarbeiter für die stets professionelle, immer angenehme und sehr motivierende, konstruktive Zusammenarbeit. Unseren Familien, Schüler*innen, Leser*innen, Lehrer- und ärztlichen Kolleg*innen, Freund*innen und Models danken wir herzlich für die vielfältige Unterstützung bei der Entstehung dieses Lehrwerks.

Ihnen als Auszubildende*r, Lehrkraft und ausbildendem Arzt bzw. ausbildender Ärztin wünschen wir viel Freude und Erfolg beim Lernen, Lehren und Arbeiten mit dem vorliegenden Buch.

Bielefeld, im Mai 2021

Dr. med. Uta Groger

Hinweis: Im Sinne der Geschlechtergerechtigkeit wird konsequent zwischen den einzelnen Lernfeldern die weibliche und die männliche Form abwechselnd verwendet. Selbstverständlich sind damit auch alle anderen Geschlechter gemeint.
Das Buch ist nicht zur Selbstdiagnose oder -therapie gedacht und geeignet.

Arbeiten mit diesem Fachbuch

Ungeplante Blutentnahmen, vor denen die Patientin gegessen hat, führen zu Abweichungen bei Blutzucker- und Fettwerten. Sofern es nicht um diese Messwerte geht, muss die Patientin nicht unbedingt nüchtern sein. Einige Hormonspiegel (TSH, Cortisol) verändern sich im Tagesverlauf. Deshalb sind morgendliche Blutentnahmen am besten.

Materialien: dünnwandige Einmalhandschuhe, Tablett, Staubinde, ggf. Keilkissen zur Lagerung des Unterarms, Probenröhrchen (mit Vor- und Nachnamen sowie Geburtsdatum der Patientin beschriftet und/oder mit Strichcode beklebt und in der richtigen Reihenfolge bereitgelegt), Kanüle(n), **Adapter** (Verbindungsstück zwischen Kanüle und Probenröhrchen), Ständer zum aufrechten Lagern der Röhrchen, Abwurfgefäß für Kanülen, zwei Tupfer, Hautdesinfektionsspray, Pflaster

Blutentnahmesysteme: Für eine hygienische Blutgewinnung sind verschiedene Systeme auf dem Markt. Häufig werden BD Vacutainer® Blutentnahmeröhrchen oder S-Monovetten® verwendet. Die Probenröhrchen sind auf die Messapparate des Labors abgestimmt. Alle Systeme werden mit Sicherheitskanülen verwendet, um Nadelstiche und Kontakt mit Patientenblut zu vermeiden.

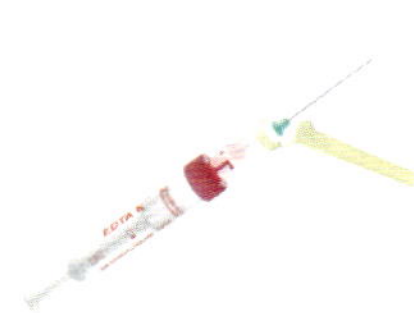

Abb. 1 S-Monovette®-System zur Blutentnahme; nach dem Befüllen der S-Monovette® bricht man deren Stiel an der Ansatzstelle ab. Nur das volle Röhrchen wird ins Labor geschickt.

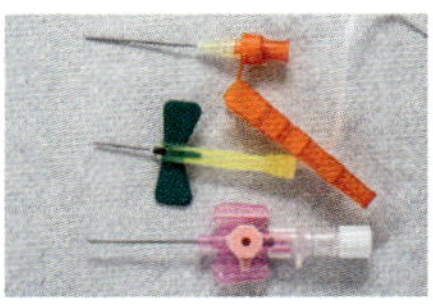

Abb. 2 Sicherheitskanülen, geöffnet

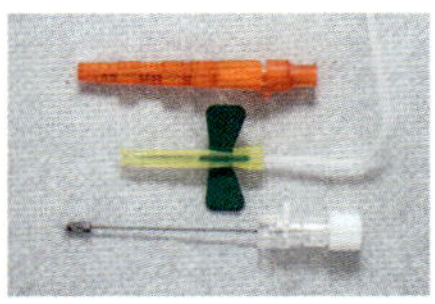

Abb. 3 Sicherheitskanülen, geschlossen

Informationen zu Sicherheitskanülen bietet u. a. die Broschüre M612 „Risiko Nadelstich" der BGW: www.bgw-online.de

Zusätze in Probenröhrchen: Für verschiedene Untersuchungen darf das Blut nicht gerinnen und wird deshalb mit Antikoagulanzien vermischt. **Citrat** (für Gerinnungstests) oder **EDTA** (für Blutbild und HbA_{1c}) binden Calcium und verhindern so die Blutgerinnung. Im Gegensatz dazu beschleunigen Kügelchen oder andere Zusätze in Serumröhrchen die Gerinnung. Serum wird für Lagerung und Transport möglichst vom Thrombus getrennt. Dies geschieht in einer **Zentrifuge** (Trennschleuder) und wird durch ein Trenngel, das sich in Serumröhrchen befindet, erleichtert. Das Gel liegt nach dem Zentrifugieren zwischen Serum und Thrombus.

Antikoagulanzien → LF 5, S. 188
Citrat → LF 5, S. 220
EDTA → LF 5, S. 220

Reihenfolge der Probenröhrchen: Um korrekte Werte zu erhalten, werden die Probenröhrchen in einer festgelegten Reihenfolge gefüllt:

1. **Serum**röhrchen, denn beim Einstich werden Gerinnungsstoffe frei, die in das erste Probenröhrchen gelangen; Gerinnungstests würden sie stören
2. **Citrat**röhrchen, da es keine Gerinnungsstoffe aus der Haut enthalten soll
3. **EDTA**-Röhrchen
4. **Fluorid**röhrchen, wenn ein genauer Blutzuckertest gebraucht wird; Fluorid verhindert, dass die Erythrozyten Glukose aus der Probe verbrauchen und so den Blutzuckerwert senken

MERKE Die richtige Reihenfolge der gebräuchlichsten Probenröhrchen ist **Serum-Citrat-EDTA**. Es ergibt sich die Eselsbrücke: **S**aures **C**itronen-**E**is. Werden zusätzlich Heparin- und Fluoridröhrchen gefüllt, ergibt sich die Reihenfolge **S**erum-**C**itrat-**He**parin-**E**DTA-**F**luorid und die Eselsbrücke **SCHEF**.

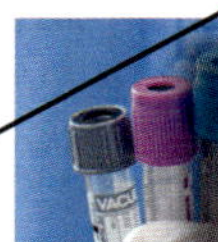

Abb. 4 BD Vacutainer® B… der Reihenfolge der Blut… Serum, Citrat, EDTA, Fluo…

Das **Online-Symbol** weist auf Internetseiten hin, die weitere Informationen zu den behandelten Inhalten liefern.

Seitenverweise zu den einzelnen Begriffen ermöglichen einen schnellen Zugriff auf weitere Informationen im Buch.

In **Merke-Kästen** finden Sie besonders wichtige Erläuterungen zu einem Thema.

Nach der Operation erfolgt **Physiotherapie** mit Anleitung zum selbstständigen Üben, bis wieder ein gesundes Bewegungsbild entstanden ist. Entschließen sich Patienten zur TEP-Operation, besteht oft eine ausgeprägte Schon- bzw. Fehlhaltung mit chronischen Rückenbeschwerden und Muskelatrophie. Die TEP-Operation kann daher nicht auf einmal langjährige Beschwerden wegnehmen, sondern erzeugt zunächst sogar neue. Es handelt sich um eine große Operation mit Verletzung von Knochen, Muskeln, Haut und Bindegewebe. Kunstgelenke halten in der Regel viele Jahre. Sie können sich aber mit der Zeit lockern, sodass ggf. eine erneute Operation nötig wird.

TEP-Operationen gehen mit Blutverlusten einher. Einige Kliniken lassen Patienten, deren Alter und Gesundheitszustand es zulässt, in den Wochen vor der OP **Eigenblut** spenden. Dieses wird fachgerecht gelagert und bei Bedarf dem Spender während des Eingriffs zurückgegeben. Es ist sinnvoll, einige Zeit vor und nach der Operation Eisen- und Vitaminpräparate zur Unterstützung der Blutbildung einzunehmen.

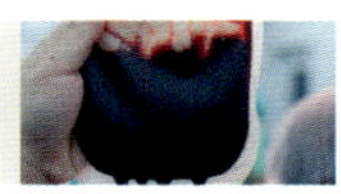

Prävention: Vorbeugend gegen Arthrose wirken eine gute Ernährung, regelmäßige Bewegung ohne Überlastung sowie die rechtzeitige Therapie von Fehlstellungen und anderen gelenkschädigenden Erkrankungen.

→ Terminologie: Arthrose

Arthralgie	Gelenkschmerz
Arthritis	Gelenkentzündung
Arthrose	degenerative Gelenkerkrankung
Arthrose, aktivierte	entzündliche Reaktion in einem arthrotischen Gelenk
chirurgisch	durch eine Operation; operativ
Gonarthrose	Kniegelenksarthrose
konservativ	bzgl. Therapie: ohne Operation, z. B. mit Medikamenten
Koxarthrose	Hüftgelenksarthrose
Operation	chirurgischer Eingriff
Orthopäde	Facharzt für Erkrankungen des Bewegungsapparates
Osteophyt	arthrosetypischer Knochensporn am Gelenkrand
Physiotherapie	Oberbegriff für Therapie mit aktiver und passiver Bewegung, z. B. Krankengymnastik und Massage
TEP	Totalendoprothese; Gelenkersatz; Kunstgelenk

Aufgaben

1 Erklären Sie in wenigen Sätzen, wie Arthrose entsteht.
2 Erläutern Sie den Teufelskreis „Übergewicht – Arthrose".
3 Welche Therapien wirken bei arthrosebedingter Entzündung lindernd?

Der **Exkurs** gibt Ihnen Zusatzinformationen aus dem Bereich Medizin und aus angrenzenden Gebieten.

In der **Terminologie** finden Sie präzise Erklärungen wichtiger Fachbegriffe, die im vorangegangenen Kapitel benutzt wurden.

Aufgaben bieten die Möglichkeit, erarbeitete Kenntnisse zu wiederholen und anzuwenden.
Die kostenfreien **Lösungen zu den Aufgaben** finden Sie unter der ISBN 978-3-06-451889-6 auf www.cornelsen.de.

Mit den **„Ich-Kann"-Seiten** können Sie Ihren Wissens- und Kompetenzzuwachs testen und dokumentieren.

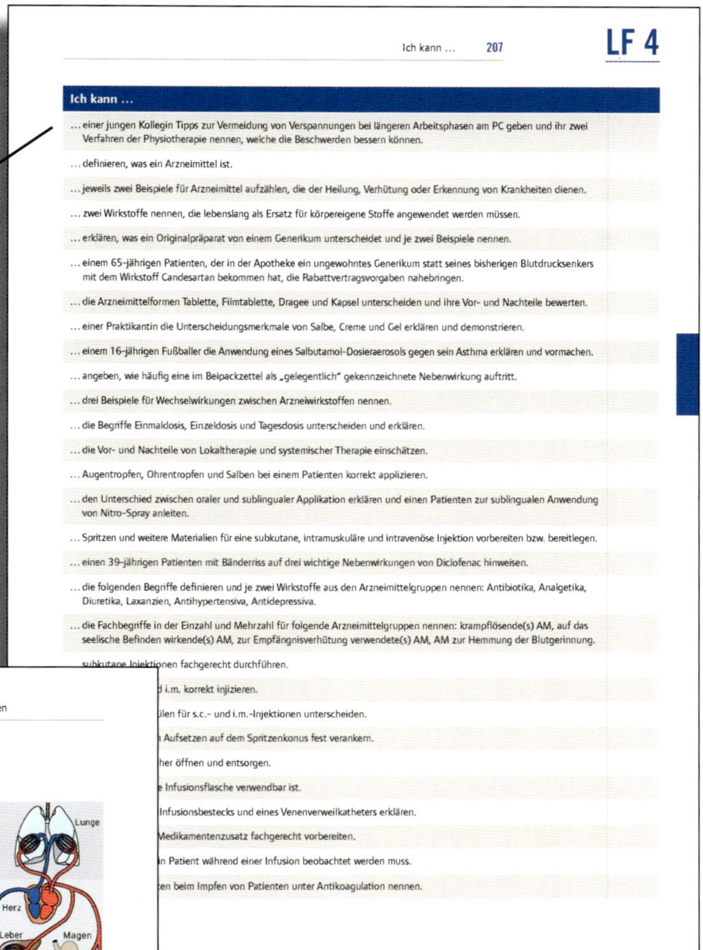

Ich kann … 207

LF 4

Ich kann …

… einer jungen Kollegin Tipps zur Vermeidung von Verspannungen bei längeren Arbeitsphasen am PC geben und ihr zwei Verfahren der Physiotherapie nennen, welche die Beschwerden bessern können.

… definieren, was ein Arzneimittel ist.

… jeweils zwei Beispiele für Arzneimittel aufzählen, die der Heilung, Verhütung oder Erkennung von Krankheiten dienen.

… zwei Wirkstoffe nennen, die lebenslang als Ersatz für körpereigene Stoffe angewendet werden müssen.

… erklären, was ein Originalpräparat von einem Generikum unterscheidet und je zwei Beispiele nennen.

… einem 65-jährigen Patienten, der in der Apotheke ein ungewohntes Generikum statt seines bisherigen Blutdrucksenkers mit dem Wirkstoff Candesartan bekommen hat, die Rabattvertragsvorgaben nahebringen.

… die Arzneimittelformen Tablette, Filmtablette, Dragee und Kapsel unterscheiden und ihre Vor- und Nachteile bewerten.

… einer Praktikantin die Unterscheidungsmerkmale von Salbe, Creme und Gel erklären und demonstrieren.

… einem 16-jährigen Fußballer die Anwendung eines Salbutamol-Dosieraerosols gegen sein Asthma erklären und vormachen.

… angeben, wie häufig eine im Beipackzettel als „gelegentlich" gekennzeichnete Nebenwirkung auftritt.

… drei Beispiele für Wechselwirkungen zwischen Arzneiwirkstoffen nennen.

… die Begriffe Einmaldosis, Einzeldosis und Tagesdosis unterscheiden und erklären.

… die Vor- und Nachteile von Lokaltherapie und systemischer Therapie einschätzen.

… Augentropfen, Ohrentropfen und Salben bei einem Patienten korrekt applizieren.

… den Unterschied zwischen oraler und sublingualer Applikation erklären und einen Patienten zur sublingualen Anwendung von Nitro-Spray anleiten.

… Spritzen und weitere Materialien für eine subkutane, intramuskuläre und intravenöse Injektion vorbereiten bzw. bereitlegen.

… einen 39-jährigen Patienten mit Bänderriss auf drei wichtige Nebenwirkungen von Diclofenac hinweisen.

… die folgenden Begriffe definieren und je zwei Wirkstoffe aus den Arzneimittelgruppen nennen: Antibiotika, Analgetika, Diuretika, Laxanzien, Antihypertensiva, Antidepressiva.

… die Fachbegriffe in der Einzahl und Mehrzahl für folgende Arzneimittelgruppen nennen: krampflösende(s) AM, auf das seelische Befinden wirkende(s) AM, zur Empfängnisverhütung verwendete(s) AM, AM zur Hemmung der Blutgerinnung.

subkutane Injektionen fachgerecht durchführen.

i.m. korrekt injizieren.

len für s.c.- und i.m.-Injektionen unterscheiden.

Aufsetzen auf dem Spritzenkonus fest verankern.

her öffnen und entsorgen.

Infusionsflasche verwendbar ist.

Infusionsbestecks und eines Venenverweilkatheters erklären.

Medikamentenzusatz fachgerecht vorbereiten.

n Patient während einer Infusion beobachtet werden muss.

en beim Impfen von Patienten unter Antikoagulation nennen.

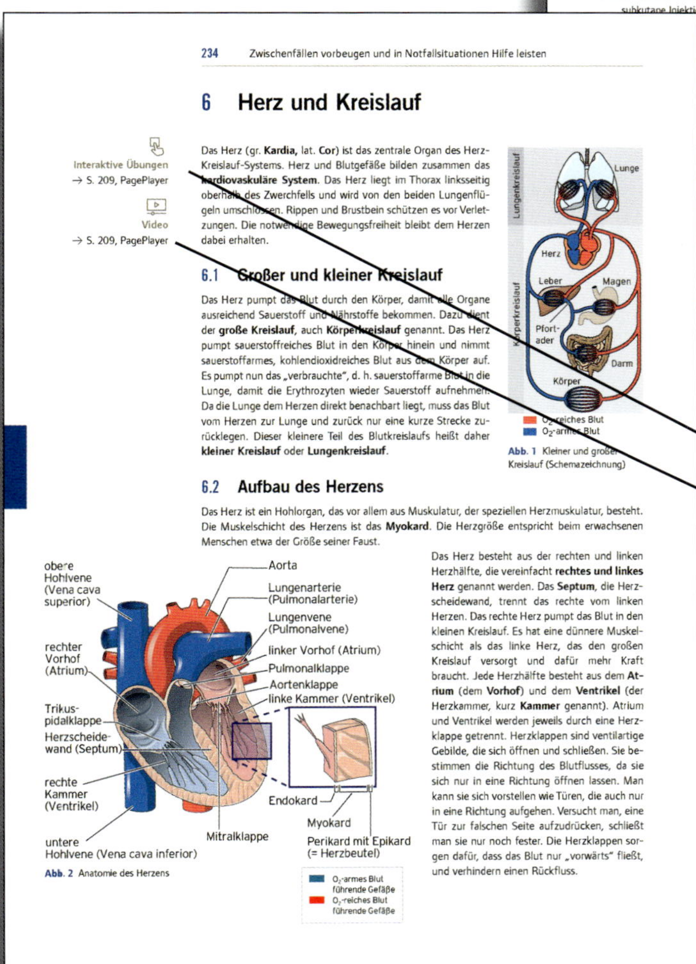

234 Zwischenfällen vorbeugen und in Notfallsituationen Hilfe leisten

6 Herz und Kreislauf

Interaktive Übungen → S. 209, PagePlayer

Video → S. 209, PagePlayer

Das Herz (gr. **Kardia,** lat. **Cor**) ist das zentrale Organ des Herz-Kreislauf-Systems. Herz und Blutgefäße bilden zusammen das **kardiovaskuläre System**. Das Herz liegt im Thorax linksseitig oberhalb des Zwerchfells und wird von den beiden Lungenflügeln umschlossen. Rippen und Brustbein schützen es vor Verletzungen. Die notwendige Bewegungsfreiheit bleibt dem Herzen dabei erhalten.

6.1 Großer und kleiner Kreislauf

Das Herz pumpt das Blut durch den Körper, damit alle Organe ausreichend Sauerstoff und Nährstoffe bekommen. Dazu dient der **große Kreislauf**, auch **Körperkreislauf** genannt. Das Herz pumpt sauerstoffreiches Blut in den Körper hinein und nimmt sauerstoffarmes, kohlendioxidreiches Blut aus dem Körper auf. Es pumpt nun das „verbrauchte", d. h. sauerstoffarme Blut in die Lunge, damit die Erythrozyten wieder Sauerstoff aufnehmen. Da die Lunge dem Herzen direkt benachbart liegt, muss das Blut vom Herzen zur Lunge und zurück nur eine kurze Strecke zurücklegen. Dieser kleinere Teil des Blutkreislaufs heißt daher **kleiner Kreislauf** oder **Lungenkreislauf**.

Lungenkreislauf
Körperkreislauf
Lunge
Herz
Leber
Magen
Pfortader
Darm
Körper
O_2-reiches Blut
O_2-armes Blut

Abb. 1 Kleiner und großer Kreislauf (Schemazeichnung)

6.2 Aufbau des Herzens

Das Herz ist ein Hohlorgan, das vor allem aus Muskulatur, der speziellen Herzmuskulatur, besteht. Die Muskelschicht des Herzens ist das **Myokard**. Die Herzgröße entspricht beim erwachsenen Menschen etwa der Größe seiner Faust.

obere Hohlvene (Vena cava superior)
rechter Vorhof (Atrium)
Trikuspidalklappe
Herzscheidewand (Septum)
rechte Kammer (Ventrikel)
untere Hohlvene (Vena cava inferior)
Aorta
Lungenarterie (Pulmonalarterie)
Lungenvene (Pulmonalvene)
linker Vorhof (Atrium)
Pulmonalklappe
Aortenklappe
linke Kammer (Ventrikel)
Endokard
Myokard
Perikard mit Epikard (= Herzbeutel)
Mitralklappe
O_2-armes Blut führende Gefäße
O_2-reiches Blut führende Gefäße

Abb. 2 Anatomie des Herzens

Das Herz besteht aus der rechten und linken Herzhälfte, die vereinfacht **rechtes und linkes Herz** genannt werden. Das **Septum**, die Herzscheidewand, trennt das rechte vom linken Herzen. Das rechte Herz pumpt das Blut in den kleinen Kreislauf. Es hat eine dünnere Muskelschicht als das linke Herz, das den großen Kreislauf versorgt und dafür mehr Kraft braucht. Jede Herzhälfte besteht aus dem **Atrium** (dem **Vorhof**) und dem **Ventrikel** (der Herzkammer, kurz **Kammer** genannt). Atrium und Ventrikel werden jeweils durch eine Herzklappe getrennt. Herzklappen sind ventilartige Gebilde, die sich öffnen und schließen. Sie bestimmen die Richtung des Blutflusses, da sie sich nur in eine Richtung öffnen lassen. Man kann sie sich vorstellen wie Türen, die auch nur in eine Richtung aufgehen. Versucht man, eine Tür zur falschen Seite aufzudrücken, schließt man sie nur noch fester. Die Herzklappen sorgen dafür, dass das Blut nur „vorwärts" fließt, und verhindern einen Rückfluss.

Über die **Cornelsen PagePlayer-App** können Sie weitere digitale Inhalte öffnen:

Interaktive Übungen für das Smartphone

Videos für Smartphone und Tablet

Dazu scannen Sie einfach die Doppelseite am Lernfeldbeginn (Seite 6/7, 78/79, 266/267, 368/369)

Anleitung: Siehe hinterer Buchdeckel.

LF 1 Im Beruf und im Gesundheitswesen orientieren

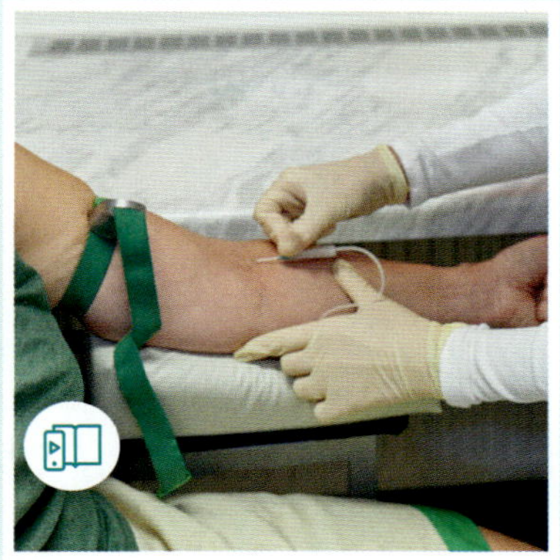

Videos und interaktive Übungen zu diesem Lernfeld können Sie mit einem Smartphone aufrufen, indem Sie mit der PagePlayer-App diese Seite scannen.

Traumberuf Medizinische Fachangestellte!

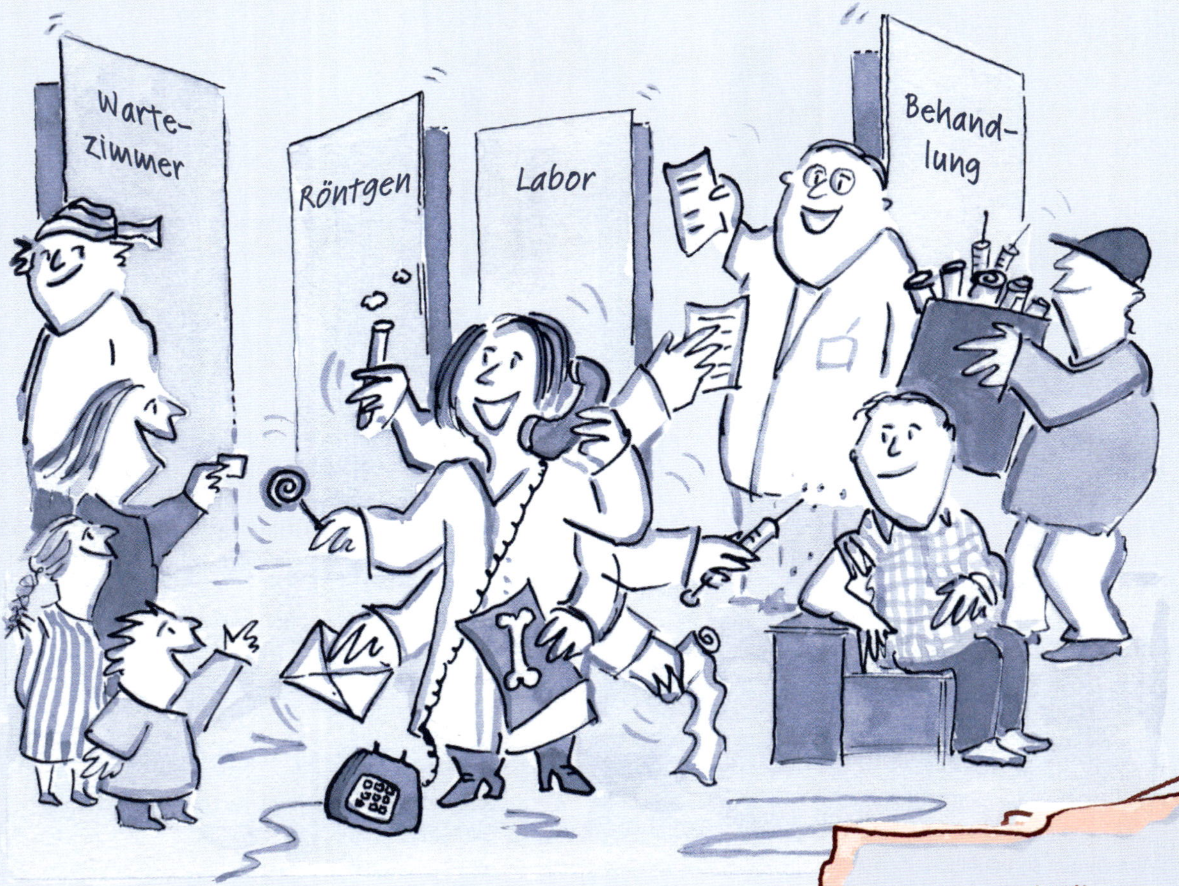

Anzeigen

158492
Medizinische Fachangestellte
- für den Bereich der assistierten Reproduktion gesucht
- Neben der medizinischen hochwertigen Betreuung wird viel Wert auf eine verständnisvolle Begleitung der Paare gelegt.

Sie haben ...

sich für den Beruf Medizinische Fachangestellte entschieden. Ein Beruf mit vielen Gesichtern. Sie sind die „rechte Hand" des Arztes, erste Ansprechpartnerin für die Patienten und Managerin sämtlicher Praxisabläufe.

Man erwartet ...

von Ihnen medizinische und verwaltungstechnische Fachkenntnisse, ein hohes Maß an sozialem Engagement und Aufgeschlossenheit anderen Menschen gegenüber. Eine gewisse Belastbarkeit ist wichtig, denn Sie werden immer wieder in Ihrem Berufsalltag mit Schicksalen konfrontiert, die sehr nahe gehen. Zuverlässigkeit, Organisationstalent und Sorgfalt sind eine Grundvoraussetzung für diesen Beruf. Denken Sie nur daran, was vertauschte oder verloren gegangene Berichte für Folgen für den Patienten hätten.

Der medizinische Fortschritt ...

ermöglicht, immer mehr Krankheiten zu heilen oder zumindest die Lebensqualität der Betroffenen zu verbessern. Dies macht Ihren Arbeitsplatz als Medizinische Fachangestellte zukunftssicher. Gleichzeitig steht das Gesundheitswesen vor großen Veränderungen. Das zunehmende Wissen und Können der modernen Medizin hat die Lebenserwartung der Menschen erhöht, aber enorme Kostensteigerungen erzeugt. Dies führte bereits in den letzten Jahren zu erheblichen Sparmaßnahmen, die sich auf die finanzielle Situation und den Arbeitsalltag in den Praxen auswirken.

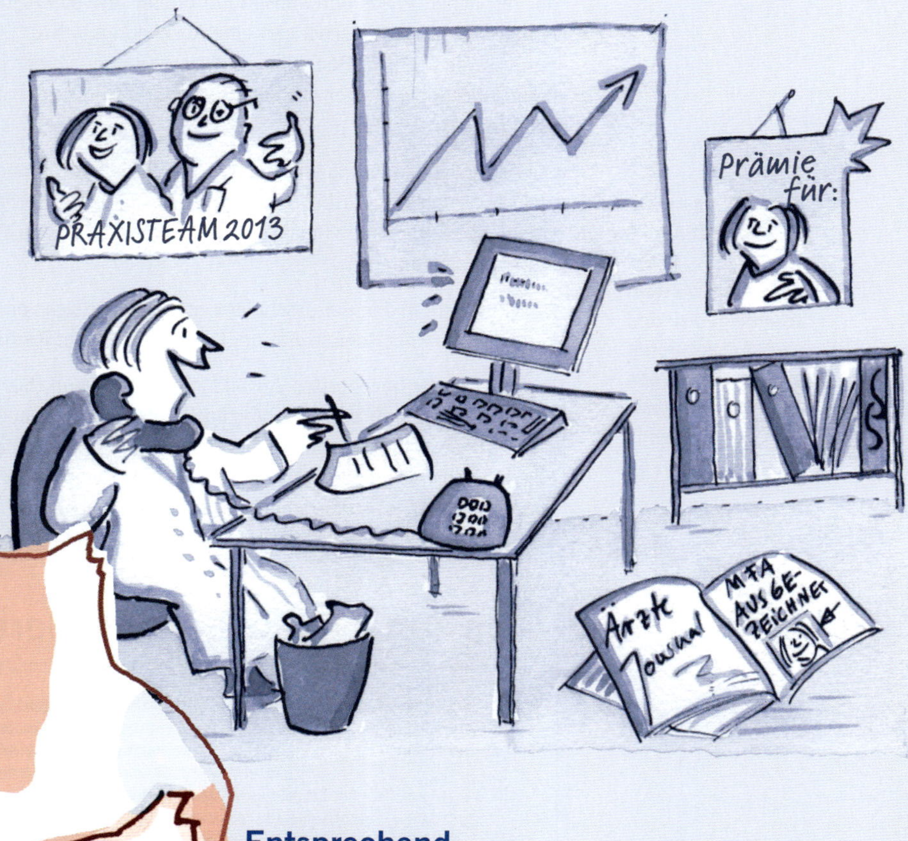

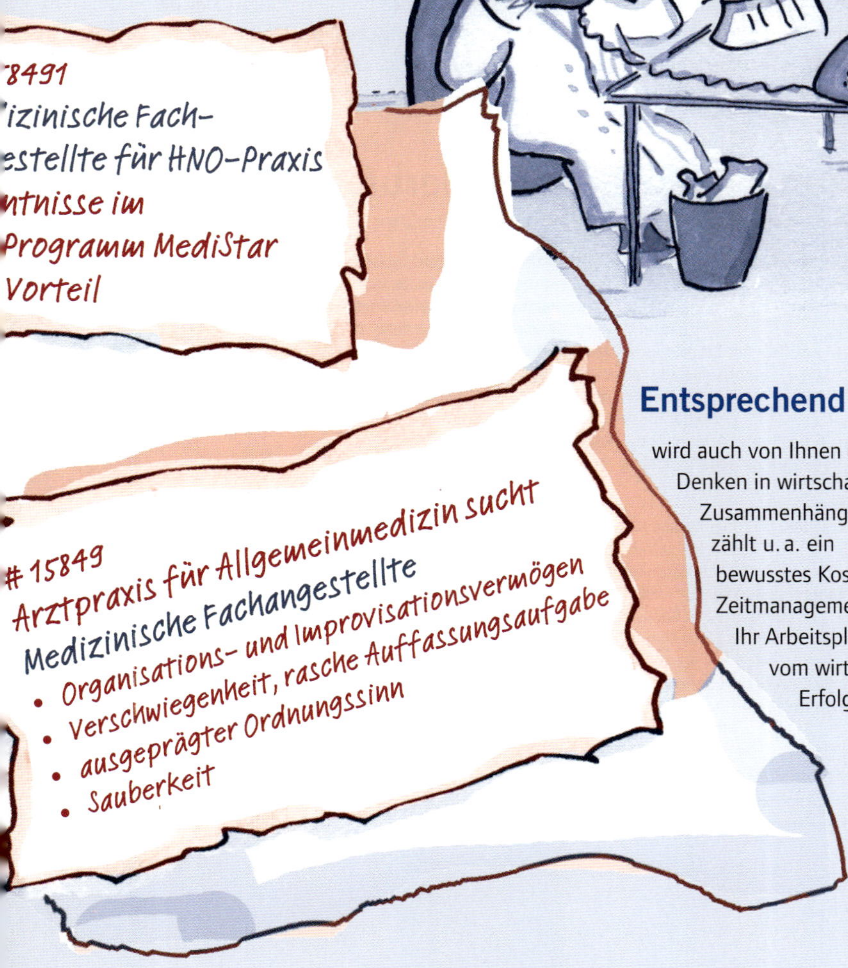

Entsprechend ...

wird auch von Ihnen ein Denken in wirtschaftlichen Zusammenhängen erwartet. Dazu zählt u. a. ein bewusstes Kosten- und Zeitmanagement, denn Ihr Arbeitsplatz hängt vom wirtschaftlichen Erfolg der Praxis ab.

1 Ausbildung zur Medizinischen Fachangestellten

1.1 Entwicklung des Berufes

Interaktive Übungen
→ S. 7, PagePlayer

Der Beruf der Medizinischen Fachangestellten (MFA) existiert erst seit Mitte der 1960er-Jahre. In den Jahren zuvor unterstützten medizinisch-technische Assistentinnen, Krankenschwestern und Sekretärinnen den Arzt – der damals i. d. R. ein Mann war – in der Praxis. Um jedoch allen Ansprüchen gerecht zu werden, wurde der Wunsch nach einer Person mit umfangreichen Kenntnissen in der fachlichen Praxis und Verwaltung größer und so entstand das Berufsbild der Medizinischen Fachangestellten. Zunächst galt eine Ausbildungszeit für „Arzthelferinnen" von zwei Jahren. Der Beruf wurde 1985 ins Berufsbildungsgesetz aufgenommen und damit staatlich anerkannt. Zusätzlich zur Festlegung einer Ausbildungsordnung wurde auch die Ausbildungszeit auf drei Jahre verlängert.

Informationen zum Ausbildungsberuf MFA unter:
https://web.arbeitsagentur.de/berufenet
www.aekno.de
www.bundesaerztekammer.de

Die Ausbildungsordnung wurde 2006 zur aktuellen Fassung überarbeitet. Damit gingen eine Namensänderung des Ausbildungsberufes in Medizinische Fachangestellte und eine Neuregelung einher. So wurden neue Inhalte, wie beispielsweise das Qualitätsmanagement und die EDV, in der Praxis hinzugenommen.

Der Unterricht in den Berufsschulen untergliederte sich von da an nicht mehr in Fächer, sondern in Lernfelder, um der Komplexität der Lerninhalte besser Rechnung zu tragen.

Im Ranking der beliebtesten Ausbildungsberufe Deutschlands zählt der Beruf der Medizinischen Fachangestellten zu den beliebtesten Berufen junger Frauen, so stand er z. B. im Jahr 2019 auf Platz 2 (Abb. 1). Im ärztlichen Alltag ist die MFA nicht wegzudenken. Längst hat die Ärzteschaft erkannt, welche kompetente Unterstützung sie durch ihre angestellten MFA erhalten. Diese sind in erster Linie nur weisungsgebunden und nicht selbstständig. Der Bundesgerichtshof hat bereits 1975 festgestellt, dass nichtärztliche Hilfspersonen in der Medizin erforderlich sind.

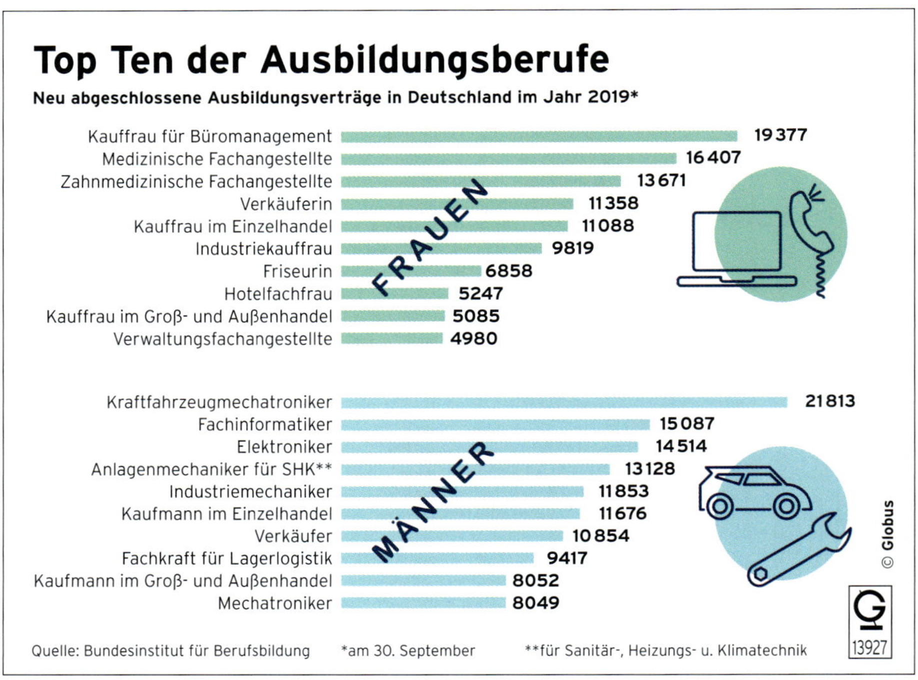

Abb. 1 Die beliebtesten Ausbildungsberufe

1.2 Tätigkeitsfelder des Berufes

Die genaue Abgrenzung der Tätigkeitsfelder ist besonders in Bezug auf Arbeitsplatz- und Stellenbeschreibungen wichtig. Während in der Stellenbeschreibung die Kompetenzen und Aufgaben in kurzer schriftlicher Form zusammengefasst und aufgelistet werden, legt die Arbeitsplatzbeschreibung genau fest, welche Aufgaben von welcher Medizinischen Fachangestellten durchgeführt werden müssen.

Demzufolge dürfen auszubildende MFA Weisungen der Ärztin befolgen (Delegation), aber eigenmächtig keine Diagnosen stellen. Weitere Kenntnisse und Fertigkeiten, die sie im Rahmen der Ausbildungsordnung erwerben, können MFA nach § 4 der Ausbildungsordnung immer erst nach Einschätzung der Ärztin ausüben.

Delegation
→ S. 116

Die Ausbildungsordnung teilt die Tätigkeitsfelder grob in drei Gebiete ein:
- Patientenbetreuung
- Patientenmanagement und Praxisverwaltung
- Assistenz

Hat die Ärztin die Fertigkeiten überprüft, liegt es in ihrem Ermessen, Tätigkeiten an die auszubildende MFA zu delegieren. Beispielsweise muss sie zunächst der MFA persönlich die zu erledigende Tätigkeit beschreiben, erklären und zeigen, wie etwa die Blutabnahme. Hat die Ärztin sich versichert, dass die MFA die erforderliche Qualifikation und Sorgfalt besitzt, kann sie selbstständig die Tätigkeit durchführen. Die Überwachung durch die Ärztin bleibt dabei bestehen.

Erleidet eine Patientin einen Bluterguss durch fehlerhafte Blutentnahme und wurde diese Aufgabe von der Ärztin kontrolliert und an die MFA delegiert, haftet diese nicht, sondern die Ärztin. Benutzt die MFA jedoch absichtlich und wider besseres Wissen z. B. eine dickere Kanüle, so handelt sie vorsätzlich und wird dafür zur Rechenschaft gezogen.

Als sehr effizient in unterschiedlichen Praxisbereichen erweisen sich Checklisten für verschiedene Aufgabenfelder, weil die zu erledigenden Arbeitsabläufe detailliert und vollständig aufgelistet werden und damit als Voraussetzung für die Einarbeitung oder die Bearbeitung einzelner Aufgaben gelten, z. B. eine Checkliste für die Planung des Tagesablaufs bei einer Fachärztin für Allgemeinmedizin:
- vor Arbeitsbeginn – Hände waschen und hygienische Handdesinfektion
- Vorbereitung Wartezimmer – z. B. Lüften, Getränke bereitstellen und Zeitschriften sortieren (Abb. 1)
- Vorbereitung Patientenbehandlung – Anmeldung am Computer starten, Liste der Patientinnen bereitlegen, Anrufbeantworter abhören
- Vorbereitung Behandlungszimmer – Lüften, Geräte wie z. B. Computer, Ultraschallgerät und Elektrokardiograf hochfahren
- Überprüfung, ob Flächen gereinigt und desinfiziert wurden
- Patientinnen empfangen und nach Anliegen verteilen, z. B.
  - Notfälle
  - Blutabnahme (Abb. 2)
  - Vorsorgeuntersuchungen und Patientinnen mit Terminen
- auf Pünktlichkeit achten
- Ablage – Postbearbeitung, z. B. Bestellungen und Mahnungen erstellen, Instrumente aufbereiten
- Arbeitsende – Erledigung liegengebliebener Arbeiten und Vorbereitung der Behandlungsräume für den nächsten Tag

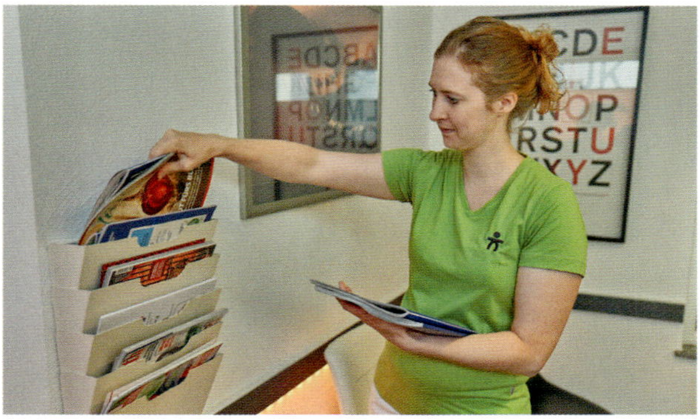
Abb. 1 Vorbereitung des Wartezimmers

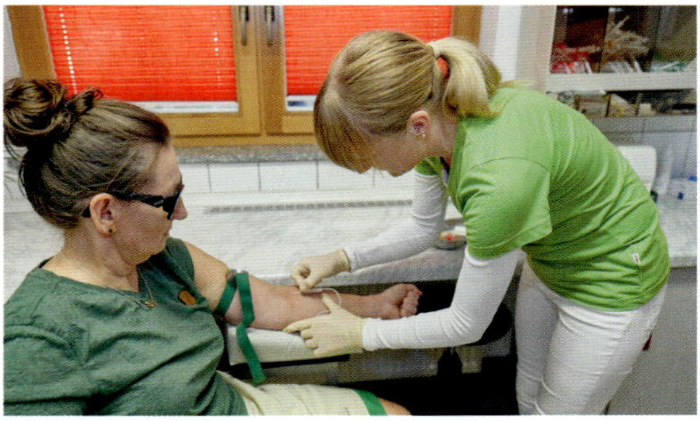
Abb. 2 Blutabnahme

1.3 Berufsqualifikationen

Der Praxis bleiben aufgrund des Wettbewerbsverbotes nicht viele Möglichkeiten, auf sich aufmerksam zu machen. Der erste Eindruck ist deswegen immens wichtig für die Patientenbindung. Hier ist besonders die MFA zu nennen, welche die Patientinnen von der Terminvergabe bis zur Behandlung begleitet und somit nicht nur die wichtigste Ansprechpartnerin, sondern auch Aushängeschild der Praxis ist. Sie unterstützt die Ärztin bei ihren Tätigkeiten und erledigt im Team das Praxismanagement. Ihre Kernkompetenzen liegen im Bereich der Sozial-, Kommunikations- und Fachkompetenz:

»Medizinische Fachangestellte üben ihre Arbeit im Team aus und haben unmittelbaren Kontakt zum Patienten. Sie begreifen den Menschen als psychische und physische Einheit und stellen ihr eigenes Handeln darauf ab. Für ihre Tätigkeit in der Behandlungsassistenz sowie der Betriebsorganisation und -verwaltung benötigen sie daher neben medizinischen und ökonomischen Fachkenntnissen eine hohe Sozial-, Personal-, Team- und Kommunikationskompetenz.«

Quelle: Rahmenlehrplan für den Ausbildungsberuf Medizinischer Fachangestellter/Medizinische Fachangestellte (Beschluss der Kultusministerkonferenz vom 18.11.2005), Teil IV Berufsbezogene Vorbemerkungen

Das **Tätigkeitsprofil** umfasst unter anderem folgende Kompetenzen bzw. Tätigkeitsfelder, die im einfachen und qualifizierten Zeugnis zu finden sind:
- Patientinnen empfangen und begleiten
- Terminvergabe
- Patientenaufnahme und Karteikarte anlegen
- Assistenz bei Behandlungen und Operationen
- Instrumente, Geräte und Apparaturen für die Behandlung bereitlegen oder vorbereiten
- Laborarbeiten durchführen
- Labordaten bewerten und dokumentieren
- Untersuchungsmaterialien aufbewahren, versenden und entsorgen

1.4 Arbeitsgebiete, Ausbildungspläne und Aufstiegsmöglichkeiten

Medizinische Fachangestellte sind in Haus- und Facharztpraxen, Krankenhäusern sowie anderen medizinischen Versorgungseinrichtungen tätig. Sie werden auch in medizinischen Laboratorien, in betriebsärztlichen Abteilungen von Unternehmen und im öffentlichen Gesundheitsdienst eingesetzt. Darüber hinaus sind sie in Institutionen und Organisationen des Gesundheitswesens beschäftigt.

Die Inhalte der Ausbildung sind durch verschiedene Vorschriften geregelt (Tab. 1).

Vorschrift	Inhalt
Ausbildungsrahmenplan	legt die Inhalte des praktischen Teils der Ausbildung fest; in ihm werden die Lernziele durch Formulierungen genauer und ausführlicher beschrieben
Ausbildungsverordnung	legt bundeseinheitlich die Inhalte (duales System) der Ausbildung grundsätzlich fest; sie enthält unter anderem die Bezeichnung des Ausbildungsberufes, die Ausbildungsdauer und das Ausbildungsberufsbild
Ausbildungsplan	legt die Lerninhalte aus dem Ausbildungsrahmenplan in sachlicher und zeitlicher Abfolge des ausbildenden Betriebes im Speziellen fest
Rahmenlehrplan	legt die Inhalte und Ziele des Unterrichts in der Berufsschule fest

Tab. 1 Überblick über die einzelnen Pläne zur MFA-Ausbildung

Für die auszubildende MFA ist keine Einstiegsqualifizierung vorgesehen. Als Empfehlung gilt ein Realschulabschluss oder ein sehr guter Hauptschulabschluss. Beginnt eine MFA mit einem qualifizierten Hauptschulabschluss die Ausbildung, kann sie durch den Nachweis einer bestandenen Englischprüfung den mittleren Berufsabschluss (mittlere Reife) mit Bestehen der Abschlussprüfungen erlangen. Der Nachweis der Englischkenntnisse erfolgt entweder durch die Prüfung zum Hauptschulabschluss oder nachträglich, z. B. durch Teilnahme an Englischkursen in der Berufsschule.

Mit dieser Voraussetzung kann die MFA im Folgenden das einjährige Fachabitur in der Berufsschule abschließen und damit den akademischen Werdegang einschlagen.

Berufsspezifische Weiterbildungen sind z. B. die Ausbildung zur
- Fachwirtin für ambulante medizinische Versorgung,
- Betriebswirtin für Management im Gesundheitswesen (diese wird nicht in allen Ärztekammern angeboten),
- Nichtärztlichen Praxisassistentin (NäPa).

Fortbildungen unter:
www.fortbildung-mfa.de

In den einzelnen Ärztekammern werden verschiedene Fortbildungen meist arztgruppenspezifisch angeboten, z. B.:
- Versorgung älterer Menschen
- Onkologie
- Ernährungsmedizin
- augenheilkundlich-technische Assistenz
- ambulantes Operieren

Fortbildungen
→ Bd. 3, S. 291

Nach dem Besuch spezieller Fortbildungen kann die Ärztin weitere Tätigkeiten delegieren und sie wird dadurch entlastet. In Tarifverträgen finden sich diese Fortbildungen in verschiedenen Tätigkeitsgruppen wieder.

1.5 Duales Ausbildungssystem

Die Ausbildung zur MFA dauert drei Jahre und erfolgt im dualen Ausbildungssystem. In der Arztpraxis findet überwiegend die praktische Ausbildung statt. In der Berufsschule werden die berufsbezogene theoretische Ausbildung und die Allgemeinbildung geleistet. Bundeseinheitlich legt eine Ausbildungsordnung fest, was in der Arztpraxis gelernt wird.

Duales Ausbildungssystem

Rahmenlehrplan	Arztpraxis
Im Rahmenlehrplan sind für jedes Ausbildungsjahr Lernfelder mit Zeitvorgaben, Zielen und Inhalten festgelegt. Besonderer Wert wird auf den integrativen Umgang mit aktuellen Medien, mit moderner Bürotechnik und ärztlicher Software zur Informationsbeschaffung und zur Informationsbearbeitung gelegt. In Hessen werden auch überbetriebliche Ausbildungswochen durch die Landesärztekammer durchgeführt. Hier werden theoretische Inhalte, die nicht alle Praxen in der Ausbildung anbieten können, praktisch geübt, z. B. die Anwendung von EKG oder Sonografie.	In jeder Ausbildungsordnung ist festgelegt: - die Bezeichnung des Ausbildungsberufes - die Ausbildungsdauer - die zu erwerbenden Fertigkeiten und Kenntnisse (Ausbildungsberufsbild) - eine Anleitung zur sachlichen und zeitlichen Gliederung der Ausbildung (Ausbildungsrahmenplan) - die Prüfungsordnung

1.6 Berufsausbildungsvertrag

1.6.1 Gesetzliche Grundlagen

Zum Schutz der Auszubildenden wurden in den letzten Jahrzehnten immer mehr arbeits- und sozialrechtliche Vorschriften erlassen, die beim Abschluss eines Ausbildungsverhältnisses zu beachten sind.

Wichtige Vorschriften für Berufsausbildungsverträge

- **Bürgerliches Gesetzbuch (BGB)** z. B. Bestimmungen bei Kündigungen
- **Berufsbildungsgesetz (BBiG)** z. B. Rechte und Pflichten während der Ausbildung
- **Ausbildungsordnung** z. B. zeitliche Gliederung der Ausbildung
- **arbeitsrechtliche Vorschriften** z. B. Arbeitszeitgesetz, Kündigungsschutzgesetz, Bundesurlaubsgesetz
- **Vorschriften der Landesärztekammern** z. B. Zustimmung bei Verkürzung der Ausbildungszeit

Berufsbildungsgesetz unter:
www.bmbf.de
→ Service
→ Gesetze
→ Download des neuen BBiG möglich

Die bundeseinheitlichen gesetzlichen Regelungen bezüglich Fragen der Berufsausbildung sind dem Berufsbildungsgesetz (BBiG) zu entnehmen. Das BBiG wurde 2020 neu geregelt. Es wurden neue Bezeichnungen der Abschlüsse aufgenommen, wie z. B. „Bachelor Professional" oder „Master Professional", damit die Abschlüsse mit den universitären Abschlüssen vergleichbar sind und auch international gelten. Zum Thema Abschluss eines Berufsausbildungsvertrags ist festgelegt:

»Wer andere Personen zur Berufsausbildung einstellt (Ausbildende), hat mit den Auszubildenden einen Berufsausbildungsvertrag zu schließen.«
Quelle: Berufsbildungsgesetz (BBiG), § 10, Abs. 1

MERKE Der Vertrag muss vor Beginn der Berufsausbildung schriftlich abgefasst werden. Bei minderjährigen Auszubildenden muss der gesetzliche Vertreter zustimmen (Unterschrift eines Erziehungsberechtigten).

Auszubildende einstellen darf nur, wer **persönlich geeignet** ist.
Persönlich nicht geeignet ist, wer

- Kinder und Jugendliche nicht beschäftigen darf (z. B. Personen, die die bürgerlichen Ehrenrechte nicht besitzen, weil sie zu einer Freiheitsstrafe von über einem Jahr verurteilt wurden),
- wiederholt oder schwer gegen die Ausbildungsvorschriften verstoßen hat.

Auszubildende ausbilden darf nur, wer **persönlich** und **fachlich geeignet** ist. Fachlich geeignet ist, wer

- die erforderlichen beruflichen Fertigkeiten und Kenntnisse sowie
- die erforderlichen berufs- und arbeitspädagogischen Kenntnisse besitzt.

Ärztinnen besitzen diese Eignung nach der Approbation.

Die Ausbildungsstätte muss nach Art und Einrichtung für die Berufsausbildung geeignet sein. Außerdem hat die Zahl der Auszubildenden in einem angemessenen Verhältnis zur Zahl der Ausbildungsplätze oder zur Zahl der beschäftigten Fachkräfte zu stehen. Für Arztpraxen bestehen hier Empfehlungen der Ärztekammern. Bei Fehlen einer gesetzlichen Voraussetzung kann die zuständige Behörde das Einstellen und Ausbilden untersagen.

Ein schriftlicher **Berufsausbildungsvertrag** muss mindestens die nachfolgenden Punkte enthalten (unter bestimmten Voraussetzungen ist eine elektronische Abfassung möglich, §11 Abs. 1) und 2).

- **Gliederung** sowie das **Ziel** der Berufsausbildung: Art, sachliche und zeitliche Gliederung sowie das Ziel der Berufsausbildung gehen aus der Ausbildungsordnung hervor. Diese muss die Ausbildende der Auszubildenden aushändigen. Sie ist Bestandteil des Ausbildungsvertrags.
- **Beginn** und **Dauer** der Ausbildung: Der Beginn der Ausbildung wird im Vertrag festgelegt. Die Ausbildungsdauer legt das zuständige Bundesministerium fest. Sie kann im Einzelfall mit Zustimmung der Kammer verkürzt werden. Es kann auch eine Teilzeitberufsausbildung nach § 7a BBiG vereinbart werden.
- **Ausbildungsmaßnahmen** außerhalb der Ausbildungsstätte: Ausbildungsmaßnahmen außerhalb der Betriebsstätte müssen besonders vereinbart werden. Es handelt sich z. B. um die überbetriebliche Ausbildung oder zentrale betriebliche Fortbildungen.
- Dauer der regelmäßigen **täglichen Arbeitszeit**: Die Dauer der regelmäßigen täglichen oder wöchentlichen Arbeitszeit wird meist in Tarifverträgen geregelt. Ansonsten gilt das Jugendarbeitsschutzgesetz oder die Arbeitszeitordnung. Jugendliche dürfen nach dem Jugendarbeitsschutzgesetz keine Überstunden leisten. Die Überstundenzuschlagssätze für volljährige Auszubildende ergeben sich i. d. R. aus dem Tarifvertrag oder einer Empfehlung der Ärztekammer. Bei einer Teilzeitberufsausbildung verringert sich die Arbeitszeit entsprechend (nicht mehr als 50 %).
- Dauer der **Probezeit**: Die Probezeit ist in die Ausbildungszeit einzurechnen. Sie muss mindestens einen Monat dauern und darf vier Monate nicht überschreiten. Innerhalb der Probezeit kann das Ausbildungsverhältnis von den Partnern fristlos und ohne Grund gekündigt werden.
- Zahlung und Höhe der **Vergütung**: Die Höhe der monatlichen Vergütung muss „angemessen" sein. Sie richtet sich i. d. R. nach dem Tarifvertrag oder den Empfehlungen der Ärztekammer. Die Vergütung muss jährlich ansteigen. Die auszubildenden MFA erhalten laut Tarifvertrag anteilig Weihnachtsgeld. Bei Krankheit wird die Vergütung sechs Wochen weiterbezahlt. Auch während des Urlaubs erhalten die Auszubildenden ihre Vergütung. Der Beitragsanteil zur Sozialversicherung wird vom Arbeitgeber einbehalten und an die Sozialversicherungsträger abgeführt. Im § 17 des BBiG ist eine Mindestvergütung für Auszubildende festgelegt. Beispielsweise beträgt sie für Verträge, die nach dem 01.01.2026 abgeschlossen werden, 724,00 € brutto/Monat. Im zweiten Jahr muss sie um 18 % und im dritten Jahr um 35 % ansteigen. Wenn Auszubildende in einer weit entfernten Region leben, haben sie Anspruch auf einen Mobilitätszuschuss.
- Dauer des **Urlaubs**: Urlaub ist nach den geltenden Bestimmungen (Jugendarbeitsschutzgesetz, Bundesurlaubsgesetz, Tarifvertrag, Betriebsvereinbarung) zu gewähren. Er dient der Erholung und soll daher zusammenhängend in die Zeit der Berufsschulferien gelegt werden.
- Voraussetzungen für die **Kündigung**: Für eine Kündigung müssen bestimmte Voraussetzungen erfüllt sein. Sind die zugrunde liegenden Bestimmungen in der Kündigung nicht aufgenommen, gelten die entsprechenden Gesetze (Berufsbildungsgesetz, Bürgerliches Gesetzbuch, Kündigungsschutzgesetz).

Zur Beilegung von Streitigkeiten aus einem Berufsausbildungsverhältnis haben die verschiedenen Landesärztekammern sog. Schlichtungsausschüsse gebildet, denen Arbeitgeber und Arbeitnehmer in gleicher Zahl angehören müssen. Führt eine solche Schlichtung zu keinem Erfolg, ist Klage beim Arbeitsgericht möglich.
In den Schlichtungsausschüssen sind häufig auch Juristen mit großer Erfahrung tätig. Es zeigte sich in der Vergangenheit, dass dem Vorschlag des Schlichtungsausschusses auch das eventuelle Arbeitsgerichtsverfahren gefolgt ist.

Die zuständige Stelle für alle Angelegenheiten der Berufsbildung (nach Berufsbildungsgesetz: Berufsausbildung, berufliche Fortbildung und berufliche Umschulung) ist ebenfalls im Berufsbildungsgesetz festgelegt. Für die Berufsausbildung zur Medizinischen Fachangestellten sind die Ärztekammern der Länder zuständig.

Jugendarbeitsschutzgesetz
→ S. 24

Bundesurlaubsgesetz
→ S. 26

Kündigungsschutzgesetz
→ S. 26

Arbeitsgericht
→ Bd. 3, S. 264

Ärztekammer
→ S. 35

1.6.2 Tarifvertragliche Regelungen

Der Tarifvertrag ist ein schriftliches Abkommen zwischen den Sozialpartnern, d. h. den Tarifvertragsparteien. Dabei handelt es sich um Verbände und Organisationen zur Wahrung der Arbeitnehmer- bzw. der Arbeitgeberinteressen.

»Der Tarifvertrag regelt die Rechte und Pflichten der Tarifvertragsparteien und enthält Rechtsnormen, die den Inhalt, den Abschluss und die Beendigung von Arbeitsverhältnissen sowie betriebliche und betriebsverfassungsrechtliche Fragen ordnen können.«
Quelle: Tarifvertragsgesetz § 1 Abs. 1

Video
→ S. 7, PagePlayer

Am Anfang von Verhandlungen über einen Tarifvertrag steht i. d. R. die Kündigung eines bestehenden Tarifvertrages, weil dieser zeitlich begrenzt war oder Änderungen in der Arbeitswelt erfolgten, z. B. Einführung des Teilzeitmodells. Zunächst werden die Verhandlungen oft von Warnstreiks begleitet, um Druck auf die Arbeitgeber aufzubauen. Da Warnstreiks jedoch zeitlich begrenzt sind, ist es unumgänglich, sich in mehreren Verfahrensschritten zu treffen, um eine Einigung zu erreichen (Abb. 1).

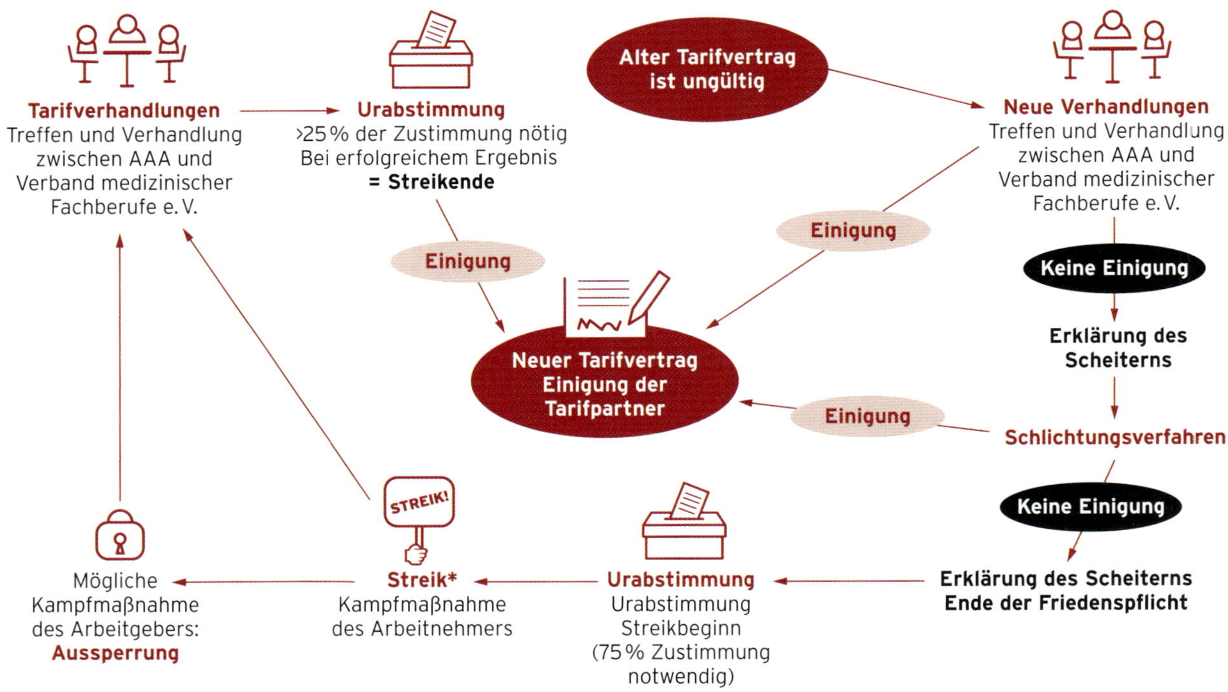

Abb. 1 Ablauf von Tarifverhandlungen; AAA: Arbeitsgemeinschaft zur Regelung der Arbeitsbedingungen der Arzthelferinnen/Medizinischen Fachangestellten, * Streikarten, z. B. Warnstreik, Flächenstreik, Bummelstreik, Generalstreik

Website des VmF:
www.vmf-online.de
Website von Verdi:
www.verdi.de
https://gesundheit-soziales.verdi.de
→ Mein Arbeitsplatz
→ Arztpraxis

Die Medizinischen Fachangestellten/Arzthelferinnen (Arbeitnehmerseite) werden auf Bundes- und/oder Landesebene von folgenden Verbänden vertreten:

- Verband medizinischer Fachberufe e. V. (VmF), Gesundheitscampus 33, 44801 Bochum
- Vereinigte Dienstleistungsgewerkschaft (ver.di), Paula-Thiede-Ufer 10, 10179 Berlin

Die Interessen der selbstständigen Ärztinnen gegenüber ihren Angestellten (Arbeitgeberseite) werden auf Bundesebene wahrgenommen durch:

- Arbeitsgemeinschaft zur Regelung der Arbeitsbedingungen für Arzthelferinnen/Medizinische Fachangestellte (AAA), Herbert-Levin-Platz 1, 10623 Berlin

Diese Arbeitsgemeinschaft beschließt mit den Verbänden der Arbeitnehmerseite die Vergütungs- und Manteltarifverträge für Medizinische Fachangestellte und die verschiedenen weiterqualifizierten Berufe in der Arztpraxis.

Der **Manteltarifvertrag** enthält den „Mantel" der Arbeit, d. h. die sonstigen Arbeitsbedingungen. Hierin ist beispielsweise Folgendes geregelt:

- Arbeitszeit
- Mehr-, Sonntags- und Nachtarbeit
- 13. Monatsgehalt
- Fortzahlung der Vergütung bei persönlicher Arbeitsverhinderung
- Beendigung des Arbeitsverhältnisses
- Urlaub
- Zeugniserstellung

Der **Gehaltstarifvertrag** enthält alle Bestimmungen, die mit der Bezahlung der Arbeitskraft zusammenhängen, z. B. die Ausbildungsvergütung, die Überstundenzuschläge für Mehr-, Sonntags- und Nachtarbeit, das Gehalt nach Berufsjahren und Gehaltsgruppen (Tätigkeitsbereiche I–IV; IV = Personal- und Weisungsbefugnis).

Die Tarifverträge können auf Bundesebene oder auf Länderebene, z. B. für Baden-Württemberg, geschlossen sein.

Mantel- und Gehaltstarifvertrag unter: **www.bundesaerztekammer.de** Themen
→ Medizinische Fachangestellte (MFA)
→ Tarife

1.6.3 Pflichten während der Ausbildung

Der Ausbildenden und der Auszubildenden kommen während der Berufsausbildung nach §§ 13–19 BBiG verschiedene Pflichten zu.

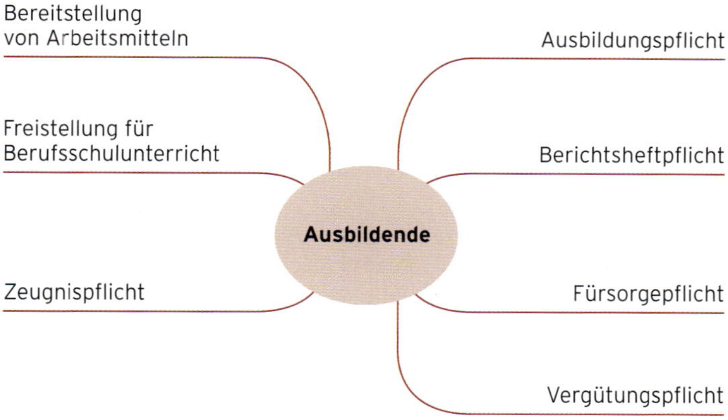

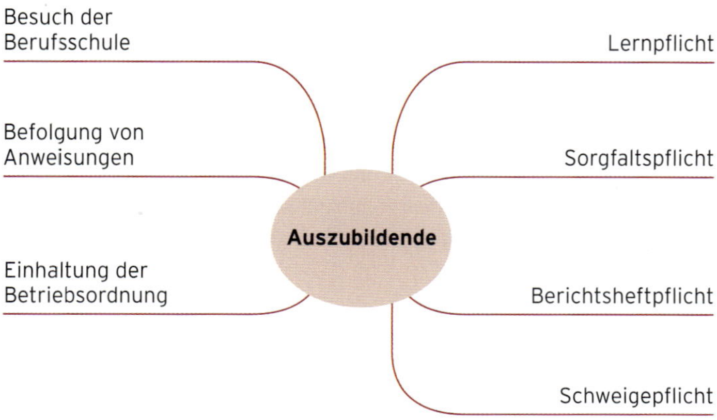

Pflichten der Ausbildenden

- Ausbildungspflicht: Während der Ausbildungszeit müssen planmäßig die Kenntnisse und Fertigkeiten vermittelt werden, die zum Erreichen des Ausbildungszieles erforderlich sind. Die Ausbildende muss selbst ausbilden oder eine Ausbilderin ausdrücklich damit beauftragen. In manchen Praxen übernimmt die Erstkraft diese Aufgabe.
- Bereitstellung von Arbeitsmitteln: Ausbildungsmittel (Materialien, Geräte, Computer, Arbeitskleidung) werden kostenlos zur Verfügung gestellt. Hierzu gehört auch die Fachliteratur.
- Freistellung für den Berufsschulunterricht: Die Auszubildende muss zum Besuch der Berufsschule und anderer Ausbildungsmaßnahmen angehalten und dafür freigestellt werden.
- Berichtsheftpflicht: Die Ausbildende hat das Führen des schriftlichen Ausbildungsnachweises zu überwachen und diesen durchzusehen.
- Fürsorgepflicht: Die Auszubildende soll charakterlich gefördert und darf sittlich sowie körperlich nicht gefährdet werden. Der Auszubildenden werden nur Verrichtungen übertragen, die dem Ausbildungszweck dienen und ihren körperlichen Kräften angemessen sind.

Arbeitszeugnis
→ Bd. 3, S. 287

- Zeugnispflicht: Bei Beendigung der Berufsausbildung ist ein Zeugnis auszustellen. Ein sog. einfaches Zeugnis muss Angaben enthalten über Art, Dauer und Ziel der Berufsausbildung sowie über die erworbenen Fertigkeiten und Kenntnisse. Auf Wunsch der Auszubildenden müssen auch Aussagen über Führung, Leistung und besondere fachliche Fähigkeiten aufgenommen werden. Das Zeugnis kann auch elektronisch ausgestellt werden.
- Vergütungspflicht: Die Ausbildung muss angemessen vergütet werden. Das Mindestlohngesetz findet keine Anwendung.

Pflichten der Auszubildenden

- Lernpflicht: Die Auszubildende bemüht sich, die Fertigkeiten und Kenntnisse zu erwerben, die erforderlich sind, um das Ausbildungsziel zu erreichen.
- Sorgfaltspflicht: Die ihr im Rahmen der Berufsausbildung übertragenen Verpflichtungen werden sorgfältig ausgeführt. Geräte, Materialien und sonstige Einrichtungen werden pfleglich behandelt.
- Besuch der Berufsschule: Die Auszubildende ist verpflichtet, an Ausbildungsmaßnahmen teilzunehmen, für die sie freigestellt ist (Besuch der Berufsschule).
- Befolgen von Anweisungen: Weisungen, die die Ausbildende, die Ausbilderin oder andere weisungsberechtigte Personen im Rahmen der Berufsausbildung erteilen, müssen befolgt werden.
- Berichtsheftpflicht: Der schriftliche Ausbildungsnachweis muss gewissenhaft geführt und der Ausbildenden zur Einsicht vorgelegt werden. Das Berichtsheft kann auch elektronisch geführt werden.
- Einhaltung der Betriebsordnung: Die Auszubildende beachtet die für die Ausbildungsstätte geltende Ordnung.
- Schweigepflicht: Über Betriebs- und Geschäftsgeheimnisse wird Stillschweigen bewahrt. Die Schweigepflicht ist insbesondere bei MFA noch höher einzuschätzen als bei anderen Berufen. Im Strafgesetzbuch ist sie im § 203 besonders geregelt und wird bei Verletzung mit Strafen geahndet. Sie ergibt sich für die Ärztin auch aus dem Hippokratischen Eid als „Ehrenkodex“, der im weitesten Sinne damit auch für die MFA gilt. Hier wird eine ethische Grundeinstellung gefordert.

MERKE Die Pflichten des einen sind gleichzeitig die Rechte des anderen.

1.6.4 Beendigung der Berufsausbildung

Das Berufsausbildungsverhältnis kann nach der Probezeit auf vielfältige Weise beendet werden.

Regelfall

Die Berufsausbildung endet entweder mit Ablauf der Ausbildungszeit oder mit Bestehen der Abschlussprüfung (auch wenn der Vertrag noch länger läuft). Bei Nichtbestehen der Abschlussprüfung muss das Ausbildungsverhältnis auf Antrag der Auszubildenden bis zur nächsten Wiederholungsprüfung verlängert werden.

Sonderfälle

Neben der regulären Beendigung der Berufsausbildung kann es auch andere Gründe für die Beendigung des Ausbildungsverhältnisses geben:

- Aus wichtigem Grund ist eine fristlose schriftliche Kündigung von beiden Seiten immer möglich (z. B. Diebstahl, schwerer Betrug, Körperverletzung). Dies ist nicht mehr möglich, wenn der Grund länger als zwei Wochen bekannt ist.
- Aufgabe oder Wechsel der Berufsausbildung durch die Auszubildende durch schriftliche Kündigung mit einer Frist von vier Wochen.
- Auflösung der Praxis.
- Tod der Auszubildenden.

Einvernehmliche Regelung

Ausbildungsbetrieb und Auszubildende kommen gemeinsam überein, das Ausbildungsverhältnis zu lösen (Aufhebungsvertrag, möglichst schriftlich). Etwa 20 % der Ausbildungsverträge werden aufgelöst. In Kleinbetrieben wie Arztpraxen ist die Quote manchmal noch höher; so lag sie nach Angaben des BIBB für MFA 2022 bei ca. 32 %. Ist der Ausbildungsstand der Auszubildenden gering, fällt die Quote ebenfalls höher aus. Nicht jede Vertragsauflösung ist ein Scheitern der Ausbildung, weil es in über 50 % der Fälle eine Weiterbeschäftigung gibt – oft in einem anderen Beruf. Die Gründe für eine Auflösung des Ausbildungsverhältnisses können vielfältig sein (Abb. 1).

Hier finden Sie statistische Angaben des BIBB (Bundesinstitut für Berufsbildung) zur Berufsausbildung:
www.bibb.de
Suche: Auszubildende – Datenblätter

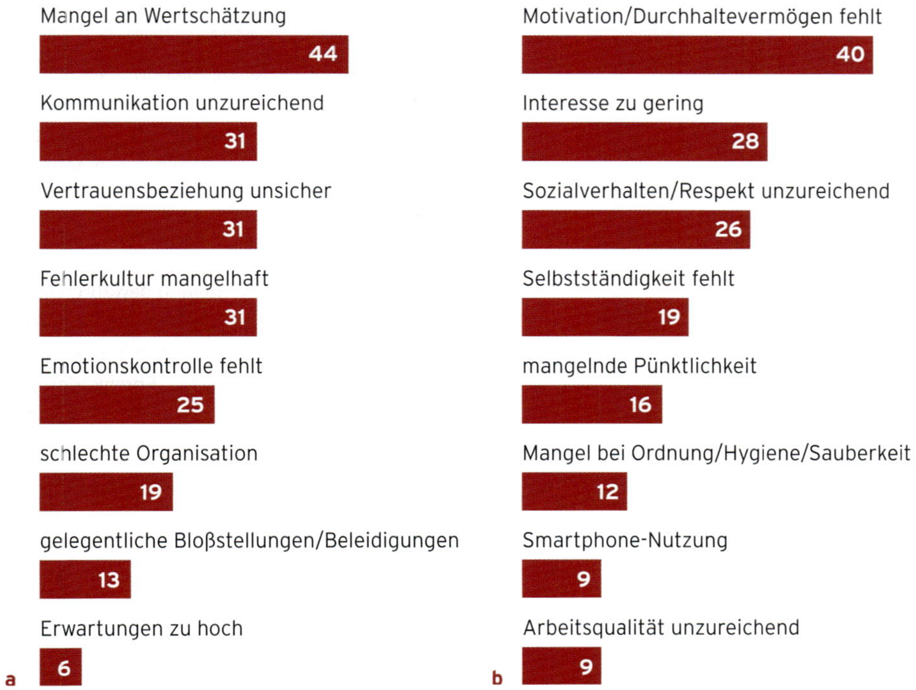

Abb. 1 Mögliche Gründe für eine Vertragsauflösung: Was Auszubildende (a) und Ausbildende (b) am jeweils anderen stört (Angaben in %). Quelle: Umfrage im Projekt HABI-Competence, Handwerk und Bildung, Sondershausen 2019

Entschädigungspflicht

Wenn das Berufsausbildungsverhältnis durch Verschulden der Auszubildenden oder der Ausbildenden vorzeitig aufgelöst wird, ist der nicht schuldige Vertragspartner berechtigt, von dem anderen Entschädigung zu verlangen. Es ist nicht möglich, im Ausbildungsvertrag hierauf zu verzichten oder die Höhe der Entschädigung festzulegen.

Aufgaben

1 Internetrecherche: Überprüfen Sie die Angaben zur Beliebtheit Ihres Berufes mithilfe des Internets.

2 Wo kann man die Beschreibung der Tätigkeitsfelder einer MFA nachlesen?

3 Worin unterscheidet sich der Ausbildungsrahmenplan vom Ausbildungsplan?

4 Welche Vorteile hat die Praxis durch den Einsatz fortgebildeter MFA?

5 Wo ist geregelt, für welche Tätigkeiten eine MFA herangezogen werden kann?

6 Wer darf Medizinische Fachangestellte ausbilden?

7 Was versteht man unter einer „angemessenen" Vergütung?

8 Welche Gesetze gelten, wenn in der Kündigung die entsprechenden rechtlichen Bestimmungen fehlen?

9 Welche Organisationen vertreten die Interessen der Medizinischen Fachangestellten (Arzthelferinnen)? Nennen Sie Gründe, warum der Organisationsgrad von Medizinischen Fachangestellten in Berufsverbänden so gering ist.

10 Besorgen Sie sich die aktuellen Tarifverträge (im Internet verfügbar) und klären Sie:

- a Haben Sie Anspruch auf einen Zuschuss zu den vermögensbildenden Leistungen?
- b Haben Sie Anspruch auf ein 13. Monatsgehalt?
- c Sie müssen am Sonntag acht Stunden Notdienst leisten. Wie ist die Bezahlung geregelt?

11 Gegen welche Bestimmungen wird durch wen im folgenden Fall verstoßen?
Die 16-jährige Petra Fuchs schließt mit der Ärztin Dr. Andrea Müllermeister einen Ausbildungsvertrag per Handschlag. Frau Dr. Müllermeister meint, dass Petra am besten nicht zur Berufsschule gehen und besser in der Praxis arbeiten solle. Petra willigt gegen doppelte Bezahlung ein. Am Nachmittag hat sie frei und plaudert mit einem Bekannten über die Praxisumsätze, die sie beim Spielen mit dem Praxiscomputer entdeckt hat. Die benötigten sterilen Handschuhe und die weißen Kittel muss sich Petra selbst kaufen. Ihre Schulbücher ebenfalls. Zum Ende der Ausbildung wird Petra mit guten Worten, aber ohne Zeugnis von Frau Dr. Müllermeister entlassen.

12 Wann wurde die Ausbildung im folgenden Fall beendet?
Ende laut Ausbildungsvertrag: 15.08.2025, Abschlussprüfung bestanden: 30.07.2025.

13 Ist eine Kündigung des Ausbildungsverhältnisses im folgenden Fall möglich?
Die Auszubildende hat die Ausbildende vor drei Wochen bestohlen. Dafür hat die Ausbildende der Auszubildenden „eine geknallt".

2 Arbeitsschutzgesetze und Arbeitssicherheit

2.1 Rechtliche Rahmenbedingungen und Überwachung der Schutzvorschriften

Das Arbeitsrecht besteht nicht aus einem Gesetz oder Gesetzeswerk (z. B. Sozialgesetzbuch), sondern aus einer Vielzahl von Gesetzen und Verordnungen. Dazu zählen z. B.:

- Internationales Recht
- Grundgesetz
- Länderverfassungen
- Bürgerliches Gesetzbuch
- Arbeitsschutzgesetz
- Arbeitssicherheitsgesetz
- Arbeitszeitgesetz
- Bundesurlaubsgesetz
- Tarifvertragsgesetz
- Pflegestärkungsgesetze
- Nachweisgesetz
- Mindestlohngesetz
- Betriebsverfassungsgesetz
- Kündigungsschutzgesetz
- Jugendarbeitsschutzgesetz
- Mutterschutzgesetz
- Schwerbehindertengesetz
- Arbeitsgerichtsgesetz
- Teilzeit- und Befristungsgesetz

Die wichtigsten Gesetze zum Schutz von Arbeitnehmerinnen sollen im Folgenden besprochen werden. Diese gelten insbesondere für besonders schützenswerte Personengruppen wie Jugendliche, Frauen und werdende Mütter.

2.2 Arbeitsschutzgesetz (ArbSchG)

Die genaue Bezeichnung des Gesetzes lautet: Gesetz über die Durchführung von Maßnahmen des Arbeitsschutzes zur Verbesserung der Sicherheit und des Gesundheitsschutzes der Beschäftigten bei der Arbeit. Damit wird klar, dass das Gesetz dazu dient, Sicherheit und Gesundheitsschutz der MFA bei der Arbeit durch Maßnahmen des Arbeitsschutzes zu sichern und zu verbessern. Es gilt in allen Tätigkeitsbereichen. Die Ärztin ist verpflichtet, stets den aktuellen Stand der Technik, der Arbeitsmedizin und v. a. der Hygiene zu beachten. Hierfür wird eine Gefährdungsbeurteilung für die verschiedenen Arbeitsbereiche und Tätigkeiten erstellt (Abb. 1).

Den Text des Arbeitsschutzgesetzes finden Sie im Internet unter: **www.gesetze-im-internet.de**
→ Suche nach ArbSchG

Arbeitsbereich: | Einzeltätigkeit: | Beschäftigte: | Datum:

Gefährdungen erkannt	Gefährdung beurteilt		Maßnahmen festlegen	Maßnahmen durchführen		Wirksamkeit überprüfen	
	Risikoklasse	Schutzziele		Wer?	Bis wann?	Wann?	Zielerreichung?
Labor	2	Nadelstichverletzung vermeiden	Safety Produkte benutzen	MFA/Personal	Ab sofort	jährlich	ja
Behandlungszimmer	2	Kontakt mit offenen Wunden verhindern	Handschuhe benutzen	MFA/Personal	Ab sofort	jährlich	ja
Behandlungszimmer	2	Ansteckung durch Tröpfcheninfektion vermeiden	Mundschutz benutzen	MFA/Personal	Ab sofort	jährlich	ja

Abb. 1 Beispielausschnitt aus einer Gefährdungsbeurteilung nach § 5 Arbeitsschutzgesetz (ArbSchG)

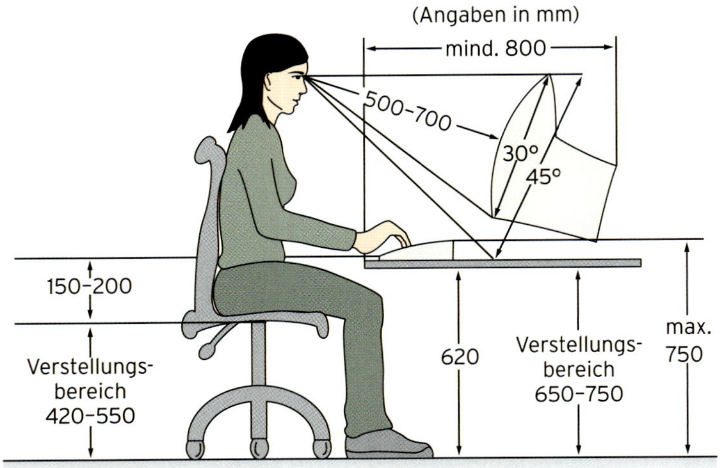

Abb. 1 Empfohlene Maße für einen Bildschirmarbeitsplatz

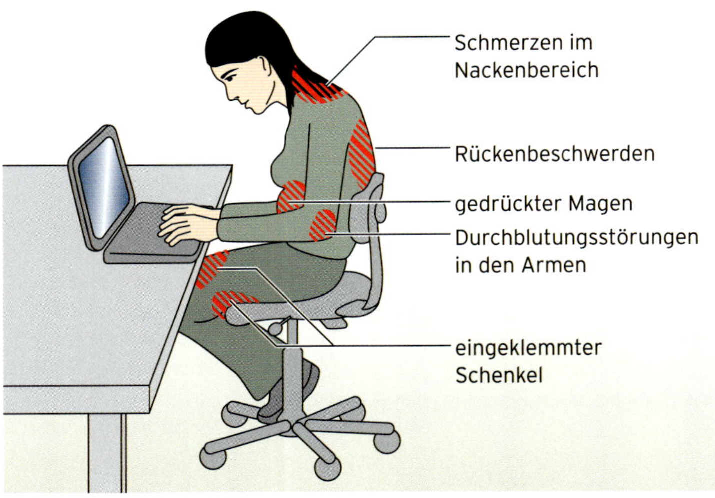
Schmerzen im
Nackenbereich
Rückenbeschwerden
gedrückter Magen
Durchblutungsstörungen
in den Armen
eingeklemmter
Schenkel

Abb. 2 Fehlhaltung kann zu physischen Beeinträchtigungen führen.

Auch am Bildschirmarbeitsplatz ist eine optimale Arbeitshaltung Voraussetzung für effektives Arbeiten.

Die Arbeitsstättenverordnung (Anhang Abschnitt 6: Maßnahmen zur Gestaltung von Bildschirmarbeitsplätzen) legt Standards über die Gestaltung von Bildschirmarbeitsplätzen fest (Abb. 1). Dazu gehören:

- Die verwendeten Geräte tragen das GS-Zeichen (technische Sicherheit).
- Die oberste Bildschirmzeile liegt höchstens in Augenhöhe, der Bildschirm ist dreh- und neigbar.
- Der Bildschirm ist vom Hersteller als strahlungsarm angegeben.
- Der Arbeitsbereich hat folgende Mindestmaße: 160 cm breit, 80 cm tief.
- Der Drehstuhl steht auf einem 5-Rollen-Untergestell mit gebremsten Rollen, ist höhenverstellbar mit abgerundeter Vorderkante und gepolsterter Sitzfläche.
- Die Beleuchtung hat den Stärkewert von mindestens 500 Lux.
- Die Lärmwerte betragen max. 55 dB(A).
- Bildschirmarbeit wird durch Tätigkeitswechsel oder Kurzpausen unterbrochen.

Neben diesen technischen Maßnahmen lässt sich der Arbeitsplatz auch ergonomisch organisieren.

Der Raum, in dem der Computer steht, sollte eine gewisse Mindestgröße haben (ca. 8 m^2) und ein gutes Raumklima aufweisen. Die empfohlene Temperatur beträgt 21–23 °C, relative Luftfeuchtigkeit 40–60 %. Zugluft, Wärmestrahlung und Wärmestaus sollten vermieden werden. Kurzes und kräftiges Lüften bewirkt manchmal „Wunder“. Ausreichender Raum für wechselnde Arbeitshaltungen sollte vorhanden sein. Ab und zu sollten Entspannungsübungen mit Augen und Körper durchgeführt werden. So lassen sich bestimmte arbeitsbedingte Beschwerden vermeiden (Abb. 2).

Seit 2024 gilt die neue Arbeitsstättenregel (ASR) A6. Die folgenreichste Neuerung ist die Einschränkung für das regelmäßige Arbeiten an tragbaren Bildschirmgeräten, sprich Laptops, Notebooks, Tablets und Convertibles. Diese Geräte sollen nur kurzzeitig verwendet werden (z. B. bei Besprechungen) aber nicht länger als zwei Stunden. Ohne Pause oder drei Stunden pro Tag. Ansonsten soll die Arbeit mit einer externen Maus und einer separaten Tastatur durchgeführt werden. Um Stuhl und Arbeitsfläche ergonomisch auf Bildschirm und Tastatur einzustellen, soll der Mitarbeiter die Referenzsitzhaltung (Abb. 1) einnehmen.

Diese Vorgaben gelten auch für das Homeoffice. Hier muss ebenfalls eine Gefährdungsbeurteilung vorgenommen werden. Dabei muss eine Fachkraft jedoch nicht im Haus des Arbeitnehmers erscheinen. Die Gefährdungsbeurteilung kann durch Befragung vorgenommen werden.

2.3 Arbeitssicherheitsgesetz (ASiG)

Ebenso wie der Arbeitsschutz spielt die Arbeitssicherheit in der Arztpraxis eine große Rolle. Verantwortlich ist zwar immer der Praxisinhaber, jedoch überwachen staatliche Gewerbeaufsichtsbehörden, die Ämter für Gesundheit und die Berufsgenossenschaften die Einhaltung der gesetzlichen Vorschriften. Das ASiG zielt darauf ab, dass alle Praxismitarbeiter betriebsärztlich und sicherheitstechnisch betreut werden.

Das Gesetz „wächst" mit den sich ändernden Gegebenheiten. Zuletzt wurde es durch Artikel 3 Absatz 5g vom 20.04.2013 geändert. Beispielsweise galten als typische Gefahrenquellen herumliegende Kabel. Heute wird in vielen Fällen kabellose Technik (wireless) eingesetzt. Auch galt der Röntgenapparat mit dazugehöriger Entwicklung der Röntgenaufnahmen als bedeutende Gefahrenquelle. Die digitale Aufzeichnung des Röntgenbildes im radiologischen Bereich ist zu einem Standardverfahren geworden. Sie ist deutlich weniger belastend für die Patientinnen und die Angestellten und hocheffizient.

Des Weiteren ist das Praxispersonal mehr denn je im Rahmen der Hygienestandards verpflichtet, Desinfektionen gewissenhaft durchzuführen. Die Zusammensetzung der Desinfektionsmittel hat sich kaum verändert, jedoch die Art der Applikation. Für die Flächendesinfektion hat sich das vorgetränkte Einmaltuch bewährt, da es zu keiner Abdrift während des Reinigungsvorgangs kommt. Vor der Durchführung ist für den Eigenschutz wichtig, die nötige Schutzkleidung zu tragen. Die Berufsgenossenschaft für Gesundheitsdienst und Wohlfahrtspflege (BGW) hat hierzu Empfehlungen gegeben (Abb. 1).

Informationen zur Arbeitssicherheit und Hygiene: **www.bgw-online.de** → Themen

Dres. Wagnermeier und Meierschmidt	**Betriebsanweisung für Flächendesinfektion** Nach § 14 Gefahrstoffverordnung Arbeitsplatz: Bereichsleiter:	Stand: August 2025

Anwendungsbereich

Diese Betriebsanweisung gilt für alle patientennahen Flächen, Arbeitsflächen, Fußböden in Behandlungs- und Untersuchungsräumen, Sanitärbereiche sowie weitere häufig berührte Flächen (z. B. Türgriffe, Tresen an der Anmeldung, Patientenliegen, Wände, Arbeitswagen).
Ziel ist die Vermeidung von Übertragungen von Krankheitserregern im Rahmen der Basishygiene und bei Kontaminationen mit potenziell infektiösem Material.
Eingesetzte Desinfektionsmittel sind ausschließlich VAH-gelistete Flächendesinfektionsmittel mit mindestens begrenzt viruzider Wirksamkeit für die routinemäßige Flächendesinfektion verwendet; bei speziellen Erregern (z. B. sporizid, tuberkulozid) sind entsprechend wirksame Mittel festzulegen.
Konzentration und Einwirkzeit richten sich nach den Herstellerangaben (z. B. gebrauchsfertige Wipes mit 3 Minuten Einwirkzeit oder 1 %-Lösung mit 60 Minuten für Böden) und sind im Desinfektionsplan produktbezogen aufzuführen.

Gefahren für Mensch und Umwelt

Gefährdungen sind grundsätzlich durch die Inhaltsstoffe möglich.
Die gebräuchlichen Desinfektionsmittel können gesundheitsschädlich und brennbar sein.
Gefährdungen für die Haut sind durch direkten Kontakt oder durch Spritzer möglich.
Es besteht die Gefahr des Inhalierens beim Verdampfen der Inhaltsstoffe.
Beim Sprühen alkoholhaltiger Desinfektionsmittel können Aerosole entstehen, die inhaliert werden können.
Außerdem kann es zur Entstehung eines explosionsfähigen Dampf-Luft-Gemisches kommen.

Schutzmaßnahmen und Verhaltensregeln

Die Durchführung von Desinfektionsarbeiten hat nur durch unterwiesenes Personal und mit der dafür vorgesehenen Schutzbekleidung zu erfolgen.
Während des Ausbringens von Desinfektionsmitteln muss der Raum durch Klima-/Lüftungsanlage oder freie (natürliche) Lüftung ausreichend be- und entlüftet werden.
Eine Scheuer-/Wischdesinfektion, bei der gezielt Flächen behandelt werden, ist einer Spritz- oder Sprühdesinfektion immer vorzuziehen!
Sprühdesinfektion nur auf Bereiche beschränken, die durch eine Wischdesinfektion nicht erreichbar sind (RKI-Empfehlung 2004).
Der Einsatz alkoholischer Desinfektionsmittel soll nur erfolgen, wenn eine schnell wirkende Desinfektion notwendig ist und eine Fläche ≤ 1 m² desinfiziert wird.

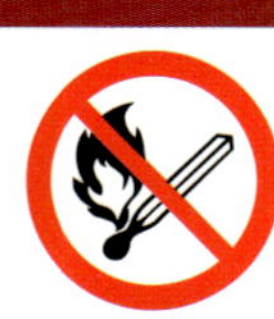

Abb. 1 Beispiel einer Betriebsanweisung

2.4 Jugendarbeitsschutzgesetz (JArbSchG)

Das Jugendarbeitsschutzgesetz finden Sie unter: www.gesetze-im-internet.de → Suche nach JArbSchG

Schon in den mittelalterlichen Zunftordnungen und im damaligen Stadtrecht gab es Bestimmungen zum Schutz jugendlicher Arbeiter. Das heutige Gesetz stammt aus dem Jahre 1960 und wurde 2000, 2017, 2019 und 2024 in wesentlichen Bestimmungen geändert und ergänzt.

Manche Bestimmungen gelten auch noch, wenn die auszubildende Jugendliche während der Ausbildungszeit 18 Jahre alt wird (z. B. die Freistellung für den Berufsschulbesuch) (Tab. 1). Das Gewerbeaufsichtsamt überwacht die Einhaltung der Bestimmungen. Bei Verstößen droht ein Bußgeld bis 15 000,00 €.

Das JArbSchG gilt für Jugendliche, die 15, aber noch nicht 18 Jahre alt und in einem Betrieb oder beim Staat beschäftigt sind. Dies kann als Auszubildende, Arbeitnehmerin, Heimarbeiterin oder Beamtenanwärterin sein. Kinderarbeit (bis 15 Jahre) ist nach diesem Gesetz grundsätzlich verboten.

Arbeitsbedingungen	Bestimmungen
Arbeitszeit	täglich 8 Stunden (in Ausnahmefällen 8,5 Stunden), wöchentlich 40 Stunden
Schichtzeit	Anwesenheitszeit in der Praxis (Arbeitszeit + Ruhepausen) darf nicht mehr als 10 Stunden betragen
Berufsschulbesuch	Freistellung zum Berufsschulbesuch; dieser wird auf die Arbeitszeit angerechnet und vergütet (gilt auch für Erwachsene)
Unterrichtszeit	wenn die Unterrichtszeit mehr als 5 Stunden zu je 45 Minuten beträgt, wird dies mit der durchschnittlichen Arbeitszeit der Jugendlichen auf die Arbeitszeit insgesamt angerechnet; bei Unterricht an einem weiteren Tag in der Woche wird die tatsächlich in der Schule verbrachte Unterrichtszeit auf die Arbeitszeit angerechnet; bei Unterrichtsbeginn vor 9 Uhr darf die Jugendliche vorher nicht im Betrieb beschäftigt werden; die Pausen und die Wegezeit von der Schule zur Praxis sind bei der Arbeitszeit anzurechnen; an dem Arbeitstag, welcher der schriftlichen Abschlussprüfung unmittelbar vorausgeht, ist die Jugendliche freizustellen; diese Regelungen gelten auch für Erwachsene
Ruhepausen	bei 4,5 bis 6 Arbeitsstunden mindestens 30 Minuten, bei mehr als 6 Arbeitsstunden mindestens 60 Minuten; länger als 4,5 Stunden hintereinander dürfen Jugendliche nicht beschäftigt werden; eine Arbeitsunterbrechung muss mindestens 15 Minuten betragen; die Ruhepausen müssen in angemessener zeitlicher Lage gewährt werden, frühestens 1 Stunde nach Beginn und spätestens 1 Stunde vor Ende der Arbeitszeit
Freizeit	täglich mindestens 12 Stunden ununterbrochen (inklusive Schlaf)
Nachtruhe	Beschäftigungsverbot von 20 Uhr bis 6 Uhr, Ausnahmen: Jugendliche über 16 Jahren, z. B. – in Bäckereien (ab 5 Uhr, über 17 Jahre ab 4 Uhr), – in Gaststätten (bis 22 bzw. 23 Uhr), – in der Landwirtschaft, – in Molkereien, – MFA im Notdienst

Arbeitsbedingungen	Bestimmungen
Fünftagewoche	an Samstagen ist die Beschäftigung verboten; Ausnahmen z. B. Bäckereien, Gaststätten, Verkaufsstellen, Friseurhandwerk, MFA im Notdienst; Ausgleich dafür an einem anderen berufsschulfreien Arbeitstag
Sonn- und Feiertagsruhe	Beschäftigungsverbot; Ausnahmen z. B. Landwirtschaft, Familienhaushalte, Gaststätten, Gesundheitswesen; Ausgleich dafür an einem anderen berufsschulfreien Arbeitstag
Urlaub	Jugendlicher ist am 1. Januar des Jahres – noch nicht 16: 30 Werktage Urlaubsanspruch, – noch nicht 17: 27 Werktage Urlaubsanspruch, – noch nicht 18: 25 Werktage Urlaubsanspruch; der Urlaub ist zusammenhängend in den Berufsschulferien zu gewähren
Beschäftigungsverbot	Arbeiten, die die Leistungsfähigkeit übersteigen, z. B. Akkord- und Fließbandarbeiten, sowie gefährliche Arbeiten (ausgenommen bei Arbeiten zu Ausbildungszwecken, z. B. Röntgen)
Ärztliche Untersuchungen	Erstuntersuchung vor Beschäftigungsbeginn (frühestens 14 Monate), erste Nachuntersuchung spätestens 14 Monate nach Ausbildungsbeginn

Tab. 1 Arbeitsbedingungen für Jugendliche

2.5 Arbeitszeitregelung für Erwachsene

Die für Erwachsene, also Personen ab 18 Jahre, geltenden Höchstarbeitszeiten hat man in der EU vereinheitlicht und im Arbeitszeitgesetz geregelt (Tab. 2). Dieses Gesetz gilt nach Wegfall des Bäckereiarbeitszeitgesetzes auch in Bäckereien und Konditoreien. Dennoch bestehen einige Ausnahmen. In Zukunft muss die Arbeitszeit vom Arbeitgeber (elektronisch) erfasst werden.

Arbeitszeitregelung	Bestimmungen in allen Betrieben für Arbeitnehmer über 18 Jahre
Arbeitszeit	reine Arbeitszeit, ohne Ruhepausen
Normalarbeitszeit	8 Stunden täglich (an 6 Werktagen), die Arbeitszeit kann bis 10 Stunden verlängert werden, d. h. wöchentlich höchstens 60 Stunden, innerhalb von 6 Monaten muss der Schnitt von 8 Stunden/Werktag jedoch gewahrt werden; hierdurch können Praxen flexibler auf Arbeitsanfall reagieren
Ruhezeit	mindestens 11 Stunden täglich; Ausnahme: 10 Stunden mit Ausgleich innerhalb von 4 Wochen, z. B. in der Landwirtschaft, möglich
Ruhepausen	Arbeitszeit von mehr als 6 bis 9 Stunden: mindestens 30 Minuten; Arbeitszeit von mehr als 9 Stunden: mindestens 45 Minuten
Sonn- und Feiertagsruhe	keine Beschäftigung; Ausnahmen z. B. Gastgewerbe, Notdienste; es müssen jedoch 15 Sonntage im Jahr beschäftigungsfrei bleiben; Ersatzruhetage müssen gewährt werden

Tab. 2 Arbeitszeitregelungen für Erwachsene

In Tarifverträgen und Betriebsvereinbarungen können andere Regelungen für die Arbeitnehmer eines Betriebs bzw. einer Branche (siehe Tarifvertrag für MFA) vorgesehen sein.

2.6 Bundesurlaubsgesetz (BUrlG)

Dieses Gesetz wurde den EU-Bestimmungen angepasst und regelt die grundlegende Jahresarbeitszeit für Arbeitnehmerinnen. Es gilt für alle Arbeitnehmerinnen, auch Teilzeitbeschäftigte, über 18 Jahre, die seit über sechs Monaten in der Praxis tätig sind.

Das Bundesurlaubsgesetz finden Sie unter: www.gesetze-im-internet.de → Suche nach BUrlG

Die wichtigsten Bestimmungen im Einzelnen:
- Der Mindesturlaub beträgt 24 Werktage (der Samstag ist ein Werktag, in vielen Arztpraxen aber kein Arbeitstag).
- Umrechnungsformel: $\frac{\text{Werktage}}{6} \times$ wöchentliche Arbeitstage.
- Der Urlaubsanspruch beträgt 1/12 des Jahresurlaubs für jeden beschäftigten Monat. Der volle Urlaubsanspruch entsteht für den Arbeitnehmer bei einer Beschäftigung über den 30.06. eines Jahres hinaus.
- Der Urlaub muss zusammenhängend gewährt werden (mindestens zwölf Werktage).
- Die Barabgeltung ist grundsätzlich verboten.
- Der Urlaub muss in dem Jahr genommen werden, in dem der Anspruch entstanden ist (Ausnahme bei Vereinbarung bis zum 31.03. des Folgejahres).

2.7 Kündigungsschutzgesetz (KSchG)

2.7.1 Allgemeiner Kündigungsschutz

Informationen zum Kündigungsschutzgesetz: www.gesetze-im-internet.de → Suche nach KSchG

Für Arbeitnehmerinnen, die über 18 Jahre alt und seit sechs Monaten in einer Praxis mit mehr als zehn Arbeitnehmern (ausschließlich der Auszubildenden; Teilzeitkräfte werden prozentual angerechnet) arbeiten, gilt bei Neueinstellung das Kündigungsschutzgesetz.

Die Hauptbestimmung besagt, dass eine Kündigung durch den Arbeitgeber nur erfolgen kann, wenn sie sozial gerechtfertigt ist. Es gibt zwei mögliche Kündigungsgründe:
- Der Grund muss in der **Person oder dem Verhalten der Arbeitnehmerin** liegen, z. B. Schlechterbringung der Arbeit, Streitereien, häufiges Fehlen durch Krankheit, unentschuldigtes Fehlen, Nichteinhalten der Arbeitszeit, Ausüben von Nebentätigkeiten. In diesen Fällen muss die Arbeitnehmerin mindestens einige Male abgemahnt werden, d. h., es muss ihr mitgeteilt werden (möglichst schriftlich), dass sie etwas getan hat, was die Arbeitgeberin nicht duldet, und dass dies ihre Kündigung zur Folge haben kann. Liegt der Kündigungsgrund in der Person, z. B. die Arbeitnehmerin ist gesundheitlich nicht mehr in der Lage, den Beruf auszuüben, braucht keine Abmahnung zu erfolgen.
- Die Kündigung muss durch dringende **betriebliche Erfordernisse** begründet sein (z. B. Praxisumsatzrückgang, Praxisgewinnrückgang, Arbeitsmangel). Dies muss vom Arbeitgeber bewiesen werden.

Bei einer betrieblich bedingten Kündigung muss die Arbeitgeberin eine **soziale Auswahl** vornehmen. Das bedeutet, sie muss bestimmte soziale Grunddaten berücksichtigen:
- Dauer der Praxiszugehörigkeit
- Lebensalter der Arbeitnehmerin
- Unterhaltspflichten der Arbeitnehmerin

Mitarbeiterinnen, deren Beschäftigung in einem dringenden betrieblichen Interesse liegt (z. B. wegen besonderer Fähigkeiten oder Kenntnisse), können von der Sozialauswahl ausgenommen werden.

Die oben angeführten Bestimmungen gelten auch für die sog. **Änderungskündigung**. Hierbei wird der Arbeitnehmerin die alte Arbeitstätigkeit in der Praxis gekündigt und gleichzeitig eine neue Arbeitstätigkeit in der Praxis angeboten. Bei jeder Kündigung muss zudem der Betriebs- oder Personalrat (falls vorhanden, z. B. in Kliniken) informiert und gehört werden. Wird er nicht informiert, ist die Kündigung unwirksam. Seine Beschwerde oder der Widerspruch gegen die Kündigung hat Auswirkung auf die Weiterbeschäftigung bis zur endgültigen Klärung.

2.7.2 Besonderer Kündigungsschutz

Bestimmte Personengruppen genießen einen besonderen Kündigungsschutz (Tab. 1).

Gesetzlich geschützter Personenkreis	Kündigung ist unzulässig ...
Schwangere Arbeitnehmerinnen und Mütter nach der Entbindung (Mutterschutzgesetz)	während der Schwangerschaft bis 4 Monate nach Geburt
Erziehende Mütter oder Väter, bis das Kind 3 Jahre alt ist (Bundeselterngeldgesetz)	während der Elternzeit
Auszubildende (Berufsbildungsgesetz)	nach der Probezeit
Betriebsräte und Jugendvertreter	während ihrer Amtszeit
Datenschutzbeauftragte	während ihrer Amtszeit
Arbeitnehmer in Pflegezeit	während der Pflegezeit
Menschen mit einer schweren Behinderung	bzw. nur mit vorheriger Zustimmung der Hauptfürsorgestelle zulässig

Tab. 1 Personengruppen mit besonderem Kündigungsschutz

2.8 Mutterschutz, Elternzeit, Elterngeld und Teilzeitarbeit

Nach dem Grundgesetz haben Mütter Anspruch auf den Schutz und die Fürsorge durch die Gemeinschaft. Hieraus leitet sich der Anspruch des Mutterschutzgesetzes (MuSchG) ab. Dieses gilt seit 1951, wurde 1968 verbessert und um das Bundeselterngeld- und das Elternzeitgesetz erweitert:

- Alle Arbeiten, die das Leben von Mutter und Kind gefährden, sind verboten (z. B. Akkord, Fließbandarbeit, Einwirkung gesundheitsschädigender Stoffe).
- Sechs Wochen vor und acht Wochen nach Entbindung (14 Wochen) besteht ein absolutes Beschäftigungsverbot (Schutzfrist, bei Zwillings- oder Frühgeburten wird die Frist nach Geburt bis auf zwölf Wochen verlängert).
- Sobald die Schwangerschaft dem Arbeitgeber angezeigt wird, besteht absoluter Kündigungsschutz bis vier Monate nach Entbindung.
- Die Mutter erhält Mutterschaftsgeld über die Lohnfortzahlung durch den Arbeitgeber und die Krankenkasse.

Das Mutterschutzgesetz finden Sie unter: **www.gesetze-im-internet.de**
→ Suche nach MuSchG

Gegen diesen Anspruch der werdenden Mütter auf Mutterschaftsgeld müssen sich alle Arbeitgeber (auch Arztpraxen) durch die Umlage U2 „versichern". Die Umlagekasse erstattet den Anteil der Ärztin am Mutterschaftsgeld. Umlagekassen können alle Krankenkassen sein.

Für alle Kinder, die ab dem 01.01.2015 geboren sind, können Eltern zwischen dem Elterngeld und dem Elterngeld Plus wählen (Abb. 1, S. 28). Es gilt eine Höchstbeschäftigungszeit von 32 Stunden in der Woche. Das Elterngeld wird bis zu zwölf Monate gewährt und beträgt mindestens 300,00 und maximal 1800,00 €. Dies erhalten die Eltern unabhängig von ihrem Status (z. B. Hausmann, -frau,Bezieher von Grundsicherung, Auszubildende).

Wird eine Berufstätigkeit aufgegeben, beträgt das Elterngeld 65–67 % des Nettoeinkommens, maximal aber 1800,00 €. Die Bezugsdauer wird um zwei weitere Monate verlängert, wenn auch der Partner (oft der Vater) in dieser Zeit auf die Beschäftigung verzichtet. Mit dem Elterngeld Plus kann die Bezugszeit verdoppelt werden. Das Elterngeld wird dann monatlich zur Hälfte ausgezahlt.

Das Elterngeld muss beantragt werden.

Informationen zum Elterngeld, Elterngeld Plus und zur Elternzeit: **www.elternzeit.de**

Das Gesetz über Teilzeitarbeit und befristete Arbeitsverträge (Teilzeit- und Befristungsgesetz) finden Sie unter: **www.gesetze-im-internet.de**
→ Suche nach TzBfG

Für den Anspruch auf Elterngeld bestehen Einkommensgrenzen, die zum 01.04.2025 gesenkt wurden. Für Geburten ab dem 1. April 2024 wurde das Elterngeld neu gestaltet.

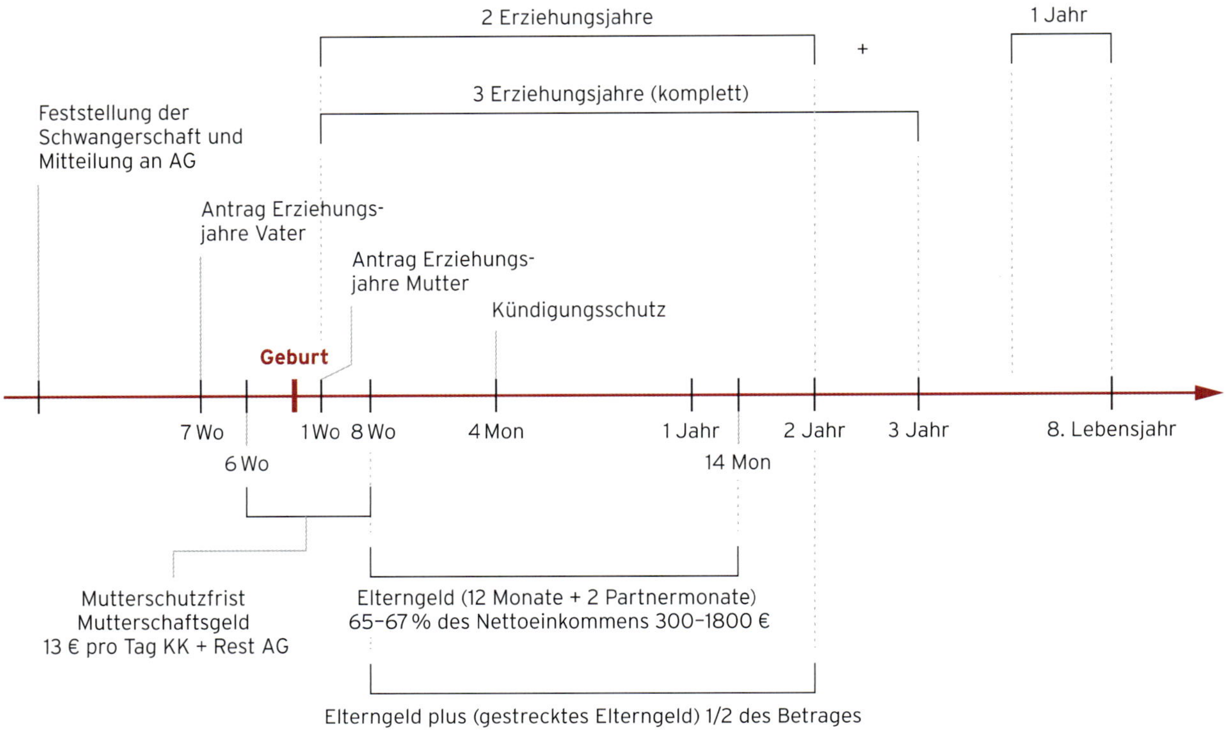

Abb. 1 Elterngeld und Erziehungsjahre; AG: Arbeitgeber, KK: Krankenkasse (Stand: 2026)

Informationen zur Neuregelung
www.bmbfsfj.bund.de/bmbfsfj/themen/familie/familienleistungen/elterngeld

Zwischen dem Elterngeld und der Elternzeit gibt es einen direkten Zusammenhang. So wird Elterngeld nur dann gezahlt, wenn auch tatsächlich Elternzeit genommen wird. Eltern, die erwerbstätig sind, steht nach diesem Gesetz die Elternzeit bis zu 36 Monate zu. Diese können sie sich auch teilen oder eventuell gemeinsam nehmen. Während der Elternzeit gilt ein absoluter Kündigungsschutz.

Zudem haben Eltern das Recht auf Teilzeitbeschäftigung, wenn sie in einem Betrieb arbeiten, der mindestens 15 Arbeitnehmer beschäftigt. Nach Vereinbarung mit dem Arbeitgeber kann ein Jahr der Elternzeit auch auf die Zeit zwischen dem dritten und achten Lebensjahr des Kindes verlegt werden.

MERKE Bei bis 1992 geborenen Eltern wird die Elternzeit mit zwei Jahren und sechs Monaten auf die Rente angerechnet, bei nach 1992 geborenen Eltern werden drei Jahre angerechnet.

Aufgaben

1 Klären Sie folgende Fälle unter Einbeziehung der rechtlichen Rahmenbedingungen und Schutzvorschriften:

- a Wegen dringender Arbeiten bittet die Ausbilderin die Auszubildende, an zwei Tagen in der Woche 8,5 Stunden zu arbeiten.
- b Am Freitag erstreckt sich die Arbeitszeit von 8 bis 13 Uhr. Wie viel(e) Ruhepause(n) steht bzw. stehen den Auszubildenden zu?
- c Carola hat folgende Berufsschultage in einer Woche:
  1. Tag: Unterricht von 8 bis 13 Uhr (sechs Unterrichtsstunden)
  2. Tag: Unterricht von 8 bis 16 Uhr (neun Unterrichtsstunden)
  Muss sie nach der Berufsschule noch in der Praxis arbeiten?
- d Wie viele Urlaubstage stehen Martina im Jahre 2026 zu, wenn sie 2026 18 Jahre alt wird?
- e Miriam wird im zweiten Ausbildungsjahr 18 Jahre alt. Sie möchte die Berufsschule nicht mehr besuchen.
- f Eine Medizinische Fachangestellte, 19 Jahre alt, wird in der Röntgenassistenz ausgebildet. Sie arbeitet am Röntgengerät (gefährliche Arbeit!).

2 Eine Auszubildende wird im zweiten Ausbildungsjahr schwanger. Sie nimmt anschließend zwei Jahre Elternzeit in Anspruch. Hat sie anschließend das Recht, die Ausbildung zu beenden?

3 In einer Praxis mit vier Medizinischen Fachangestellten, zwei Arzthelferinnen und drei Auszubildenden sowie einem Medizinisch-technischen Assistenten muss wegen eines drastischen Umsatzeinbruchs einem Arbeitnehmer gekündigt werden. Welche Überlegungen muss der Praxisinhaber anstellen?

4 Nach der Geburt des Kindes und unter Einhaltung der Mutterschutzfrist möchte eine Arbeitskollegin während der Elternzeit in der Praxis arbeiten.

- a Ist es gesetzlich erlaubt, die Tätigkeit aufzunehmen?
- b Wenn ja, wie viele Stunden die Woche ist es möglich?

5 Einer Medizinischen Fachangestellten wird gekündigt. Drei Tage später behauptet sie, dass sie schwanger sei. Nehmen Sie dazu unter Einbeziehung des Kündigungsschutzgesetzes und des Mutterschutzgesetzes Stellung.

6 Wie kann sich die Praxis gegen die Kosten des Mutterschaftsgeldes versichern?

3 Gesundheitswesen

Der Begriff Gesundheitswesen umfasst die Gesamtheit von Personen, Einrichtungen und Prozessen, die in erster Linie für die Förderung und Erhaltung der Gesundheit sowie deren Sicherung, z. B. durch Gesundheitsschutz, Gesundheitspflege und Gesundheitsprävention, zuständig sind, sowie die kurative Medizin (Abb. 1). Während der Gesundheitsschutz in der Verantwortung des Staates liegt, liegt die Gesundheitspflege in der Verantwortung eines jeden Einzelnen.

Zum **Gesundheitsschutz** zählen unter anderem:
- der Schutz vor Erkrankungen
- Maßnahmen des Staates, z. B. das JArbSchG, das MuSchG oder die Straßenverkehrsordnung
- Unfallverhütung
- Umweltschutz

Zur **Gesundheitspflege** gehören z. B. „gesunde" Ernährung, Körperpflege und Körperhygiene.

Die **kurative Medizin** umfasst alle Maßnahmen zur Wiederherstellung der Gesundheit.

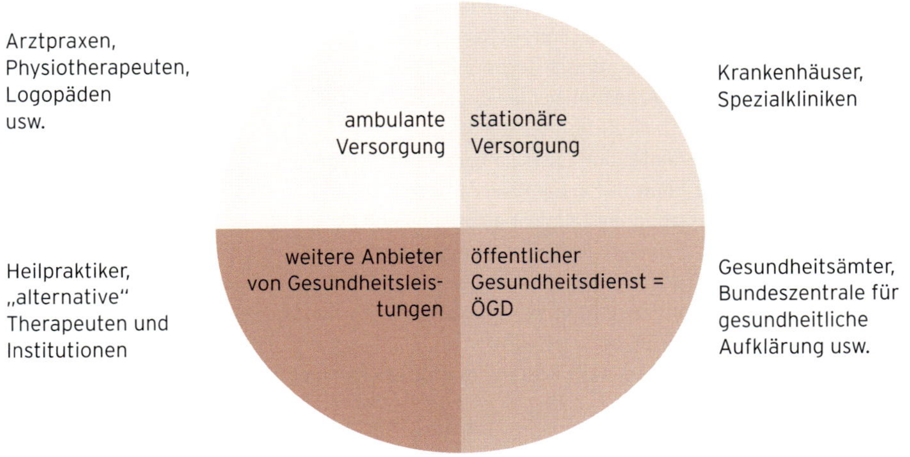

Abb. 1 Gliederung des Gesundheitswesens

3.1 Öffentliches Gesundheitswesen

Das öffentliche Gesundheitswesen in Deutschland gliedert sich nicht nur in die oben aufgeführten Gebiete, sondern in Bezug auf unser föderalistisches System in die Bundes-, Länder- und Kommunalebene.

Auf Bundesebene sind die höchsten Instanzen das Bundesministerium für Gesundheit sowie das Bundesministerium für Arbeit und Soziales. Des Weiteren beaufsichtigen sie verschiedene Bundesämter, z. B. das Bundesamt für Verbraucherschutz oder das Bundesamt für Strahlenschutz, Bundesinstitute, z. B. das Friedrich-Löffler-Institut (Bundesforschungsinstitut für Tiergesundheit), das Robert Koch-Institut (Institut für die Erkennung, Verhütung und Bekämpfung von Krankheiten) und das Paul-Ehrlich-Institut (Institut für die Zulassung und staatliche Chargenfreigabe von Impfstoffen und biomedizinischen Arzneimitteln).

Auf Länderebene sind im Besonderen die Sozialministerien der einzelnen Bundesländer zu nennen, welche die Landesärztekammern (LÄK) überwachen und z. B. den Rettungsdienst organisieren.

Auf der untersten Ebene befinden sich unter anderem die Stadt- und Kreisgesundheitsämter, welche z. B. die Einschulungsuntersuchungen durchführen, und die Ämter für Arbeitssicherheit (Überwachung der Einhaltung der Unfallschutzvorschriften) (Abb. 1).

Video
→ S. 7, PagePlayer

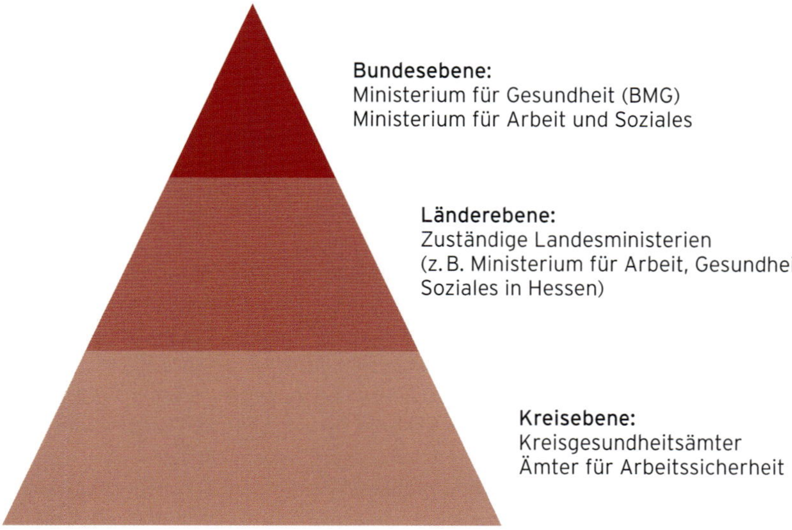

Abb. 1 Aufbau des Gesundheitswesens

Die verschiedenen Behörden und Einrichtungen auf Bundes- und Landesebene sind in Abbildung 2 dargestellt.

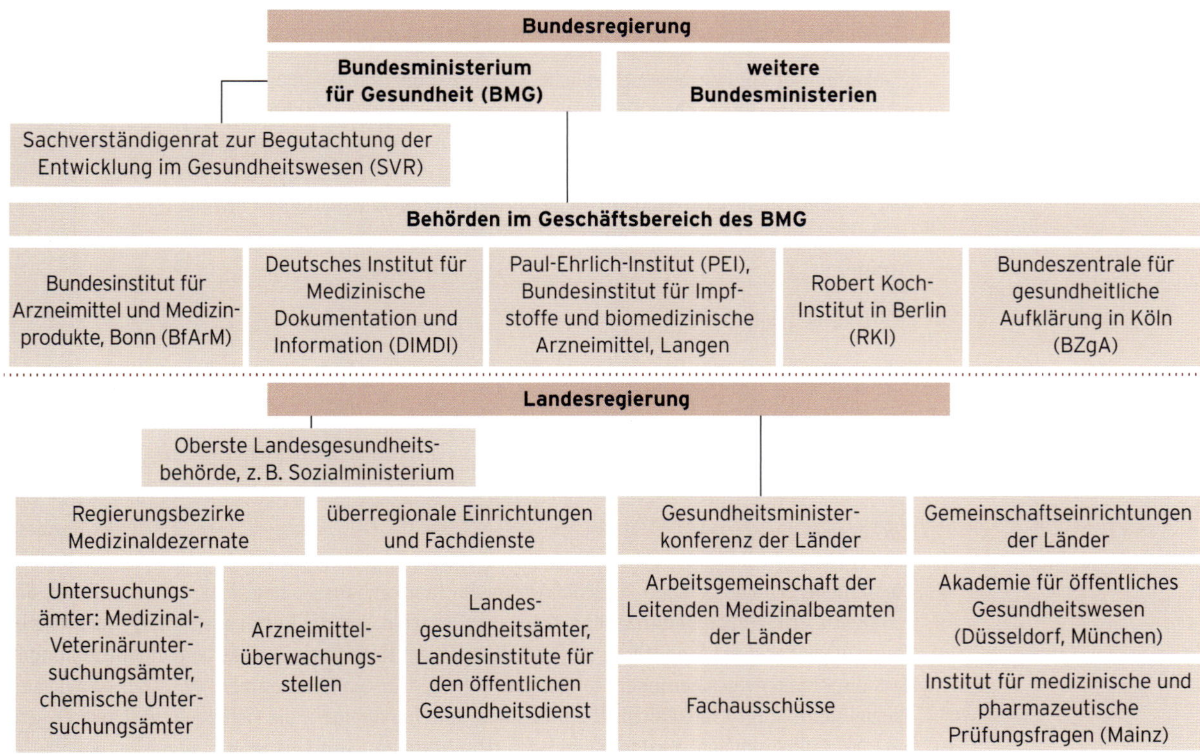

Abb. 2 Einrichtungen des öffentlichen Gesundheitswesens in Deutschland

3.2 Krankenhauswesen

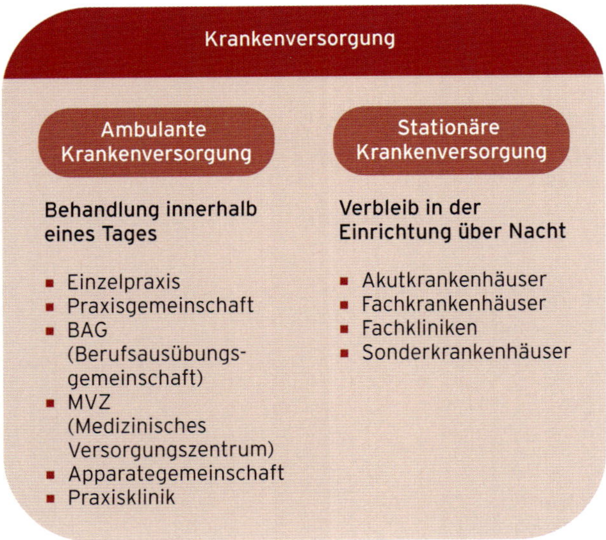

Abb. 1 Aufteilung der Krankenversorgung in Deutschland

Krankenhäuser nehmen Patientinnen stationär auf, wodurch sie sich wesentlich von der ambulanten Medizin abgrenzen (Abb. 1). Ein Krankenhaus ist eine Einrichtung, die das Zusammenspiel von ärztlicher und pflegerischer Leistung nutzt, um Krankheiten, Leiden oder Körperschäden festzustellen, zu heilen und zu lindern. Oftmals werden bestimmte kleinere Eingriffe (z. B. Paukenröhrchen legen, Koloskopie) oder Entbindungen in Krankenhäusern auch ambulant vorgenommen.

Es werden allgemein folgende Krankenhaustypen unterschieden:

- In den **Akutkrankenhäusern** werden Menschen mit schweren Leiden oder Verletzungen sofort aufgenommen und behandelt. Sie bewältigen die Grund- und Regelversorgung.
- In den **Fachkliniken** wird gezielt durch spezielle Fachrichtungen behandelt. Beispielsweise werden in orthopädischen Kliniken kleinere chirurgische Eingriffe vorgenommen und die Patientinnen nach kürzerer Zeit wieder entlassen.
- In **Sonderkrankenhäusern** werden Patientinnen behandelt, die einen längeren Aufenthalt zur Heilung beanspruchen, z. B. Rehabilitationskliniken oder psychiatrische Anstalten.
- In **Belegkrankenhäusern** haben niedergelassene Fachärztinnen Belegbetten, um ihre Patientinnen auch operativ behandeln zu können. Sie stellen den Eingriff der Patientin oder deren Krankenversicherung in Rechnung und das Krankenhaus rechnet „nur“ den gekürzten Pflegesatz für den Aufenthalt mit den Privatpatientinnen bzw. den Krankenkassen ab. Der Pflegesatz gibt an, wie die Leistungen in (teil-)stationären Einrichtungen vergütet werden.

Krankenhäuser können unterschiedliche Betreiber oder Träger haben (Tab. 1). Es wird zwischen natürlichen und juristischen Personen unterschieden sowie zwischen öffentlichen (Kommunal-, Länder-, Bundesebene), gemeinnützigen und privaten Anbietern. Universitätskliniken werden den einzelnen Ländern und Bundeswehrkrankenhäuser dem Bund zugeordnet. Dabei wird ein Trend weg von den öffentlichen und hin zu den privaten Krankenhausträgern deutlich.

Träger	Beispiel
Öffentliche Träger	Stadt, Kreis, Land
Private Träger	Klinikverbünde oder Aktiengesellschaften (z. B. Rhön-Kliniken, Asklepios)
Gemeinnützige Träger	kirchlich geführte Krankenhäuser, Rotes-Kreuz-Krankenhäuser

Tab. 1 Krankenhausträger

Die aktuellen Zahlen belegen, dass die Anzahl der Krankenhäuser sinkt (Abb. 1, S. 33). Zusätzlich verringern sich jährlich die Anzahl an Krankenhausbetten und die Bettenauslastung sowie letzten Endes auch der durchschnittliche Aufenthalt in einem Krankenhaus. Dies liegt darin begründet, dass die Krankenversicherungen zunehmend weniger Kosten übernehmen. Ab 2025 erfolgt eine Spezialisierung der Krankenhäuser auf bestimmte Behandlungen, die sich nach der Qualität richten. Die Fallpauschalen werden dabei nach dem Vorhalten von Leistungen angepasst (Vorhaltepauschalen).

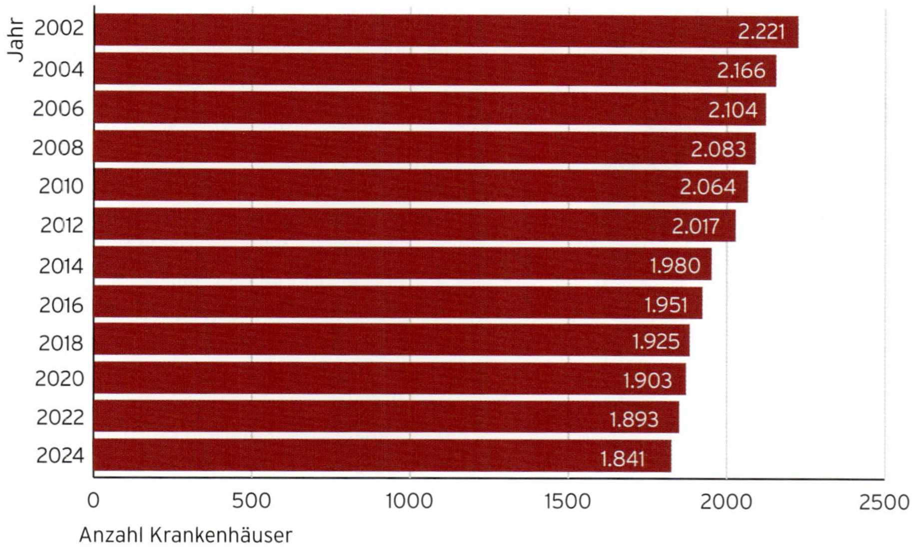

Abb. 1 Entwicklung der Krankenhausanzahl in Deutschland (Quelle: Statistisches Bundesamt. Krankenhäuser: Einrichtungen, Betten und Patientenbewegungen. Stand: 2025)

3.3 Arztpraxis

3.3.1 Voraussetzung zur Ausübung des Berufes „Ärztin"

Nach Erreichen der allgemeinen Hochschulreife und anschließendem Studium der Humanmedizin (durchschnittliche Studienzeit 13 Semester) schließt der Studiengang mit dem zweiten Staatsexamen ab. Zur geforderten außeruniversitären Ausbildung gehört ein viermonatiges Praktikum und das einjährige praktische Jahr (PJ). Nach diesem kann – muss jedoch nicht – die Ärztin noch promovieren und/oder sollte in einer vier- bis sechsjährigen Weiterbildung die Facharztausbildung absolvieren.

Berufsbild der Ärztin: **www.berufe-lexikon.de/berufsbild-beruf-arzt-aerztin.htm**

Der Beruf der Ärztin befasst sich überwiegend mit der Vorbeugung, Erkennung und Behandlung von Krankheiten. Aufgrund der großen Anzahl unterschiedlichster Krankheitsbilder untergliedert sich das Berufsbild in eine Vielzahl verschiedener Fachgebiete. Je nach Spezialisierung arbeitet die Ärztin in den Fachbereichen eines Krankenhauses, z. B. Anästhesie, Orthopädie, oder als niedergelassene Ärztin in der eigenen Praxis. Darüber hinaus gibt es Beschäftigungsmöglichkeiten bei Sanitäts- und Rettungsdiensten, in Gesundheitsämtern, bei großen Unternehmen als Betriebsärztin, in Altenpflegeheimen und in der medizinischen Forschung.

Der Beruf erfordert
- fundierte Kenntnisse aus den Bereichen Biologie und Chemie.
- ein hohes Maß an Belastbarkeit und Einfühlungsvermögen gegenüber den Patientinnen und Angehörigen.
- die Bereitschaft zu Wochenendarbeit und außergewöhnlichen Arbeitszeiten.

Damit Ärztinnen praktizieren können, müssen sie vom zuständigen Regierungspräsidium (RP) oder der Landesbehörde eine **Zulassung** erhalten, die Approbation. Voraussetzungen hierfür sind unter anderem:
- Nachweis über die erfolgreiche Beendigung des Studiums mit Abschließen der Prüfungen oder weiterer Ausbildungswege
- die Vorlage eines makellosen polizeilichen Führungszeugnisses
- eine Bescheinigung, die die psychische und physische Eignung zur Ausübung des Berufes bestätigt
- ein Nachweis über das Sprachniveau C1 (insbesondere medizinische Fachsprache), das zukünftig in allen Bundesländern eingefordert wird

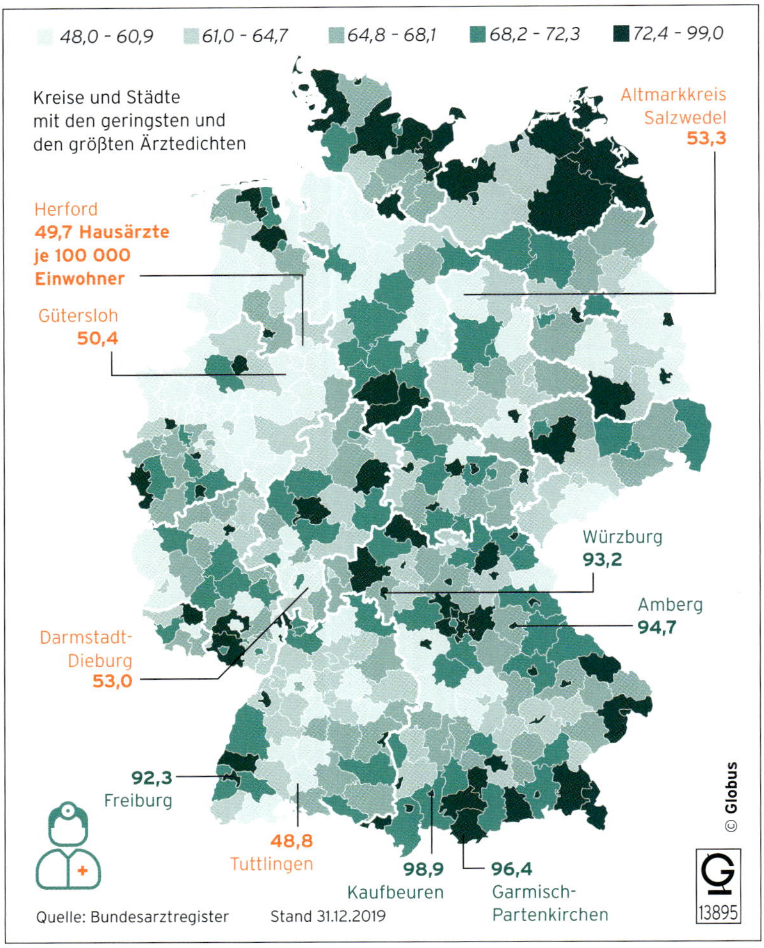

Abb. 1 Ärztedichte in Deutschland

Hat eine Anwärterin (deutsche Staatsangehörige und EU-Bürgerin) diese Voraussetzungen durch das Vorlegen der Nachweise erfüllt, erlangt sie einen Rechtsanspruch auf Erteilung der Approbation in Deutschland.

Damit eine niedergelassene Ärztin nun auch Kassenpatientinnen behandeln darf, muss sie zunächst einen Antrag auf Eintragung in das Arztregister bei ihrer zuständigen Kassenärztliche Vereinigung (KV) stellen; diese entscheidet, welche Ärztin welcher Fachrichtung in welcher Region oder welchem Einzugsgebiet gesucht wird. Dementsprechend erhält diese die Zu- oder Absage. Mit positivem Ergebnis erhält sie eine lebenslange Arztnummer, die i.d.R. mit dem Tod der Ärztin erlischt.

Die Ärztedichte in Deutschland ist sehr unterschiedlich (Abb. 1). Um in den Regionen mit weniger Medizinerinnen die hausärztliche Versorgung zu gewährleisten, bieten manche Gemeinden, z.B. in Nordhessen, einen Medibus an. In dieser fahrende Arztpraxis behandelt eine Allgemeinmedizinerin die Patientinnen, die nicht in der Lage sind, die nächstgelegene Arztpraxis aufzusuchen. Dieser spezielle Omnibus verfügt über einen Wartebereich, einen kleinen Behandlungsraum und ein Sprechzimmer.

3.3.2 Marketing in Arztpraxen

Der Grundgedanke des Marketings in der Arztpraxis ist die konsequente Orientierung der Praxis und des Praxisteams an den Bedürfnissen der Patientinnen. Der Gesetzgeber beschränkt die **Werbung** für die Praxen. Grundlagen hierfür sind:

- das Gesetz gegen den unlauteren Wettbewerb
- das Heilmittelwerbegesetz
- die Berufsordnung der Ärzte

Beispielsweise ist es einer Ärztin untersagt, aktiv Anpreisungen für bestimmte Dienstleistungen vorzunehmen (Hautärztin: „Montags kostet die Botox-Behandlung 50% weniger"). Ebenso darf sie Kolleginnen nicht diffamieren (Tierärztin: „Die hat ihr Studium im Ausland absolviert, da werden die Tiere nicht behandelt, sondern gegessen") oder Patientinnen durch unsachgemäße Werbung irreführen (Orthopädin: „Die Orthese ersetzt die Operation").

Die Kommunikation in der Arztpraxis ist entscheidend für die **Patientenbindung**. Das Sprichwort „Für den ersten Eindruck gibt es keine zweite Chance" verdeutlicht, wie wichtig der Erstkontakt zwischen Praxisteam und Patientin ist. Im Wettbewerb um Patientinnen muss die Ärztin den steigenden Ansprüchen ihrer „Kundinnen" gerecht werden. Diese wünschen sich neben einer ansprechenden Räumlichkeit Fachkompetenz und besonders die Fürsorge und Empathie des Praxisteams sowie Mitsprache bei der Behandlung. Im Zeitalter des Internets ist es für Patientinnen einfach, Diagnosen und Therapien zu recherchieren. Natürlich fehlt ihnen die Fachkompetenz, jedoch muss die Ärztin dieses Wissen der Patientin nutzen, um mit ihr zu kommunizieren.

Studien der Bertelsmann Stiftung aus dem Jahr 2018 haben ergeben, dass fast die Hälfte der Menschen in Deutschland (46%) „Dr. Google" einschalten, um sich über Krankheiten zu informieren. Die Ärztin darf dieses Medium nicht unterschätzen, denn die Anzahl dieses Patiententyps der „Googlerin" nimmt täglich zu und sie möchte mit der Ärztin über das Gelesene sprechen.

Quelle: Haschke, Claudia/ Grote Westrick, Marion/ Schwenk, Uwe (2018): Wer sucht, der findet – Patienten mit Dr. Google zufrieden. Spotlight Gesundheit: Gesundheitsinfos. Bertelsmann Stiftung, Gütersloh

Deshalb ist es auch für die Ärztin wichtig, Apps und fachspezifische Internetseiten mit gesicherten Informationen parat zu haben. Mit einer guten Kommunikation nach außen, z. B. Internetauftritten und Bewertungen, wird sie von Patientinnen als kompetent bewertet. Eine gut aufgemachte Internetseite ist besser als jeder gedruckte Flyer.

Internet
→ Bd. 2, S. 221

MERKE Die Patientin sollte aktiv in die Behandlung eingebunden werden. Dies ist ein entscheidender Anker zur Patientenbindung.

3.3.3 Unternehmen Arztpraxis

Die gängigsten Organisationsformen der Arztpraxen können nach verschiedenen Kriterien unterschieden werden (Tab. 1).

Organisationsform	Patientinnen	Personal	Abrechnung
Praxisgemeinschaft	Patientinnen haben eine feste Ärztin	gemeinsames Personal	getrennte Abrechnung
Berufsausübungs-gemeinschaft	Patientinnen können zu jeder Ärztin	gemeinsames Personal	gemeinsame Abrechnung
Medizinisches Versorgungs-zentrum (MVZ)	Patientinnen können zu jeder Ärztin	überwiegend gemeinsames Personal	gemeinsame Abrechnung
Einzelpraxis	eine Patientin, eine Ärztin	festes Personal	Einzelabrechnung

Tab. 1 Organisationsformen von Arztpraxen

Eine weitere häufige Form des Zusammenschlusses von Ärztinnen, um ökonomische Vorteile zu erzielen, ist die **Apparategemeinschaft**. Mehrere Ärztinnen gemeinsamer oder unterschiedlicher Fachrichtungen praktizieren in getrennten Praxen, nutzen jedoch gemeinsam technisches Equipment zur Therapie und/oder Diagnose. Anschaffungskosten für kostenintensive Geräte, z. B. ein MRT-Gerät, können so von vielen gemeinsam aufgebracht werden.

3.3.4 Ärztliche Organisationen

Grundsätzlich Pflichtmitglied ist die Ärztin in der Landesärztekammer. Die selbstständige, niedergelassene Ärztin ist zusätzlich noch Mitglied in der Kassenärztlichen Vereinigung.

Neben den Pflichtmitgliedschaften kann die Ärztin sich freiwillig in Verbänden organisieren. In Hessen beispielsweise sind für die niedergelassenen Ärztinnen der Hartmannbund und für die angestellten Ärztinnen der Marburger Bund erwähnenswert. Sie beraten die Ärztin in sämtlichen rechtlichen Belangen und dienen als Plattform für die Bildung von Netzwerken. Für ihre Angestellten ist der Verband medizinischer Fachberufe e. V. zuständig, der sich z. B. für Gehaltstarifforderungen starkmacht.

Verband medizinischer Fachberufe
→ S. 16

Ärztekammer

Als Körperschaft des öffentlichen Rechts sind die Kammern gesetzlich zu bestimmten Aufgaben verpflichtet. Der Staat überwacht und unterstützt die Kammern bei der Durchführung. Die Landesärztekammer (LÄK) Hessen z. B. vertritt die beruflichen Belange ihrer Mitglieder auf allen Gebieten ärztlicher Berufsausübung. Sie überwacht die Einhaltung der Berufspflichten der hessischen Ärzteschaft und bietet als Dienstleister Beratung, Information und Hilfe.

Die Landesärztekammern können in Bezirksärztekammern untergliedert sein, in Hessen z. B. in:
- Bezirksärztekammer Darmstadt
- Bezirksärztekammer Frankfurt
- Bezirksärztekammer Gießen
- Bezirksärztekammer Kassel
- Bezirksärztekammer Marburg
- Bezirksärztekammer Wiesbaden

Die Aufgaben sind gesetzlich geregelt.
- **Allgemeine Aufgaben:**
  - Ausübung der Berufsaufsicht, d. h. die LÄK überwacht die Kammermitglieder hinsichtlich der Erfüllung ihrer Berufspflichten
  - Unterstützung des öffentlichen Gesundheitsdienstes
  - Förderung der Qualitätssicherung im Gesundheitswesen
  - Prüfungsabnahme bei Medizinischen Fachangestellten und Arzthelferinnen, Durchführung der Zwischen- und Abschlussprüfungen
  - Erlass der Prüfungsordnung
  - Abgabe von Fachgutachten auf Verlangen von zuständigen Behörden und Benennung von Sachverständigen für Gerichte
- **Mitgliederbezogene Aufgaben:**
  - Förderung der beruflichen Fortbildung der Kammermitglieder, z. B. Durchführung und Zertifizierung von Fortbildungsmaßnahmen
  - Organisation der ärztlichen Weiterbildung, z. B. Erlass einer Weiterbildungsordnung und Abnahme von Facharztprüfungen
  - Schlichten von Streitigkeiten zwischen Berufsangehörigen und/oder Dritten, die aus der Berufsausübung entstanden sind, ggf. Einsetzen einer Berufsgerichtsbarkeit
  - Wahrnehmung der Berufsinteressen der Kammermitglieder sowie Beratung von Politik und Verwaltung
  - Führung des Verzeichnisses der Berufsausbildungsverhältnisse
  - Überwachung der Ausbildung zur MFA und Einrichten von Fürsorge- und Versorgungseinrichtungen
  - Für die Ausbildung der MFA stellt die LÄK eine Ausbildungsberaterin zur Verfügung, die Hilfestellung bei Problemen mit der Praxis bietet. Da oftmals eine ausbildende Ärztin diese Funktion innehat, kann sie eventuell unkomplizierter mit einem klärenden Gespräch „unter Kolleginnen" vermitteln.

Alle Landesärztekammern sind in der Bundesärztekammer zusammengeschlossen.

Kassenärztliche Vereinigung

Webseite des Deutschen Ärzteblatts: **www.aerzteblatt.de**

Die Kassenärztliche Vereinigung (KV) ist eine Körperschaft des öffentlichen Rechts und dementsprechend eine juristische Person des öffentlichen Rechts, die staatlicher Einflussnahme unterliegen. In der KV sind niedergelassene Ärztinnen Pflichtmitglieder. Die KV stellt sicher, dass gesetzlich Versicherte durch niedergelassene Ärztinnen und Psychotherapeutinnen medizinisch versorgt werden und Praxen möglichst gleichmäßig im Bundesland verteilt sind. Deshalb organisiert sie auch den Ärztlichen Bereitschaftsdienst (ÄBD) sowie die Partnerpraxen für Kliniken.
In Pandemiesituationen erteilt die KV Auskunft über notwendige oder vorgegebene Maßnahmen, z. B. Impfungen, oder zu Fragen wer wann getestet wird, wie die Abrechnung erfolgt oder welches Formular das richtige ist. Zudem publiziert die Kassenärztliche Bundesvereinigung zusammen mit der Bundesärztekammer die Zeitschrift Deutsches Ärzteblatt, welche medizinische und berufspolitische Themen behandelt.

Ihre Aufgaben kann die KV nur mit viel Know-how und guten Strukturen meistern. Deshalb arbeiten unter der Leitung eines medizinischen Vorstands und eines Geschäftsführers zahlreiche Experten verschiedener Disziplinen abteilungsübergreifend zusammen. Das höchste Gremium der KV ist die Vertreterversammlung, bestehend aus Ärztinnen und Psychotherapeutinnen.

Die Kassenärztliche Vereinigung hat allgemeine und mitgliederbezogene Aufgaben.

- **Allgemeine Aufgaben:**
  - Sicherstellung der medizinischen Versorgung
  - Organisation des ÄBD
  - Verteilung und Überwachung der Honorare der Krankenkassen an die Ärztinnen
  - Überwachung der Wirtschaftlichkeit der Arztpraxen
- **Mitgliederbezogene Aufgaben:**
  - Durchführung der Abrechnungen zwischen Ärztinnen und Krankenkassen
  - Fortbildungen der Kassenärztinnen
  - Interessenvertretung der Kassenärztinnen gegenüber den Krankenkassen
  - Beratungen zu Abrechnungsfragen

Die Kassenärztlichen Vereinigungen sind in der Kassenärztlichen Bundesvereinigung zusammengeschlossen.

3.4 Räume und Funktionsbereiche einer Arztpraxis

3.4.1 Räume

Für die Räume und Funktionsbereiche einer Arztpraxis gibt es keine spezifischen Gesetze. Beim Neubau einer Praxis sollten jedoch folgende Punkte beachtet werden (Hinweise und Empfehlungen der Ärztekammern):

- Die Raumhöhe sollte 2,50 m nicht unterschreiten.
- Zwei WC jeweils mit Vorraum sind vorgeschrieben (Patienten- und Personal-WC).
- Barrierefreier Zugang. Treppen sollten an beiden Seiten Handläufe haben, schwere Türen sollten automatisch zu öffnen sein, die lichte Durchgangsbreite der Türen sollte 95 cm betragen und die Flure eine Breite von 150 cm haben.
- Sozialraum und Anmeldung mit Tageslicht (Abb. 1); vgl. Arbeitsstättenverordnung: „Eine Anmeldung muss so geplant sein, dass sie mit natürlichem Tageslicht versorgt wird und die dort tätige Kraft aus dem Fenster hinausschauen kann."

Die Anzahl und die Ausstattung der Räume sind abhängig von der jeweiligen Fachrichtung der Ärztin. So ist der Raumbedarf einer chirurgischen Praxis weit höher als der einer Hausarztpraxis. Für den Praxisablauf spielt die Anordnung der Räume eine entscheidende Rolle. Täglich legen die Ärztin und ihr Team große Wege in der Praxis zurück.

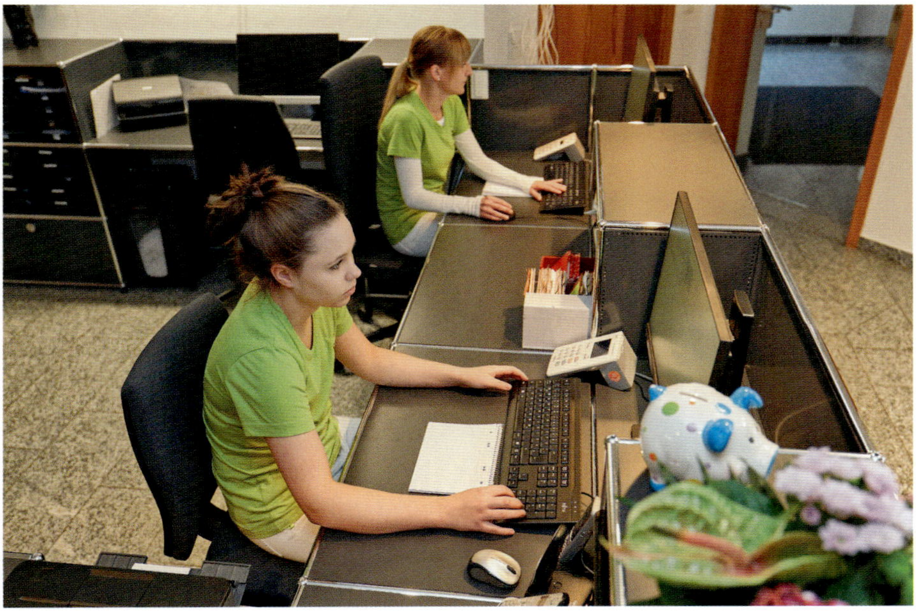

Abb. 1 Anmeldung

3.4.2 Funktionsbereiche

Um die Wegzeiten in der Praxis zu verkürzen, die Wartezeiten für die Patientinnen zu verringern, ein Abschalten des Praxispersonals in Pausen zu ermöglichen, eine für die Patientinnen optimale Behandlung sicherzustellen und einen reibungslosen Praxisablauf zu gewährleisten, sollte die Arztpraxis in sog. Funktionsbereiche aufgeteilt werden. Ein Funktionsbereich umfasst meist mehrere Räume, in denen bestimmte Aufgaben erledigt werden (Arbeitsplätze im engeren Sinne).
Die Bereiche sollten möglichst getrennt liegen, um die Anforderungen an Funktionsbereiche zu erfüllen.

In der Abbildung 1 ist die Aufteilung einer Arztpraxis in die Funktionsbereiche skizziert:

- interner Bereich (Personalbereich)
- Kommunikationsbereich
- öffentlicher Bereich (Patientenbereich)

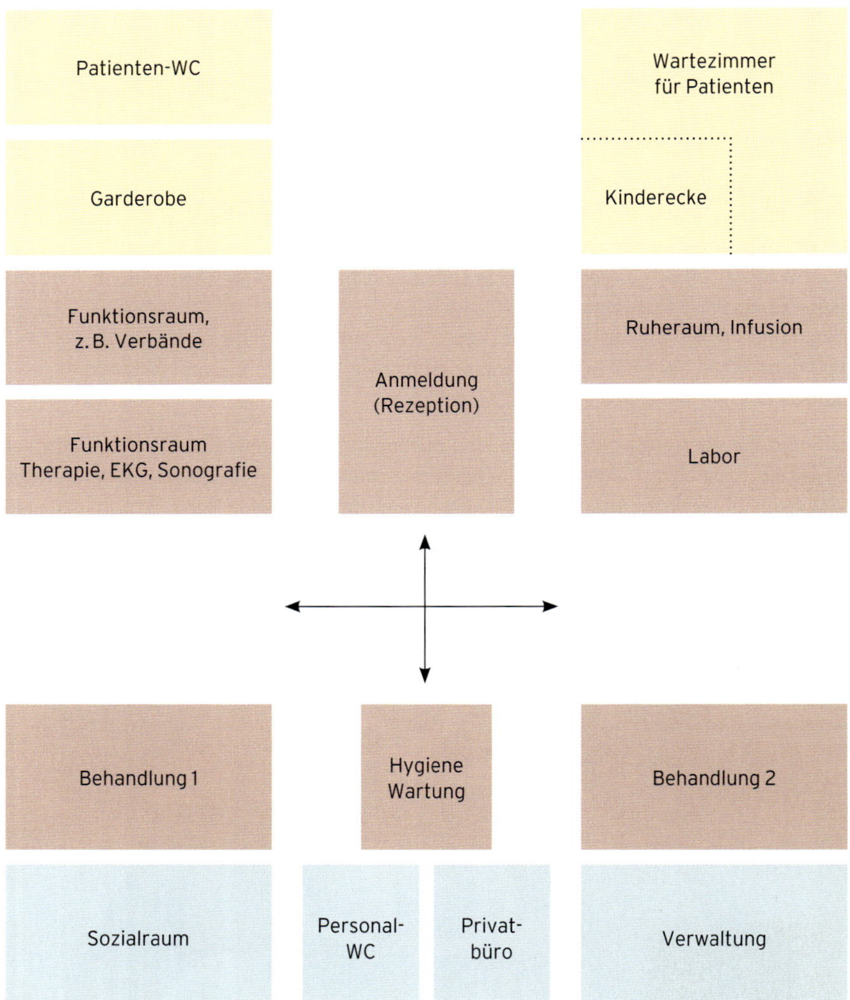

Abb. 1 Einteilung der Praxis in Funktionsbereiche

Interner Bereich

Zum internen oder Personalbereich gehören ein Aufenthaltsraum für das Personal und ein zusätzlicher Raum für die Ärztin, um Besuch empfangen zu können oder in entspannter Atmosphäre eine Beratung durchzuführen. Ebenso gehört in diesen Bereich das Praxisbüro, wo kleinere Verwaltungsarbeiten ohne die „Hektik der Praxis" erledigt werden können. Ein Personal-WC ist nach den gesetzlichen Bestimmungen vorgeschrieben.

Kommunikationsbereich

Die zentrale Kommunikationsstelle in jeder Arztpraxis ist die Anmeldung, vergleichbar mit der Rezeption in einem Hotel. Eintretende Patientinnen werden hier begrüßt und bis zur weiteren Versorgung betreut. Gleichzeitig werden in diesem Bereich Telefongespräche geführt, Patientenkarteikarten vorbereitet, Abrechnungen durchgeführt sowie weitere Verwaltungsarbeiten erledigt. Die Patientinnen sollten sich hier jedoch nur kurz aufhalten.

Die ärztlichen Behandlungszimmer (mindestens zwei, um unnötige Wartezeiten für die Ärztin zu vermeiden) sollten möglichst nahe beieinanderliegen, um lange Wege für die Ärztin und die Medizinischen Fachangestellten zu vermeiden. Sie sollten jedoch optisch und akustisch voneinander abgeschirmt sein und für wartende Patientinnen keine Einsicht bieten. Ein Vorratslager, das Labor sowie der Bereich der Hygienewartung und der Raum für die Sterilisation sollten nahe bei den Behandlungsräumen liegen. Auch die Funktionsräume, z. B. für das EKG, werden während der Behandlung gebraucht, sodass sie von den Behandlungszimmern aus leicht erreichbar liegen sollten. Das Büro der Ärztin kann ebenfalls in diesem Bereich angeordnet werden.

Alle Räume der Praxis sollten für die Patientinnen gut sichtbar mit Symbolen bzw. mit Schriftzeichen markiert sein, damit sie sich in der Praxis „zurechtfinden" (Abb. 1).

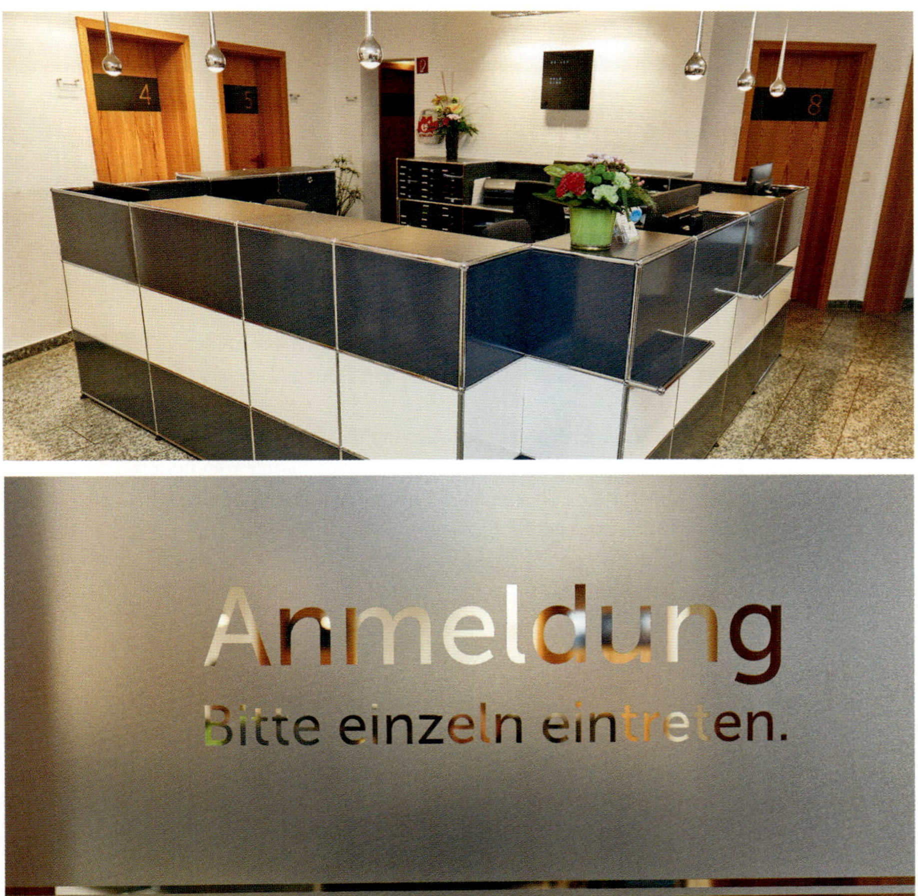

Abb. 1 Beschriftungen als Orientierungshilfe

Öffentlicher Bereich (Patientenbereich)

Zum Patientenbereich gehören Wartezimmer, Patienten-WC sowie die Garderobe. Das Wartezimmer sollte ähnlich dem Aufenthaltsraum des Personals „abseits der Praxishektik" liegen (Abb. 1). Auch auf die Ausstattung des Raumes sollte sich dies auswirken. Unbedingt ist darauf zu achten, dass das Wartezimmer von den Behandlungszimmern abgeschirmt liegt. Ein spezielles Wartezimmer für Kinder oder zumindest eine Kinderecke ist empfehlenswert.

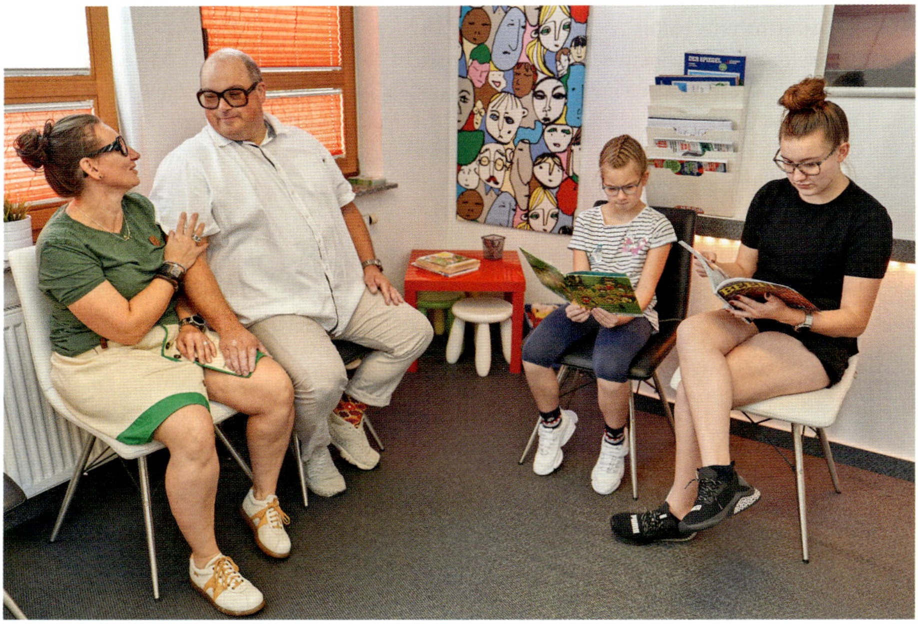

Abb. 1 Wartezimmer

3.5 Partner der Arztpraxis

Die Arztpraxis ist keine Insel in der Wirtschaft, sondern auf vielfältige Weise mit ihr verknüpft, z. B. durch:

- KV (Kassenärztliche Vereinigung) als unmittelbare Abrechnungsstelle
- Laboratorien für Auftragsarbeiten
- andere Arzt- und Zahnarztpraxen bei Überweisungen und Beratungen
- gesetzliche Krankenversicherungen als „Bezahler" der ärztlichen Leistungen
- private Krankenversicherungen oder privatärztliche Verrechnungsstelle als „Bezahler" der ärztlichen Leistungen
- öffentliches Gesundheitswesen, z. B. staatliches Gesundheitsamt
- Krankenhäuser, Kliniken bei Überweisungen, Nachbetreuungen von Patientinnen
- Fortbildungseinrichtungen für die Fortbildung der Mitarbeiterinnen und der Ärztinnen
- Forschungseinrichtungen für aktuelle Informationen
- Apotheken für die Rezeptierung und Sprechstundenbedarfsartikel
- private Versicherungen der Arztpraxis
- Bürobedarfshandel, Druckereien
- Hard- und Softwareanbieter
- Internetberatungsfirmen für die Website-Gestaltung der Praxis
- andere freiberufliche Praxen, z. B. Steuerberaterinnen, Anlageberaterinnen, Rechtsanwältinnen
- Schuluntersuchungen, z. B. Kindergärten und Schulen bei Patenschaften
- andere Sozialversicherungen, z. B. Berufsgenossenschaft bei Arbeitsunfällen
- ärztliche Interessenvertretungen, z. B. Hartmannbund und Marburger Bund

Aufgaben

1 Worin unterscheidet sich die ambulante von der stationären Krankenversorgung?

2 Welches Institut ist für die Erkennung und Verhütung übertragbarer Krankheiten zuständig?

3 Recherchieren Sie im Internet, welche privaten Krankenhausträger in Ihrem Bundesland auftreten.

4 Welche staatliche Behörde ist für folgende Fragen zuständig?
   - a Wo kann man einen anonymen Aidstest durchführen lassen?
   - b Wo kann man die Stuhlprobe eines Salmonellenausscheiders kontrollieren lassen?
   - c Wo werden Blutalkoholuntersuchungen als Kontrolluntersuchungen durchgeführt?
   - d Wo werden die verarbeiteten Lebensmittel kontrolliert?
   - e Wer führt die Untersuchungen verdorbener Lebensmittel in Geschäften und Gaststätten durch?
   - f Wer prüft in Arztpraxen die Einhaltung der Arbeitszeiten?
   - g Wer berät Krankenhäuser in hygienischen Fragen?

5 Welche Institution ist für die Ausbildung zur MFA verantwortlich?

6 Nennen Sie drei allgemeine Aufgaben der LÄK.

7 Welche Aufgaben muss die Kassenärztliche Vereinigung erfüllen? Nennen Sie mindestens vier.

Ich kann …
… die Tätigkeitsfelder meines Berufes der MFA beschreiben.
… aufzählen, in welchen Bereichen MFA arbeiten.
… erklären, warum MFA ein „weiblicher“ Beruf ist.
… entscheiden, was ärztliche Tätigkeiten und was delegierbare Tätigkeiten für eine MFA sind.
… aufzählen, welche Voraussetzungen erfüllt sein müssen, wenn mir Aufgaben in der Praxis übertragen werden.
… beschreiben, welche Qualifikationen für eine MFA aus meiner Sicht wichtig sind.
… die Vorteile des dualen Systems der Berufsausbildung in Deutschland aufzeigen.
… erklären, warum unsere europäischen Nachbarn sich für unser Ausbildungssystem interessieren.
… Rahmenlehrplan, Ausbildungsordnung und Ausbildungsplan voneinander unterscheiden.
… mindestens sechs Punkte wiedergeben, die ein Ausbildungsvertrag beinhalten muss.
… an Beispielen erklären, wenn Verstöße gegen den Ausbildungsvertrag vorliegen.
… den Manteltarifvertrag vom Vergütungstarifvertrag abgrenzen.
… erklären, was man unter Tarifvertragsunterwerfung im Ausbildungsvertrag versteht.
… die beiden Arbeitnehmervertretungen für MFA nennen.
… vier Pflichten des Auszubildenden und vier Pflichten des Ausbildenden nach dem Berufsbildungsgesetz erläutern.
… die Kündigungsbestimmungen aus dem Ausbildungsvertrag auf vorgegebene Fälle anwenden.
… begründen, warum die Schweigepflicht in Arztpraxen einen so hohen Stellenwert hat.
… zehn gesetzliche Bestimmungen zum Arbeitsschutz nennen.
… an einem Beispiel eine Gefährdungsbeurteilung nach § 5 des Arbeitsschutzgesetztes vornehmen.
… eine vorliegende Gefährdungsbeurteilung kritisieren.
… nach der Arbeitsstättenverordnung zwei Verbesserungsvorschläge für einen Bildschirmarbeitsplatz machen.
… die Bestimmungen des Jugendarbeitsschutzgesetzes auf Beispiele anwenden.
… zwei Unterschiede zwischen den Bestimmungen über die Arbeitszeit für Jugendliche und denen für Erwachsene nennen.
… die wesentlichen Bestimmungen des Kündigungsschutzgesetzes wiedergeben.
… wiedergeben, welche Personen einem besonderen Kündigungsschutz unterliegen.
… nach dem Bundesurlaubsgesetz den Unterschied zwischen Arbeits- und Werktagen berechnen.
… nach dem Mutterschutzgesetz die Beschäftigungsverbote für (werdende) Mütter nennen.
… begründen, warum es ein öffentliches Gesundheitswesen in Deutschland gibt.
… die Institution nennen, die sich weltweit um die Gesundheit der Menschen kümmert.
… verschiede Typen von Krankenhäusern unterscheiden.
… die Voraussetzungen für den Beruf der Ärztin formulieren.

Ich kann …	
… die ethische Grundhaltung einer MFA aufzeigen.	
… die Organisationsformen einer Arztpraxis unterscheiden.	
… die Aufgaben der Ärztekammer von denen der Kassenärztlichen Vereinigung abgrenzen.	
… die Funktionsbereiche einer Arztpraxis beschreiben und begründen.	
… den Raumplan einer Arztpraxis nach Funktionsbereichen bewerten.	
… die Verflechtung der Arztpraxis mit anderen Wirtschaftsteilnehmern in einem Schaubild darstellen.	
… die relevanten Schritte einer Tarifverhandlung vom Streik bis zum neuen Tarifvertrag nennen.	
… Marketinginstrumente nennen, die speziell in meiner Praxis genutzt werden.	
… den Weg von der schulischen über die akademische Laufbahn des Arztberufes beschreiben.	
… die relevanten Daten, Besonderheiten und Zeiträume der Schwangerschaft aufzählen.	
… die Arten aufzählen, wie ich die Ausbildung beenden kann.	
… eine Betriebsanweisung lesen und verstehen.	
… das Elterngeld Plus vom Elterngeld unterscheiden.	
… eine Gefährdungsbeurteilung lesen und ausfüllen.	

4 Grundlagen Krankenversicherung

private Krankenversicherung → S. 164
Sonstige Kostenträger → S. 170
SGB V → S. 47

Wir unterscheiden verschiedene Kostenträger im Bereich der Krankenversicherung:
- die gesetzlichen Krankenkassen
- die privaten Krankenversicherer sowie
- die Sonstigen Kostenträger, deren Versorgung und Abrechnung jeweils über einzelne Verträge geregelt sind (z. B. Bundespolizei, Bundeswehr).

Die gesetzliche Krankenversicherung unterliegt dem Sozialgesetzbuch Fünf (SGB V). Für gesetzlich und privat versicherte Patientinnen gilt, dass sie als Arbeitnehmerinnen Pflichtmitglieder der gesetzlichen Unfallversicherung sind.

Interaktive Übungen → S. 7, PagePlayer

4.1 Gesetzliche Krankenkassen in Deutschland

4.1.1 Versicherte in den gesetzlichen Krankenkassen

Die Mehrheit der gesetzlich Versicherten sind **Pflichtversicherte**, die laut Gesetz versichert sein müssen.
Daneben gibt es **freiwillig versicherte** Mitglieder, z. B. Selbstständige, aber auch Angestellte, die sich wegen ihres höheren Verdienstes privat versichern oder die Leistungen des Gesundheitssystems als Selbstzahlerinnen in Anspruch nehmen können. Hier gibt es einige Besonderheiten zu beachten, z. B. schließt die Versicherung nicht automatisch einen Anspruch auf Krankengeld, Krankentagegeld oder Kinderkrankengeld ein.
Beamtinnen können wählen, ob sie sich gesetzlich oder privat versichern wollen. Sie erhalten von ihrem Dienstherrn (z. B. dem Freistaat Bayern) eine Beihilfe, die zwischen 50 und 80 % der Behandlungskosten übernimmt. Für den Rest muss eine private oder gesetzliche Restkostenversicherung abgeschlossen werden. Ausnahmen sind z. B. Vollzugsbeamtinnen der Bundespolizei oder Beamtinnen einiger Berufsfeuerwehren. Sie erhalten freie Heilfürsorge, d. h. der Dienstherr übernimmt die kompletten Behandlungskosten.

Beihilfe → S. 167
Freie Heilfürsorge → S. 178

Das Besondere an der gesetzlichen Krankenversicherung ist, dass **Familienmitglieder** kostenfrei mitversichert sind:
- Ehepartner, die maximal geringfügig beschäftigt sind
- Kinder (unter bestimmten Umständen bis zum 25. Geburtstag), wenn sie noch zur Schule gehen oder studieren und kein eigenes Einkommen haben. Kinder mit Behinderungen können ihr Leben lang familienversichert bleiben.

Wenn keine gesetzliche Versicherungspflicht mehr besteht, z. B. weil sich jemand selbstständig macht, kann eine Aufnahme in die private Krankenversicherung beantragt werden. In der Regel ist hierfür eine Gesundheitsprüfung erforderlich. Abhängig vom Krankheitsrisiko kann die Versicherungsgesellschaft den Antrag ablehnen oder an Bedingungen knüpfen.
Der **Wechsel** in die gesetzliche Krankenkasse kann ebenfalls problematisch sein. Der Gesetzgeber will vermeiden, dass Versicherte von den in jungen Jahren eher günstigen Beiträgen der privaten Krankenversicherung profitieren und mit steigendem Alter (und der höheren Wahrscheinlichkeit Leistungen in Anspruch zu nehmen) in die dann möglicherweise preiswerte gesetzliche Krankenversicherung wechseln. Für Versicherte über 55 Jahren ist der Wechsel praktisch unmöglich, es sei denn sie werden in die Familienversicherung aufgenommen. Diese Regelungen gelten auch für Arbeitslose und Sozialhilfeempfängerinnen. Betroffene werden dann durch den günstigeren Basistarif der privaten Krankenversicherung aufgefangen.
Angestellte können in eine gesetzlichen Krankenkasse wechseln, wenn ihr regelmäßiges Bruttoeinkommen unter die sogenannte Versicherungspflichtgrenze fällt. Ab 55 Jahren ist aber auch das nicht mehr möglich.

Tarife PKV → S. 166
Versicherungspflichtgrenze → S. 54

4.1.2 Kostenträger der gesetzlichen Krankenversicherung

Die gesetzlichen Krankenkassen werden (historisch bedingt) in Primär- und Ersatzkassen unterteilt: Die **Primärkassen** sind die primär (zuerst) zuständigen Träger der gesetzlichen Krankenversicherung. Bei der Einführung der gesetzlichen Krankenversicherung Ende des 19. Jahrhunderts wurde festgelegt, dass Arbeiterinnen entsprechend ihres Berufsstandes, ihrer Branche oder ihrer Region diesen Kassen zugeteilt wurden. An einigen Namen der gesetzlichen Krankenkassen kann man das noch erkennen: AOK bedeutet zum Beispiel Allgemeine Ortskrankenkasse. Es handelt sich also um die für eine Region zuerst zuständige gesetzliche Krankenkasse. Umgekehrt bedeutete das aber auch, dass beispielsweise der Seekasse nur Seeleute beitreten durften.
Die **Ersatzkassen** entstanden für jene Versicherten, die als Handwerker, Arbeiter oder Angestellte keiner Primärkasse zugeordnet waren und stattdessen eine „Hilfskasse" als Ersatz wählen konnten und sind heute alle Mitgliedskassen des Verbands der Ersatzkassen (vdek).
Heute gilt in Deutschland mit wenigen Einschränkungen das **Krankenkassenwahlrecht** nach § 175 SGB V und die Unterteilung in Primär- und Ersatzkassen hat für die Versicherten praktisch keine Bedeutung mehr. Die Leistungsrechte sind bei beiden gleich.
Die Entscheidung, bei welcher gesetzlichen Krankenkasse man versichert sein möchte, steht einem frei, sobald das 15. Lebensjahr vollendet wird. Die gewählte gesetzliche Krankenkasse stellt eine Mitgliedsbescheinigung aus, die innerhalb von zwei Wochen nach Beginn der Versicherungspflicht der Arbeitgeberin vorliegen muss. Anderenfalls wird die Versicherte einer Krankenkasse zugeteilt. Dies ist dann meist die zuletzt zuständige Krankenkasse oder die AOK.

Internetauftritt des Verbands der Ersatzkassen: **www.vdek.com**

Kassenwahlfreiheit
→ S. 55

Primärkassen	Ersatzkassen
Allgemeine Ortskrankenkasse (AOK) Sie stehen für bestimmte Bundesländer (z. B. AOK Bayern) oder Regionen (z. B. AOK PLUS für Sachsen und Thüringen). Sie sind oftmals zuständig, wenn Versicherte zugeteilt werden.	**Barmer**
Betriebskrankenkasse (BKK) Arbeitgeber mit mindestens 1000 versicherungspflichtigen Arbeitnehmern können eine BKK gründen (z. B. Bosch BKK, Ernst & Young BKK)	**Techniker Krankenkasse (TK)**
Innungskrankenkasse (IKK) Handwerksinnungen mit mindestens 1000 Versicherungspflichtigen können eine IKK gründen (z. B. IKK classic).	**DAK-Gesundheit** (DAK = Deutsche Angestellten Krankenkasse)
Landwirtschaftliche Krankenkasse (LKK) Sie ist vor allem für Landwirte und deren Familien gedacht, ist Teil der Sozialversicherung für Landwirtschaft, Forsten und Gartenbau **(SVLFG)**	**Kaufmännische Krankenkasse (KKH)**
Deutsche Rentenversicherung Knappschaft-Bahn-See (KBS) Die Knappschaft war ursprünglich die Krankenkasse der Bergbauarbeiter, die sich 2008 mit der Bahn- und Seekasse zusammenschloss.	**Hanseatische Krankenkasse (HEK)**
	Handelskrankenkasse (hkk)

Tab. 1 Gesetzliche Krankenkassen in Deutschland (Überblick)

4.2 Abrechnungsgrundlagen

Gesetzlich versicherte Patientinnen werden i. d. R. nach den Regeln des **Einheitlichen Bewertungsmaßstabs (EBM)** abgerechnet. Ausnahmen sind Patientinnen, die **individuelle Gesundheitsleistungen (IGeL)** in Anspruch nehmen. Das sind Wahl- oder Wunschleistungen, die nicht von den gesetzlichen Krankenversicherungen übernommen werden, z. B. Sportatteste wie eine Tauchtauglichkeitsbescheinigung, Reiseimpfungen oder zusätzliche Vorsorgeleistungen.

EBM
→ S. 233

Prävention
→ Bd. 3, S. 210

GOÄ
→ S. 250

UV-GOÄ
→ S. 259

Patientinnen, die gesetzlich versichert sind, sich aber für das **Kostenerstattungsprinzip** entschieden haben, werden ebenfalls wie Privatpatientinnen nach der **Gebührenordnung für Ärzte (GOÄ)** abgerechnet.
Die Abrechnung von Arbeits-, Wege- und Schulunfällen sowie von Berufskrankheiten erfolgt für Kassen- und Privatpatientinnen gleichermaßen über die **UV-GOÄ**. UV steht dabei für Unfallversicherung.

Abrechnung von	
privatärztlichen Leistungen	**vertragsärztlichen Leistungen**
→ für Privatpatientinnen (Privatversicherte und Selbstzahlerinnen) → für individuelle Gesundheitsleistungen (IGeL), d. h. für Kassenpatientinnen, wenn ärztliche Leistungen über die vertragsärztliche Versorgung hinausgehen und die Leistungen von Patientinnen gewünscht werden (z. B. zusätzliche Früherkennungsuntersuchungen, Sportatteste) → für gesetzlich Versicherte mit Kostenerstattungsprinzip	→ für gesetzliche Versicherte
↓	↓
Abrechnung nach der Gebührenordnung für Ärzte (GOÄ)	Abrechnung nach dem Einheitlichen Bewertungsmaßstab (EBM)

Tab. 1 Übersicht Leistungsabrechnungen

4.3 Sachleistungs- und Kostenerstattungsprinzip

elektronische Gesundheitskarte
→ S. 142, 154

Liquidation
→ S. 258

Sachleistungsprinzip bedeutet, dass gesetzlich Versicherte ihre Leistungen in Form von Dienst- oder Sachleistungen erhalten. Dazu muss die Patientin nur ihren Anspruchsnachweis, i. d. R. die **elektronische Gesundheitskarte**, in der Arztpraxis einlesen lassen und alles andere passiert dann automatisch.
Die Ärztin rechnet die erbrachten Leistungen mit der zuständigen **Kassenärztlichen Vereinigung (KV)** ab, die wiederum ihr Geld von den Krankenkassen erhält. Die Ärztin erhält ein entsprechendes **Honorar** ausgezahlt. Gesetzlich versicherte Patientinnen sehen in diesem Fall also keine Rechnung. Abrechnungsgrundlage ist der EBM.
Gesetzlich Versicherte können aber auch das **Kostenerstattungsprinzip** bei ihrer Krankenkasse beantragen.

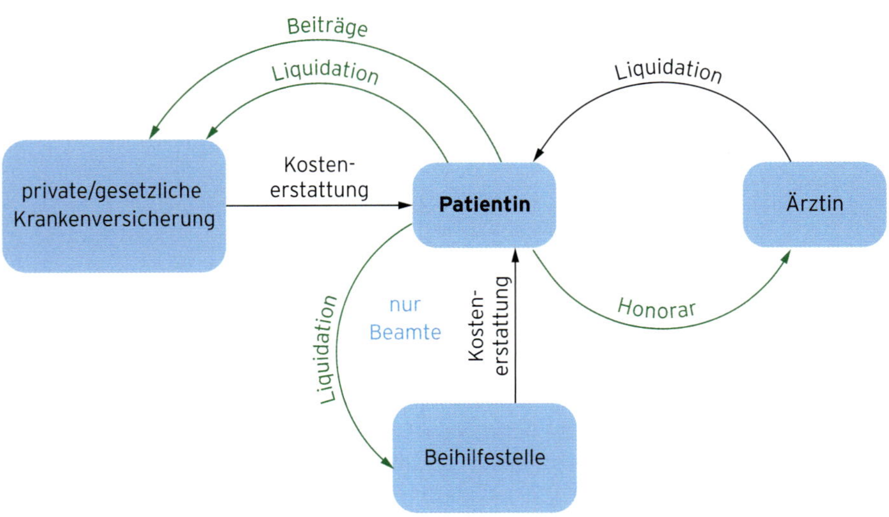

Abb. 1 Kostenerstattungsprinzip

Dann erhalten sie, wie eine Privatpatientin, eine **privatärztliche Rechnung (Liquidation)**. Diese richtet sich nach den Vorgaben der GOÄ. Die Versicherte reicht die Liquidation bei ihrer gesetzlichen Krankenkasse ein und die übernimmt einen Teil der Rechnung, nämlich so viel wie sie auch nach EBM übernommen hätte. Es wird eine Verwaltungsgebühr fällig. Den Rest muss die Versicherte aus eigener Tasche bezahlen oder sie schließt zusätzlich eine private Restkostenversicherung ab. Das Kostenerstattungsprinzip gilt auch für privat Versicherte.

4.4 Aufgaben der gesetzlichen Krankenversicherung und deren Mitglieder

Die Aufgaben der gesetzlichen Krankenversicherung stehen im § 1 SGB V:

»Die Krankenversicherung als Solidargemeinschaft hat die Aufgabe, die Gesundheit der Versicherten zu erhalten, wiederherzustellen oder ihren Gesundheitszustand zu bessern.«

Alle Versicherten haben grundsätzlich den **gleichen Leistungsanspruch**, auch wenn sie unterschiedlich viel einzahlen (weil die Bruttogehälter sich unterscheiden oder Mitglieder kostenfrei familienversichert sind) und unterschiedliche viele Leistungen erhalten. Das Gesetz legt aber auch fest, dass Versicherte für ihre Gesundheit mitverantwortlich sind. Dazu müssen sie unter anderem aktiv an der Behandlung mitwirken, indem sie z. B. den ärztlichen Anordnungen Folge leisten, Termine bei der Ärztin wahrnehmen oder auf einen gesundheitsförderlichen Lebensstil achten. Die gesetzliche Krankenversicherung setzt also auf **Solidarität und Eigenverantwortung**.
Die Leistungen der gesetzlichen Krankenversicherung sind dem sogenannten **Wirtschaftlichkeitsgebot** unterworfen (§ 12 [1] SGB V). Leistungen müssen ausreichend, zweckmäßig und wirtschaftlich sein und dürfen das Maß des Notwendigen nicht überschreiten.

BEISPIEL Wenn Patienten mit einer ambulanten Physiotherapie kuriert werden können, muss kein stationärer Rehabilitationsaufenthalt stattfinden.

Welche Leistungen dem Wirtschaftlichkeitsgebot entsprechen, entscheidet der **Gemeinsame Bundesausschuss (G-BA)**.

Gemeinsamer Bundesausschuss (G-BA)
→ S. 59, 63

MERKE Gesetzlich Versicherte können andere als die vom G-BA festgelegten Leistungen nicht zulasten ihrer gesetzlichen Krankenkasse in Anspruch nehmen. Die an der vertragsärztlichen Versorgung beteiligten Ärztinnen dürfen diese anderen Leistungen nicht erbringen und die gesetzlichen Krankenkassen dürfen sie nicht gewähren.

4.5 Leistungen der gesetzlichen Krankenversicherung

Die **Pflichtleistungen** (Regelleistungen) müssen von allen gesetzlichen Krankenkassen angeboten werden, Versicherte haben einen unbedingten Anspruch darauf. Man unterscheidet drei Leistungsarten:

- **Präventive Leistungen** dienen der Vorsorge und Früherkennung von Krankheiten. Prävention bedeutet Vorsorge, z. B. mittels von der Ständigen Impfkommission (STIKO) empfohlener Impfungen.
- **Kurative Leistungen** unterstützen bei der Erkennung und Behandlung von Krankheiten, z. B. bei der Versorgung mit Arzneimitteln.
- **Geldleistungen** sind Zahlungen von Mutterschaftsgeld, Kranken- oder Kinderkrankengeld. Krankengeldzahlungen erhält die Arbeitnehmerin nach Ende oder statt der Lohnfortzahlung im Krankheitsfall. Kinderkrankengeld erhält die Arbeitnehmerin statt ihres Arbeitsentgelts, wenn sie ihr erkranktes Kind bis 12 Jahre betreuen muss.

STIKO
→ Bd. 3, S. 212

Informationen der Ständigen Impfkommission:
www.rki.de/stiko

Ermessensleistungen sind Zusatzangebote der Krankenkassen. Die Entscheidung, ob und in welchem Umfang eine gesetzliche Krankenkasse diese besonderen Leistungen anbietet, liegt bei ihr selbst. Hieraus ergibt sich das unterschiedliche Leistungsspektrum der gesetzlichen Krankenkassen.

BEISPIEL Solche besonderen Leistungen können zusätzliche Impfleistungen wie die FSME-Schutzimpfung, zusätzliche Vorsorgeleistungen wie die U10 oder U11 für Kinder oder die J2 für Jugendliche sein.

BEISPIEL Solche besonderen Leistungen können zusätzliche Impfleistungen wie die FSME-Schutzimpfung, zusätzliche Vorsorgeleistungen wie die U10 oder U11 für Kinder oder die J2 für Jugendliche sein.

IGeL
→ S. 103; Bd. 3, S. 226

MERKE Ermessensleistungen sind nicht zu verwechseln mit den IGeL-Leistungen. Diese gehen über das Angebot der Pflicht- und Ermessensleistungen der Krankenkasse hinaus und müssen von Patientinnen privat bezahlt werden.

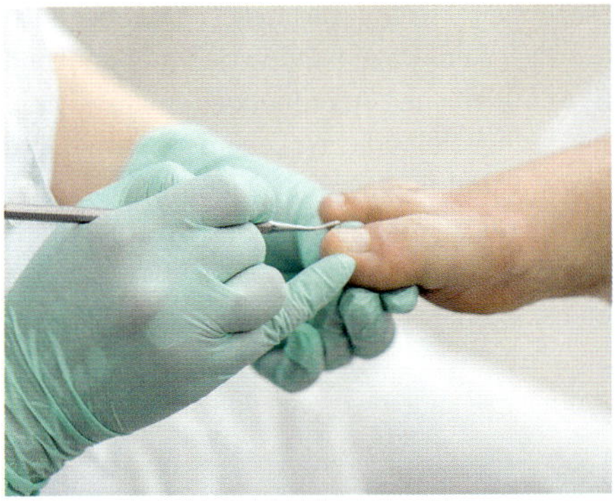

Abb. 1 Dienstleistung Medizinische Fußpflege

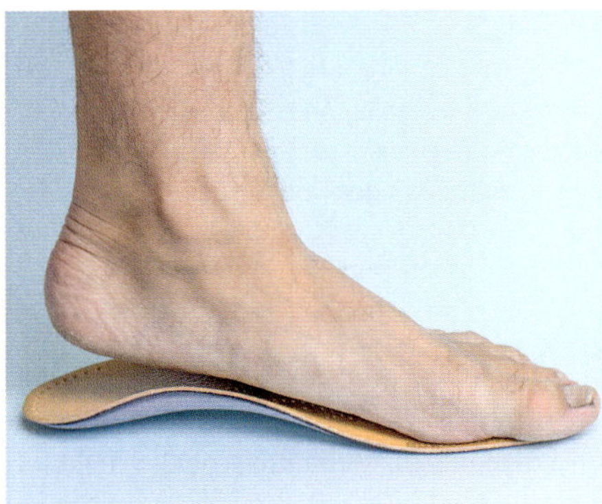

Abb. 2 Sachleistung Schuheinlagen

Darüber hinaus gibt es für die gesetzlichen Krankenkassen die Möglichkeit, durch zusätzliche Angebote ihr Profil zu schärfen und sich dadurch im Wettbewerb besser vergleichbar zu machen.

DMP
→ S. 162; Bd. 3, S. 224

hausarztzentrierte Versorgung
→ S. 57

Die gesetzlichen Krankenkassen bieten z. B. **Wahltarife** an, einige davon sind verpflichtend, z. B. **Disease-Management-Programme**, die **hausarztzentrierte Versorgung** oder der Krankengeld-Wahltarif für Selbstständige.

Andere Wahltarife sind freiwillige Angebote, z. B. der Selbstbehalt-Tarif, bei dem die Versicherten einen Teil der Kosten für Behandlungen selbst tragen. Oder Tarife mit Beitragsrückerstattung oder Prämien, wenn Versicherte keine oder nur bestimmte Leistungen in Anspruch nehmen.

Alle Leistungen können grundsätzlich in Dienst- und Sachleistungen unterschieden werden. Ärztliche Untersuchungen oder Heilmittel sind **Dienstleistungen**.

Heilmittel sind Leistungen der physikalischen Therapie (z. B. Physiotherapie, Massagen oder Wärmetherapie), Logopädie (Stimm-, Sprech- und Sprachtherapie), Ergotherapie, Podologie (medizinische Fußpflege für z. B. Diabetiker) und Leistungen der Ernährungstherapie.

Arzneimittel, Verband- oder Hilfsmittel sind **Sachleistungen**. Hilfsmittel können zum Beispiel ein Rollator, Gehhilfen oder medizinische Schuheinlagen sein.

Aufgaben

1 Nennen Sie Beispiele für pflicht- und freiwillig Versicherte in der gesetzlichen Krankenversicherung.
2 Nennen Sie Beispiele für gesetzliche Krankenkassen, mit denen Sie häufig in der Praxis zu tun haben.
3 Nennen Sie Beispiele für Einschränkungen, die es gibt, wenn eine Patientin zwischen privater und gesetzlicher Krankenversicherung wechseln möchte.
4 Wofür stehen die Abkürzungen EBM und GOÄ?
5 Nach welcher Gebührenordnung wird ein Arbeitsunfall abgerechnet?
6 Wofür steht die Abkürzung vdek?
7 Wann können auch gesetzlich Versicherte nach GOÄ abgerechnet werden?
8 Nennen Sie Beispiele für Wahlleistungen der gesetzlichen Krankenversicherung. Handelt es sich dabei um verpflichtende Zusatzangebote?
9 Nennen Sie Beispiele für Sachleistungen für Patientinnen, mit denen Sie in Ihrer Praxis bereits zu tun hatten.

5 Grundlagen der vertragsärztlichen Versorgung

Interaktive Übungen
→ S. 7, PagePlayer

Für viele Patientinnen ist die niedergelassene Ärztin nach wie vor die erste Ansprechpartnerin, wenn sie erkranken oder präventive Maßnahmen in Anspruch nehmen. Damit das Gesundheitswesen funktioniert, müssen alle daran beteiligten Parteien gut zusammenarbeiten.
Durch die Krankenversicherungspflicht in Deutschland sind (fast) alle Personen in einer Krankenkasse versichert. Seit 2007 besteht in Deutschland die Krankenversicherungspflicht für eine gesetzliche Krankenversicherung, für die privaten Krankenversicherungen seit 2009.

5.1 Die Vertragsärztin

Damit eine Ärztin in Deutschland eine eigene Praxis gründen kann, müssen einige Voraussetzungen erfüllt sein.
Eine Ärztin muss ihr **Medizinstudium** erfolgreich mit dem Staatsexamen abschließen, dann erhält sie ihre Approbationsurkunde (lat. approbatio für „Anerkennung, Genehmigung"). Damit einher geht die Erlaubnis, den Beruf selbstständig und eigenverantwortlich auszuüben sowie die Berufsbezeichnung „Arzt/Ärztin" zu führen. Die **Approbation** kann wieder entzogen werden, wenn eine Ärztin eine Straftat begeht oder wegen Suchtverhalten den Beruf nicht mehr gewissenhaft ausführen kann.
Nach der Approbation kann eine Ärztin entscheiden, ob sie zusätzlich einen Doktortitel erwerben möchte. Dazu muss eine selbstständig verfasste, wissenschaftliche Arbeit (Dissertation) vorgelegt sowie eine mündliche Prüfung bestanden werden. Die Verleihung des Doktortitels wird auch **Promotion** genannt und führt zum Namenszusatz „Dr. med.". Für die Ausübung des Arztberufs ist ein Doktortitel aber nicht erforderlich.
Alternativ oder begleitend zur Dissertation kann eine Ärztin nach Abschluss des Studiums eine **mehrjährige Weiterbildung** in einem bestimmten Gebiet der Medizin beginnen. Die meisten Ärztinnen arbeiten in dieser Zeit in einem Krankenhaus als Assistenzärztinnen, aber auch in Arztpraxen oder einem MVZ ist dies möglich. Am Ende der Weiterbildungszeit muss die Ärztin eine Prüfung vor der Ärztekammer ablegen. Hat sie diese Prüfung bestanden, darf sie sich „Fachärztin für ..." z. B. Orthopädie, Kinder- und Jugendmedizin oder Unfallchirurgie nennen.
In einigen Bereichen der Medizin gibt es verschiedene Teilgebiete, auf die eine Ärztin sich konzentrieren kann. Diese Spezialisierungen führen zu „**Schwerpunktkompetenzen**", die bei der Facharztbezeichnung mitgeführt werden, z. B. „Fachärztin für Frauenheilkunde und Geburtshilfe (Gynäkologe), Schwerpunkt Gynäkologische Onkologie".
Weiterhin besteht für alle Ärztinnen und Fachärztinnen die Möglichkeit, durch Weiterbildungen **Zusatzbezeichnungen** zu erlangen, die neben der Berufsbezeichnung geführt werden dürfen, z. B. Homöopathie, Ernährungsmedizin, Flugmedizin, Palliativmedizin.
Voraussetzung für die meisten Zusatzbezeichnungen ist das erfolgreiche Abschließen von Zusatzkursen und Prüfungen vor der Ärztekammer. Mit dem erfolgreichen Bestehen der Prüfungen für die Weiterbildungen dürfen diese Leistungen auch über die Kassenärztliche Vereinigung abgerechnet werden, also z. B. die Abrechnung von Akupunkturleistungen bei der Zusatzbezeichnung „Akupunktur".

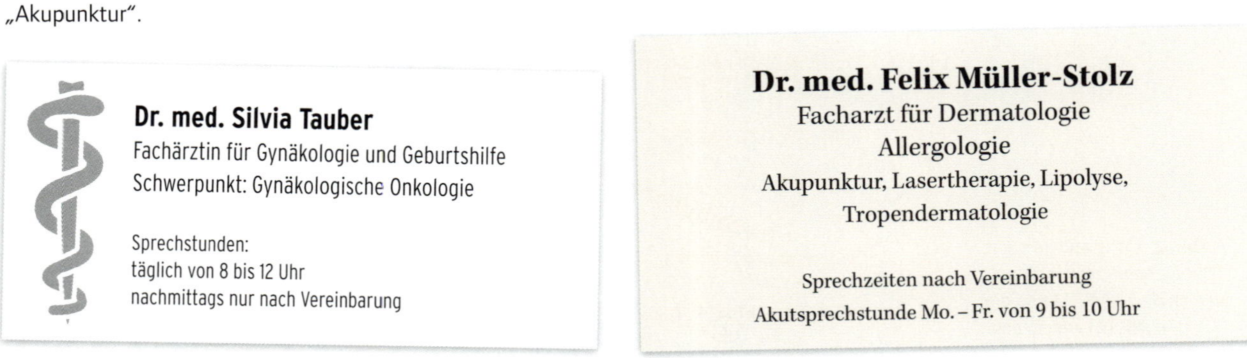

Abb. 1 Praxisschilder mit Zusatzbezeichnungen.

Auch nach der Weiterbildungszeit sind Ärztinnen verpflichtet, regelmäßig **Fortbildungen** zu besuchen, um ihr Wissen auf dem neuesten Stand zu halten. Die Landesärztekammern bieten hierzu zahlreiche Kurse an. Nehmen Ärztinnen über einen längeren Zeitraum nicht an Fortbildungen teil, so kann ihnen der Titel der Fachärztin entzogen werden. Oder es kann im schlimmsten Fall zum Entzug der Zulassung als Vertragsärztin führen.
Jede Ärztin, die sich mit eigener Praxis niederlassen möchte, kann entscheiden, ob sie ausschließlich Privatpatientinnen oder auch gesetzlich krankenversicherte Patientinnen behandeln möchte.
Für den Fall, dass eine Ärztin nur **Privatpatientinnen** behandeln möchte, rechnet sie direkt mit ihnen ab. Privatpatientinnen, die ihre Rechnungen selbst bezahlen, nennt man auch Selbstzahlerinnen.

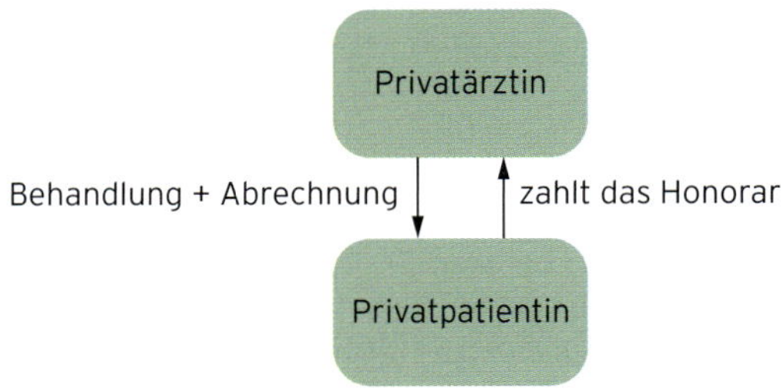

Abb. 1 Behandlung und Abrechnung bei Selbstzahlerinnen.

Möchte eine Ärztin in ihrer Praxis auch **gesetzlich krankenversicherte Patientinnen** behandeln, so muss sie bei ihrer zuständigen Kassenärztlichen Vereinigung (KV) einen Antrag stellen auf „Eintragung im Arztregister“. Der Zulassungsausschuss der KV entscheidet, ob für den Planungsbereich, in dem die Ärztin sich niederlassen möchte, eine bestimmte Facharztgruppe benötigt wird oder nicht. Ist in einer Stadt beispielsweise ein Mangel an Augenärztinnen, so wird die KV einer weiteren Eröffnung einer Augenarztpraxis zustimmen. Sind aber bereits überdurchschnittlich viele Augenarztpraxen in der Stadt vorhanden, wird die KV eine weitere Eröffnung einer Augenarztpraxis eher ablehnen.

MERKE Mit einer Approbation kann sich eine Ärztin mit einer Privatpraxis niederlassen. Möchte sie zusätzlich als Vertragsärztin tätig werden, benötigt sie eine Zulassung der zuständigen Kassenärztlichen Vereinigung (KV).

Mit der Zulassung als **Vertragsärztin** erhält die Ärztin eine **lebenslange Arztnummer (LANR)**. Die LANR setzt sich aus 9 Ziffern zusammen, mit ihr kann jede ärztliche Leistung und Verordnung eindeutig einer bestimmten Ärztin zugeordnet werden. Im Vertragsarztstempel muss diese Nummer mit angegeben werden. Auch Psychologinnen und Psychologische Psychotherapeutinnen erhalten wie Vertragsärztinnen eine Zulassung der KV zur Abrechnung von Leistungen.

Vertragsarztstempel → S. 189

Durch die Zulassung ist die Ärztin verpflichtet, den Verträgen, die zwischen der KV und den Krankenkassen abgeschlossen werden, zuzustimmen und sie umzusetzen. So muss sie beispielsweise am organisierten Notfalldienst teilnehmen. Niedergelassene Ärztinnen mit einer Zulassung der KV werden häufig als Kassenärztin (korrekterweise: Vertragsärztin) bezeichnet.

organisierter Notfalldienst → Bd. 2, S. 116

Die Praxis der Vertragsärztin wird auch **Betriebsstätte** oder Vertragsarztsitz genannt. Mit ihrer Niederlassung erhält die Ärztin eine **Betriebsstättennummer (BSNR)**.

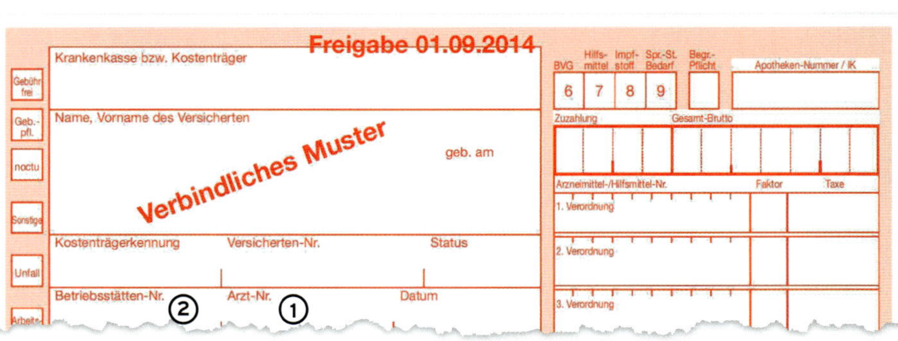

Abb. 2 Unter anderem auf der Arzneimittelverordnung werden die LANR (1) und die BSNR (2) angegeben.

Gründet eine Ärztin eine **Nebenbetriebsstätte**, beispielsweise in einem Nachbarort, so erhält diese Zweigpraxis eine **Nebenbetriebsstättennummer (NBSNR)**. Bei Verordnungen und erbrachten Leistungen muss diese angegeben werden, damit ersichtlich ist, wo die Ärztin die Leistung erbracht hat.

MERKE Da jede Nebenbetriebstätte eine eigene Nebenbetriebsstättennummer (NBSNR) besitzt, kann die KV durch die Angabe der unterschiedlichen BSNR erkennen, welche Leistung an welchem Ort erbracht worden ist.

Neben der Vertragsärztin können in einer Praxis auch **angestellte Ärztinnen** arbeiten, diese können ebenfalls eine Zulassung der KV besitzen, müssen es aber nicht. Wenn sie eine eigene Zulassung haben, sind auch sie verpflichtet, am organisierten Notfalldienst teilzunehmen.
In ländlichen Gebieten oder Gegenden mit einer Unterversorgung an Vertragsärztinnen kann die KV bestimmten Ärztinnen, z. B. Chefärztinnen und/oder Oberärztinnen in Krankenhäusern, eine Ermächtigung aussprechen. Diese sind allerdings immer zeitlich begrenzt und helfen, qualitative Versorgungslücken zu schließen.
Ermächtigte Ärztinnen müssen in der Regel eine Weiterbildung zur Fachärztin abgeschlossen haben. Sie erhalten eine Genehmigung, in einem begrenzten Umfang ambulante Leistungen bei gesetzlich Krankenversicherten über die Kassenärztliche Vereinigung abzurechnen, obwohl sie keine Zulassung besitzen. Die Ermächtigungen haben immer eine zeitliche Befristung und beschränken sich auf festlegte Leistungen.
Eine weitere Besonderheit sind **Belegärztinnen**. Eine Belegärztin ist eine Vertragsärztin mit eigener Praxis, die nicht an einem Krankenhaus angestellt ist. Sie ist berechtigt, eigene Patientinnen in Betten dieses Krankenhauses zu behandeln. Das kann sie stationär oder teilstationär machen. Dafür nutzt die Belegärztin das Krankenhaus, bekommt aber keine Vergütung von dem Krankenhaus. Belegärztinnen rechnen sowohl ihre ambulanten als auch die von ihnen erbrachten stationär-belegärztlichen Leistungen über die KV ab.
Krankenhäuser greifen gern auf Belegärztinnen zurück, um so ihr Behandlungsspektrum zu erweitern. Die Vergabe einer festen Anzahl von Betten wird vertraglich geregelt. Für die Belegung der Betten zahlt die Belegärztin einen festgelegten Betrag an das Krankenhaus. Die KV muss für die Ärztin eine Anerkennung als Belegärztin aussprechen, außerdem muss die Arztpraxis im Einzugsgebiet des Krankenhauses liegen.

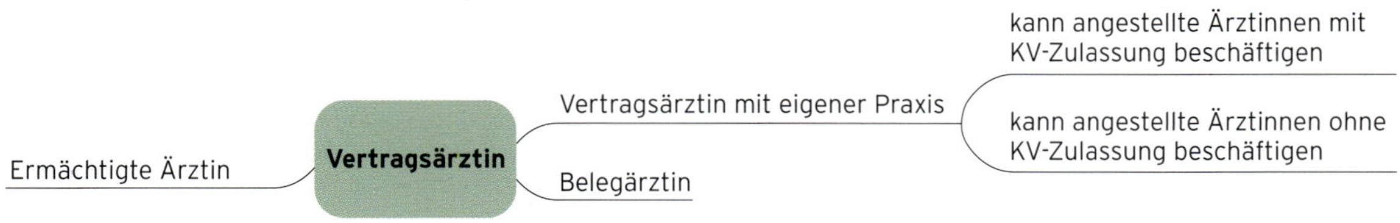

Abb. 1 Mindmap Ermächtigte Ärztinnen, Belegärztinnen und Vertragsärztinnen

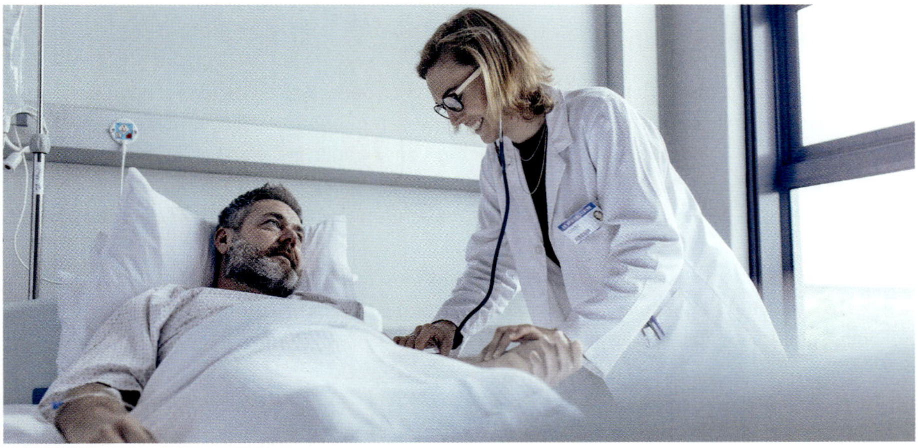

Abb. 2 Eine Belegärztin kann ihre Patientinnen im Krankenhaus selbst behandeln.

5.2 Praxisformen

Video
→ S. 7, PagePlayer

Ärztinnen können sowohl in einer eigenen Praxis als auch als angestellte Ärztinnen in Praxen oder Krankenhäusern arbeiten. Eine eigene Praxis zu haben, ist immer mit einem gewissen finanziellen Risiko, v. a. auch hohen Anfangskosten sowie großer persönlicher, medizinischer, personeller und betriebswirtschaftlicher Verantwortung verbunden. Auch die tägliche Arbeitszeit ist in einer Einzelpraxis oft schwer kalkulierbar. Für viele Ärztinnen ist dies auch ein Grund, eher ein Angestelltenverhältnis einzugehen. Der Vorteil, eine eigene Praxis zu haben, liegt u. a. in der Verwirklichung von Freiberuflichkeit und Selbstständigkeit. Schließen sich zwei oder mehrere Ärztinnen zu einer Berufsausübungspraxis zusammen, so erhöht dies auch das Leistungsangebot für die Patientinnen und die Ärztinnen teilen sich zugleich ihre Verantwortung. Eine Vertragsärztin kann also unter verschiedenen Praxisformen wählen.

5.2.1 Einzelpraxis

Die Einzelpraxis besitzt klassischerweise eine Ärztin und eine oder mehrere Medizinische Fachangestellte. Der Vorteil einer Einzelpraxis liegt in der Verwirklichung der Selbstständigkeit durch die Ärztin: Leistungen, Ausstattung, Organisation und Ablauf der Sprechstunden werden durch sie bestimmt.

Gleichzeitig ist diese Form der Berufsausübung mit einigen Risiken behaftet: Erkrankt die Ärztin, muss sie sich um eine Vertreterin kümmern, die entlohnt werden muss. Gleichzeitig laufen die Verpflichtungen gegenüber ihren Mitarbeiterinnen weiter, ebenso wie die Betriebskosten der Praxis. Damit die Ärztin Urlaub machen kann, muss sie eine Vertretung organisieren.

LANR
→ S. 50

BSNR
→ S. 50

MERKE In einer Einzelpraxis gibt es nur eine LANR und eine BSNR.

5.2.2 Berufsausübungsgemeinschaft (BAG)

Arbeiten zwei oder mehrere Ärztinnen an einem Vertragsarztsitz zusammen, so wird dies „örtliche Berufsausübungsgemeinschaft“ (BAG) genannt. Umgangssprachlich ist die frühere Bezeichnung „Gemeinschaftspraxis“ aber immer noch gebräuchlich. In einer BAG können Ärztinnen gleicher oder verschiedener Fachrichtungen miteinander ihren Beruf ausüben: Sie teilen sich Räume, Personal, Geräte und die Patientinnen. Sie sind eine wirtschaftliche Einheit und es besteht eine gegenseitige Haftung. Es gibt nur eine Patientenkartei und eine Abrechnung mit der KV. In einer BAG können darüber hinaus maximal drei Ärztinnen als angestellte Mitarbeiterinnen beschäftigt sein.

Vertragsärztinnen können auch „überörtliche Berufsausübungsgemeinschaften“ gründen. In diesem Fall werden Nebenbetriebsstätten (= Zweigstellen) unterhalten, die räumlich von der Hauptbetriebstätte getrennt sind und sogar in einem anderen KV-Bereich liegen können.

MERKE Jede in einer BAG arbeitende Ärztin hat eine eigene LANR, die Praxis selbst hat nur eine BSNR.

5.2.3 Praxisgemeinschaft

Bei einer Praxisgemeinschaft nutzen Ärztinnen gleicher oder verschiedener Fachrichtungen die Räume, Personal und Einrichtung zusammen, bei ansonsten unterschiedlicher und selbstständiger Praxisführung. Die Ärztinnen arbeiten unabhängig voneinander mit eigener Patientenkartei und jeweils eigener Abrechnung. Fachgleiche Kolleginnen können sich in geringem Umfang auch gegenseitig vertreten. In den zentralen Fragen der Praxisführung sollten sich die Ärztinnen allerdings einig sein.

Möchte eine Ärztin aus einer Praxisgemeinschaft an eine Kollegin in der gleichen Praxis überweisen, z. B. eine Gynäkologin eine Patientin zur Abklärung eines Harnwegsinfekts an ihre urologische Kollegin, so muss sie eine Überweisung ausstellen.

Überweisung
→ S. 202

MERKE In einer Praxisgemeinschaft hat jede Ärztin ihre LANR und ihre eigene BSNR.

Besondere Formen der Praxisgemeinschaft sind Apparate- und Laborgemeinschaften. Bei beiden Praxisformen können die Ärztinnen teure Geräte im Verbund mit Kolleginnen nutzen.
Bei **Apparategemeinschaften** nutzen Ärztinnen Einrichtungen und Gerätschaften zur Diagnostik und Therapie gemeinsam, aber jede Ärztin rechnet ihre erbrachten Leistungen für sich mit der KV ab.
Laborarbeiten wie Blut- und Urinuntersuchungen, die früher üblicherweise in jeder Arztpraxis erbracht wurden, werden heute in **Laborgemeinschaften** ausgegliedert. Die Laborgemeinschaft wiederum rechnet die erbrachten Leistungen mit der KV ab.

5.2.4 Medizinisches Versorgungszentrum (MVZ)

Die Möglichkeit zur Gründung eines MVZ gibt es erst seit 2003. Vorbild waren die Polikliniken der ehemaligen DDR, in denen Ärztinnen fachübergreifend tätig waren.
Die Zulassung erfolgt wie bei anderen Praxisformen über die KV. In einem MVZ müssen sich mindestens zwei Vertragsärztinnen gleicher oder unterschiedlicher Fachrichtung zusammenschließen. Auch andere Gesundheitsberufe finden sich in einem MVZ wieder, z. B. Apothekerinnen, Ergotherapeutinnen, Hebammen. Ende 2019 gab es bereits über 3500 MVZ in Deutschland. Jedes MVZ benötigt eine Geschäftsführerin, die keine Ärztin sein muss, allerdings muss es unter ärztlicher Leitung stehen. Das MVZ rechnet direkt mit der KV ab, die Haftung übernimmt die Geschäftsleitung.
Die enge Zusammenarbeit aller an der Behandlung Beteiligten und eine Verständigung „auf kurzem Dienstweg" über Krankheitsverlauf, Behandlung und Therapie bringt für viele Vorteile:
- Ärztinnen werden von nicht-ärztlichen Verwaltungssaufgaben entlastet, z. B. Abrechnung, Personalmanagement.
- Ärztinnen können sich unkompliziert und schnell austauschen.
- Weniger kostenintensive und für die Patientin evtl. unangenehme Doppeluntersuchungen werden erbracht (Laborwerte werden in der Regel nur einmal bestimmt oder Röntgenaufnahmen nur einmal gemacht).
- Verschriebene Medikamente werden besser aufeinander abgestimmt.
- Die gemeinsame Verwaltung entlastet die Ärztinnen, es bleibt mehr Zeit für die medizinische Tätigkeit, aber auch mehr Zeit für Weiter- und Fortbildung und für Qualifikationsaufgaben.
- Die Vereinbarkeit von Familie und Beruf wird gefördert, da (im Gegensatz zur Einzelpraxis) die Arbeitszeit in der Regel besser kalkulierbar ist.

Informationen zu MVZ: **https://www.kbv.de/html/mvz.php**

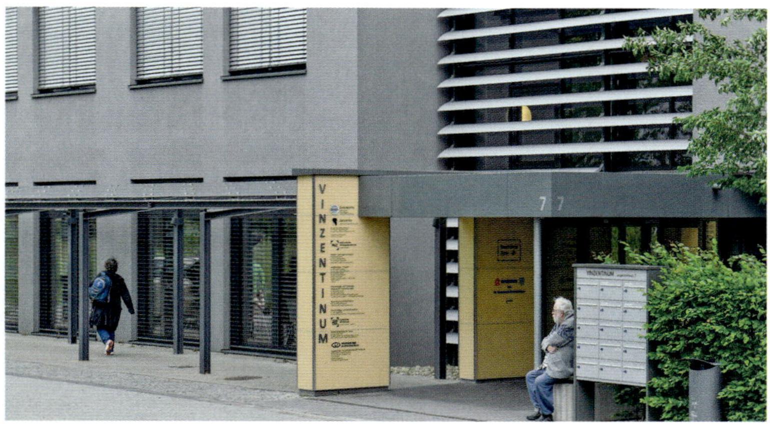

Abb. 1 Medizinisches Versorgungszentrum mit verschiedenen Facharzt- und therapeutischen Praxen.

Oftmals bieten Medizinische Versorgungszentren fachliche Schwerpunkte an (z. B. Onkologie, Infektiologie, Orthopädie). Dort können durch die Verknüpfung mit den entsprechenden Berufsgruppen gleich die nötigen Dienstleistungen angeboten werden. Zum Beispiel sind in einem orthopädischen MVZ auch eine Orthopädie-Schuhmacherin und/oder Physiotherapeutin/Osteopathin angesiedelt.

MERKE Jede in einem MVZ arbeitende Ärztin hat eine eigene LANR, das MVZ selbst hat nur eine BSNR.

5.3 Rechte und Pflichten gesetzlich Versicherter

5.3.1 Krankenversicherungspflicht

Seit 2009 müssen alle Personen in Deutschland krankenversichert sein. Die Krankenversicherungspflicht ist im § 5 SGB V geregelt. Diese betrifft unter anderem folgende Personengruppen:

- Beschäftigte mit Arbeitsentgelt unterhalb der Versicherungspflichtgrenze
- Bezieherinnen von Arbeitslosengeld oder Arbeitslosengeld II
- land- und forstwirtschaftliche Unternehmer und ihre mitarbeitenden Familienangehörigen
- Künstlerinnen und Publizistinnen
- behinderte Menschen
- Studierende über 30 Jahren oder nach dem 14. Fachsemester
- Rentnerinnen und Rentenantragstellerinnen

Mit einem eigenen Einkommen ist man als **Mitglied** pflichtversichert. Übersteigt dieses Einkommen die sogenannte Jahresarbeitsentgeltgrenze (= Versicherungspflichtgrenze), die jedes Jahr durch die Bundesregierung neu festgelegt wird, ist man von der gesetzlichen Versicherungspflicht befreit und kann sich privat oder freiwillig gesetzlich versichern.

Ein Vorteil der gesetzlichen Krankenversicherung liegt in der kostenfreien Mitversicherung von Familienangehörigen. Diese **Familienversicherung** gilt für Ehepartner, die nicht erwerbstätig sind oder nur ein geringfügiges Einkommen haben und für Kinder bis zum vollendeten 18. Lebensjahr. Bleiben Kinder darüber hinaus in einer schulischen oder hochschulischen Ausbildung, so verlängert sich die kostenfreie Familienversicherung bis zum vollendeten 25. Lebensjahr. Wer einen Bundesfreiwilligendienst absolviert, ist sogar noch ein Jahr länger familienversichert.

BFD → S. 182

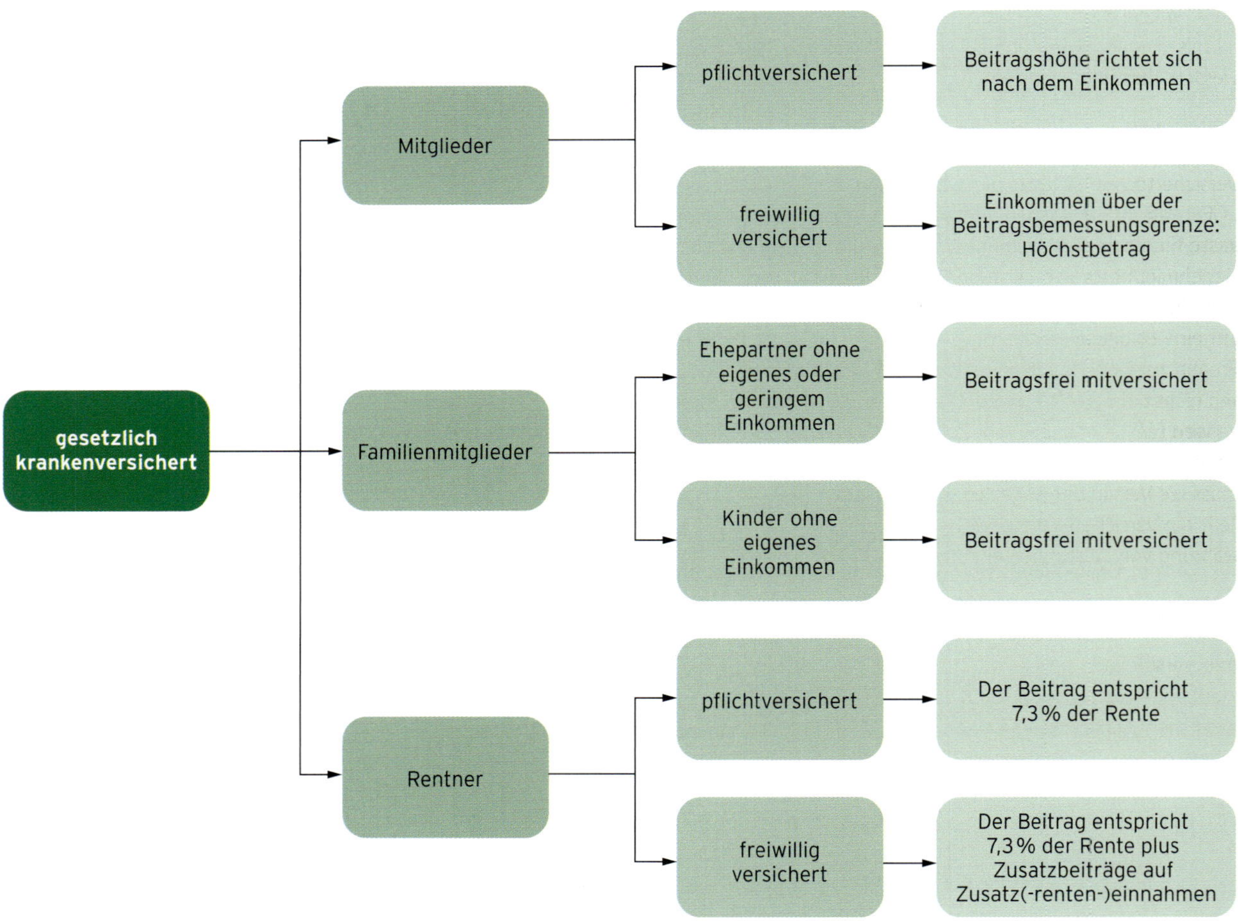

Abb. 1 Versichertengruppen in einer gesetzlichen Krankenversicherung.

Auch **Beamtinnen**, **Freiberuflerinnen** oder **Selbstständige** können sich entweder privat oder freiwillig gesetzlich krankenversichern.
Für **Rentnerinnen** gilt: Im Ruhestand ist man normalerweise weiterhin so kranken- und pflegeversichert wie im Erwerbsleben. Die meisten Rentnerinnen sind daher auch in der gesetzlichen Krankenversicherung pflichtversichert. Nur wenn ein Mitglied seine Vorversicherungszeiten für die Krankenversicherung im Rentenalter nicht erreicht, kann es sich freiwillig versichern. Seine Vorversicherungszeiten erreicht man, wenn man während der zweiten Hälfte des Berufslebens mindestens 90 Prozent Versicherungszeiten erreicht. Der Wechsel von der privaten in die gesetzliche Versicherung ist für Renterinnen aber nur sehr eingeschränkt möglich.

Wechsel in die GKV
→ S. 44

BEISPIEL Hat eine Arbeitnehmerin 40 Jahre gearbeitet und während der letzten 20 Jahre wenigstens 18 Jahre Rentenbeiträge eingezahlt, wird sie als Rentnerin pflichtversichert.

5.3.2 Kassenwahlfreiheit

In Deutschland gilt das Prinzip der freien Krankenkassenwahl, das heißt, jede gesetzlich Versicherte kann ihre Krankenkasse frei wählen.
Ausnahmen hiervon sind Krankenkassen, die nur in bestimmten Bundesländern agieren (z. B. AOK Hessen, AOK Nordost) oder Betriebskrankenkassen, die nur für Beschäftigte eines bestimmten Betriebs wählbar sind (z. B. BKK Merck). Ein weiterer Sonderfall ist die Landwirtschaftliche Krankenkasse, die ausschließlich Landwirtinnen und ihre Familienangehörigen aufnimmt.
Nach einer Bindungsfrist von 12 Monaten darf eine Krankenkasse mit einer zweimonatigen Kündigungsfrist gewechselt werden. Ein Sonderkündigungsrecht vor Ablauf dieser Frist besteht, wenn die Krankenkasse ihren Zusatzbeitrag erhöht oder die Versicherte ein neues Beschäftigungsverhältnis eingeht. Die Kündigung der Mitgliedschaft muss nicht von der Versicherten eingereicht werden, dies übernimmt die neu gewählte Krankenkasse.

Kassenwahlfreiheit
→ S. 55

Übersicht über alle aktuell verfügbaren gesetzlichen Krankenkassen: **www.gesetzlichekrankenkassen.de/kassen/kassen.html**

Zusatzbeitrag
→ S. 73

5.3.3 Mitwirkungspflicht

Versicherte in einer gesetzlichen Krankenkasse haben als Bezieherinnen von Sozialleistungen laut SGB I (§§60 bis 67) eine Mitwirkungspflicht. Jeder Versicherte muss Angaben, die die Krankenkasse für die Bearbeitung von Anträgen oder Sachverhalten, Verwaltung von Mitgliedschaften oder Genehmigungen von Leistungen anfragt, wahrheitsgemäß und vollständig mitteilen. Informationen, die eine Krankenkasse anfordern kann, sind z. B. Angaben zum Einkommen (um den Anspruch auf eine Familienversicherung zu prüfen), Auskünfte wie Wohnortwechsel oder Heirat.
Fragen zur persönlichen Situation, wie z. B. nach Krankheiten, Therapien oder Arztbesuchen müssen nicht beantwortet werden. Diese Fragen dürfen nur vom **Medizinischen Dienst der Krankenkassen (MDK)** gestellt werden, wenn es sich beispielsweise um eine Prüfung für eine Reha-Maßnahme handelt oder es Zweifel zu einer Arbeitsunfähigkeitsbescheinigung gibt. Auf Verlangen muss die Versicherte sogar persönlich bei der Krankenkasse erscheinen.
Teilt die Versicherte die gewünschten Informationen nicht mit, so kann die Krankenkasse die Gewährung von Leistungen einstellen oder die Rückforderung von gezahlten Leistungen verlangen.

Internetauftritt des MDK **www.mdk.de**

5.3.4 Leistungsanspruch

Alle Versicherten genießen den gleichen Leistungsanspruch **(Solidaritätsprinzip)**. Alter, Vorerkrankungen und Geschlecht spielen keine Rolle. Grundsätzlich lassen sich alle Leistungen der gesetzlichen Krankenkassen unterscheiden in Dienstleistungen und Sachleistungen. Übergeordnet gliedern die Krankenkassen Leistungsangebote in Pflichtleistungen und Ermessensleistungen (= zusätzliche Leistungen).

Wirtschaftlichkeitsgebot
→ S. 47

Pflichtleistungen sind vom Gesetzgeber im Sozialgesetzbuch festgeschrieben und müssen von den Krankenkassen bezahlt werden. Für sie gilt das Wirtschaftlichkeitsgebot, das besagt, dass die Leistungen ausreichend, zweckmäßig und wirtschaftlich sein müssen, ohne das Maß des Notwendigen zu überschreiten. Zu den Pflichtleistungen gehören präventive (= vorbeugende) und kurative (= heilende) Leistungen sowie Geldleistungen.

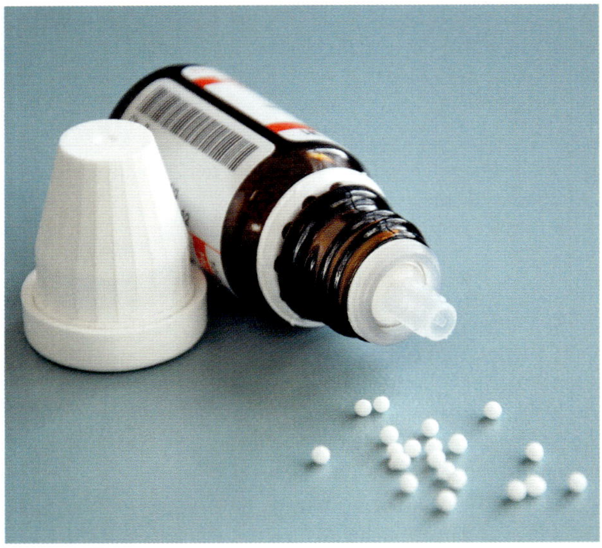

Abb. 1 Homöopathische Therapien z. B. mit Globuli gehören zu den Ermessensleistungen.

Zu den **Ermessensleistungen** gehört ein ganzer Maßnahmenkatalog, den eine Krankenkasse anbieten kann, aber nicht muss. Hier findet man beispielsweise Naturheilverfahren, Homöopathie, zusätzliche Vorsorgeuntersuchungen, Impfleistungen bei Auslandsreisen und vieles mehr. Bei der Wahl seiner Krankenkasse sollte man sich auf den einzelnen Internetseiten der Krankenkasse umsehen, welche freiwilligen Leistungen angeboten werden, die für einen von Interesse sind.

Einen „echten" Leistungskatalog gibt es nicht. Im SGB V ist nur ein Rahmenrecht vorgegeben. Daraus kann man aber ein Recht auf verschiedene Leistungen und Behandlungen ableiten, z. B.

Kurative Leistungen:
- ärztliche Behandlungen sowie Psychotherapie
- zahnärztliche Behandlungen sowie Zahnersatz
- Arznei-, Hilfs- und Heilmittelverordnungen
- häusliche Krankenpflege und Haushaltshilfe
- Krankenhausbehandlungen
- Rehabilitationen

Prävention
→ Bd. 3, S. 210

Präventive Leistungen:
- Kinderfrüherkennungsuntersuchungen U1 bis U9 von der Geburt bis zum sechsten Lebensjahr
- Jugendgesundheitsuntersuchung J1 für Jugendliche zwischen 12 und 14 Jahren
- Gesundheitsuntersuchung, einmalig zwischen 18 und 35 Jahren, danach alle drei Jahre
- Hautkrebs-Screening ab 35 Jahren, alle zwei Jahre
- Krebsfrüherkennungsuntersuchungen für Frauen und Männern
- Mutterschaftsvorsorgeuntersuchungen während der Schwangerschaft
- Schutzimpfungen
- Bauchaortenaneurysma-Screening für Männer ab 65 Jahren
- Disease-Management-Programme (DMP) für bestimmte chronische Erkrankungen

DMP
→ Bd. 3, S. 224

Geldleistungen
- Krankengeld, ab der 7. Krankheitswoche
- Mutterschaftsgeld, sechs Wochen vor und acht Wochen nach der Entbindung
- Kinderkrankengeld, bei der Betreuung eines erkrankten Kindes bis zum 12. Lebensjahr

Leistungen, die weder zu den Pflichtleistungen noch zu den Ermessensleistungen gehören, müssen von der Patientin privat bezahlt werden. Hierunter fallen z. B. alle **Individuellen Gesundheitsleistungen (IGeL)**. Ob eine Leistung verpflichtend für gesetzliche Krankenkassen ist, entscheidet der **Gemeinsame Bundesausschuss (G-BA)**.

G-BA
→ S. 59, 63

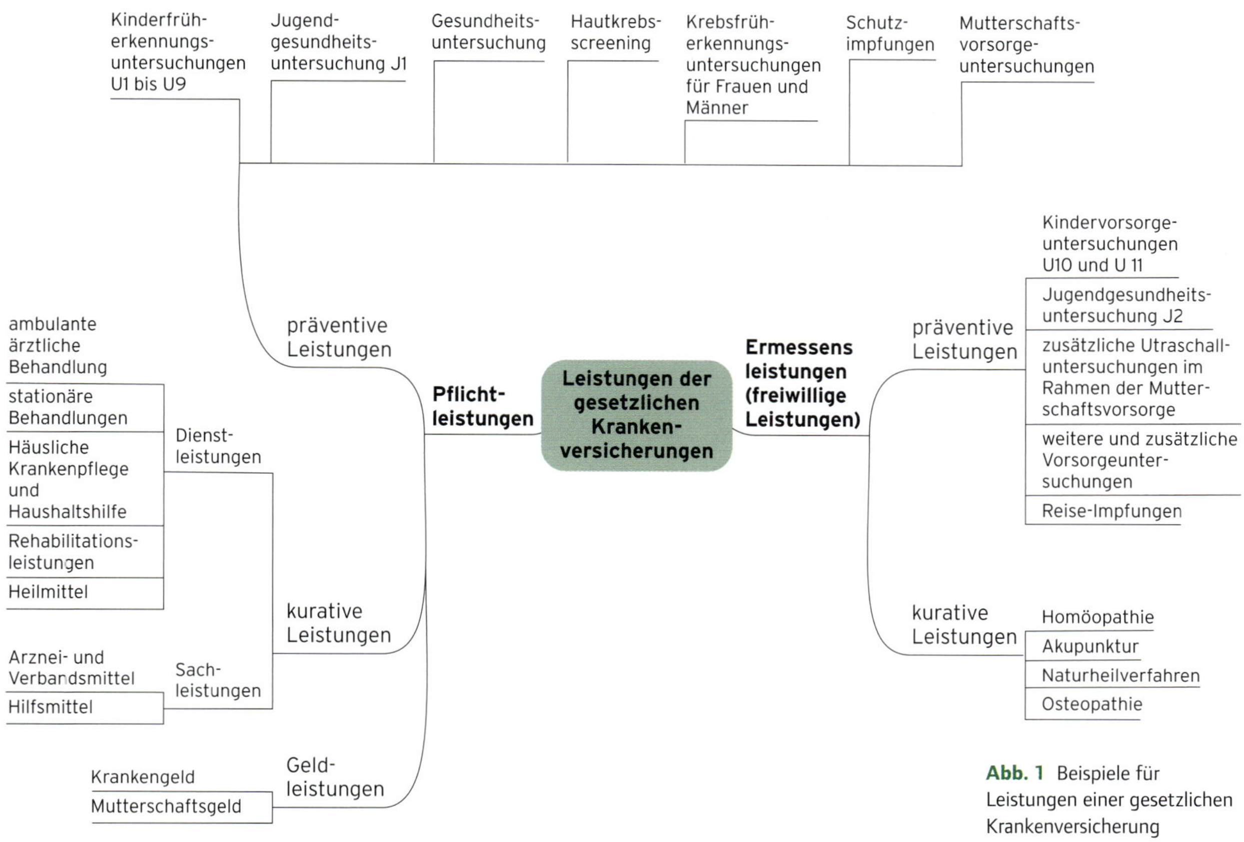

Abb. 1 Beispiele für Leistungen einer gesetzlichen Krankenversicherung

5.4 Besondere Selektivverträge

Bei den Leistungen, die vom Gemeinsamen-Bundesausschuss (G-BA) festgelegt werden, handelt es sich um **Kollektivverträge**. Diese Gesamtverträge gelten für die ambulante und stationäre Versorgung von gesetzlich versicherten Personen, egal, bei welcher Krankenkasse sie versichert sind. Bei **Selektivverträgen** (Direktverträge, Einzelverträge) kommt es zu Abschlüssen zwischen Krankenkassen und einzelnen Leistungserbringern. Die Kassenärztliche Vereinigung fällt hierbei meistens als Vertragspartnerin weg. Stattdessen können die Krankenkassen mit einzelnen Arztnetzen, Medizinischen Versorgungszentren u. a. Verträge zur Leistungserbringung abschließen. Für Versicherte ist die Teilnahme an selektivvertraglichen Vereinbarungen immer freiwillig und zeitlich befristet. Die meisten Selektivverträge werden als Wahltarife von den gesetzlichen Krankenkassen angeboten.

MVZ
→ S. 53
Wahltarif
→ S. 48

5.4.1 Hausarztzentrierte Versorgung (HzV)

Im Rahmen der HzV-Verträge („Hausarztverträge") verpflichten sich die Patientinnen, immer zuerst ihre Hausärztin aufzusuchen. Die Teilnahme ist freiwillig und gilt für ein Jahr.
Vorteile für Patientinnen bestehen vor allem in einer konstanten Ansprechpartnerin in allen gesundheitlichen Belangen, einer besseren Koordinierung der Behandlungsabläufe und einer kontinuierlichen hausärztlichen Betreuung. Vielfach können auch Krankenhausaufenthalte und doppelte Facharztbesuche vermieden werden. Bei der Hausärztin laufen alle Behandlungsdaten und Befunde zusammen, daher hat sie stets den besten Überblick über den Einsatz von Medikamenten, Diagnostika und Therapien.

Die Hausarztzentrierte Versorgung (HzV) – Einfach erklärt: der Patientenfilm: **www.hausaerzteverband.de/presse-medien/archiv-media-center**

Ein Wechsel zu einer anderen Hausärztin innerhalb eines Kalenderjahres ist nur in Ausnahmefällen möglich (z. B. bei einem Umzug). Weiterhin dürfen Patientinnen in diesem Programm Fachärztinnen nur mit einer Überweisung in Anspruch nehmen (ausgenommen Augen- und Frauenarztbesuche). Nehmen Krankenkassen am HzV-Programm teil, so sind sie laut Terminservice- und Versorgungsgesetz (TSVG) dazu verpflichtet, den Versicherten Prämienzahlungen oder Zuzahlungsermäßigungen anzubieten.

Die Hausärztin muss für die Teilnahme am HzV-Programm bestimmte Voraussetzungen erfüllen. Sie muss u. a.:

- eine psychosomatische Grundversorgung sicherstellen,
- für ihre Patientinnen eine DMP-Teilnahme ermöglichen,
- vorgeschriebene Fortbildungen besuchen.

DMP
→ Bd. 3, S. 224

Die Hausärztin erhält für ihre Leistungen eine Vergütung, die ca. 30 Prozent über der Vergütung im KV-System liegt, zusätzlich auch noch Bonuszahlungen von der Krankenkasse. Die Abrechnung ist zudem einfacher und weniger bürokratisch als die reguläre Quartalsabrechnung. Die Krankenkassen schließen HzV-Verträge direkt mit den Ärztinnen ab, in einigen wenigen Fällen übernimmt die Kassenärztliche Vereinigung die Verhandlungen. Da die Hausarztzentrierte Versorgung nicht bundeseinheitlich geregelt ist, kann jede Krankenkasse etwas anderes anbieten, was den Markt insgesamt ziemlich unübersichtlich macht. Für die Abrechnung gibt es von jeder Krankenkasse eine Liste mit den Vergütungspositionen.

5.4.2 Besondere Versorgung

Die besondere Versorgung als selektivvertragliches Versorgungsmodell der gesetzlichen Krankenkassen soll die Kooperation zwischen Krankenkassen und den an der Gesundheitsversorgung beteiligten Partnern verbessern. Das sind u. a.:

- ärztliche und nicht-ärztliche Leistungserbringerinnen
- Praxiskliniken
- pharmazeutische Unternehmen
- Medizinproduktehersteller
- Pflegekassen und zugelassene Pflegeeinrichtungen
- Kassenärztliche Vereinigungen

Durch die bessere Abstimmung sollen Behandlungen effizienter werden und die Gesundheitskosten gesenkt sowie der regionale Bedarf besser abgedeckt werden. Die Teilnahme ist für Versicherte und Leistungserbringende freiwillig.

Aufgaben

1. Welche Personengruppen müssen sich in einer gesetzlichen Krankenversicherung pflichtversichern? Nennen Sie Beispiele.
2. Erklären Sie den Unterschied zwischen einer Praxisgemeinschaft, einer Berufsausübungsgemeinschaft (Gemeinschaftspraxis) und einem Medizinischen Versorgungszentrum.
3. Unterscheiden Sie die beiden Begriffe Zulassung und Ermächtigung.
4. Was sind Belegärztinnen?
5. Was versteht man unter a) LANR und b) BSNR?
6. Unterscheiden Sie kurative und präventive Leistungen der Krankenkassen. Nennen Sie jeweils einige Beispiele aus Ihrer Praxis.
7. Welche Geldleistungen gehören zu den Pflichtleistungen der gesetzlichen Krankenkassen?
8. Was sind Pflichtleistungen? Was sind Ermessensleistungen?
9. Unterscheiden Sie Ermessensleistungen von individuellen Gesundheitsleistungen.
10. Welche Vor- und Nachteile bieten die Selektivverträge? Nennen Sie einige Beispiele.

6 Berufsständische Organisationen

Interaktive Übungen
→ S. 7, PagePlayer

Die Organisation der Ärzteschaft lässt sich in drei Gruppen einteilen:
1. Körperschaften des öffentlichen Rechts mit Pflichtmitgliedschaft
2. Verbände mit freiwilliger Mitgliedschaft – vorwiegend berufspolitisch orientiert
3. Wissenschaftlich-medizinische Fachgesellschaften

Video
→ S. 7, PagePlayer

Jede Vertragsärztin ist verpflichtet, zwei berufsständischen Organisationen anzugehören: der Ärztekammer und der Kassenärztlichen Vereinigung (KV). Während bei der KV nur die Vertragsärztinnen Pflichtmitglieder sind, so sind es bei der Ärztekammer alle Ärztinnen, also auch Krankenhausärztinnen, Ärztinnen im Ruhestand und Privatärztinnen.
Die Landesärztekammern und die Kassenärztlichen Vereinigungen der Länder sind „Körperschaften des öffentlichen Rechts" (genauso wie die Berufsgenossenschaften) und haben aufgrund von Gesetzesvorschriften (insbesondere SGB V) den Auftrag von der Bundesregierung bekommen, bestimmte öffentliche Aufgaben zu übernehmen.

6.1 Die Kassenärztlichen Vereinigungen der Länder

Die Gründung der Kassenärztlichen Vereinigungen geht auf die Arbeitskämpfe und Streitigkeiten mit den Krankenkassen gegen Ende des 19. Jahrhunderts zurück. Viele Ärzte waren durch Einzelverträge in die Abhängigkeit der Krankenkassen geraten. Diese zahlten für ihre versicherten Patientinnen lediglich Pauschalbeträge an die Ärzte und legten oft Konditionen und die Höhe des ärztlichen Honorars fest. Dadurch gerieten viele ärztliche Praxen an den Rand ihrer Existenz.
Nach zahlreichen Protesten und einem Generalstreik griff die Regierung ein und ordnete 1913 eine gemeinsame Selbstverwaltung von den Krankenkassen und den Kassenärzten an (heute: Gemeinsamer Bundesausschuss, G-BA).
Im Dezember 1931 kam es nach neuerlichen Streiks und Protesten zu einer neuen Verordnung über die kassenärztliche Versorgung und Gründung der Kassenärztlichen Vereinigung als Gegengewicht zu den Krankenkassen.
So hatten sich die Vertragsärzte einerseits mehr Rechte erkämpft (z. B. Selbstverwaltung, Aushandlung von Honorarvereinbarungen), aber auch Pflichten übernommen, wie z. B. den Sicherstellungsauftrag.
Pflichtmitglieder im jeweiligen Bundesland sind:
- alle Vertragsärztinnen und angestellte Ärztinnen mit Zulassung
- alle Vertragspsychotherapeutinnen und angestellte Psychotherapeutinnen
- alle ermächtigten Ärztinnen

Vertragsarzt
→ S. 49

ermächtige Ärzte
→ S. 51

Die Aufgaben der KV sind in fünf Bereiche unterteilt:

Aufgabenbereich	Inhalte
Sicherstellungsauftrag	– Zulassung von Vertragsärztinnen einschließlich Beratung zur Niederlassung – Bedarfsplanung (Wie viele Arztpraxen werden wo benötigt?) – Durchführung der ärztlichen Versorgung (keine Unter-/ Überversorgung mit Ärztinnen) – Durchführung und Organisation des ärztlichen Notfalldienstes (alle Vertragsärztinnen müssen am ärztlichen Notdienst teilnehmen) – Ermächtigung von Krankenhausärztinnen
Gewährleistungsauftrag	– Kontrolle über die Einhaltung von gesetzlichen und vertraglichen Pflichten von niedergelassenen Ärztinnen – Prüfung der Abrechnungsunterlagen und Einreichung bei den Krankenkassen – Genehmigung besonderer Tätigkeiten, z. B. Röntgen- oder Sonografieleistungen
Interessenvertretung	– Wahrung der Rechte der Vertragsärztinnen gegenüber den Krankenkassen – berufspolitische Vertretung – Beratung und Information von Vertragsärztinnen z. B. bei Niederlassung oder Wirtschaftlichkeitsfragen – wirtschaftliche Existenzsicherung
Vertragshoheit gegenüber Krankenkassen	– Zuständigkeit für den Abschluss von Verträgen mit den Krankenkassen zur Sicherung der vertragsärztlichen Versorgung
Ausschussbesetzung	– Recht zur Besetzung von Ausschüssen der gemeinsamen Selbstverwaltung von Ärztinnen und Krankenkassen (z. B. G-BA, Bewertungsausschuss der Ärzte)

Tab. 1 Aufgabenbereiche der Kassenärztlichen Vereinigungen

Bewertungsausschuss → S. 64

Die **Kontrolle der vertragsärztlichen Abrechnungen** (im Rahmen des Gewährleistungsauftrages) erfolgt unter folgenden drei allgemeinen Aspekten:

a) **sachlich-rechnerische Richtigkeit:** Nach Überprüfung der Unterlagen übernimmt die KV die Verantwortung dafür, dass mit der jeweiligen Quartalsabrechnung einer Praxis alles in Ordnung ist.

b) **Wirtschaftlichkeit:** Die Prüfungsstelle der KV entscheidet, ob die erbrachten Gesundheitsleistungen ausreichend, zweckmäßig und wirtschaftlich waren. Eine Vertragsärztin ist verpflichtet, stets die kostengünstigsten Maßnahmen auszuwählen und ihre Leistungen auf das medizinisch Notwendige zu reduzieren. Stellt die Prüfungsstelle fest, dass die Ärztin nicht wirtschaftlich gearbeitet hat, kann dies zu Honorarkürzungen führen.

c) **Plausibilität:** Hierbei wird nach Auffälligkeiten in der Abrechnung gesucht. Geprüft wird, ob die Leistungen, die abgerechnet werden, auch wirklich von der Ärztin persönlich, vollständig, bestimmungsgemäß und überhaupt erbracht wurden und ob die abgerechneten Leistungen zur Diagnose passen. Beispielsweise würde die Abrechnung eines Langzeit-EKGs nicht zur Diagnose Fußpilz passen. Die Leistung ist nicht plausibel für die Diagnose. Auch bei der Plausibilitätsprüfung kann es zu Honorarkürzungen bis hin zum **Regress** (Honorarrückforderung) kommen.

Gesamtvergütung → S. 73

Nach der Kontrolle der Unterlagen werden diese an die Krankenkasse weitergereicht, die dann eine **Gesamtvergütung** an die Kassenärztliche Vereinigung überweist. Diese übermittelt der Ärztin ihr Honorar.

6.2 Die Kassenärztliche Bundesvereinigung (KBV)

Die Kassenärztliche Bundesvereinigung ist der Zusammenschluss aller 17 KV und hat ihren Sitz in Berlin. Sie hat den Rechtsstatus einer Körperschaft des öffentlichen Rechts, d. h. sie kann bundesweit geltende Verträge abschließen, an die jede Vertragsärztin gebunden ist.
Die Rechtsaufsicht über die KBV hat das Bundesministerium für Gesundheit. Aufgaben der Kassenärztlichen Bundesvereinigung sind u. a.:

- Vertretung der Belange der Vertragsärztinnen bei Gesetzgebungsverfahren gegenüber der Bundesregierung
- Abschluss von bundeseinheitlichen Verträgen, wie z. B. dem Bundesmantelvertrag (einschl. EBM und Vordruckvereinbarung), Einführung der elektronischen Gesundheitskarte
- Erarbeitung bundeseinheitlicher Richtlinien und Vereinbarungen zur Qualitätssicherung
- Mitwirkung im Gemeinsamen Bundesausschuss (G-BA) zur Bewertung der Notwendigkeit und Wirtschaftlichkeit medizinischer Leistungen
- Führung des Bundesarztregisters

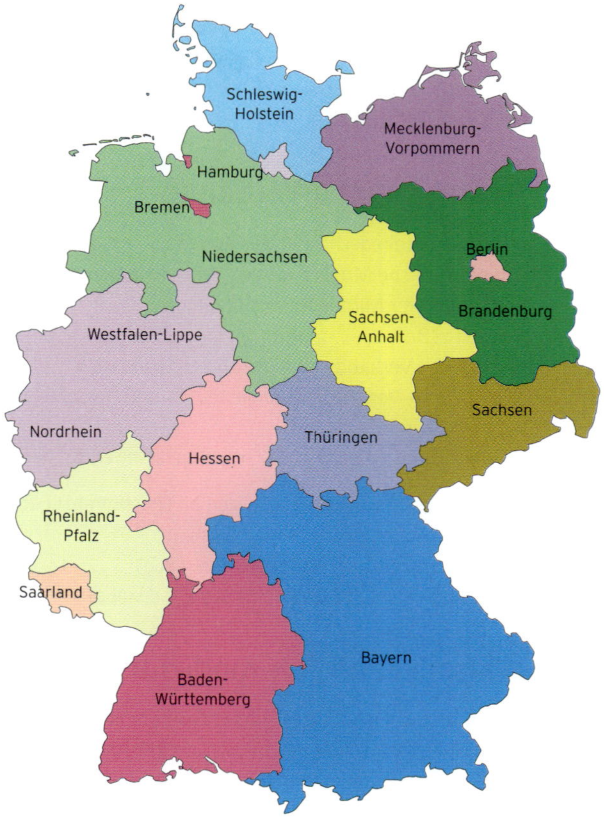

Abb. 1 Übersicht aller Kassenärztlichen Vereinigungen der Länder

BMV-Ä → S. 63

EBM → S. 233

6.3 Die Ärztekammer

Jedes Bundesland hat eine eigene **Landesärztekammer**, Nordrhein-Westfalen hat aufgrund seiner Größe zwei. Diese 17 Landesärztekammern setzen sich für die beruflichen Belange der Ärztinnen in ihrem jeweiligen Bundesland ein und sind Träger der ärztlichen Selbstverwaltung.
Aufgaben der Landesärztekammer sind u. a.:

- Ausübung der Berufsaufsicht
- Förderung der beruflichen Fortbildung
- Organisation der ärztlichen Weiterbildung
- Förderung von Qualitätssicherungsmaßnahmen
- Unterstützung des öffentlichen Gesundheitsdienstes
- Einrichtung von Ethikkommissionen
- Einrichtung von Gutachterkommissionen
- Ausbildungsordnung für MFA (Überwachung der Ausbildungsdurchführung, Beratung in Ausbildungsfragen, Durchführung von Prüfungen)
- Entsendung von Vertreterinnen für die Bundesärztekammer

Die **Bundesärztekammer** ist der bundesweite Zusammenschluss der 17 Landesärztekammern. Jede Landesärztekammer entsendet Vertreterinnen in dieses Gremium, das im Rahmen des Deutschen Ärztetages jedes Jahr tagt.

Im Gegensatz zu den Landesärztekammern ist die Bundesärztekammer keine Körperschaft des öffentlichen Rechts, sondern lediglich ein Verein des Privatrechts. Sie kann deshalb keine Gesetze erlassen, sondern nur Empfehlungen aussprechen. Die Landesärztekammern wiederum müssen diese Empfehlungen umsetzen, damit eine bundeseinheitliche Berufsausübung stattfinden kann. Weiterhin besteht die Aufgabe der Bundesärztekammer in der Überprüfung der Einhaltung der Berufspflichten ihrer Mitglieder.

6.4 Freie ärztliche Verbände

Neben der Pflichtmitgliedschaft in der Ärztekammer und der Kassenärztlichen Vereinigung gibt es für Ärztinnen zahlreiche Möglichkeiten, freiwillig in berufspolitische Verbände einzutreten, die sich für die Interessen ihrer Mitglieder einsetzen.
Hierzu gehören z. B.:

- Hartmannbund – Verband der Ärzte Deutschlands e. V.
- Marburger Bund – Verband der angestellten und beamteten Ärztinnen und Ärzte Deutschlands e. V.
- NAV-Virchow-Bund – Verband der niedergelassenen Ärzte Deutschlands e. V.

Weiterhin gibt es Berufsverbände, die sich an (bestimmte) Fachärzte wenden, z. B.:

- Deutscher Hausärzteverband e. V.
- Berufsverband Deutscher Internisten e. V. (BDI)
- Spitzenverband Fachärzte Deutschlands e. V. (SpiFa)

6.5 Wissenschaftlich-medizinische Fachgesellschaften

Neben den berufspolitisch ausgerichteten Verbänden gibt eine Vielzahl wissenschaftlicher Gesellschaften, Arbeitsgemeinschaften und privatrechtlicher Vereine. Jedes durch die Weiterbildungsordnung anerkannte Gebiet oder Teilgebiet hat seine eigene wissenschaftliche Gesellschaft, so z. B.:

- Deutsche Gesellschaft für Rechtsmedizin (DGRM)
- Deutsche Gesellschaft für Nuklearmedizin e. V. (DGN)
- Deutsche Gesellschaft für Humangenetik e. V. (GfH)
- Deutsche interdisziplinäre Vereinigung für Intensiv- und Notfallmedizin (DIVI)
- Deutsche Krebsgesellschaft (DKG)

Aufgaben

1 Was versteht man unter einer „Körperschaft des öffentlichen Rechts“?
2 Wer ist verpflichtet, Mitglied in der Kassenärztlichen Vereinigung zu sein?
3 Nennen Sie die Aufgaben der Landes-KV.
4 Welcher Aufsichtsbehörde untersteht die KBV?
5 Welche Aufgaben hat die KBV?
6 Zählen Sie einige Aufgaben der Landesärztekammern auf.
7 Warum gibt es freie ärztliche Verbände und wissenschaftlich-medizinische Fachgesellschaften? Nennen Sie Beispiele.

7 Rechtsbeziehungen im vertragsärztlichen System

Interaktive Übungen
→ S. 7, PagePlayer

7.1 Verträge zwischen Kassenärztlicher Vereinigung und Krankenkassen auf Bundesebene

7.1.1 Der Bundesmantelvertrag Ärzte (BMV-Ä)

Für die gesetzliche Krankenversicherung bestimmt der Gesetzgeber die Rahmenbedingungen für die ambulante Versorgung der Bürgerinnen. Die Einzelheiten werden von der Selbstverwaltung der Ärztinnen (= Kassenärztliche Vereinigung) und Vertreterinnen der Krankenkassen im **Bundesmantelvertrag Ärzte** (BMV-Ä) festgelegt. Zu den Feinheiten gehören Art und Umfang von Leistungen sowie die Honorare der Vertragsärztinnen für erbrachte Leistungen.
Zum Bundesmantelvertrag gehören:

- **die Sprechstundenregelungen (§ 17):**
  Die Sprechstunden, die eine Vertragsärztin anbietet, müssen einer ausreichenden und zweckmäßigen Versorgung dienen und öffentlich bekannt gegeben werden, z. B. durch ein Praxisschild. Jede Vertragsärztin muss mindestens 25 Stunden wöchentlich in Form von Sprechstunden zur Verfügung stehen. Von den folgenden Facharztgruppen müssen mindestens fünf dieser Stunden als „offene Sprechstunde" (ohne vorherige Terminvereinbarung) angeboten werden: Augenärzte, Chirurgen, Gynäkologen, HNO-Ärzte, Hautärzte, Kinder- und Jugendpsychiater, Neurologen, Neurochirurgen, Orthopäden, Psychiater, Urologen. Die Hausbesuche, die eine Vertragsärztin durchführt, werden auf die Sprechstundenzeiten angerechnet. Für Teilzeit-Vertragsärztinnen und angestellte Ärztinnen gilt eine anteilige Regelung. Außerdem müssen die Sprechstundenzeiten der Kassenärztlichen Vereinigung gemeldet werden, die die Online-Ausgabe aller (!) Sprechzeiten betreut, einschließlich Angaben zur Barrierefreiheit der Arztpraxen und den offenen Sprechstunden.
- **die Gebührenordnung EBM** (Einheitlicher Bewertungsmaßstab):
  Im EBM sind alle Leistungen aufgelistet, die die gesetzlichen Krankenkassen für ihre Versicherten bezahlen. Leistungen, die nicht aufgelistet sind, muss die Patientin selbst bezahlen. Das sind die sogenannten IGeL-Leistungen (= individuelle Gesundheitsleistungen).
- **die Vordruckvereinbarungen (§ 34)**:
  Im Bundesmantelvertrag sind alle Vordrucke festgelegt, die für gesetzlich krankenversicherte Patientinnen ausgestellt werden dürfen. Für Privatpatientinnen dürfen diese nicht genutzt werden, da nur die gesetzlichen Krankenkassen die Kosten für die Formulare übernehmen.
- **die Richtlinien des Gemeinsamen Bundesausschuss** (G-BA):
  Der G-BA besteht aus Vertretern von Krankenkassen, Kassenärztlichen Vereinigungen, Patientinnen sowie unparteiischen Mitgliedern (SGB V, § 91).
  Er legt z. B. in Richtlinien fest, welche Arzneimittel zulasten der gesetzlichen Krankenkassen verordnet werden dürfen, welche Leistungen bei Vorsorgeuntersuchungen von den gesetzlichen Krankenkassen bezahlt werden müssen oder welche Impfungen von den gesetzlichen Krankenkassen bezahlt werden.
  Der G-BA untersteht dem Bundesministerium für Gesundheit (BMG) und setzt dessen Entscheidungen direkt um.

Der Bundesmantelvertrag Ärzte
www.kbv.de/html/bundesmantelvertrag.php

IGeL
→ S. 103; Bd. 3, S. 226
Vordrucke/Formulare
→ S. 189

Bundesministerium für Gesundheit:
www.bundesgesundheitsministerium.de

Bewertungsausschuss Ärzte
institut-ba.de/ba.html

7.1.2 Beschlüsse des Bewertungsausschusses

Alle Vertragsärztinnen rechnen ihre Leistungen auf Grundlage des Einheitlichen Bewertungsmaßstabs (EBM) ab. Dieses bundeseinheitliche Vergütungssystem wurde vom **Bewertungsausschuss Ärzte** erstellt und wird ständig weiterentwickelt.
Der Bewertungsausschuss beschließt darüber hinaus bundeseinheitliche Regelungen wie z. B. den Orientierungswert oder gibt **Empfehlungen zur morbiditätsorientierten Bemessung der Gesamtvergütungen**.
Die Krankenkassen sind verpflichtet, das Morbiditätsrisiko ihrer Versicherten zu tragen. Das bedeutet: Nimmt die Zahl der Erkrankungen und damit der Behandlungsbedarf der Patientinnen zu, müssen die Krankenkassen auch mehr Geld bereitstellen. Außerdem ist gesetzlich geregelt, dass die steigenden Praxiskosten bei der Berechnung berücksichtigt werden müssen. Deshalb wird der Orientierungswert jährlich angepasst.
Mit dem **Orientierungswert** legt der Bewertungsausschuss jedes Jahr den Betrag für eine erbrachte Leistung fest. Diese Anpassung erfolgt auf Basis der allgemeinen Morbiditätsentwicklung.
In Verbindung mit dem EBM, der für die einzelnen Leistungen Punkte vergibt, ergibt sich aus der Multiplikation der beiden Faktoren der Preis, den die einzelne Vertragsärztin für ihre erbrachte Leistung bekommt.
Die Beschlüsse des Bewertungsausschusses sind bindend für die Kassenärztlichen Vereinigungen und die Krankenkassen. Werden durch den Gemeinsamen Bundesausschuss (G-BA) neue Leistungen in die ambulante Versorgung eingeführt, so entscheidet der Bewertungsausschuss über deren Vergütung. Der Bewertungsausschuss ist paritätisch besetzt mit jeweils fünf Vertreterinnen der Gesetzlichen Krankenversicherungen und der Kassenärztlichen Bundesvereinigung (KBV) sowie drei unparteiischen Mitgliedern. Die Rechtsaufsicht hat auch hier das Bundesministerium für Gesundheit (BMG).

Morbiditätsentwicklung → S. 74
Einführung EBM → S. 233

Gemeinsamer Bundesausschuss
www.g-ba.de

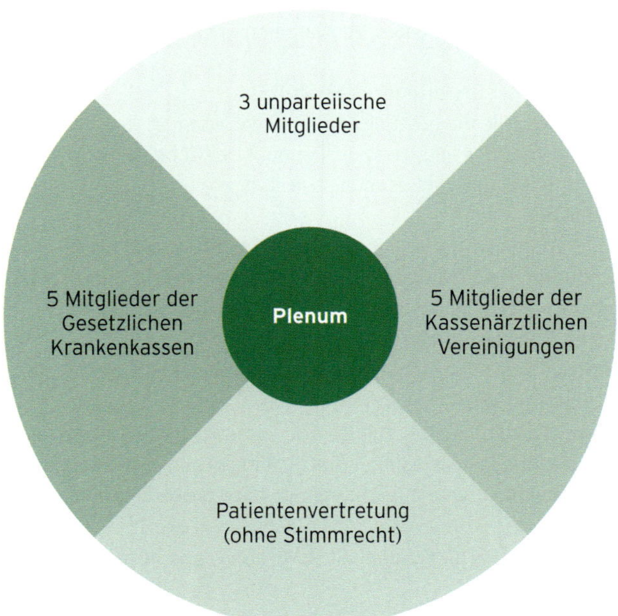

Abb. 1 Zusammensetzung des Gemeinsamen Bundesausschusses (G-BA)

7.2 Verträge zwischen Kassenärztlicher Vereinigung und Krankenkassen auf Landesebene

Auf Länderebene regeln die **Gesamtverträge** (Kollektivverträge) das Honorar der Vertragsärztinnen. Ein wesentlicher Bestandteil der Gesamtverträge ist die Gesamtvergütungsvereinbarung. Die Krankenkassen zahlen den Kassenärztlichen Vereinigungen der Länder eine Gesamtvergütung für alle in einem Quartal geleisteten Leistungen für alle Ärztinnen im Zuständigkeitsbereich der KV. Aufgabe der Kassenärztlichen Vereinigung ist es, diese Gesamtvergütung nach der Quartalsprüfung leistungsgerecht an die Vertragsärztinnen auszuzahlen. Diese Verteilung des Geldes erfolgt nach einem ganz bestimmten Schlüssel. Dies nennt man **Honorarverteilung**.

Gesamtvergütung
→ S. 74

Auf Länderebene wird auch die **Sprechstundenbedarfsvereinbarung** zwischen der Kassenärztlichen Vereinigung und den Krankenkassen abgeschlossen. Sie regelt den Bezug und die Abrechnung von Verbrauchsmaterialien im ambulanten Versorgungsbereich.

Sprechstundenbedarf
→ Bd. 2, S. 178

7.3 Rechtsbeziehungen zwischen Ärztin und Patientin: Der Behandlungsvertrag

Der Behandlungsvertrag ist im BGB (§ 630a ff.) geregelt. Aus ihm ergeben sich für die Ärztin wie auch die Patientin Pflichten. Der Behandlungsvertrag ist ein besonderer Typ des Dienstvertrags. Die Behandelnde (= die Ärztin) schuldet der Patientin eine Dienstleistung in Form einer Behandlung. Dass die Behandlung jedoch zwingend zur Heilung führt, kann daraus nicht abgeleitet werden.

In der Praxis ist es so, dass bei gesetzlich versicherten Patientinnen i. d. R. kein schriftlicher Behandlungsvertrag abgeschlossen wird. Deshalb ist den meisten Patientinnen auch nicht klar, dass ein Vertragsverhältnis zwischen ihnen und der Ärztin besteht.

Ein Behandlungsvertrag kommt zustande, wenn

- die Patientin in der Praxis anruft und sich einen Termin geben lässt
- wenn die Behandlung beginnt
- die Patientin um einen Hausbesuch bittet und die Ärztin bzw. die MFA diesen zusagt
- die Patientin die Ärztin anruft und sich telefonisch von der Ärztin beraten lässt.

Dies gilt für private und gesetzlich krankenversicherte Patientinnen.

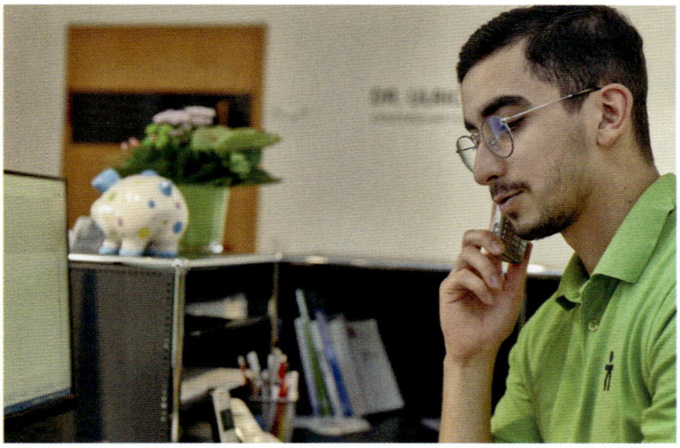

Abb. 1 Ein Behandlungsvertrag kommt mit der telefonischen Terminvereinbarung zustande.

7.4 Pflichten aus dem Behandlungsvertrag

Durch den Behandlungsvertrag ergeben sich für beide Seiten auch Pflichten.

Pflichten der Ärztin	Pflichten des Patienten
– Aufklärungspflicht – Sorgfaltspflicht – Schweigepflicht – Dokumentationspflicht – Aufbewahrungspflicht	– Mitwirkungspflicht – Pflicht zur Vorlage der eGK/eines Anspruchsnachweises – Pflicht zur Zahlung des Honorars (Privatpatientinnen)

Tab. 1 Pflichten aus dem Behandlungsvertrag

7.4.1 Ärztliche Pflichten

Aufklärungspflicht

Vor Beginn der Behandlung hat die Ärztin die Patientin über ihre bevorstehende Behandlung und Therapie, den Nutzen hieraus, die Risiken und Nebenwirkungen aufzuklären. Sie muss die Patientin auch auf die Folgen bei Nichtbehandlung hinweisen oder über evtl. alternative Behandlungsmethoden informieren. Führt die Ärztin einen Eingriff an der Patientin ohne deren Einwilligung durch, so wird dies als Körperverletzung angesehen. Ausnahme sind Behandlungen bei Bewusstlosigkeit. Deshalb wird vor allem vor größeren Eingriffen ein schriftliches Einverständnis der Patientin eingeholt. Der Aufklärungsbogen ersetzt aber nicht das persönliche Ärztin-Patientin-Gespräch!

Sorgfaltspflicht

Die Ärztin ist verpflichtet, alle Leistungen genau und gewissenhaft durchzuführen. Sie ist auch verpflichtet, sich regelmäßig fortzubilden und ihre Untersuchungen und Behandlungen nach den allgemein gültigen wissenschaftlichen Erkenntnissen durchzuführen. Sie hat ihre Mitarbeiterinnen dazu anzuleiten, alle Arbeiten sorgfältig durchzuführen. Verletzt die Ärztin nachweislich ihre Sorgfaltspflicht kann sie dafür in Haftung genommen werden, dies gilt gleichermaßen für die von ihr delegierten Tätigkeiten. Die MFA hat dennoch eine Durchführungsverantwortung.

Schweigepflicht

DSGVO → S. 158

Die Schweigepflicht (Verschwiegenheitspflicht) ist eng mit dem Datenschutz verknüpft. Sinn der Schweigepflicht ist ein Mindestmaß an Schutz der Privatsphäre gegenüber anderen Personen sowie privaten oder öffentlichen Institutionen. Für das Vertrauensverhältnis zwischen Ärztin und Patientin ist die Schweigepflicht besonders wichtig. Die Patientin muss sich auf die Verschwiegenheit der Ärztin und der Mitarbeiterinnen der Praxis verlassen können. Die Schweigepflichtbelehrung der Mitarbeiterinnen muss von der Praxisinhaberin durchgeführt und von allen Mitarbeiterinnen unterschrieben werden.

Die Schweigepflicht umfasst:

- dass die Patientin überhaupt in der Praxis war oder angerufen hat
- Name, Adresse u. ä. der Patientin
- alle Daten aus der Patientenkartei
- alle Mitteilungen, die die Patientin der Ärztin und ihrem Personal mitgeteilt hat
- sogenannte Drittgeheimnisse, z. B. wenn die Patientin der Ärztin Erkrankungen von anderen Personen berichtet

Die Schweigepflicht gilt gegenüber:

- Familienangehörigen der Patientin einschließlich Ehepartnern und Kindern,
- Eltern von Minderjährigen, wenn diese die Reife haben, ihre gesundheitlichen Situationen und die Schwere der Krankheit selbst zu beurteilen (davon geht man im Allgemeinen ab dem 16. Lebensjahr aus),
- ärztlichen Kolleginnen, es sei denn, es liegt eine Überweisung zu einer anderen Ärztin oder einer Einweisung in ein Krankenhaus vor (hierbei wird i. d. R. von einer Schweigepflichtentbindung ohne ausdrückliche Genehmigung ausgegangen),
- Arbeitgebern, Behörden und Gerichten.

Die Schweigepflicht bezieht sich nicht nur auf die Befunde, die die Praxis erstellt bzw. erhält, sondern auch auf die privaten und beruflichen Lebensumstände. Ein Verstoß gegen die Schweigepflicht kann ein Grund für eine fristlose Kündigung sein. In bestimmten Fällen kann es sogar zu einer Geld- oder Freiheitsstrafe kommen. Ausnahmen zur Schweigepflicht können in einer Schweigepflichtentbindung geregelt werden.

Die Schweigepflicht gilt nicht bei gesetzlich bestimmten Betreuerinnen oder Bevollmächtigten, die für medizinische Angelegenheiten zuständig sind, da die Betreuerin die Interessen der Patientin nur wahrnehmen kann, wenn die Ärztin offen reden kann.
Bestimmte Daten von Patientinnen dürfen an ausgewählte Institutionen und Behörden übermittelt werden:

- persönliche Daten der Patientin einschließlich der ICD-10-Diagnose an die Kassenärztlichen Vereinigung zur Abrechnung der Leistungen
- Daten der Patientin bei Nachfrage der Krankenkasse
- Berichte für den Medizinischen Dienst der Krankenkassen, Gutachtenerstellung, Berufsgenossenschaftsanfragen
- namentliche bzw. nichtnamentliche Meldung an das Gesundheitsamt bei ansteckenden Krankheiten gemäß dem Infektionsschutzgesetz (IfSG)

ICD-10
→ S. 161

Meldung an das Gesundheitsamt
→ S. 69

MERKE Die Schweigepflicht endet nie, sie geht über den Tod der Patientin hinaus.

Dokumentationspflicht

Ärztinnen sind verpflichtet, alle wichtigen Informationen für die Behandlung einer Patientin zu dokumentieren. Die Patientin hat jederzeit das Recht, Einblick in ihre Patientenakte zu nehmen. Die Dokumentation dient der Therapiesicherung sowie als Rechtssicherheit bei Unklarheiten oder Nachfragen von Kostenträgern.
Insbesondere wenn mehrere Ärztinnen eine Patientin behandeln, ist eine sorgfältige Dokumentation wichtig, damit Maßnahmen nicht doppelt oder gar nicht ergriffen werden. Die wichtigsten Dokumentationsdaten:

- Personalien der Patientin
- Datum der Behandlung
- Anamnese, Diagnose, Therapie, verordnete Maßnahmen
- evtl. Zwischenfälle, Unverträglichkeiten o. ä.
- Aufklärung der Patientin

Die Dokumentation sollte immer zeitnah zur Behandlung erfolgen. Sie kann in Form einer elektronischen Patientenakte (ePA), Karteikarte oder als technische Aufzeichnungen (z. B. EKG-Kurve) erfolgen. Befunde von anderen Ärztinnen oder Krankenhäusern, Laborbefunde und Röntgenaufnahmen gehören ebenso dazu. Diese können entweder in Papierform abgeheftet oder in elektronischer Form gespeichert sein.

Aufbewahrungspflicht

Die allgemeine ärztliche Aufbewahrungspflicht für Unterlagen beträgt 10 Jahre. Es gibt jedoch (länderspezifische) Einzelbestimmungen, die von dieser Regelung abweichen. Die Aufbewahrungsfristen gelten auch nach einer Praxisschließung oder Übergabe der Praxis an eine andere Ärztin. Da die Verjährungsfrist für Schadensersatzansprüche bei Verletzungen an Körper und Gesundheit 30 Jahre beträgt, empfehlen viele Steuerberater und Rechtsanwälte, alle Unterlagen mindestens 30 Jahre lang aufzuheben. Außerdem müssen die Unterlagen so aufbewahrt werden, dass Unbefugte keine Einsicht in die Patientenakten haben.

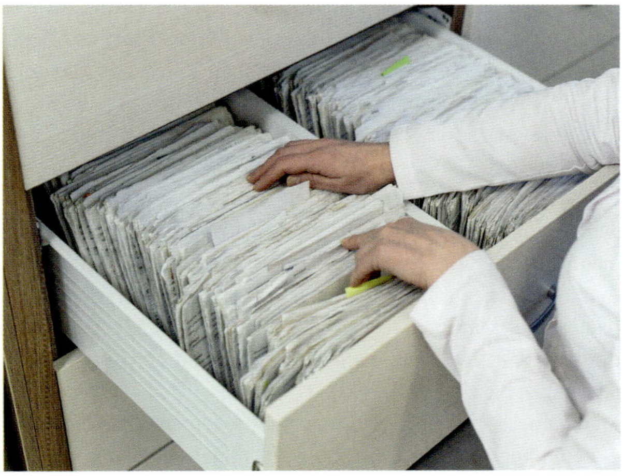

Abb. 1 Patientenakten fallen unter die Dokumentations- und die Aufbewahrungspflicht.

Die Aufbewahrungsfristen werden von jeder Kassenärztliche Vereinigung länderweise festlegt. Allgemein gültig sind:

Dokument	Aufbewahrungsfrist
Ärztliche Unterlagen: Patientenakte, Arztbriefe, EKG-Streifen, Krankenhausberichte, Untersuchungsbefunde, sonstige ärztliche Aufzeichnungen (z. B. Gutachten), Laborbuch, Laborbefunde	10 Jahre
Abrechnungsdaten (EDV), Beginn mit Ende des Quartals	4 Jahre (16 Quartale)
Arbeitsunfähigkeitsbescheinigungen (Daten)	1 Jahr
Betäubungsmittelunterlagen (Teil III des Rezepts, fehlerhaft ausgestellte Formulare, BtM-Buch)	3 Jahre
D-Arzt-Verfahren (Behandlungsunterlagen und Röntgenbilder)	15 Jahre
Gesundheitsuntersuchung zur Früherkennung von Krankheiten (Dokumentation)	10 Jahre
Krebsfrüherkennungsuntersuchung (zytologische Befunde und Präparate, Berichtsvordrucke	10 Jahre
Röntgen-/**Strahlenbehandlung** und Behandlung mit radioaktiven Stoffen (Aufzeichnungen, Berechnungen)	30 Jahre nach der letzten Behandlung
Röntgen-/**Strahlendiagnostik** (Röntgenaufnahmen, ärztliche Aufzeichnungen)	10 Jahre
Röntgen-/**Strahlendiagnostik** (Röntgenaufnahmen, ärztliche Aufzeichnungen) (z. B. bei Knochenbrüchen) **bei Minderjährigen**	bis zum 18. Lj. + weitere 10 Jahre
(entgegengenommene) **Überweisungsscheine und Anforderungsscheine** (empfohlen werden **5** Jahre, aus Gründen der Beweisführung bei Regressverfahren, ob Leistungen per Überweisung angeordnet wurden oder nicht)	1 Jahr

Tab. 1 Aufbewahrungsfristen für verschiedene Unterlagen

7.4.2 Weitere ärztliche Pflichten

Eine Vertragsärztin hat weitere Pflichten zu erfüllen, die sich aus ihrem Vertragsverhältnis zu der Kassenärztlichen Vereinigung und aus der Berufsordnung für Ärzte ergeben:

Präsenzpflicht

Die Vertragsärztin ist verpflichtet, ihre **Sprechstunde** an ihrem Praxissitz durchzuführen. Ihre Sprechstundenzeiten muss sie auf einem Praxisschild veröffentlichen. Auch außerhalb dieser Zeiten muss die Ärztin für ihre Patientinnen erreichbar sein oder für eine qualifizierte Vertretung sorgen. Dies geschieht normalerweise durch den organisierten Ärztlichen Bereitschaftsdienst, an dem jede Vertragsärztin teilnehmen muss.

Pflicht der persönlichen Leistungserbringung

Jede Ärztin hat die Pflicht zur persönlichen Leistungserbringung. Dies bedeutet nicht, dass sie alle diagnostischen und therapeutischen Maßnahmen selbst durchführen muss, sie kann diese an ihre (nicht)ärztlichen Mitarbeiterinnen **delegieren**. Die Entscheidung darüber muss sie von der Qualifikation der Mitarbeiterin und den Umständen (z. B. Gesundheitszustand der Patientin, Schwere des Krankheitsfalls) abhängig machen. Es gibt Leistungen, die eine Ärztin generell **nicht** delegieren darf, z. B.:

- Anamneseerstellung (der Anamnesebogen ersetzt nicht das Aufklärungsgespräch der Ärztin)
- Verordnung von verschreibungspflichtigen Arzneimitteln
- Untersuchung, Aufklärung und Beratung der Patientin
- Entscheidung über die Therapie
- operative Eingriffe, Endoskopien und Sonografien

Bevor eine Ärztin eine Leistung an eine Mitarbeiterin delegiert (die über eine abgeschlossene Ausbildung in einem Fachberuf des Gesundheitswesens verfügt), hat sie sich davon zu überzeugen, dass diese die Fähigkeit und Qualifikation besitzt, die Leistungen auch tatsächlich durchzuführen. Diese Überprüfung muss in regelmäßigen Abständen stichprobenartig wiederholt werden. Handelt es sich um eine MFA-Auszubildende (oder andere Auszubildende im Gesundheitswesen), muss die Ärztin zunächst prüfen, ob diese aufgrund ihrer Fähigkeiten für die Durchführung der betreffenden Leistung geeignet scheint. Im Zweifelsfall muss sie sie zur selbständigen Durchführung anlernen und anschließend regelmäßig überwachen, bis sie zur stichprobenartigen Überprüfung übergeht.

Haftpflicht

Die Ärztin haftet für die gesamte Behandlung der Patientin, auch für die Leistungen, die die MFA durchführt. Kann die Ärztin jedoch nachweisen, dass sie trotz größter Sorgfalt den Behandlungsfehler, den die MFA zu verantworten hat, nicht hätte verhindern können, so haftet die MFA für ihre Durchführungsverantwortung.

Hat eine Patientin den Verdacht, dass es bei ihr zu einem Behandlungsfehler gekommen ist, so kann sie sich an die zuständige Landesärztekammer wenden. Dort gibt es eine Gutachterkommission und Schlichtungsstelle, die als Ansprechpartner für Patientinnen zur Verfügung stehen. Die Gutachterkommission prüft, ob es sich tatsächlich um einen Behandlungsfehler handelt und ob die Ärztin für evtl. entstandene Schäden haften muss. Die Schlichtungsstelle ist im Falle eines Behandlungsfehlers dafür da, eine außergerichtliche Einigung zwischen Patientin und Ärztin herbeizuführen. Die Inanspruchnahme beider Gremien ist für die Patientin kostenfrei.

Wenn dies zu keinem Erfolg führt, kann ein Fall auch vor Gericht gebracht werden.

Meldepflicht

Die Meldepflicht bei Erkrankungen ergibt sich aus dem **Infektionsschutzgesetz (IfSG)**. Stellt eine Ärztin bei der Untersuchung einer Patientin eine meldepflichtige Erkrankung fest, so ist sie verpflichtet, dies an die zuständige Gesundheitsbehörde zu melden. Normalerweise ist das das Gesundheitsamt. Das Gesundheitsamt leitet dann ggf. Maßnahmen zur Verhütung von Weiterverbreitung des Erregers ein.

Bei Missachtung der Meldepflicht sind Bußgelder vorgesehen. Insbesondere bei Nichtmeldung einer infektiösen Erkrankung mit anschließender Verbreitung von Krankheitserregern kann es als Strafe zu einer Freiheitsstrafe von bis zu fünf Jahren kommen.

Man unterscheidet in eine namentliche und eine nichtnamentliche Meldung.

Namentliche Meldepflicht u. a. bei folgenden Infektionskrankheiten	Nichtnamentliche Meldepflicht bei folgenden Infektionskrankheiten
Botulismus, Cholera, Diphterie, Tollwut, Masern, Mumps, Röteln, Hepatitis, Covid-19, Creutzfeldt-Jakob-Krankheit	HIV, Lues, Echinokokkose, Malaria, Toxoplasmose (nur während der Schwangerschaft)

Tab. 1 Namentliche und nichtnamentliche Meldepflicht

Darüber hinaus müssen folgende Vorkommnisse auch an bestimmte Behörden gemeldet werden, z. B.

- Geburten und Todesfälle: namentlich an das zuständige Standesamt
- Arbeits- und Wegeunfälle, Berufskrankheiten: namentlich an die zuständige Berufsgenossenschaft
- Schwangerschaftsabbrüche: nichtnamentliche Meldung an das Statistische Bundesamt
- Cyberattacken oder Datendiebstahl: an das zuständige Kommissariat für Computer- und Internetkriminalität

Arbeits- und Wegeunfälle → S. 187

Berufsgenossenschaft → S. 185

7.4.3 Aushangpflichtige Gesetze und Verordnungen

Praxisinhaberinnen mit einer oder mehr Mitarbeiterinnen sind verpflichtet, ihre Mitarbeiterinnen zu den jeweils aktuellen Gesetzestexten zu informieren. Die genauen Rechtsvorschriften für eine Arztpraxis ergeben sich aus den Aushangvorschriften der jeweiligen Landesärztekammer.
In den meisten Bundesländern gehören beispielsweise dazu:

- das Jugendarbeitsschutzgesetz (JArbSchG; wenn mindestens ein Jugendlicher beschäftigt wird)
- das Mutterschutzgesetz (MuSchG; wenn mehr als drei Frauen beschäftigt werden)
- das Allgemeine Gleichbehandlungsgesetz (AGG)
- das Arbeitszeitgesetz (ArbZG)
- Biostoff- und Gefahrstoffverordnung, Strahlenschutzverordnung, jeweils bei entsprechenden Tätigkeiten
- die Unfallverhütungsvorschriften (UVV) der Berufsgenossenschaft
- Patienteninformationen zum Datenschutz

Bei einigen aushangpflichtigen Gesetzen sind Bußgelder vorgesehen, wenn der Aushang unterbleibt oder fehlerhaft ist.

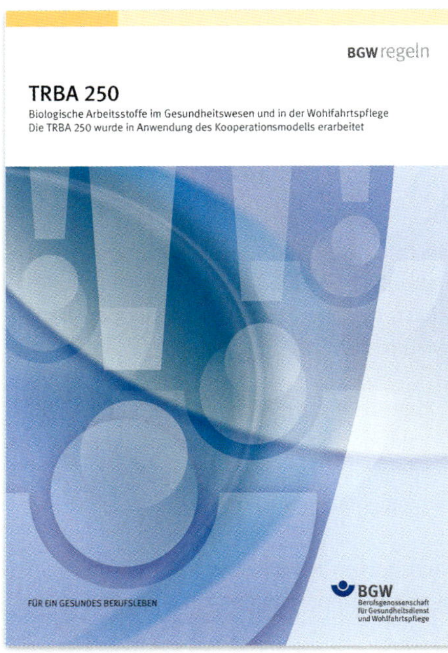

Abb. 1 Die TRBA 250 ist eine wichtige Unfallverhütungsvorschrift

Aufgaben

1 Zwischen welchen Parteien wird der Bundesmantelvertrag abgeschlossen?
2 Welche wichtigen Informationen für die Praxis findet man im Bundesmantelvertrag?
3 Wie viele Sprechstunden muss eine Vertragsärztin anbieten?
4 Vergleichen Sie in der Klasse, wie viele offenen Sprechstunden Ihre Praxen anbieten bzw. anbieten müssen.
5 Wie setzt sich der G-BA zusammen?
6 Welche Aufgaben hat der G-BA?
7 Was versteht man unter Gesamtvergütung?
8 Was versteht man unter der Honorarverteilung?
9 Nennen Sie Ihre Pflichten als MFA, soweit sie in diesem Kapitel erwähnt wurden.
10 Die wichtigsten Aufbewahrungsfristen in der Praxis betragen 1, 3, 4, 5, 10, 15 und 30 Jahre. Nennen Sie je mindestens ein Beispiel für Unterlagen passend zur Aufbewahrungsfrist.
11 Zählen Sie einige in Ihrem Bundesland aushangpflichtige Gesetze auf.
12 Welche Erkrankungen und Vorfälle müssen Sie an welche Behörden melden?

8 Die Quartalsabrechnung

8.1 Dokumentation der erbrachten Leistungen

Aufgrund der Dokumentationspflicht muss jede Ärztin für ihre Patientinnen einen Datensatz anlegen und in diesen alle Leistungen, Diagnosen, Befunde u. ä. dokumentieren.
Patientinnen der gesetzlichen Krankenkasse weisen sich am Empfang einer Arztpraxis mit der elektronischen Gesundheitskarte (eGK) aus. Diese wird an der Anmeldung in ein Kartenlesegerät eingelesen, die aktuellen Stammdaten der Patientin werden vom Praxisverwaltungssystem übernommen und ein Abrechnungsschein wird angelegt.

Versichertenstammdatenmanagement
Die Stammdaten der Patientin werden durch den Anschluss der Praxis an die Telematikinfrastruktur automatisch aktualisiert, wenn die elektronische Gesundheitskarte eingelesen wird. Die MFA kann außerdem kurz nachfragen, ob die Daten wie Adresse und Telefonnummer noch aktuell sind.
Eine weitere Aufgabe der MFA ist es, jeden Arztbesuch, jedes Telefonat, die Ausstellung von Wiederholungsrezepten und Überweisungen in der elektronischen Patientenakte zu dokumentieren und die sich aus den erbrachten Leistungen ergebenen Gebührenordnungspositionen (GOP) in die Stammdatenverwaltung der EDV einzutragen.
Weiterhin müssen alle Diagnosen, mit dem richtigen ICD-10-Code verschlüsselt, dokumentiert werden. Die Diagnosen müssen zu den GOP passen, andernfalls wird die KV sie bei der Plausibilitätskontrolle streichen.

Interaktive Übungen
→ S. 7, PagePlayer

Dokumentationspflicht
→ S. 67

ICD-10
→ S. 161
Plausibilitätskontrolle
→ S. 60, 75

8.2 Durchführung der Quartalsabrechnung

Am Ende eines jeden Quartals wird die Abrechnung zur digitalen Übermittlung an die KV vorbereitet.

MERKE Die Abrechnung erfolgt immer quartalsweise. Ein Kalenderjahr besteht aus 4 Quartalen (Quartal = Viertel eines Kalenderjahres):
1. Quartal vom 1. Januar bis 31. März
2. Quartal vom 1. April bis 30. Juni
3. Quartal vom 1. Juli bis 30. September
4. Quartal vom 1. Oktober bis 31. Dezember

Müssen Formulare per Hand ausgefüllt werden, so wird das Quartal immer wie folgt angegeben: Quartal/Jahr, z. B. 4/25 = 4. Quartal 2025.

Die Übermittlung darf nur mit einer von der KV zertifizierten Software durchgeführt werden und erfolgt in mehreren Schritten:

1. **Prüfungen in der Praxisverwaltungssoftware (PVS)**
   Sind alle Daten eingegeben, wird ein Testsystem der PVS gestartet. Wenn im Prüfprotokoll auf fehlerhafte Abrechnungsdateien hingewiesen wird, so können diese behoben werden, bevor die Abrechnung an die KV versendet wird.
2. **Testabrechnung**
   Praxen, die ihre Abrechnungsdatei über das KV-SafeNet-Portal oder über KV-Connect einreichen, können eine Testabrechnung durchführen. Dabei werden die Abrechnungsdateien mit dem Regelwerk der KV abgeglichen.
   Die Testabrechnung beinhaltet z. B. die Krankheitsfallprüfung und die Überprüfungen der Chronikerpauschalen. Nach der automatisierten Prüfung erhält die Praxis sofort eine Abrechnungsinfo, mit deren Hilfe dann in der Praxisverwaltungssoftware Korrekturen vorgenommen werden können. Der große Vorteil der Testabrechnung liegt darin, dass man sie beliebig oft durchführen kann, bevor die endgültige Abrechnungsdatei an die KV übermittelt wird.

Chronikerpauschalen
→ S. 242

3. **Echtabrechnung**
   Sind alle Fehlermeldungen behoben, kann die Echtzeitabrechnung zusammen mit den elektronischen Dokumentationen über das KV-SafeNet-Portal oder direkt aus dem PVS über KV-Connect an die zuständige Kassenärztliche Vereinigung übermittelt werden. Die KV meldet Auffälligkeiten über die Abrechnungsinformation, die von den Praxen sofort nach Erstellung eingesehen werden kann. Auch per Post kommen die Abrechnungsinformationen in die Praxis. Wer die gemeldeten Auffälligkeiten in der Quartalsabrechnung prüft und behebt, erspart sich späteren Ärger.
   Die von der Praxis erstellten Abrechnungsunterlagen können mit den gewünschten Änderungen per Post oder als eNachricht oder eArztbrief an die KV geschickt werden. Sind die Änderungen bei der KV eingegangen und bearbeitet worden, wird die Weiterverarbeitung für das Honorar veranlasst.
   Die KV überweist monatliche Abschlagzahlungen an die Praxen, die Schlusszahlung für die Quartalsabrechnung erfolgt aber immer erst im übernächsten Quartal.
   Die Praxen sind verpflichtet, Sicherungskopien der übermittelten Abrechnungsdateien zu erstellen. Diese Sicherungskopien müssen 16 Quartale (= 4 Jahre) aufbewahrt werden. Dies ist wichtig für Rückfragen, Unstimmigkeiten und Regressforderungen.

Aufbewahrungspflicht → S. 67

8.3 Einzureichende Abrechnungsunterlagen

Auf jeden Fall muss die von der Ärztin unterschriebene, gültige und vollständige **Quartalserklärung** mit eingereicht werden. Alle weiteren einzureichenden Unterlagen sind je nach Bundesland unterschiedlich festgelegt. Grundsätzlich handelt es sich dabei um:
- Abrechnungsscheine, die im Ersatzverfahren ausgestellt wurden (außer: Freie Arzt- und Medizinkasse, PBeaKK A und Bundeswehr),
- Abrechnungsscheine Sonstiger Kostenträger, z. B. Bereitschaftspolizei der Länder, Bundespolizei, Sozialämter, Asylbewerber, Auslandsabkommen, Sozialversicherungsabkommen (SVA), Soziales Entschädigungsrecht (SER)
- evtl. Überweisungsscheine
- Berechtigungs- und Überweisungsscheine im Rahmen der Jugendarbeitsschutzuntersuchung

Sonstige Kostenträger → S. 170

Für folgende Unterlagen gelten ebenfalls länderspezifische Regelungen. Im Zweifelsfall ist bei der zuständigen Kassenärztlichen Vereinigung nachzufragen, ob diese mit eingereicht werden müssen:
- Fallzusammenstellungen
- Patientenlisten
- Transportbegleitschreiben
- Ausdruck KBV-Prüfmodul
- Notfall-/Vertretungsscheine (Muster 19a)

Die Fallzahlmeldung erfolgt heutzutage automatisch durch die Praxissoftware und wird bei der Abrechnung ebenfalls mit abgegeben.

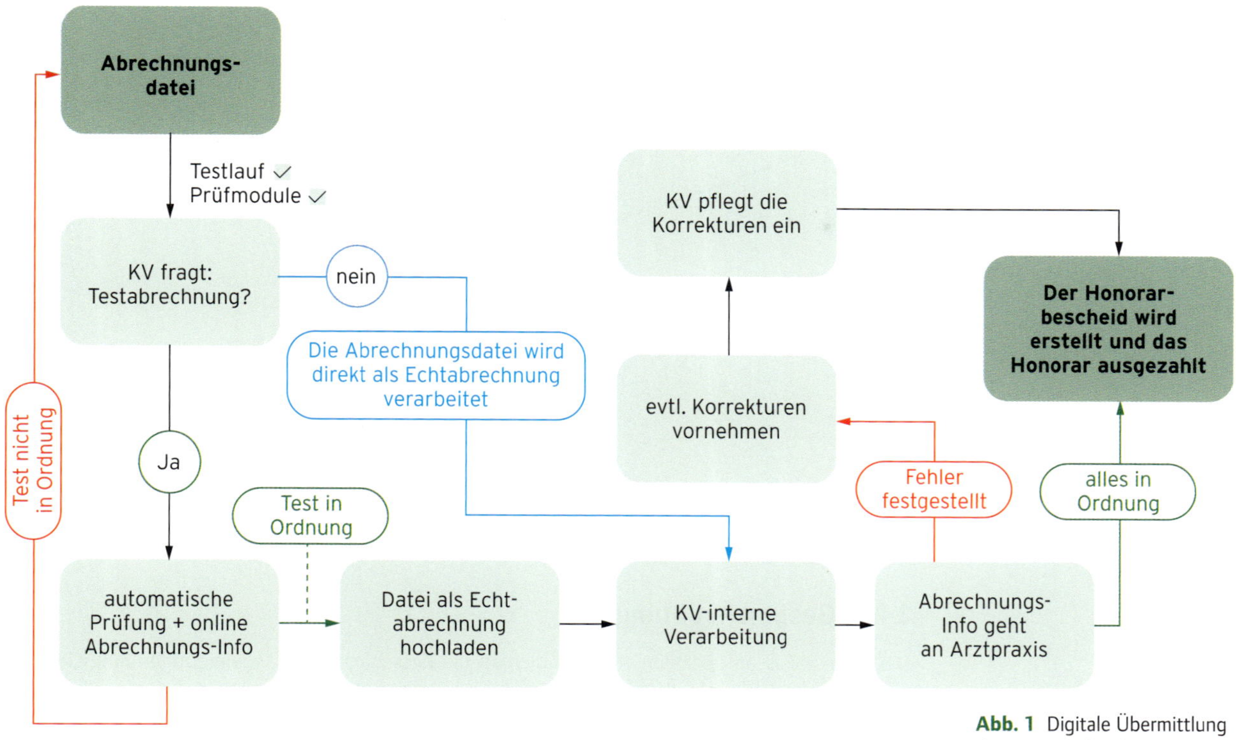

Abb. 1 Digitale Übermittlung der Quartalsabrechnung

8.4 Gesamtvergütung

8.4.1 Gesundheitsfonds und Risikostrukturausgleich

Alle Mitgliedsbeiträge der Versicherten in einer gesetzlichen Krankenversicherung gehen direkt in den **Gesundheitsfonds**. Auch die Beiträge der Arbeitgeberinnen und die der anderen Sozialversicherungsträger fließen hier mit ein. Zudem gibt es jedes Jahr vom Staat aus den Steuereinnahmen einen sogenannten **Bundeszuschuss**. Der Gesundheitsfonds ist also eine Art „Geldsammelstelle“, von der aus die Beiträge aller Versicherten an die Krankenkassen verteilt werden.

Jede Krankenkasse erhält aus diesem Fonds für jedes ihrer Mitglieder einen bestimmten Betrag. Dieser Betrag berücksichtigt das Alter, das Geschlecht und Erkrankungen. Hierdurch wird die unterschiedliche **Risikostruktur** aller Versicherten berücksichtigt. Dies wird auch **morbiditätsbedingter Risikostrukturausgleich (Morbi-RSA)** genannt.

Krankenkassen, die trotz der Zahlungen aus dem Gesundheitsfonds nicht genügend Einnahmen erwirtschaften, können **Zusatzbeiträge** von ihren Mitgliedern verlangen, die in den Gesundheitsfonds einfließen. Seit 2019 müssen diese Zusatzbeiträge zur Hälfte von den Arbeitgeberinnen bezahlt werden, die andere Hälfte bezahlt das Krankenkassenmitglied.

Informationen zum Risikostrukturausgleich und dessen Weiterentwicklung
www.bundesamtsozialesicherung.de/de/themen/risikostrukturausgleich/ueberblick/

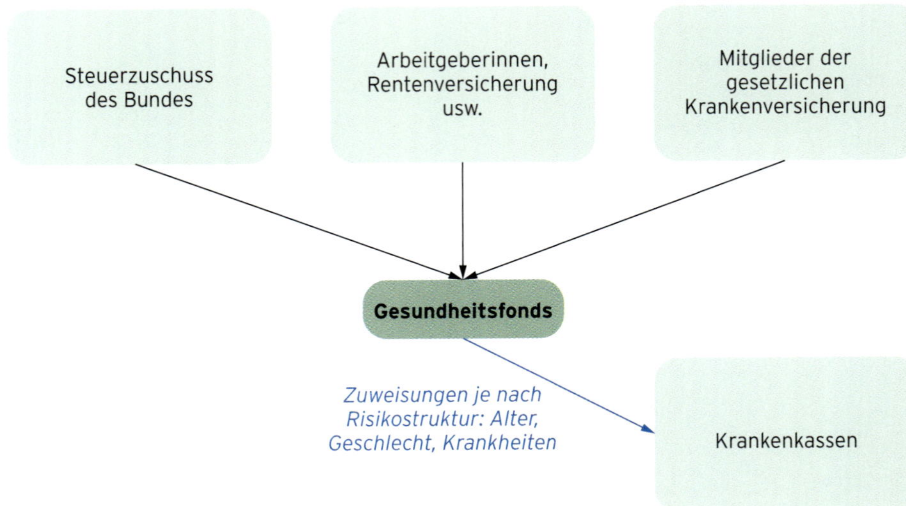

Abb. 1 Zusammensetzung des Gesundheitsfonds

8.4.2 Gesamtvergütung

Die Krankenkassen bezahlen vierteljährlich an die Kassenärztlichen Vereinigungen eine **Gesamtvergütung** für alle von allen Vertragsärztinnen erbrachten Leistungen. Die Gesamtvergütung besteht aus einem budgetierten Teil (**morbiditätsbedingte Gesamtvergütung, MGV**) und einen unbudgetierten Teil (**extrabudgetäre Gesamtvergütung, EGV**).

- **Morbiditätsbedingte Gesamtvergütung:**
  Morbiditätsbedingt bedeutet Krankheitslast: Je kränker die Bevölkerung in einem Bundesland ist, desto mehr Geld geht an diese KV zur Verteilung an die Ärztinnen. Die Höhe der morbiditätsbedingten Gesamtvergütung ist gedeckelt, d. h. die Krankenkassen überweisen eine bestimmte Summe und wenn diese Summe von der KV ausgegeben ist, ist kein Geld mehr da.

  BEISPIEL Eine Orthopädin führt in ihrer Praxis in einem Quartal 50 Infusionen durch. Für jede Infusion würde die Ärztin normalerweise eine Vergütung von ca. 7,36 Euro bekommen. Allerdings steht ihr durch die morbiditätsbedingte Gesamtvergütung nur die Vergütung von 40 Infusionen zu. Auch wenn die anderen 10 Infusionen medizinisch gerechtfertigt waren, bekommt sie sie nicht bezahlt.

  Diese Begrenzungen liegen für fast alle Leistungen, die eine Ärztin erbringen kann, vor. Etwa zwei Drittel des Geldes, das die Krankenkassen an die Kassenärztlichen Vereinigungen überweisen, wird auf diese Weise berechnet und an die Ärztin ausgezahlt.

  ICD-10 → S. 161

  Um die Morbidität in einem Gebiet zu bestimmen, sind die ICD-10-Codes bei der Abrechnung sehr wichtig. Durch sie kann festgestellt werden, wie viele Personen mit welcher Krankheit in einer Region leben. Leben beispielsweise sehr viele Patientinnen mit Diabetes mellitus Typ 2 in einem Bundesland, so wird für die Ausgaben ärztlicher Leistungen bei diesen Patientinnen mehr Geld von den Krankenkassen überwiesen als für ein Bundesland mit wenig Diabetes-Patientinnen. Anhand der ICD-10-Codes wird für alle Krankheiten genau ausgerechnet, welcher Betrag für die Versicherten in diesem Bundesland überwiesen wird.

- **Extrabudgetäre Gesamtvergütung**:
  Extrabudgetär bedeutet außerhalb des Budgets. Die Krankenkassen überweisen einen Teilbetrag (ca. 30 % der Gesamtsumme) an die Kassenärztlichen Vereinigungen, der keiner Budgetierung unterliegt. Diese Leistungen bekommen die Vertragsärztinnen in vollem Umfang ohne Begrenzung der (Leistungs-)Menge oder des Punktwertes vergütet. Zu den extrabudgetären Leistungen zählen beispielsweise Impfungen, ambulante Operationen, Früherkennungsuntersuchungen und Mutterschaftsvorsorge. Auch Leistungen des Hausarztkapitels und hausärztliche Besuche sind entbudgetiert.

8.4.3 Honorarverteilung

Nachdem nun das Geld von den Krankenkassen an die Kassenärztlichen Vereinigungen überwiesen worden ist, muss es an die Vertragsärztinnen entsprechend der eingereichten Quartalsabrechnung verteilt werden.

Die KV prüft zunächst jede Abrechnung auf Plausibilität, Wirtschaftlichkeit und sachlich-rechnerische Richtigkeit. Im Anschluss daran überweist die KV jeder Ärztin ihr Honorar. Dies nennt man auch die **Honorarverteilung**.

Aufgaben der KV
→ S. 60

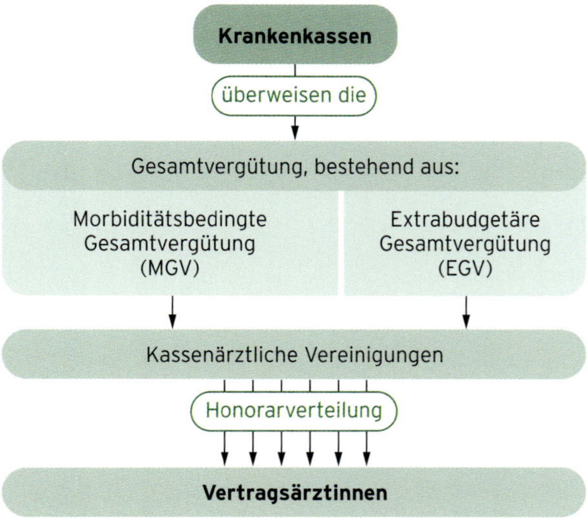

Abb. 1 Honorarverteilung von den Krankenkassen an die Vertragsärztinnen

Im **kassenärztlichen Viereckmodell** lassen sich alle Abrechnungsbeziehungen der am ambulanten Gesundheitssystem Beteiligten darstellen.

Video
→ S. 7, PagePlayer

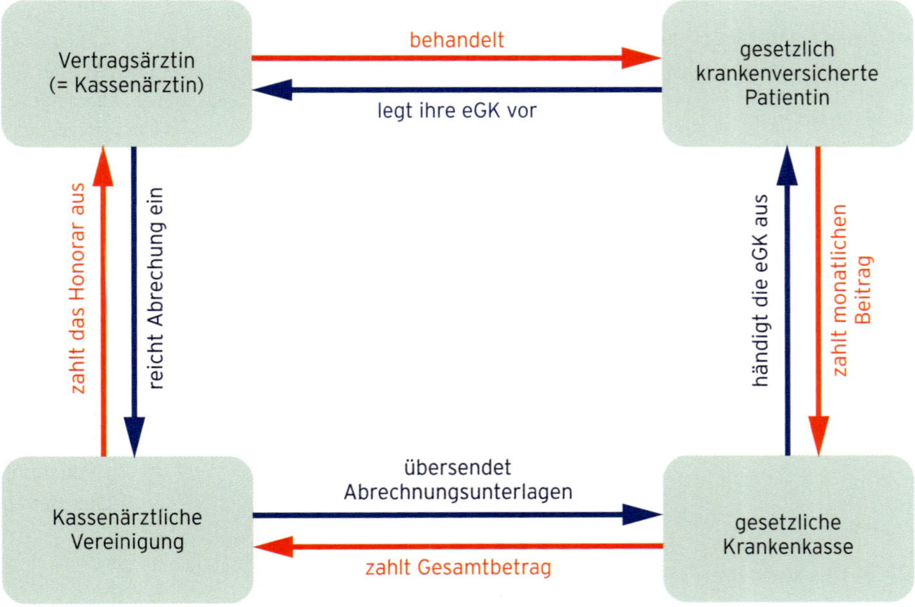

Abb. 2 Das kassenärztliche Viereckmodell

Aufgaben

1 Infomieren Sie sich, wie die Online-Abrechnung in Ihrer Praxis durchgeführt wird.
2 Warum gibt es den Gesundheitsfonds?
3 Was ist der Risikostrukturausgleich?
4 Unterscheiden Sie morbiditätsbedingte und extrabudgetäre Gesamtvergütung.

Ich kann …	
… den Unterschied zwischen einer Pflicht- und einer freiwilligen Versicherung in der GKV erklären.	
… erklären, warum der Wechsel zwischen gesetzlicher und privater Versicherung schwierig sein kann.	
… die verschiedenen Kostenträger im Bereich der Krankenversicherung benennen.	
… zuordnen, wann welche Gebührenordnung (EBM, GOÄ, UV-GOÄ) als Abrechnungsgrundlage verwendet wird.	
… unterscheiden, welche Gruppen von Versicherten es in der gesetzlichen Krankenversicherung gibt.	
… mehrere Beispiele für gesetzliche Krankenkassen aufzählen und weiß, was Abkürzungen wie AOK oder BKK bedeuten.	
… erklären, welche Rolle Solidarität und Eigenverantwortung in der gesetzlichen Krankenversicherung spielen.	
… eine wirtschaftliche von einer unwirtschaftlichen Leistung unterscheiden.	
… Beispiele für Dienst- und Sachleistungen aus meinem Praxisalltag benennen	
… zwischen Regel- und Ermessensleistungen anhand von Beispielen unterscheiden.	
… zwischen Ermessens- und IGeL-Leistungen sowie dem Wahltarif der gesetzlichen Krankenkassen unterscheiden.	
… Beispiele für IGeL-Leistungen aus meinem Praxisalltag anführen.	
… erklären, welches Ziel kurative und präventive Leistungen der gesetzlichen Krankenversicherung verfolgen.	
… erklären, was eine Vertragsärztin ist.	
… die verschiedenen Praxisformen erklären.	
… die Begriffe „Zulassung" und „Ermächtigung" erklären.	
… erklären, was eine Belegärztin ist.	
… verschiedene Leistungen der gesetzlichen Krankenkassen aufzählen und richtig einordnen in „präventive" und „kurative" Leistungen.	
… die Mitwirkungspflicht einer Versicherten erklären.	
… verschiedene Selektivverträge aufzählen und erklären.	
… einige Aufgaben der KV und ihre Pflichtmitglieder nennen.	
… die Kontrolle der Abrechnungsunterlagen erklären.	
… einige Aufgaben der Ärztekammer und ihre Pflichtmitglieder aufzählen.	
… einige Freie Ärztliche Verbände und Wissenschaftlich-Medizinische Fachgesellschaften aufzählen.	
… Beispiele anführen, welche Informationen man im BMV-Ä findet.	
… die Aufgaben des G-BA erklären.	
… das Kassenärztliche Viereckmodell erklären.	
… die Aufbewahrungspflichten für die verschiedenen Unterlagen in meinem Bundesland nennen.	
… die Pflichten von Ärztin und Patientin aus dem Behandlungsvertrag aufzählen.	
… erklären, warum der Behandlungsvertrag ein besonderer Vertrag ist.	
… erklären, was man unter Kassenwahlfreiheit versteht.	
… die Durchführung der Quartalsabrechnung erklären.	

Ich kann …	
… Beispiele für Unterlagen nennen, die mit der Quartalsabrechnung eingereicht werden müssen.	
… aufzählen, nach welchen Aspekten die vertragsärztliche Abrechnung überprüft wird.	
… angeben, welche Monate zu welchem Quartal gehören.	
… für ein Datum das gültige Quartal angeben.	
… erklären, mit welchen Beiträgen der Gesundheitsfonds gespeist wird.	
… erklären, warum der Risikostrukturausgleich für mehr Gerechtigkeit sorgt.	
… erklären, was unter morbiditätsbedingter Gesamtvergütung verstanden wird.	
… einige Leistungen aufzählen, die zur extrabudgetierten Gesamtvergütung gehören.	
… den Weg des Geldes von der Versicherten bis zur Ärztin insgesamt nachvollziehen.	
… erklären, welche Rolle das Wirtschaftlichkeitsgebot bei Leistungen für gesetzlich Versicherte spielt.	
… nachvollziehen, dass die Abrechnungswege für unterschiedliche Versicherte (z. B. Angehörige Sonstiger Kostenträger, Privatpatientinnen, gesetzlich Versicherte …) unterschiedlich sind.	
… für die Praxis wichtige Informationen auf der Seite meiner zuständigen KV und der KBV recherchieren.	

LF 2 Patienten empfangen und begleiten

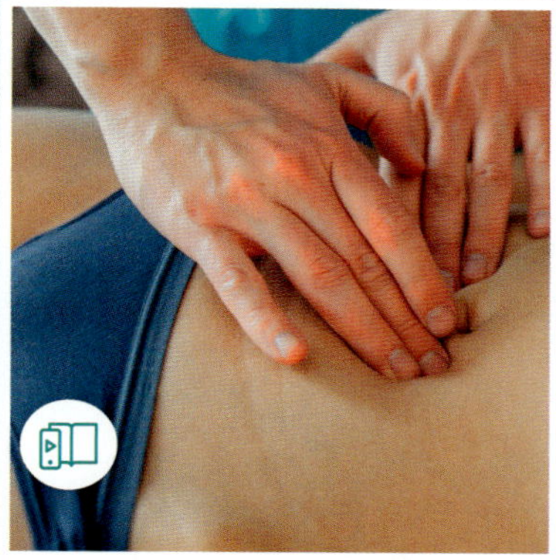

Videos und interaktive Übungen zu diesem Lernfeld können Sie mit einem Smartphone aufrufen, indem Sie mit der PagePlayer-App diese Seite scannen.

Unser Patient ... ein Mensch mit Stärken und Schwächen

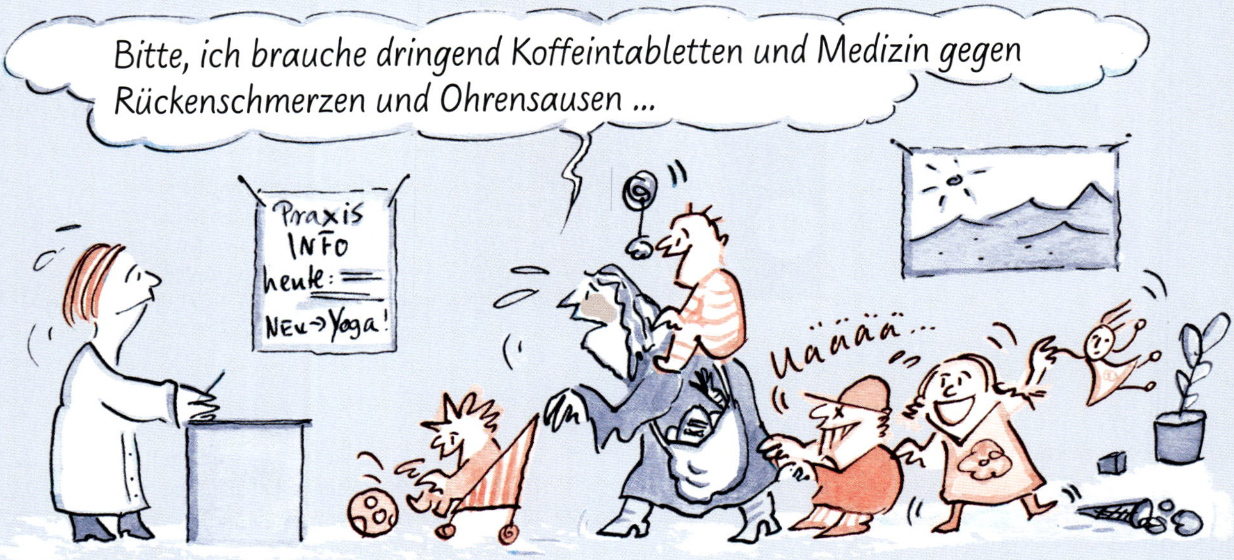
Bitte, ich brauche dringend Koffeintabletten und Medizin gegen Rückenschmerzen und Ohrensausen ...
Praxis INFO heute:
NEU → Yoga!
Uäääää ...

Wer eine Arztpraxis aufsucht, ...

wünscht Hilfe, nicht immer nur medizinische.
Fühlt sich ein Mensch krank, befindet er sich häufig in einer Krise. Die Krankheit steht ihm im Weg, sein Körper „macht nicht mehr mit". Was Beschwerden erzeugt (z. B. Schmerzen), wirkt sich oft aber auch auf die Stimmung des Betroffenen aus. Wichtig ist, dass Sie als MFA den Patienten menschlich „dort abholen, wo er steht", d. h. ihn mit seiner Angst und seinen Sorgen ernst nehmen und annehmen.
Auch in Situationen, in denen Ängste in der „Verkleidung" von Ärger, Nervosität und Anspruchsdenken auftreten, ist Einfühlung oft der beste (und schnellste) Weg zur Entschärfung der Situation.

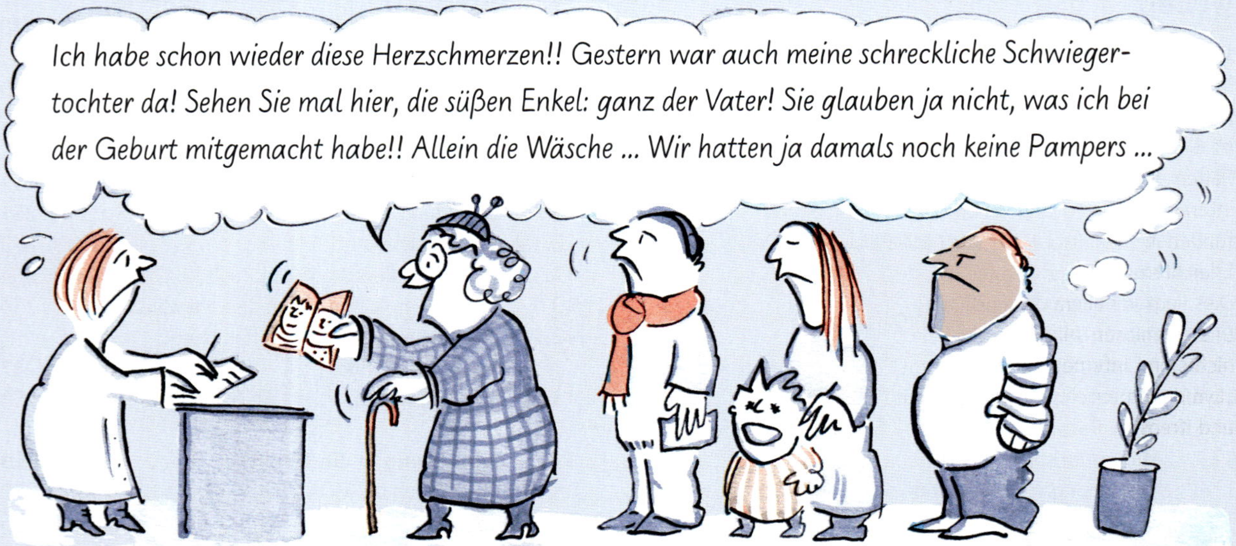
Ich habe schon wieder diese Herzschmerzen!! Gestern war auch meine schreckliche Schwiegertochter da! Sehen Sie mal hier, die süßen Enkel: ganz der Vater! Sie glauben ja nicht, was ich bei der Geburt mitgemacht habe!! Allein die Wäsche ... Wir hatten ja damals noch keine Pampers ...

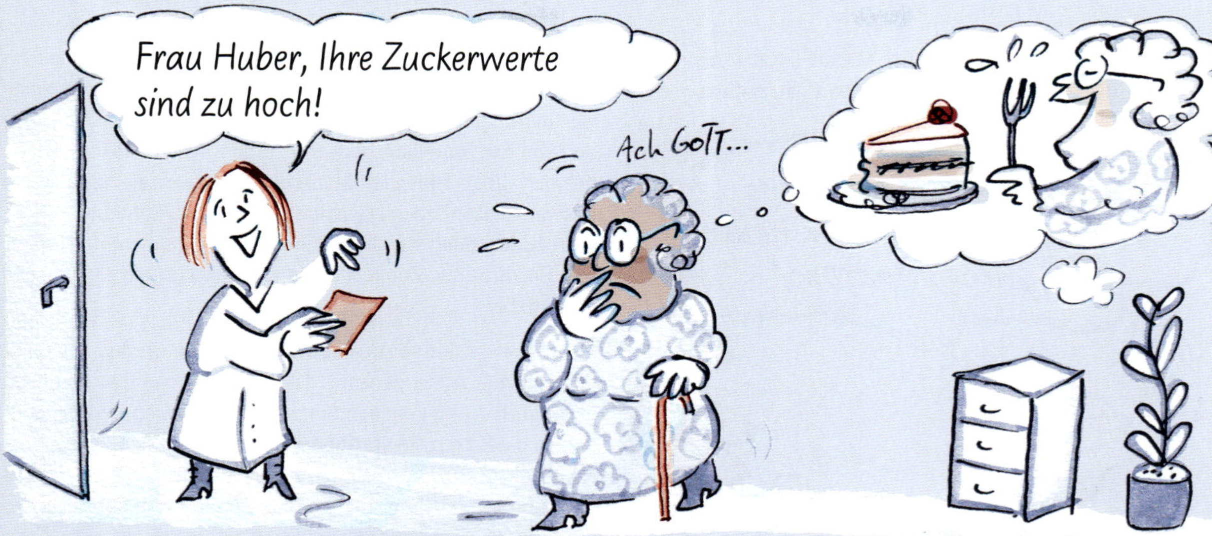
Frau Huber, Ihre Zuckerwerte sind zu hoch!
Ach GOTT...

Jeder Mensch hat „in tiefster Seele" ...

ein Gefühl dafür, warum er krank geworden sein könnte.
Oft spielen unbewusste Schuldgefühle mit – etwa wegen einer ungesunden Lebensweise. Vermitteln Sie Verständnis für die „menschlichen Schwächen" Ihrer Patienten, denn nur wenn Sie diese kennen, können Sie helfen.

Neben Schuldgefühlen ...

spielt auch oft Angst eine Rolle.
Daran hat auch die Medienpräsenz im heutigen „Informationszeitalter" nichts geändert. Häufig ist das Gegenteil der Fall: Gerade bei jungen Patienten, die zu ihren Symptomen schon mal im Internet nachgelesen haben, erzeugen die gefundenen Informationen häufig mehr Angst als Erleichterung.
Dies liegt vor allem daran, dass zu den häufigen und harmlosen Alltagsbeschwerden so gut wie nichts im Internet steht – aber schon unter „Lymphknotenschwellung" gleich Links zu Aids und Krebs führen.

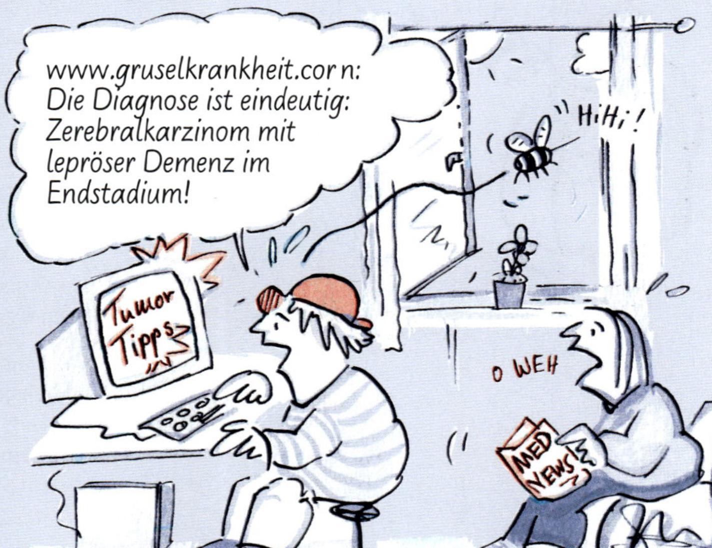
www.gruselkrankheit.com:
Die Diagnose ist eindeutig:
Zerebralkarzinom mit
lepröser Demenz im
Endstadium!
HiHi!
Tumor Tipps
O WEH
MED NEWS

1 Der Arztbesuch: Einführung in die ambulante Medizin

Interaktive Übungen
→ S. 79, PagePlayer

Die Menschen, die uns mit ihren Beschwerden und Sorgen in der Praxis aufsuchen, nennen wir **Patienten** (lat. patiens = leidend). Nicht jeder Patient ist krank; auch vorbeugende Maßnahmen wie Impfungen und Früherkennungsuntersuchungen sind Gründe, zum Arzt zu gehen. Jede Person, die unsere Praxis besucht, nehmen wir als leidenden Menschen, aber auch als Aufraggeber unserer medizinischen Dienstleistungen ernst. Zufriedene „Kunden" bilden einen stabilen Patientenstamm und empfehlen unsere Praxis weiter. Damit sind die Patienten unsere eigentlichen Arbeitgeber.

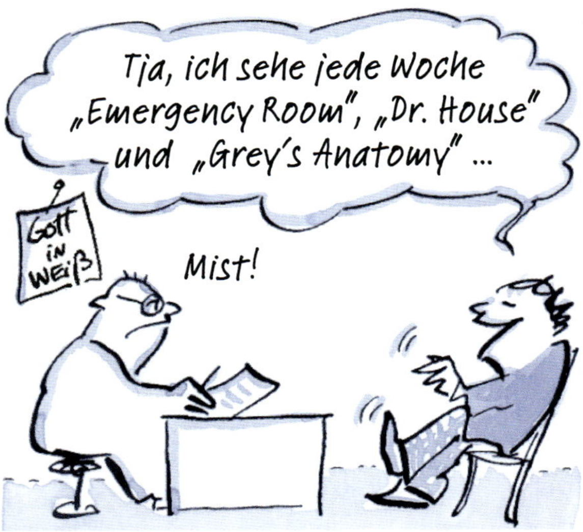
Tja, ich sehe jede Woche „Emergency Room", „Dr. House" und „Grey's Anatomy" ...
Gott in Weiß
Mist!

In Arztpraxen sind Ärzte **ambulant** tätig. Sie werden auch niedergelassene Ärzte genannt. Die Patienten werden ambulant versorgt, d. h. sie kommen nur zur Untersuchung und Behandlung in die Praxen. Im **stationären** Bereich, d. h. in Kliniken bzw. Krankenhäusern, übernachten die Patienten. Bei besonders schweren Krankheiten, für größere Eingriffe und spezielle Untersuchungen werden Krankenhäuser aufgesucht. Manche Ärzte arbeiten überwiegend in ihren Praxen, operieren ihre Patienten aber in Kliniken. Man nennt sie **Belegärzte**, weil sie Klinikbetten mit ihren Patienten „belegen".

1.1 Gesundheit und Krankheit

Krankheit ist das Fehlen von Gesundheit und geht mit Beschwerden einher. Kranksein gehört zum Leben und betrifft jeden Menschen viele Male. Schon Babys erleben Krankheit und Schmerzen als Einschränkungen ihres Wohlbefindens. Auch die gesündeste Lebensweise kann nicht jede Krankheit verhindern. Niemand hat seine Gesundheit „im Griff".

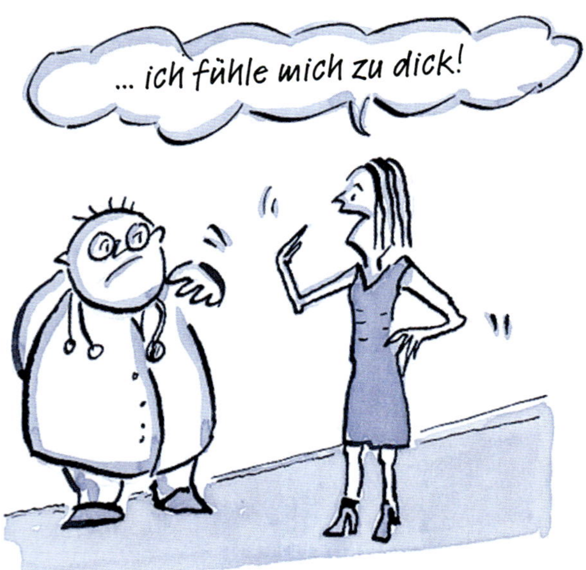
... ich fühle mich zu dick!

Gesundheit ist nach der Definition der WHO (World Health Organization; Weltgesundheitsorganisation) von 1946 „ein Zustand vollkommenen körperlichen, geistigen und sozialen Wohlbefindens und nicht nur das Fehlen von Krankheit oder Behinderung". Gesundheit in diesem Sinne, wie sie kurz nach dem Zweiten Weltkrieg als Ideal formuliert wurde, ist kaum erreichbar. Jeder Mensch hat seinen eigenen Gesundheitsbegriff, der durch sein persönliches Empfinden bestimmt wird. Dazu gehören die Abwesenheit von Leid und Schmerzen, allgemeines Wohlbefinden und die Fähigkeit, das eigene Leben frei zu gestalten. Auch der Schönheitsbegriff eines Menschen ist Teil seines Gesundheitserlebens; der Wunsch nach plastischen Operationen führt viele „Patienten" zum Arzt.

Ein junges Mädchen kann sich wegen einer leichten Akne krank und eingeschränkt fühlen. Andererseits kann sich ein „Schwerkranker", der viele Medikamente und z. B. einen Rollstuhl benötigt, gesund und zufrieden fühlen.

1.2 Stufen der Hilfesuche

Spürt ein Mensch, dass er krank ist, greift er zunächst auf eigene Erfahrungen und Kenntnisse sowie die seines sozialen Umfeldes zurück. Erst wenn die jeweilige Selbsthilfe-Stufe nicht ausreicht, nimmt er professionelle, z. B. ärztliche Hilfe in Anspruch.

Wahrnehmung von Symptomen: „Ich bin krank!",
z. B. Halsschmerzen und Schluckbeschwerden; sind die Beschwerden nicht bedrohlich, erfolgt

⇩

Abwarten – Hoffnung auf Selbstheilung; tritt diese ein, endet die Hilfesuche hier.

⇩

Versuch der **Selbsthilfe** nach früheren Erfahrungen, z. B.: „Bei der letzten Halsentzündung half mir Salbeitee." Reicht dies nicht aus, erfolgt die

⇩

Informationssuche im Internet oder (v. a. bei älteren Patienten) in Gesundheitsbüchern. Findet der Kranke hier keine ausreichenden Informationen bzw. Selbsthilfemöglichkeiten, fragt er Bekannte. Erzeugen die Informationen jedoch Angst, wendet er sich gleich an seinen Arzt.

⇩

Der Kranke wendet sich an Menschen seines sozialen Umfeldes, z. B. Freunde oder Verwandte, die er für erfahren hält. Diese können Laien, aber auch medizinisch ausgebildet sein; ggf. werden ihm weitere Hausmittel oder frei verkäufliche Medikamente empfohlen. Dies ist die **erweiterte Selbsthilfe**. Reicht diese nicht aus, sucht er im professionellen Bereich weiter; evtl. wird ihm das auch von anderen geraten.

⇩

Er nimmt **professionelle Hilfe** in Anspruch; z. B. geht er in die Apotheke, lässt sich beraten und nimmt ggf. frei verkäufliche Medikamente ein. Rät der Apotheker zum Arztbesuch, reicht die Wirkung der Mittel nicht aus oder benötigt der Patient eine Krankmeldung, geht er zum Hausarzt.

⇩

Der **Hausarzt** befragt und untersucht den Kranken, stellt eine Diagnose (z. B. Angina tonsillaris = bakterielle Mandelentzündung) und verschreibt ggf. ein Medikament, z. B. Penicillin-Tabletten.

⇩

Helfen die hausärztlichen Maßnahmen nicht, kommt der Patient zu ihm zurück; der Arzt ändert oder erweitert seine Diagnostik und Therapie – z. B. verordnet er ein anderes Antibiotikum oder nimmt Blut ab – oder schickt den Kranken zum **Facharzt**.

⇩

Kann der Facharzt nicht helfen oder hält er Maßnahmen für notwendig, die ambulant nicht möglich sind, weist er den Patienten ins **Krankenhaus** ein. Die ist z. B. der Fall, wenn eine operative Entfernung der Mandeln durchgeführt werden soll. In komplizierten Fällen wird zusätzlich eine **Spezialklinik** oder Uniklinik genutzt.

Dass ein Kranker zum Arzt geht, bedeutet also, dass entweder seine Selbsthilfe nicht ausreicht oder dass die Angst, die mit seinen Symptomen einhergeht, ihn dorthin führt. Art und Ausmaß der Beschwerden, aber auch Erfahrungen, soziale und psychische Situation, der kulturelle Hintergrund sowie die Persönlichkeit jedes einzelnen Patienten beeinflussen die Entscheidung, ob und wann er einen Arzt aufsucht.

1.3 Anamnese

Der Arzt empfängt den Patienten im Sprechzimmer und fragt ihn nach dem Grund seines Kommens. Er erhebt die Krankengeschichte, die **Anamnese**. Ein Anamnesebogen (→ Abb. 1) kann helfen, Zeit zu sparen und die Vollständigkeit zu verbessern, ersetzt aber nicht das persönliche Gespräch.

Anamnesebogen		
Name:		Datum:
Vorname:		Geburtsdatum:
Jetzige Anamnese		
Frühere Anamnese		
Schwangerschaft/Kinderkrankheiten:	Operationen:	
Klinikaufenthalte:		
Blutdruck:	max. Wert: /	mmHg
Cholesterinwerte:	max. Wert:	mg/dL
Sonstige Erkrankungen:		
Impfungen		
Tdap:	Polio:	Hep. B:
Influenza:	FSME:	Hep. A:
Sonstige:		
Allergien		
Medikamente:	Sonstiges:	
Vegetative Anamnese		
Gewicht:	Schlaf:	Leistungsfähigkeit:
Appetit:	Verdauung/Stuhlgang:	(ggf. Sexualfunktionen):
Bei Auffälligkeiten: psychische Befindlichkeit (z. B. Depression)		
Alkohol: /Tag	Zigaretten: /Tag seit Jahren	Drogen:
Medikamente		
Regelmäßig: (Medikamentennahme/Substanz) Einnahme (morgens • mittags • abends • nachts)		
Familienanamnese		
Diabetes mellitus Typ:	Allergien:	
Krebs:	Asthma bronchiale:	
Herz-Kreislauf-Krankheiten:	Bluthochdruck:	
Herzinfarkt:	Sonstiges:	
Soziale Anamnese		
Familienstand: verh./Partnerschaft/led.:	Kinder/Beruf:	
Dauernde/momentane Stressfaktoren:		

Abb. 1 Anamnesebogen

Sinn der Anamnese ist es, mithilfe der Angaben des Patienten die **Diagnose** zu stellen, d. h. die vorliegende Erkrankung erkennen und benennen zu können. Ohne Diagnose kann normalerweise keine **Therapie** (Behandlung) stattfinden. Mindestens 70 % aller Diagnosen werden mittels der Anamnese gestellt. Damit sind Fragen und Zuhören die wichtigsten diagnostischen Mittel der Medizin. Oft findet im Anschluss eine weiterführende **Diagnostik** statt: Es werden verschiedene Untersuchungen durchgeführt, um die **Verdachtsdiagnose** zu bestätigen oder auszuschließen. Eine Verdachtsdiagnose ist die erste Idee des Arztes, welche Krankheit bei einem Patienten vorliegt.

Der Patient schildert seine Beschwerden bzw. **Symptome** (Krankheitszeichen), z. B. Rückenschmerzen. Symptome können **subjektiv**, d. h. nur für den Patienten selbst, wahrnehmbar sein, wie Schmerzen, Juckreiz oder Übelkeit. Sie können auch **objektiv**, also auch für andere feststellbar oder messbar sein, wie Hautausschlag oder Fieber.

Manche Symptome sind **spezifisch**, d. h. für eine bestimmte Erkrankung charakteristisch und kennzeichnend, z. B. der typische Hautausschlag einer Gürtelrose oder ein sichtbares Knochenstück bei einem offenen Knochenbruch. Die meisten Symptome sind jedoch **unspezifisch**. Sie können bei vielen Erkrankungen vorliegen, z. B. Kopfschmerzen. Diese können auf eine verspannte Nackenmuskulatur, eine Entzündung der Nasennebenhöhlen, eine beginnende Grippe oder auch einen seltenen Hirntumor hinweisen.

Der Arzt erfragt, ob die Beschwerden **akut** (heftig und plötzlich, aber kurz andauernd) oder **chronisch** (d. h. ständig und langwierig) bestehen. Auch der tageszeitliche Verlauf und die Beeinflussbarkeit der geklagten Beschwerden werden erfragt.

Die Anamnese besteht aus mehreren Anteilen, die je nach Situation unterschiedlich wichtig und umfangreich sind. Die **jetzige Anamnese** beginnt mit „Was führt Sie zu uns?“ und erfasst den Anlass des Arztbesuches bzw. die aktuellen Beschwerden.

Die **frühere Anamnese** umfasst aufgetretene Krankheiten, Operationen, Klinikaufenthalte, Therapien, Befunde, Impfungen, Allergien usw.

Bei der **Medikamentenanamnese** wird nach ärztlich verordneten Arzneimitteln und nach der **Selbstmedikation** gefragt; dies ist die Medikamenteneinnahme, die der Patient ohne ärztliche Verordnung oder Empfehlung durchführt. Auch Genussmittel- und Drogenkonsum wird erfragt.

Die **vegetative Anamnese** betrifft die unwillkürlichen (automatischen) Körperfunktionen wie Schlaf, Appetit, ungewollte Veränderungen des Körpergewichts, Schwitzen, Blasen-, Darm- und ggf. Sexualfunktion sowie bei Frauen den Menstruationszyklus.

Die **Familienanamnese** ergibt Hinweise auf erbliche Krankheitsneigungen, z. B. allergisches Asthma, Bluthochdruck, Darmkrebs, sowie seelische Krankheiten. Die **soziale Anamnese** beschreibt die Situation des Patienten einschließlich Partnerschaft, Familie und Beruf. Die soziale Situation wirkt sich auf Krankheitsgeschehen und -erleben aus.

Wenn es notwendig erscheint, wird auch die **psychische** bzw. **psychiatrische Anamnese** erhoben, um die seelische Befindlichkeit (Stimmung, Motivation usw.) und krankhafte Erscheinungen wie Selbsttötungsneigung oder wahnhaftes Erleben zu erkennen.

Kann der Patient selbst Angaben machen, handelt es sich um eine **Eigenanamnese**. Dagegen muss z. B. bei Säuglingen, bewusstlosen oder dementen Patienten eine **Fremdanamnese** erfolgen. Dabei werden Personen des sozialen Umfeldes befragt, z. B. Eltern, Partner oder Pflegende. Die gesamte Anamnese wird in der Patientenakte dokumentiert.

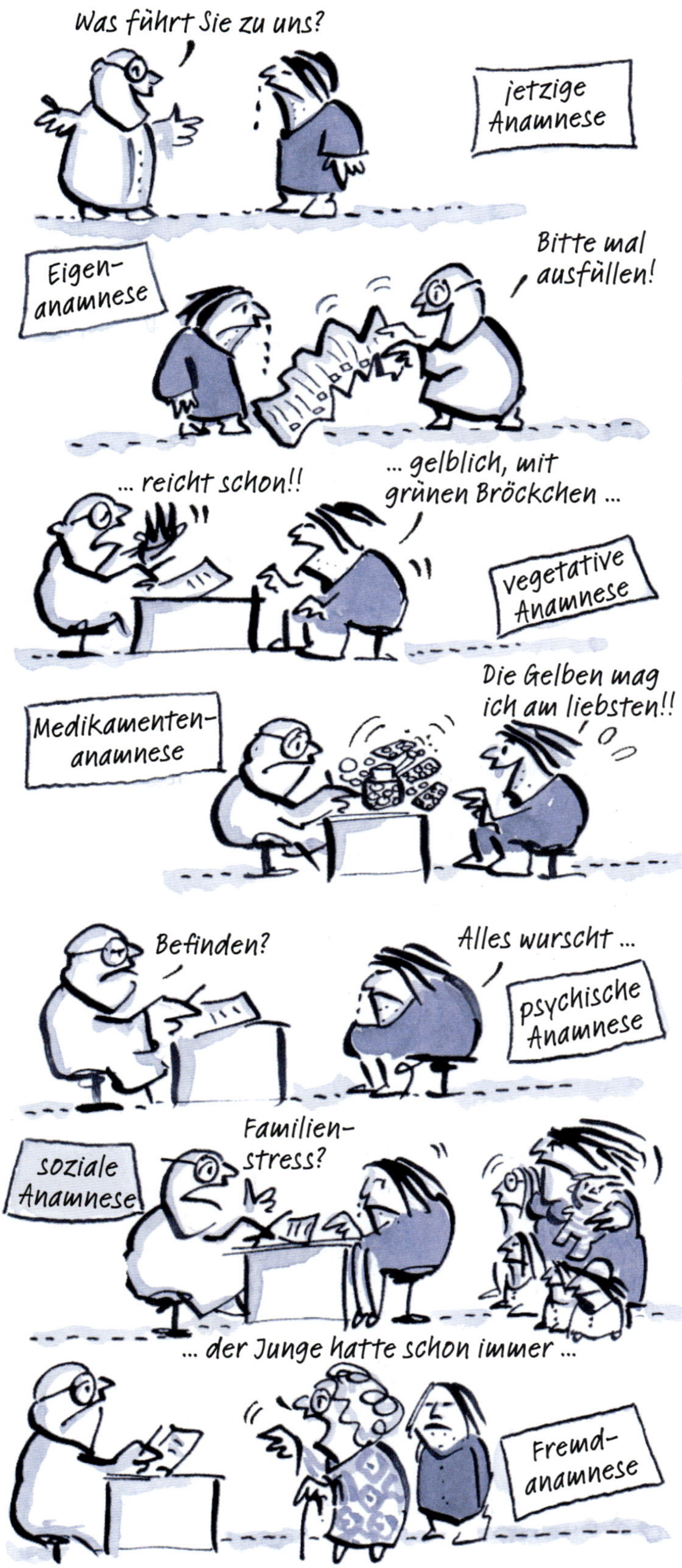
Was führt Sie zu uns?
jetzige Anamnese
Eigen-anamnese
Bitte mal ausfüllen!
... reicht schon!!
... gelblich, mit grünen Bröckchen ...
vegetative Anamnese
Medikamenten-anamnese
Die Gelben mag ich am liebsten!!
Befinden?
Alles wurscht ...
psychische Anamnese
soziale Anamnese
Familien-stress?
... der Junge hatte schon immer ...
Fremd-anamnese

1.4 Klinische Untersuchung

Der Anamnese folgt in vielen Fällen eine körperliche Untersuchung, auch **klinische Untersuchung** genannt. Diese untergliedert sich in

- Inspektion,
- Palpation,
- Perkussion und
- Auskultation.

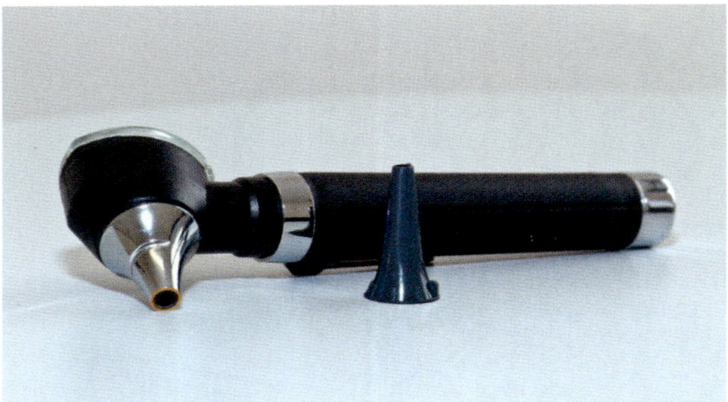

Abb. 1 Otoskop

Die Untersuchung beginnt mit der Betrachtung, der **Inspektion**. Sie umfasst Gang, Haltung, Körperbau, Hautfarbe, Gesichtsausdruck. Dabei können Kleidung und Pflegezustand des Patienten u. a. Aufschluss über seine seelische Lage geben. Für die genauere Inspektion z. B. der Mundhöhle sind eine Untersuchungsleuchte und evtl. ein Holzspatel erforderlich. Reicht das bloße Auge bzw. Ohr nicht aus, werden weitere Hilfsmittel eingesetzt (→ Abb. 1, 2).

Der Untersuchung des äußeren Gehörgangs und des Trommelfells dient das **Otoskop**. Es enthält eine Lichtquelle und eine Lupe und wird zusammen mit einem Einmal-Ohrtrichter verwendet.

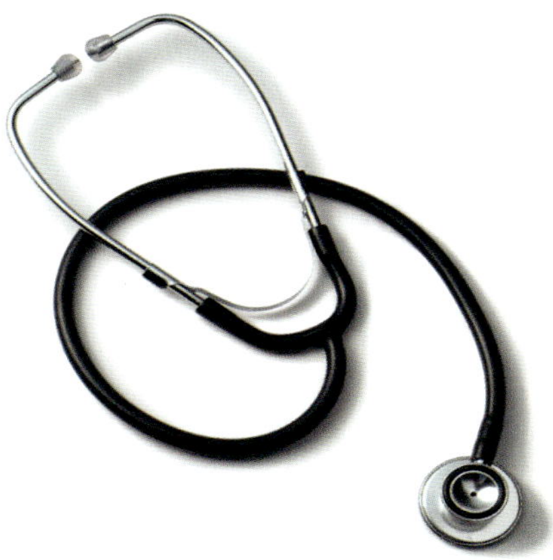

Abb. 2 Stethoskop

Der Inspektion folgt die **Palpation**, das Betasten des Körpers (→ Abb. 3). Dabei achtet man auf Schwellungen, Verhärtungen, Druckschmerz und ungewöhnliche Widerstände des **palpierten** Organs bzw. des Körperteils.

Ein weiterer Untersuchungsschritt ist die **Perkussion**, das Beklopfen (→ Abb. 4). Dabei klopft der Untersucher auf seinen aufgelegten Mittelfinger. Das Klopfgeräusch unterscheidet sich, je nachdem, ob ein lufthaltiger oder fester Körperbereich **perkutiert** wird. Deshalb dient diese Methode z. B. zur Bestimmung der unteren Lungengrenzen. Bauchraum, Lunge und manche Blutgefäße werden zusätzlich **auskultiert** (abgehört).

Das Hilfsmittel für die Auskultation ist das **Stethoskop**. Oft schließt sich an die klinische Untersuchung eine apparative Diagnostik an, z. B. um Bilder erkrankter Organe herzustellen, durch deren Beurteilung die Diagnose zu stellen und/oder therapeutische Schritte, z. B. eine Operation, zu planen.

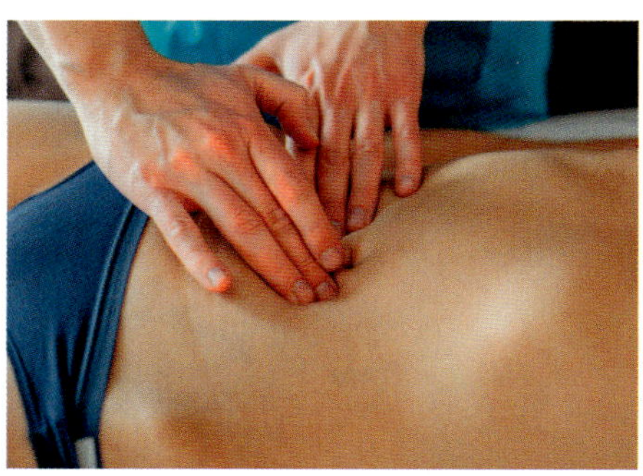

Abb. 3 Palpation

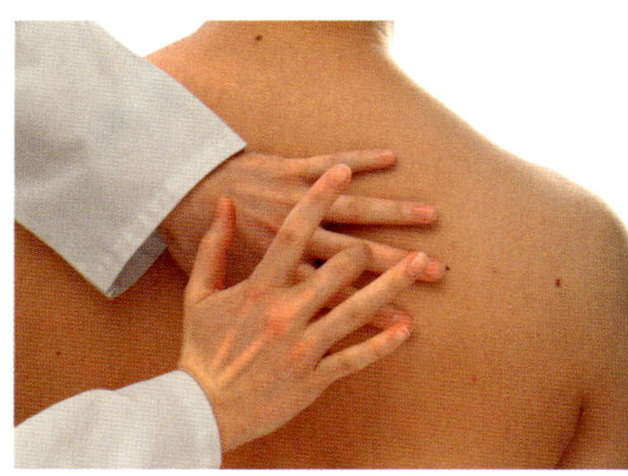

Abb. 4 Perkussion

2 Der kranke Mensch

2.1 Krankheitsursachen

Kranksein begleitet die Menschheit schon immer; stets haben sich Kranke Gedanken über die Ursachen ihrer Leiden gemacht. Parasitenbefall, Splitter usw. führten zur Annahme, etwas Lebendes treibe in Wunden bzw. im Inneren des Kranken sein Unwesen: „Hier ist der Wurm drin." Nach anderen Vorstellungen verstand man Kranke als von bösen Geistern befallen und religiöse Überzeugungen führten zu der Annahme, Krankheit sei eine göttliche Strafe. Heute kennen wir viele Krankheitserreger, Gifte und andere schädliche Einflüsse und erkennen auch Stress als krank machend an. Dass die Lebensweise die Gesundheit beeinflusst, ist schon seit vielen Tausend Jahren bekannt.

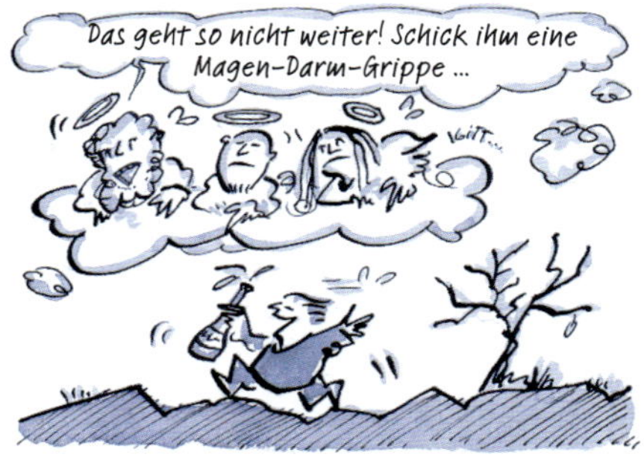
Das geht so nicht weiter! Schick ihm eine Magen-Darm-Grippe ...

Krankheit kann viele Ursachen haben

Chemisch: Säuren, Laugen, Gifte usw., *z. B. Verätzung, Vergiftung*

Biologisch: Bakterien, Viren, Pilze usw., *z. B. Infektionskrankheiten*

Physikalisch: Kälte, Hitze, Strahlen usw., *z. B. Erfrierung, Verbrennung, Hautkrebs*

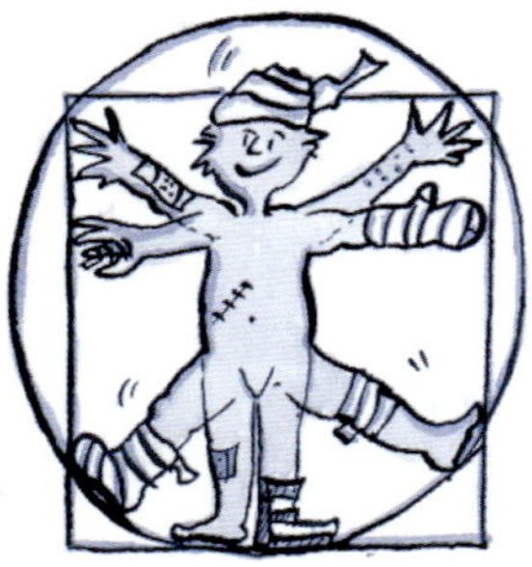

Psychisch: Stress, traumatische Erlebnisse usw., *z. B. psychosomatische Krankheiten, Depression*

Genetisch (= Vererbung): *z. B. Bluterkrankheit, Down-Syndrom*

Sozial: Arbeitslosigkeit, Einsamkeit usw., *z. B. psychosomatische Krankheiten, Depression*

Anfälligkeit (= Disposition): *z. B. Allergien, Herzinfarkte, Osteoporose*

Interaktive Übungen
→ S. 79, PagePlayer

2.2 Negative Krankheitsauswirkungen

Kranksein beeinträchtigt uns Menschen in vielfacher Hinsicht. Körperlich und seelisch, indem wir Schmerzen und Funktionseinschränkungen erleiden. Auch beruflich, finanziell und sozial wirkt sich Krankheit aus: Bestimmte Berufe können z. B. Epilepsiepatienten (Anfallskranke) nicht ausüben. Selbstständige sind oft gezwungen, trotz Krankheit weiterzuarbeiten, da sie sonst kein Einkommen haben. Krankheiten und Behinderungen können Karriere, Verdienst und Lebensziele einschränken. Manche Menschen müssen wegen chronischer Krankheiten und/oder notwendiger Medikamente auf Schwangerschaft bzw. auf leibliche Kinder verzichten.

2.3 Krankheitsgewinn

Krankheiten können auch positive Auswirkungen haben. Die Psychologie nennt diese Vorteile Krankheitsgewinn. Es wird zwischen primärem und sekundärem Krankheitsgewinn unterschieden.

Primärer Krankheitsgewinn bedeutet, dass ein Mensch, der unter seelischen Problemen leidet, z. B. einen unlösbar erscheinenden Konflikt erlebt, körperlich krank wird und sich dadurch seelisch entlastet fühlt. Es entweicht quasi psychischer Druck aus der Seele in den Körper. Vereinfacht ausgedrückt ist dies der Entstehungsprozess **psychosomatischer** Krankheiten, d. h. der Erkrankungen, bei denen sich seelisches Leid körperlich ausdrückt.

Leichter zu verstehen ist der sekundäre Krankheitsgewinn. Dies sind praktische und finanzielle Vorteile durch Krankheit. Dazu gehört die Entlastung von Pflichten, sei es privat, in Schule oder Beruf. Auch Rentenbezüge können ein Krankheitsgewinn sein.

2.4 Compliance und Adhärenz

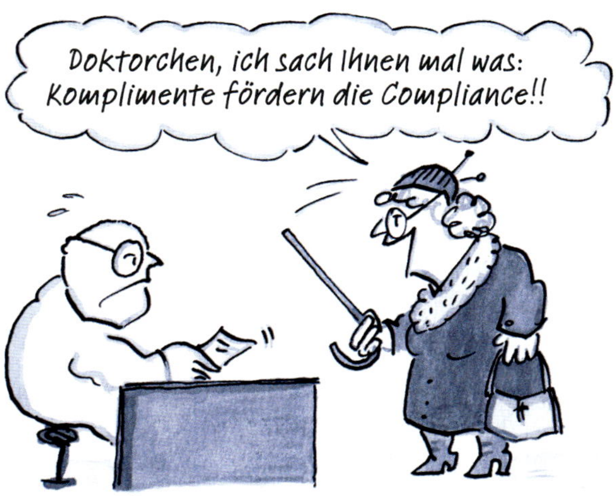
Doktorchen, ich sach Ihnen mal was: Komplimente fördern die Compliance!!

Arzt und MFA erwarten ein bestimmtes (Rollen-)Verhalten von ihren Patienten: Sie sollen sich untersuchen lassen, auch wenn dies unangenehm, schmerzhaft oder mit Schamgefühl verbunden ist. Wir setzen voraus, dass unsere Patienten verordnete Medikamente einnehmen, obwohl deren Beipackzettel teilweise schwere Nebenwirkungen in Aussicht stellen. Arzttermine und Wartezeiten durchkreuzen ggf. Beruf, Familienleben und Freizeit.

Befolgt ein Patient die ärztlichen Vorgaben, bezeichnet man ihn als kooperativ oder compliant (sprich: „komplaient"). **Compliance** bedeutet Therapietreue; das Gegenteil ist die **Non-Compliance**.

Neuerdings wird der Begriff **Adhärenz** bevorzugt: Er bezeichnet die Therapietreue des Patienten bezüglich der von Arzt und Patient gemeinsam erarbeiteten Maßnahmen. Das Gegenteil wird **Non-Adhärenz** genannt.

2.5 Menschlichkeit und Professionalität

Im medizinischen Bereich steht der Mensch im Mittelpunkt. Für eine gute therapeutische Beziehung sind Offenheit, Vertrauen und Ehrlichkeit auf beiden Seiten notwendig. Arzt und MFA müssen sich zugleich menschlich und professionell verhalten. Immer wieder kommen Grenzüberschreitungen vor. Es gibt z. B. einsame Patienten, in deren Leben Krankheiten und Arztbesuche die Hauptrolle spielen. Die MFAs sind für sie eine Art Familienersatz und sie suchen in der Arzt-Patienten-Beziehung Zuwendung und Aufmerksamkeit.

Manche Patienten verhalten sich – ggf. krankheitsbedingt – aggressiv, unverschämt oder anzüglich. Solche Überschreitungen des professionellen Miteinanders gilt es freundlich, aber bestimmt abzuwehren bzw. in die richtigen Bahnen zu lenken. Dies gelingt am besten in einem guten Praxisteam.

→ Terminologie: Grundbegriffe der ambulanten Medizin und des Krankseins	
Adhärenz	Therapietreue (bezüglich gemeinsam vereinbarter Ziele)
akut	plötzlich, heftig
ambulant (Ggt. **stationär**)	im niedergelassenen Teil der Medizin; ohne Übernachtung
Anamnese	Krankengeschichte
apparative Diagnostik	Untersuchungen mittels Geräten (Apparaten)
Auskultation	Abhören mithilfe eines Stethoskops
chronisch	lang andauernd
Compliance	Therapietreue (bezüglich ärztlicher Anweisungen)
Diagnose	Krankheitsname; Krankheitserkennung
Diagnostik (Adj. **diagnostisch**)	Untersuchungen, die der Diagnosestellung dienen
Inspektion	Betrachtung; Teil der klinischen Untersuchung
klinisch	die Krankheitszeichen betreffend
objektiv	messbar; von außen feststellbar
Otoskop	Ohrenspiegel; Gerät zur Untersuchung der Ohren
Palpation	Abtasten; Teil der klinischen Untersuchung
Patient	Kranker; Leidender; Kunde medizinischer Leistungen
Perkussion	Beklopfen; Teil der klinischen Untersuchung
psychiatrisch	Seelenkrankheiten betreffend
psychisch	seelisch
psychosomatisch	die Wechselbeziehungen von Körper und Seele betreffend
Selbstmedikation	Einnahme nicht ärztlich verordneter Arzneimittel
spezifisch	kennzeichnend; typisch
stationär (Ggt. **ambulant**)	im Krankenhaus; in einer Klinik; mit Übernachtung
Stethoskop	Hörrohr für die Auskultation
subjektiv	nur selbst fühlbar; nicht messbar
Symptom	Krankheitszeichen, z. B. Schmerzen
Terminologie	Fachsprache
Therapie	Behandlung
unspezifisch	allgemein; nichts Bestimmtes kennzeichnend
vegetativ	automatische Körperfunktionen betreffend
Verdachtsdiagnose	wahrscheinliche, noch unbewiesene Diagnose

3 Grundlagen des Vertragsrechts

Vertragsarten
→ S. 99

Interaktive Übungen
→ S. 79, PagePlayer

Video
→ S. 79, PagePlayer

In einer Arztpraxis werden täglich Verträge abgeschlossen bzw. gelten „im Hintergrund". Dabei können sehr verschiedene **Vertragsarten** vorkommen. So werden mit Patienten Behandlungsverträge, mit Medizinischen Fachangestellten Arbeitsverträge und mit Auszubildenden Ausbildungsverträge geschlossen. Die Materialeinkäufe werden durch Kaufverträge und das Erstellen der Website über einen Werkvertrag geregelt. Gehören die Räumlichkeiten der Arztpraxis einem Dritten, wird ein Pachtvertrag abgeschlossen. Um einen Vertrag abschließen zu können, sind aber gewisse Voraussetzungen nötig.

3.1 Rechts- und Geschäftsfähigkeit

3.1.1 Rechtsfähigkeit

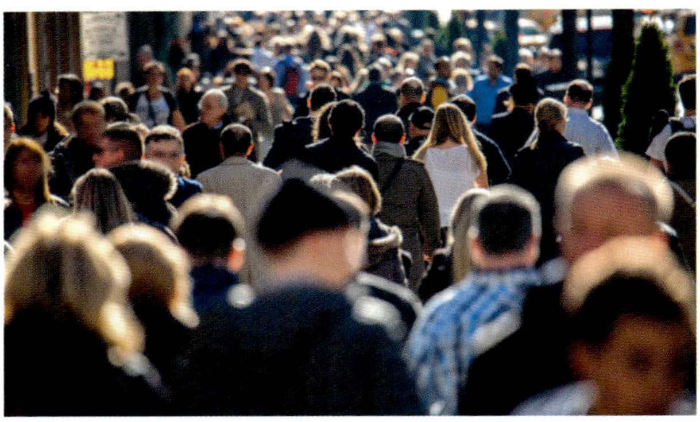

Abb. 1 Natürliche Personen

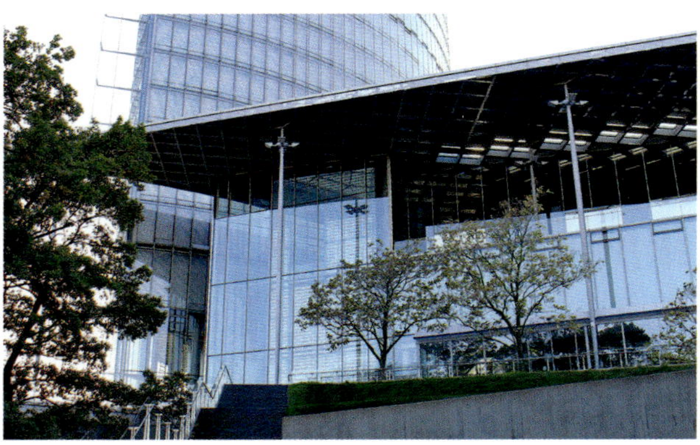

Abb. 2 Juristische Person, z. B. eine Aktiengesellschaft

Nach § 1 des Bürgerlichen Gesetzbuches (BGB) ist jeder Mensch mit Vollendung der Geburt rechtsfähig, d. h., sie oder er hat Rechte und damit immer verbundene Pflichten.

Menschen werden im Gesetz als **natürliche Personen** bezeichnet (Abb. 1). Die Rechtsfähigkeit kann einem Menschen von niemandem genommen werden (nicht zu verwechseln mit dem Verlust der bürgerlichen Ehrenrechte). Die Rechtsfähigkeit erlischt erst mit dem Tod.

Neben den natürlichen gibt es noch künstliche, vom Recht geschaffene Personen, die **juristischen Personen** (Abb. 2). Dies sind rechtliche Gebilde, wie z. B. Aktiengesellschaften, Gesellschaften mit beschränkter Haftung (GmbH, häufig bei MVZ), aber auch Vereinigungen des öffentlichen Rechts (Bund, Länder, Gemeinden), die ebenfalls die Rechtsfähigkeit besitzen.

Eine Arztpraxis ist keine juristische Person, auch wenn sie in der Form einer Berufsausübungsgemeinschaft oder Partnerschaft geführt wird. Der Arzt handelt für die Arztpraxis (manches kann er delegieren). Er ist, bis auf wenige Ausnahmen, immer haftbar und nur er kann für Schäden verklagt werden, welche die „Praxis" verursacht hat. Dass ein Kind das Recht auf Behandlung hat, z. B. die Entfernung einer Warze, geht aus der Rechtsfähigkeit hervor. Kann es aber auch ein Einverständnis zu einer Warzenentfernung geben oder einen Kauf tätigen? Kann es also Rechtsgeschäfte selbstständig und voll wirksam abschließen? Dies ist die Frage nach der Geschäftsfähigkeit.

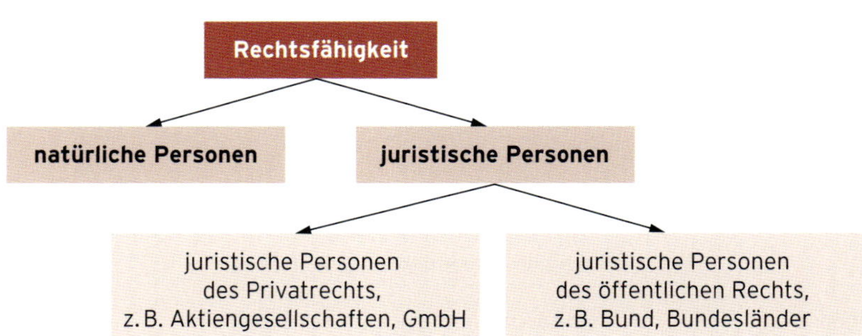

3.1.2 Geschäftsfähigkeit

Im BGB hat man die Geschäftsfähigkeit in drei Stufen eingeteilt (Abb. 1).

Video
→ S. 79, PagePlayer

Geschäftsfähigkeit
Fähigkeit, Rechtsgeschäfte selbstständig und rechtswirksam abzuschließen

Geschäftsunfähigkeit	beschränkte Geschäftsfähigkeit	volle (unbeschränkte) Geschäftsfähigkeit
- Kinder bis zum vollendeten 7. Lebensjahr - Personen mit andauernder krankhafter Störung der Geistestätigkeit *Rechtsfolgen* - Willenserklärung ist nichtig (Risiko trägt der Käufer) - kann Bote sein - gesetzlicher Vertreter oder Vormund handelt	- 7-18 Jahre *Rechtsfolgen* - Zustimmung des gesetzlichen Vertreters notwendig - Verträge sind schwebend unwirksam *Ausnahmen* - Taschengeld - wenn kein rechtlicher Nachteil entsteht - Arbeitsverhältnis	- ab 18 Jahre *Rechtsfolgen* - alle Rechtsgeschäfte sind gültig - Person handelt selbstverantwortlich

Abb. 1 Stufen der Geschäftsfähigkeit

Geschäftsunfähigkeit (§ 104 BGB)

- Kinder bis zum vollendeten siebten Lebensjahr
- Personen mit andauernder krankhafter Störung der Geistestätigkeit

Ein sechsjähriges Kind kann also kein Rechtsgeschäft (Behandlungsvertrag) abschließen. Daraus folgt, dass das Rechtsgeschäft (z. B. Entfernung einer Warze) ungültig ist und folglich der Arzt keinen Honoraranspruch hat.

Erscheint ein Elternteil mit zur Behandlung, gilt dies grundsätzlich als Einwilligung zur Behandlung. Erscheint ein Kind unter sieben Jahren und übermittelt mündlich die Einwilligung seiner Eltern zur Behandlung (als Bote), sollte dies durch einen Anruf bei den Eltern überprüft werden. Empfehlenswert ist in jedem Fall die schriftliche Einwilligung der Eltern. Bei größeren ärztlichen Eingriffen ist es ratsam, die Einwilligung beider Elternteile zu verlangen. Dies gilt insbesondere, wenn die Eltern getrennt leben. Eine nachträgliche Genehmigung ist in jedem Fall ausgeschlossen. Der Behandlungsvertrag kommt zwischen Eltern und Arzt zustande.

Beschränkte Geschäftsfähigkeit (§ 106 BGB)

- Personen von 7–18 Jahren
- unter Umständen sind hiermit auch Personen vergleichbar, die unter Betreuung gestellt sind (§ 1903 BGB)

Tätigen beschränkt Geschäftsfähige ein Rechtsgeschäft ohne vorherige Zustimmung, ist dieses schwebend unwirksam. Das bedeutet, dass der gesetzliche Vertreter dem Rechtsgeschäft auch nachträglich zustimmen kann. Verweigert er die nachträgliche Zustimmung, ist das Rechtsgeschäft von Anfang an nichtig (§ 107 BGB). Fordert der Arzt vom gesetzlichen Vertreter die nachträgliche Zustimmung, dieser lässt jedoch 14 Tage nichts von sich hören, gilt die Zustimmung als verweigert. Die Europäische Datenschutzgrundverordnung enthält eine neue 16-Jahres-Grenze zur Einwilligung in die Verarbeitung personenbezogener Daten.

Für die Arztpraxis empfiehlt sich bei der Behandlung beschränkt Geschäftsfähiger folgende Vorgehensweise: Nach der Untersuchung sollte ein Schreiben an den gesetzlichen Vertreter geschickt werden mit der Bitte um Genehmigung der aufgeführten Behandlung. Erfolgt hierauf innerhalb von 14 Tagen keine Antwort, gilt die Zustimmung als verweigert.

Ab dem 14. Lebensjahr kann auch ein Jugendlicher einen Behandlungsvertrag abschließen, wenn er die nötige **Einwilligungsfähigkeit** besitzt. Der Bundesgerichtshof (BGHZ 920, 33, 36) hat entschieden, dass es darauf ankommt, ob der Jugendliche „nach seiner geistigen und seelischen Reife die Bedeutung und Tragweite des Eingriffs und seiner Gestaltung zu ermessen vermag". Es ist also von großer Bedeutung, dass der Jugendliche das Aufklärungsgespräch versteht. Er muss in der Lage sein, weiterführende Fragen zu stellen und den Arzt auf Besonderheiten seines Lebensumstandes (z. B. Vorerkrankungen) hinzuweisen. Ebenso ist es wichtig, dass der Jugendliche die Information verarbeiten kann und bei seiner Entscheidung berücksichtigt. So kann auch ein 14-Jähriger für einen Einbruch mit Brand straf- und zivilrechtlich in Anspruch genommen werden, bei dem z. B. ein Schaden von 200 000,00 € entstanden ist.

Bestimmte Rechtsgeschäfte kann auch der beschränkt Geschäftsfähige tätigen, ohne dass er den gesetzlichen Vertreter benötigt. Dazu zählen:

- **Taschengeldparagraf**
  Für alle Geschäfte, die ein beschränkt Geschäftsfähiger mit Mitteln bewirkt, die ihm zur freien Verfügung stehen, ist er voll geschäftsfähig (z. B. Taschengeld, Ausbildungsvergütung). Hierunter fallen auch Arztbesuche von Auszubildenden und Arbeitnehmern, wenn es um die Wiederherstellung ihrer Arbeitsfähigkeit geht. Ebenso sind damit unaufschiebbare Behandlungsmaßnahmen, z. B. bei Schmerzpatienten, gedeckt. Hier besteht eine Pflicht des gesetzlichen Vertreters zur nachträglichen (stillschweigenden) Genehmigung.

- **Rechtliche Vorteilsgeschäfte**
  Für alle Geschäfte, die dem beschränkt Geschäftsfähigen nur einen rechtlichen Vorteil bringen, ist er voll geschäftsfähig.

- **Geschäfte im Rahmen eines Arbeits- oder Dienstverhältnisses**
  Geht ein beschränkt Geschäftsfähiger ein Arbeits- oder Dienstverhältnis mit Zustimmung seines gesetzlichen Vertreters ein, so ist er für alle Rechtsgeschäfte, die normalerweise damit zusammenhängen, voll geschäftsfähig. Beim Arbeitsverhältnis umfasst dies sogar die selbstständige Kündigung. Das gilt nicht für Ausbildungsverhältnisse.

- **Geschäfte im Rahmen eines selbstständigen Betriebs**
  Wird ein beschränkt Geschäftsfähiger von seinen gesetzlichen Vertretern und dem Vormundschaftsgericht ermächtigt, selbstständig einen Betrieb zu führen, ist er für alle Rechtsgeschäfte voll geschäftsfähig, die der Betrieb normalerweise mit sich bringt.

Volle (unbeschränkte) Geschäftsfähigkeit

Mit Vollendung des 18. Lebensjahres ist man voll geschäftsfähig. Das bedeutet, alle Rechtsgeschäfte sind voll wirksam.

Müssen Menschen betreut werden (z. B. ältere Menschen in Pflegeeinrichtungen), hat dies keine automatische Auswirkung auf die Geschäftsfähigkeit. Die Betreuung soll stärker als bisher auf das individuelle Betreuungsbedürfnis eingehen und die verbliebenen Fähigkeiten des Betroffenen berücksichtigen. Soweit die Teilnahme am Rechtsverkehr im Einzelfall eingeschränkt werden muss, kann das Gericht dies anordnen. Dann kann der Betreute nur mit Einwilligung eines Betreuers rechtswirksame Willenserklärungen abgeben.

3.2 Delikts- und Schuldfähigkeit

Die Deliktsfähigkeit legt fest, wer aus unerlaubten Handlungen zivilrechtlich den Schaden zu tragen hat. Die Schuldfähigkeit legt fest, wer aus unerlaubten Handlungen strafrechtlich zur Verantwortung gezogen werden kann. Das Zivilrecht regelt dabei Ansprüche der Bürger untereinander. Das Strafrecht regelt Ansprüche des Staates gegenüber den Bürgern.

3.2.1 Deliktsfähigkeit

Bei der Deliktsfähigkeit unterscheidet man drei Stufen:
- Deliktsunfähigkeit
- beschränkte Deliktsfähigkeit
- volle Deliktsfähigkeit

Deliktsunfähigkeit
- Personen bis zum vollendeten siebten Lebensjahr
- Kinder bis zum zehnten vollendeten Lebensjahr, wenn sie bei einem Unfall mit einem Kraftfahrzeug, einer Schienenbahn oder einer Schwebebahn einen Schaden verursachen und nicht vorsätzlich handeln
- bewusstlose und psychisch erkrankte Menschen, sofern sie einen vorübergehenden Zustand solcher Art nicht selbstverschuldet verursacht haben (z. B. durch Drogen- oder übermäßigen Alkoholkonsum)

Deliktsunfähige haften nicht für Schäden, die sie anderen zufügen. Unter Umständen haftet der gesetzliche Vertreter, wenn er die Aufsichtspflicht verletzt.

Beschränkte Deliktsfähigkeit
- Personen von 7–18 Jahren

Beschränkt Deliktsfähige haften für den verursachten Schaden nur, wenn sie bei der Begehung der unerlaubten Handlung die zur Erkenntnis ihrer Verantwortlichkeit erforderliche Einsicht hatten. Unter Umständen haftet der gesetzliche Vertreter für die Verletzung der Aufsichtspflicht.

Volle Deliktsfähigkeit
Ab dem 18. Lebensjahr ist jeder Mensch für seine (unerlaubten) Handlungen zivilrechtlich voll verantwortlich.

3.2.2 Schuldfähigkeit

Im Strafrecht können Personen bis zum 14. Lebensjahr nicht bestraft werden (strafrechtliche Schuldunfähigkeit des Kindes nach § 19 des Strafgesetzbuches). Ab dem 14. Lebensjahr überprüft das Gericht, ob der Jugendliche die Einsicht in die Verantwortlichkeit seiner unerlaubten Handlung hatte. Wird dies bejaht, wird der Jugendliche nach Jugendstrafrecht bestraft. Man spricht in diesem Fall von einer **bedingten Schuldfähigkeit**. Bei unerlaubten Handlungen, die zwischen dem 18. und 21. Lebensjahr begangen werden, überprüft das Gericht, ob das Jugendstrafrecht oder das schwerwiegendere Erwachsenenstrafrecht angewendet werden muss. Auch dies richtet sich nach der Einsichtsfähigkeit des jungen Erwachsenen.

Ein Sechsjähriger ist somit weder delikts- noch schuldfähig. Es ist aber zu prüfen, ob die Eltern ihre Aufsichtspflicht verletzt haben.

In der Arztpraxis spielt die Altersbegrenzung des Strafrechts unter Umständen eine wichtige Rolle. Haben die gesetzlichen Vertreter einer Behandlung zugestimmt, muss der Arzt den beschränkt Geschäftsfähigen auch über die Risiken des Eingriffs aufklären. Unter 14 Jahren muss diese Aufklärung gegenüber den gesetzlichen Vertretern erfolgen. Über 14 Jahren steht der Arzt vor der gleichen Entscheidung wie ein Richter im Strafrecht: Hat der Jugendliche das Verständnis und die Einsicht, um die Aufklärung über den ärztlichen Eingriff zu verstehen?

MERKE Hat der Jugendliche nicht die Einsicht, die Aufklärung zu verstehen, muss die Aufklärung gegenüber den gesetzlichen Vertretern erfolgen oder der Arzt begeht eine unerlaubte Handlung.

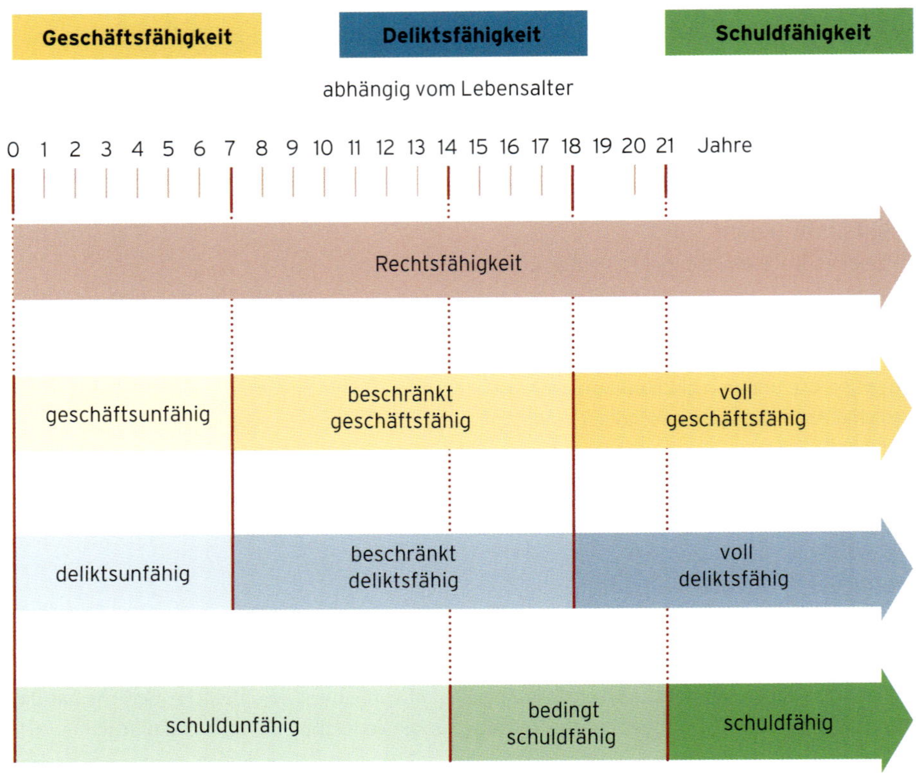

Abb. 1 Entwicklung der Geschäfts-, Delikts- und Schuldfähigkeit ab der Geburt

3.3 Rechtsgeschäfte

Video
→ S. 79, PagePlayer

Rechtsgeschäfte entstehen durch die Erklärung eines Willens. Um rechtswirksam zu werden, muss die Willenserklärung auf einen rechtlichen Erfolg gerichtet sein. So ist z. B. die Aussage „Ich werde Dir aus dem Urlaub eine Karte senden" eine Erklärung. Sie hat aber keine rechtliche Bedeutung. Wenn aber ein Lieferer verspricht, die bestellte Ware zu einem bestimmten Zeitpunkt zu liefern, so hat er sich rechtlich verpflichtet, den Liefertermin einzuhalten.

Willenserklärungen können auf vielfältige Weise abgegeben werden (Abb. 2).

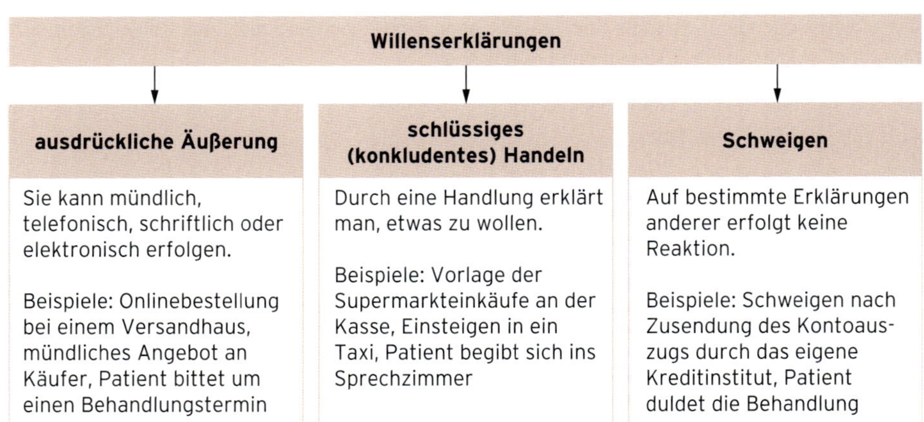

Abb. 2 Formen von Willenserklärungen

Normalerweise bedeutet Schweigen Ablehnung. Unter Kaufleuten kann es jedoch in bestimmten Fällen als Zustimmung gelten (z. B. Nichtreaktion auf eine abgeänderte Auftragsbestätigung). Schweigt man als Privatperson auf die Zusendung einer unbestellten Ware, bedeutet dies Ablehnung. Man hat lediglich die Pflicht, die Ware so aufzubewahren, wie man ähnliche Waren aufbewahrt.

Arbeitet eine Arztpraxis schon lange mit einem medizinischen Großhandel zusammen, kann dieser auch unbestellte Ware (zur Probe) zusenden. Schweigen bedeutet in diesem Fall Annahme und Pflicht zur Bezahlung.

Ein Rechtsgeschäft besteht aus mindestens einer Willenserklärung. Nach der Anzahl der Willenserklärungen unterscheidet man einseitige (Abb. 1) und mehrseitige (Abb. 2) Rechtsgeschäfte.

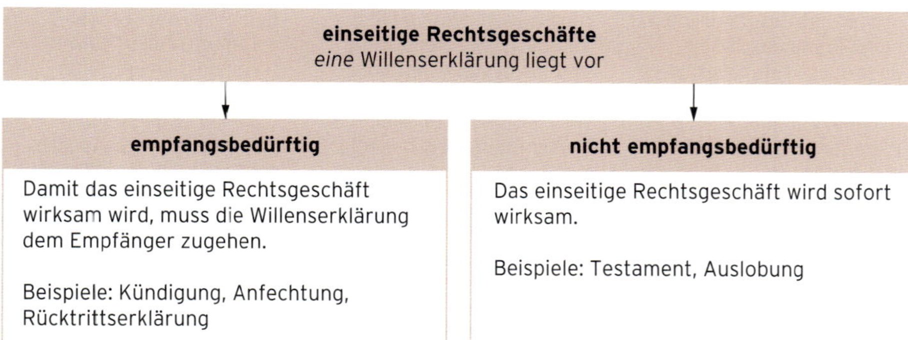

Abb. 1 Arten von einseitigen Rechtsgeschäften

Es ist ohne Bedeutung, an wie viele Personen das einseitige Rechtsgeschäft geknüpft ist. Sind z. B. zwei Personen gleichzeitig Mieter einer Wohnung, können sie nur gemeinsam kündigen.

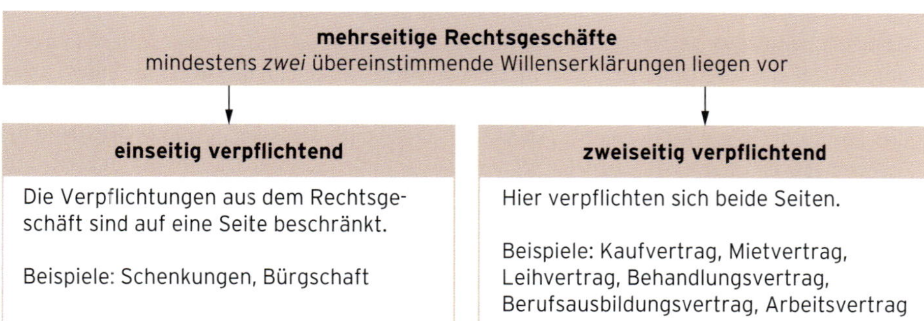

Abb. 2 Arten von mehrseitigen Rechtsgeschäften

Mehrseitige Rechtsgeschäfte bezeichnet man als **Verträge**. Sie kommen nur zustande, wenn die Willenserklärungen übereinstimmen, d. h., wenn sie sich „vertragen“ (Abb. 3). Eine Willenserklärung wird als **Antrag**, die andere Willenserklärung als **Annahme** bezeichnet.

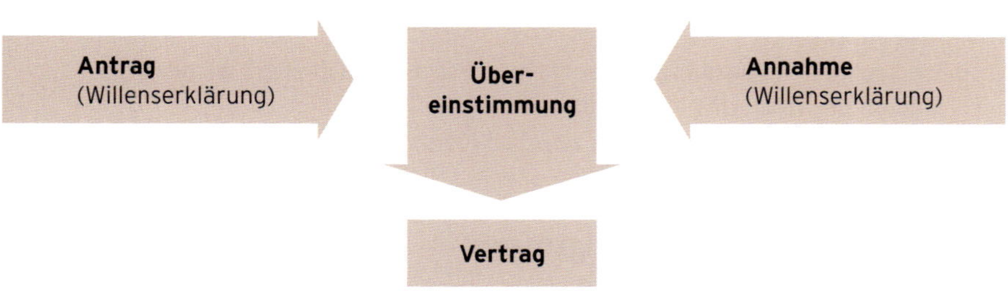

Abb. 3 Zustandekommen von Verträgen

3.4 Stellvertretung

Die Möglichkeit, dass man als Stellvertreter Willenserklärungen für einen anderen abgibt, d. h. für ihn handelt, ist in unserer arbeitsteiligen Wirtschaft nicht mehr wegzudenken (Abb. 1). Auch der Medizinische Fachangestellte gibt häufig Willenserklärungen für die Praxis (den Arzt) ab.

Stellvertretung

vorgeschriebene gesetzliche	herzustellende gesetzliche	rechtsgeschäftliche
In einer Reihe von Fällen ordnet das Gesetz an, dass eine Person durch eine andere vertreten werden muss, z. B. Minderjährige handeln durch ihre Erziehungsberechtigten (i. d. R. Eltern).	Für juristische Personen muss die Handlungsfähigkeit durch Stellvertretung erst hergestellt werden. So kann z. B. eine GmbH durch eine natürliche Person (Geschäftsführer) handeln.	Jemand wird bevollmächtigt, einen anderen zu vertreten. Diese Stellvertretung ist lediglich für höchstpersönliche Anlässe (z. B. Eheschließung, Testament) nicht möglich. Die Erteilung der Vollmacht kann formlos geschehen.

Abb. 1 Formen der Stellvertretung

Für die Arztpraxis kommt hauptsächlich die rechtsgeschäftliche Stellvertretung infrage. Dazu ist eine Erklärungsvollmacht oder eine Duldungsvollmacht erforderlich.

- **Erklärungsvollmacht:** Der Arzt erklärt ausdrücklich, dass der Medizinische Fachangestellte Rechtsgeschäfte für ihn tätigen darf.
- **Duldungsvollmacht:** Der Arzt duldet, dass der Medizinische Fachangestellte Rechtsgeschäfte für ihn tätigt.

Damit eine **wirksame Stellvertretung** stattfinden kann, müssen drei Voraussetzungen erfüllt sein:

- Der Medizinische Fachangestellte muss eine **eigene Willenserklärung** abgeben können. Er bestimmt beispielsweise, welches Papier, welches Schreibmaterial und welche Art der Schreibunterlage er einkauft. Ohne Spielraum für eine eigene Entscheidung handelt er als Bote.
- Der Medizinische Fachangestellte muss im **Namen der Arztpraxis** (des Arztes) handeln und dies ausdrücklich zu erkennen geben. Dem Bürohändler muss klar sein, dass er es mit einem Stellvertreter der Arztpraxis zu tun hat.
- Der Medizinische Fachangestellte muss die **Vertretungsmacht** auch tatsächlich besitzen (Erklärungs- oder Duldungsvollmacht).

Wenn diese drei Voraussetzungen erfüllt sind, spricht man von einer wirksamen Stellvertretung, d. h., die Auswirkungen des vom Medizinischen Fachangestellten abgeschlossenen Rechtsgeschäfts gelten für und gegen die Arztpraxis (z. B. den Arzt).

Die Praxis muss die eingekauften Büromaterialien bezahlen, auch wenn sie dem Arzt nicht gefallen.

3.4.1 Erlöschen einer Vollmacht

Die Vollmacht erlischt

- durch Erledigung, wenn sie nur für ein bestimmtes Rechtsgeschäft erteilt worden war.
- durch Widerruf der Vollmacht.
- mit dem Erlöschen des Grundgeschäftes zwischen Arztpraxis und Medizinischem Fachangestellten, i. d. R. der Beendigung des Arbeits- oder Ausbildungsvertrags.

3.4.2 Vertretung ohne Vertretungsmacht

Hierunter versteht man die Verletzung der dritten Voraussetzung für die wirksame Stellvertretung. Das heißt, ein Medizinischer Fachangestellter handelt für die Arztpraxis, ohne dass er eine Vollmacht besitzt. Ein Vertrag, der im Namen eines anderen ohne Vollmacht geschlossen wird, ist schwebend unwirksam.

3.5 Form der Willenserklärungen (Rechtsgeschäfte)

Bei Willenserklärungen hat der Gesetzgeber grundsätzlich Formfreiheit vorgesehen. Nur für einige wichtige Willenserklärungen schreibt das Gesetz eine bestimmte Form bindend vor. Man unterscheidet Schriftform, öffentliche Beglaubigung und öffentliche Beurkundung (Tab. 1). Bei Verstößen gegen die gesetzlichen Formvorschriften gelten die Willenserklärungen nicht.

	Schriftform	Öffentliche Beglaubigung	Öffentliche Beurkundung
Anwendung	Vorgeschrieben bei Berufsausbildungsverträgen, Ratenkaufverträgen, Arbeitsverträgen (Nachweisgesetz), Schuldversprechen, Schuldanerkenntnissen, Testamenten, Miet- und Pachtverträgen (wenn die Dauer von vornherein über ein Jahr betragen soll) und Bürgschaften. In der Arztpraxis ist die Schriftform bei Abdingungen (Vereinbarung über ein von der Gebührenordnung für Ärzte abweichendes Honorar) erforderlich.	Die Form ist vorgeschrieben beim Antrag auf Eintrag in das Handelsregister, Vereinsregister usw., Antrag auf Eintrag in das Grundbuch sowie Ausschlagen einer Erbschaft.	Diese „höchste Stufe der Form" ist erforderlich bei Haus- und Grundstücksverträgen, Schenkungsversprechen, Belastung von Grundstücken, Adoptionsanträgen und Erbverträgen (ähnlich: Ehevertrag).
Bestätigung	Mindestens die Unterschriften unter den Erklärungen müssen handschriftlich geleistet werden. Durch das Signaturgesetz können auch über Computerverbindungen Unterschriften „geleistet" werden. Die Partner müssen hierbei an ein sog. TrustCenter angeschlossen sein, z. B. DGN (Deutsches Gesundheitsnetz). Über Signaturkarte, Lesegerät und Software wird die „Echtheit" der Unterschrift (qualifizierte elektronische Signatur) der Erklärung beigefügt (Authentifizierung). Seit November 2010 ist dies auch mit dem Personalausweis möglich.	Kann nur von Notaren und Gerichten durchgeführt werden. Beglaubigt wird vom Notar lediglich, dass die Unterschrift von der betreffenden Person geleistet wurde. Normale Beglaubigungen, z. B. von Zeugnissen, können Behörden durchführen, die ein Dienstsiegel führen (z. B. Schulen).	Der Notar fasst die Willenserklärung der Beteiligten schriftlich ab, nachdem er deren Willen erfasst hat, und bestätigt, dass die Willenserklärungen in seiner Gegenwart abgegeben und unterschrieben wurden.

Tab. 1 Gesetzlich vorgeschriebene Formen von Willenserklärungen

MERKE Grundsätzlich ist man an eine abgegebene Willenserklärung gebunden, wenn man nichts anderes vereinbart hat. Natürlich gilt diese nur, solange man im Gespräch ist oder unter normalen Umständen mit einer Antwort (Annahme) rechnen kann.

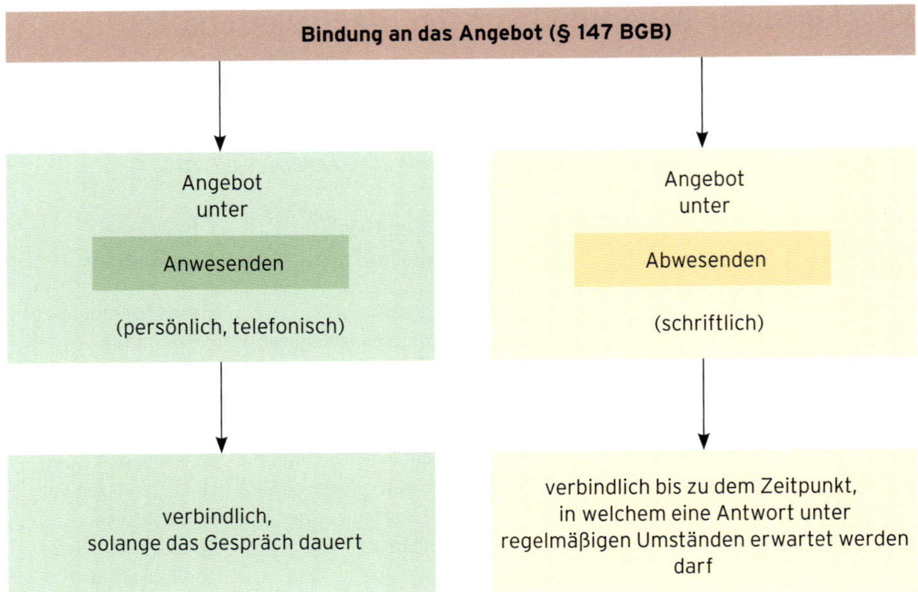

Abb. 1 Angebotsbindung

Es gibt jedoch Willenserklärungen, die mit einem solchen Mangel behaftet sind, dass der Gesetzgeber sie von Anfang an als ungültig erklärt hat. Bei manchen Willenserklärungen hat der Gesetzgeber einen „Mittelweg“ eingeschlagen. Diese Willenserklärungen sollen gelten, können aber durch Anfechtung vernichtet werden. Das daraus folgende Rechtsgeschäft gilt zunächst, kann aber aus bestimmten Gründen im Nachhinein für nichtig erklärt werden (Tab. 1).

Video
→ S. 79, PagePlayer

Gründe für die Nichtigkeit	Gründe für die Anfechtbarkeit eines Vertrags
– Mangel in der Geschäftsfähigkeit (Vertrag mit Geschäftsunfähigen) – Mangel im Willen, das Rechtsgeschäft abzuschließen (z. B. bei Bewusstlosigkeit oder vorübergehender Störung der Geistestätigkeit; beim Scheingeschäft, z. B. wird im Grundstückskaufvertrag der Kaufpreis niedriger als tatsächlich vereinbart eingetragen, um Steuern und Gebühren zu sparen; beim Scherzgeschäft: ein Vertrag, bei dem eigentlich jeder sieht, dass er nicht ernst gemeint sein kann) – Inhalt des Vertrags verstößt gegen ein Gesetz (z. B. Drogenhandel) oder gegen die guten Sitten (z. B. Mietwucher) – Fehler in der Vertragsform (Verstoß gegen eine Formvorschrift, z. B. Kauf eines Hauses ohne Einschalten eines Notars) – Unmöglichkeit der Leistung (z. B. Grundstücksverkauf auf dem Mond)	– Erklärungsirrtum (ein Vertragspartner hat sich verschrieben oder versprochen); vom Erklärungsirrtum zu unterscheiden ist der Motivirrtum, der keinen Anfechtungsgrund hergibt (z. B. hofft der Käufer von Aktien, dass der Aktienkurs steigt; wenn der Aktienkurs tatsächlich sinkt, kann er den Vertrag nicht wegen dieses Motivirrtums anfechten) – arglistige Täuschung (der Verkäufer eines Kraftfahrzeugs kennt eine nicht unmittelbar sichtbare Beschädigung des Fahrzeugs und verschweigt diese) – widerrechtliche Drohung (unter Androhung körperlicher Gewalt wird ein Schüler gezwungen, sein Fahrrad zu einem Zehntel des Wertes zu verkaufen)

Tab. 1 Gründe für die Ungültigkeit eines Vertrags

3.6 Überblick über Vertragsarten

Täglich werden viele unterschiedliche Verträge zwischen Personen geschlossen, die im BGB geregelt wurden und unterschiedlichen Formvorschriften unterliegen (Tab. 1).

Vertragsart	Vertragspartner	Vertragsinhalt	Beispiel
Mietvertrag (§§ 535–580a BGB)	Vermieter und Mieter	entgeltliche Überlassung von Sachen	Ein Brautkleiderverleih vermietet entgeltlich ein Brautkleid an heiratswillige Frauen.
Leihvertrag (§§ 598–606 BGB)	Verleiher und Entleiher	unentgeltliche Überlassung von Sachen	Jemand leiht sich von seinem Nachbarn eine DVD. Nachdem er sie angeschaut hat, gibt er sie ihm zurück.
Darlehensvertrag (§§ 488–498 BGB)	Darlehensgeber und Darlehensnehmer	entgeltliche Überlassung von Geld mit Rückzahlungspflicht	Ein Kunde erhält von der Bank Geld für den Kauf eines Autos. Er zahlt den Betrag jährlich ab.
Sachdarlehensvertrag (§§ 607–609 BGB)	Darlehensgeber und Darlehensnehmer	entgeltliche Überlassung von Sachen mit Rückerstattungspflicht	Ein Junge gibt seinem Mitschüler einen Kaugummi. Am nächsten Tag möchte er einen neuen zurück.
Schenkungsvertrag (§§ 516 ff)	Schenker und Beschenkter	unentgeltliche Übereignung von Rechten und Sachen	Eine Oma schenkt ihrem Enkel ein Fahrrad.
Dienstvertrag (§§ 611 ff)	Dienstverpflichteter und Dienstberechtigter	entgeltliche Leistung von Diensten ohne Erfolgsgarantie	Ein Gartenbaubetrieb schneidet die Hecke vor der Praxis. Zuvor hat der Arzt den Auftrag unterschrieben.
Werklieferungsvertrag (§§ 650 ff)	Besteller und Unternehmer	entgeltliche Herstellung eines Produktes aus dem Material des Unternehmers mit Erfolgsgarantie	Ein Kunde lässt sich vom Schreiner eine Küche aus dessen Holz fertigen.
Werkvertrag (§§ 631 ff)	Besteller und Unternehmer	entgeltliche Herstellung eines Produktes aus dem Material des Bestellers mit Erfolgsgarantie	Ein Kunde geht zum Friseur und bekommt einen neuen Haarschnitt.

Tab. 1 Vertragsarten

Aufgaben

1 Erklären Sie die Begriffe Rechtsfähigkeit und Geschäftsfähigkeit. Erläutern Sie anhand eines Beispiels die Unterschiede.

2 Nennen Sie die Stufen der Geschäftsfähigkeit und ordnen Sie Ihren gesamten Bekannten- und Verwandtenkreis zu.

3 Nennen Sie die Ausnahmen von der Zustimmungspflicht bei beschränkt Geschäftsfähigen.

4 Erklären Sie die Begriffe Deliktsfähigkeit und Schuldfähigkeit. Erläutern Sie anhand eines Beispiels die Unterschiede.

5 Handelt es sich im rechtlichen Sinne um eine Willenserklärung?
- a Ein Verliebter: „Dein ist mein ganzes Herz!"
- b Ein Klassenkamerad: „Mein Mofa bekommst du für 300,00 €."
- c Ein Politiker: „Wenn ich die Wahl gewinne, senke ich die Steuern."
- d Sie zu Ihrem Chef: „Hiermit kündige ich fristlos."
- e Ware, die im Regal des Supermarkts liegt
- f Speisen auf einer Speisekarte in einem Restaurant
- g Sie bringen Waren aus dem Supermarkt an die Kasse und wollen bezahlen.
- h Waren in Automaten am Straßenrand

6 Finden Sie Beispiele aus Ihrem Alltag, wo Sie Ihren Willen durch schlüssiges (konkludentes) Handeln und Schweigen erklären.

7 Einer Kassenpatientin wird erklärt, dass eine bestimmte Behandlung (Sonografie der Eierstöcke und Gebärmutter) nicht voll von der Kasse bezahlt wird. Sie stimmt dem zu. Beim Zugang der Rechnung erklärt sie, dass sie Kassenpatientin sei und dass sie durch die Vorlage der eGK alle Behandlungen bezahlt hätte.
- a Ist der Behandlungsvertrag zustande gekommen?
- b Ist die Patientin wirtschaftlich aufgeklärt worden?
- c Sind mit der Vorlage der eGK immer alle Behandlungen bezahlt?

8 Welche drei Voraussetzungen sind notwendig, damit eine wirksame Stellvertretung stattfinden kann?

9 Liegt eine wirksame Stellvertretung vor? Begründen Sie Ihre Antwort.
Der Arzt Dr. Christian Meyer beauftragt seinen Auszubildenden Benedict, die bestellten Einwegspritzen und Kanülen abzuholen. Im Geschäft hat der Verkäufer dem Auszubildenden noch zwei Pakete Einmalhandschuhe „aufgeschwatzt", wie er später sagt.

10 Weshalb gilt für die meisten Rechtsgeschäfte des täglichen Lebens keine Formvorschrift?

11 Für manche Rechtsgeschäfte ist die Schriftform verbindlich bzw. wird empfohlen. Nennen Sie Gründe für diese Regelung und finden Sie Beispiele.

4 Behandlungsvertrag

Der Arzt muss bei der Behandlung von Patienten zahlreiche Gesetze bzw. Paragrafen berücksichtigen. Neben dem Arzt sollte auch der Medizinische Fachangestellte über die wichtigsten gesetzlichen Bestimmungen der ärztlichen Behandlung informiert sein. Ein ärztlicher Behandlungsvertrag kommt durch zwei übereinstimmende Willenserklärungen (WE) zustande (Abb. 1).

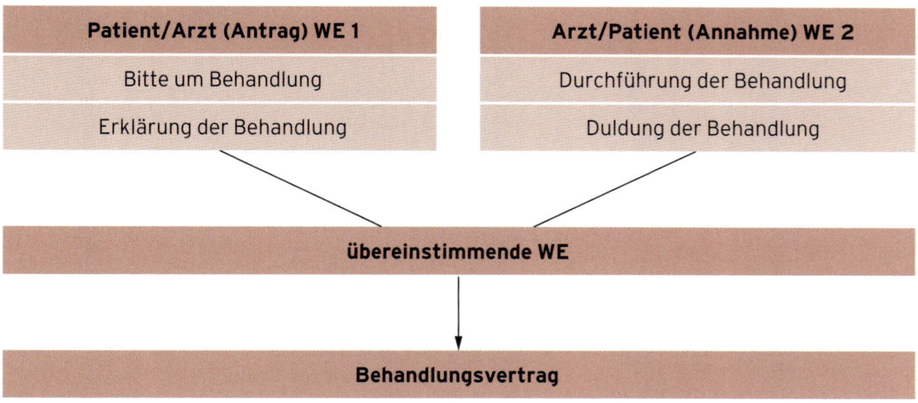

Abb. 1 Zustandekommen eines Behandlungsvertrags

Vertragspartner ist beim Privatpatienten der Patient selbst, beim Kassenpatienten sind die Kassenärztliche Vereinigung (KV) und die gesetzlichen Krankenkassen in den Vertrag einbezogen.

4.1 Verträge zwischen Arzt und Patient

Die Vertragspartner sind der Patient und der Arzt. Bei einem Privatpatienten berührt der Vertrag des Privatpatienten mit seiner Privatkasse diesen Vertrag nicht. Bei einem Kassenpatienten wirken die Krankenkasse(n) und die Kassenärztliche Vereinigung über das SGB V in das Vertragsverhältnis Patient – Arzt hinein. Die Bestimmungen zum Behandlungsvertrag wurden im Jahr 2013 neu in das Bürgerliche Gesetzbuch (BGB) in den §§ 630a–h aufgenommen. Die bisher geltenden Bestimmungen sind dabei im Wesentlichen in einem Gesetz aufgenommen (kodifiziert) worden.

4.1.1 Behandlungsvertrag als Dienstvertrag (§§ 630a und b BGB)

In diesen Paragrafen wird die Dienstleistung zwischen Arzt und Patient beschrieben (Abb. 1, S. 56). Beim Behandlungsvertrag als Dienstvertrag ist kein konkreter Erfolg geschuldet. Der zur Dienstleistung Verpflichtete (Arzt) muss seine Dienste nach „bestem Wissen und Gewissen" sowie nach den „Regeln der ärztlichen Kunst" (lege artis) erbringen.

Der Erfolg hängt hierbei nicht nur von der ärztlichen Kunst ab, sondern auch von besonderen, vom Arzt nur beschränkt beeinflussbaren physischen und psychischen Faktoren beim Patienten. Ein eigenes Gewährleistungsrecht wie beim Kauf- oder Werkvertrag existiert hier nicht.

Der Arzt kann für Behandlungsfehler, falsche oder lückenhafte Aufklärung und Dokumentationsfehler angeklagt werden. Vor Gericht muss jedoch bewiesen werden, dass die Behandlung nicht ordnungsgemäß durchgeführt wurde.

Bei einer Verletzung der Gesundheit gilt die 30-jährige Verjährungsfrist des BGB. Haftet der Arzt aus positiver Vertragsverletzung, muss er den Schaden durch Geldzahlung regulieren.

Video
→ S. 79, PagePlayer

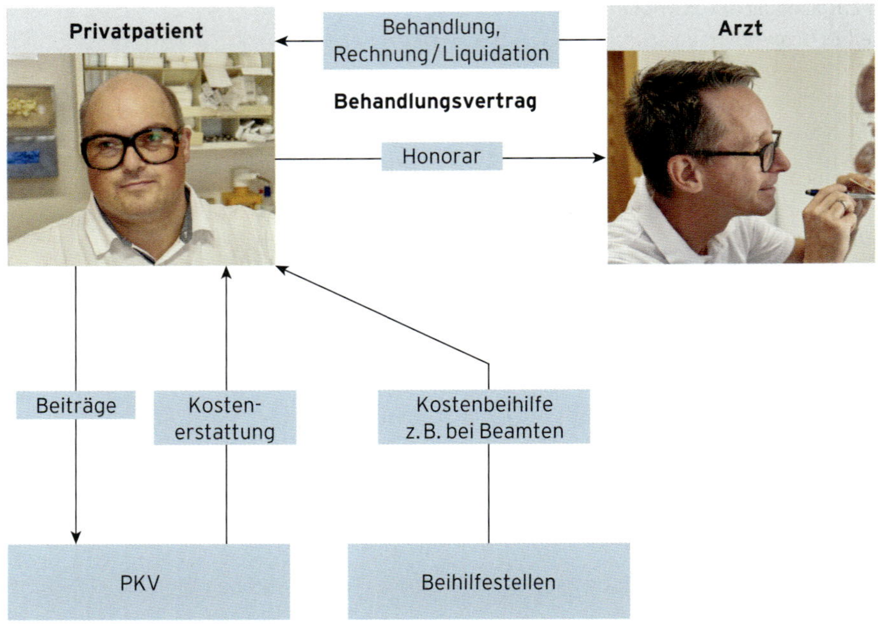

Abb. 1 Vertragsverhältnisse beim Privatpatienten

4.1.2 Sorgfaltspflichtverhältnis

Sozialgesetzbuch, 5. Buch (SGB V): www.gesetze-im-internet.de/sgb_5

Durch § 76 im SGB V wird das besondere Sorgfaltspflichtverhältnis aufgrund des Behandlungsvertrags mit einem Kassenpatienten auch durch die Krankenkassen unterstützt (Abb. 2). Im § 66 SGB V werden die Krankenkassen sogar zur Unterstützung des Kassenpatienten gegenüber dem Arzt verpflichtet.

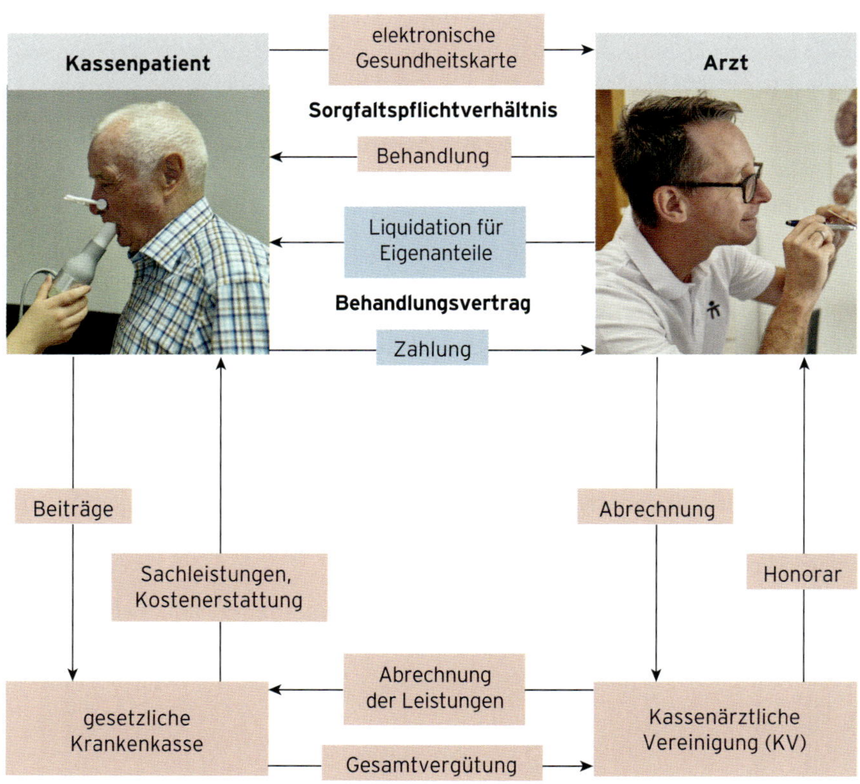

Abb. 2 Vertragsverhältnisse beim Kassenpatienten

Ein Zusatzangebot für die Patienten im Rahmen des Sorgfaltspflichtverhältnisses sind die **Individuellen Gesundheitsleistungen** (IGeL). Dies sind Leistungen, die Patienten beim Arzt selbst bezahlen müssen.

Es gibt verschiedene Arten von Individuellen Gesundheitsleistungen, z. B. zusätzliche medizinische Vorsorgeuntersuchungen oder reisemedizinische Untersuchungen beim Facharzt für Allgemeinmedizin, eine Sonografie der Spirale beim Gynäkologen oder Muttermalentfernung beim Dermatologen. Das Angebot an Gesundheitsleistungen ist sehr vielfältig und sollte vorab mit dem Arzt besprochen werden.

Die IGeL sind nach der Gebührenordnung für Ärzte (GOÄ) zulasten des Patienten abzurechnen, das bedeutet, das gesetzlich Versicherte keinen Anspruch auf Kostenübernahme durch die Krankenkasse haben. Zwar hat der gesetzlich Krankenversicherte Anspruch auf Leistungen zur Verhütung, Früherkennung und Behandlung von Krankheiten, jedoch dürfen die gesetzlichen Krankenkassen nur Leistungen bezahlen, die ausreichend, zweckmäßig und wirtschaftlich sind. Der G-BA (Gemeinsamer Bundesausschuss) entscheidet, welche neuen medizinischen Leistungen in den Leistungskatalog der Krankenkassen aufgenommen werden.

Es ist für den Patienten unbedingt ratsam, sich vor der Inanspruchnahme einer IGeL zu informieren, ob diese Leistung für ihn nötig und sinnvoll ist.

Des Weiteren muss der Arzt dann vorab über die Kosten und Rechtsfolgen der Inanspruchnahme aufklären und der Patient muss zustimmen. Hierzu ist es empfehlenswert, eine kurze schriftliche Vereinbarung mit dem Patienten zu treffen. Sollte der Patient nicht zufrieden sein und die Therapie auf eigenen Wunsch abbrechen, so muss er dennoch die Kosten für die IGeL zahlen.

Unter diesen Adressen finden Sie ausführliche Informationen zu IGeL:
www.igel-check.de
www.igel-monitor.de

4.1.3 Werkvertrag (§§ 631 ff. BGB)

Unter bestimmten Umständen kommt es auch zu einem Werkvertrag mit dem Arzt (z. B. Gutachten, kosmetische Behandlung). Hier wird ein bestimmtes Behandlungsergebnis versprochen, welches ohne Mängel sein muss. Verschuldensunabhängig gilt für Mängel eine Verjährungsfrist von zwei Jahren. Ansonsten gilt die allgemeine Verjährungsfrist von drei Jahren. Der Arzt ist nach dem Werkvertragsrecht berechtigt, etwaige Fehlergebnisse seiner Behandlung selbst zu korrigieren. Ausnahmen sind möglich, z. B. bei einem gestörten Vertrauensverhältnis zwischen Patient und Arzt. Bei nicht medizinisch indizierten Leistungen fällt zudem Umsatzsteuer an.

Die Gesetzeslage für mögliche Vertragsarten bei Tierärzten hingegen unterscheidet regelmäßig zwischen dem Dienstvertrag und dem Werkvertrag. Beim Werkvertrag ist ein Erfolg geschuldet, wie es z. B. bei der wirksamen und vollständigen Kastration der Fall ist. Der allgemeine tierärztliche Behandlungsvertrag ist hingegen als Dienstvertrag zu qualifizieren.

4.1.4 Geschäftsführung ohne Auftrag

Das Recht der Geschäftsführung ohne Auftrag regelt die Folgen des Tuns außerhalb des eigenen Zuständigkeitsbereiches, wenn beispielsweise ein Patient bewusstlos ist.

Die rechtliche Geschäftsführung ohne Auftrag erfordert den Fremdgeschäftsführungswillen; das bedeutet, dass der Helfende davon ausgehen kann, dass der Bewusstlose diese Handlung erwartet hat. Im ärztlichen Bereich beim bewusstlosen Patienten sind diese Voraussetzungen unmittelbar gegeben. Je nach Situation und Zustand eines Patienten hat der Arzt entsprechend dem mutmaßlichen Willen und dem Interesse des Patienten die erforderlichen Maßnahmen einzuleiten und durchzuführen. Außerdem sind die Honoraransprüche gegenüber dem Patienten gesichert, obwohl kein Behandlungsvertrag zustande gekommen ist. Auch der hippokratische Eid verpflichtet den Mediziner, ethisch korrekt zu handeln, also zum Wohle des Patienten.

4.2 Rechte und Pflichten aus dem Behandlungsvertrag

Aus dem Behandlungsvertrag oder aus dem „öffentlich-rechtlichen Sorgfaltspflichtverhältnis" ergeben sich sowohl für den Arzt als auch für den Patienten Rechte und Pflichten (Abb. 1).

Behandlungsvertrag

Pflichten des Arztes	**Pflichten des Patienten**
= Rechte des Patienten	= Rechte des Arztes
- Behandlungspflicht - Aufklärungspflicht - Schweigepflicht - Dokumentationspflicht	- Mitwirkungspflicht - Pflicht zur Zahlung des Honorars

Abb. 1 Pflichten aus dem Behandlungsvertrag

MERKE Die für den Arzt relevanten Pflichten lassen sich anhand der Abkürzung SAMS DB merken.

S	**S**chweigepflicht
A	**A**ufklärungspflicht
M	**M**eldepflicht
S	**S**orgfaltspflicht
D	**D**okumentationspflicht
B	**B**ehandlungspflicht

Die Pflichten können in Haupt- und Nebenpflichten unterteilt werden. Zum Beispiel zählen zu den Hauptpflichten die sachgemäße medizinischen Behandlung, einhergehend mit der persönlichen Erhebung der Anamnese, der ordnungsgemäßen Untersuchung der Patienten und, wenn nötig, der Überweisung an Fachärzte oder stationäre Einrichtungen. Als Nebenpflichten sind die Erstellung einer Dokumentation des Behandlungsverlaufs und der Medikation zu nennen.

4.2.1 Behandlungspflicht

Unter der Pflicht zur sorgfältigen Behandlung wird jene sachkundige Umsicht verstanden, die
- durch eine besondere berufliche Ausbildung erworben worden ist (Studium, Approbation),
- durch praktische Erfahrung ausgebaut ist (praktische Tätigkeit als Arzt) und
- am jeweiligen Stand der Erkenntnis und des ärztlichen Wissens orientiert ist (dauernde Fortbildung des Arztes).

Hieraus ersieht man, dass die Richtschnur der Behandlung „nach den allgemeinen anerkannten fachlichen Standards" (§ 630a BGB) und „der im Verkehr erforderlichen Sorgfalt" (§ 276 BGB) für Ärzte und Zahnärzte sehr weit ausgelegt wird. Neben den „klassischen Kunstfehlern" gehören auch Fehler aus dem Behandlungsumfeld zu den Verletzungen des Behandlungsvertrags bzw. den **Sorgfaltspflichtverletzungen**.

In diesen Bereichen können Behandlungsfehler auftreten:
- Diagnosebereich
- Einsatz technischer Mittel
- Prüfungs-, Konsultations- und Belehrungspflichten
- klassische Behandlungsfehler („Kunstfehler")

Diagnosebereich

Alle ärztlichen Maßnahmen (Behandlungen, Operationen) dürfen nur aufgrund einer Diagnose durchgeführt werden. Der Arzt muss alle ihm zur Verfügung stehenden Erkenntnisquellen nutzen, deren Anwendung unter Berücksichtigung des Standes der medizinischen Erkenntnis möglich ist. Er darf hierbei nicht von den anerkannten Regeln abweichen.

Einsatz technischer Mittel

Der Arzt muss modernste Geräte einsetzen, deren Funktionsweise er beherrscht und die er laufend kontrolliert und überwacht. Die Kontrolle und Wartung sind grundsätzlich delegierbar (auf andere Personen übertragbar). Je größer der potenzielle Schaden an der Gesundheit von Patienten ist, desto höher sind auch die Anforderungen an die Delegation.

Prüfungs-, Konsultations- und Belehrungspflichten

Auch die Vernachlässigung der ersten beiden genannten Pflichten kann zu einem Behandlungsfehler des Arztes führen. So muss beispielsweise ein Arzt, der eine Diagnose aufgrund fehlender Fachkenntnisse nicht stellen kann, den Patienten an einen Spezialisten überweisen. Patienten müssen außerdem über bestimmte Verhaltensmaßnahmen vor, während und nach Behandlungen aufgeklärt werden.

Aufklärung
→ S. 107

Klassische Behandlungsfehler („Kunstfehler")

Hierbei wird unterschieden zwischen einem Abweichen von den Grundsätzen der medizinischen Erkenntnisse (z. B. Brustamputation ohne Gewebeentnahme, Verwechseln der Extremitäten bei Amputationen, vergessene Instrumente in der Operationswunde) und der Unterlassung einer sachgerechten Heilbehandlung (z. B. organisatorische Mängel in der Arztpraxis, Ablehnung eines Hausbesuchs). Zur Unterlassung einer sachgerechten Heilbehandlung zählt auch der Einsatz von Auszubildenden und Medizinischen Fachangestellten für nicht delegationsfähige Aufgaben. Unter Aufsicht und Anleitung des Arztes dürfen Hilfspersonen in der Arztpraxis beschäftigt werden. Ihr Einsatz erfolgt im Rahmen der jeweiligen Ausbildungs- und Fortbildungsordnung (MFA, Auszubildende).

Bevor ein Arzt einen Auszubildenden oder einen MFA einstellt, muss er sich versichern, dass delegierte Aufgaben ordnungsgemäß ausgeführt werden. Unter anderem könnten diese sein:
- Beratung der Patienten zu Themen der Gesundheitsvorsorge
- Kontaktpflege zu kooperierenden Therapeuten, Beratungsstellen und Selbsthilfegruppen
- Information der Patienten über Kursangebote
- Durchführung von Patientenbefragungen
- Blutentnahme für Laboruntersuchungen
- Impfungen vorbereiten und durchführen
- Erhebung der Patientendaten wie Gewicht, Größe und Blutdruckmessung
- Wundbehandlungen und Verbandswechsel, Spülungen und kleine chirurgische Eingriffe
- Vorbereitung der Instrumente, Geräte und Apparaturen für chirurgische Eingriffe
- Pflege und Wartung medizinischer Instrumente, Geräte und Apparate
- Desinfektion, Reinigung und Sterilisation der Instrumente und Geräte

MERKE Der Arzt darf die Leistungen, die zu seiner Kerntätigkeit gehören, wie die Diagnoseerstellung und die Therapieempfehlungen, chirurgische wie invasive diagnostische Eingriffe, nicht an seinen Medizinischen Fachangestellten delegieren.

4.2.2 Zusammenhang zwischen Behandlungsfehler und Behandlungsschaden (Beweisfragen)

Die Beweislast bei der Haftung für Behandlungs- und Aufklärungsfehler ist im § 630h BGB geregelt worden. Die Haftung des Arztes tritt nur ein, wenn der Fehler ursächlich für den Schaden war. Der Patient muss nachweisen können, dass der Schaden ohne den Fehler des Arztes nicht eingetreten wäre. Jede Partei muss dabei die für sie günstigen Behauptungen beweisen. Dies ist für Patienten i. d. R. sehr schwierig bis unmöglich. Die Gerichte haben im Sinne der „Waffengleichheit vor Gericht" eine Reihe von Regeln erarbeitet, die dem Patienten Beweiserleichterungen bringen. Diese Regeln wurden im § 630h kodifiziert. Dies geht sogar bis zur Beweislastumkehr, d. h., der Arzt muss den Beweis für die korrekte Behandlung erbringen.

So ergeben sich **Beweiserleichterungen für den Patienten** in folgenden Fällen:

- **Nichterheben von Befunden.** Bestimmte diagnostische Maßnahmen sind vom Arzt außer Acht gelassen oder nicht durchgeführt worden (z. B. eindeutiger Befund auf Röntgenbild wird falsch gedeutet; es erfolgen keine erforderlichen Maßnahmen).
- **Grobe Behandlungsfehler.** Der Arzt hat gegen fundamentale Grundzüge der medizinischen Heilbehandlung verstoßen (z. B. während der Operation werden Gegenstände im Körper zurückgelassen; Abb. 1).

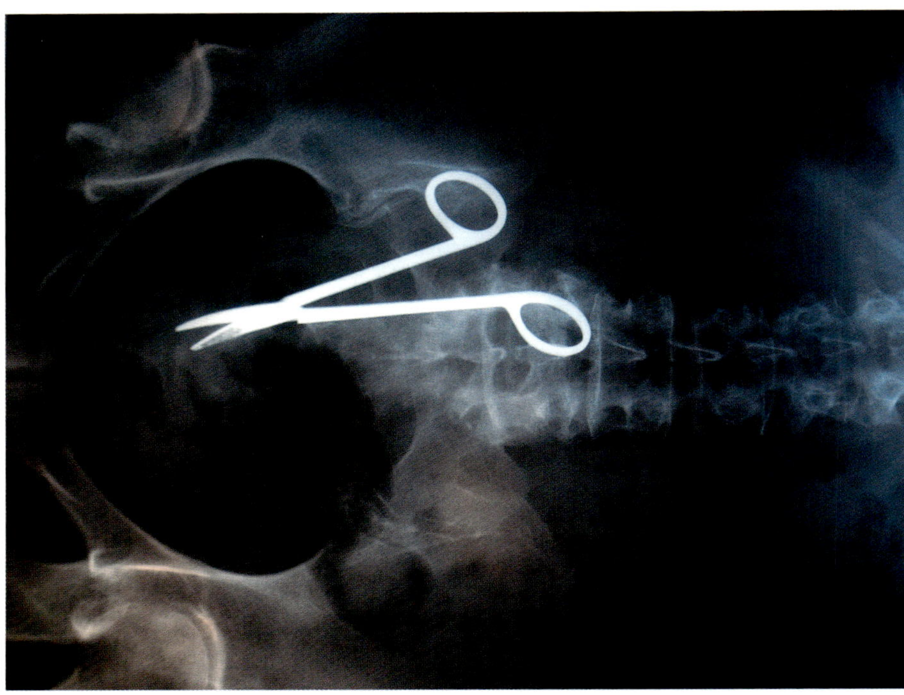

Abb. 1 Im Bauchraum eines Patienten vergessene Operationsschere

- **Beherrschbare Risiken.** Hier geht es insbesondere um die Bereiche Hygiene und technische Einrichtungen bei ärztlichen Behandlungen (z. B. Arbeiten ohne Handschutz, unsterile Injektionen).
- **Verletzung der Dokumentationspflicht.** Hierunter versteht man jede Verfälschung in den Aufzeichnungen der Behandlung. Schon der Verdacht sollte vermieden werden, z. B. Unterlassung von Radierungen, Tipp-Ex, „Skalpell-Behandlung" in Karteikarten der Patienten (Wegkratzen der ursprünglichen Eintragung mit dem Skalpell). Bei elektronischen Dokumentationen sollte bei Änderungen auf die Sichtbarkeit der ursprünglichen Eintragung geachtet werden.
- **Anscheinsbeweis.** Bei typischen Geschehensabläufen kann der Anscheinsbeweis greifen, d. h., es kann ein ursächlicher Zusammenhang zwischen Behandlungsfehler und Behandlungsschaden typischerweise vermutet werden (Beispiel: Der Arzt wendet eine überholte Methode während der Behandlung an).

4.2.3 Informations- und Aufklärungspflicht

Ein ärztlicher und zahnärztlicher Heileingriff ist eine Körperverletzung im Sinne des Strafgesetzbuches (aktive Körperverletzung nach § 223 StGB, Unterlassung nach § 13 StGB). Diese Körperverletzung kann nur durch die wirksame Einwilligung des Patienten „geheilt" werden, der vorher sachgerecht und individuell aufgeklärt wurde. Dies folgt aus dem **Selbstbestimmungsrecht des Einzelnen** (man spricht deshalb auch von der Selbstbestimmungsaufklärung) gemäß Grundgesetz der Bundesrepublik Deutschland Artikel 1 und 2. Weitere Regelungen ergeben sich aus § 630c BGB (Mitwirkung der Vertragsparteien; Informationspflichten) und § 630e (Aufklärungspflichten).

Bürgerliches Gesetzbuch (BGB): www.gesetze-im-internet.de/bgb

Aufzuklärende Personen

Jede Person ist vor der Behandlung durch den Arzt aufzuklären. Bei Kindern müssen grundsätzlich beide Elternteile vor einem ärztlichen Eingriff zustimmen. Bei Routineeingriffen, wie dem Impfen des Kindes bei der Vorsorgeuntersuchung, reicht die Zustimmung eines Elternteils.

Form und Zeitpunkt der Aufklärung

Formulare ersetzen kein Aufklärungsgespräch. Der Arzt muss immer ein Aufklärungsgespräch führen und dies auch dokumentieren, z. B. die Wirkung und Nebenwirkung eines Medikaments. Hier reicht nicht der Hinweis auf den Beipackzettel. Eine Schriftform ist nicht vorgeschrieben, aber zur Erfüllung der Beweispflicht empfohlen. Bei sprachlichen Verständigungsschwierigkeiten sollte ein Dolmetscher hinzugezogen werden. Bei kleinen Eingriffen ist die Aufklärung am Tag des Eingriffs ausreichend, ansonsten ist eine angemessene Bedenkzeit zu gewährleisten.

Art der Aufklärung

Es gibt verschiedene Arten der ärztlichen Aufklärung:

Aufklärungsarten

Verlaufsaufklärung

Der Arzt erklärt dem Patienten die Behandlung oder den geplanten Eingriff und erläutert, welchen Verlauf die Erkrankung nehmen wird, wenn er die Behandlung oder den Eingriff nicht durchführen lässt. Der Arzt klärt über die Heilungschancen und das Misserfolgsrisiko auf.

Risikoaufklärung

Der Patient wird über die möglichen Komplikationen und Nebenwirkungen aufgeklärt, z. B. Stimmbandverletzung bei Schilddrüsenoperationen.

Diagnoseaufklärung

Der Arzt teilt dem Patienten auf Nachfrage die vollständige und wahrheitsgemäße Diagnose mit. Eine Ausnahme besteht, wenn aufgrund der Diagnosemitteilung das Leben oder die Gesundheit des Patienten gefährdet ist.

Therapeutische Aufklärung (Sicherungsaufklärung)

Der Arzt erklärt dem Patienten, wie er den Erfolg einer begonnenen oder durchgeführten Therapie sichert oder was er tun muss, um sich nicht zu gefährden, z. B. Gesundheits-Ratschläge (nicht rauchen, kein Alkohol) und Hinweise zur Medikamenteneinnahme.

Bei fremdsprachigen Patienten muss, z. B. durch einen Dolmetscher, sichergestellt werden, dass der Patient die Erklärung versteht. Steht kein Dolmetscher oder eine andere sprachkundige Person oder eine Übersetzungsapp zur Verfügung, können im Notfall Zeichnungen oder Zeichensprache genügen. Wenn der Patient ausdrücklich keine Aufklärung wünscht, sollte dies unbedingt dokumentiert werden.

4.2.4 Pflicht zur Einwilligung

Diese Pflicht des Arztes ist in einem besonderen Paragrafen geregelt worden (§ 630d BGB). Hierzu muss der Patient zunächst informiert und aufgeklärt worden sein. Bei nicht einwilligungsfähigen Personen (z. B. Kindern) muss die Einwilligung des Erziehungsberechtigten eingeholt werden. In Ausnahmefällen kann eine Maßnahme nur durchgeführt werden, wenn sie dem mutmaßlichen Willen des Patienten entspricht (z. B. bei Bewusstlosen). Der Patient kann die Einwilligung jederzeit widerrufen. Eine besondere Form ist nicht vorgeschrieben.

4.2.5 Schweigepflicht

Die Schweigepflicht des Arztes wird in mehreren Gesetzen und Verordnungen geregelt:
- Berufsordnung der Landesärztekammern (§ 9 BOÄ)
- Strafgesetzbuch (§ 203 StGB)
- Zivilprozessordnung und Strafprozessordnung
- Abgabenordnung
- Datenschutzgesetze

Inhalt

Merkblatt zur ärztlichen Schweigepflicht unter:
www.aerztekammer-bw.de
→ Menü: Ärztin und Arzt
→ Recht und Beruf
→ Merkblätter

Die Schweigepflicht folgt aus dem Prinzip der Achtung der menschlichen Würde im Grundgesetz der Bundesrepublik Deutschland. Von der ärztlichen Schweigepflicht werden alle Tatsachen erfasst, die einem Arzt in seiner Eigenschaft als Arzt anvertraut oder bekannt gegeben worden sind. Hierunter ist u. a. Folgendes zu verstehen:
- medizinische Fakten (Diagnose)
- Art der Behandlung
- persönliche Mitteilungen (z. B. Urlaubsziele)
- persönliche Verhältnisse des Patienten (z. B. gesellschaftlich, wirtschaftlich)
- Besuch der Praxis überhaupt

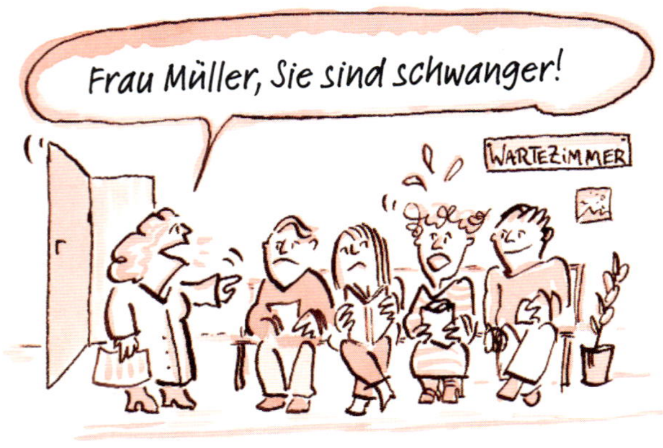

Wer unterliegt der Schweigepflicht?

Der Schweigepflicht unterliegen neben dem Arzt folgende Personengruppen:
- Vertretung des Arztes, Assistent
- medizinisches Personal
- mithelfende Familienangehörige, Praktikanten
- Reinigungskräfte

Hierüber sind die Betroffenen schriftlich zu belehren. Die schriftliche Bestätigung darüber wird in der Praxis aufbewahrt. Die Schweigepflicht gilt über den Tod des Patienten hinaus. Sie gilt gegenüber jedermann, auch gegenüber dem Ehegatten, den Eltern erwachsener Kinder, dem Arbeitgeber des Patienten, den Behörden, den Körperschaften und den Gerichten.

Aufhebung der Schweigepflicht

Entbindung durch den Patienten

Der Patient (auch ein Minderjähriger, der die Einsichtsfähigkeit für eine solche Erklärung hat) kann den Arzt ganz oder teilweise von der Schweigepflicht entbinden. Hier empfiehlt sich die Schriftform. Sie kann auch durch **„konkludentes Handeln"** erfolgen (z. B. durch Aushändigen der eGK). Durch Vorlage der Gesundheitskarte ist der Arzt verpflichtet, den Krankenkassen Auskünfte zu erteilen. Gleiches gilt für die Pflicht des Arztes, Auskunft über den Patienten als Unfallversicherungspflichtigen zu geben. Selbst hier wird heute empfohlen, den Patienten um Entbindung von der Schweigepflicht zu bitten.

In jedem Fall muss bei Anfragen folgender Versicherungen um Entbindung von der Schweigepflicht nachgefragt werden:

- Lebensversicherung
- Haftpflichtversicherung
- private Unfallversicherung
- private Krankenversicherung u. Ä.

Dies gilt, obwohl der Patient bei Abschluss der Versicherungen diesen meist zugestanden hat, bei Ärzten Auskünfte einzuholen.

Gesetzliches Gebot (Anzeige- und Meldepflicht)

In Sozialversicherungsgesetzen, z. B. § 294 SGB Band V und darauf aufbauend § 36 Abs. 1 BMV-Ä (Bundesmantelvertrag Ärzte) und § 18 Ersatzkassenvertrag sowie in § 60 SGB Band I, verzichtet der Patient auf die Schweigepflicht des Arztes gegenüber den Sozialversicherungsträgern. Der Arzt ist teilweise verpflichtet, Behandlungsdaten an die Sozialversicherungsträger weiterzugeben. Die Mitwirkungspflicht des Kassenpatienten ergibt sich auch aus den §§ 6 ff. SGB Band I. Nach § 30 Abs. 4 SGB Band V ergibt sich die Verpflichtung des Arztes, dem gewerblichen Labor mitzuteilen, ob es sich um eine Leistung für einen gesetzlich versicherten Patienten handelt. Die Entbindung von der Schweigepflicht wird trotzdem empfohlen. Eine Aufhebung der Schweigepflicht kommt in verschiedenen Fällen in Betracht.

Gefährdung höherwertiger Rechtsgüter

Es gelten hier die Kriterien des rechtfertigenden Notstandes nach § 34 StGB. Werden höherwertige Rechtsgüter gefährdet, darf der Arzt seine Schweigepflicht brechen, z. B.:

- Teilnahme am Straßenverkehr, obwohl der Patient dazu nicht mehr in der Lage ist
- Ansteckungsgefahr durch den Patienten
- Verhinderung schwerwiegender Verbrechen (falls durch den Arzt möglich)
- Kindesmissbrauch (nicht bei Missbrauch erwachsener Familienangehöriger, wenn Schweigepflicht gewünscht)

MERKE Einem Bruch der Schweigepflicht muss immer ein persönliches Gespräch mit dem Patienten vorausgehen.

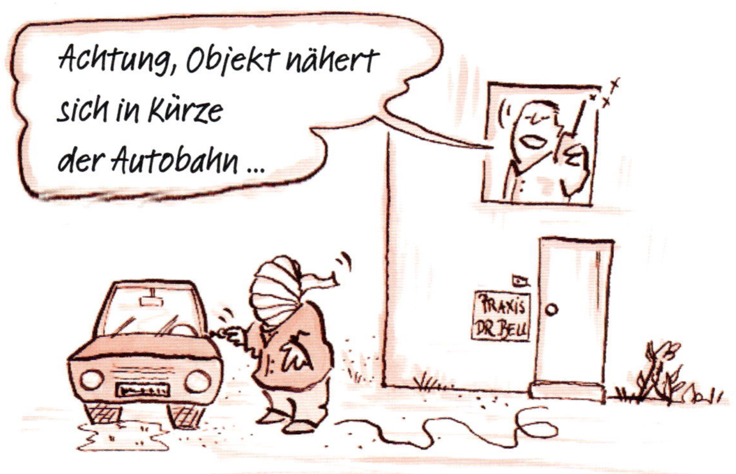
Achtung, Objekt nähert sich in Kürze der Autobahn ...
PRAXIS DR BELL

Interessen des Arztes

Geht es um die Durchsetzung zivil- oder strafrechtlicher Ansprüche des Arztes gegen den Patienten, darf der Arzt die Schweigepflicht ebenfalls verletzen. Ebenso bei Anfertigung eines wissenschaftlichen Buches, insoweit die Daten des Patienten dabei verborgen bleiben und er nicht erkennbar ist (z. B. Fotos mit Balken oder ausreichender Verpixelung). Bei Gesprächen unter Kollegen („Kasinogespräche") geht dies nur mit Entbindung von der Schweigepflicht, es sei denn, es dient der besseren Behandlung des Patienten.

Anzeigepflicht

Mord, Totschlag, Völkermord sowie erpresserischer Menschenraub, Geiselnahme oder ein Angriff auf den Luftverkehr durch eine terroristische Vereinigung müssen vom Arzt angezeigt werden (§§ 138, 139 StGB). Dies gilt auch gegenüber Polizei und Gerichten zur Verbrechensverhütung.

Meldepflicht
In bestimmten Fällen kann der Arzt zur Offenbarung bestimmter Tatsachen verpflichtet sein, z. B. wenn er bei einem Patienten eine ansteckende Krankheit im Sinne des Infektionsschutzgesetzes feststellt (Meldepflichten nach §§ 6–15 Infektionsschutzgesetz). Meldepflichtig sind auch Geburten und Sterbefälle.

Es besteht weiterhin eine Meldepflicht für alle stoffbezogenen Erkrankungen (Erkrankungen, die durch chemische Stoffe verursacht wurden) beim Bundesinstitut für Arzneimittelprodukte und Arzneimittelsicherheit nach dem Chemikaliengesetz.

Finanzbehörden dürfen die Patientenunterlagen nicht beschlagnahmen.

Sonderfälle der Weitergabe von Daten an Dritte
- Beim Verkauf der Arztpraxis darf die Patientenkartei nicht mit übergeben werden. Dies wäre ein Verstoß gegen die Schweigepflicht. Die Patienten müssen mündlich oder schriftlich ihre Zustimmung geben. Dies kann durch „schlüssige Handlung" erfolgen, d. h., der Patient erscheint in der Praxis des Nachfolgers zur weiteren Behandlung.
- An das gewerbliche Labor dürfen keine Daten der Patienten ohne deren Zustimmung weitergegeben werden.
- An die KV und an berufsständische Organisationen dürfen zu Abrechnungszwecken Daten von Patienten weitergegeben werden.
- Im Gutachterverfahren dürfen Daten des Patienten an den Gutachter weitergegeben werden, soweit dies für das Verfahren notwendig ist.

Datenschutz
→ S. 144, 158

Der Arzt benötigt zur **Speicherung der Patientendaten** keine schriftliche Einwilligung des Patienten, da dieser weiß, dass er die Pflicht zur Dokumentation der Daten hat. Die Genehmigung zur elektronischen Speicherung der Daten lassen sich Arztpraxen mittlerweile dennoch im Anamnesebogen zumindest vom Privatpatienten unterschreiben. Den bei der Datenverarbeitung beschäftigten Personen ist untersagt, personenbezogene Daten unbefugt zu verarbeiten oder zu nutzen (Datenschutz). Diese Personen sind bei Aufnahme ihrer Tätigkeit auf das Datengeheimnis zu verpflichten (§ 8 des Bundesdatenschutzgesetzes). Diese Belehrung geschieht zweckmäßigerweise zusammen mit der Belehrung über die Schweigepflicht. Der Arzt muss in seiner Praxis technische und organisatorische Maßnahmen ergreifen, um die Bestimmungen der Datenschutzgrundverordnung zu erfüllen.

MERKE Eine Datenübermittlung an Dritte (z. B. private Rechenzentren, privatärztliche Verrechnungsstellen, Inkassobüros) darf nur nach einer schriftlichen Einwilligung des Patienten erfolgen.

4.2.6 Dokumentationspflicht

Die Pflicht des Arztes zur Dokumentation ergibt sich aus dem BGB:

»Der Behandelnde ist verpflichtet, zum Zweck der Dokumentation in unmittelbarem zeitlichem Zusammenhang mit der Behandlung eine Patientenakte in Papierform oder elektronisch zu führen. Berichtigungen und Änderungen von Eintragungen in der Patientenakte sind nur zulässig, wenn neben dem ursprünglichen Inhalt erkennbar bleibt, wann sie vorgenommen worden sind. Dies ist auch für elektronisch geführte Patientenakten sicherzustellen.«
Quelle: § 630f., Abs. 1 BGB

Daneben gibt es weitere Quellen für Aufzeichnungspflichten.
- **Musterberufsordnung** (MBO): Dies ist die älteste Begründung für die Aufzeichnungspflicht der Ärzte und Zahnärzte. Schon vor Jahrhunderten musste sich ein Arzt bestimmte Aufzeichnungen über die Krankheitsgeschichte eines Patienten machen, damit keine Informationen verloren gehen.
- **Abrechnungsgrundlage** (BMV-Ä): Die gesetzlichen Krankenkassen fordern in den Verträgen die Niederschrift über die Behandlung. Bei Streitigkeiten über Abrechnungsmodalitäten wird im Prüfungsausschuss und im Beschwerdeausschuss die Vorlage der entsprechenden Aufzeichnungen vom Arzt gefordert. Vor Gericht dienen sie als Beweisgrundlage.

Form der Aufzeichnung

Die Aufzeichnung kann in Papierform (schriftlich) oder in elektronischen Karteikarten erfolgen. Die Eintragungen sollen übersichtlich und deutlich sowie chronologisch sein. Verschreibungen sollen leserlich durchgestrichen und möglichst keine praxisinternen Kürzel verwendet werden, damit ggf. auch eine ärztliche Vertretung den Fall rekonstruieren kann.

Umfang der Aufzeichnungen

Die Aufzeichnungen müssen alle Angaben enthalten, die der Arzt benötigt, um die Leistungen korrekt abzurechnen (auch nach zwei bis drei Jahren!). Sie müssen ihn darüber hinaus in den Stand versetzen, über den einzelnen Behandlungsfall die notwendigen Auskünfte vor den Prüfungsinstanzen geben zu können (s. auch § 295 SGB V).

Die Aufzeichnungen sollten i. d. R. Folgendes umfassen:

- Behandlungsdatum
- Befund
- Anamnese
- Diagnose und Therapievorschläge
- Leistungsziffer, ggf. mit weiteren Erläuterungen
- Aufklärungsgespräch mit kurzer Inhaltsangabe
- Patientenerklärungen zur Behandlung
- Untersuchungsergebnisse (z. B. Röntgenbefund)
- Behandlungsplanung (Behandlungsverlauf)
- konsiliarischer Befund, Arztbrief (Achtung: Einwilligung des Patienten)
- Rezeptausstellung, Überweisungen, sonstige Bescheinigungen
- nicht wahrgenommene Termine
- Bemerkungen des Patienten zur Behandlung
- Fremdleistungen, Vorschüsse

Aufbewahrungsfristen

Die Aufzeichnungen müssen nach den Kassenverträgen (und nach den Berufsordnungen) zehn Jahre nach Abschluss der Behandlung aufbewahrt werden. Werden in den Aufzeichnungen auch Angaben gemäß der Strahlenschutzverordnung gemacht, z. B. Röntgenbefunde, beträgt die Aufbewahrungsfrist ebenfalls zehn Jahre nach Abschluss der Behandlung.

Das Gleiche gilt für Aufzeichnungen gemäß dem Einkommensteuergesetz (z. B. Zahlungen des Patienten sind auf der Karteikarte vermerkt).

Weitere Aufbewahrungsfristen sind in Tabelle 1 (S. 66) angegeben.

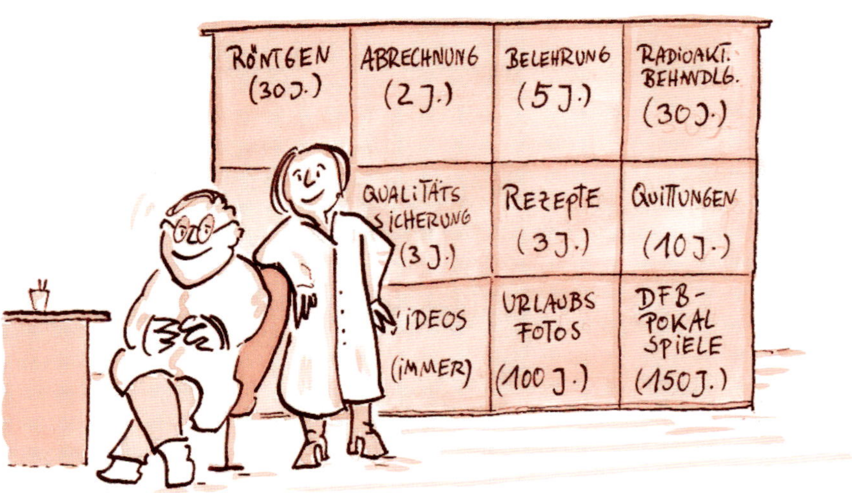
RÖNTGEN (30 J.)
ABRECHNUNG (2 J.)
BELEHRUNG (5 J.)
RADIOAKT. BEHANDLG. (30 J.)
QUALITÄTS ICHERUNG (3 J.)
REZEPTE (3 J.)
QUITTUNGEN (10 J.)
IDEOS (IMMER)
URLAUBS FOTOS (100 J.)
DFB-POKAL SPIELE (150 J.)

Art des Schriftgutes	Gesetzliche Grundlage	Aufbewahrungsfrist
Geschäftsbücher Inventare Bilanzen	§§ 238 und 257 des Handelsgesetzbuches § 147 Abgabenordnung	10 Jahre, Beginn am Jahresende
eRezepte (28 Tage gültig, danach bis 3 Monate als Privatrezept)	SGB V	100 Tage nach Einlösen
Buchungsbelege	s. o.	10 Jahre
ärztliche Aufzeichnungen (z. B. Karteikarten, Arztbriefe, Befundbericht), soweit gesetzlich nichts anderes bestimmt ist	§ 5 Bundesmantelvertrag Ärzte § 11 Berufsordnung für die deutschen Ärzte Leitnummern 58 und 59 des Abkommens Ärzte und Berufsgenossenschaften	10 Jahre nach Abschluss der Behandlung
Durchschriften der Berichtsvordrucke über die Untersuchungen nach dem Jugendarbeitsschutzgesetz	§ 37 (3) Jugendarbeitsschutzgesetz	10 Jahre
Aufzeichnungen für die Anwendung von Röntgenstrahlen	§ 28 Röntgenverordnung	10 Jahre (bei Kindern ab der Vollendung des 18. Lebensjahres)
Behandlung mit Röntgenstrahlen	§ 28 Röntgenverordnung	30 Jahre nach der letzten Behandlung
Behandlung mit radioaktiven Substanzen	§ 43 Strahlenschutzverordnung	30 Jahre
eAU (Daten)	§ 21 Bundesmantelvertrag	1 Jahr
Berichtsvordrucke der Früherkennungsuntersuchungen	Richtlinien des Bundesausschusses der Ärzte und Krankenkassen	10 Jahre
Unterlagen zu Betäubungsmitteln	Betäubungsmittel-Verschreibungsverordnung	3 Jahre
Ergebnissicherung der internen Qualitätssicherung im Labor	Richtlinien der Bundesärztekammer	5 Jahre
Sicherungskopie der Abrechnungsdatei bei Abrechnung mittels EDV	§ 42 Bundesmantelvertrag-Ä bzw. § 35 Arzt-/Ersatzkassenvertrag	4 Jahre (16 Quartale)
Aufzeichnungen über Unterweisung des Röntgenpersonals	§ 36 Röntgenverordnung	5 Jahre
EKG-Streifen	§ 630 f, § 57 BMV-A	10 Jahre

Tab. 1 Gesetzliche und vertragliche Vorschriften über die Aufbewahrung von Schriftstücken in der Arztpraxis

Einsichtsrecht des Patienten

Dem Patienten steht nach § 630g BGB ein Recht auf Einsichtnahme in seine Patientenakte zu. Er kann auch elektronische Abschriften verlangen. Er kann dieses Recht unverzüglich verlangen. Die Kosten hierfür muss der Patient übernehmen. Dieses Recht kann u. U. auf die Erben übergehen. Es darf nur in sehr begrenzten Einzelfällen nicht gewährt werden (z. B. aus therapeutischen Gründen oder sofern Rechte Dritter verletzt werden).

Verletzung der Dokumentationspflicht

Die Verletzung der Dokumentationspflicht durch den **Arzt** stellt eine grobe Verletzung von berufsrechtlichen Pflichten sowie einen Verstoß gegen vertragsärztliche Pflichten dar. Hieraus kann der Patient Schadensersatzansprüche geltend machen, z. B. bei Weiterbehandlung durch einen anderen Arzt bei Fehlen wichtiger Aufzeichnungen. Im Gerichtsprozess kann dies zur Beweislastumkehr führen, d. h., nicht der Patient muss einen behaupteten Behandlungsfehler oder Aufklärungsmangel beweisen, sondern der Arzt muss beweisen, dass er die Behandlung lege artis erbracht bzw. die Aufklärung durchgeführt hat.

Bei einer Verletzung der Dokumentationspflicht durch den **Medizinischen Fachangestellten** kann der Arzt Rückgriff auf den MFA nehmen, wenn dieser vorsätzlich oder zumindest grob fahrlässig bestimmte Eintragungen, die für die Abrechnung oder den Gerichtsprozess erforderlich sind, nicht gemacht hat. Hierbei muss auf den Einzelfall geachtet werden.

4.2.7 Mitwirkungspflicht des Patienten

Der Patient ist nach § 630c BGB verpflichtet, die ärztliche Behandlung zu unterstützen und mitzuwirken.

- **Erscheinen zum Termin:** Der Patient ist verpflichtet, sich an vereinbarte Termine zu halten, d. h. in der Arztpraxis zu erscheinen. Bei Nichterscheinen kann der Arztpraxis u. U. ein Verlust entstehen. Will man für diesen Fall den Patienten eine Ausfallgebühr bezahlen lassen, muss dies mit ihm vorher schriftlich vereinbart werden, z. B. in einer Termineinverständniserklärungen. Die Erhebung der Ausfallgebühr ist nur möglich, wenn der Patient ohne wichtigen Grund fernbleibt. Eine Abrechnung zulasten der gesetzlichen Krankenkassen ist nicht möglich (Ausnahme: bestellter Hausbesuch, Patient nicht anwesend).
- **Mitwirkung bei der Behandlung:** Eine mangelhafte Mitwirkung und Unterstützung der Behandlung durch den Patienten kann den Erfolg der gesamten Behandlung infrage stellen. Man spricht hier auch oft von der Offenbarungspflicht des Patienten, d. h. er muss alle Dinge wahrheitsgemäß ansprechen, die im Zusammenhang mit der Krankheit stehen könnten.

4.2.8 Pflicht zur Zahlung des Honorars

Die Verpflichtung zur Zahlung des Honorars ergibt sich aus dem neuen § 630a BGB. Sie kann erfolgen durch

- **Vorlage der elektronischen Gesundheitskarte (eGK):** Diejenigen Patienten, die Mitglieder der gesetzlichen Krankenkassen sind, werden in den entsprechenden Verträgen zur Vorlage der Behandlungsausweise verpflichtet. Die Vorlage einer elektronischen Ersatzbescheinigung (eEB) ist auch möglich.
- **Zahlung der Liquidation beim Privatpatienten:** Die Bezahlung einer Liquidation unterliegt den gleichen rechtlichen Grundsätzen wie die Bezahlung von Rechnungen im sonstigen Wirtschaftsleben. Die Unterschiede zwischen Liquidation und Rechnung sind:
  - Die Liquidation ist nicht skontierfähig, es kann also kein Preisnachlass bei Zahlung innerhalb einer bestimmten Frist gewährt werden.
  - Die Liquidation ist nicht rabattfähig, es kann kein allgemeiner Nachlass auf die Rechnung gewährt werden.
  - Eine Liquidation muss nach GOÄ § 12 bestimmte Angaben enthalten.
  - Ärztliche Liquidationen werden im Insolvenzverfahren als persönliche, nicht nachrangige Schulden behandelt.

Liquidation
→ S. 251

4.3 Beendigung des Behandlungsvertrags

Der Behandlungsvertrag endet durch
- **Abschluss der Behandlung:** Ist die Behandlung abgeschlossen und sind alle Leistungen bewirkt, ist der Behandlungsvertrag beendet. Die Gewährleistungsfristen beginnen mit diesem Datum.
- **Tod eines Vertragschließenden:** Stirbt ein Partner des Vertrags, gilt dieser als beendet.
- **Kündigung:** Die Kündigung durch den Arzt ist nur unter erschwerten Bedingungen möglich, z. B.
  - wenn kein Notfall vorliegt und die Behandlung durch einen anderen Arzt fortgeführt werden kann.
  - wenn das Vertrauensverhältnis nachhaltig gestört ist.

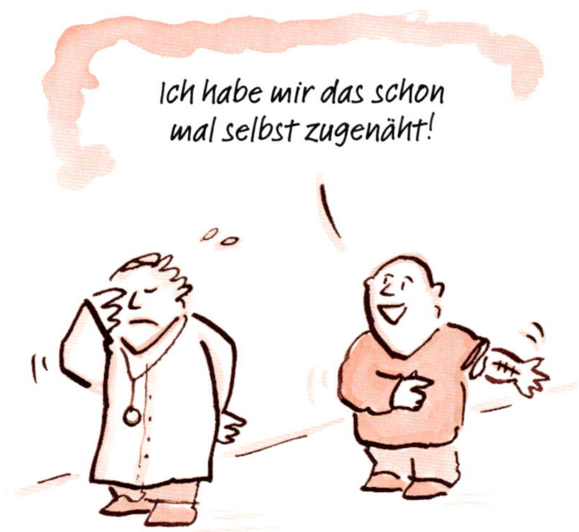

Geschäftsführung ohne Auftrag
→ S.103

Grundsätzlich unterliegt jeder Arzt der Behandlungspflicht, d. h., er muss den zu ihm kommenden Patienten auch behandeln. Er macht sich andernfalls strafbar wegen unterlassener Hilfeleistung. Bei Ärzten kommt auch noch die Geschäftsführung ohne Auftrag hinzu, d. h., der Patient muss behandelt werden, ohne dass er selbst in der Lage ist, dem Behandlungsvertrag zuzustimmen, z. B. nach einem Autounfall. Die Kündigung durch den Patienten ist jederzeit formlos möglich. Bei Nichterscheinen zu einem Termin muss der Patient diesen absagen. Die Inanspruchnahme der ärztlichen Leistungen bis zur Kündigung muss bezahlt werden.

4.4 Haftung und Schadensersatz

4.4.1 Allgemeine Grundsätze

Unter Haftung versteht man das Einstehen einer Person für einen Schaden, den sie durch eigenes oder fremdes Verschulden verursacht hat. Man unterscheidet die Haftung aus einem Vertrag, die Haftung aus einer schuldhaften Vertragsverletzung und die Haftung aus einer unerlaubten Handlung.

Vertragliche Haftung

Jemand verpflichtet sich durch Vertrag, für einen Schaden zu haften, obwohl er weder gesetzlich dazu verpflichtet ist noch schuldhaft gehandelt hat. Beispiele hierfür sind Garantieerklärungen und Versicherungsverträge.

Haftung aus schuldhafter Vertragsverletzung

Wer sich aufgrund eines Vertrags zu Leistungen verpflichtet hat, kann dem Vertragspartner einen Schaden zufügen, wenn er seine Vertragspflichten schuldhaft nicht erfüllt. Beispiele sind die Lieferung von Ware mit einem arglistig verschwiegenen Mangel und die Zuspätlieferung.

Haftung aus unerlaubter Handlung

Handlungen, die gegen das Gesetz verstoßen, sind sog. unerlaubte Handlungen. Sie ziehen in den meisten Fällen nicht nur strafrechtliche Verfolgung nach sich, sondern auch zivilrechtlichen Schadensersatz.

»Wer vorsätzlich oder fahrlässig das Leben, den Körper, die Gesundheit, die Freiheit, das Eigentum oder ein sonstiges Recht eines anderen widerrechtlich verletzt, ist dem anderen zum Ersatz des daraus entstehenden Schadens verpflichtet.«
Quelle: § 823 BGB

Derjenige, der den Schaden verursacht hat, muss danach den Zustand wiederherstellen, der bestehen würde, wenn der zum Ersatz führende Umstand nicht eingetreten wäre. Diese Wiedergutmachung ist in vielen Fällen nur schwer möglich, weshalb das Gesetz den Schadensersatz in Geld vorsieht. Wegen der schwierigen Berechnung von Schäden werden in den Verträgen sog. Konventionalstrafen festgelegt. Bei Verstoß gegen Vertragspflichten werden diese Summen zur Zahlung fällig.

Es gibt seit 2002 einen allgemeinen Anspruch auf Schmerzensgeld bei der Verletzung von Körper, Gesundheit und sexueller Selbstbestimmung (BGB § 253 Abs. 2). In einem Urteil hat das Oberlandesgericht Koblenz festgestellt, dass ein Chirurg, der seinen Patienten an der falschen Stelle operiert hat, Schmerzensgeld zahlen muss. Der Eingriff war rechtlich gesehen eine Körperverletzung, auch wenn er kunstgerecht vorgenommen wurde, da keine Einwilligung des Patienten für die Operation an der betroffenen Stelle vorlag (Az.: 10 U 692/01).

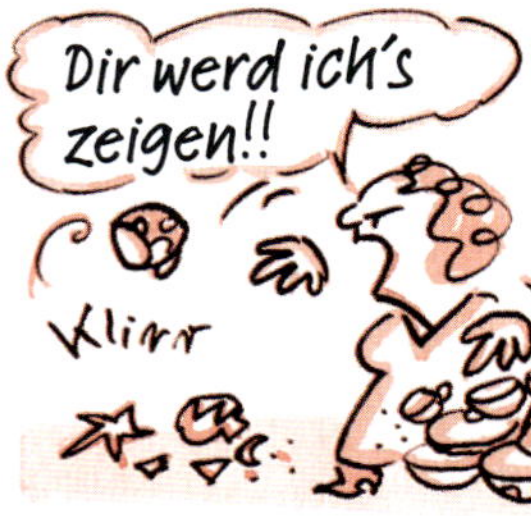
Dir werd ich's zeigen!!
Klirr
Vorsatz

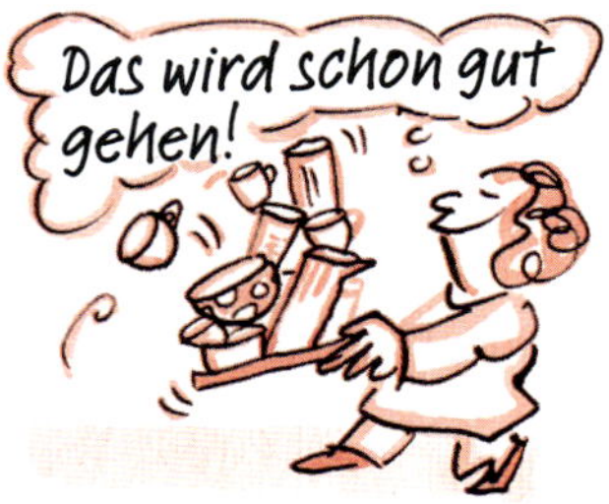
Das wird schon gut gehen!
Fahrlässigkeit

Produkthaftungsgesetz

Nach dem Produkthaftungsgesetz gibt es eine aus dem amerikanischen Recht stammende verschuldensunabhängige Herstellerhaftung für fehlerhafte Produkte. Arzneimittelgeschädigte Patienten erhalten Beweiserleichterungen für ihren Anspruch gegen Pharmafirmen. Außerdem müssen Pharmahersteller den Betroffenen Auskunft über alle Erkenntnisse zu schädlichen Wirkungen des Arzneimittels erteilen.

4.4.2 Haftung des Arztes

Neben den allgemeinen Grundsätzen über die Haftung und den Schadensersatz gelten für die Arztpraxis verschiedene Besonderheiten. Die Haftung des Arztes ist zweigeteilt (Tab. 1).

Haftung aus dem Behandlungsvertrag (Vertragshaftung)	Haftung wegen unerlaubter Handlung (Deliktshaftung)
Aufgrund des geschlossenen Behandlungsvertrags haftet der Arzt für Behandlungsfehler (positive Vertragsverletzung) und sonstige Pflichtverletzungen des Behandlungsvertrags.	Für diese Art der Haftung muss zwischen Patient und Arzt kein Vertrag zustande gekommen sein. – Haftung für Körperverletzung – Haftung für unterlassene Hilfeleistung
Der Arzt hat die Verpflichtung, die Ausgangssituation wiederherzustellen, z. B. durch Übernahme – der Heilungskosten, – der Rehabilitationskosten, – des entgangenen Gewinns (Lohn bzw. Gehalt) des Patienten.	Der Arzt hat die Verpflichtung, die Ausgangssituation wiederherzustellen, z. B. durch Übernahme – der Heilungskosten, – der Rehabilitationskosten, – des entgangenen Gewinns (Lohn bzw. Gehalt) des Patienten.
Schmerzensgeldanspruch	Schmerzensgeldanspruch
Die Verjährung beträgt 3 Jahre.	Die Verjährung beträgt 3 Jahre.

Tab. 1 Haftung des Arztes

Die Haftungsalternativen des Arztes aus unerlaubter Handlung werden in Abbildung 1 deutlich.

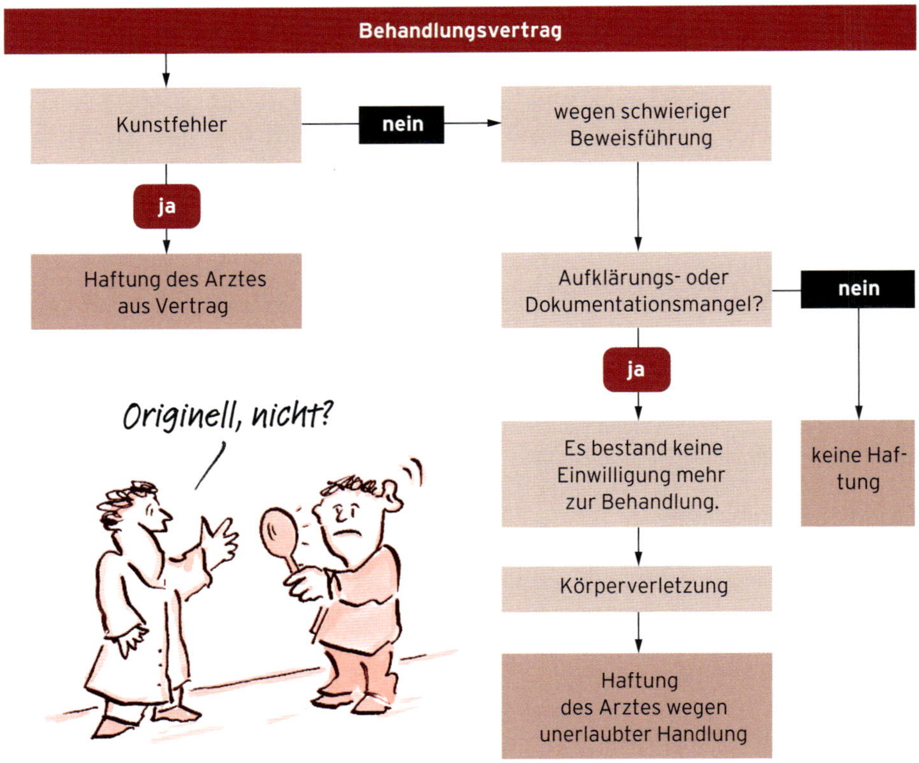

Abb. 1 Haftung aus dem Behandlungsvertrag

4.4.3 Haftung des Arztes für das Praxispersonal

Die Haftung des Arztes ist mit Abschluss des Behandlungsvertrages zwischen ihm und den Patienten geregelt. Neben der Schweige-, Aufklärungs-, Melde-, Dokumentations- und Behandlungspflicht (SAMS DB) ist dabei speziell die Sorgfaltspflicht zu nennen. Entspricht sein Handeln nicht dem medizinischen Standard seines Fachgebietes und erleidet der Patient durch diese Verletzung einen Schaden oder verstirbt sogar, liegt ein Behandlungsfehler vor. Dabei wird zwischen folgenden Arten von Behandlungsfehlern unterschieden:

- Diagnosefehler (Diagnose bezeichnet das Erkennen einer Krankheit, wobei der Arzt in der Erhebung der notwendigen Befunde fehlerhaft oder unzureichend handelt und/oder aus seiner Erhebung unkorrekte Schlüsse zieht)
- Therapiefehler

Außerdem kann eine fehlerhafte Auskunft des Arztes zu Aufklärungsfehlern führen. Das Gleiche gilt in Bezug auf sein Personal im Rahmen der **Delegation** (Abb. 2).

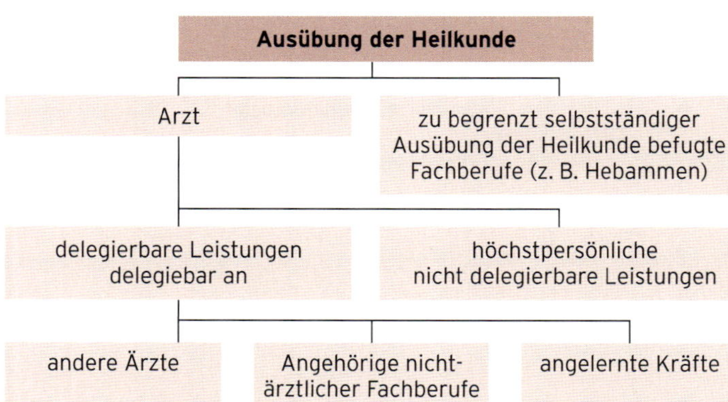

Abb. 2 Delegation von Leistungen

In der Arztpraxis kann die Haftung auf den Arzt selbst und auf sein Personal aufgeteilt werden. Der Gesetzgeber unterscheidet zwischen Erfüllungsgehilfen (§ 278 BGB) und Verrichtungsgehilfen (§ 831 BGB):

- Ein **Erfüllungsgehilfe** ist z. B. der Medizinische Fachangestellte, der das tut, was der Arzt tun müsste. Der Arzt haftet für das Verschulden seines MFA (Gehilfen) und somit für fremdes Verschulden.
- Ein **Verrichtungsgehilfe** ist jeder des Praxispersonals, der von Weisungen des Arztes abhängig ist. Der Arzt haftet also hierbei für eigenes Verschulden, da er sich vorab der Eignung seiner Angestellten versichern muss.

4.5 Strafrechtliche Verantwortung des Arztes und seiner Mitarbeiter

Neben der zivilrechtlichen Haftung kann es für den Arzt und seine Mitarbeiter bei Verstößen gegen Pflichten aus dem Behandlungsvertrag auch zu strafrechtlichen Konsequenzen kommen. Wird z. B. ein Verstoß als Körperverletzung betrachtet, kann dies nach den §§ 223 und 230 StGB mit Freiheitsstrafe bis zu drei Jahren oder Geldstrafe bestraft werden. Daraus können sich u. U. für den Arzt noch berufsrechtliche Konsequenzen ergeben (z. B. Entzug der Approbation). Für die Mitarbeiter des Arztes gilt dies ebenso.

Wie schon dargestellt, unterliegt der Arzt nach der Berufsordnung und den Kassenverträgen sowie seinem ärztlichen Eid der Behandlungspflicht. Bei Verstoß hiergegen kann eine Bestrafung nach § 323c StGB wegen unterlassener Hilfeleistung mit bis zu einem Jahr Freiheitsstrafe oder Geldstrafe erfolgen. Die häufigsten Prozesse finden wegen nicht ausreichender Präsenz des Arztes im Notdienst statt. Dies bedeutet, er ist seiner Behandlungspflicht nicht nachgekommen. Bei Verletzung der Schweigepflicht durch den Arzt oder durch seine Mitarbeiter droht nach § 203 StGB eine Freiheitsstrafe bis zu einem Jahr oder Geldstrafe.

4.6 Schiedsstellen (Schlichtungsstellen)

Im Falle einer auftretenden Komplikation im Zusammenhang mit einer medizinischen Behandlung werden Patienten, Angehörige sowie Ärzte besonderer Belastung ausgesetzt. Die Betroffenen haben ein Recht auf einen offenen, ehrlichen und fairen Umgang mit dem Geschehen. Um die Frage zu klären, ob es sich um einen Behandlungsfehler handelt, können Gutachterkommissionen und Schlichtungsstellen bei den Ärztekammern hinzugezogen werden. Sie sind oftmals die erste Anlaufstelle und können helfen, eine Einigung zu erreichen und Gerichtsprozesse zu vermeiden.

Dabei können folgende Arten von Komplikationen und Streitigkeiten unterschieden werden:

- Behandlungsfehler
- Liquidationsunklarheiten
- Abrechnungsstreitigkeiten mit gesetzlichen Krankenkassen
- Abrechnungsstreitigkeiten mit privaten Krankenkassen
- persönliche Probleme mit dem Arzt

Unabhängig von der Beratung durch eine Gutachterkommission oder Schlichtungsstelle steht den Beteiligten immer auch der Klageweg offen.

Während das Verfahren bei den Gutachterkommissionen und Schlichtungsstellen für Patienten kostenfrei ist, kostet der Rechtsweg unter Hinzunahme eines Anwalts viel Geld. Im Rahmen der Sorgfaltspflicht sind Ärzte angewiesen, sich kontinuierlich in Fort- und Weiterbildungsmaßnahmen auch in diesem Bereich schulen zu lassen. So können die Erfahrungen der Gutachter dazu beitragen, Fehlerquellen zu minimieren. In Zukunft sollen bei allen Streitigkeiten aus Heilbehandlungen unabhängig vom Streitwert nur noch die Landgerichte zuständig sein.

Aufgabe

1 Listen Sie auf, welche Faktoren Einfluss auf den Behandlungserfolg haben könnten.
2 Worüber muss der Patient aufgeklärt werden?
3 Welche Informationen in der Praxis unterliegen der Schweigepflicht?
4 Für welche Personen in der Arztpraxis gilt die Schweigepflicht?
5 Wie lange gilt die Schweigepflicht?
6 Wie begründet man die Pflicht des Arztes zur Aufzeichnung von Behandlungsdaten?
7 Sie haben sich beim Eintrag in die elektronische Patientenakte verschrieben. Sie merken das am nächsten Arbeitstag. Wie ändern Sie die Aufzeichnung und worauf achten Sie dabei?
8 Wie kann der Behandlungsvertrag vom Patienten beendet werden? Ist hierzu eine besondere Form der Kündigung notwendig?
9 Ein Schmerzpatient möchte vom Arzt behandelt werden. Kann der Arzt die Behandlung ablehnen? Begründen Sie Ihre Antwort.
10 Nennen Sie zwei Tätigkeiten, die der Arzt an Sie delegieren kann.
11 Welche Haftungsarten des Arztes unterscheidet man?
12 Erklären Sie, wann der Arzt für den MFA haftet und was in diesem Zusammenhang ein Verrichtungs- und ein Erfüllungsgehilfe ist.

5 Gesprächsführung

5.1 Kommunikationsfähigkeit

Jede Arztpraxis ist auf eine gute und lang anhaltende Patientenbindung angewiesen. Diese ist abhängig von einem kommunikativen und aufgeschlossenen Praxisteam. Speziell in unserer multikulturellen Gesellschaft ist es unabdingbar, auch für mehrere Sprachen offen zu sein. Deutlich wird dies beispielsweise an Anamnesebögen in verschiedenen Sprachen.

Wird ein Patient freundlich empfangen und fühlt sich vom MFA ernst genommen,, ist dies die Voraussetzung für ein lang anhaltendes Vertrauensverhältnis.

Genauso bewirken reibungslose Abläufe die Erhöhung der Patientenzufriedenheit. Diese sind oftmals Ergebnisse kommunikativer Grundtechniken, die schnell erlernbar und sofort umsetzbar sind. Die Kommunikation mit dem Praxisteam und den Patienten ist mehr als sprechen, aufklären, begreiflich machen und Anweisungen erteilen. Würde die Interaktion aus bloßer Informationsvermittlung bestehen, gäbe es weniger Missverständnisse und Compliance-Probleme zu beklagen.

5.1.1 Grundlagen der Kommunikation

Das in Bezug auf die Kommunikation berühmteste Zitat ist das des österreichischen Kommunikationswissenschaftlers Paul Watzlawick: „Man kann nicht nicht kommunizieren", was besagt, dass Menschen durch Gestik, Mimik und Körperhaltung (nonverbale und paraverbale Kommunikation) ständig kommunizieren, ohne auch nur ein Wort zu sprechen (verbale Kommunikation).

Dabei spielt sich eine Kommunikation auf zwei Ebenen ab. Hierbei findet das **Sender-Empfänger-Modell** nach Shannon und Weaver Anwendung (Abb. 1).

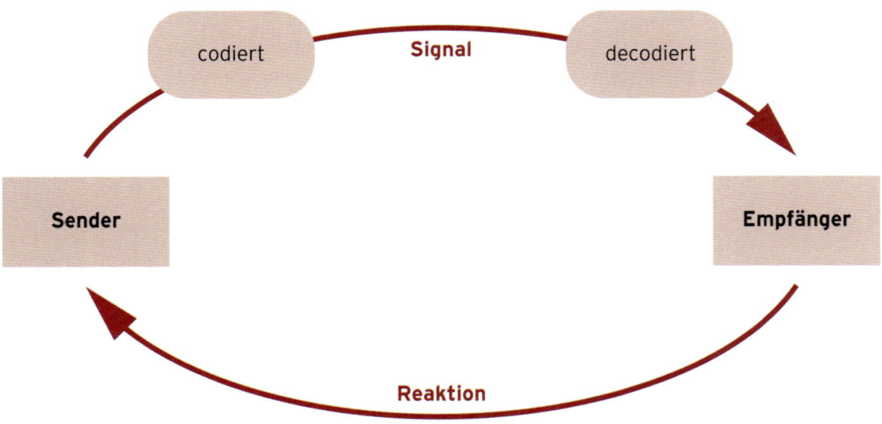

Abb. 1 Sender-Empfänger-Modell nach Shannon und Weaver

Kommunikation funktioniert nur, wenn mindestens zwei Menschen miteinander in Kontakt treten. Dabei werden sie zu Sendern und Empfängern. Der Sender teilt dabei z. B. Gefühle, Ansichten, Wünsche oder eine Sachinformation durch seine Sprache (verbal), Körpersignale wie Mimik und Gestik (nonverbal) oder Haltung mit. Er sendet dem Empfänger ein Signal (einen Code).

Der Empfänger muss das Signal entschlüsseln (decodieren). Hat er diesen Code „geknackt", kann er auf die Botschaft reagieren und sendet selbst ein Signal zum Sender zurück.

Dabei sind die persönlichen Befindlichkeiten der Gesprächspartner der Dreh- und Angelpunkt einer erfolgreichen Kommunikation. Dass das gesprochene Wort nicht immer neutral und rein informativ übermittelt und empfangen wird, liegt in der Natur des Menschen. Gleichzeitig muss davon ausgegangen werden, dass das Gesagte und Gehörte auch nicht immer verstanden wird oder der Empfänger auch tatsächlich einverstanden oder es anwendbar ist.

Das **Kommunikationsquadrat** ist ein bekanntes Modell des deutschen Psychologen Friedemann Schulz von Thun (Abb. 1). Es wird auch als Vier-Ohren-Modell oder Nachrichtenquadrat bezeichnet. Nach diesem Modell wird jede Information in einem Gespräch gleichzeitig von vier Seiten interpretiert, als ob der Sender mit „vier Schnäbeln" spricht und der Empfänger mit „vier Ohren" zuhört – ob er es nun will oder nicht. Dass eine Nachricht unmissverständlich gesendet wird, ist selten der Fall.

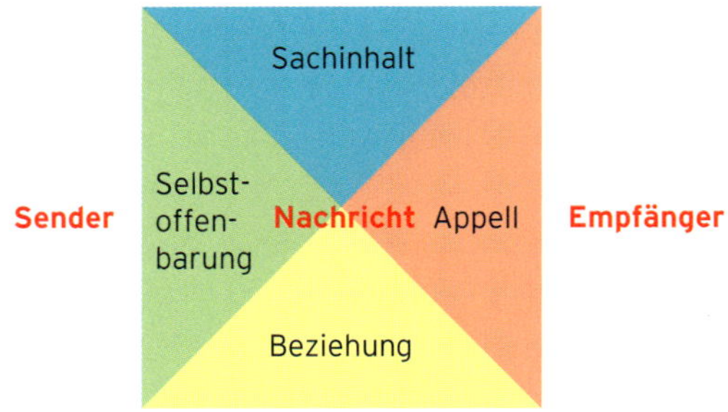

Abb. 1 Kommunikationsquadrat nach Schulz von Thun

Die vier Seiten des Kommunikationsquadrates beziehen sich auf verschiedene Dimensionen einer Nachricht:

- Auf der Seite des Sachinhaltes (blau) befindet sich die Information, die mitgeteilt wird.
- Auf der Selbstoffenbarungsseite (grün) befindet sich der Zusatz, der etwas vom Sender mit preisgibt.
- Auf der Beziehungsseite (gelb) befindet sich der Hinweis, welche Gefühle der Sender für den Empfänger hat.
- Auf der Appellseite (rot) befindet sich der Nachdruck der Mitteilung, was durch diese bezweckt werden soll.

Betritt ein Patient die Praxis, muss der MFA sich kommunikativ auf den Patienten einstellen, damit sich dieser „aufgehoben und ernst genommen" fühlt. Gleiches gilt auch für den Kontakt am Telefon. Die folgende Darstellung zeigt, welche verbalen und nonverbalen Elemente der Kommunikation relevant sind (Abb. 2).

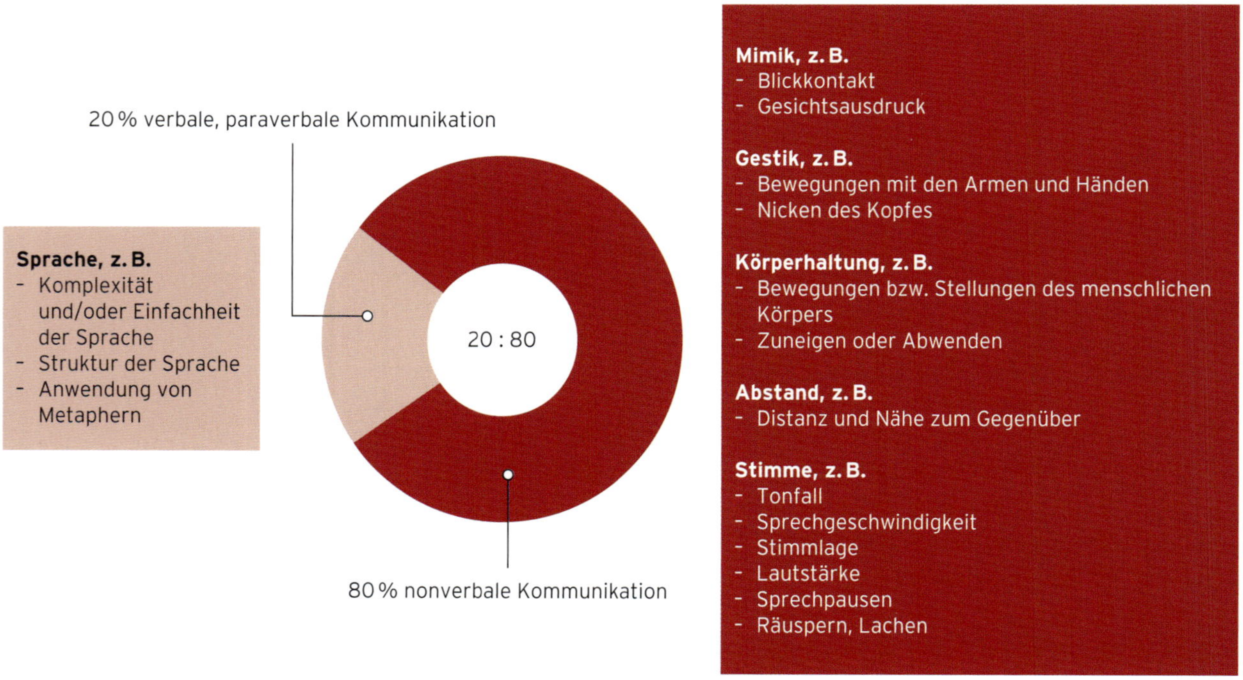

Abb. 2 Elemente der verbalen, paraverbalen und nonverbalen Kommunikation

5.1.2 Körpersprache

Unser Körper ist ein komplexes Gesamtkonstrukt aus Nerven und Muskel, das ständig getrieben ist, zu kommunizieren. Speziell die Körpersprache – also Mimik, Gestik und Körperhaltung – verrät uns, in welcher Stimmung unser Gegenüber ist. Sie kann kaum verstecken, was jemand tatsächlich fühlt, denn nicht immer sprechen wir mit dem Mund, sondern signalisieren beispielsweise durch Naserümpfen oder Hochziehen der Augenbrauen, dass wir jemanden nicht mögen. Diese sog. Mikrogesten zeigen unsere wahren Gefühle. Es passt nicht zusammen, dass jemand seine Zustimmung zu einer Thematik signalisiert und dabei die Augenbrauen hochzieht. Passt die Mimik zum Gesprochenen, vertraut uns unserer Gegenüber und wird sicher offener.

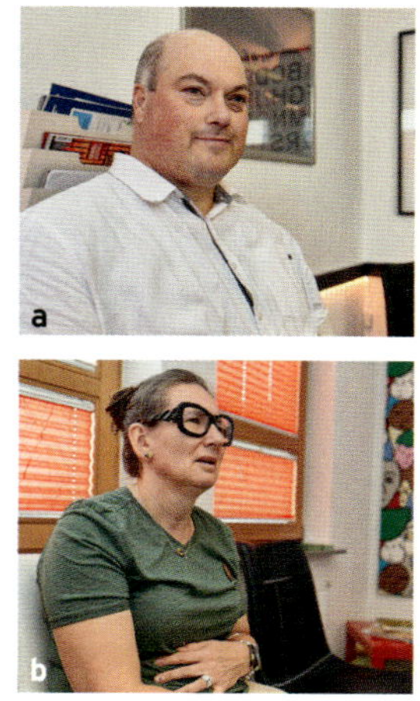

Abb. 1 Körperhaltung:
a) entspannter Patient,
b) Patientin mit Schmerzen

Ein Blick in das Wartezimmer verrät dem MFA oft genug über die persönlichen Befindlichkeiten der Patienten (Abb. 1). Es genügt schon ein Blick in deren Gesichter, um herauszufinden, wer gerade leidet, wer eine kurze Pause aus dem Arbeitsleben braucht oder wer sich gerade über die langen Wartezeiten ärgert, auch wenn diese Patienten heute zum ersten Mal in der Praxis sind. Die Menschen sind Experten, wenn es darum geht, die Emotionen von anderen zu lesen.

Es gibt Emotionen, die sind bei jedem Menschen gleich. Diese werden als die sieben **Basisemotionen** beschrieben: Freude, Angst, Wut, Überraschung, Ekel, Trauer und Verachtung. Diese Emotionen sind auf der ganzen Welt gleich, ungeachtet der Kultur und der Hautfarbe, und erleichtern es den Mitmenschen, die Gefühlswelt der anderen zu deuten (Tab. 1).

Gefühl	Beschreibung	Beispiel
Freude (echte)	leicht aufgerissene Augen, Mundwinkel nach oben gezogen, dadurch Faltenbildung unter den Augen	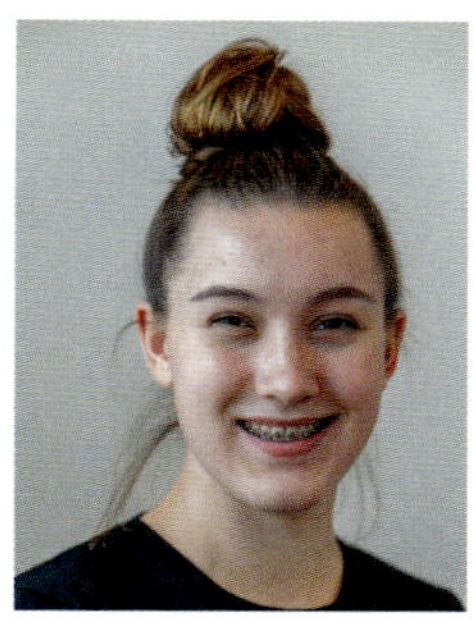
Angst	nach oben zusammengezogene Augenbrauen, hochgezogene obere Augenlider, untere Augenlider angespannt, Verkleinerung der Augen, Mund leicht geöffnet	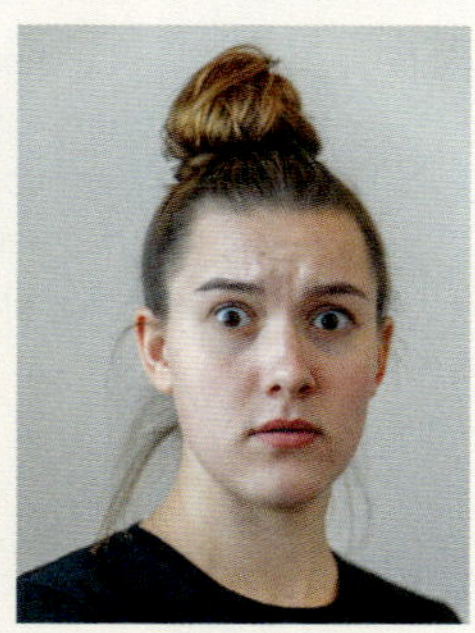
Wut	nach unten zusammengezogene Augenbrauen, obere Augenlider hochgezogen, untere Augenlider angespannt, Lippen zusammengepresst	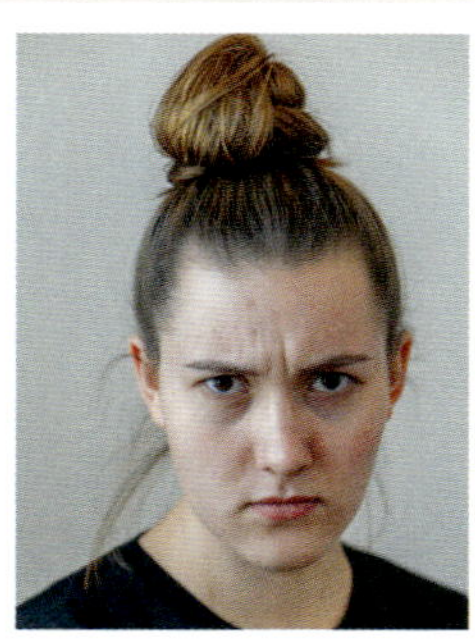

Gefühl	Beschreibung	Beispiel
Überraschung (positiv)	leichtes Zusammendrücken der Augen, Mundwinkel nach oben gezogen, Öffnen des Mundes	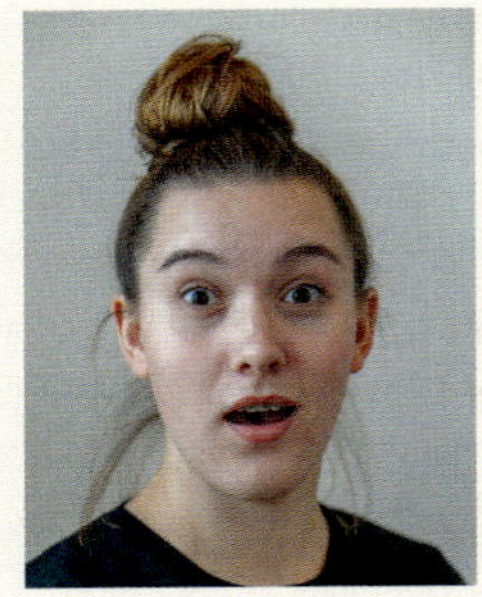
Ekel	nach unten gezogene Augenbrauen, Nase und Stirn zwischen den Augen kräuseln sich, Oberlippe hochgezogen	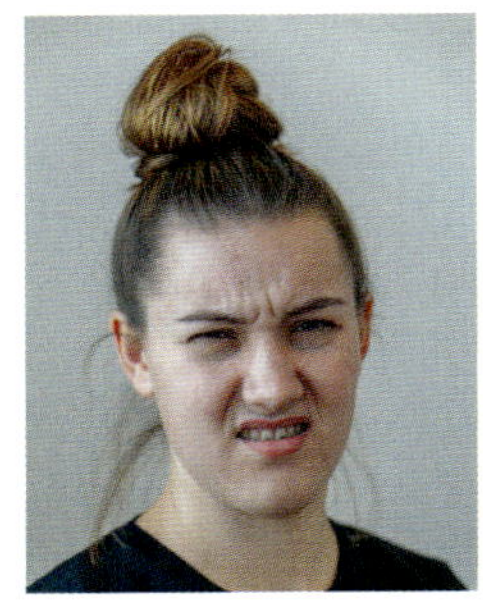
Trauer	leicht nach unten gezogene Augenbrauen, Mundwinkel nach unten gezogen, Kinn deutlich angehoben	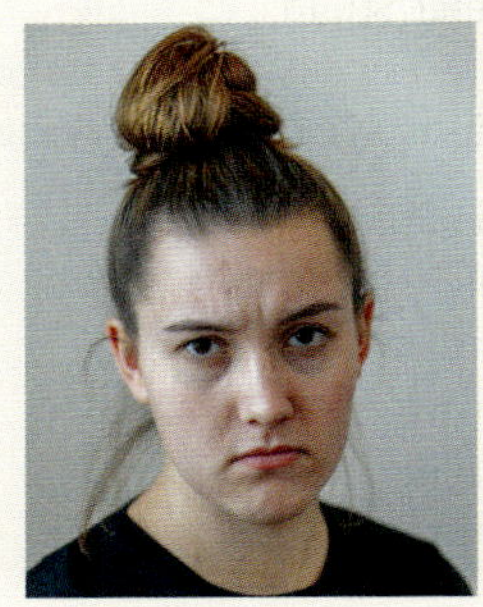
Schmerz	Zusammenziehen der Augenbrauen und Zusammenpressen der Augen, Anheben der Wangen und Naserümpfen bei gleichzeitigem Hochziehen der Oberlippe	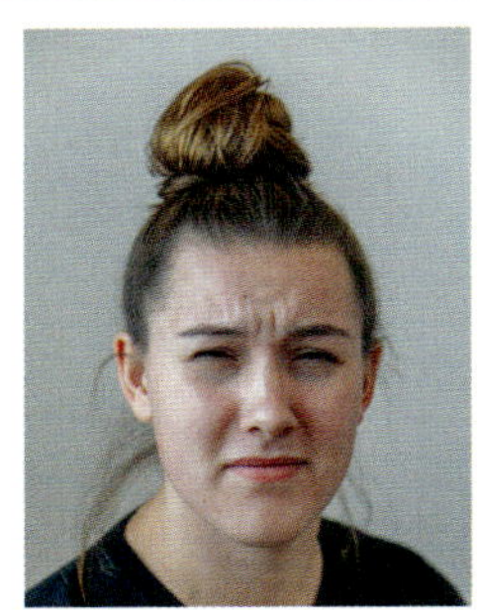
Verachtung	einseitig hochgezogene Augenbraue, Mundwinkel auf einer Seite leicht hochgezogen (abschätzige Geste)	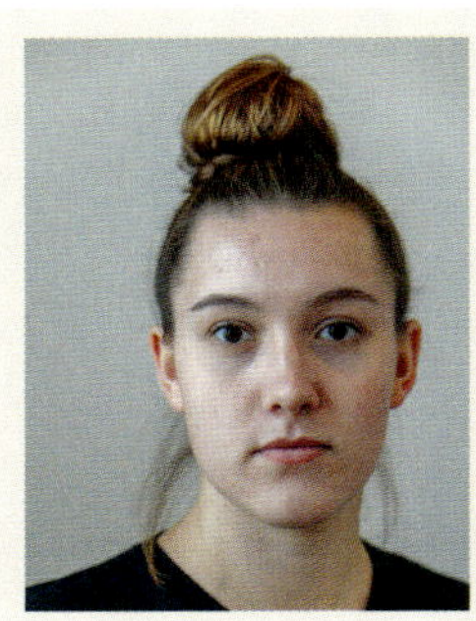

Tab. 1 Mimik bei verschiedenen Gefühlen

5.1.3 Personalführung

Arztpraxen sind mit Klein- oder mittleren Betrieben zu vergleichen, die häufig durch die Persönlichkeit bzw. den Führungsstil des Inhabers (Arztes) geprägt sind. Der Einfluss von Mitarbeitern auf betriebliche Entscheidungen kann daher sehr unterschiedlich sein.

Entsprechend werden zwei gegensätzliche Führungsstile unterschieden:

- **Autoritärer Führungsstil**
  Der Führende setzt die aufgrund seiner Position zugesprochene Macht ein. Er verwendet ausschließlich formale Argumente. Nur der Führende hat Entscheidungs- und Anweisungskompetenz. Der Geführte akzeptiert und führt aus. Der Führende kontrolliert die Mitarbeiter oft, unregelmäßig und unangekündigt. Der Teamgedanke gilt hier nur wenig.

- **Laissez-faire-Stil** (frz. laissez faire = lassen Sie es laufen)
  Dies wird oft nicht als Führungsstil bezeichnet, weil praktisch keine Führung vorhanden ist. Die Mitarbeiter machen, was sie wollen, man „lässt sie laufen". Der „Führende" kümmert sich im Wesentlichen um seine Arbeit und vernachlässigt alles andere. Problematisch wird dies, wenn sich die Mitarbeiter in ihren Entscheidungsspielräumen widersprechen. Hier kommt es oft zu Einzelfallentscheidungen (Entlassungen) durch die Führung, die kaum nachvollziehbar sind.

An diesen beiden Extremen orientieren sich die i. d. R. vorkommenden Führungsstile. Dazu gehören:

- **Informierender Führungsstil**
  Dieser Stil ist sehr nah am autoritären Führungsstil mit dem Unterschied, dass der Führende seine Handlungen und Anweisungen zumindest begründet.
  Leitsatz: Den Mitarbeitern werden die Entscheidungen der Führung begründet.

- **Kooperativer Führungsstil**
  Der Führende setzt inhaltliche Argumente aufgrund seines Wissens ein. Entscheidungen werden dorthin verlagert, wo die notwendige Fachkompetenz ist. Die Kontrolle bezieht sich auf die Arbeitsergebnisse. Kritik am Führenden ist ebenfalls möglich. Hierdurch wird die Teambildung gefördert.
  Leitsatz: Die Mitarbeiter haben große Mitbestimmungsmöglichkeiten.

- **Demokratischer Führungsstil**
  Im Unterschied zum kooperativen Führungsstil nimmt sich der Führende hier noch mehr zurück. Die Mitarbeiter nehmen aktiv an allen Entscheidungsprozessen teil, denen sich auch der Führende unterordnet.
  Leitsatz: Man kann eine Praxis nicht gegen die Mitarbeiter führen.

Jeder nichtautoritäre Führungsstil erfordert heute eine Beteiligung der Mitarbeiter – zum Wohle der Praxis und der Patienten. Dies wird am besten in Teambesprechungen gewährleistet.

5.2 Organisation eines Telefongesprächs

Die Gesprächsführung am Telefon prägt den ersten Eindruck von einer Arztpraxis entscheidend. Sie vermittelt (neuen) Patienten ein sympathisches oder unsympathisches Bild und kann der Beginn einer neuen oder das Ende einer bestehenden Arztpraxis-Patienten-Beziehung sein.

Jedes Telefonat muss daher vorbereitet und unter Berücksichtigung der Regeln der Gesprächsführung durchgeführt werden. Um ein Telefongespräch führen zu können, muss zunächst die Nummer des Teilnehmers bekannt sein. Als vorteilhaft erweist es sich, die Nummern von Gesprächspartnern, die häufig angewählt werden, abzuspeichern. Je nach Speicherfähigkeit (oder Kombination mit dem Rechner an der Rezeption) können auch die Nummern der Patienten eingespeichert werden, damit sie bei einem Anruf mit dem Namen begrüßt werden können.

Auskunft finden Sie unter:
www.11880.com/telefonbuch
www.dastelefonbuch.de
www.gelbeseiten.de
www.dasoertliche.de

5.2.1 Dokumentation der Telefongespräche

Damit keine Informationen in der Praxis verloren gehen und der Informationsfluss erhalten bleibt, sollten eine Gesprächsnotizliste geführt und wichtige Gesprächsinhalte notiert werden. Gut bewährt haben sich Vordrucke, auf denen man sich die wichtigsten Informationen notieren kann. Gegenüber normalen Notizzetteln haben die im Handel erhältlichen Vordrucke den Vorteil, dass sie für die wichtigsten Inhalte (z. B. Zeitpunkt des Gesprächs) strukturiert sind.

Neben dem Telefon sollten daher grundsätzlich Schreibmaterial und Vordrucke für die Entgegennahme von Telefongesprächen bereitliegen.

MERKE Da über ein Telefongespräch kein Schriftstück existiert und nur das Gesprochene gültig ist, ist es erforderlich, dass wichtigen Telefonaten als Nachweis eine schriftliche Bestätigung folgt.

5.2.2 Vorbereitung und Durchführung von Telefongesprächen

Vorbereitung eines geplanten Telefongesprächs

- **1. Schritt:** Notieren Sie sich die gewünschte Rufnummer, den Namen des Unternehmens (der Krankenkasse) und des Gesprächspartners (des Sachbearbeiters).
- **2. Schritt:** Legen Sie sich alle Unterlagen bereit, die eventuell für das Gespräch wichtig werden könnten, z. B. Rechnungsdaten, Daten wichtiger Schreiben in der Angelegenheit, Bestellnummern, Fabrikate.
- **3. Schritt:** Halten Sie sich das Ziel des Gespräches vor Augen (Was wollen Sie erreichen?). Machen Sie sich Stichworte, wie Sie das Gespräch inhaltlich führen wollen.
  - Zeitpunkt des Gesprächs?
  - Handelt es sich um einen neuen/schwierigen/schwerhörigen/betreuten … Patienten?
  - Auf welche Reaktion muss ich mich einstellen?
  - Welche Einwände sind zu erwarten?
  - Wie können die Einwände entkräftet werden?
  - Wie reagiere ich in schwierigen Situationen auf Fragen, die ich nicht beantworten darf oder kann?
- **4. Schritt:** Suchen Sie sich eine ungestörte Möglichkeit, um zu telefonieren. Der Angerufene merkt, wenn Sie abgelenkt sind. Mobilgeräte sind zum ungestörten Telefonieren empfehlenswert.

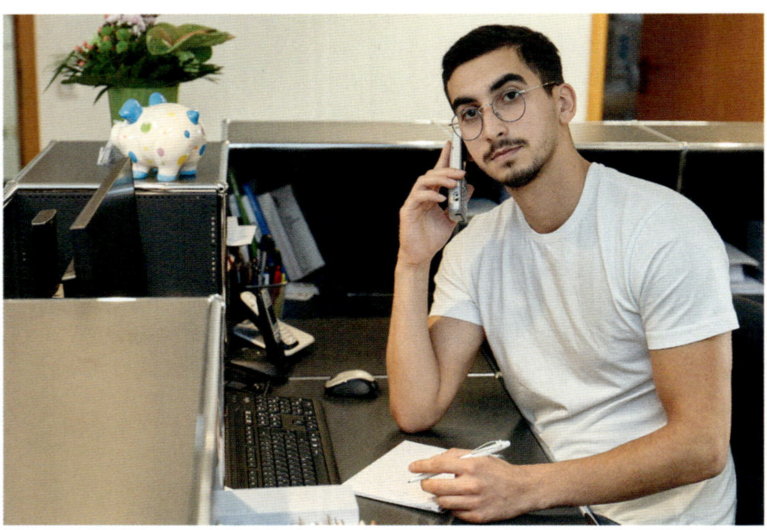

Abb. 1 MFA bei einem Telefonat

Durchführung eines geplanten Telefongesprächs

- **1. Schritt:** Voraussetzung eines jeden Gesprächs ist, dass Sie sich vorher mit der Telefonanlage der Praxis vertraut gemacht haben. Prüfen Sie z. B., ob
  - ein Knopf gedrückt werden muss, um den Wählton zu erhalten,
  - die Wahl bei aufgelegtem Hörer möglich ist,
  - Freisprechen möglich ist,
  - Stummschalten möglich ist.
- **2. Schritt:** Legen Sie den Vordruck für die Dokumentation bereit (Abb. 1).
- **3. Schritt:** Setzen Sie sich aufrecht und gerade in Ihren Stuhl.

- **4. Schritt:** Stellen Sie die Telefonverbindung her. Beginnen Sie mit dem Wählen erst, wenn der Wählton zu hören ist. Vorher gewählte Ziffern bleiben unwirksam.
- **5. Schritt:** Wenn die Verbindung zustande kommt, wird bei den mittlerweile fast ausschließlich bestehenden IP-Anschlüssen (IP: Internet Protocol) oft der erste Teil der Meldung des Angerufenen verschluckt. Sie sollten sich mit dem Namen der Praxis oder mit einer einheitlichen Meldeformel der Praxis melden. Von zahlreichen Varianten werden hier zwei gegenübergestellt:
  a) „Praxis Dr. Sedel – Maier. Guten Tag." Diese Formel kommt sehr oft vor, verwirrt aber viele Angerufene und Anrufer: Hat der Arzt einen Doppelnamen, Sedel-Maier? Handelt es sich etwa um eine Doppelpraxis Dr. Sedel – Dr. Maier?
  b) „Praxis Dr. Sedel. Hier spricht Peter Maier. Guten Tag!" Durch diese etwas längere Variante weiß der Anrufer, mit wem er spricht. Wichtig ist auch, dass hierbei langsam und deutlich gesprochen wird.
- **6. Schritt:** Ist ein Anschluss besetzt, legen Sie gleich wieder auf. Der gewünschte Teilnehmer spricht bereits. Wählen Sie danach erneut oder drücken Sie die Wahlwiederholungstaste. Manche Telefone wählen automatisch wieder, bis die Rufnummer frei ist (Rückruf bei besetzt). Beachten Sie ggf. die Telefonhinweise, z. B. „Kein Anschluss unter dieser Nummer": Entweder Sie haben sich bei der Wahl geirrt oder der Anschluss ist aufgehoben worden.

Umgang mit eingehenden Telefongesprächen

- Lassen Sie das Telefon nicht zu lange klingeln.
- Beachten Sie, dass der erste Teil Ihrer Meldung am Telefon verschluckt werden kann. So ist es besser, sich mit „Guten Tag, Sie sind mit der Praxis Dr. … verbunden. Sie sprechen mit …" zu melden.
- Falls Sie den Namen des Anrufers nicht richtig verstanden haben, fragen Sie nach oder lassen Sie sich den Namen buchstabieren.
- Versuchen Sie, den Grund des Anrufs zügig zu ermitteln.
- Schirmen Sie den Behandler ab d. h., unterbrechen Sie nur in Ausnahmenfällen die Behandlungstätigkeit des Arztes.
- Drücken Sie bei Rücksprache mit dem Behandler möglichst die Stummtaste (Musikeinspielung).

5.2.3 Telefonische Gesprächsführung

Beim Telefonieren fehlt die nonverbale Ausstrahlung (Körperhaltung, Mimik, Gestik und Blickkontakt) des Gesprächspartners. Als einziges Kommunikationswerkzeug dient die Stimme. Stimmmelodie und Wortwahl entscheiden über das Telefongespräch. Neben Ausdrucksform (höflich oder ruppig) und Tonlage (diese beeinflusst das Gesprächsklima) gibt es einige wichtige Regeln, die für einen professionellen Umgang am Telefon beachtet werden sollten:

Verhaltensregeln	Beispiele
Führen Sie **keine Privatgespräche** vor Patienten.	Der MFA Manuel bekommt während der Sprechzeit einen Anruf von einem Freund. Er freut sich und unterhält sich ausgiebig mit ihm über das vergangene Wochenende, während ein Patient vor der Anmeldung steht. **Auswirkung:** Der Patient hat zu Recht den Eindruck, dass Manuel nicht arbeitet und ihn unnötig lange warten lässt.
Beachten Sie die **Schweigepflicht**.	Der MFA Manuel sagt einen Termin bei Herrn Meier ab mit folgender Begründung: „Es tut mir sehr leid, dass wir den Termin absagen müssen, aber unser Chef hat kurzfristig noch einen dringenden Hausbesuch bei Herrn Müller aus Helmstedt." **Auswirkung:** Hier wurde die Schweigepflicht verletzt. Zudem ist es für Herrn Meier nicht wichtig zu wissen, bei wem und wann sein Arzt einen Hausbesuch macht.

Verhaltensregeln	Beispiele
Telefonieren Sie in **Ruhe** und führen Sie **keine Nebentätigkeiten** während des Telefonats aus. 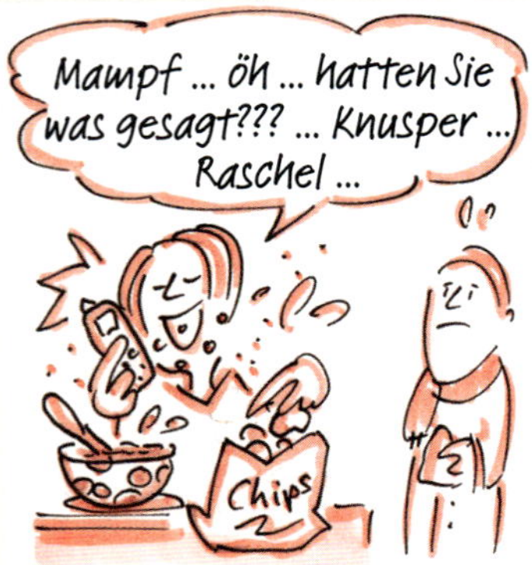 	Der MFA Manuel ist völlig im Stress. In solchen Fällen kaut er immer Kaugummi. Beide Telefone klingeln, es kommen gerade zwei neue Patienten und der neue Auszubildende hat eine wichtige Frage an ihn. Sein Kollege ist gerade nicht in Reichweite und besetzt ein neues Behandlungszimmer. Manuel nimmt ein Telefonat an und müsste eigentlich gleichzeitig die neuen Patienten empfangen. Der Anrufer ist zudem empört, dass in dieser Praxis ja nie jemand ans Telefon geht. Das ist Manuel zu viel und er sagt kaugummikauend zum Anrufer, dass er für solche Sachen im Moment keine Zeit habe, und legt auf. **Auswirkung:** Manuel ist in diesem Moment aufgrund unzureichender Praxisorganisation überfordert und seine Arbeitsabläufe gleiten ihm aus der Hand. Durch sein Verhalten am Telefon verärgert er den ohnehin schon unzufriedenen Anrufer, der ihn schlecht verstanden hat, weil er am Telefon mit einem Kaugummi im Mund gesprochen hat.
Nennen Sie Ihren Namen **langsam und deutlich**. Bilden Sie **kurze Sätze** und vermeiden Sie Schachtelsätze. Passen Sie sich im Sprachtempo und in der Sprache dem **Gesprächspartner** angemessen an.	Herr Münster ist 93 Jahre alt und ruft in der Arztpraxis an, um einen Termin zu bekommen. Er ist stark schwerhörig und versteht den MFA am anderen Ende der Leitung nicht, da dieser zu schnell und zu undeutlich gesprochen hat. Vor Schreck legt er den Hörer auf, weil er der Meinung ist, sich verwählt zu haben. **Auswirkung:** Bedenken Sie, dass Sie verschiedene Anrufer haben. Sie können alt, sehr jung, sprach- und hörbehindert, schüchtern, forsch, verärgert, launisch oder unsicher sein.
Sprechen Sie Ihren Gesprächspartner stets mit **Namen** an.	Der MFA Manuel am Telefon: „Ja, das erledigen wir für Sie, Herr, … äh …, wie war noch mal Ihr Name?“ **Auswirkung:** Der Patient ist nun verunsichert, ob der MFA zugehört hat und sein Anliegen auch richtig ausführen wird, da dieser ja schon den Namen nicht mehr weiß. Wenn Sie Ihre Gesprächspartner mit Namen ansprechen, haben diese Gewissheit, dass Sie wissen, mit wem Sie gerade sprechen, und fühlen sich mit ihrem Anliegen in den richtigen Händen.
Legen Sie sich **Notizblock** und **Schreibstift** bereit. 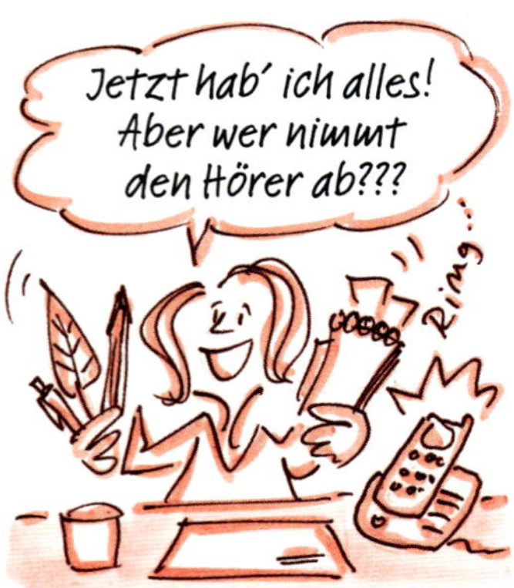 	Der Auszubildende Kevin sitzt allein an der Anmeldung und nimmt ein Telefonat entgegen. Da er noch sehr unsicher und nicht routiniert ist, hat er nach Beendigung des Gesprächs vergessen, sich Namen und Telefonnummer des Anrufers zu notieren, und kann auf Nachfrage des Kollegen auch nicht mehr genau sagen, was der Grund des Anrufs war. **Auswirkung:** Für den Kollegen ist es nun schwer nachzuvollziehen, wer warum angerufen hat. Falls der Anrufer ein zweites Mal anruft, ist dieser Kollege unvorbereitet und der Anrufer eventuell verärgert, da er sein Anliegen doch schon dem anderen Kollegen erläutert hat. Es ist daher immer sinnvoll, einen vorgedruckten Notizblock neben das Telefon zu legen, der bei jedem Telefonat ausgefüllt werden sollte.

Verhaltensregeln	Beispiele
Fallen Sie Ihrem Gesprächspartner **nicht ins Wort**.	Am Montagmorgen beginnt wie immer ein hektischer Tag und das Telefon klingelt ununterbrochen. Der MFA Manuel ist bereits an der ersten Leitung und telefoniert mit Herrn Kruse. Weil die zweite Leitung ohne Unterbrechung weiterklingelt und Manuel sich noch nicht gut genug mit der Telefonanlage auskennt, bricht er das Gespräch auf der ersten Leitung abrupt ab, indem er Herrn Kruse in seiner Schilderung unterbricht und ihn auf die Telefonsprechstunde hinweist. **Auswirkung:** Herr Kruse wird es als sehr unverschämt empfinden, einfach unterbrochen zu werden, und sich beschweren oder die Praxis im schlimmsten Falle wechseln wollen.
Vermeiden Sie Fachsprache im Gespräch mit einem Patienten 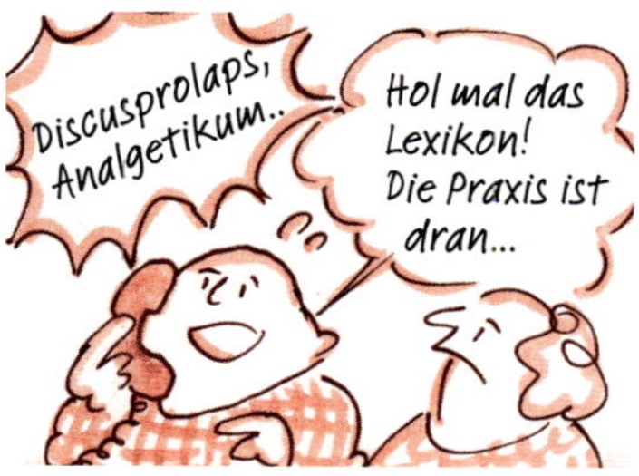 	Herr Müller (Versicherungsvertreter) soll Infusionen bekommen. Dazu muss er verschiedene Termine in der Arztpraxis wahrnehmen. Der MFA Manuel ruft aus diesem Grund den Patienten Müller an. Dieser ist verärgert und brummt, dass er zufällig noch einen Beruf hätte. Daraufhin erklärt Manuel ihm, warum es nötig ist, in diesem Falle mehr als nur einen Termin zu vereinbaren, da dies nicht mit einem Termin zu erledigen ist. **Auswirkung:** Würde Manuel in medizinischer Fachsprache sprechen, hätte dies zur Folge, dass Herr Müller noch verärgerter wäre, da er vermutlich die Argumente, die für mehrere Termine sprechen, nicht verstehen wird.
Kontrollieren Sie während des Gesprächs Ihre **Mimik und Gestik**. 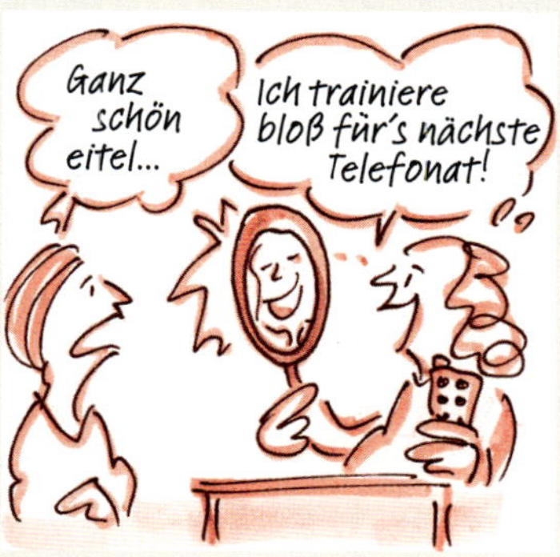 	Der Auszubildende Kevin ist verärgert, da sein Chef ihn darauf hingewiesen hat, dass er bereits zum dritten Mal zu spät zur Arbeit gekommen ist. Als er an das Telefon geht, sieht man ihm die Verärgerung an. Herr Hedwig, ein umständlicher Patient, ist am Telefon. Kevin antwortet auf seine Fragen und vereinbart einen Termin mit ihm. Als er von Herrn Hedwig gefragt wird, ob ihm eine Laus über die Leber gelaufen sei, ist Kevin überrascht. Er hatte doch gerade heute darauf geachtet, am Telefon freundlich zu sein. **Auswirkung:** Wenn man mit verärgertem Gesicht mit jemandem spricht, hört es sich unfreundlicher an, als wenn man mit einem Lächeln auf den Lippen telefoniert.
Fassen Sie den **Inhalt des Gesprächs** am Ende noch einmal zusammen und stellen Sie sicher, dass beide Seiten **keine Fragen** mehr haben.	Der MFA Manuel telefoniert mit Herrn Gustav. Er hat ein bestimmtes Problem und bittet ihn, dieses dem Arzt weiterzuleiten. Gleichzeitig macht er einen neuen Termin mit ihm aus. Als Manuel das Anliegen noch einmal zusammenfasst, weist Herr Gustav ihn darauf hin, dass er persönlich mit dem Arzt sprechen möchte. **Auswirkung:** An diesem Beispiel wird deutlich, dass es durchaus wichtig sein kann, Gesprochenes noch einmal zusammenzufassen, bevor man es weiterleitet. Dies verhindert das Entstehen von Missverständnissen.
Finden Sie einen **freundlichen Gesprächsabschluss**.	Der Auszubildende Kevin beendet ein Telefongespräch, indem er sich für das Gespräch bedankt und wartet, bis sein Gesprächspartner aufgelegt hat. **Auswirkung:** Der letzte Eindruck haftet, daher unbedingt noch einmal den Namen des Anrufers erwähnen.

Folgende Fragen helfen Ihnen, geführte Telefongespräche zu analysieren:

- Kenne ich die Praxistelefonanlage und kann ich sie korrekt bedienen?
- Liegen immer alle Hilfsmittel bereit?
- Versteht der Anrufer meine Meldung zu Beginn des Gesprächs?
- Klingt meine Stimme sympathisch, verbindlich, angenehm und freundlich?
- Ist die Sprache dialektfrei und auch für Auswärtige sowie Ausländer gut zu verstehen?
- Wie sehen meine Mimik und Gestik beim Telefonieren aus, z. B. lächle ich?
- Spreche ich meinen Gesprächspartner mit seinem Namen an?
- Konzentriere ich mich auf den Anruf, höre ich aktiv zu?
- Lasse ich Anrufer ausreden, ohne sie laufend zu unterbrechen?
- Finde ich einen freundlichen Abschluss des Gesprächs?
- Kann ich Fragen stellen, ohne aufdringlich zu wirken?
- Verwende ich positive Formulierungen, z. B. „sehr gerne", „ich werde"?
- Halte ich versprochene Rückrufe ein?
- Schalte ich das Telefon stumm bei Rückfragen?
- Mache ich mir ausreichende Notizen während des Anrufs?
- Vergesse ich keinen Anrufer in der Leitung?
- Habe ich alle wichtigen und unklaren Dinge noch einmal wiederholt und geklärt?
- War ich auf das Telefonat gut vorbereitet?
- War ich während des Telefonats ungestört?

Aufgaben

1 Welche Arten von Kommunikation werden unterschieden?

2 Erstellen Sie eine kurze Übersicht zu den wichtigsten Punkten für die Kommunikation am Telefon für folgende unterschiedliche Beispiele:
   - a Der Bestand an Monovetten ist fast erschöpft. Sie sollen neue bestellen.
   - b Ein Patient ist ziemlich aufgebracht, da er erst in vier Monaten einen möglichen Termin in Ihrer Praxis erhält, und Sie sollen ihn am Telefon beruhigen.
   - c Ein Patient möchte telefonisch einen Rezeptwunsch aufgeben.
   - d Der Nachbar eines Patienten ruft an und möchte wissen, ob sein Nachbar bereits in Behandlung ist.

3 Welche Führungsstile werden unterschieden? Nennen Sie zu jedem ein Beispiel.

4 Welche Suchmöglichkeiten für Telefonnummern stehen Ihnen in der Praxis zur Verfügung?

5 Denken Sie sich eine Meldeformel für Ihre Ausbildungspraxis aus, schreiben Sie sie auf und lesen Sie sie vor.

6 Stellen Sie die Unterlagen und Notizen für folgende Telefongespräche zusammen:
   - a Ihr Chef möchte den Sachbearbeiter für Abrechnungsfragen bei der KV sprechen. Es geht um den Patienten Werner Schulz und um eine grundsätzliche Frage zum Einheitlichen Bewertungsmaßstab (EBM).
   - b Ihr Chef bittet Sie, im Labor anzurufen, um nach dem Quickwert von Herrn Mayer zu fragen.
   - c Ihr Chef bittet Sie, beim Privatpatienten Otto Zander anzurufen. Er hat bis heute seine Rechnung nicht bezahlt, obwohl Sie ihn bereits einmal gemahnt haben.
   - d Sie sollen beim medizinischen Großhändler anrufen, um abzuklären, warum bis heute niemand auf die Reklamation des Sonografiegerätes reagiert hat.

6 Konfliktmanagement

6.1 Konflikte in der Arztpraxis

In der Berufswelt stoßen verschiedene Persönlichkeiten mit unterschiedlichen Interessen und Erwartungen aufeinander. Konflikte gehören daher zum Berufsalltag. In einer Arztpraxis als möglichem Konfliktfeld treffen täglich Arzt, medizinisches Personal, Arztkollegen, Labore, Krankenkassen, Apotheken, Pharmareferenten, Patienten und viele mehr zusammen. Zwischen allen Parteien können Konflikte entstehen (Abb. 1).

Man kann dabei zwischen **internen Konflikten** (Konflikte innerhalb des Praxisteams) und **externen Konflikten** (Konflikte des Teams mit Außenstehenden, z. B. Patienten, Labor) unterscheiden.

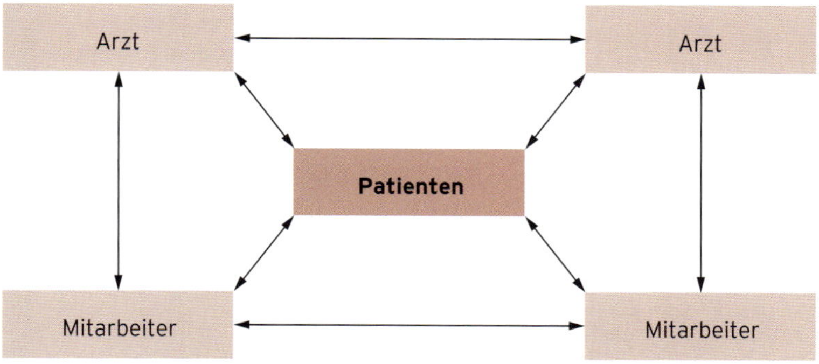

Abb. 1 Konfliktmöglichkeiten in einer Berufsausübungsgemeinschaft

6.2 Verhaltensregeln in Konfliktsituationen

Wer arbeitet, macht Fehler. Es ist ein Zeichen von Reife, dies einzugestehen. Es wird keinem möglich sein, Konflikten im Arbeitsleben aus dem Weg zu gehen oder diese zu vermeiden. **Konfliktmanagement** bedeutet, dass eine Person die Kompetenz besitzt, Konflikte

- zu erkennen,
- zu vermeiden und
- ggf. zu lösen.

Ist eine Konfliktlösung in Form eines Gesprächs oder einer Verhandlung möglich, spricht man von einer konstruktiven Handhabung. Bleibt der Konflikt ungelöst und bricht eine streitige Auseinandersetzung aus, liegt eine destruktive Handhabung vor. Dies ist der Fall, wenn z. B. überhaupt keine Notiz vom unzufriedenen Patienten oder von einer gekränkten Kollegin genommen wird.

Stellt man fest, dass man selbst den Konflikt verursacht hat, ist eine Entschuldigung die beste Lösung. Dabei müssen Ton, Wortwahl, Mimik und Gestik stimmen, sodass der andere die Entschuldigung auch akzeptieren kann.

Für einen Patienten ist es wichtig, dass man sich seiner Fallschilderung ernsthaft annimmt. Dies sollte auch in einem separaten Raum möglich sein. Der Patient sollte Gelegenheit haben, den Fall ausführlich aus seiner Sicht darzulegen. Unter Umständen kann es hilfreich sein, wenn der MFA den Patienten durch positives Feedback und Nachfragen in seiner Schilderung unterstützt.

In streitigen Konfliktsituationen ist **Abwehrverhalten** der Beteiligten eine typisch menschliche Reaktion. Deshalb müssen beide Konfliktparteien aufeinander zugehen und miteinander über das bestehende Problem sprechen, um es lösen zu können.

Der Konflikt wird komplizierter, wenn starke Emotionen eine Rolle spielen und die Oberhand gewinnen. In solchen Situationen verliert man das eigentliche Problem aus dem Blick. Aggressionen und die daraus resultierenden möglichen Frustrationen erschweren das „Aufeinanderzugehen" immer mehr. Auf keinen Fall sollte man einem erregten Patienten mit Emotionen gegenübertreten, auch wenn dieser zu Beschimpfungen neigt.

Oberste Ziele einer Konfliktlösung sind daher eine Versachlichung des Problems und die Vermeidung der Emotionalisierung in diesem Zusammenhang. Dazu ist es erforderlich, dass beide Konfliktparteien ihre eigene Situation analysieren bzw. ihr Verhalten überprüfen.

Als **Adressat**, d. h. Empfänger von Kritik, sollte man sich folgende Fragen stellen bzw. diese mit dem Kritiker klären:

- Welche Motive könnte der Kritiker haben?
- Was für Vorschläge zur Besserung des Problems könnte es geben? Es sollte immer versucht werden, einen Lösungsweg zu finden oder zu erfragen. Eine Abwehrhaltung oder ein Gegenangriff verschlimmert die Situation.
- Habe ich verstanden, warum ich eigentlich kritisiert wurde?
- Bin ich persönlich angegriffen worden oder gibt es sachlich etwas an meiner Arbeit auszusetzen?

Wenn gerechtfertigte sachliche Kritik geäußert wird, so sollte man sie nicht als persönlichen Angriff deuten.

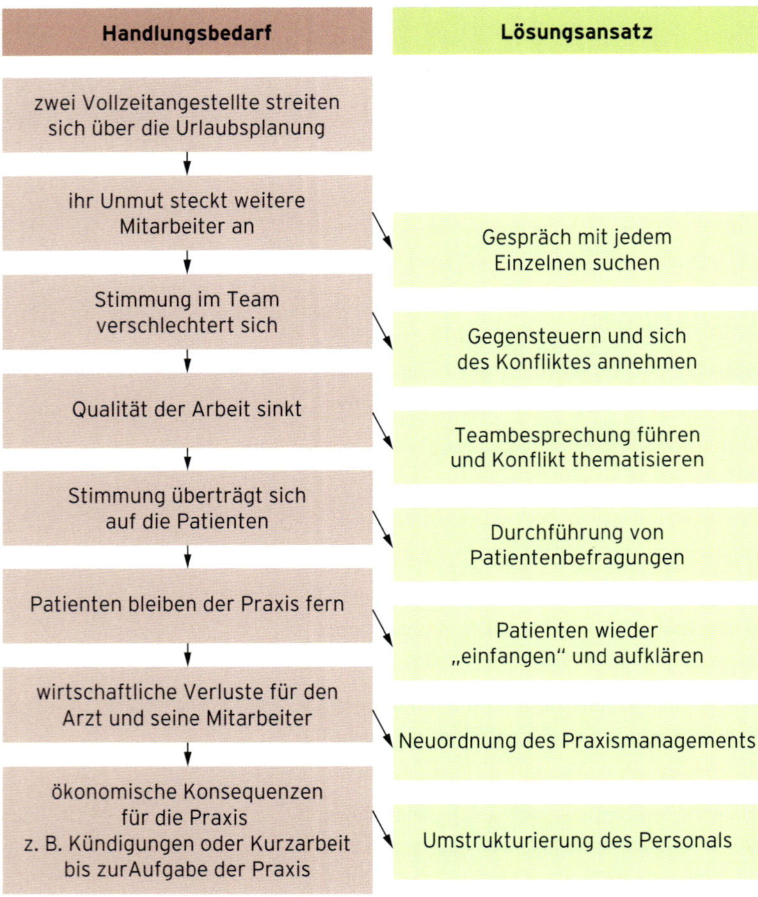
Handlungsbedarf
Lösungsansatz
zwei Vollzeitangestellte streiten sich über die Urlaubsplanung
ihr Unmut steckt weitere Mitarbeiter an
Gespräch mit jedem Einzelnen suchen
Stimmung im Team verschlechtert sich
Gegensteuern und sich des Konfliktes annehmen
Qualität der Arbeit sinkt
Teambesprechung führen und Konflikt thematisieren
Stimmung überträgt sich auf die Patienten
Durchführung von Patientenbefragungen
Patienten bleiben der Praxis fern
Patienten wieder „einfangen" und aufklären
wirtschaftliche Verluste für den Arzt und seine Mitarbeiter
Neuordnung des Praxismanagements
ökonomische Konsequenzen für die Praxis z. B. Kündigungen oder Kurzarbeit bis zurAufgabe der Praxis
Umstrukturierung des Personals

Abb. 1 Ablauf eines Konfliktes unter den Medizinischen Fachangestellten mit Lösungsansätzen

Als **Sender** von Kritik sollte man den Rahmen und den Ton beachten:

- niemals öffentlich vor anderen Kritik an einer Person üben oder Mitarbeiter kritisieren, ohne mit der betreffenden Person vorher gesprochen zu haben, der Betroffene fühlt sich sonst hintergangen und verletzt
- Kritik nicht emotional ausüben (persönlich, übertrieben, verärgert oder verletzend) und nicht mit übertriebener Lautstärke verkünden
- Verallgemeinerungen vermeiden („Du machst ja sowieso immer alles falsch!")

Ungelöste Konflikte können sich in einer Kettenreaktion immer weiter verstärken und im äußersten Fall zu wirtschaftlichen Schäden für die ganze Praxis führen. Doch es gibt auf jeder neuen Stufe des Konflikts „Rettungsanker", die helfen können, die Situation zu bereinigen (Abb. 1).

6.3 Konflikte – eine gestörte Kommunikation

Damit ein Patient sich aufgehoben und ernst genommen fühlt, müssen die Mitarbeiter freundlich und kompetent auftreten. Eine erfolgreiche Kommunikation zwischen den Mitarbeitern und den Patienten ist das Aushängeschild einer Praxis. Um einen gemeinsamen Nenner für gegenseitiges Verständnis unter den Mitarbeitern und zu den Patienten zu finden, müssen gemeinsame **Regeln** definiert werden:

- Oberste Regel ist das aktive Zuhören, denn das schafft ein besseres Miteinander und zeigt, dass einem sein Gegenüber wichtig ist.
- Das Rollenverständnis und die Abgrenzung der Verantwortlichkeitsbereiche müssen eindeutig geklärt sein.
- Es muss Transparenz bei den Zielen, Entscheidungen und Vorstellungen bestehen. Wichtig ist daher, aufzuzeigen, warum eine Entscheidung getroffen wird, welches Ziel damit verfolgt wird und welche Konsequenzen oder welcher Nutzen daraus gezogen werden.

Es gibt eine Abfolge für die Entstehung eines Konfliktes, die oftmals mit einer Diskussion beginnt und mit einer Kündigung oder Krankheit endet. Dies gilt es unbedingt zu vermeiden, da das Wohl der Mitarbeiter der Garant für eine funktionierende Arztpraxis ist.

Mithilfe der folgenden „Faustregeln“ lassen sich bereits viele Konflikte entschärfen:

- Für ein ernstes Gesicht benötigt man 65 Muskeln, für ein Lächeln nur zehn. Lächeln sollte dosiert eingesetzt werden, die Person gegenüber darf es nicht als „Auslachen“ oder „Unernst“ auslegen können.
- Die Stimme ist der „Leitstrahl der Ansicht“:
  - laut und deutlich sprechen
  - Pausen machen, um bestimmte Aussagen zu unterstreichen
  - Lautstärke und Tonfall wechseln

MERKE In der gesamten Kommunikation mit dem Patienten darf es keinen Verlierer geben.

Zum Problem mangelhafter Kommunikation lässt sich viel in der juristischen Literatur nachlesen. Viele Autoren kommen zu der Erkenntnis, dass „die entscheidende Triebfeder des Patienten, eine entsprechende Auseinandersetzung mit dem Arzt einzugehen, häufig die unzureichende Kommunikation ist“. Deshalb empfehlen sie eine Vorbeugung gegen Haftpflichtfälle, indem die Praxis mit dem Patienten aktiv kommuniziert, auch wenn ein Fehler passiert sein sollte.

Der Medizinische Dienst des Spitzenverbandes Bund der Krankenkassen e. V. (MDS) hat im Jahr 2015 laut einer Statistik ca. 14800 Behandlungsfehlervorwürfe beziffert. Aber die tatsächlich nachgewiesene Anzahl lag deutlich darunter, nämlich bei rund 4000 Behandlungsfehlern. Ein Behandlungsfehler kann für den betroffenen Arzt sehr teuer werden. Neben der häufig ungenügenden Kommunikation sind der Dokumentationsmangel und ein Übernahmeverschulden zu nennen.

Quelle:
www.thieme.de
→ Themenwelten
→ Ärzte in Weiterbildung
→ Mehr zum Thema
→ Recht
→ Folgen für Ärzte nach Behandlungsfehlern

Daran erkennt man die enorme Bedeutung der Kommunikation. Hier lassen sich zudem große Summen z. B. für Rechtsanwälte und Prozesskosten für die Arztpraxis einsparen.

6.4 Konfliktsituationen meistern (Rollenspiele)

Im Bereich Kommunikation und Konfliktbewältigung ist es unbedingt erforderlich, dass für reale Fälle trainiert wird. Die besten Erkenntnisse gewinnt man hierbei durch Rollenspiele, die mit einer Videokamera aufgezeichnet und anschließend analysiert werden. Konfliktmanagement soll hier beschränkt sein auf die Konfliktmöglichkeiten mit Patienten. Es lassen sich viele Übertragungen auf andere Konfliktkonstellationen herstellen, z. B. Konfliktsituationen mit Kollegen.

Aufgaben

Anhand der folgenden Fälle soll Ihre Konfliktfähigkeit unter Beweis gestellt werden. Beurteilen Sie die Lage und verhalten Sie sich angemessen.

Fall 1: Ein Patient erscheint aus dem Wartezimmer und schreit Sie wütend an, weil er nun schon zwei Stunden wartet. Wie reagieren Sie?

Fall 2: Ein Kollege verlangt von Ihnen im Beisein von Patienten, dass Sie Ihre Pause verschieben, obwohl nur ein Patient im Wartezimmer sitzt.

Fall 3: Herr Müller kommt in die Praxis und Sie merken ihm deutlich an, dass es ihm nicht gut geht.

Fall 4: Sie bitten Ihren Chef, mit einem Kollegen das Gespräch zu suchen, der Sie in den letzten Tagen unfair behandelt hat. Ihr Chef signalisiert Ihnen, dass er dies nicht tun werde.

7 Datenverwaltung in der Arztpraxis

7.1 Neue Patienten empfangen und registrieren

Betrat früher ein neuer Patient die Arztpraxis, um behandelt zu werden, wurden nur seine persönlichen Daten vom Medizinischen Fachangestellten am Empfang notiert. Heute bekommt der Patient nach der ersten Begrüßung in den meisten Praxen ein **Anmeldeformular** ausgehändigt, in welchem er neben seinen persönlichen Daten (Name, Anschrift, Krankenkasse, Arbeitgeber) auch weitere Angaben machen kann, die für die Behandlung wichtig erscheinen. Dazu zählen Fragen nach bestehenden Krankheiten und Behandlungen, einer Schwangerschaft bei Frauen sowie den letzten Röntgenaufnahmen (Röntgenpass). Ebenso kann es von Interesse sein, wer dem Patienten die Praxis empfohlen hat. Bei einem Kassenpatienten werden die wichtigsten Daten durch die eGK in das Praxisverwaltungssystem (PVS) eingetragen (z. B. Name, Wohnort, Status). Bei einem Privatpatienten ist zu klären, ob dieser tatsächlich privatversichert ist, ob er beihilfeberechtigt ist usw. Auf das Datum und die Unterschrift des Patienten muss geachtet werden.

eGK
→ S. 142, 154

Im Handel bzw. im PVS werden zahlreiche **Anamnesebögen** angeboten. Die Praxis kann natürlich auch ein eigenes Formular entwickeln. Hierbei sollten wichtige Punkte bedacht und in Form einer Checkliste o. Ä. standardisiert werden. Vielfach erhalten Patienten ein Tablet, um ihre Eintragungen vorzunehmen. Bei den im Anamnesebogen erfragten Daten handelt es sich um Stammdaten und Bewegungsdaten (Abb. 1):

- **Stammdaten** sind Daten, die für eine relativ lange Zeit fest und unverändert bestehen (z. B. Name, Geburtsname, Krankenkasse, Adresse).
- **Bewegungsdaten** werden dagegen ständig geändert bzw. ergänzt. Hierzu zählen z. B. laufende Eintragungen der Behandlungen, Befunde, verabreichte Medikamente.

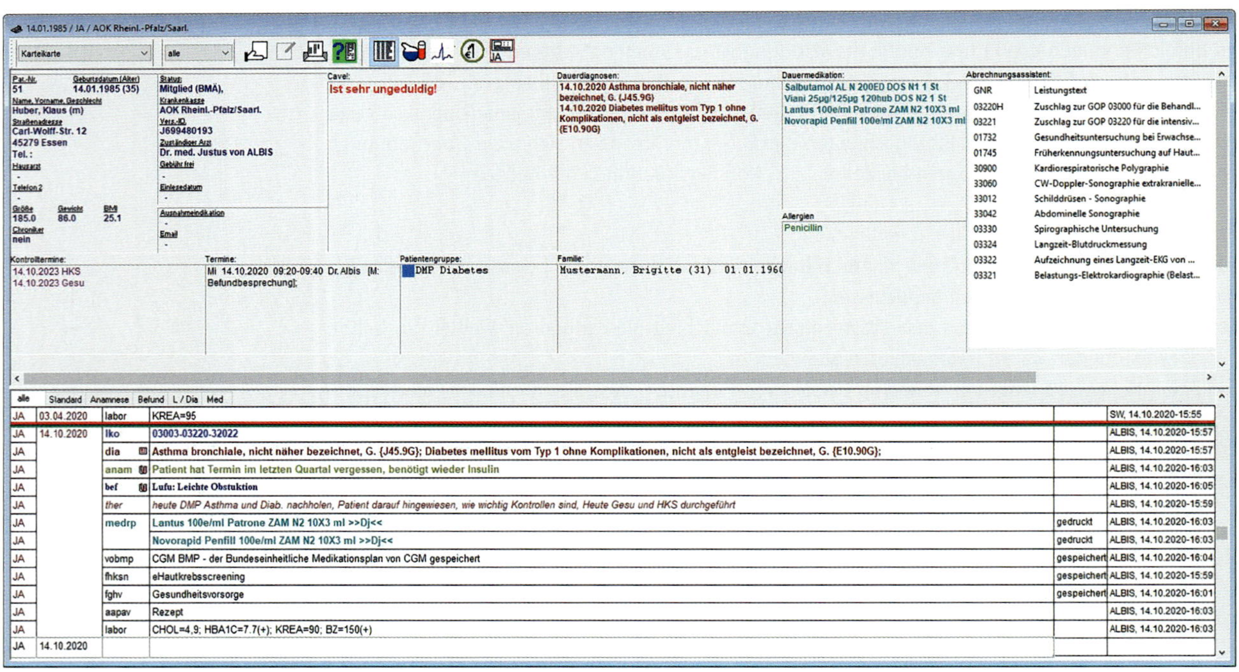

Abb. 1 Anamnesebogen mit Stammdaten (oben) und Bewegungsdaten (unten)

MERKE Nur aktuelle Daten sind verwertbare Daten.

Damit an die Datenpflege gedacht wird, kann in der Anmeldung ein „Merkzettel" aufhängt werden, z. B.: **Datenpflege**! In regelmäßigen Abständen sollten die Kontaktdaten der Patienten, v. a.

die Adressen und Telefonnummern, aktualisiert werden. Nach Veränderungen der Stammdaten sollte man aktiv fragen. Ein Anamnesebogen sollte mindestens alle zwei Jahre erneuert werden.

Neben den Daten der Patienten fallen in der Arztpraxis zahlreiche weitere Daten an, z. B. in folgenden Bereichen:
- medizinische Dokumentationen (z. B. Befunde, Diagnosen, Therapien, Medikationen, die nach verschiedenen Kriterien ausgewertet werden können)
- Textverarbeitung (Gutachten, Briefe, Rezepte, Bescheinigungen, Atteste)
- Material- und Maschineninformationen (Fachkataloge, Preis- und Mengenlisten von Praxismaterial, Bedienungsanleitungen, Lieferantenanschriften)
- Abrechnungswesen (Quartalsabrechnung mit KV, eGK-Mahnungen, Privatliquidationen, Zahlungseingang, Mahnwesen)
- Buchführung (Einnahme- und Ausgabebelege, Liquiditätsstatus, Kostenübersicht, Gehaltsabrechnungen, steuerliche Unterlagen)

Bei allen Daten, die in den genannten Bereichen vorkommen, lassen sich wiederum Stamm- und Bewegungsdaten unterscheiden.

7.2 Ordnen von Daten (Ordnungssysteme)

Damit die Vielzahl von Daten, die in einer Arztpraxis anfallen, auch schnell wiedergefunden werden können, sollte man sich an eine Ordnung halten.
Man unterscheidet folgende Ordnungssysteme:
- alphabetische Ordnung
- numerische Ordnung
- alphanumerische Ordnung
- chronologische (zeitliche) Ordnung
- sachliche und mnemotechnische Ordnung

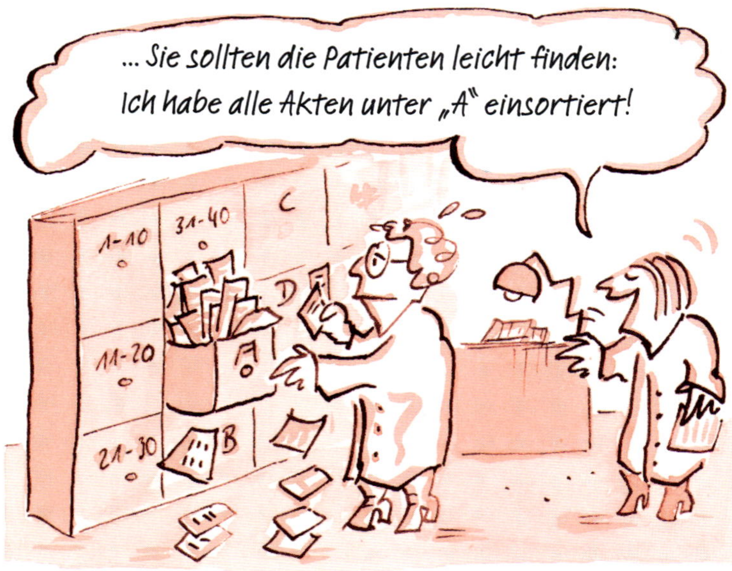
... Sie sollten die Patienten leicht finden: Ich habe alle Akten unter „A" einsortiert!
1-10
31-40
C
D
11-20
21-30
B

In den meisten Praxen werden fast alle Ordnungssysteme angewandt.

7.2.1 Alphabetische Ordnung

Die alphabetische Ordnung ist in der DIN 5007 (DIN-Normen werden vom **D**eutschen **I**nstitut für **N**ormung e.V. festgelegt) geregelt. Die wichtigsten Regeln werden hier vorgestellt. Man unterscheidet grundsätzlich die Ordnung von:
- Namen
- Behörden, Firmen, Dienststellen, Vereinen usw.
- Ortsnamen
- Straßennamen

Die wichtigste Ordnung für die Praxis ist die Ordnung von Namen in der Patientenkartei. Für die Ordnung von Adressen gilt nach DIN 5007:
- Erstes Ordnungswort ist der Familienname.
- Zweites Ordnungswort ist der Vorname.
- Drittes Ordnungswort ist der Ort.
- Viertes Ordnungswort ist die Straße.
- Fünftes Ordnungswort ist die Hausnummer.
- Sechstes Ordnungswort kann die Berufsbezeichnung, der akademische Grad oder Ähnliches sein.

Regeln	Beispiele
Die Ordnung wird bestimmt durch die Anfangsbuchstaben des Alphabets. Stimmen die Anfangsbuchstaben überein, so ist die Reihenfolge der Buchstaben innerhalb der einzelnen Wörter zu berücksichtigen.	Amelung Anelan Anusch Arndt Arno
Die Buchstabenfolgen ch, ck, sp, sch, st werden wie einzelne Laute behandelt (Ausnahme: Es sind Registerblätter für s, sch, st vorhanden).	ohne Register: Sattel Schäfer Schilz Sperber Strehler Szimaniak mit Register: Sattel Sperber Szimaniak Schäfer Schilz Strehler
Familiennamen ohne Vornamen stehen vor Familiennamen mit Vornamen. Abgekürzte Vornamen gelten als selbstständige Wörter.	Schulz Schulz, A. Schulz, Alb. Schulz, Albert Schulz, B. Schulz, Bernd Schulz, Christian
Die DIN 5007 sieht als Ordnungsvariante vor, die Umlaute wie die Grundlaute zu behandeln (ä = a, ö = o, ü = u). ß wird wie ss behandelt.	Bäcker, Berta Bäcker, Emil Baecker, August Baecker, Emil Baecker, Paul Keßler, Anton Kessler, Franz Keßler, Franz
Vorsatzwörter wie von, van, von der, zur, de, du und Akzente bleiben unberücksichtigt. Ebenso werden akademische Grade nicht berücksichtigt.	Bergen, Helge (von der) Moliére, Jean Pont, Jaques (du) Schilz, Erna (Dr.) Straeten, Jürgen (van der) Ummhoff, Klaus (Dipl.-Volkswirt)
Zusammengesetzte Familiennamen folgen auf einfache Familiennamen.	Meyer, Peter Meyer-Schulz, Gertrud Meyer-Treu, Anita

Tab. 1 Ordnung der Namen

Regeln	Beispiele
Grundsätzlich ist das erste Wort für die Ordnung maßgebend. Unberücksichtigt bleiben: – Präpositionen (am, zum, für), es sei denn, sie stehen am Anfang – Konjunktionen (und, &) – Artikel (der, die, das)	Berufsverband (für) Apotheker Verband medizinischer Fachberufe e. V. Verband (für das) Baugewerbe Verein (für) Bürowirtschaft
Vornamen in Betriebsnamen, die mit gleicher Sachbezeichnung beginnen, haben erst nach dem Familiennamen Ordnungswert.	Andrea-Zorn-Praxisbedarf Küchengeräte Roeder Küchengeräte H. Roeder Küchengeräte Helmut Röder Praxisgeräte Brunner Praxisgeräte Helmut Brunner
Bei Wörtern, die durch Bindestriche verbunden sind, ist jeder Teil ein selbstständiges Ordnungswort.	Medizin-Huber Medizin-Technik Zahnmedizintechnik-Einrichtungshaus GmbH
Feststehende Abkürzungen werden wie selbstständige Wörter behandelt.	AG (für) Medizinprodukte BÄK-Pfalz DAG-Schulungsheim GmbH (für) Praxisbedarf (der) Ärzte (und) Zahnärzte KV-Freiburg LÄK-Stuttgart

Tab. 1 Ordnung von Behörden, Firmen, Dienststellen, Vereinen und anderen Organisationen

Regel	Beispiele
Die einzelnen Namensbestandteile gelten zusammen als ein Wort. Das Gleiche gilt für Vorsatzwörter bei Orten.	Baden-Baden Bad Schönborn Bad Überlingen St. Blasien Sankt Peter

Tab. 2 Ordnung von Ortsnamen

Regel	Beispiele
Alle Namensbestandteile sind zusammen ein Ordnungswort. Nicht ausgeschriebene Straßennamen gelten immer als ausgeschrieben.	Gothaer Pl. (= Platz) In der Breite Insterburgerstr. Kaiser-Louis-A. (= Allee) Wilh.-Hauff-Str. (Wilhelm-Hauff-Straße)

Tab. 3 Ordnung von Straßennamen

In Arztpraxen wird häufig von der hier beschriebenen Ordnung abgewichen. Sind beispielsweise Name und Vorname identisch sowie der Ort und die Straße gleich (z. B. bei Mutter und Tochter bzw. Vater und Sohn), bietet sich das Geburtsdatum als drittes Ordnungskriterium zur schnellen Unterscheidung an.

7.2.2 Numerische Ordnung

Unter numerischer Ordnung versteht man die Ordnung nach den Zahlen, d.h., die Daten werden nummeriert. Sehr häufig wird dies auch von Computerprogrammen neben der alphabetischen Ordnung angewandt.

Die einfachste Form ist die **Durchnummerierung**. Zum Beispiel erhalten in Computerprogrammen alle neuen Patienten in der Reihenfolge, wie sie die Praxis aufgesucht haben bzw. vom Medizinischen Fachangestellten erfasst wurden, eine Nummer. Bei der dekadischen Ordnung werden nur die Ziffern 0–9 verwendet, die halbdekadische Ordnung geht bei der Nummerierung der Untergruppen über 9 hinaus. Außerdem erhalten die Ziffern bestimmte Bedeutungen (Abb. 1).

1 Kassenpatient			**(Hauptgruppe)**
	10 Primärkasse		**(Gruppe)**
		100 AOK-Nördlicher Oberrhein	**(Untergruppe)**
		101 AOK-Südlicher Oberrhein	
		(...)	
		106 BKK-Advita	
	11 Ersatzkassen		
		110 BARMER	
		111 DAK-Gesundheit	
		112 KKH	
		113 TK	
		(...)	
	12 Sonstige		
		120 Bundeswehr	
		121 KVB	
		122 Postbeamtenkrankenkasse	
		123 Berufsgenossenschaft	
		(...)	
2 Privatpatient			
		210 Allianz	
		211 Debeka	
		212 Leipziger	
		(...)	

Abb. 1 Beispiel für eine numerische Sortierung

Der Plan, nach dem die Ziffern festgelegt werden, heißt Aktenplan. Die dekadische Ordnung wird auch für die statistische Erfassung der abgerechneten Leistungen eingesetzt. Mit einer entsprechenden Software kann relativ leicht z.B. die unterschiedliche Vergütung nach den Punktwerten der einzelnen Kassenarten errechnet werden.

7.2.3 Alphanumerische Ordnung

Bei diesem Ordnungsprinzip ist die alphabetische Ordnung mit der numerischen kombiniert. Sie findet sich in allen Bereichen des Lebens, so z.B. im Kfz-Verkehr bei den Autokennzeichen oder bei der Klassenbezeichnung in der Berufsschule. Hierbei gibt es viele praxisindividuelle Formen. Man beginnt meist mit den Buchstaben, z.B.

- LQ 18/1–18/356: Liquidationen aus dem Jahre 2018, Nummern 1–356
- KV RS 20/1–21/4: Rundschreiben der KV vom 1. Quartal 2020 bis zum 4. Quartal 2021

7.2.4 Chronologische (zeitliche) Ordnung

Hierbei werden die Daten (auch Schriftstücke) der Zeit nach geordnet (Tagesdatum). Dieses Ordnungsprinzip ist für sich allein in einer Praxis nicht anwendbar, da man nach kurzer Zeit kaum noch etwas wiederfinden würde. Meist wird es mit der alphabetischen oder numerischen Ordnung kombiniert angewandt, z. B.

- Praxisbuchführung: Eintragungen müssen chronologisch erfolgen.
- Kontoauszüge: Auszüge sollten chronologisch abgeheftet werden.
- Recall-Kartei: kann chronologisch geordnet sein.
- Mahnkartei: sollte chronologisch geordnet sein.
- Liquidationsdurchschläge: können chronologisch abgelegt werden.

Es gibt dabei zwei Möglichkeiten der chronologischen Ablage.

- Absteigende Reihenfolge (Behördenheftung): Oben liegt immer das älteste Exemplar (die ältesten Daten). Neue Schriftstücke werden danach eingeordnet.
- Aufsteigende Reihenfolge (kaufmännische Heftung): Das neueste Schriftstück (die neuesten Daten) finden sich obenauf.

Wichtig ist, dass die Ablage in der Praxis nach dem gleichen System erfolgt.

Auch die Ordnung im PVS kann nach obigen Prinzipien erfolgen.

7.2.5 Sachliche und mnemotechnische Ordnung

Dieses Ordnungsprinzip ist in Arztpraxen sowie kleineren und mittleren Betrieben weitverbreitet. Die Ordnung erfolgt hier zunächst nach Merkhilfen (Stichwörtern) oder Sachgebieten, z. B. Wirkstoffgruppen bei Medikamenten. Wird das Datenmaterial sehr umfangreich, wird dieses Ordnungsprinzip auch unübersichtlich bzw. erfordert einen Aktenplan.

Ein Beispiel sind Ordner mit bestimmten Aufschriften (Stichwörter = Sachgebiete):

- Ordner KV-Rundschreiben
- Ordner LQ (Liquidationsdurchschläge)
- Ordner LQ bezahlt
- Ordner LÄK

Innerhalb der Ordner erfolgt dann eine chronologische (z. B. bei Kontoauszügen) oder eine alphabetische Ordnung (z. B. bei bezahlten Liquidationen).

7.3 Datenverarbeitung in der Arztpraxis

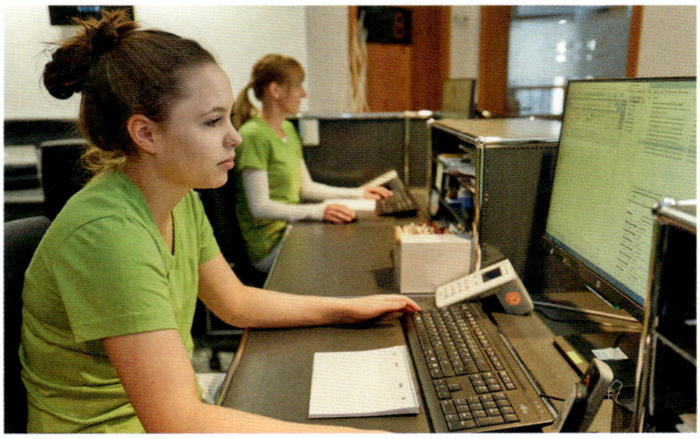

Abb. 1 Computer als tägliches Arbeitsgerät

Der erste Computer wurde in den 1940er-Jahren in Berlin entwickelt. Der größtenteils aus Altmaterial konstruierte Digitalrechenautomat nahm zwar einen ganzen Raum ein und wog über eine Tonne, arbeitete jedoch in jeder Hinsicht fehlerfrei. Neben den vier Grundrechenarten (Addition, Subtraktion, Multiplikation und Division) beherrschte die Maschine auch die Multiplikation mit fest eingegebenen Faktoren und das Ziehen quadratischer Wurzeln. Folgemodelle waren nur unwesentlich kleiner, aber die Leistungsfähigkeit nahm immer mehr zu. Damals konnte wohl noch niemand ahnen, dass in einigen Jahrzehnten Computer an nahezu jedem Büroarbeitsplatz stehen würden. Erst in den 1980er-Jahren zog der Computer in die Arztpraxen ein. Zunächst beschränkte sich der Einsatz auf das Aufnehmen der Patientendaten und das Schreiben von Liquidationen. Später wurden zahlreiche Programme entwickelt, die schließlich auch das komplizierte Ausfüllen des damaligen Krankenscheins ermöglichten. Die heutige Quartalsabrechnung erfolgt online. Der Arzt schickt eine verschlüsselte Datei mit seinen Abrechnungsdaten an die KV.

Heute ist der Computer integraler Bestandteil der Arztpraxis und wird als multimediales Kommunikationsinstrument mit dem Patienten und anderen Partnern der Arztpraxis eingesetzt (Abb. 1).

7.3.1 Patientenkartei

Die Patientenkartei ist in den meisten Arztpraxen der zentrale Datenspeicher sämtlicher Patienteninformationen und das wichtigste Organisationshilfsmittel. Ihre Aufgabe umfasst die Dokumentation der gesamten Behandlung eines Patienten

- zur Gedächtnisstütze,
- zur Abrechnung der ärztlichen Leistungen,
- zur Beweisführung bei Streitigkeiten,
- als Informationsquelle für spätere Behandlungen,
- als Informationsquelle für Praxisvertretungen,
- als Identifizierung von Personen und
- als Querverbindung zur Buchführung.

Um diese Aufgaben erfüllen zu können, sollten die Eintragungen übersichtlich und vollständig geführt sein. Zu den Eintragungen gehören:

- Anamnese
- Diagnose, Befunde (auch Röntgenbefunde)
- Behandlungsmaßnahmen
- Laborbefunde
- Arztberichte
- Krankenhausberichte
- verordnete und verwendete Medikamente
- Bemerkungen des Patienten zur Behandlung

Da mittlerweile in fast allen Praxen die EDV mit einem PVS Einzug gehalten hat, haben die klassischen Karteikarten (Abb. 1) ausgedient. In einigen Praxen werden allerdings aus „Sicherheitsgründen" die Daten noch doppelt erfasst, d. h., dass Eintragungen in einer Kartei und im PVS vorgenommen werden.

Vermutlich befinden sich im Archiv jeder Praxis noch Karteikarten, die längere Zeit aufbewahrt werden müssen.

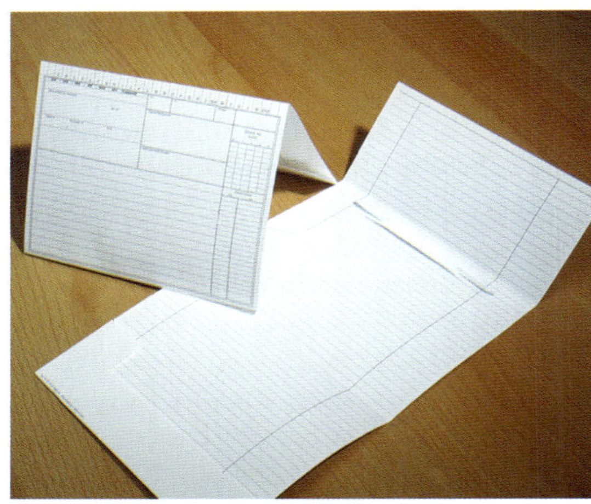

Abb. 1 Klassische Karteikarte

Eine Karteikarte ist folgendermaßen aufgebaut:

- Kartenleiste – hier ist meist das Ordnungs- oder Sortierformat kenntlich gemacht. So wird in den meisten Praxen die alphabetische Sortierung (nach Anfangsbuchstaben des Nachnamens) durchgeführt.
- Kartenkopf – er beinhaltet die Patientendaten wie Adresse und Krankenkasse sowie chronische Erkrankungen und Dauerdiagnosen auf der Vorderseite (Stammdaten).
- Kartenrumpf – hier stehen Vermerke wie z. B. fortlaufende Diagnosen, Behandlungspläne, Anamnesen, Medikationen.
- Kartenfuß – vom Kartenfuß können der Hersteller und/oder die Bestellnummer abgelesen werden.

Eine Besonderheit stellt die Recall-Karteikarte dar, die die Möglichkeit bietet, die Recall-Patienten im Blick zu behalten. Auf ihr werden die Wünsche des Patienten bezüglich des Erinnerungsservices (z. B. für Vorsorgeuntersuchungen) notiert und durch die Unterschrift des Patienten fixiert.

elektronische Patientenakte → S. 146

Seit 01.01.2021 gibt es die Möglichkeit der elektronischen Patientenakte (ePA), die ab 2025 verpflichtend für gesetzlich Versicherte bereitgestellt werden musste.

7.3.2 Beispiele für den Computereinsatz in der Arztpraxis

- Terminplaner: Die gesamte Terminvergabe und das Patientenmanagement erfolgt mithilfe eines Programms (Abb. 1, Abb. 2).
- Bild- und Dokumentenarchiv: Nur mit einer digitalen Archivierung ist die elektronische Patientenakte umsetzbar (Abb. 3).

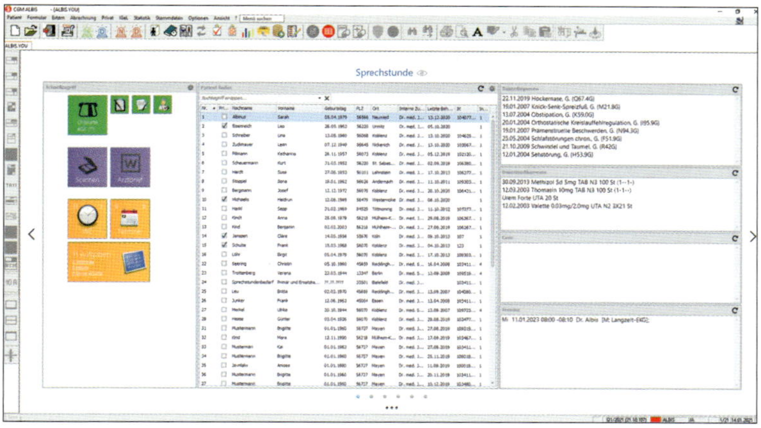

Abb. 1 Übersicht der Termine und Patientendaten

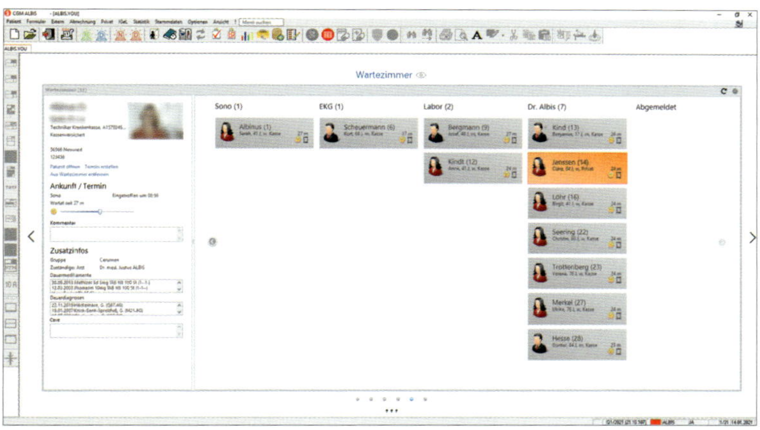

Abb. 2 Wartezimmermanagement

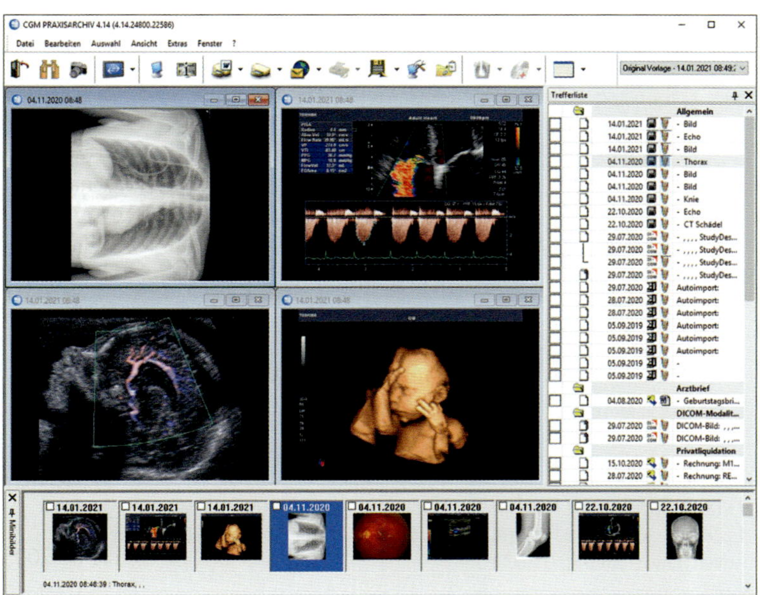

Abb. 3 Patientenakte im PVS Arzt

7.3.3 Hard- und Software in der Arztpraxis

Die materiellen Bestandteile einer EDV-Anlage werden als Komponenten (Einzelteile) oder als Konfiguration (Zusammenstellung von Komponenten) unter dem Oberbegriff Hardware zusammengefasst (Abb. 1).

Hardware

Ein-/Ausgabegeräte	Zentraleinheit	externe Speicher
Dateneingabe - Tastatur - eHealth-Kartenlesegerät mit Konnektor und Router - Maus oder Touchpad - Scanner - Touchscreen **Datenausgabe** - Bildschirm - Drucker	- Prozessor - Steuerwerk - Rechenwerk - interne Speicher - Busse/Kanäle - Schnittstellen (Karten)	- Magnetbänder - CD-R/W - DVD-R/W - Festplatten - USB-Sticks - Speicherkarten - Cloud

Abb. 1 Bestandteile der Hardware

Computer sind dumm. Damit ist gemeint, dass die gesamte Hardware eine Maschine ist, die nur auf Anweisungen (Befehle) reagiert. Diese Anweisungen erhält die Hardware durch Programme, die man als Software bezeichnet. Man unterscheidet System- und Anwenderprogramme.

Systemprogramme werden auch als Betriebssysteme bezeichnet. Ohne sie ist der Rechner nicht lauffähig. Sie werden heute bei jedem Computerkauf mitgeliefert. Weitverbreitet sind Windows-Produkte wie z. B. Windows 11. Neben diesen Microsoft-Produkten gibt es noch andere Betriebssysteme, z. B. Linux und Mac OS (Apple).

Anwenderprogramme werden häufig beim Computerkauf mit angeboten. Meist handelt es sich um branchenübergreifende Software, wie z. B. Microsoft Office mit Word, Excel und anderen Programmen. Als Branchensoftware bezeichnet man spezielle Anwenderprogramme, die als Lösungen für eine bestimmte Branche (z. B. spezielle Programme für Bäcker, Friseure, Maler) angeboten werden. Für den Bereich Arztpraxis existieren in der Bundesrepublik ca. 100 solcher Programme. Wichtig ist dabei immer, dass das gekaufte Arztprogramm mit dem Betriebssystem harmoniert. Die wichtigsten Programme für Allgemeinmediziner sind in folgender Übersicht dargestellt (Tab. 1).

System	Anbieter	Allgemeinmediziner
1. TURBOMED	CompuGroup Medical Deutschland	2060
2. CGM MEDISTAR	CompuGroup Medical Deutschland	1942
3. medatixx	medatixx GmbH & Co. KG	1617
4. x.isynet	medatixx GmbH & Co. KG	1601
5. T2med	T2medGmbH	1504
6. Medical Office	INDAMED EDV-Entwicklung	1494
7. x.concept	medatixx GmbH & Co. KG	1267
8. ALBIS	CompuGroup Medical Deutschland	1133

Tab. 1 Rangliste der Praxis-EDV-Systeme nach der Installationsstatistik der KBV (Quelle: Kassenärztliche Bundesvereinigung, Installationsstatistik 31.03.2025; www.kbv.de/infothek/zahlen-und-fakten/pvs-installationsstatistiken [letzter Zugriff: 31.03.2026])

7.3.4 Organisation der EDV in der Arztpraxis

Jede Praxis ist bestrebt, die EDV-Anlage ihren speziellen Bedürfnissen anzupassen. Den größten Vorteil hat man, wenn sowohl in der Anmeldung wie in den Behandlungszimmern Rechner vorhanden sind, die miteinander vernetzt wurden. Sie werden von einem Zentralrechner (Server) bedient, wo auch alle Daten gespeichert sind. Es können mehrere Drucker auch in den Behandlungsräumen stehen, auf jeden Fall sollte es einen zentralen Drucker an der Anmeldung geben. Der Server sollte geschützt stehen und zur Sicherung sollte die Festplatte auf einem weiteren Server „gespiegelt" werden.

Netzwerke

Von einem **Intranet** spricht man, wenn Rechner mit denselben Technologien vernetzt sind wie im Internet, aber nur intern – z. B. im Computernetz einer Arztpraxis – kommunizieren können.

Unter dem **Internet** versteht man ein weltweites Netzwerk. Die Rechner sind über die Telefonleitung, spezielle Datenleitungen oder über Satelliten miteinander verbunden. Sobald die Verbindung hergestellt wurde, z. B. mit einem privaten PC oder dem Netzwerk der Arztpraxis, ist man online. Es gibt keine steuernde Zentrale. Jeder hat freien Zugang und kann an allen Einrichtungen teilnehmen. Niemand besitzt bzw. verwaltet das Internet.

Internet
→ Bd. 2, S. 221

Das Informationsangebot wird von Zentralrechnern (Servern) zur Verfügung gestellt. Diese Server verfügen über Standleitungen zum Netz, sodass die Informationen jederzeit durch Eingabe der entsprechenden Internetadressen abgerufen werden können. Unterhalten werden die Server des Internets von Universitäten, Forschungseinrichtungen, Behörden und Firmen. Diese Anbieter vermieten auch Speicherplätze auf ihren Servern, damit Kunden (z. B. Arztpraxen) ihre eigenen Seiten im Internet veröffentlichen können.

Viele Arztpraxen trennen das Intranet bewusst vom Internet ab, weil sie die Möglichkeit des Virenbefalls befürchten. Ein Rechner muss dabei für die Abrechnung mit dem Internet verbunden bleiben (sog. physische Trennung).

Cloud-Computing in der Arztpraxis

Der Begriff bedeutet wörtlich übersetzt „Wolken-Rechner". Die Entwicklung im Computerbereich war in den letzten 20–30 Jahren durch Rechner mit steigender Leistung und durch quartalsmäßige Updates der verschiedenen Programme geprägt. Dies ändert sich durch die Einführung von Cloud-Computing entscheidend.

Cloud-Computing in der Arztpraxis bedeutet, dass morgens der Rechner eingeschaltet wird und sowohl die aktuellen Betriebssystemprogramme als auch der aktuelle Stand der Arztsoftware mit allen Daten zur Verfügung stehen (Abb. 1). Eine Datensicherung in der Arztpraxis ist nicht mehr notwendig.

Was man in der Arztpraxis benötigt, sind eine schnelle, gesicherte Internetverbindung und ein Vertrag mit einem „Cloud-Unternehmen". Die Entwicklung zeigt, dass die Arztsoftwareanbieter dies in Zukunft übernehmen wollen. Das Cloud-Unternehmen stellt der Arztpraxis alle Daten und Programme zur Verfügung.

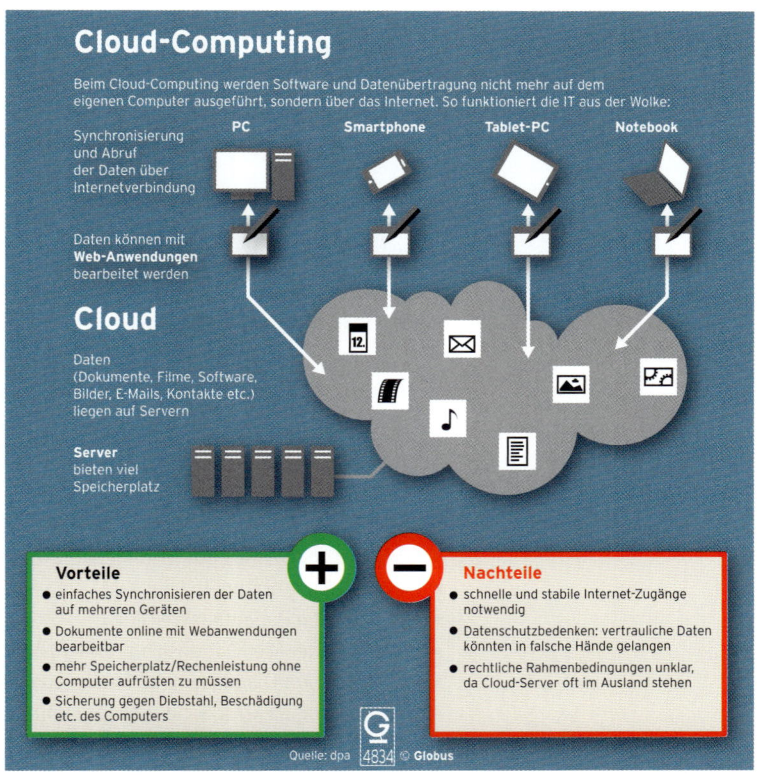

Abb. 1 Funktionsweise des Cloud-Computing

Auch die Datensicherung und der Schutz der Daten werden durch das Cloud-Unternehmen gewährleistet. Die Cloud-Unternehmen stellen zudem die Server zur Verfügung. Momentan ist es für viele Ärzte nicht vorstellbar, dass sie ihre Daten „völlig aus der Hand" geben. Vermutlich wird der erste Schritt sein, dass man die Daten zusätzlich in der Arztpraxis auf dem Rechner speichert. Viele Fragen sind noch zu klären, insbesondere was den Datenschutz angeht.

Bei zahlreichen Unternehmen und auch im privaten Bereich hat die Cloud längst Einzug gehalten, z. B. um Fotos „in der Cloud" zu speichern. Auch die Weiterentwicklung der elektronischen Gesundheitskarte geht in diese Richtung.

7.3.5 Elektronische Gesundheitskarte

Die elektronische Gesundheitskarte gilt seit dem 1. Januar 2015 als Berechtigungsnachweis für die Inanspruchnahme von Leistungen gesetzlicher Krankenkassen und als europäische Krankenversicherungskarte (Abb. 1). Bis 2019 war sie lediglich ein Ersatz für die alte Krankenversichertenkarte.

Der Datenchip enthält aber einen weltweit einmaligen elektronischen Schlüssel, der durch die Eingabe der persönlichen Identifikationsnummer (PIN) aktiviert wird. Mit ihm kann in Zukunft auf die Behandlungsdaten auf dem Rechner des Gesundheitsnetzwerkes zugegriffen werden. Der Arzt benötigt dazu einen **elektronischen Heilberufsausweis** (eHBA), der ebenfalls mit einer PIN gesichert ist.

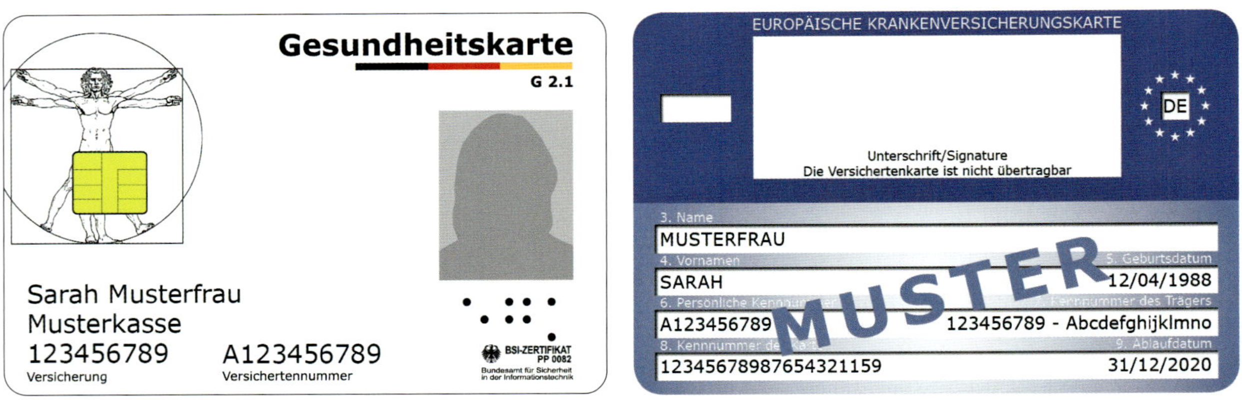

Abb. 1 Elektronische Gesundheitskarte, Vorderseite (links) und Rückseite (rechts) mit europäischer Krankenversicherungskarte, Stand der abgebildeten Gesundheitskarte: 1/2021, © gematik GmbH

Rezepte können auf der eGK gespeichert werden. Jeder Versicherte kann aber selbst entscheiden, in welchem Umfang er die Speicherung seiner medizinischen Daten auf der elektronischen Gesundheitskarte zulässt und ob er den Zugriff auf seine Behandlungsdaten erlaubt.

Verpflichtende Funktionen der eGK:
- Speicherung von Name, Geburtsdatum, Geschlecht, Anschrift
- Angaben zur Krankenversicherung
- Europäische Krankenversicherungskarte auf der Rückseite
- Übermittlung elektronischer Rezepte und Verordnungen

Freiwillige künftige Anwendungen:
- Speicherung von Notfalldaten, z. B. Vorerkrankungen, Allergien, Patientenverfügungen, Organspendeausweis, Angehörigenadressen mit DPE auf der eGK
- elektronischer Arztbrief (über KIM)
- elektronische Patientenakte (ePA)
- elektronischer Medikationsplan (eMP) zur Arzneimitteldokumentation auf der eGK
- Austausch von Diagnose- und Therapiedaten zwischen Ärzten (über KIM)
- Übermittlung elektronischer Rezepte und Verordnung (mittels NFC-Technik)

7.3.6 Arbeiten in der Telematikinfrastruktur (TI)

Bis 2019 war es möglich, ohne Internetanbindung in der Arztpraxis zu arbeiten. Seitdem muss für das Einlesen der eGK zwingend eine Internetverbindung aufgebaut werden. Dies geschieht über einen Konnektor, der die sichere Verbindung über den Router der Praxis mit den Servern der Krankenkassen aufbaut (Abb. 1). Hier werden die Stammdaten der eGK des Patienten abgeglichen, ggf. korrigiert und zurück an die Praxis gesendet. Haben sich Änderungen auf der eGK ergeben, werden diese auf der eGK abgespeichert. Ist die eGK nicht mehr gültig, wird diese gesperrt. Im Falle einer Sperrung kann der Patient im Ersatzverfahren aufgenommen und behandelt werden. Innerhalb von zehn Tagen muss der Patient eine neue eGK vorlegen. Danach kann er im PVS aufgenommen werden. Das nennt man Versichertenstammdatenmanagement (VSDM). Die Vorlage einer elektronischen Ersatzbescheinigung durch die Krankenkasse (eEB) ist möglich.

MERKE Die Datenschutzverantwortung der Arztpraxis endet bei der Übergabe der Daten an den Konnektor.

Die Arztpraxen erhalten als Kostenerstattung eine Pauschale für Hardware und Betrieb für das eHealth-Kartenterminal (eHKT), den elektronischen Praxisausweis (SMC-B, ein Chip, der die verschlüsselten Daten der Praxis enthält) und den eHBA, den Konnektor (auch als e-connect), die VPN-Verbindungen sowie eine Startpauschale. Alle Geräte und Karten müssen von der Gematik zertifiziert sein.

Informationen zur Gematik: **www.gematik.de**

Weitere Funktionen der Telematikinfrastruktur:

- **Notfalldatenmanagement (NFDM).** Abspeicherung der Notfalldaten eines Patienten (z. B. Blutgruppe, schwere Erkrankung, Allergien), hier können im „Datensatz Persönliche Erklärungen" (DPE) auch Verfügungen des Patienten enthalten sein (z.B. Patientenverfügung, Organspendeausweis). Den Zugriff auf die DPE haben nur Ärzte. Das Auslesen mit dem Praxisverwaltungssystem (PVS) ist allen Ärzten und Zahnärzten möglich.
- **Elektronischer Medikationsplan (eMP).** Zur Arzneimitteltherapiesicherheit (AMTS) können die verordneten Medikamente nur von Ärzten oder Apothekern auf der eGK abgespeichert werden. Das Auslesen mit dem PVS ist allen Ärzten möglich.
- **Kommunikation im Medizinwesen (KIM).** Dies soll eine gesicherte und zertifizierte Kommunikation aller Leistungserbringer (Ärzte, Zahnärzte, KV und KZV und Krankenhäuser) über einen Patienten ermöglichen. Über die Qualifizierte Elektronische Signatur (QES) wird die handschriftliche Unterschrift des Arztes ersetzt. Auch die kassenärztlichen Abrechnungen laufen über KIM.
- Wenn alle Patientendaten mit den Behandlungsdaten elektronisch gespeichert sind, ist ein Zugriff auf die elektronische Patientenakte möglich.

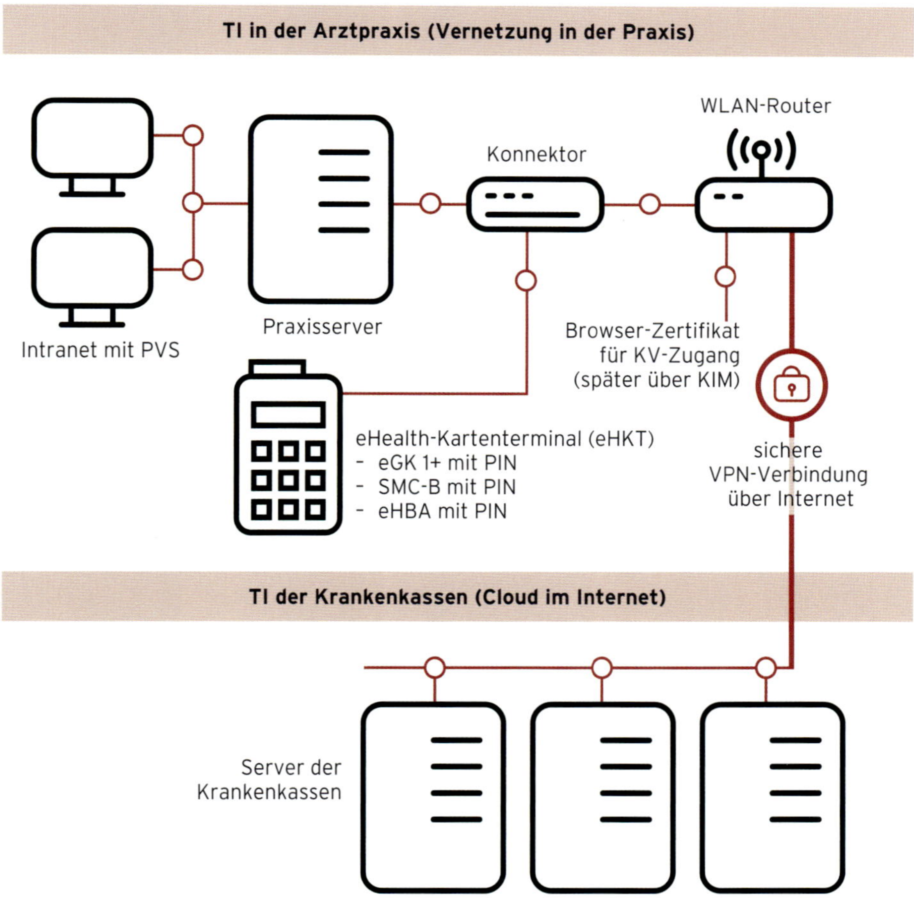

Abb. 1 Aufbau der Telematikinfrastruktur, KV: Kassenärztliche Vereinigung, PVS: Praxisverwaltungssoftware, KIM: Kommunikation im Medizinwesen, VPN: virtuelles privates Netzwerk

7.4 Europäische Datenschutzgrundverordnung (EU-DSGVO) in der Arztpraxis

7.4.1 Datenschutz

Seit 2018 gilt auch in Arztpraxen die EU-DSGVO, die den Datenschutz in Europa harmonisiert. Der Begriff Datenschutz ist dabei missverständlich: Nicht die Daten sollen geschützt werden, sondern der Bürger soll vor den nachteiligen Folgen der Datenverarbeitung geschützt werden. Diese resultieren im Wesentlichen aus der mangelnden Sorgfalt beim Umgang mit personenbezogenen Daten, aus ihrer zweckwidrigen Verwendung, zu langer Aufbewahrung, Weitergabe an Unbefugte und Verknüpfung von Daten zum Nachteil einer Person. In der EU-DSGVO wurden die Regeln zum Datenschutz in Europa vereinheitlicht.

MERKE In Arztpraxen galten schon immer die einschlägigen berufs- und strafrechtlichen Bestimmungen einer strengen Schweigepflicht.

Zusätzlich zur Schweigepflicht gelten heute die Bestimmungen der EU-DSGVO sowie der Bundes- und Landesdatenschutzgesetze, welche die Verarbeitung und Nutzung personenbezogener Daten und Dateien im öffentlichen und nicht-öffentlichen Bereich regeln. Die Arztpraxis zählt zum nicht-öffentlichen Bereich. Der Unterschied zwischen personenbezogenen Daten und Dateien wird aus Tabelle 1 ersichtlich.

Ananmnesebogen → S. 132

Personenbezogene Daten	Einzelangaben wie Name, Anschrift, Geburtsdatum; Angaben über sachliche und persönliche Verhältnisse des Bürgers (Betroffener), z. B. Krankheiten (siehe Anamnesebogen), Vermögen, Beruf, Hobby, Zahlungsverhalten, politische Anschauungen
Personenbezogene Dateien	Sammlungen von personenbezogenen Daten, die durch automatisierte Verfahren (z. B. Computer, Magnetbänder oder -platten, CD-ROM) oder durch nicht-automatisierte Verfahren („herkömmliche Kartei") ausgewertet werden können

Tab. 1 Unterschied zwischen personenbezogenen Daten und Dateien

Unter **Datenverarbeitung** verstehen die EU-DSGVO und das Bundesdatenschutzgesetz:

- die Speicherung
- die Übermittlung
- die Veränderung
- das Sperren
- das Löschen

} von personenbezogenen Daten

Geschützte Daten sind in Dateien gespeicherte personenbezogene Daten. Die Arztpraxis, die personenbezogene Daten speichert, darf die Daten an Dritte (z. B. Rechenzentrum, Computerfirma bei Reparatur des Computers) nur unter folgenden Bedingungen weitergeben:

- Eine Rechtsvorschrift erlaubt dies im Gesetz ausdrücklich oder ordnet es an.
- Der Betroffene willigt ein (schriftlich).
- **Auftragsdatenverarbeitung:** Wird ein Softwareanbieter mit der Reparatur oder Konfiguration vor Ort oder per Fernwartung beauftragt, besteht die Möglichkeit, dass er Einblick in die gespeicherten Daten der Praxis erhält. Aus diesem Grund muss mit ihm eine Vereinbarung gemäß Art. 28 DSGVO abgeschlossen werden. Hierin verpflichtet sich der Anbieter, dass er die gleichen Pflichten aus der DSGVO wie die Arztpraxis erfüllt.

Der Weitergabe der Abrechnungsdaten an die KV oder die Krankenkasse hat der Versicherte durch die Aufnahme in einer gesetzlichen Krankenkasse zugestimmt. Dies gilt nicht für Privatpatienten.

Es ist nicht bekannt, wie lange die Daten auf den unterschiedlichen Datenträgern überhaupt gespeichert (gesichert) werden können. Früher verwendete Disketten hatten eine „Lebensdauer" von knapp 30 Jahren. Bei Festplatten geht man von etwa 100 Jahren aus. Die längste Aufbewahrung ist zurzeit nur mit Mikrofilmen (etwa 1000 Jahre) möglich. Wenn auch die gesetzlichen Aufbewahrungsfristen damit weit überschritten werden, kann es durchaus vorkommen, dass ältere Daten gebraucht und wiederhergestellt werden müssen.

Benennung eines Datenschutzbeauftragten

In jeder Praxis mit mehr als 19 Mitarbeitern, die im EDV-Bereich beschäftigt sind, muss ein Datenschutzbeauftragter benannt sein, der sich mit der Überwachung und Kontrolle der Einhaltung der Datenschutzgesetze und Datenschutzregeln befasst. Durch die im Gesetz geregelte Erhöhung der Anzahl der mit EDV befassten Mitarbeiter auf mehr als 19 muss in den meisten Praxen kein Datenschutzbeauftragter benannt werden.

In größeren Gesundheitszentren sind oft extern bestellte Personen, die entsprechend fortgebildet sein müssen, als Datenschutzbeauftragte tätig. Innerbetrieblich sind alle mit der EDV befassten Mitarbeiter vom Datenschutzbeauftragten über den Datenschutz zu belehren. Dieser unterliegt einem besonderen Kündigungsschutz und muss an die entsprechende Behörde gemeldet werden. Alle Bürger sind mittlerweile sehr sensibilisiert, wenn es um ihre persönlichen Daten geht. Dies muss auch in der Arztpraxis bedacht werden. Hinsichtlich seiner Daten hat jeder Bürger bestimmte Rechte (Tab. 1).

Im Internet finden Sie die Datenschutzbeauftragten der einzelnen Bundesländer, z. B.:
www.thueringen.de/datenschutz
Im Bund ist zuständig die Bundesbeauftragte für den Datenschutz und die Informationsfreiheit:
www.bfdi.bund.de

Recht	Beschreibung
Auskunft	Der Betroffene hat ein Auskunftsrecht über alle Daten, die über ihn gespeichert und an Dritte weitergegeben worden sind. Der Zweck der Speicherung muss ihm angegeben werden. Damit hat der Patient ein Einsichtsrecht in seine Krankheitsakte (elektronisch oder herkömmlich gespeichert). Hiervon ausgenommen sind persönliche Bemerkungen des Arztes zum Patienten, die er gesondert speichern kann.
Berichtigung	Sind falsche Daten gespeichert, hat der Betroffene das Recht, zu verlangen, dass diese Daten korrigiert werden.
Sperrung	Ist der Wahrheitsgehalt der Daten umstritten, dürfen diese Daten nicht weiter benutzt werden. Sie sind vorhanden, aber gesperrt.
Löschung	Sind die Voraussetzungen für die Speicherung entfallen oder ist die Speicherung unzulässig, müssen die Daten gelöscht werden.
Schadensausgleich	Sind Fehler, z. B. durch unrichtige Datenverarbeitung, entstanden, hat der Betroffene ein Recht auf Schadensersatz.
Anrufung	Jedem Bürger steht das Recht zu, sich an den Landes- oder Bundesbeauftragten für Datenschutz zu wenden.

Tab. 1 Rechte des Bürgers beim Datenschutz

Die Einhaltung der Datenschutzbestimmungen wird im nicht-öffentlichen Bereich (z. B. Arztpraxen) überwacht. Die zuständige Stelle für Beschwerden der Bürger ist in den einzelnen Bundesländern meist das Innenministerium.

Darüber hinaus hat die Bundesregierung das Bundesamt für Sicherheit in der Informationstechnik (BSI), Godesberger Allee 185–189, 53175 Bonn, gegründet. Hier können Sicherheitstipps, Sicherheitsberatung und Informationen zur Erstellung eines Sicherheitskonzepts (z. B. Informationen zu Computerviren und Hoaxes) auch für Arztpraxen erfragt werden.

Das Bundesamt für Sicherheit in der Informationstechnik finden Sie unter:
www.bsi.bund.de

E-Mails

Beim Versand von E-Mails muss man sich im Klaren darüber sein, dass sie jeder lesen kann. Es handelt sich um „Postkarten im Internet". Will man das nicht, muss man sie vor dem Versand verschlüsseln. Man versieht die E-Mail mit einem Schlüssel, den nur der gewollte Empfänger der Nachricht erhält.

Gleichzeitig kann man auch eine qualifizierte digitale Signatur verwenden, die als Schriftform gesetzlich anerkannt ist. Hierzu muss mithilfe eines speziellen Verfahrens sichergestellt werden, dass ein Schriftstück von einer genau bestimmten Person verfasst worden ist. Dies ist mit dem neuen Personalausweis und einem speziellen Lesegerät möglich.

Um E-Mails als verschlüsselte und digital signierte Nachrichten zu verschicken, können verschiedene Programme genutzt werden, z. B. Pretty Good Privacy (PGP). Der Versand von Röntgenbildern als DICOM-Datei (DICOM: Digital Imaging and Communications in Medicine) muss seit dem 01.01.2019 verschlüsselt erfolgen. Über das neue KIM-Verfahren sollen die Daten einer E-Mail mit einem Standard-E-Mail-Programm automatisch verschlüsselt werden.

Elektronische Patientenakte (Gesetz zum Schutz elektronischer Patientendaten in der Telematikinfrastruktur, Patientendaten-Schutzgesetz – PDSG)

Datenschutz und Datensicherheit haben beim Auf- und Ausbau der Telematikinfrastruktur (TI) von Beginn an eine wichtige Rolle gespielt. Die Versicherten müssen darauf vertrauen können, dass nur ausdrücklich Befugte Zugriff auf ihre sensiblen Gesundheitsdaten, wie Befunde, Diagnosen, Medikationen oder Behandlungsberichte, haben. Umgekehrt haben auch die Ärzte, aber ebenso die Apotheker, ein besonderes Interesse am Schutz der innerhalb der TI transportierten Daten. Denn sie unterliegen als Berufsgeheimnisträger besonders strengen Regelungen.

Um diese Anforderungen mit Blick auf die elektronische Patientenakte sicherzustellen, ist der gesetzliche Rahmen weiterentwickelt worden, um ein hohes datenschutzrechtliches Schutzniveau vorzusehen, wer für welche Zwecke auf die Gesundheitsdaten zugreifen darf.

Das Gesetz zum Schutz elektronischer Patientendaten in der Telematikinfrastruktur (PDSG) ist seit dem 14.10.2020 in Kraft. Mit dem Gesetz ist beabsichtigt,

- die Möglichkeiten und Vorteile der elektronischen Patientenakte für alle Versicherten nutzbar zu machen, auch wenn sie nicht über geeignete Endgeräte verfügen.
- die elektronische Patientenakte hinsichtlich ihrer Inhalte, ihrer Nutzung, der Verarbeitungsbefugnisse und der Zugriffskonzeption näher auszugestalten.
- die Datenverarbeitung sowie die datenschutzrechtliche Verantwortlichkeit in der TI unter datenschutzrechtlichen Vorgaben differenziert darzustellen.
- innovative digitale medizinische Anwendungen möglich zu machen, z. B. die E-Rezept-App, das Grüne Rezept oder den digitalen Überweisungsschein.

Die elektronische Patientenakte ist eine versichertengeführte elektronische Akte, deren Nutzung für die Versicherten freiwillig ist. Der Versicherte entscheidet von Anfang an, welche Daten gespeichert werden, wer zugreifen darf und ob Daten wieder gelöscht werden.

Die Versicherten werden bei der Führung ihrer elektronischen Patientenakte durch klar geregelte Ansprüche gegen Leistungserbringer und Krankenkassen unterstützt.

Versicherte erhalten die Möglichkeit der **Datenspende.** Sie können ihre Daten aus der elektronischen Patientenakte freiwillig der medizinischen wissenschaftlichen Forschung zur Verfügung zu stellen.

Für die Unterstützung der Versicherten bei der Nutzung der elektronischen Patientenakte sowie für die Verarbeitung von Daten in der elektronischen Patientenakte erhalten die Vertragsärzte eine **Vergütung**, die Krankenhäuser erhalten einen Zuschlag. Auch Apotheker erhalten eine Vergütung, wenn sie die Versicherten bei der Nutzung und Befüllung der elektronischen Patientenakte unterstützen.

Die **datenschutzrechtliche Verantwortlichkeit** für die Datenverarbeitung in der TI wird lückenlos gesetzlich geregelt. Es wurde eine koordinierende Stelle für Auskünfte über die Zuständigkeiten innerhalb der TI bei der Gesellschaft für Telematik eingerichtet.

Die **Zugriffsberechtigungen** für die Datenverarbeitung in der TI werden, auf die jeweiligen medizinischen Anwendungen bezogen, differenziert ausgestaltet. Dabei werden die Befugnisse klar geregelt und von einer Einwilligung durch die Versicherten abhängig gemacht.

MERKE Die Rechte des Patienten bezüglich seiner personenbezogenen Daten lassen sich mit einer Eselsbrücke merken: BLAS – Berichtigung, Löschung, Auskunft, Sperrung.

7.4.2 Datensicherung

Zur Datensicherung gehören alle Verfahren, die gegen den Verlust einzelner Daten, ganzer Datenbestände oder deren Verfälschung durch technische Ursachen, menschliches Versagen, unberechtigte Eingriffe oder durch höhere Gewalt schützen (Tab. 1).

Organisatorische Maßnahmen	Technische Maßnahmen	Programmtechnische Maßnahmen
Maßnahmen, die Daten vor Verlust und Verfälschung sowie vor unberechtigtem Zugriff schützen	alle baulichen und technischen Sicherungsmaßnahmen zum Schutz der Daten	alle Sicherungsmaßnahmen, die zum Schutz der Software vor Missbrauch getroffen werden

Tab. 1 Maßnahmen zur Datensicherung

Organisatorische Maßnahmen

Erstellen von Sicherungskopien

In jedem Arztverwaltungsprogramm ist heute eine Daten- und Archivsicherungsfunktion enthalten. Hiermit können die eingegebenen Daten und/oder das Programm gesichert werden. Es werden zudem im Handel Datensicherungsprogramme angeboten.

Je umfangreicher der Rechner in der Praxis eingesetzt wird, z. B. karteilose Praxis, desto häufiger sollten Datensicherungen erfolgen. Die Sicherung kann auf Magnetbändern, CD-RW, DVD, Sticks, weiteren Festplatten oder besonderen Rechnern durchgeführt werden. Eine permanente Sicherung („Spiegelung") ist empfehlenswert.

Zutrittskontrollsysteme

Der Zutritt zum Rechnerraum (zumindest zum Server) kann mit Ausweiskarten, Chipkarten, visuellen und akustischen Identitätskontrollen gesichert werden (Closed-Shop-Betrieb). Einzelne Rechner können auch ein- oder abgeschlossen werden. In der KV darf der Rechnerraum nur nach vorheriger Anmeldung besucht werden.

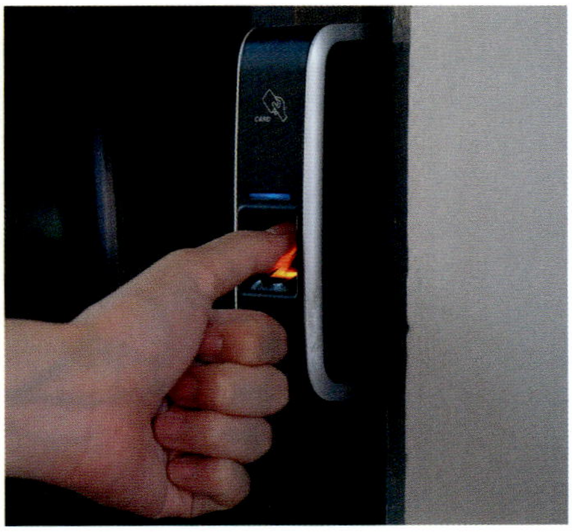

Abb. 1 Zutrittskontrolle über Fingerabdruck

In Unternehmen setzen sich bestimmte Erkennungsverfahren durch, z. B. Fingerabdruckscanner auf Tastatur, Maus oder anderen Lesegeräten (Abb. 1) oder die Iris- oder Gesichtserkennung.

Protokollierung

Auf einem speziellen Protokollband werden alle Benutzeraktivitäten aufgezeichnet, sodass verfolgt werden kann, wer am Rechner gearbeitet hat (Logbuch). In den meisten Praxisverwaltungsprogrammen erfolgt das Anmelden mit einem Passwort. So kann immer zurückverfolgt werden, wer welche Eingaben wann im Rechner gemacht hat. Dies ist insbesondere wichtig, wenn Änderungen an Behandlungsdaten vorgenommen werden und diese „sichtbar" bleiben müssen.

Datenträgertransport

Es sollte geregelt sein, wer die Datenträger, z. B. Laptop, USB-Sticks, Festplatten, transportiert. Dabei muss garantiert werden, dass diese gegen unbeabsichtigtes Lesen, Verändern oder Löschen gesichert sind. So sollten beispielsweise in Krankenhäusern Ärzte keine Patientendaten auf Laptops mitnehmen, die nicht gesichert sind.

Raumschutz

Die Raumtemperatur im Rechnerraum sollte 30 °C nicht überschreiten. Magnete und Elektrogeräte mit starkem Magnetfeld sollten nicht in der Nähe von Computern und Datenträgern stehen.

Vertrauensbildende Maßnahmen

Hierzu muss den Mitarbeitern bewusst werden, dass der Umgang mit Daten, und v. a. mit persönlichen Daten, eine besondere Gewissenhaftigkeit erfordert. Hilfsmittel hierzu sind z. B. Klassifikationen von Arbeitsplatzfunktionen und der dazugehörigen Datenbestände (Tab. 1) sowie regelmäßige Schulungen der Mitarbeiter.

Schutzerfordernis	Stufe	Beispiel
kein Schutz notwendig	1	Rechner im Wartezimmer
bedingter Schutz notwendig	2	Rechner zur Demonstration im Behandlungszimmer
vertraulich	3	Rechner zur Datenerfassung im Behandlungszimmer (ohne sonstige Zugriffsmöglichkeiten)
sehr vertraulich	4	Rechner in Zentrale (Rezeption), ohne Zugriff z. B auf Umsätze der Praxis
geheim	5	Rechner im separaten Büro mit Zugriff auf alle Daten

Tab. 1 Schutzstufen für Datenbestände

Technische Maßnahmen

Unter technischen Maßnahmen versteht man physikalische Maßnahmen, um die Daten des Rechners zu schützen, z. B.:

- Sicherung des Rechners durch Schlüsselschalter
- Aufbewahrung von Sicherungskopien oder Installation eines separaten Rechners in einem speziellen feuerfesten und einbruchsicheren Raum (Praxistresor)
- Einbau von Alarmanlagen (mit Bewegungsmelder)
- Türsicherungen
- unterbrechungsfreie Stromversorgungen (USV)
- Notstromaggregate
- Schutz der Datenträger durch mechanische Sicherung

Programmtechnische Maßnahmen

Benutzerkennungen und Passwortverfahren

Zum Schutz sind bestimmte Programmteile nach Eingabe von Passwörtern oder Benutzerkennungen zugänglich (Abb. 1). In Arztverwaltungsprogrammen kann dies für fast alle Programmteile separat geregelt werden.

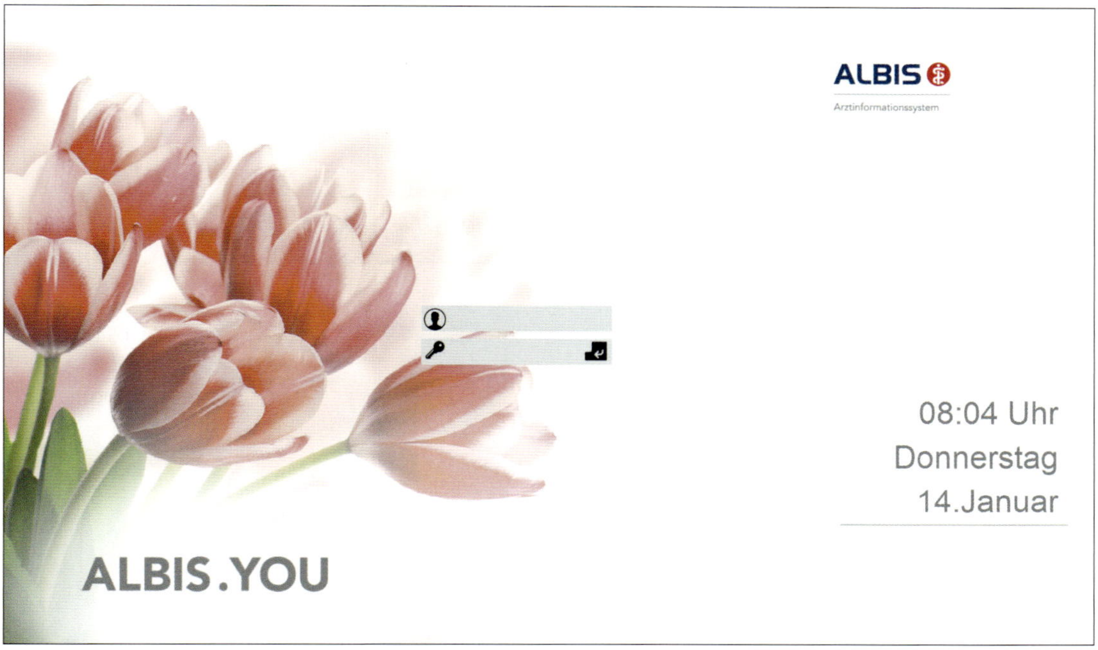

Abb. 1 Eingabemaske für Benutzername und Passwort

Updates

Die Anwenderprogramme und das Betriebssystem müssen durch regelmäßige Updates aktualisiert werden. Nur so können neu entdeckte Sicherheitslücken im System geschlossen werden.

Nutzung von Datenbeständen

Zu allen Dateien können für jeden Benutzer bestimmte Zugriffsberechtigungen festgelegt werden. Mögliche Kriterien können sein:

- Einschränkungen auf bestimmte Benutzerkreise
- Zugriff (Lesen und Schreiben)
- Kennwort (für Lesen und/oder Schreiben)

Kopierschutz

Häufig sind Programme geschützt, um unberechtigtes Kopieren zu verhindern. Die Abrechnungsdaten (Quartalsabrechnung) werden verschlüsselt an die KV übersandt. Die Laufwerke der Computer der KV können die Daten dann mit autorisierter Software und mithilfe eines Zertifikats entschlüsseln.

Plausibilitätsprüfung

Bei der Plausibilitätsprüfung prüft das Programm die Eingaben auf inhaltliche Fehler und ob alle Angaben schlüssig sind. Alle Praxisverwaltungsprogramme sind mit dieser Prüfungsmöglichkeit ausgestattet.

Firewall

Auch eine Firewall ist eine wichtige Schutzmaßnahme gegen fremde und unberechtigte Verbindungsversuche aus dem Internet in das Praxisnetzwerk. Mit einer Firewall lässt sich der ankommende und abgehende Datenverkehr nach festen Regeln kontrollieren, protokollieren, sperren und freigeben. Oft ist die Firewall Teil eines Routers.

Virenschutz (Virenscanner)

Viren sind Programme, die bestimmte Dateien sowie ganze Datenbestände löschen oder manipulieren können. Es gibt aber auch harmlose Viren, die sich lediglich im Rechner „einnisten". Antivirenprogramme, sog. Virenscanner (Abb. 1), können Viren erkennen und entfernen. Sie können dauernd aktiviert sein, damit keine Datei ungeprüft in den Rechner eindringen kann. In der Regel führt man aber nur in bestimmten Abständen eine Virenprüfung des gesamten Rechners durch. Aktuelle Betriebssystem sind häufig bereits mit einem systemeigenen Virenscanner ausgestattet.

MERKE Alle Datenträger und Daten, die von außen in die Praxis kommen, müssen mit einem Virenscanner geprüft werden.

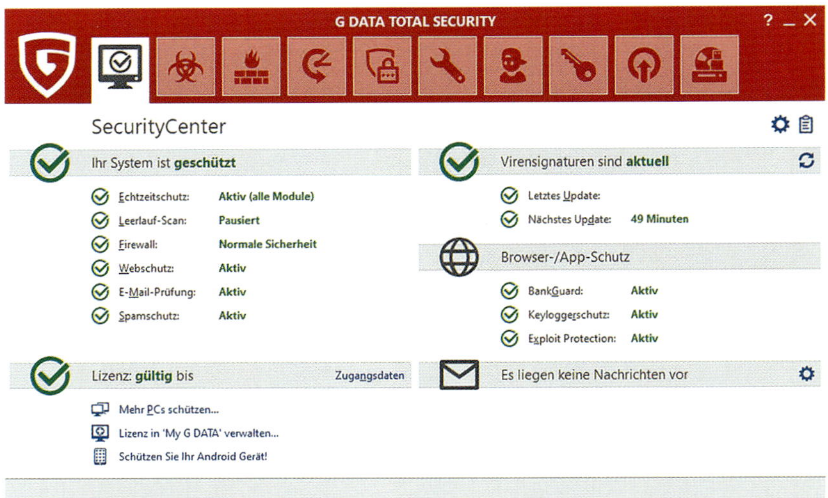

Abb. 1 Virenscanner

Beim Download von Dateien und Programmen aus dem Internet ist ebenfalls höchste Vorsicht geboten. Durch das Internet werden mittlerweile die meisten Viren verbreitet. Besonderer „Beliebtheit" erfreuen sich auch sog. Trojaner. Dies sind in normalen Programmen, häufig kostenlose Programme aus dem Internet (Shareware), versteckte Virenprogramme. Der „Produzent" (Hacker) kann sie aktivieren, wenn der Betreffende online geht. Auf diese Weise kann ein Rechner ausspioniert („Phishing") werden, z. B. um Geheimzahlen zu erfahren. Besonders heikel sind Viren, die alle Dateien eines Rechners verschlüsseln und nur gegen eine Geldzahlung wieder nutzbar machen.

Schutzregeln bezüglich Viren:

- keine ungeprüften Datenträger verwenden
- keine Dateien von Fremden annehmen (insbesondere E-Mail-Anhänge und Downloads aus dem Internet)
- im Startprogramm des Rechners (BIOS) das Booten von CD und DVD deaktivieren

Qualitätsmanagement
→ Bd. 2, S. 188

MERKE Da die Regeln zum Datenschutz und zur Datensicherung in einer Arztpraxis nun auch dokumentiert werden müssen, empfiehlt sich eine Integration in das QM-System der Praxis. Besonders im Empfangsbereich sollte auf eine diskrete und auf Datenschutz bedachte Ansprache geachtet werden. Am besten ist: Immer nur ein Patient am Empfang!

Aufgaben

1 Welche Daten erheben Sie von neuen Patienten in Ihrer Praxis?
2 Erläutern Sie die Begriffe „Stammdaten" und „Bewegungsdaten".
3 Unterscheiden Sie Stamm- und Bewegungsdaten bei einer Rechnung des Labors.
4 Nennen Sie Ordnungssysteme, die in Ihrer Praxis verwendet werden.
5 Ordnen Sie folgende Namen nach der alphabetischen Ordnung:
Hans Bauer, Friedel Bauermann, Emil Bauer aus Crailsheim, Christian Bauer, Albert Bauer, Ernst Bauer-Mann aus Stuttgart, Peter Richard Bauer, Dr. Otto Freiherr von Bauer, Peter Paul Bauer, Bauer, Alf Bauer, A. Bauer, Emil Bauer junior, Emil Adolf Bauer, Emil Bauer aus Aalen, Manfred Bauer, Zacharias Bauer, A. Bauer, Gerhard Bauer, Manfred Bäuer, Bertram Bauer.
6 Weshalb wird in Arztpraxen als drittes Ordnungswort häufig das Geburtsdatum verwendet?
7 Muss jeder Patient in der Arztpraxis eine elektronische Gesundheitskarte vorweisen?
8 Ist jeder Patient ab 2022 verpflichtet, zuzustimmen, dass seine Akte elektronisch gespeichert wird (ePA)?
9 Bringen Sie die allgemeinen Geschäftsbedingungen Ihres Handyvertrags (gilt auch für Prepaidkarten) in den Unterricht mit und erklären Sie die Bestimmungen zum Datenschutz.
10 Muss Ihre Praxis einen Datenschutzbeauftragten benennen?
11 Müssen die Datenschutzbestimmungen auch eingehalten werden, wenn Sie in Ihrer Praxis keinen Datenschutzbeauftragten benennen müssen?
12 Welche Rechte hat ein Patient bezüglich seiner erhobenen Daten?
13 Welche Sicherungsmaßnahmen zum Datenschutz kennen Sie aus Ihrer Praxis?
14 Was versteht man unter einem Virenscanner?
15 Unterscheiden Sie Datensicherung und Datenschutz.
16 In einer Praxis haben alle Mitarbeiter das gleiche Passwort. Wie beurteilen Sie dies?
17 Beurteilen Sie folgende Aussage: Durch die Einführung der Telematikinfrastruktur brauchen Arztpraxen keine Datensicherungen mehr durchzuführen.

Ich kann …
… die Vertragsarten nennen, die in einer Arztpraxis vorkommen.
… den Unterschied zwischen juristischen und natürlichen Personen benennen.
… die Rechtsfähigkeit definieren.
… die Stufen der Geschäftsfähigkeit nennen.
… die Stufen der Geschäftsfähigkeit und die Konsequenzen auf Beispiele anwenden.
… die Bedeutung des Taschengeldparagrafen erklären.
… die Schuldfähigkeit nach Lebensalter erklären.
… Beispiele für die Abgabe von rechtsverbindlichen Willenserklärungen geben.
… das Zustandekommen von Verträgen abstrakt beschreiben.
… einseitige von mehrseitigen Rechtsgeschäften unterscheiden.
… empfangsbedürftige und nicht empfangsbedürftige Rechtsgeschäfte voneinander unterscheiden.
… konkludentes Handeln am Beispiel des Behandlungsvertrages erklären.
… erklären, wann ich Willenserklärungen für die Arztpraxis abgeben kann.
… die Besonderheit der Geschäftsführung ohne Auftrag erklären.
… erklären, für welche Rechtsgeschäfte besondere Formvorschriften existieren.
… Beispiele für nichtige und anfechtbare Rechtsgeschäfte nennen.
… beschreiben, wann ein Angebot verbindlich ist.
… das Zustandekommen eines Behandlungsvertrags erklären.
… die Rechte und Pflichten der beiden Seiten aus dem Behandlungsvertrag unter Verwendung der Abkürzung SAMS DB nennen.
… den Unterschied zwischen Behandlungsvertrag und Werkvertrag erklären.
… den Zusammenhang von Aufklärungs- und Dokumentationspflicht darlegen.
… die Arten der Aufklärung eines Patienten beschreiben.
… die Aufhebung der Schweigepflicht für bestimmte Fälle erläutern.
… die Meldepflicht anhand von Beispielen erläutern.
… die Mitwirkungspflicht des Patienten im Behandlungsvertrag aufzeigen.
… die Sorgfaltspflicht des Arztes erklären und in diesem Zusammenhang Sorgfaltspflichtverletzungen beschreiben.
… die unterschiedlichen Beendigungsmöglichkeiten aus dem Behandlungsvertrag erklären.
… die unterschiedlichen Haftungsarten erklären.
… die Grundsätze in Bezug auf die Haftung des Arztes und den Schadensersatz nennen.
… die relevanten Aufbewahrungspflichten benennen.
… die einzelnen Kommunikationsarten unterscheiden.

Ich kann …	
… die Seiten des Kommunikationsquadrats zuordnen.	
… die Führungsstile beschreiben.	
… Telefongespräche vorbereiten.	
… die Verhaltensregeln für ein erfolgreiches Telefonat nennen.	
… den Unterscheid von Telefongesprächen gegenüber persönlichen Gesprächen aufzeigen.	
… zwischen internen und externen Konflikten unterscheiden.	
… eine angemessene Reaktion auf Konflikte im Rollenspiel zeigen.	
… die Bedeutung des Konfliktmanagements erklären.	
… die Angaben auf einem Anamneseformular benennen.	
… Stammdaten und Bewegungsdaten unterscheiden und Beispiele zu jedem nennen.	
… die Ordnungssysteme beschreiben.	
… Beispiele zu jedem Ordnungssystem nennen.	
… das Ordnen von vorgegebenen Namen nach DIN 5007 durchführen.	
… die Aufgaben der Patientenkartei nennen und begründen.	
… Beispiele für den Einsatz der EDV in der Praxis nennen.	
… die in meiner Praxis verwendeten Programme nennen.	
… sagen, ab wie vielen Mitarbeitern ein Datenschutzbeauftragter bestimmt werden muss.	
… Hard- und Software unterscheiden.	
… Intranet und Internet unterscheiden.	
… das Cloud-Computing beschreiben.	
… TI in der Praxis erklären.	
… den Einsatz der eGK in der Praxis beschreiben.	
… die Grundbestimmungen der EU-DSGVO erläutern.	
… den Datenschutz in der ePA beschreiben.	
… beschreiben, welche Rechte ein Patient bezüglich seiner persönlichen Daten hat.	
… den Unterschied zwischen Datenschutz und Datensicherung beschreiben.	
… Datensicherungsmaßnahmen in der Praxis beschreiben.	

8 Gesetzlich krankenversicherte Patienten

Interaktive Übungen
→ S. 79, PagePlayer

8.1 Kostenträger

Die meisten Patienten sind Mitglieder (oder familienversicherte Angehörige) der gesetzlichen Krankenkassen und weisen sich i. d. R. mit der elektronischen Gesundheitskarte aus. Diese wird beim ersten Arztbesuch im Quartal eingelesen. Damit wird nicht nur der Arztbesuch dokumentiert, sondern auch nachgewiesen, dass der Patient versichert und die Leistungen bezahlt werden; die Patientendaten werden automatisch in das Personalienfeld der Formulare (z. B. AU, Arzneimittelverordnung) übertragen.

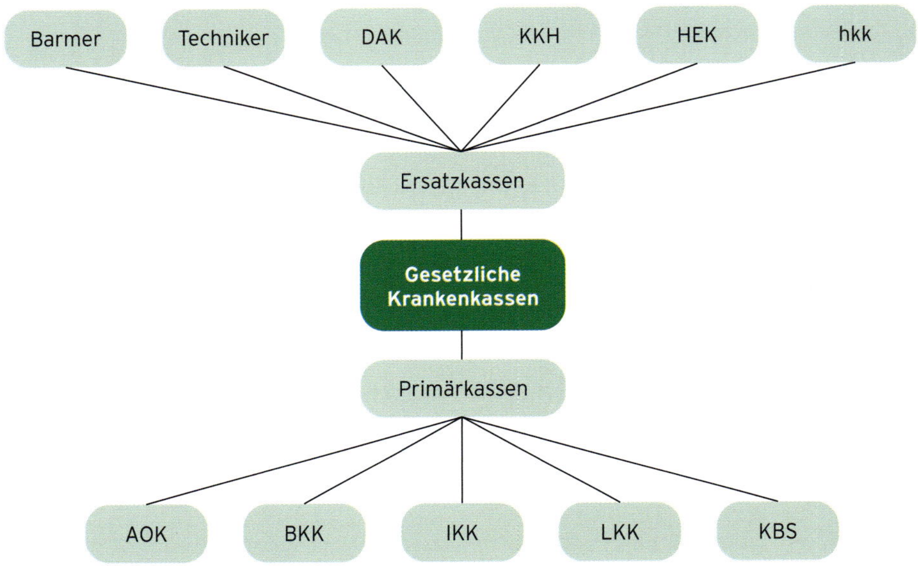

Abb. 1 Gesetzliche Krankenkassen in Deutschland

8.2 Elektronische Gesundheitskarte (eGK)

Sonstige Kostenträger
→ S. 170
Telematikinfrastruktur
→ S. 143, 156
Europäische Gesundheitskarte
→ S. 142, 154

Die elektronische Gesundheitskarte gilt als Berechtigungsnachweis, um Leistungen der gesetzlichen Krankenversicherung in Anspruch zu nehmen. Zusätzlich weisen sich auch einige der Sonstigen Kostenträger mit einer Versichertenkarte aus.
Im Rahmen der Telematikinfrastruktur kommt der elektronischen Gesundheitskarte eine zunehmend größere Bedeutung zu.
Die elektronische Gesundheitskarte hat die Größe einer Scheckkarte. Durch die Daten auf der Rückseite ist sie gleichzeitig auch Europäische Gesundheitskarte (EHIC) bzw. Global Health Insurance Card (GHIC).
Auf der Vorderseite findet man neben der Kartenbezeichnung und dem Logo die Informationen zum Versicherten (Name, Versichertennummer, Foto) und dessen Krankenkasse (Logo, Name und Kassennummer). Durch den Speicherchip kann in der Praxis auf verschiedene Datensätze zugegriffen werden. Die Karte wird vom Versicherten (oder dessen gesetzlichem Vertreter) auf der Rückseite unterschrieben.
Die eGK verfügt über mehrere Eigenschaften, die verhindern sollen, dass die Leistungen der gesetzlichen Krankenkasse missbräuchlich (z. B. durch nicht anspruchsberechtigte Dritte) in Anspruch genommen werden. Zu diesen Eigenschaften zählt das Lichtbild: Grundsätzlich ist jeder Versicherte ab dem vollendeten 15. Lebensjahr verpflichtet, seiner Krankenkasse ein aktuelles Bild zur Verfügung zu stellen. Ausnahmen sind Versicherte, die aus gesundheitlichen Gründen (z. B. Pflegebedürftige) kein Foto anfertigen lassen können. In seltenen Fällen verweigern Versicherte das Lichtbild auch, z. B. aus religiösen Gründen.

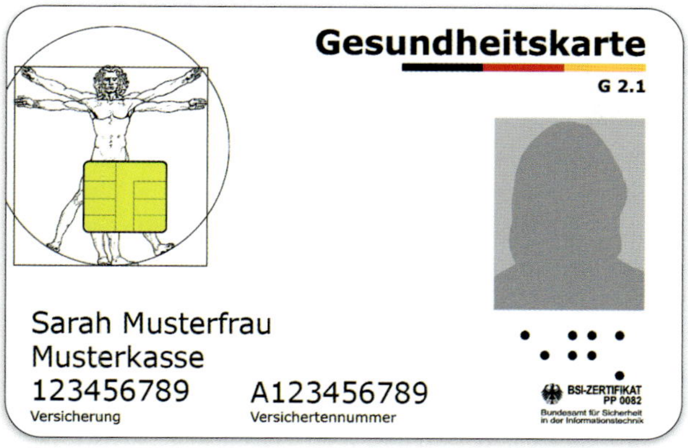

Abb. 1 Muster elektronische Gesundheitskarte (Vorderseite)

Die eGK verfügt außerdem über nicht sichtbare Sicherheitsmerkmale: Die Daten der Karte können nur ausgelesen werden, wenn der Patient seine PIN eingibt. Ärzte weisen sich über ihren elektronischen Heilberufsausweis (eHBA) aus, ohne den die Praxis nicht auf die Daten und Anwendungen der eGK zugreifen kann. Alternativ kann auch ein elektronischer Institutionenausweis (SMC-B-Karte) verwendet werden.

Den eHBA können z. B. auch Apotheker oder Physiotherapeuten beantragen, was den Weg (zukünftig) frei macht für zahlreiche weitere Anwendungen, v. a. im Bereich der Überweisungen und Verordnungen. Ein Beispiel ist das eRezept.

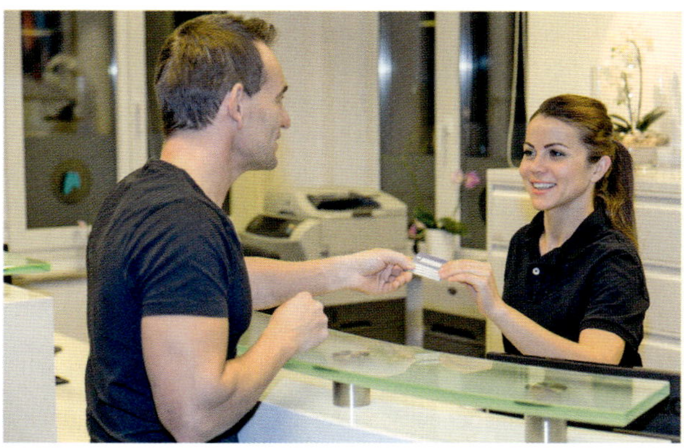

Abb. 2 Der Versicherte weist sich mit der eGK aus.

Neben den Pflichtdaten zu Patient und Krankenkasse, die im Personalienfeld der Formulare eingedruckt werden, umfasst der Speichersatz auch freiwillige Anwendungen. Die Patienten müssen zustimmen, wenn eine elektronische Patientenakte (ePA) für sie angelegt wird. Diese kann dann mit vorhandenen Daten und Anwendungen aus dem Notfalldatenmanagement (NFDM), dem elektronischen Medikationsplan (eMP), Arztbriefen, Befunden, bildgebender Diagnostik (z. B. Ultraschall, MRT oder Röntgen) gefüllt werden. Auch persönliche Erklärungen wie eine Organspende-Erklärung, eine Vorsorgevollmacht oder eine Patientenverfügung können hinterlegt werden. Patienten können ihre ePA auch mit selbst erhobenen Daten (z. B. Blutzucker- oder Blutdrucktagebuch) füllen sowie ihren Impfausweis, einen Mutterpass, das Kinderuntersuchungsheft oder Zahnbonusheft hinterlegen lassen.

elektronischer Medikationsplan
→ S. 220

Die Patienten bestimmen, wer Zugriffsrechte auf ihre Daten bekommt. Dies kann auf einzelne Inhalte und auch zeitlich begrenzt werden. Der Zugriff ist nur über die Telematikinfrastruktur möglich. Die gesetzlichen Krankenkassen haben keinen Zugriff. Dadurch sollen Datensicherheit und Datenschutz gewährleistet werden.

Der Zugriff auf Notfalldaten wie Arzneimittelunverträglichkeiten, Notfallmedikamente, Blutgruppe o. Ä. ist ohne die PIN des Patienten möglich.

Der MFA achtet beim Einlesen der eGK auf offensichtliche Übereinstimmungen, d. h. dass neben dem Foto auch Alter und Geschlecht zum Patienten, der sich mit der eGK ausweist, passen müssen.

Gehört die vorgelegte eGK offensichtlich nicht dem Patienten, zieht die Praxis die Karte ein und informiert die zuständige Krankenkasse.

Durch das **Versichertenstammdatenmanagement (VSDM)** wird während des Einlesens online überprüft, ob die gespeicherten Versichertenstammdaten auf der eGK aktuell sind und ein gültiges Versicherungsverhältnis besteht. Die Daten werden ggf. automatisch aktualisiert. Das Praxissystem vermerkt den Datenabgleich, der nach dem e-Health-Gesetz verpflichtend ist.

Ersatzverfahren → S. 190

Das System meldet auch, wenn die eGK ungültig ist (z. B. Patient verwendet alte Karte versehentlich weiter) oder wenn es Probleme gibt, die Karte einzulesen. Dann kommt das Ersatzverfahren zum Einsatz.

Bei Verlust kann die Karte auch über das VSDM gesperrt werden, um Missbrauch zu verhindern.

Nicht-Vorlage eGK → S. 192

Legen Versicherte in einer Arztpraxis keine gültige eGK vor, müssen sie diese innerhalb von zehn Tagen nachreichen; ggf. kann die Praxis die Leistungen dann auch privat in Rechnung stellen. Der Arzt kann den Patienten also auch ohne Vorliegen einer gültigen eGK behandeln; in bestimmten Fällen (z. B. Notfällen) ist er sogar dazu verpflichtet.

Patienten aus den EU-Staaten → S. 177

Die Europäische Versichertenkarte (EHIC) berechtigt Patienten, beim Aufenthalt im europäischen Ausland und in Großbritannien und Nordirland (GHIC) medizinisch notwendige Leistungen in Anspruch zu nehmen. Die Daten müssen händisch übertragen werden, da die Karte nicht mit dem Kartenlesegerät eingelesen werden kann.

Sozialversicherungsabkommen mit anderen Staaten → S. 176

Die EHIC bzw. GHIC berechtigt nur zur Inanspruchnahme unvorhersehbarer Behandlungen oder für die fortlaufende Versorgung bei chronischen Erkrankungen wie Diabetes.

8.3 Digitale Versorgungsanwendungen (DiGA)

https://diga.bfarm.de/de

Gesetzlich Versicherte haben durch das Digitale-Versorgung-Gesetz (DVG) Anspruch auf eine Versorgung mit digitalen Versorgungsanwendungen (DiGA). Das sind z. B. Smartphone-Apps, die Patienten beim Umgang mit ihrer Erkrankung unterstützen sollen. Sie dienen nicht der Primärprävention, d. h. der Patient muss z. B. bereits unter Bluthochdruck leiden und die DiGA leitet ihn mit z. B. Trainings- und Ernährungsplänen, Informationen zu Risikofaktoren für Herzkreislauferkrankungen oder einem Protokoll zur Gewichtskontrolle zum Umgang mit seiner Grunderkrankung an. Außerdem müssen die digitalen Anwendungen als DiGA zugelassen sein. Das BfArM veröffentlicht die entsprechenden Anwendungen.

8.4 Telematikinfrastruktur und e-Health

Die Telematikinfrastruktur (TI) vernetzt die verschiedenen Bereiche des deutschen Gesundheitswesens miteinander. Die Digitalisierung soll zu mehr Patientensicherheit führen, indem sie den Datenaustausch zwischen den einzelnen Akteuren (z. B. Ärzte, Krankenhäuser, KV, Apotheken und Krankenkassen) verbessert.

Der Zugang zur TI erfolgt über einen Konnektor (eine Art Router) auf sehr hohem Sicherheitsniveau. Dieser baut eine VPN-Verbindung (Virtual Private Network) auf, eine Art „Tunnel" innerhalb des Internets, den nur autorisierte Teilnehmer nutzen können. Dieser Konnektor ist mit den Kartenterminals sowie dem Praxisverwaltungssystem verbunden. So kann z. B. das Versichertenstammdatenmanagement durchgeführt werden.

Die Datenverschlüsselung und Authentifizierung erfolgen mit dem eHBA. Damit können die Ärzte und andere Heilberufler den „Tunnel" der Telematikinfrakstruktur nutzen. So können beispielsweise elektronische Dokumente wie der eArztbrief rechtsgültig signiert werden oder es kann auf Daten des Patienten wie den elektronischen Medikationsplan über dessen eGK zugegriffen werden.

Vordruck e01 → S. 194

Eine weitere wichtige Funktion ist das Ausstellen von eRezepten, da durch die unmittelbare Verknüpfung mit Apothekern auch die Patientensicherheit in der Medikation erhöht werden kann. Die elektronische Arbeitsunfähigkeitsbescheinigung erleichtert Abläufe in der Kommunikation zwischen Arzt, Arbeitgeber und Krankenkasse. Die elektronische Patientenakte ermöglicht – mit dem Patienteneinverständnis – einen schnelleren und vollständigeren Einblick für Ärzte in den Gesundheitszustand ihrer Patienten. Und der schnelle Zugriff auf relevante Notfalldaten kann lebensrettend sein. Für gesetzlich Versicherte können für die Pflege des Notfalldatensatzes die GOP 01640, 01642 und 01643 abgerechnet werden.

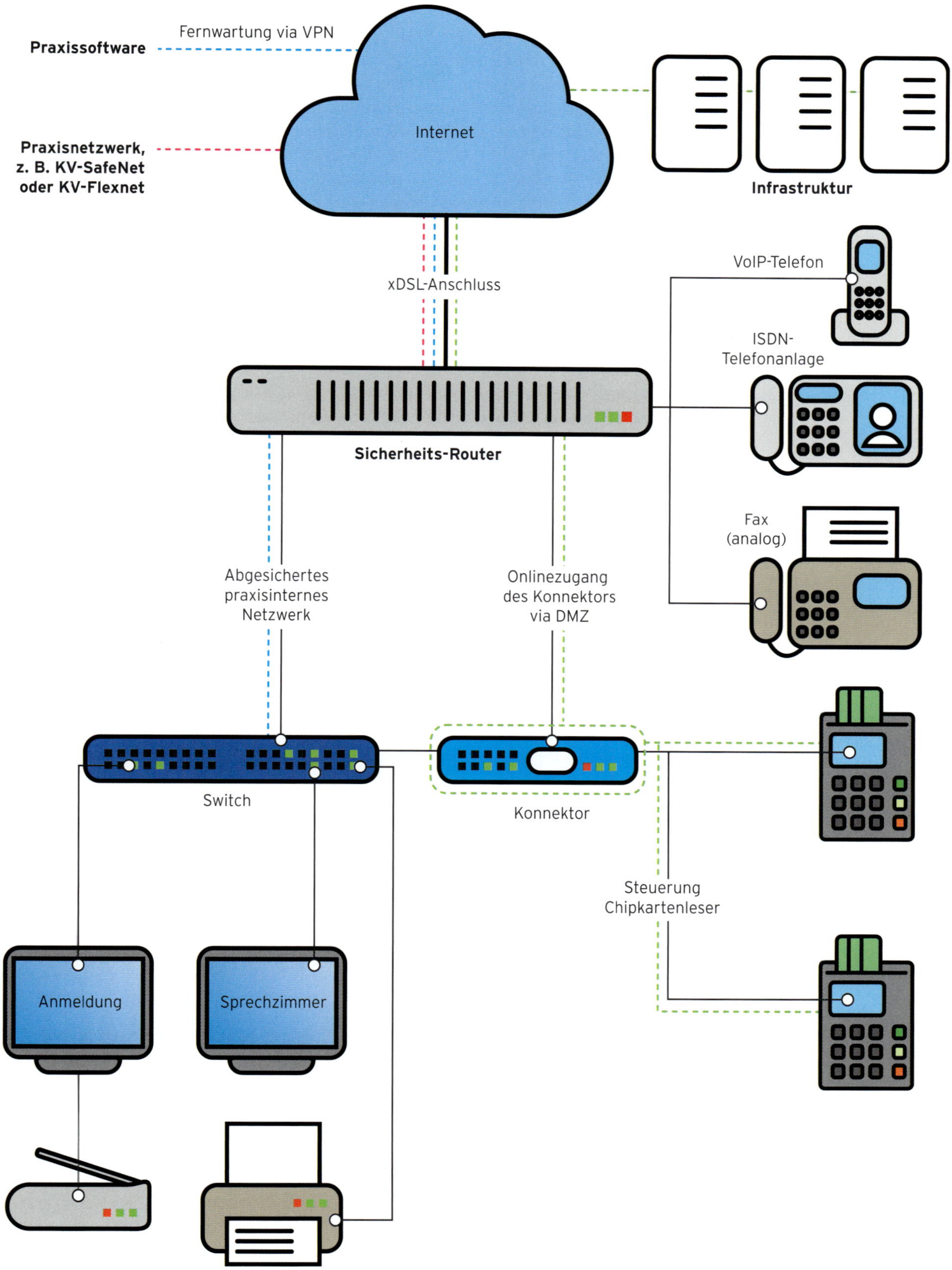

Abb. 1 Die Komponenten eines Praxisnetzwerks

8.5 Elektronische Patientenakte (ePA)

Legen Ärzte für ihre Patienten eine elektronische Patientenakte an, können sie diese Leistung einmalig mit der **GOP 01648** abrechnen. Wurde bereits eine ePA von einem anderen Vertragsarzt oder einem Krankenhaus angelegt, kann diese Gebührenordnungsposition nicht mehr abgerechnet werden. Für Ergänzungen und Aktualisierungen stehen die **GOP 01647 und GOP 01431** zur Verfügung. Während die GOP 01647 einmal im Behandlungsfall als Zusatzpauschale zu den Versichertenpauschalen abgerechnet wird, steht die GOP 01431 als Zusatzpauschale für Fälle ohne persönlichen Arzt-Patienten-Kontakt zur Verfügung und darf bis zu viermal im Arztfall abgerechnet werden. Diese Leistungen werden extrabudgetär vergütet.

8.6 Datenschutz und DSGVO in der Arztpraxis

Die **Datenschutz-Grundverordnung (DSGVO)** verpflichtet Arztpraxen, nachzuweisen, dass sie sich an datenschutzrechtliche Grundsätze halten. Verstöße können Bußgelder nach sich ziehen.
Für eine Arztpraxis ist v. a. Artikel 9 DSGVO über die „Verarbeitung besonderer Kategorien personenbezogener Daten" von Bedeutung, der alle personenbezogenen Daten, einschließlich der Gesundheitsdaten einer Person, als besonders schützenswert festlegt.
Die **Verarbeitung der Patientendaten** darf nur auf einer gültigen Rechtsgrundlage erfolgen. In einer Arztpraxis sind das typischerweise der Behandlungsvertrag, gesetzliche Grundlagen wie das Infektionsschutzgesetz oder individuelle Einwilligungen des Patienten (z. B. zur Datenweitergabe an eine privatärztliche Verrechnungsstelle [PVS]). Eine Einwilligung muss immer freiwillig erfolgen und regelmäßig aktualisiert werden; sie kann jederzeit widerrufen werden.
Datenschutzrechtliche Vorgaben für Arztpraxen werden im Rahmen des **Datenschutzmanagements** durch verschiedene Maßnahmen umgesetzt:

Behandlungsvertrag → S. 101

privatärztliche Verrechnungsstelle → S. 258

Maßnahmen	Erklärung/Beispiele
Verzeichnis von Verarbeitungstätigkeiten	Auflistung aller Tätigkeiten, bei denen personenbezogene Daten verarbeitet werden (z. B. Eingeben der Patientendaten in das Praxissystem, Terminverwaltung, elektronischer Zahlungsverkehr)
Patienteninformationen zum Datenschutz	Patienteninformation zum Datenschutz in der eigenen Praxis (vor Behandlungsbeginn zu unterschreiben)
Technische und organisatorische Maßnahmen	Übersicht über die technische Sicherung der Praxis wie z. B. Firewall, Virensoftware, regelmäßige Datenbackups, regelmäßige Aufklärung der Mitarbeiter zu Schweigepflicht und Datenschutz
Einverständniserklärung zur Auftragsverarbeitung mit Dritten	Zugriff von Dienstleistern (z. B. Softwareanbieter, Dokumentenvernichter, PVS) auf Patientendaten oder -akten

Tab. 1 Maßnahmen im Datenschutzmanagement

In Praxen mit 20 und mehr Angestellten (egal, ob Teil- oder Vollzeit) ist die Bestellung eines **Datenschutzbeauftragten** erforderlich. Das kann ein qualifizierter MFA oder angestellter Arzt sein, aber auch ein externer Dienstleister. Der Praxisinhaber selbst darf diese Aufgabe nicht übernehmen.
Besondere Regelungen gibt es, wenn ein besonderes Datenschutzrisiko besteht, wie bei einer Videoüberwachung der Praxis oder der Telematikinfrastruktur. Dann verlangt die DSVGO die Durchführung einer sogenannten Datenschutz-Folgenabschätzung (DSFA). In der DSFA werden eine Bewertung der Notwendigkeit und Verhältnismäßigkeit der Datenverarbeitung, eine Risikobeurteilung und die geplanten Sicherheitsvorkehrungen für die personenbezogenen Daten dokumentiert.

8.7 Personalienfeld

Patienten, die gesetzlich krankenversichert sind, müssen in der Arztpraxis ihre elektronische Gesundheitskarte (eGK) vorlegen. Der MFA liest die Karte mithilfe des e-Health-Kartenterminals ein. Die aktuellen Stammdaten des Patienten sowie das Einlesedatum werden für die Abrechnung und das Formularwesen vom Praxisverwaltungssystem (PVS) übernommen.

Telematikinfrastruktur → S. 143, 156
Formularwesen → S. 189

Auf diese Weise

- wird das Versicherungsverhältnis bestätigt,
- wird der Praxisbesuch dokumentiert und
- müssen die Stammdaten (außer im Ersatzverfahren) nicht manuell in das Personalienfeld eingeschrieben werden.

Ersatzverfahren → S. 190

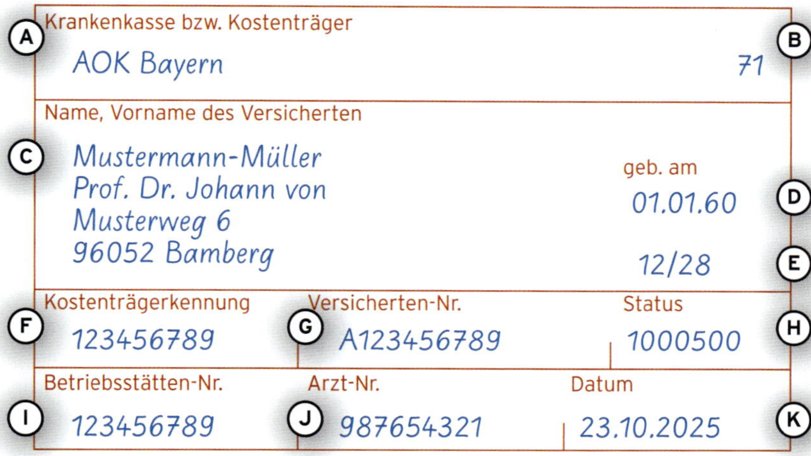

Abb. 1 Muster Personalienfeld

A – **Name der gesetzlichen Krankenkasse**
B – **WOP-Kennzeichnung**; sie zeigt an, zu welchem KV-Bereich die Krankenkasse der Versicherten zählt, z. B. 46 = Hessen, 71 = Bayern
C – **Name und Anschrift des Versicherten**
D – **Geburtsdatum des Versicherten**
E – **Ende des Versicherungsschutzes** (optional)
F – **Kostenträgerkennung** (neunstellig)
G – **Versichertennummer**; persönliche Kennnummer des Versicherten bei der Krankenkasse
H – **Versichertenstatus** (Statusfeld)
I – **Betriebsstättennummer** (BSNR, neunstellig); sie dient der Identifikation der abrechnenden Praxis
J – **lebenslange Arztnummer** (LANR, neunstellig); sie dient der Identifikation des abrechnenden Arztes
K – **aktuelles Datum**

Im **Statusfeld** sind verschiedene Angaben zum Versicherten mit Ziffern kodiert, an erster Stelle einstellig, an den folgenden Stellen immer zweistellige Ziffern.

- **Erste Stelle**: Versichertenart
  - 1 = Patient ist **selbstversichertes Mitglied** einer gesetzlichen Krankenkasse
  - 3 = Patient ist **familienversichert** (maximal geringfügig beschäftigte Ehepartner oder Kinder eines Mitglieds)
  - 5 = Patient ist **Rentner**
- **Zweite und dritte Stelle:** Besondere Personengruppe
  - 00 = Patient gehört zu keiner besonderen Personengruppe
  - 04 = Patient ist **Sozialhilfeempfänger** gem. § 264 SGB V
  - 06 = Patient hat Anspruch auf Versorgung nach SGB XIV (Soziales Entschädigungsrecht, SER)
  - 07 = Patient hat Versorgungsanspruch gem. **Sozialversicherungsabkommen, nach Aufwand**
  - 08 = Patient hat Versorgungsanspruch gem. **Sozialversicherungsabkommen, pauschal**
  - 09 = Patient ist Empfänger von Gesundheitsleistungen gem. §§ 4 und 6 des **Asylbewerberleistungsgesetzes** (AsylbLG)

DMP
→ 162; Bd. 3, S. 224

- **Vierte und fünfte Stelle**: DMP-Kennzeichnung (Stand: Mai 2024)
  - 00 = keine DMP-Kennzeichnung
  - 01 = Patient ist eingeschrieben in DMP **Diabetes mellitus Typ 2**
  - 02 = Patient ist eingeschrieben in DMP **Brustkrebs**
  - 03 = Patient ist eingeschrieben in DMP **Koronare Herzkrankheit (KHK)**
  - 04 = Patient ist eingeschrieben in DMP **Diabetes mellitus Typ 1**
  - 05 = Patient ist eingeschrieben in DMP **Asthma bronchiale**
  - 06 = Patient ist eingeschrieben in DMP **COPD**
  - 07 = Patient ist eingeschrieben in DMP **Chronische Herzinsuffizienz**
  - 08 = Patient ist eingeschrieben in DMP **Depression**
  - 09 = Patient ist eingeschrieben in DMP **Chronischer Rückenschmerz**

  Werden weitere DMP eingeführt, wird die Liste fortlaufend weitergeführt. Für Osteoporose, rheumatoide Arthritis und Adipositas bei Erwachsenen hat der G-BA neue DMP beschlossen.
- **Sechste und siebte Stelle:** Statuskennzeichen, spezielle Fälle
  - 00 = keine Angabe
  - 01 = Behandlung im Rahmen der **ambulanten spezialfachärztlichen Versorgung** (ASV); ambulantes Behandlungsangebot für Patienten mit seltenem oder schwerem Krankheitsverlauf
  - 04 = **Entlassmanagement-Fall**. Krankenhäuser müssen für Patienten, die stationär behandelt wurden, ein Entlassmanagement organisieren. Beispielsweise leiten sie notwendige ambulante Leistungen ein, die unmittelbar an die Behandlung anschließen müssen. Dazu zählen das Ausstellen von Arzneimittelverordnungen (kleinste Packungsgröße), eine kurzfristige Arbeitsunfähigkeitsbescheinigung (maximal 3 Tage) sowie die Verordnung von Heilmitteln wie Physiotherapie oder häuslicher Krankenpflege. Krankenhausärzte müssen auch den weiterbehandelnden Vertragsarzt rechtzeitig über die Therapie des Patienten informieren. Das schließt Änderungen bei der Medikation mit ein. Bei diesen Verordnungen fallen einige Besonderheiten ins Auge, z. B. steht im LANR-Feld eine Pseudoarztnummer mit Kennzeichnung der Fachrichtung. So steht z. B. 44444406 für eine Verordnung durch einen Facharzt für Allgemeinchirurgie. Die BSNR beginnt immer mit „75" als Kennzeichnung für das Entlassmanagement.
  - 07 = **Terminservicestellen-Fall (TSS-Fall)**. Hier handelt es sich um Servicestellen zur Vermittlung von Facharztterminen sowie Terminen für psychotherapeutische Sprechstunden und zeitnah erforderliche probatorische Sitzungen (Sitzungen, um herauszufinden, ob eine Psychotherapie sinnvoll ist oder ob Psychotherapeut und Patient „zusammenpassen"). Es werden keine Wunschtermine vermittelt.

ASV
→ S. 161
Arzneimittelverordnung
→ S. 212
AU
→ S. 194
Heilmittelverordnung
→ S. 221
TSS-Abrechnung
→ S. 246

MERKE Erste Stelle (Versichertenart) im Statusfeld

1 = Patient ist selbstversichertes Mitglied einer gesetzlichen Krankenkasse.
3 = Patient ist familienversichert (maximal geringfügig beschäftigte Ehepartner oder Kinder eines Mitglieds).
5 = Patient ist Rentner.

BEISPIEL Status: → Mitglied / Sozialhilfeempfänger nach § 264 SGB V / Teilnahme am DMP Diabetes mellitus Typ 2 / keine zusätzliche Kennzeichnung
Bedruckung: → 1040100

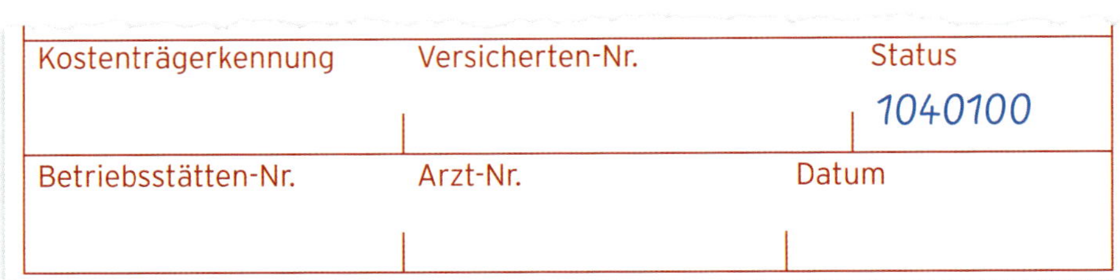

8.8 Ambulante spezialfachärztliche Versorgung

Die ambulante spezialfachärztliche Versorgung (ASV) ist ein freiwilliges Behandlungsangebot für Patienten, die an einer seltenen oder schweren Erkrankung mit besonderem Krankheitsverlauf leiden. Welche Krankheitsbilder genau im Rahmen dieser ASV behandelt werden, ist in § 116b SGB V nachzulesen. Beispiele sind Erkrankungen mit besonderem Krankheitsverlauf, wie onkologische oder rheumatologische Krankheiten, schwere Verlaufsformen von Krankheiten, wie z. B. bei Multipler Sklerose, und seltene Erkrankungen mit geringen Fallzahlen, wie z. B. Sarkoidose (eine seltene systemisch-entzündliche Krankheit, die oft die Lunge befällt).

Der Patient wird im Rahmen der ASV gemeinsam von einem interdisziplinären Team verschiedener Spezialisten aus niedergelassenen und Krankenhausärzten behandelt, welche hohe Qualitätsanforderungen erfüllen müssen. Um die ganzheitliche Betreuung der Patienten sicherzustellen, erfolgt eine Zusammenarbeit mit Physiotherapeuten, Ergotherapeuten, Orthopädietechnikern, Sozialdiensten usw. Für die verschiedenen Krankheiten gibt es unterschiedlich spezialisierte ASV-Teams, welche nach Prüfung eine KV-Genehmigung und statt einer Betriebsstättennummer (BSNR) eine ASV-Teamnummer erhalten.

Innerhalb des Kernteams der behandelnden Fachärzte sind keine Überweisungen notwendig. Müssen Fachärzte hinzugezogen werden, wird eine Überweisung (Muster 6, Feld „Behandlung nach § 116b SGB V") ausgestellt. Es wird anstelle der BSNR die ASV-Teamnummer eingetragen. Die Überweisung muss eine gesicherte Diagnose (in Ausnahmefällen reicht auch nur eine Verdachtsdiagnose) aufweisen. Der Überweiser muss vorab eine Mindestdiagnostik durchgeführt haben, u. a. eine Anamnese, körperliche und Laboruntersuchungen, evtl. bildgebende Verfahren wie CT oder MRT.

Muster 6
→ S. 202

8.9 ICD-Kodierung

Der § 295 SGB V regelt die Abrechnung der vertragsärztlichen Leistungen. Hier heißt es unter anderem, dass der Arzt im Rahmen seiner Behandlung die Diagnosen dokumentieren und der Krankenkasse zu übermitteln hat. Die Diagnosen werden nach ICD-10 kodiert. ICD steht übersetzt für „Internationale statistische Klassifikation der Krankheiten und verwandter Gesundheitsprobleme".

Die **ICD-Kodierung** wird von der WHO herausgegeben; die zurzeit gültige Standard-ICD-Code-Version heißt „ICD-10-WHO". Diese wird dann in die verschiedenen Sprachen übersetzt, dabei werden zwei Buchstaben angehängt, aus denen hervorgeht, in welchem Land diese Version gültig ist, z. B. ICD-10-GM-Version (GM für „German Modification").

Die ICD-11 ist am 1. Januar 2022 in Kraft getreten; sie löst nach und nach die ICD-10 ab, welche in Deutschland zunächst die amtliche Klassifikation bleibt. Erst nach einer flexiblen Übergangszeit von voraussichtlich fünf Jahren sollen Todesursachen ausschließlich mit der ICD-11 kodiert werden.

Der ICD-Code kann bis zu fünf Stellen umfassen und Zusatzkennzeichen bezüglich der Diagnosesicherheit und Seitigkeit einer Erkrankung erhalten:

A = ausgeschlossene Diagnose
V = Verdachtsdiagnose
G = gesicherte Diagnose
Z = symptomloser Zustand nach betreffender Diagnose
R = rechts
L = links
B = beidseitig

BEISPIEL E11.90G

E11.-	9	0	G
Diabetes mellitus Typ 2	ohne Komplikationen	nicht entgleist	gesicherte Diagnose

Bei der Kodierung sind der Buchstabe und die bis zu vier Zahlen international gültig, die angehängten Buchstaben der Zusatzkennzeichen gehören zur „German Modification", sind also nur in Deutschland (und in der Schweiz) gültig.

Risikostrukturausgleich → S. 73

Die Zusatzkennzeichnung G ist auch für den sog. Risikostrukturausgleich wichtig: Die Krankenkassen erhalten das Geld aus dem Gesundheitsfonds entsprechend der Morbidität ihrer Versicherten.

MERKE Im ambulanten Bereich ist keine Diagnose ohne die Angabe von Zusatzkennzeichnungen vollständig, wobei die Angaben zur Seitigkeit nicht verpflichtend sind, sich aber bei paarigen Organen wie z. B. den Nieren anbieten.

Chronikerpauschale → S. 242

In der Abrechnung und auf den Formularen der vertragsärztlichen Versorgung werden in der Regel nur die für das aktuelle Quartal relevanten Diagnosen angegeben. Zur Abrechnung der Chronikerpauschalen und auf Formularen wie Muster 55 sind zudem die relevanten Dauerdiagnosen erforderlich.

Muster 5 → S. 190
Muster 19 → S. 192
Vordruck e01 → S. 194
Muster 55 → S. 211
Muster 13 → S. 221
Muster 12 → S. 222

Auf verschiedenen Formularen der vertragsärztlichen Versorgung muss die Diagnose immer ICD-kodiert angegeben, dazu zählen folgende:

- Abrechnungsschein (Muster 5)
- Notfall-/Vertretungsschein (Muster 19)
- Arbeitsunfähigkeitsbescheinigung (Vordruck e01)
- Bescheinigung einer schwerwiegenden chronischen Erkrankung (Muster 55)
- Heilmittelverordnung (Muster 13)
- Verordnung häuslicher Krankenpflege (Muster 12)

So können Ärzte, Krankenkasse und andere an der Versorgung der Patienten Beteiligte eindeutig miteinander kommunizieren. Der Code ist außerdem maschinenlesbar, was die digitale Verarbeitung vereinfacht.

8.10 Chronisch kranke Patienten und Chroniker-Richtlinie des G-BA

Erhebung der Pflegegrade: **www.bundesgesundheitsministerium.de/themen/pflege/online-ratgeber-pflege/pflegebeduerftig-was-nun/pflegebeduerftigkeit.html**

Richtlinie des G-BA zur Umsetzung der Regelungen in § 62 für schwerwiegend chronisch Erkrankte („Chroniker-Richtlinie"): **www.g-ba.de/downloads/62-492-1530/RL-Chroniker_2017-11-17.pdf**

Der Gemeinsame Bundesausschuss der Ärzte, Krankenkassen und Krankenhäuser (G-BA) legt in seinen Richtlinien fest, dass ein Patient dann als schwerwiegend chronisch krank gilt, wenn er mindestens ein Jahr lang, regelmäßig (mindestens einmal pro Quartal) in ärztlicher Behandlung war und eines der folgenden Kriterien erfüllt:

- Ihm wurde mindestens Pflegegrad 3 bescheinigt.
- Er ist mit einem Grad von 60 schwerbehindert oder -beschädigt oder erwerbsgemindert.
- Er ist auf eine kontinuierliche medizinische Versorgung angewiesen, sonst würde sich nach ärztlicher Einschätzung der Gesundheitszustand lebensbedrohlich verschlimmern, sich die Lebenserwartung verkürzen oder die Lebensqualität wäre dauerhaft beeinträchtigt.

Ob ein Patient tatsächlich chronisch krank ist, bestimmt die Krankenkasse auf Grundlage dieser Richtlinien.

Der EBM hat die Definition für die Abrechnung der Chronikerpauschalen in ähnlicher Form aufgegriffen. Abweichungen gibt es bei der Frage der kontinuierlichen Behandlung.

8.11 Disease-Management-Programme (DMP)

DMP → Bd. 3, S. 224

Für eine verbesserte medizinische Versorgung der Patienten bieten die gesetzlichen Krankenkassen Disease-Management-Programme (DMP) an. Diese sollen die Betreuung von Patienten mit bestimmten Erkrankungen verbessern. Sollte ein Patient in einem DMP eingeschrieben sein, kann man diese Information u. a. seinem Status im Personalienfeld entnehmen.

Die Teilnahme an einem DMP ist für Ärzte und Patienten freiwillig. Ärzte, die ein DMP anbieten wollen, müssen bestimmte persönliche und apparative Voraussetzungen erfüllen. Sie stellen einen Antrag bei der zuständigen kassenärztlichen Vereinigung und werden zur Durchführung des jeweiligen DMP zugelassen. Patienten, die teilnehmen wollen, müssen ebenfalls bestimmte Voraussetzungen erfüllen: Die jeweilige Diagnose muss gesichert sein und sie müssen in der Lage sein, aktiv an der Erreichung der individuell festgelegten Therapieziele mitzuwirken.

Auflistung der aktuellen DMP:
www.g-ba.de/themen/disease-management-programme

Aufgaben

1 Aus welchen Bestandteilen besteht die elektronische Gesundheitskarte und wozu dienen sie?
2 In welchen Fällen gibt es kein Foto auf der eGK?
3 Welche Daten sind auf dem Chip der Versichertenkarte gespeichert?
4 Was versteht man unter VSDM?
5 Welche Bestandteile der Telematikinfrastruktur benutzen Sie in der Praxis?
6 Welche Maßnahmen zum Datenschutz werden in Ihrer Praxis durchgeführt?
7 Beschreiben Sie typische Verarbeitungstätigkeiten von Daten aus Ihrer Praxis.
8 Die eGK wird bei jedem Arztbesuch eingelesen. Warum ist das wichtig?
9 Eine wichtige Kennzeichnung im Personalienfeld sind die Statusziffern, hier vor allem die erste Stelle des Status. Was bedeuten die Statusziffern 1, 3 und 5?
10 Nennen Sie weitere Informationen, die Sie dem Statusfeld entnehmen können.
11 Welche Zusatzkennzeichnungen zu den ICD-Codes sind im ambulanten Bereich verpflichtend und was bedeuten sie?
12 Welche Diagnosen werden z. B. auf dem Überweisungsschein eingetragen?
13 Nennen Sie Formulare, auf denen die Diagnose ICD-verschlüsselt angegeben werden muss.
14 Was sind die Kriterien für eine schwerwiegende chronische Erkrankung laut G-BA?
15 Was versteht man unter einem DMP? Nennen Sie Beispiele für DMP.
16 Welche Pflichten haben Arzt und Patient bei der Teilnahme an einem DMP? Nennen Sie je zwei.

9 Privat krankenversicherte Patienten

Interaktive Übungen
→ S. 79, PagePlayer

9.1 Grundlagen der privaten Krankenversicherung

Behandlungsvertrag → S. 65

Privatliquidation → S. 258

Privatpatienten sind Personen, welche die vom Arzt erbrachten Leistungen selbst zahlen. Hierfür schließen sie mit dem Arzt einen **Behandlungsvertrag** ab. Der Behandlungsvertrag kann schriftlich oder mündlich zustande kommen.
Sämtliche Behandlungskosten, die durch die Inanspruchnahme des Arztes entstehen, also z. B. auch Folgekosten aus angeordneten Laborleistungen, müssen von dem Patienten bezahlt werden. Der Arzt kann verlangen, dass der Patient direkt nach der Behandlung den Betrag vollumfänglich bezahlt. In den meisten Fällen wird aber eine **Privatliquidation** (= Rechnung) ausgestellt.
Privatpatienten können sich grundsätzlich entscheiden, ob sie einen Privatarzt oder einen Vertragsarzt aufsuchen.
Personen mit einem Jahresgehalt oberhalb der Versicherungspflichtgrenze können sich auch entscheiden, ob sie als freiwilliges Mitglied in einer gesetzlichen Krankenversicherung versichert sein wollen oder ob sie, auch das ist möglich, gar keine Krankenversicherung abschließen wollen. In diesem Fall tragen sie das Risiko, in einem Krankheitsfall alle Kosten selbst zu übernehmen. Selbstständige, Freiberufler, Künstler und Unternehmer haben aufgrund der allgemeinen Krankenversicherungspflicht ebenfalls die Möglichkeit, zwischen einer freiwilligen Mitgliedschaft in einer gesetzlichen Krankenkasse oder einer privaten Krankenversicherung zu wählen. Beamte können eine Teilversicherung bei einer privaten Krankenversicherung abschließen, da der Dienstherr (= Arbeitgeber) seinen Beamten einen Teil der entstehenden Krankheitskosten über die Beihilfe bezahlt.

Beihilfe → S. 167

In einer Arztpraxis können folgende Personengruppen als Privatpatienten behandelt werden:
- Selbstzahler
- Touristen ohne Behandlungsausweis
- gesetzlich Krankenversicherte, die Individuelle Gesundheitsleistungen in Anspruch nehmen, die von ihrer Krankenkasse nicht übernommen werden
- Patienten ohne einen gültigen Behandlungsausweis
- privat Krankenversicherte
- gesetzlich Krankenversicherte, die mit ihrer Krankenkasse eine Kostenerstattung vereinbart haben
- Bahnbeamte, die in der Gruppe KVB IV versichert sind
- Patienten, die Atteste oder Bescheinigungen möchten, die nicht zum regulären Leistungsumfang der gesetzlichen Krankenkassen gehören, beispielsweise Atteste für einen LKW-Führerschein, Bescheinigung für den Arbeitgeber, Kita oder Schule

Kostenerstattungsprinzip → S. 46
Sonstige Kostenträger → S. 170

Eine Privatliquidation (mit besonderen Beträgen, die festgelegte Steigerungssätze nicht überschreiten dürfen) wird ebenso für folgende Personengruppen ausgestellt:
- Bahnbeamte der Gruppen KVB I bis III
- Versicherte der Postbeamtenkrankenkasse B (PBeakk B)
- Bahnbeamte, die einen Dienstunfall hatten (KVB I bis IV)
- Postbeamte, die einen Dienstunfall hatten (Post-A- und -B-Beamte)
- Patienten im Basistarif, Standardtarif oder Notlagentarif

Sondertarife PKV → S. 166

Wer einmal aus der gesetzlichen Krankenversicherung in die private Krankenversicherung wechselt, kann in der Regel nicht wieder zurück.

Wechsel zwischen PKV und GKV → S. 44

9.2 Leistungen der privaten Krankenversicherungen

Privatpatienten versichern sich bei einer **privaten Krankenversicherung** (PKV). Träger sind private Versicherungsunternehmen wie z. B. die Allianz Private Krankenversicherungs-AG, DKV Deutsche Krankenversicherung, die Continentale oder der Debeka Krankenversicherungsverein a. G.
Die Höhe der monatlichen Beiträge orientiert sich nicht am Einkommen des Versicherten, wie das bei den gesetzlichen Krankenkassen der Fall ist, sondern richtet sich nach der Wahl der Leistungen, die der Versicherte im Fall einer Erkrankung in Anspruch nehmen möchte.
Zu Leistungen, die versichert werden können, gehören z. B. Kuren, alternative Behandlungsmöglichkeiten oder höhere Zuschüsse beim Zahnersatz. Je höher der Leistungsanspruch ist, desto höher ist der monatliche Beitrag. Dies wird **Äquivalenzprinzip** genannt.

BEISPIEL Möchte ein Patient im Krankenhaus immer in einem Ein-Bett-Zimmer mit Chefarztbehandlung untergebracht werden, so zahlt er monatlich einen höheren Krankenversicherungsbeitrag als ein Patient, der ein Zwei-Bett-Zimmer möchte und für den eine Chefarztbehandlung kein wichtiger Bestandteil seiner Versicherung ist.

Neben den reinen Leistungen werden zur Ermittlung der Beitragshöhe weitere Faktoren berücksichtigt:
- das Eintrittsalter (je älter, desto höher ist das Risiko, zu erkranken)
- Vorerkrankungen (Patienten mit Vorerkrankungen nehmen häufiger Leistungen in Anspruch)
- Ausüben von Risikosportarten oder riskanten Hobbys (dazu zählen z. B. Motorradfahren, Fallschirmspringen, Vollkontakt-Kampfsport, Tauchen)

Die privaten Krankenkassen fordern deshalb vor dem Eintritt eine ärztliche Gesundheitsuntersuchung an. Dadurch können ihre Versicherten Einfluss auf die Beitragshöhe nehmen. Je höher das Risiko ist, zu erkranken, desto höher ist der Beitrag (**Risikoprinzip**).

In den privaten Krankenkassen gibt es keine Möglichkeit der kostenlosen Mitgliedschaft für Familienangehörige. Jede Person eines Hausstandes benötigt eine eigene private Krankenversicherung.

9.3 Wahltarife der privaten Krankenversicherungen

Alle privaten Krankenversicherungen bieten Wahltarife an. Dadurch sollen Privatpatienten die Möglichkeit erhalten, die oftmals teuren Beiträge etwas günstiger zu gestalten.
Eine Möglichkeit ist eine **Selbstbeteiligung**. Die Versicherung erstattet nur die Kosten, die über einen vorher vertraglich vereinbarten Betrag hinausgehen (ähnlich wie bei einer Teilkaskoversicherung beim Auto).
Eine weitere Variante ist die **Beitragsrückerstattung**. Bei diesem Tarif bekommt ein Versicherter, wenn er ein Jahr lang keine kurative Leistung in Anspruch genommen hat, einen Teil seines gezahlten Beitrags wieder zurücküberwiesen.
Die Versicherten sollten sich informieren, welche Leistungen in ihrem individuellen Vertrag mit der privaten Krankenversicherung enthalten sind. Krankengeld, Mutterschaftsgeld und Krankenhaustagegeld sind oftmals nicht automatisch mitversichert.

kurative Leistungen
→ S. 47

9.4 Das privatärztliche Dreieck

GOÄ
→ S. 250

Bundesärztekammer
→ S. 61

Die Leistungen für Privatpatienten werden nach der **Gebührenordnung für Ärzte (GOÄ)** abgerechnet. Diese regelt die Vergütung von Leistungen, die außerhalb der vertragsärztlichen Versorgung erbracht werden. Ein Arzt muss sich bei der Rechnungserstellung an die GOÄ halten. Die GOÄ wird von Vertretern der Bundesärztekammer mit dem Verband privater Krankenkassen ausgehandelt.
Grundsätzlich tritt der Patient immer in Vorleistung, d. h., er erhält die Rechnung direkt vom behandelnden Arzt und muss sie bezahlen. Danach übermittelt er die Rechnung per Post oder digital an seine private Krankenversicherung und erhält seine Kosten (teilweise) zurückerstattet.

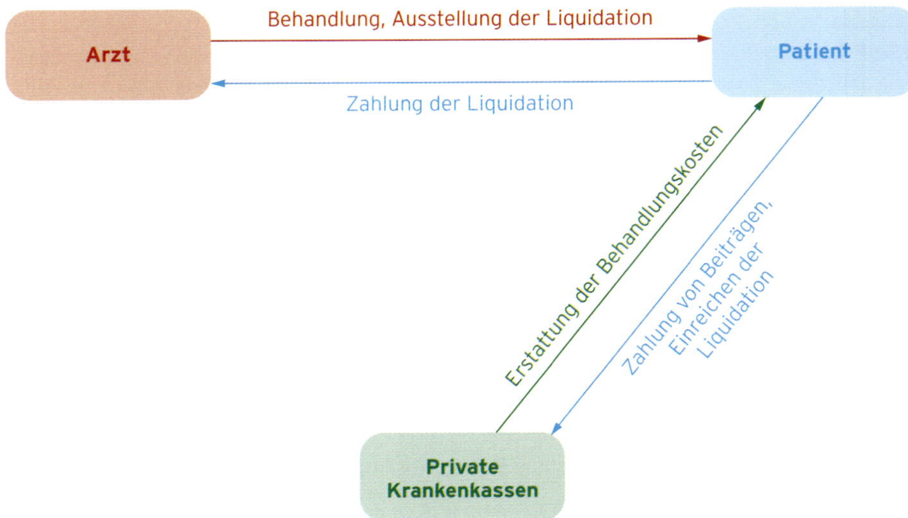

Abb. 1 Das privatärztliche Dreieck: Abrechnung und Kostenerstattung bei Privatpatienten

9.5 Einheitliche Sondertarife der privaten Krankenversicherungen

Private Krankenversicherungen sind gesetzlich verpflichtet, besonders günstige Tarife für Personen anzubieten, die sich die private Krankenversicherung nicht oder nicht mehr leisten können (z. B. Rentner, geringfügig Verdienende, Studenten).

9.5.1 Standardtarif

Der Standardtarif ist ein Tarif mit reduzierten Leistungen, in den man nur wechseln kann, wenn man schon vor 2009 in der privaten Krankenversicherung versichert war. Die Beiträge sind sehr günstig, liegen oft sogar unter den Beiträgen der gesetzlichen Krankenversicherung. Allerdings ist auch der Leistungsumfang geringer und entspricht in etwa dem der GKV-Patienten. Bis auf eine Auslands-Krankenversicherung und Krankentagegeld sind keine Zusatzversicherungen möglich.

9.5.2 Basistarif

Der Basistarif eignet sich für Privatversicherte, die ihre Beiträge nicht mehr zahlen können, aber auch nicht mehr zurück in die gesetzliche Krankenversicherung wechseln können. Die Beiträge sind deutlich niedriger und dürfen den Höchstsatz der gesetzlichen Krankenkassen nicht überschreiten. Die Leistungen, die in Anspruch genommen werden können, entsprechen in etwa denen der gesetzlichen Krankenversicherung. Im Vergleich zum Standardtarif ist der Basistarif meistens teurer, bietet aber etwas bessere Leistungen. Zusatzversicherungen sind möglich. Das Krankentagegeld ist in der Regel mitversichert.

9.5.3 Notlagentarif

Der Notlagentarif wurde für Versicherte eingeführt, die (trotz mehrfacher Mahnung) überhaupt keine Beiträge mehr bezahlen können. Er ist nicht frei wählbar, sondern wird von der Versicherung vorgegeben, wenn ein Mitglied mit seinen Beiträgen im Rückstand ist und aufgrund der bestehenden Versicherungspflicht nicht in eine gesetzliche Krankenkasse wechseln kann.
Der Leistungsumfang ist deutlich reduziert und umfasst lediglich folgende Kosten:

- Behandlung akuter Erkrankungen und Schmerzen
- Untersuchungen und Behandlungen bei Schwangerschaft und Mutterschaft
- Vorsorgeuntersuchungen bei Kindern
- Früherkennungsuntersuchungen bei Erwachsenen
- empfohlene Schutzimpfungen

Die monatlichen Beiträge für den Notlagentarif betragen etwa 100 bis 150 Euro. Dem Versicherten steht ein Rückkehrrecht in seinen alten Tarif zu, sobald alle Beitragsschulden (einschließlich Säumniszuschlägen und Mahnkosten) bezahlt sind. Das Versicherungsverhältnis wird dann zu den alten Bedingungen wieder aufgenommen und unverändert weitergeführt.
Der Notlagentarif umfasst genau die gleichen Leistungen, wie sie Patienten der gesetzlichen Krankenkassen, die Muster 85 vorlegen, erhalten.

Muster 85
→ S. 230

9.6 Beihilfe und private Teilversicherung

Beamte haben gegenüber ihrem Arbeitgeber eine besondere Treuepflicht. Sie haben kein Streikrecht und können per Verfügung oder Erlass auf andere Posten abgeordnet werden. Im Gegenzug verpflichtet sich der Dienstherr, für seine Beamten im Krankenfall und im Ruhestand ausreichend zu sorgen.
Beamte sind in Deutschland per Gesetz beihilfeberechtigt. Der Dienstherr übernimmt einen großen Teil der Kosten im Krankheitsfall. Den Restbetrag muss der Beamte selbst krankenversichern, entweder als freiwilliges Mitglied in der gesetzlichen Krankenversicherung oder in einer privaten Krankenversicherung.
Familienangehörige von Beamten sind in den meisten Fällen ebenfalls beihilfeberechtigt, wenn sie nicht als Mitglied in einer gesetzlichen Krankenkasse versichert sind. Sie benötigen eine ergänzende Teilversicherung.
Der Beamte reicht seine Arztrechnung zunächst bei der Beihilfestelle ein. Je nach Bundesland und Familienstand werden 50 % bis 80 % der Aufwendungen erstattet. Die Beihilfe erstattet in etwa den Leistungsumfang der GKV, deshalb bleibt von der Rechnung immer noch ein (nicht abgesicherter) Restbetrag übrig. Diese „Lücke" ist in der Regel über eine private Teilversicherung abgedeckt, die der Beamte mit einem Versicherungsunternehmen seiner Wahl abschließen kann. Der Beamte reicht eine Kopie der Arztrechnung bei seiner privaten Krankenversicherung ein und bekommt diesen Anteil erstattet. Da nur 20 % bis 50 % der Leistungen im Krankheitsfall versichert werden müssen, sind die monatlichen Beiträge zur privaten Krankenversicherung für Beamte entsprechend niedriger.

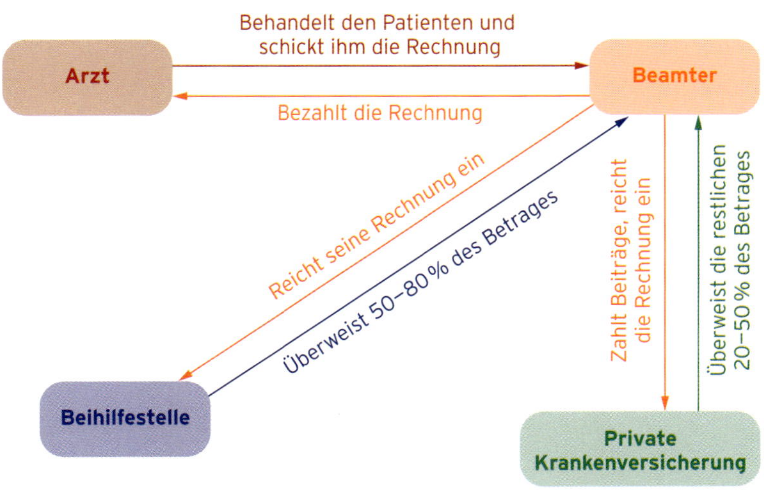

Abb. 1 Abrechnung und Kostenerstattung bei Beamten

9.7 Private Zusatzversicherungen

Viele private Krankenkassen bieten inzwischen auch gesetzlich krankenversicherten Patienten verschiedene Zusatzversicherungen an, durch die man im Krankheitsfall den Privatpatienten gleichgestellt wird. Zu den Zusatzversicherungen gehören beispielsweise

- die Krankenhauszusatzversicherung für 2-Bett- oder 1-Bettzimmer, mit oder ohne Chefarztbehandlung,
- die für Selbstständige wichtige Krankenhaustagegeldversicherung,
- die Auslandsreise-Krankenversicherung für Auslandsaufenthalte außerhalb der EU oder
- Zusatz- und Ergänzungsversicherungen (z. B. bei Brillen, Kontaktlinsen, Zahnersatz).

9.8 Formularwesen für Privatpatienten

Für Versicherte der privaten Krankenversicherung gibt es keine einheitlichen Formulare. Deshalb kann jeder Arzt seine Privatrezepte so gestalten, wie er möchte.
So können z. B. auch Arbeitsunfähigkeitsbescheinigungen oder Überweisungen auf Privatrezepten ausgestellt werden, welche die Praxis selbst gestalten kann (z. B. mit Praxislogo). Auch Einweisungen in ein Krankenhaus sind ohne Formular möglich. Oftmals wird aber ein kurzes Schreiben für die Klinik ggf. mit Vorbefunden u.Ä. ausgestellt.
In vielen Arztpraxen hat es sich eingebürgert, die Formulare für gesetzlich krankenversicherte Patienten auch für Privatpatienten zu nutzen. Da sich die privaten Krankenversicherungen nicht an den Herstellungskosten dieser Formulare beteiligen, ist die Verwendung aber nicht zulässig. Auch der Blanko-Formulardruck darf nicht für Privatpatienten benutzt werden, da das Sicherheitspapier ebenfalls nur von den gesetzlichen Krankenkassen bezahlt wird.
Inzwischen haben sich einige Druckereien darauf eingestellt, beispielsweise eine AU-Bescheinigung auch für Privatpatienten anzubieten (s. Abb. 1). Das einzige Formular, das sowohl für gesetzlich als auch für privat Versicherte genutzt werden muss, ist das Betäubungsmittelrezept (BtM-Rezept).

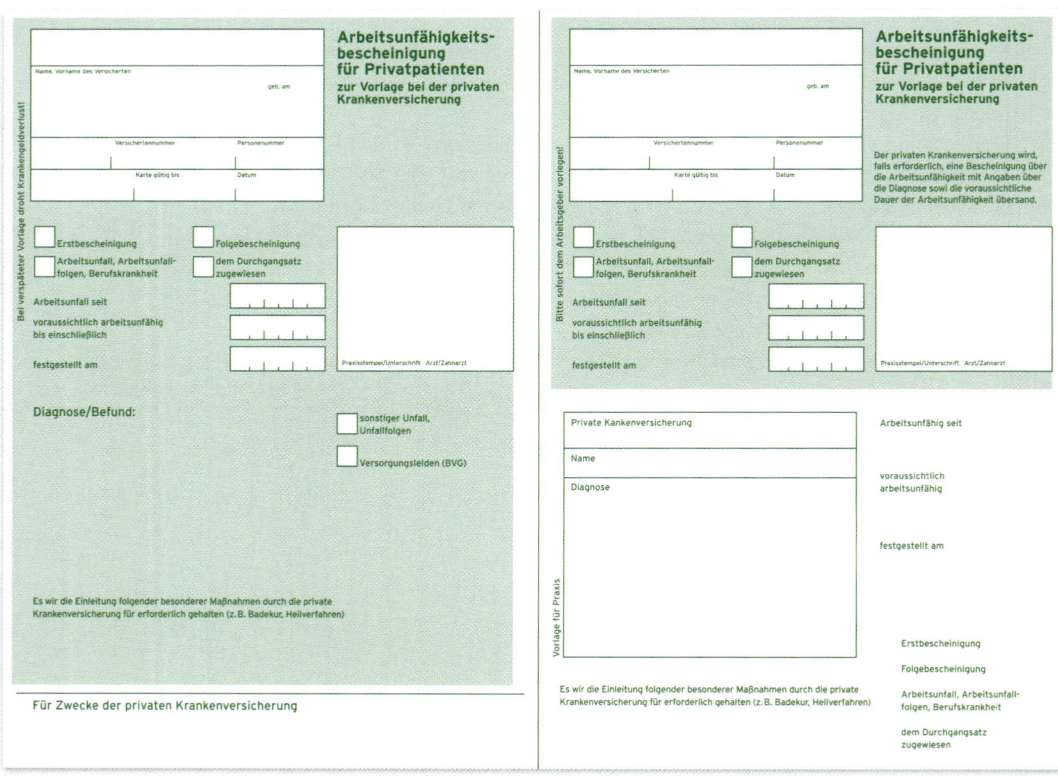
Arbeitsunfähigkeitsbescheinigung für Privatpatienten
zur Vorlage bei der privaten Krankenversicherung

Bei verspäteter Vorlage droht Krankengeldverlust!

Name, Vorname des Versicherten
geb. am
Versichertennummer
Personennummer
Karte gültig bis
Datum

Erstbescheinigung
Folgebescheinigung
Arbeitsunfall, Arbeitsunfallfolgen, Berufskrankheit
dem Durchgangsarzt zugewiesen
Arbeitsunfall seit
voraussichtlich arbeitsunfähig bis einschließlich
festgestellt am
Praxisstempel/Unterschrift Arzt/Zahnarzt

Diagnose/Befund:
sonstiger Unfall, Unfallfolgen
Versorgungsleiden (BVG)

Es wir die Einleitung folgender besonderer Maßnahmen durch die private Krankenversicherung für erforderlich gehalten (z. B. Badekur, Heilverfahren)

Für Zwecke der privaten Krankenversicherung

Arbeitsunfähigkeitsbescheinigung für Privatpatienten
zur Vorlage bei der privaten Krankenversicherung

Bitte sofort dem Arbeitsgeber vorlegen!

Name, Vorname des Versicherten
geb. am
Versichertennummer
Personennummer
Karte gültig bis
Datum

Der privaten Krankenversicherung wird, falls erforderlich, eine Bescheinigung über die Arbeitsunfähigkeit mit Angaben über die Diagnose sowi die voraussichtliche Dauer der Arbeitsunfähigkeit übersand.

Erstbescheinigung
Folgebescheinigung
Arbeitsunfall, Arbeitsunfallfolgen, Berufskrankheit
dem Durchgangsarzt zugewiesen
Arbeitsunfall seit
voraussichtlich arbeitsunfähig bis einschließlich
festgestellt am
Praxisstempel/Unterschrift Arzt/Zahnarzt

Vorlage für Praxis

Private Kankenversicherung
Name
Diagnose

Arbeitsunfähig seit
voraussichtlich arbeitsunfähig
festgestellt am

Erstbescheinigung
Folgebescheinigung
Arbeitsunfall, Arbeitsunfallfolgen, Berufskrankheit
dem Durchgangsarzt zugewiesen

Es wir die Einleitung folgender besonderer Maßnahmen durch die private Krankenversicherung für erforderlich gehalten (z. B. Badekur, Heilverfahren)

Abb. 1 AU-Bescheinigung für Privatpatienten

Aufgaben

1 Zählen Sie Patientengruppen auf, die sich privat versichern können.
2 Erklären Sie den Unterschied zwischen Selbstzahlern und Privatpatienten.
3 Unterscheiden Sie Basis-, Standard- und Notlagentarif.
4 Erklären Sie das privatärztliche Dreieck.
5 Was versteht man unter dem Äquivalenzprinzip, was unter dem Risikoprinzip?
6 Erklären Sie den Abrechnungsweg bei Beamten mit einer Beihilfeversicherung.
7 Was versteht man unter Zusatzversicherungen? Nennen Sie Beispiele.
8 Welche kassenärztlichen Formulare dürfen Sie auch für Privatpatienten nutzen?

10 Sonstige Kostenträger

Interaktive Übungen
→ S. 79, PagePlayer

Bei den Patienten, die unter „Sonstige Kostenträger“ (SKT) versichert sind, handelt es sich um eine kleine Gruppe Personen, die nicht bei den gesetzlichen oder privaten Krankenkassen versichert sind, sondern z. B. aufgrund ihrer beruflichen Tätigkeit oder ihres Herkunftslandes hier in Deutschland medizinische Leistungen in Anspruch nehmen können.
Geregelt wird dies durch verschiedene gesetzliche Verträge oder Bestimmungen.
Bei allen SKT handelt es sich um Sonderverträge oder Versicherungen aufgrund individueller Bestimmungen, die von den jeweiligen Kostenträgern mit der Kassenärztlichen Bundesvereinigung ausgehandelt wurden. Vertragsärzte beantragen die Teilnahme an diesen Verträgen in der Regel zusammen mit ihrem Zulassungsantrag bei der KV. Anschließend sind sie verpflichtet, diese Sondervereinbarungen einzuhalten und Patienten der Sonstigen Kostenträger zu behandeln. Sie dürfen sie nicht aufgrund der umständlichen Abrechnung ablehnen.
Da jeder Kostenträger einen eigenen Vertrag mit der KBV abgeschlossen hat, sind die Leistungsansprüche, Versicherungsnachweise, Zuzahlungen usw. für die verschiedenen Personengruppen unterschiedlich geregelt. Außerdem kann die Abrechnung in jedem Bundesland etwas anders erfolgen.

KBV
→ S. 61

MERKE Die Gruppe der Patienten, die unter „Sonstige Kostenträger“ zusammengefasst sind, sind keine Privatpatienten und gehören auch in keine gesetzliche Krankenkasse. Für jede Gruppe gibt es unterschiedliche Bestimmungen, die für den eigenen KV-Bereich erfragt werden müssen.

Patienten, die den Sonstigen Kostenträgern angehören, haben verschiedene Möglichkeiten, sich in der Arztpraxis auszuweisen:
- Krankenversichertenkarte
- Vordrucke (Formulare)
- Überweisungsscheine
- Europäische Krankenversicherungskarte

Auch die Abrechnungsgrundlage ist je nach zuständigem Kostenträger eine andere:
- nach EBM quartalsweise über die KV
- nach GOÄ direkt mit dem Patienten
- nach der UV-GOÄ mit der zuständigen Berufsgenossenschaft bzw. der zuständigen Unfallkasse
- nach länderspezifischen Gebührenordnungspositionen quartalsweise über die KV

Wenn eine gesetzliche Krankenkasse die Abrechnung des Patienten übernimmt, dann ist die Abrechnung fast identisch mit der bei gesetzlich Versicherten.

MERKE Sonstige Kostenträger zahlen dem Vertragsarzt für alle Leistungen feste Beträge, allerdings ohne die Mengenbegrenzungen, wie im EBM üblich. Außerdem sind die Leistungen nicht den Regeln zur Budgetierung unterworfen, die für die GKV gelten.

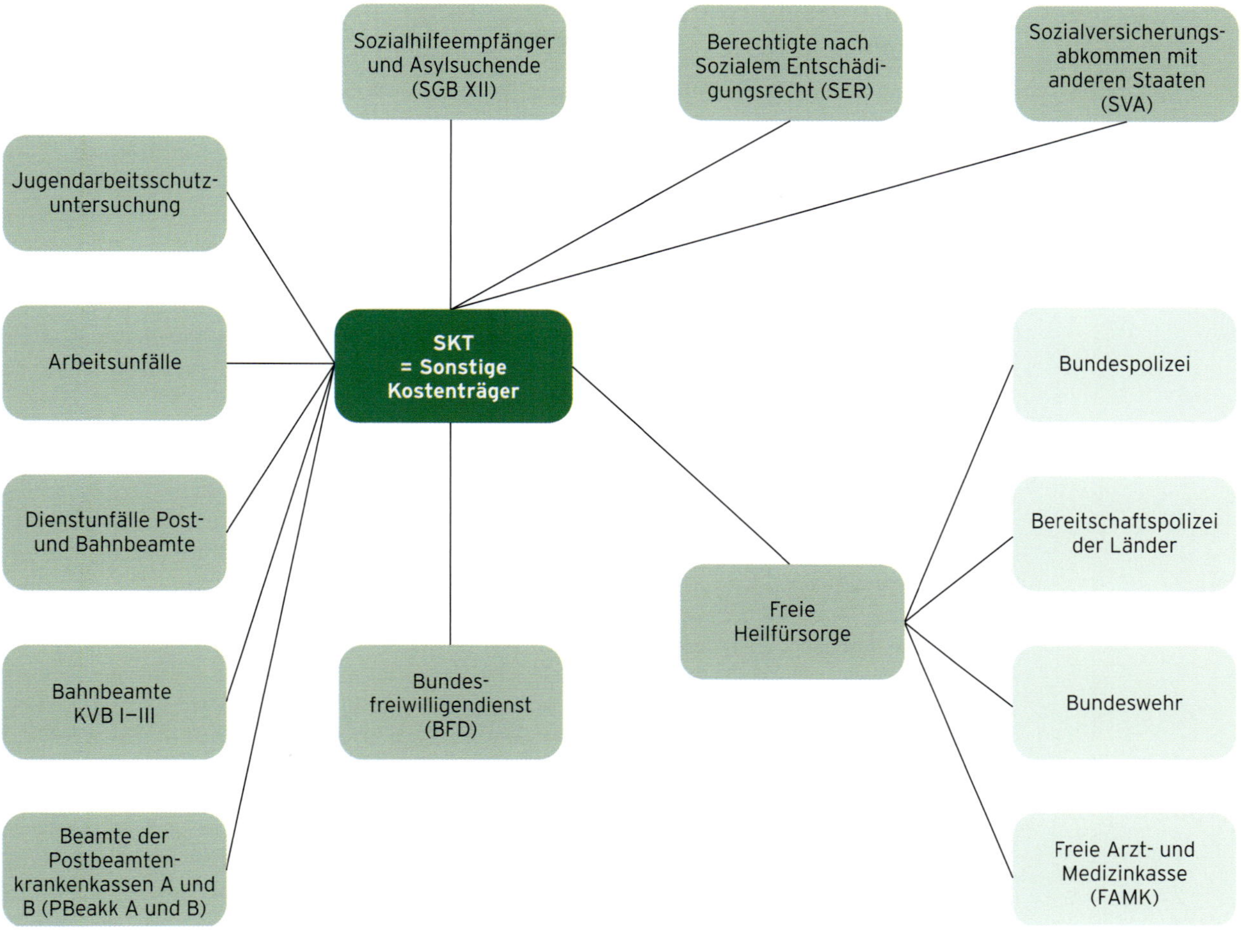

Abb. 1 Sonstige Kostenträger

10.1 Sozialhilfeempfänger

Die ärztliche Versorgung von Sozialhilfeempfängern ist im SGB XII geregelt. Sozialhilfeempfänger sind keine regulären Mitglieder einer gesetzlichen Krankenkasse, auch wenn sie von einer ortsansässigen Krankenkasse (in der Regel ist das die AOK) betreut werden.

Die Krankenkasse stellt dem Sozialhilfeempfänger eine Versichertenkarte mit der Statusergänzung „04“ an zweiter und dritter Stelle aus. Die Abrechnung der erbrachten Leistungen wird mit der Quartalsabrechnung bei der zuständigen KV eingereicht. Die zuständige Krankenkasse zahlt das Honorar für den Arzt an die KV und rechnet die erbrachten Leistungen abschließend mit dem Sozialamt ab.

Personalienfeld
→ S. 159

Bei der Ausstellung des Arzneiverordnungsblattes (Muster 16) ist darauf zu achten, dass die Felder „Sonstige“ und „gebührenpflichtig“ angekreuzt werden, da auch Empfänger von Sozialhilfe Zuzahlungen leisten müssen. Die Sozialämter beteiligen sich am Sprechstundenbedarf.

Sprechstundenbedarf
→ S. 204

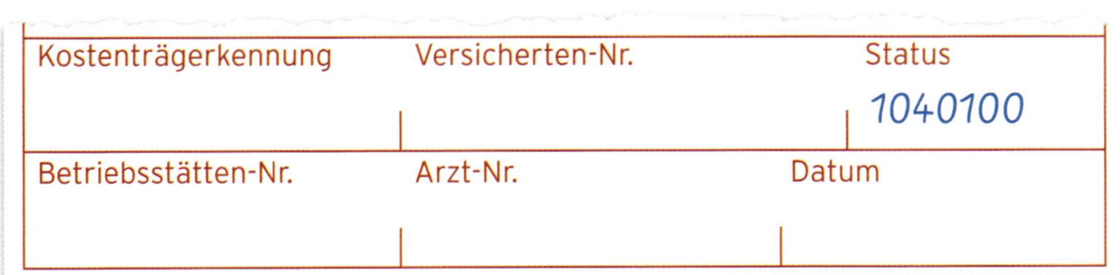

Kostenträgerkennung	Versicherten-Nr.	Status
		1040100
Betriebsstätten-Nr.	**Arzt-Nr.**	**Datum**

10.2 Asylbewerber und Flüchtlinge

Personen, die aus dem Ausland nach Deutschland kommen und hier einen Asylantrag stellen, fallen unter das **Asylbewerberleistungsgesetz** (AsylbLG). Sie sind grundsätzlich nicht gesetzlich krankenversichert, sondern haben, abhängig von ihrem Aufenthaltsstatus und der Aufenthaltsdauer in Deutschland, unterschiedliche Ansprüche auf Krankenversorgung. Somit gehören auch sie zu den Sonstigen Kostenträgern. In einem Notfall können Flüchtlinge und Asylbewerber mit dem Berechtigungsschein auch den organisierten Notdienst aufsuchen oder auch ohne Behandlungsschein zu einem Arzt gehen. Sie müssen allerdings innerhalb von zehn Tagen den Behandlungsschein nachreichen.

Wenn Flüchtlinge nach Deutschland kommen, übernehmen in den ersten 15 Monaten die Bundesländer die gesundheitliche Versorgung (Phase 1). Das gilt für die Dauer der Unterbringung in den Erstaufnahmeeinrichtungen in den Kommunen. Sie erhalten in dieser Zeit weniger Leistungen als gesetzlich krankenversicherte Personen.

In den entsprechend ausgestatteten Erstaufnahmeeinrichtungen werden alle Asylsuchenden nach ihrer Ankunft medizinisch untersucht und behandelt. Dazu gehören neben der ärztlichen Untersuchung das Impfen und Röntgen zur Feststellung einer behandlungsbedürftigen Tbc. Die Kosten hierfür trägt der Staat. Dabei gilt, dass nur unbedingt ärztlich notwendige und nicht aufschiebbare Leistungen, Impfungen, akute Schmerzbehandlungen und Mutterschaftsleistungen durchgeführt werden.

Damit Asylbewerber auch niedergelassene Vertragsärzte aufsuchen können, benötigen sie einen Berechtigungs- oder Behandlungsschein, den sie von der zuständigen Behörde oder in der Erstaufnahmeeinrichtung erhalten. Auf diesem Formular wird die medizinische Behandlung bewilligt, meist werden auch der Umfang der Leistungen sowie eine Gültigkeitsdauer vermerkt sowie weitere Leistungseinschränkungen angegeben, die unbedingt beachtet werden sollten, da die Behörde ansonsten das Geld nachträglich von der Arztpraxis zurückfordert.

Eine Weiterüberweisung mit Muster 6 ist nur nach Rücksprache mit der Behörde bzw. Einrichtung möglich. Auch eine Verordnung von Heil- und Hilfsmitteln oder eine Krankenhausbehandlung muss zuvor genehmigt werden. Bei der Ausstellung eines Arzneiverordnungsblatts (Muster 16) ist darauf zu achten, dass die Felder „Sonstige" und „gebührenfrei" angekreuzt werden.

Wenn die Asylbewerber auf die Kommunen verteilt werden, übernimmt die jeweilige Gemeindeverwaltung die Kosten. Asylbewerber haben keine freie Kassenwahl, da jede Gemeinde von einer bestimmten Krankenkasse betreut wird.

Oftmals geben die Ämter sogenannte Behandlungsscheine an die Asylbewerber aus. Legen Patienten diese Scheine in der Praxis vor, ist ebenfalls auf die Gültigkeit zu achten. Für diese Patienten gelten im Wesentlichen dieselben Regeln; lediglich Weiterüberweisungen (Muster 6), Verordnungen von Heil- und Hilfsmitteln und die Bedingungen für Krankenhausaufenthalte können regional abweichend geregelt sein. Manche Bundesländer geben Asylbewerbern innerhalb der ersten 15 Monate bereits Krankenversicherungskarten aus.

Erst nach 15 Monaten entspricht der Leistungsumfang für Asylbewerber dem von gesetzlich krankenversicherten Personen, da dann das Sozialamt zuständig ist (Phase 2). Sie erhalten eine elektronische Versichertenkarte und müssen nun auch Zuzahlungen leisten. Bei Verordnungen muss darauf geachtet werden, dass nun „gebührenpflichtig" angekreuzt wird.

Ihre Versorgung geht jedoch nicht zulasten der gesetzlichen Krankenkasse. Nach der Quartalsabrechnung über die KV rechnet die zuständige Krankenkasse mit den zuständigen Sozialämtern und Landesbehörden ab.

	Status	Leistungsnachweis	Beachten beim Ausstellen von Muster 16	Kostenträger
Ankunft	Asylbewerber in Erstaufnahmeeinrichtung	–	–	Staat (BAMF)
Phase 1: Wartezeit bis zu 15 Monate	Asylbewerber in Erstaufnahmeeinrichtung	Behandlungs- oder Berechtigungsschein	Felder „gebührenfrei" und „Sonstige" ankreuzen	zuständige Landesbehörde
Phase 1: Wartezeit bis zu 15 Monate	Asylbewerber in Kommunen	Behandlungs- oder Berechtigungsschein oder eGK mit Status „09"	Felder „gebührenfrei" und „Sonstige" ankreuzen; bei eGK erscheint im Statusfeld „09"	zuständige Landesbehörde
Phase 2: nach 15 Monaten	Asylbewerber in Kommunen bis zur Anerkennung	eGK mit vollem Leistungsanspruch	Felder „gebührenpflichtig" und „Sonstige" ankreuzen; bei eGK erscheint im Statusfeld „09"	Sozialamt bzw. zuständige Landesbehörde
Phase 3	Sozialhilfeempfänger oder	eGK mit vollem Leistungsanspruch	Felder „gebührenpflichtig" und „Sonstige" ankreuzen; bei eGK erscheint im Statusfeld „04"	Sozialamt/ gesetzliche Krankenkasse
Phase 3	Arbeitsmarkt	eGK mit vollem Leistungsanspruch	Feld „gebührenpflichtig" ankreuzen	gesetzliche Krankenkasse

Tab. 1 Leistungen und Kostenträger bei Asylbewerbern

10.3 Versicherte nach dem Sozialen Entschädigungsrecht (SER)

Für Personen, die im Zweiten Weltkrieg gesundheitliche Schäden erlitten haben, wurde 1950 das Bundesversorgungsgesetz (BVG) in Kraft gesetzt. Dieses Gesetz regelt u. a. die soziale Entschädigung für Kriegsopfer, die eine anerkannte gesundheitliche Schädigung (z. B. Amputation eines Beins) durch den Krieg davongetragen haben. Zum 01.01.2024 wurde ein neues Gesetz eingeführt (SGB XIV), das die Anspruchsberechtigung verschiedener Leistungsberechtigten nach dem Sozialen Entschädigungsrecht (SER) regelt.

MERKE Soziale Entschädigung bedeutet: Wer einen gesundheitlichen Schaden erleidet, der durch das Versagen des Schutzes durch den Staat entsteht, hat einen Anspruch auf Versorgung im Rahmen der Sozialen Entschädigung.

Ansprüche haben insbesondere Menschen, die Opfer von körperlicher und seelischer Gewalt geworden sind, deren Schäden auf Ereignisse während des Zivildienstes zurückgehen, die durch empfohlene Schutzimpfungen oder prophylaktische Maßnahmen oder in der Folge der Weltkriege einen Gesundheitsschaden erlitten haben sowie Opfer des SED-Regimes. Aber nicht nur die Betroffenen selbst, sondern auch ihre Hinterbliebenen (Kinder, Ehepartner, Eltern) sind anspruchsberechtigt. Sie erhalten unterschiedliche Geldleistungen, z. B. in Form von Renten, aber auch Leistungen der Heil- und Krankenbehandlung und medizinischer Rehabilitation.

Alle diese Personengruppen haben aufgrund von staatlichen Regelungen einen Rechtsanspruch auf Gleichbehandlung mit gesetzlich Krankenversicherten, ohne selbst Mitglied einer deutschen Krankenkasse zu sein. Das bedeutet, dass für die ärztliche Behandlung keine gesetzliche Krankenkasse, sondern der Staat aufkommt. Der Kostenträger ist hier immer das zuständige Versorgungsamt. Die Abrechnung der erbrachten Leistungen erfolgt nach dem EBM über die KV.

10.3.1 Ehemalige Anspruchsberechtigte nach BVG

Das Gesetz wurde ursprünglich für die durch den Zweiten Weltkrieg Beschädigten und deren Hinterbliebenen geschaffen. Patienten, die schon vor dem 01.01.2025 Leistungen nach dem alten Bundesversorgungsgesetz (BVG) bezogen haben, können nun wählen, ob sie weiterhin Leistungen nach dem alten Recht beziehen wollen. BVG-Patienten sind nicht nur Kriegsopfer, sondern auch Opfer von Gewalttaten und Terrortaten, Wehrdienst- und Zivildienstbeschädigte, Opfer staatlicher Gewalt in der DDR und Impfgeschädigte sowie deren Hinterbliebene.

Schwerbeschädigte nach dem BVG

Von einer Schwerbeschädigung spricht man bei einer Erwerbsminderung von mindestens 50 %. Betroffene Personen haben aufgrund ihrer hohen Schädigung einen Anspruch auf Übernahme aller entstehenden Kosten. Dabei ist es unerheblich, ob die Kosten der Behandlung durch die anerkannte Schädigung oder andere Erkrankungen entstehen.
Bei der Statuskennzeichnung bedeuten: 1 = Schwerbeschädigter, 3 = Angehörige und 5 = Pflegepersonal. Beim Ausdruck von Formularen erscheinen im Statusfeld an zweiter und dritter Stelle die Ziffern „06".
Patienten mit einer Schwerbeschädigung von über 50 % müssen keine Zuzahlungen leisten. Muss der Vertragsarzt den Patienten zu einem weiteren Arzt überweisen, so kann er einen Überweisungsschein (Muster 6) ausstellen.

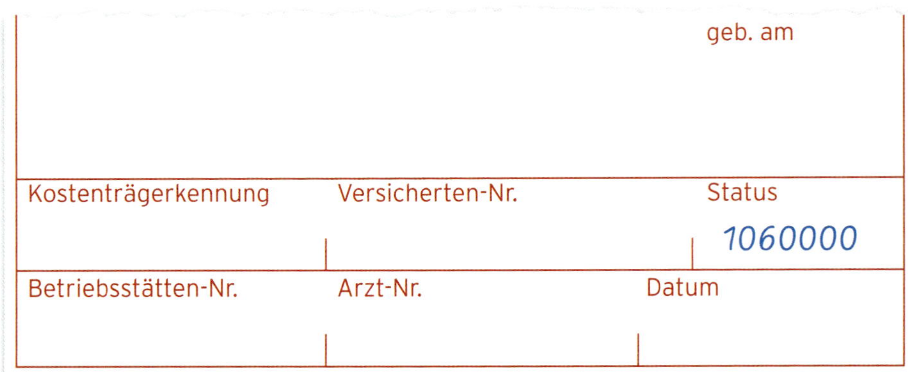
geb. am

Kostenträgerkennung | Versicherten-Nr. | Status 1060000

Betriebsstätten-Nr. | Arzt-Nr. | Datum

Abb. 1 Muster Status bei Schwerbeschädigung

Beschädigte nach dem BVG

Beschädigte haben eine Erwerbsminderung von weniger als 50 %. Sie erhalten nur Leistungen nach dem Bundesversorgungsgesetz für die (zuzahlungsbefreite) Behandlung der anerkannten Schädigung.

MERKE **Schwerbeschädigte** haben eine Erwerbsminderung von mindestens 50 %. **Beschädigte** haben eine Erwerbsminderung von weniger als 50 %.

Es gibt zwei Möglichkeiten:

1. Patienten, die bei einer gesetzlichen Krankenkasse versichert sind, weisen sich mit einer elektronischen Gesundheitskarte aus. Die zuständige Krankenkasse tritt bei der Abrechnung zunächst in Vorleistung und holt sich anschließend das Honorar für Leistungen, die im Zusammenhang mit der Schädigung erbracht wurden, von den Versorgungsämtern wieder zurück.

Für Verordnungen, die nicht im Zusammenhang mit der Schädigung stehen, wird das Feld „gebührenpflichtig“ angekreuzt.

2. Patienten, die privat versichert sind, weisen sich für die Behandlung ihrer Beschädigung mit einem roten Bundesbehandlungsschein (BBS) aus, auf dem die Schädigung und die Schädigungsfolgen vermerkt sind und der normalerweise von der AOK ausgegeben wird. Eine Weiterüberweisung an einen anderen Vertragsarzt zur Mit-/Weiterbehandlung ist **nicht** möglich. In diesem Fall muss der Patient auch dem nächsten Vertragsarzt wieder einen roten Bundesbehandlungsschein vorlegen. Für alle weiteren Erkrankungen kommt die private Krankenversicherung der Patienten auf.

10.3.2 Bundesentschädigungsgesetz (BEG)

Im Bundesentschädigungsgesetz sind die Ansprüche von Personen, die in der NS-Zeit aus politischen, rassischen, religiösen oder weltanschaulichen Gründen verfolgt worden sind, geregelt. Der Staat kommt nach wie vor für alle deshalb erforderlichen Behandlungskosten auf, auch wenn die Betroffenen kein Mitglied in einer deutschen Krankenkasse sind.
Bei der Statuskennzeichnung bedeutet 1 = Verfolgte und 3 = Angehörige.
Das Bundesentschädigungsgesetz unterscheidet nach verfolgungsbedingten und nicht verfolgungsbedingten Leiden:

1. Für Personen mit Anspruch auf Heilbehandlung aller anerkannten verfolgungsbedingten Leiden stellt das Landesamt Berlin, Abt. III Entschädigungsbehörde, einen roten Behandlungsschein aus. Auf der Rückseite rechnet der Arzt seine erbrachten Leistungen nach EBM ab. Der Schein muss bei der Quartalsabrechnung bei der zuständigen KV miteingereicht werden. Verordnungen sind grundsätzlich zuzahlungsfrei. Auf dem Arzneiverordnungsblatt (Muster 16) wird das Feld 6 „SER“ markiert und die Felder „Sonstige“ und „gebührenfrei“ angekreuzt.
   Eine Überweisung mit Muster 6 ist nicht möglich. Jeder Arzt muss beim Entschädigungsamt in Berlin einen neuen Behandlungsschein anfordern.
2. Für die Behandlung aller nicht verfolgungsbedingten Leiden erhält der Anspruchsberechtigte eine eGK mit dem Aufdruck „BEG“. Für Überweisungen kann Muster 6 benutzt werden. Die Abrechnung der erbrachten Leistungen erfolgt nach dem EBM über die KV.

10.3.3 Bundesvertriebenenflüchtlingsgesetz (BVFG)

Anspruchsberechtigte nach dem Bundesvertriebenenflüchtlingsgesetz sind beispielsweise Spätaussiedler aus Aussiedlungsgebieten der ehemaligen Sowjetunion. Sie sind bei ihrer Einwanderung nach Deutschland noch keine Mitglieder einer gesetzlichen Krankenkasse und erhalten daher für eine Übergangszeit einen Bundesbehandlungsschein mit dem Aufdruck „BVFG“, der in den meisten Fällen von der AOK ausgestellt wird. Dieser Schein muss in der Arztpraxis als Anspruchsnachweis vorgelegt werden.
Dieser Behandlungsschein hat eine begrenzte Gültigkeit von maximal 78 Wochen. Spätestens dann müssen die Anspruchsberechtigten in eine gesetzliche Krankenkasse wechseln. Der Leistungsanspruch ist der gleiche wie bei gesetzlich Krankenversicherten. Bei Verordnungen müssen Zuzahlungen geleistet werden.

10.3.4 Ehemalige Anspruchsberechtigte nach OEG

Das Opferentschädigungsgesetz trat 1976 in Kraft. Durch dieses Gesetz sollten soziale Härten vermieden werden, da Opfer aus Gewalttaten oft ohne eigenes Verschulden erwerbsunfähig, hilflos oder pflegebedürftig werden. Zu den Gewalttaten zählen beispielsweise Terror- oder Sprengstoffanschläge, Sexualstraftaten, sexuelle Übergriffe auf Minderjährige, Vergiftungsanschläge usw.
Personen, die Opfer von Gewalttaten geworden sind, haben einen Anspruch auf Entschädigung für die gesundheitlichen Folgen der Gewalttat. Ebenso wie Geschädigte selbst können auch Hinterbliebene oder Angehörige Leistungen beziehen. Seit dem 01.01.2024 ist das OEG im SGB XIV aufgegangen. Wie Anspruchsberechtigte des ehemaligen BVG können auch die des OEG wählen, ob sie Leistungen nach altem oder neuem Recht beziehen. Voraussetzung ist, dass die Anspruchsberechtigung schon vor dem 01.01.2024 bestand.

10.4 Sozialversicherungsabkommen (SVA) mit anderen Staaten

Patienten aus dem Ausland, die in Deutschland erkranken, können hier selbstverständlich ärztliche Hilfe in Anspruch nehmen. Je nach Herkunftsland ist die Abrechnung unterschiedlich geregelt. Man unterscheidet hierbei:

- ausländische Patienten mit Wohnsitz im Ausland und Arbeitsstelle in Deutschland
- Personen mit einer Europäischen Krankenversicherungskarte (EHIC) oder einer Global Health
- Insurance Card (GHIC) aus den EU-Mitgliedsländern sowie Island, Liechtenstein, Norwegen,
- Schweiz, Großbritannien und Nordirland
- Patienten aus Staaten, mit denen ein bilateralen Abkommen getroffen wurde
- Patienten aus Staaten, mit denen keinerlei Abkommen getroffen wurde

10.4.1 Ausländische Patienten mit Wohnsitz im Ausland und Arbeitsstelle in Deutschland

In den Grenzgebieten rund um Deutschland gibt es viele Personen, die tagtäglich zu ihrer Arbeitsstelle nach Deutschland einreisen, sogenannte **Grenzgänger**.
Diese Arbeitnehmer sind bei einer deutschen gesetzlichen Krankenkasse versichert. Sie erhalten eine elektronische Gesundheitskarte mit dem Zusatzvermerk „SVA".
Beim Ausdrucken der Personalien erscheint in der Statuszeile an der zweiten und dritten Stelle eine „07" oder „08". Die Patienten erhalten die gleichen Leistungen wie gesetzlich Versicherte und müssen auch Zuzahlungen leisten.

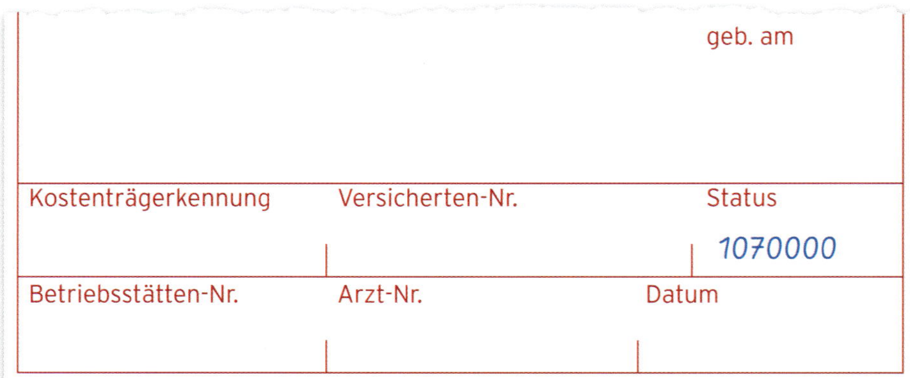
geb. am
Kostenträgerkennung | Versicherten-Nr. | Status
1070000
Betriebsstätten-Nr. | Arzt-Nr. | Datum

Abb. 1 Muster Statusfeld SVA

10.4.2 Patienten aus den EU-Staaten, dem europäischen Wirtschaftsraum (EWR) oder aus der Schweiz

Die **Europäische Krankenversicherungskarte (EHIC)** gilt in den Ländern der EU, in Großbritannien und Nordirland, den EWR-Staaten Norwegen, Island, Liechtenstein und der Schweiz.
Jeder, der hier seinen Wohnsitz hat, bekommt von seiner Krankenkasse eine eGK mit Europäischer Krankenversichertenkarte (EHIC) auf der Rückseite. Patienten aus Großbritannien und Nordirland besitzen eine **Global Health Insurance Card (GHIC)**. Das ist die EHIC ohne EU-Logo. Die alte EHIC mit EU-Logo darf aber noch bis zum Ablaufdatum verwendet werden.

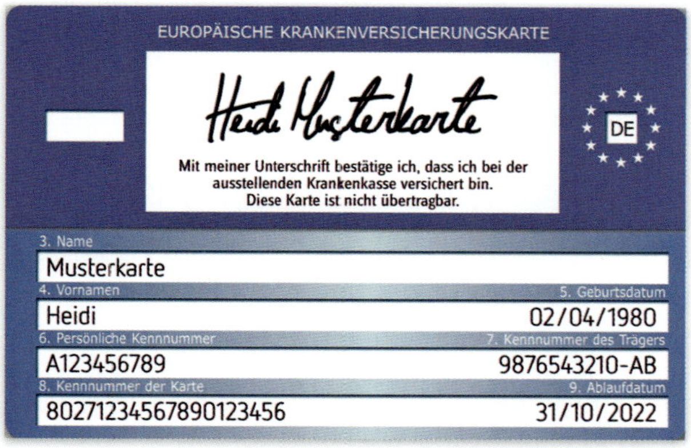
EUROPÄISCHE KRANKENVERSICHERUNGSKARTE
Mit meiner Unterschrift bestätige ich, dass ich bei der ausstellenden Krankenkasse versichert bin. Diese Karte ist nicht übertragbar.
DE
3. Name
Musterkarte
4. Vornamen
5. Geburtsdatum
Heidi
02/04/1980
6. Persönliche Kennnummer
7. Kennnummer des Trägers
A123456789
9876543210-AB
8. Kennnummer der Karte
9. Ablaufdatum
80271234567890123456
31/10/2022

Abb. 1 Muster Europäische Krankenversicherungskarte

Patienten können während ihres Aufenthalts in Deutschland einen Vertragsarzt aufsuchen, wenn dies medizinisch unmittelbar erforderlich ist. Dazu gehören beispielsweise akute Infektionen oder aber auch die (Weiter-)Behandlung chronisch kranker Patienten (z. B. Dialysepatienten). Der Patient darf nicht für die Versorgung seiner Krankheit explizit nach Deutschland eingereist sein.
Die EHIC sieht in jedem Land anders aus. Auf der Karte sind die folgenden Informationen hinterlegt:

- Name und Vorname(n) des Karteninhabers
- Geburtsdatum
- die persönliche lebenslange Versichertennummer
- Kennnummer der Krankenkasse
- Kennnummer der Karte
- Gültigkeitsdauer der Karte (Ablaufdatum)

Jede EHIC wird in der jeweiligen Landessprache ausgestellt und besitzt ein Unterschriftenfeld, das EU-Emblem und die Länderkennzeichnung (z. B. DE für Deutschland). Karten aus Großbritannien tragen kein EU-Emblem.
Die Europäische Krankenversicherungskarte ist in der Regel nicht mit einem Chip ausgestattet und kann daher nicht ins Praxisverwaltungssystem (PVS) eingelesen werden. Sie muss deshalb kopiert werden. Eine Unterschrift des Versicherten ist nicht zwingend erforderlich. Die Abbildung einer EHIC auf dem Smartphone oder vom Patienten selbst erstellte Kopien dürfen nicht akzeptiert werden.
Sollte ein Versicherter seine Europäische Krankenversicherungskarte nicht vorlegen können, so kann er seine Krankenversicherung um die Ausstellung und schnellstmögliche Zusendung einer **Provisorischen Ersatzbescheinigung (PEB)** bitten. Kann ein Patient aus einem EU-Staat weder seine EHIC noch eine Provisorische Ersatzbescheinigung vorlegen, so ist der Vertragsarzt berechtigt, eine Privatrechnung nach GOÄ auszustellen. Reicht der Patient bis zum Quartalsende seine EHIC oder die PEB nach, muss das bezahlte Honorar zurückerstattet werden.
In der Praxis geht man folgendermaßen vor: Der Patient legt seine Europäische Krankenversicherungskarte (oder die Provisorische Ersatzbescheinigung) und seinen Personalausweis oder Reisepass vor. Der MFA prüft als Erstes die Gültigkeit der Karte und die Identität des Patienten anhand des Personalausweises oder des Reisepasses.
Der Patient wählt eine aushelfende deutsche Krankenkasse aus, welche die Verwaltungsmodalitäten bei der Abrechnung der ausländischen Krankenkasse übernimmt.

Übersicht zu allen EHIC:
https://ec.europa.eu/social/main.jsp?catId=653&langId=de

Der MFA druckt über die Praxisverwaltungssoftware die **„Patientenerklärung Europäische Krankenversicherung"** in der Landessprache des Patienten aus und lässt ihn diese ausfüllen und unterschreiben. Mit seiner Unterschrift bestätigt der Patient, dass er nicht zum Zweck der ärztlichen Behandlung nach Deutschland eingereist ist. Die aushelfende deutsche Krankenkasse wird eingetragen.
Der MFA kopiert die Europäische Krankenversichertenkarte (EHIC) bzw. Provisorische Ersatzbescheinigung (PEB) zweimal und versieht die Kopien mit Datum, Unterschrift und Stempel.
Eine Fotokopie und die Patientenerklärung werden umgehend an die aushelfende deutsche Krankenkasse versandt. Die Zweitkopien müssen zwei Jahre lang aufbewahrt werden.

Personalienfeld
→ S. 159

Im Praxisverwaltungssystem wird der Patient nun als Kassenpatient angelegt. Bei „Besondere Patientengruppe" wird eine „07" eingetragen.
Die Leistungen werden nach EBM mit der Quartalsabrechnung über die KV abgerechnet. Für die Versendung von Unterlagen kann die entsprechende Pauschale aus Kapitel 40.1 abgerechnet werden.
Bei Verordnungen von Arznei-, Heil- und Hilfsmitteln wird im Statusfeld für die Versichertenart eine „1" angegeben und an der zweiten und dritten Stelle die Ziffern „07" eingetragen. Da ausländische Patienten in Deutschland die gleichen Behandlungsansprüche wie gesetzlich Krankenversicherte haben, muss der Patient in gleicher Höhe Zuzahlungen leisten und auch aus dem Sprechstundenbedarf kann für ihn der Bedarf entnommen werden.

Anleitung der KBV:
www.kbv.de/html/8634.php

10.4.3 Patienten aus Staaten, mit denen ein bilaterales Abkommen getroffen wurde

Zu den Staaten, mit denen ein bilaterales (zweiseitiges) Abkommen abgeschlossen wurde, gehören Bosnien und Herzegowina, Montenegro, Nordmazedonien, Serbien, die Türkei und Tunesien. Patienten, die aus diesen Staaten kommen, haben unter gewissen Voraussetzungen Anspruch auf ärztliche Leistungen – allerdings in deutlich geringerem Umfang als EU-Patienten: Es dürfen nur Notfall- und unaufschiebbare Behandlungen durchgeführt werden.
Dafür müssen sich die Patienten zunächst bei einer deutschen Krankenkasse melden. Dort erhalten sie das Formular „Nationaler Anspruchsnachweis" ausgehändigt, auf dem ggfs. Einschränkungen des Leistungsspektrums vermerkt sind. Überweisungen zu einem anderen Arzt sind grundsätzlich nicht möglich. Arzneimittel können in kleiner Menge auf einem regulären Rezept (Muster 16) verordnet werden. Ein Vorrat an Arzneimitteln für die Zeit nach der Rückkehr in den Wohnstaat ist nicht zulässig. Heil- und Hilfsmittelverordnungen müssen vorab von der Krankenkasse, die das Formular ausgestellt hat, genehmigt werden. Weitere Einschränkungen können zu Sachleistungen und/oder Behandlungen angegeben werden. Die erbrachten Leistungen werden im Rahmen der regulären Quartalsabrechnung bei der zuständigen KV eingereicht. Die aktuellen Formulare können auf der Seite der KBV angeschaut werden.

KBV
→ S. 61

10.4.4 Patienten aus Staaten, mit denen keinerlei Abkommen getroffen wurde

Bei Patienten, die weder aus einem EU-Land/Schweiz noch aus einem Staat kommen, mit dem ein bilaterales Abkommen getroffen wurde, werden die erbrachten Leistungen nach der GOÄ abgerechnet. Arzneimittel, Heil- und Hilfsmittel werden auf einem Privatrezept verordnet. Dem Patienten wird nach Möglichkeit direkt nach der Behandlung eine Privatliquidation ausgehändigt, die er entweder überweisen oder aber auch sofort bezahlen kann. Diese Privatliquidation kann der Patient ggf. bei einer Reisekrankenversicherung zur Kostenerstattung einreichen.

10.5 Freie Heilfürsorge

Bei der Freien Heilfürsorge handelt es sich um eine besondere Fürsorgeform des Dienstherrn gegenüber seinen Beamten. Als Dienstherr kommen grundsätzlich entweder die Bundesrepublik oder aber die jeweilige Landesregierung sowie die Kommunen in Betracht. Freie Heilfürsorge wird denjenigen Berufsgruppen gewährt, die eine besonders gefährliche und risikoreiche Tätigkeit ausführen. Für diese Berufsgruppen übernimmt der Staat (oder das Land) die Kosten für die Kranken-

versicherung (deshalb Freie Heilfürsorge) quasi als Lohnzusatzleistung. Lediglich die Pflegeversicherung müssen die Beamten selbst bezahlen. Die Freie Heilfürsorge übernimmt alle Kosten für medizinische Behandlungen und die Krankenhausbehandlungen.
Zu diesen besonderen Berufsgruppen zählen:
- Bundesvollzugsbeamte (PVB), z. B. Bundespolizei
- Bundeswehrsoldaten
- Berufsfeuerwehr und Justizvollzugsbeamte (je nach Landesregelungen)
- Landespolizeien (je nach Landesregelungen)
- Bereitschaftspolizei der Länder und des Bundes

Angestellte Mitarbeiter bei Bund und Ländern können die Freie Heilfürsorge nicht in Anspruch nehmen.
Eine weitere Besonderheit der Freien Heilfürsorge besteht darin, dass immer nur die Beamten selbst, nicht aber die Familienangehörigen versichert werden können. Deshalb muss für Ehepartner und/oder Kinder entweder eine private Krankenversicherung oder eine freiwillige gesetzliche Krankenversicherung abgeschlossen werden. Sie sind aber beihilfeberechtigt.
Beim Eintritt in den Ruhestand endet die Mitgliedschaft in der Freien Heilfürsorge. Die ausscheidenden Beamten müssen sich nun selbst krankenversichern. Sie haben dann einen Beihilfeanspruch. Hier bietet es sich an, in jungen Jahren eine Anwartschaft zu erwerben. Das bedeutet, dass die private Krankenversicherung in den Jahren der Erwerbstätigkeit ruht und erst beim Eintritt in den Ruhestand zu den Konditionen des Abschlusses der Versicherung aktiviert wird. Dies erspart eine erneute Gesundheitsprüfung, da der Gesundheitszustand beim Abschluss der Anwartschaft sozusagen „eingefroren" wird.

Beihilfe
→ S. 167

10.5.1 Bundesvollzugsbeamte (Bundespolizei)

Die Bundespolizei untersteht dem Bundesinnenministerium. Sie ist z. B. für den Schutz der Grenzen, Grenzfahndung sowie die Luftsicherheit und den bundesweiten Bahnverkehr zuständig. Der Bund unterhält eine eigene Bereitschaftspolizei und ist für weitere Spezialaufgaben wie den Schutz von obersten Bundesorganen (z. B. Bundeskanzleramt) und Verfassungsorganen (z. B. Bundesverfassungsgericht) verantwortlich. Natürlich arbeitet sie auch eng mit der Polizei der Länder zusammen. Sie darf nicht verwechselt werden mit den Bundeszollbeamten, diese haben eigene Regeln und unterliegen auch nicht dem Innenministerium, sondern dem Finanzministerium.
Die Bundespolizei hat in jedem Bundesland eigene Inspektionen und Direktionen.
Die Abrechnung von Leistungen von Beamten der Bundespolizei ist in einem Vertrag zwischen der Kassenärztlichen Bundesvereinigung (KBV) und dem Bundesinnenministerium festgelegt.
Je nachdem, ob die Behörde des Polizisten einen eigenen polizeiärztlichen Dienst hat oder nicht, unterscheidet sich die Vorgehensweise, wenn ein Bundespolizist eine Vertragsarztpraxis aufsucht.

Bundespolizei mit eigenem ärztlichem Dienst

Wenn die Behörde einen eigenen polizeiärztlichen Dienst anbietet, so muss ihn der erkrankte Polizist auch aufsuchen. Für den Fall, dass der Polizeiarzt weitere Ärzte heranziehen will, stellt er eine „Überweisung für ärztliche Behandlung" aus. Der Überweisungsschein ist nur für den genannten Arzt, nur für die in Auftrag gegebenen Leistungen und nur für das laufende Quartal gültig. Auf der Rückseite dieses Überweisungsscheins rechnet der Vertragsarzt seine Leistungen nach EBM ab. In Notfällen ist der Dienstausweis als Legitimation ausreichend.
Möchte der Vertragsarzt Leistungen erbringen, die nicht auf der Überweisung aufgeführt sind, so muss er sich zunächst bei dem Polizeiarzt eine Vorabgenehmigung einholen.
Eine Weiterüberweisung mit Muster 6 ist nicht möglich. Der Polizist muss ggf. vom Polizeiarzt erneut zu dem anderen Facharzt überwiesen werden. Auch Arznei- und Hilfsmittelverordnungen sind normalerweise nicht möglich, da der Polizist diese von dem polizeiärztlichen Dienst seiner Behörde erhält.
Nur im **Notfall** darf ein Arzneiverordnungsblatt (Muster 16) ausgestellt werden. Auf dem Vordruck müssen dann folgende Angaben gemacht werden: Amtsbezeichnung, Name, Vorname, Geburtsdatum, Einheit und Standort des Polizeibeamten.

Die Felder „**gebührenpflichtig**" und „**Sonstige**" müssen angekreuzt werden. In der Zeile „Kostenträger" wird die zuständige Polizeidirektion eingetragen. Außerdem wird vermerkt, dass es sich um einen Notfall handelt, damit keine Regressforderungen auf die Vertragsarztpraxis zukommen. Für Rückfragen sollte man sich stets auch die Adresse des Patienten geben lassen. Der Beamte ist verpflichtet, den Überweisungsschein seines Polizeiarztes innerhalb von vier Wochen nach Inanspruchnahme nachzureichen. Andernfalls ist der Vertragsarzt berechtigt, die Leistungen privat in Rechnung zu stellen. Die Abrechnungsunterlagen werden mit der Quartalsabrechnung bei der zuständigen KV eingereicht. Ob der Überweisungsschein für ärztliche Leistungen" mit eingereicht werden muss, muss bei der jeweiligen Kassenärztlichen Vereinigung erfragt werden.
Die Bundespolizei beteiligt sich am Sprechstundenbedarf.

Bundespolizei ohne eigenen ärztlichen Dienst

Wenn die Behörde keinen eigenen polizeiärztlichen Dienst anbietet, wird den Beamten eine Krankenversicherungskarte ausgestellt.
Damit können die Bundespolizisten dann von jedem Vertragsarzt behandelt werden. Sie können auch zu anderen Vertragsärzten mit einer Überweisung (Muster 6) weiterüberwiesen werden. Bei der Ausstellung des Arzneiverordnungsblatts (Muster 16) ist jedoch immer darauf zu achten, dass die Kästchen „gebührenpflichtig" und „Sonstige" angekreuzt werden.

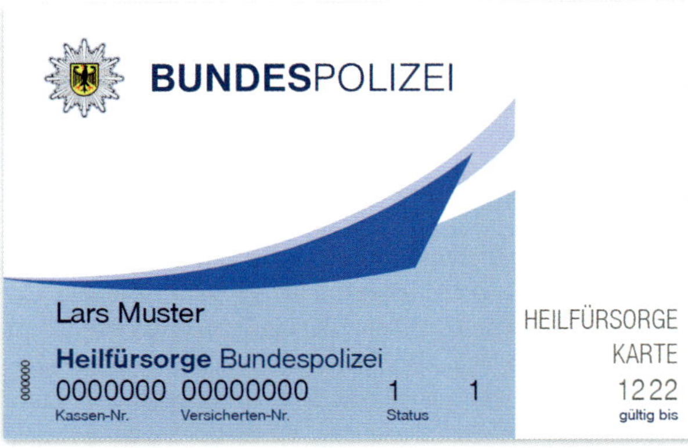

Abb. 1 Krankenversicherungskarte der Bundespolizei

10.5.2 Bundeswehrsoldaten

Die ärztliche Versorgung von Bundeswehrsoldaten wird durch einen Vertrag zwischen der Kassenärztlichen Bundesvereinigung (KBV) und dem Verteidigungsministerium bestimmt.
Grundsätzlich haben alle Bundeswehrsoldaten einen Anspruch auf kostenfreie ärztliche Versorgung durch den zuständigen Truppenarzt. Lediglich Leistungen, welche die Bundeswehr nicht selbst erbringen kann, dürfen von Vertragsärzten erbracht werden.
Zu diesem Zweck stellt der Sanitätsarzt der Bundeswehr einen „Überweisungsschein für ambulante ärztliche Untersuchung bzw. Behandlung" (Vordruck: San/Bw/0217) für den Soldaten aus. Der Überweisungsschein ist ab dem Ausstellungsdatum bis zum Ende des Quartals gültig; die Gültigkeit kann allerdings von dem Truppenarzt beschränkt werden. Bundeswehrsoldaten haben nur eingeschränkt freie Arztwahl, deshalb wird der jeweilige Vertragsarzt namentlich genannt.
Der Vertragsarzt ist an die auf dem Überweisungsschein beschriebenen Aufträge gebunden. Sollten zusätzliche diagnostische Maßnahmen nötig werden, so muss immer erst die Einwilligung vom Truppenarzt eingeholt werden. Andernfalls kann es zu Regressforderungen kommen.
Bei akuter Erkrankung oder wenn der Truppenarzt nicht erreichbar ist, kann jeder Vertragsarzt eine Behandlung durchführen. In diesen Ausnahmefällen dürfen auch Arznei- und/oder Verbandsmittel auf einem Arzneiverordnungsblatt (Muster 16) ausgestellt werden. Dabei müssen folgende Angaben gemacht werden: Dienstgrad, Name, Vorname, Personenkennziffer, Truppenteil und Standort des Soldaten. Der Überweisungsschein vom Truppenarzt muss innerhalb von vier Wochen nachgereicht werden. Andernfalls liquidiert der behandelnde Arzt die Leistungen nach GOÄ. Die Rechnung geht an den Soldaten.

Man sollte sich auch die Adresse für Rückfragen notieren. Das Formular wird mit **„Notfall"** gekennzeichnet und die Kästchen **„gebührenfrei"** und **„Sonstige"** werden angekreuzt.
Die Bundeswehr beteiligt sich am Sprechstundenbedarf.

10.5.3 Beamte der Berufsfeuerwehr der Länder

Berufsfeuerwehrbeamte sind (je nach Landesregelung) ebenfalls in der Freien Heilfürsorge versichert. Sie erhalten eine Krankenversicherungskarte und weisen sich damit in der Vertragsarztpraxis aus. Es besteht freie Arztwahl, da die Berufsfeuerwehren keine eigenen Ärzte beschäftigen.
Bei der Ausstellung eines Arzneiverordnungsblatts (Muster 16) muss darauf geachtet werden, dass die Kästchen **„gebührenpflichtig"** und **„Sonstige"** angekreuzt werden. Überweisungen zu anderen Ärzten sind jederzeit möglich. Die Berufsfeuerwehren beteiligen sich am Sprechstundenbedarf.
Feuerwehrbeamte, die keine Freie Heilfürsorge haben, sind fast immer in einer privaten Krankenversicherung versichert und treten als Privatpatienten auf.

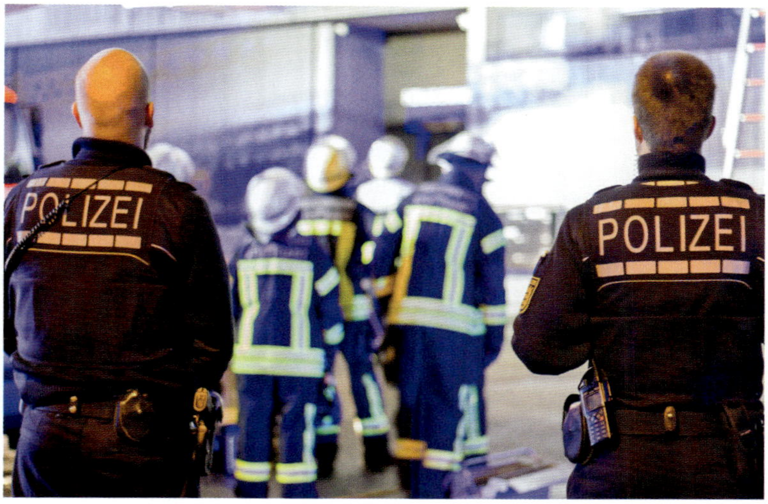

Abb. 1 Beamte der Berufsfeuerwehr und der Bundespolizei sind in der Freien Heilfürsorge versichert.

10.5.4 Justizvollzugsbeamte der Länder

Justizvollzugsbeamte sind in der Regel beim Land beschäftigt. Da die Tätigkeit in Justizvollzugsanstalten als sehr gefährlich gilt, erhalten sie (je nach Landesregelung) ebenfalls eine Versicherung in der Freien Heilfürsorge. Sie weisen sich mit einer Krankenversicherungskarte in der Vertragsarztpraxis aus. Sie können sich aber auch privat versichern.
Bei der Ausstellung eines Arzneiverordnungsblatts (Muster 16) muss darauf geachtet werden, dass die Kästchen **„gebührenpflichtig"** und **„Sonstige"** angekreuzt werden. Überweisungen zu anderen Ärzten sind jederzeit möglich, auch die Teilnahme am Sprechstundenbedarf.

10.5.5 Polizeibeamte der Landespolizei

In allen 16 Bundesländern gibt es eine eigene Landespolizei. Ist ein Polizeiarzt vorhanden, so muss dieser zuerst aufgesucht werden. Auch in diesem Fall überweist der polizeiärztliche Dienst mit einer speziellen Überweisung zu einem Vertragsarzt weiter. Ist kein polizeiärztlicher Dienst am Standort vorhanden, so erhalten die in der Regel verbeamteten Polizisten eine Krankenversicherungskarte, mit der sie sich beim Arztbesuch ausweisen. Zum Teil gelten für die Landespolizeibeamten auch die Regelungen der Beihilfe.

10.5.6 Freie Arzt- und Medizinkasse (FAMK)

In einigen Bundesländern gibt es parallel zur Freien Heilfürsorge die Freie Arzt- und Medizinkasse. Die FAMK versichert ausschließlich Beamte, die im Bereich Feuerwehr, Polizei, Justiz, Strafvollzug, Steuerfahndung, Gefahrenabwehrbehörden und deren Verwaltungen tätig sind. Diese Beamte können einen Teil ihrer Krankenversicherung über die Beihilfe abdecken, den restlichen Prozentsatz übernimmt dann die FAMK.
Im Gegensatz zur Freien Heilfürsorge können die Beamten auch nach ihrer Pensionierung in der Freien Arzt- und Medizinkasse versichert bleiben. Auch Familienversicherte, die in jungen Jahren eine Anwartschaft abgeschlossen haben, können Mitglied in der Freien Arzt- und Medizinkasse werden. Mitglieder der FAMK treten in der Praxis wie Privatpatienten auf und legen eine Krankenversicherungskarte vor – die Abrechnung erfolgt aber nach EBM über die Kassenärztliche Vereinigung.

Die Vergütung der Leistungen erfolgt extrabudgetär auf der Grundlage eines Vertrages mit der zuständigen KV, aber zu einem höheren Punktwert als bei gesetzlich versicherten Patienten.
Auf dem Arzneiverordnungsblatt (Muster 16) müssen die Kästchen **„gebührenfrei"** und **„Sonstige"** angekreuzt werden, da die Freie Arzt- und Medizinkasse die Zuzahlungen für ihre Mitglieder übernimmt.

10.6 Bundesfreiwilligendienst (BFD)

Der Bundesfreiwilligendienst ist im Jahr 2011 an die Stelle des Zivildienstes getreten. Weitere Freiwilligendienste sind das „Freiwillige Soziale Jahr" (FSJ) und das „Freiwillige Ökologische Jahr" (FÖJ).
Beim Bundesfreiwilligendienst gibt es – im Gegensatz zum FSJ und FÖJ – keine obere Altersgrenze, allerdings muss die Schulbildung abgeschlossen sein und man muss mindestens 16 Jahre alt sein.
Auch wenn man bisher familienversichert war, muss man sich für die Dauer des Bundesfreiwilligendienstes gesetzlich versichern. Die Familienmitgliedschaft ruht solange. Sie kann anschließend wieder aufgenommen werden und bleibt ggf. dann ein Jahr länger bestehen (z. B. wenn man studiert), allerdings höchstens bis zum vollendeten 26. Lebensjahr.
Die Teilnehmer erhalten eine elektronische Gesundheitskarte, mit der sie sich beim Arztbesuch ausweisen. Von der Zuzahlung sind sie während dieses Jahres befreit. Die Teilnahme am Sprechstundenbedarf ist gegeben.
Als Besonderheit gilt, dass während des Bundesfreiwilligendienstes die Einsatzstelle die gesamten Arbeitgeber- und Arbeitnehmerbeiträge zur Sozialversicherung trägt, d. h., dass die Teilnehmer keine Beiträge zahlen müssen – mögliche Zusatzbeiträge sind evtl. ausgeschlossen.
Als Mitglied der privaten Krankenversicherung muss man wissen, dass während des Bundesfreiwilligendienstes die private Versicherung ruht, da man dann immer Mitglied der gesetzlichen Krankenversicherung ist. Ob man in dieser Zeit trotzdem weiter Beiträge zahlen muss oder aber sogenannte Anwartschaften gebildet werden (Anwartschaft = der Gesundheitszustand wird „eingefroren"), muss man mit seiner privaten Krankenversicherung klären.

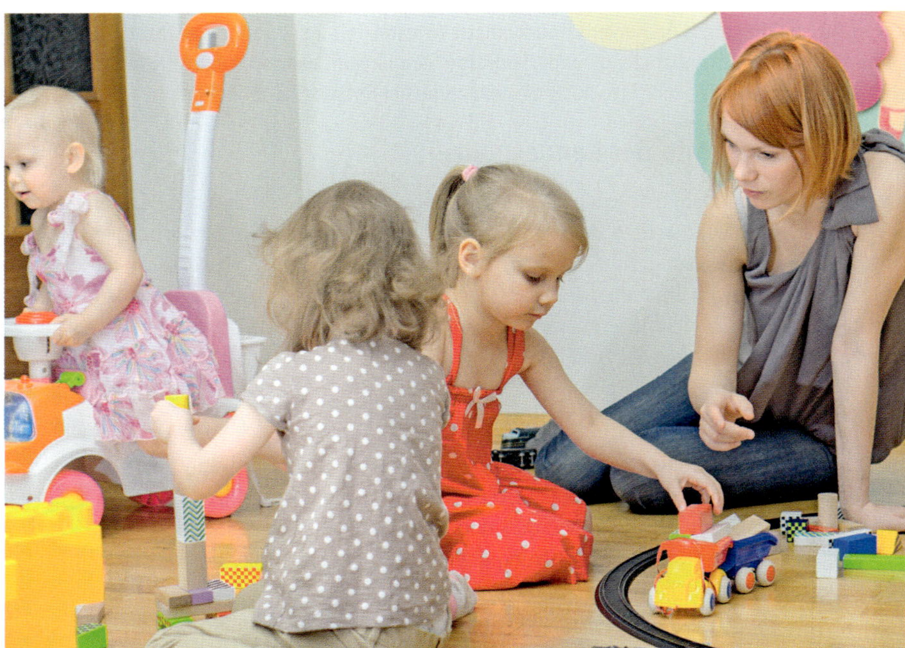

Abb. 1 Bundesfreiwilligendienstler müssen sich gesetzlich versichern.

10.7 Post- und Bahnbeamte

Die Deutsche Bundespost und die Deutsche Bundesbahn wurden als staatseigene Betriebe in den 90er-Jahren des letzten Jahrhunderts aufgelöst und in Aktiengesellschaften überführt. Seit diesem Zeitpunkt werden von beiden Betrieben nur noch Angestellte neu eingestellt. Die vorher verbeamteten Post- und Bahnmitarbeiter werden aber weiterbeschäftigt.
Ob diese Beschäftigten in der Arztpraxis als Kassen- oder Privatpatienten auftreten, hängt von ihrer Besoldungsgruppe (= Dienstgrad und damit verbundenes Einkommen) ab.
Für Postbeamte gibt es die **Postbeamtenkrankenkassen A und B**. Bahnbeamte der unteren Einkommensgruppe werden in den **KVB I bis III** (= Krankenversorgung der Bundesbahnbeamten) eingestuft. Alle drei Personengruppen gehören zu den Sonstigen Kostenträgern.
Bahnbeamte der höheren Besoldungsstufen sind in der **KVB IV** versichert und treten als reguläre Privatpatienten auf. Sie erhalten eine Privatliquidation nach den ganz normalen Regeln der GOÄ, wie andere Privatversicherte auch.

10.7.1 Postbeamtenkrankenkasse A

Postbeamte der unteren Besoldungsgruppen sind in der Postbeamtenkrankenkasse A (PBeakk A) versichert. Sie weisen sich in der Arztpraxis mit einer Krankenversichertenkarte aus. Die Abrechnung erfolgt nach EBM über die KV. Beim Ausstellen des Arzneiverordnungsblattes (Muster 16) ist darauf zu achten, dass die Felder „gebührenpflichtig" und „Sonstige" angekreuzt werden. Die Postbeamtenkrankenkasse A beteiligt sich nicht am Sprechstundenbedarf.

10.7.2 Postbeamtenkrankenkasse B

Postbeamte der oberen Besoldungsgruppen sind in der Postbeamtenkrankenkasse B (PBeakk B) versichert. Sie treten in der Arztpraxis als Privatpatienten auf und erhalten nach Abschluss der Behandlung eine Privatrechnung. Sie bekommen die Leistungen über die Beihilfe und die Postbeamtenkrankenkasse erstattet. Beim Ausstellen der Privatliquidation ist darauf zu achten, dass die Rechnung mit erniedrigten Steigerungssätzen ausgestellt werden muss.
Die Steigerungssätze liegen bei dem 1,9-Fachen für ärztliche Leistungen, dem 1,5-Fachen für technische Leistungen und bei dem 1,15-Fachen für Laborleistungen.

10.7.3 KVB I bis III Bahnbeamte

Diese Beamten sind beihilfeberechtigt und treten als Privatpatienten auf. Sie weisen sich mit einer Mitgliedskarte aus, auf der „KVB Mitgliedsausweis" und die Beitragsklasse I, II oder III vermerkt ist. Die Patienten erhalten eine Privatliquidation nach GOÄ, allerdings mit geringeren Steigerungssätzen als bei anderen privat Versicherten. Die Sätze können nicht gesteigert werden.
Die Steigerungssätze liegen bei dem 2,2-Fachen für ärztliche Leistungen, dem 1,8-Fachen für technische Leistungen und bei dem 1,15-Fachen für Laborleistungen.

Gebührenordnung für Ärzte
→ S. 250

10.7.4 Dienstunfälle Post- und Bahnbeamte

Erleiden Post- und Bahnbeamte während ihrer Arbeitszeit einen Unfall, so kommt es zu einer besonderen Abrechnung nach den Verträgen zwischen der „BG Verkehr" bzw. dem „Vorstand der Deutschen Bundesbahn" auf der einen Seite und der Kassenärztlichen Bundesvereinigung auf der anderen Seite (DU-Post, DU-Bahn).
Dienstunfälle von Post- und Bahnbeamten werden mit festgelegten Steigerungssätzen nach der GOÄ abgerechnet (und nicht nach der UV-GOÄ).

Die Vergütungssätze liegen bei dem 1,85-Fachen für ärztliche Leistungen, dem 1,8-Fachen für technische Leistungen und bei dem 1,15-Fachen für Laborleistungen.
Für die Erstellung von Befundberichten, Gutachten, Kopien und Schreibgebühren gibt es festgelegte Beträge. Die Rechnungen werden bei Postbeamten an die BG Verkehr, Sparte Post, Postbank, Telekom in Tübingen und bei Bahnbeamten an die (Außen-)Dienststelle des Bundeseisenbahnvermögens in Berlin versandt.
Im Dienst verunfallte Beamte müssen zudem eine Kostenübernahmeerklärung vorlegen.

10.8 Jugendarbeitsschutzuntersuchung

Für die Beschäftigung von Jugendlichen unter 18 Jahren gelten die Bestimmungen des Jugendarbeitsschutzgesetzes (JArbSchG). In § 32 ist festgelegt, dass Jugendliche vor der Aufnahme einer Beschäftigung ärztlich untersucht werden müssen.

Untersuchungen nach dem Jugendarbeitsschutzgesetz → Bd. 3, S. 227

MERKE Als Jugendlicher gilt nach dem Jugendarbeitsschutzgesetz jeder ab Beginn des 16. Lebensjahres bis zum vollendeten 18. Lebensjahr.

Die vom Arzt unterschriebene Erstuntersuchung händigt man dem Jugendlichen aus, der sie seinem Arbeitgeber vorlegen muss. Die Bescheinigung muss bis zum 18. Geburtstag des Jugendlichen im Ausbildungsbetrieb aufbewahrt und auf Verlangen der Berufsgenossenschaft oder der Gewerbeaufsicht vorgelegt werden.
Ist der Jugendliche nach Ablauf des ersten Ausbildungs- bzw. Beschäftigungsjahres noch minderjährig, muss auch eine Nachuntersuchung erfolgen. Wechselt der Auszubildende den Arbeitgeber, so darf der neue Betrieb den Jugendlichen erst beschäftigen, nachdem dieser die Bescheinigung vorgelegt hat.
Der Jugendliche benötigt für diese Untersuchung einen Berechtigungsschein, den er z. B. beim Einwohnermeldeamt seines Wohnsitzes (regionale Besonderheiten beachten) erhält und den er unbedingt zu der Untersuchung mitbringen muss. Für die Abrechnung der erbrachten Leistungen ist es unerheblich, ob der Jugendliche bei einer gesetzlichen oder privaten Krankenkasse versichert ist, da die Kosten vom jeweils zuständigen Bundesland übernommen werden. Auf diesem Berechtigungsschein trägt der Arzt seine Untersuchungen ein und rechnet auch mit diesem Schein die Leistungen ab.
Die Abrechnung erfolgt quartalsweise. Ob der Berechtigungsschein bei der Quartalsabrechnung an die zuständige KV oder an eine andere Behörde geschickt werden muss, ist in den Bundesländern unterschiedlich geregelt. Die Untersuchungsergebnisse müssen in der Praxis zehn Jahre lang aufbewahrt werden.

Aufbewahrungsfristen → S. 68

Als Grundlage für die Jugendarbeitsschutzuntersuchung gilt die GOÄ-Nr. **32**. Diese darf nur in 1-facher Höhe abgerechnet werden, da öffentliche Kostenträger nur so vergüten. Die Auszahlung der abgerechneten Leistungen erfolgt in der Regel vom Kostenträger (länderspezifisch) über die zuständige KV an die Arztpraxis.

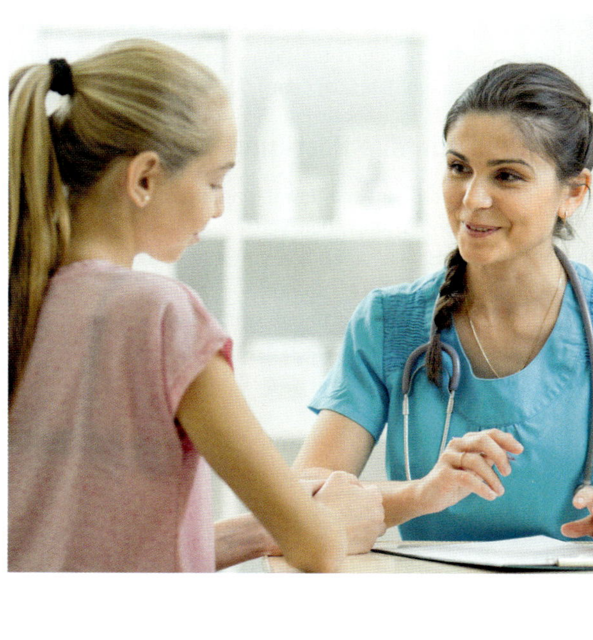

Abb. 1 Vor Aufnahme einer Beschäftigung müssen Jugendliche sich ärztlich untersuchen lassen.

In manchen Bundesländern wie z. B. in Bayern und Hessen gibt es für die Erstuntersuchung eigene fünfstellige Abrechnungsnummern, deren Vergütung sich jedoch in der Höhe an der GOÄ-Nr. 32 orientiert. Besondere Regelungen können bei der zuständigen KV erfragt werden.
In Bayern gilt:

Abrechnungsnummer	**Jungendarbeitsschutz-untersuchung**	**Betrag in €**
98001	Erstuntersuchung	23,32

In Hessen gilt:

Abrechnungsnummer	**Jungendarbeitsschutz-untersuchung**	**Betrag in €**
91951	Erstuntersuchung	23,31

10.9 Unfallversicherungsträger

Während der Arbeitszeit ist ein Arbeitnehmer in Deutschland grundsätzlich über die Unfallversicherung versichert; kommt es zu einem Unfall oder einer Berufskrankheit, dann übernimmt nicht die Krankenkasse, sondern die **Unfallversicherung** die Kosten für die Heilbehandlung.
Träger sind die **Berufsgenossenschaften** (BG) sowie Bund, Länder und Gemeinden (Unfallkassen). Alle Berufsgenossenschaften (außer der Landwirtschaftlichen Berufsgenossenschaft) und der Bundesverband der Unfallkassen haben einen Dachverband gegründet, und zwar die Deutsche Gesetzliche Unfallversicherung (**DGUV**).
Die Berufsgenossenschaften sind Körperschaften des öffentlichen Rechts. Sie haben die Aufgabe,

- Unfallverhütungsvorschriften für die Betriebe zu erstellen (Präventionsaufgaben) und für deren Einhaltung zu sorgen,
- beim Eintreten von Arbeitsunfällen die Kosten für anschließende Heilbehandlung zu übernehmen sowie
- eine finanzielle Entschädigung für entstandene Schäden auszuzahlen.

Internetauftritt der DGUV:
www.dguv.de

Die gesetzliche Unfallversicherung wird nur durch die Beiträge des Arbeitgebers finanziert, Arbeitnehmer müssen keine Beiträge zahlen. Sie kann nicht durch Angebote des privaten Versicherungsmarktes ersetzt werden, da sie gesetzlich vorgeschrieben ist.
Die gesetzliche Unfallversicherung übernimmt nach einem Berufsunfall folgende Leistungen:

- **Heilbehandlung**
  - die gesamte (zahn-)ärztliche Versorgung
  - Krankenhaus-Aufenthaltskosten (die Berufsgenossenschaften unterhalten auch eigene Krankenhäuser, die sich auf die Behandlung von Arbeitsunfällen spezialisiert haben)
  - Arznei- und Verbandsmittel, Heil- und Hilfsmittel (der Patient muss keine Zuzahlung leisten)
  - Kur oder Rehabilitation zur Wiederherstellung der Arbeitsfähigkeit

- **Verletztengeld**
  Bei einem Arbeitsunfall übernimmt die gesetzliche Unfallversicherung nach den ersten 6 Wochen die komplette Lohnfortzahlung für maximal 78 Wochen.

- **Leistungen zur Teilhabe am Arbeitsleben**
  Die gesetzliche Unfallversicherung übernimmt die Kosten für die Wiedereingliederungsmaßnahmen und für Hilfsmittel, die nötig sind, um nach einem Arbeitsunfall wieder am Arbeitsleben teilzunehmen (z. B. Brille, Gehstock).

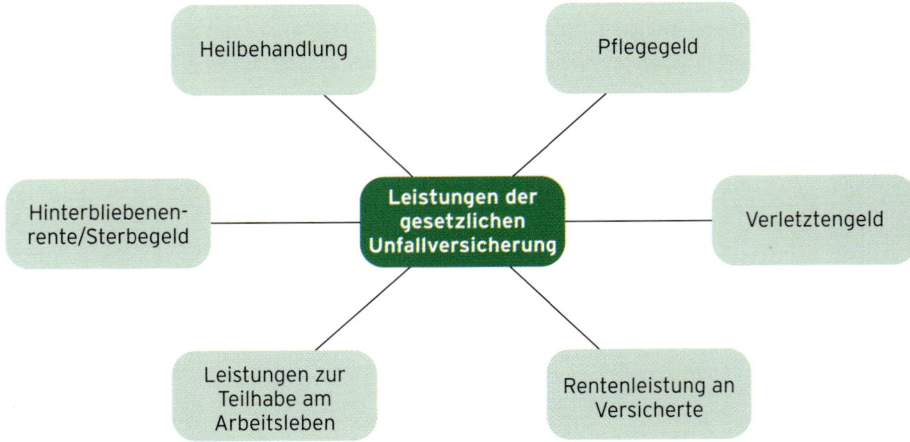

Abb. 1 Leistungen der Unfallversicherung

Manche Arbeitsunfälle sind so schwer, dass dauerhafte Gesundheitsschäden zurückbleiben. Dann übernimmt die gesetzliche Unfallversicherung auch noch weitere Leistungen, wie z. B. folgende:

- **Pflegegeld**
  Wenn Versicherte infolge des Unfalls hilflos werden und auf fremde Hilfe angewiesen sind, übernimmt die gesetzliche Unfallversicherung die Zahlung des Pflegegeldes bzw. bezahlt auch die Heimpflege.
- **Rentenleistung an Versicherte**
  Kommt es durch den Arbeitsunfall zu einer Erwerbsminderung um mindestens 20 %, bezahlt die gesetzliche Unfallversicherung eine Verletztenrente.
- **Hinterbliebenenrente / Sterbegeld**
  Bei Tod des Versicherten infolge eines Arbeitsunfalls zahlt die gesetzliche Unfallversicherung den Hinterbliebenen eine Rente. Außerdem bezahlt sie einen Zuschuss zu den Beerdigungskosten.

In der DGUV sind alle Angestellten und Arbeiter**, Schüler und Studierenden** sowie **ehrenamtlich Tätige** versichert. Kommt es zu einem Arbeitsunfall, sichert die UV den Betroffenen ab.

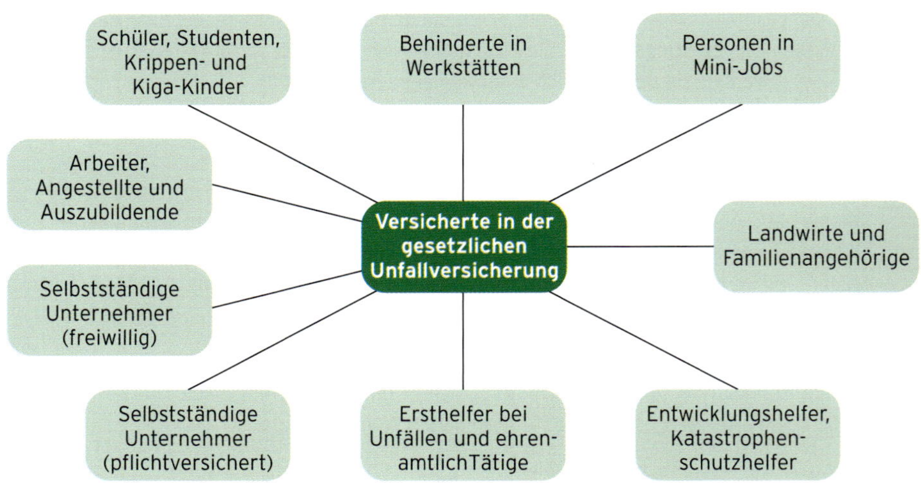

Abb. 2 Versicherte in der Unfallversicherung

MERKE Selbstständige Unternehmer sind nicht unfallpflichtversichert, können dies aber freiwillig tun. Ausnahmen bilden landwirtschaftliche Unternehmer, Küstenschiffer, Küstenfischer sowie bestimmte Selbstständige in Gesundheitswesen und Wohlfahrtspflege (z. B. Hebammen, Physiotherapeuten, Masseure, Logopäden). Diese sind pflichtversichert. Beamte sind ebenfalls nicht unfallversichert; für sie gelten besondere Vorschriften zur Unfallfürsorge.

Ein Unfall ist immer ein zeitlich begrenztes Ereignis, d.h., es ist nicht vorhersehbar und geschieht plötzlich, wie z.B. die Nadelstichverletzung, die aus Unachtsamkeit passiert.
Kein Versicherungsschutz besteht, wenn die Verletzungen oder Gesundheitsschäden ohne Einwirkung von außen auftreten. So ist ein Herzinfarkt zwar ein plötzlich auftretender Gesundheitsschaden, er wird aber nicht durch eine äußere Einwirkung hervorgerufen.
Versichert sind außerdem alle Tätigkeiten, die für den Arbeitgeber ausgeführt werden, also beispielsweise auch der Gang zur Post oder zur Apotheke für die Praxis. Bei Schulkindern sind übrigens auch Klassenfahrten versichert.
Der Gesundheitsschaden, den die betroffene Person erleidet, ergibt sich zwangsläufig aus dem Unfall: Ein Sturz aus großer Höhe führt zu Verletzungen an der Wirbelsäule und anderen Knochen, evtl. zu inneren Verletzungen. Verätzungen am Auge durch Chemikalien führen zu Beeinträchtigungen beim Sehen. Eine Nadelstichverletzung kann zu einer Hepatitis-B-Infektion bei dem MFA führen.

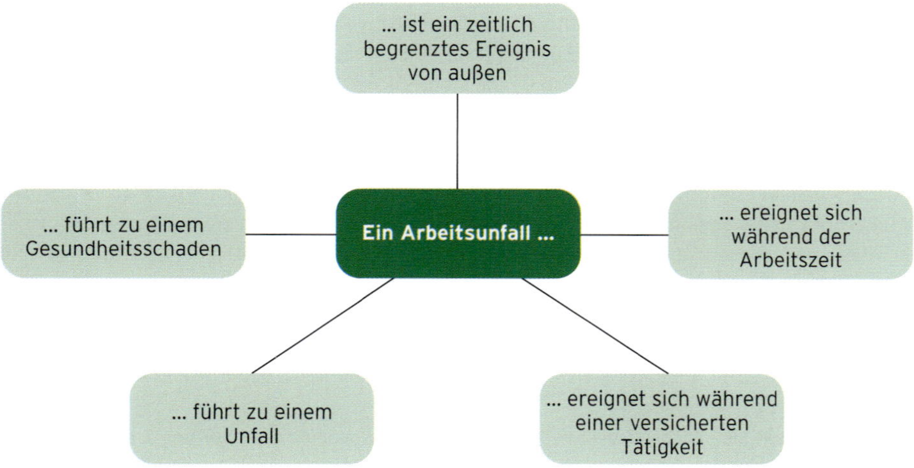

Abb. 1 Was passiert bei einem Arbeitsunfall?

BEISPIEL Werden Smartphones oder Kleidungsstücke unbrauchbar, so ist dies kein Gesundheitsschaden. Die gesetzliche Unfallversicherung ersetzt daher keine Sachwerte. Ausnahmen sind beschädigte Hilfsmittel, wie z.B. eine zerstörte Brille oder Hörgeräte.

Wegeunfälle sind Unfälle auf dem Weg zur Arbeit oder von der Arbeit nach Hause. Dabei spielt es keine Rolle, ob man Fußgänger, Radfahrer, Autofahrer usw. ist. Der versicherte Weg beginnt und endet an der Haustür. Natürlich ist für Schüler auch der Weg zur Schule oder für Studenten der Weg zur Hochschule versichert.
Umwege sind nur in einigen wenigen Ausnahmen versichert:

- um Kinder zur Betreuung zur bringen oder wieder abzuholen, beispielsweise zum Kindergarten oder zur Tagesmutter
- um einen Treffpunkt für eine Fahrgemeinschaft aufzusuchen
- bei Umleitungen

Nicht versichert sind dagegen Umwege, um private Erledigungen zu tätigen, z.B. beim Bäcker oder im Supermarkt.
Befindet man sich allerdings nach dem Einkauf wieder auf dem regulären Arbeitsweg, ist dieser Abschnitt der Fahrt wieder versichert.

Der Begriff „**Berufskrankheit**“ ist im SGB VII definiert. Hierbei handelt es sich um Erkrankungen, die sich ein Versicherter durch eine berufliche Tätigkeit zuzieht und die von der Bundesregierung durch eine Rechtsordnung als Berufskrankheit bezeichnet wird. Damit eine Erkrankung als Berufskrankheit anerkannt wird, muss bei der Tätigkeit eine erheblich höhere Gefahr ausgehen, als diese bei der Normalbevölkerung vorliegt.

BEISPIEL Bäcker setzen sich einer größeren Menge an Mehlstaub aus als die Normalbevölkerung. Bäckerasthma ist deshalb als Berufskrankheit anerkannt.
MFA, die jeden Tag Blutentnahmen und Injektionen durchführen, setzen sich einem erhöhten Risiko aus, sich durch eine Nadelstichverletzung Hepatitis B, Hepatitis C oder eine HIV-Infektion zuzuziehen. Deshalb sind diese Erkrankungen für MFA als Berufskrankheiten anerkannt.

Liste der Berufskrankheiten der Bundesanstalt für Arbeitsschutz und Arbeitsmedizin (BAUA): www.baua.de/DE/Angebote/Publikationen/Praxis-kompakt/F3.pdf?__blob=publicationFile

In der sogenannten Berufskrankheiten-Liste (BK-Liste) sind zurzeit mehr als 70 Erkrankungen aufgeführt. Dazu zählen beispielsweise:

- Infektionskrankheiten (z. B. Hepatitis C nach Nadelstichverletzung)
- Erkrankungen durch ionisierende Strahlen (z. B. durch Röntgenstrahlung)
- bandscheibenbedingte Erkrankungen der Lendenwirbelsäule durch langjähriges Heben oder Tragen schwerer Lasten
- Lärmschwerhörigkeit

UV-GOÄ → S. 259

Für die Abrechnung von Arbeitsunfällen gibt es eine eigene Gebührenordnung, die UV-GOÄ. Die Abrechnungsunterlagen werden auch nicht an die KV, sondern direkt an die zuständige Berufsgenossenschaft übersendet. Diese überweist dem Arzt nach Prüfung der Unterlagen das Honorar direkt auf sein Konto.

Aufgaben

1 Wie weisen sich die verschiedenen Patientengruppen der Sonstigen Kostenträger in der Arztpraxis aus?
2 Was müssen Sie beachten, wenn ein Bundespolizist Ihnen eine Überweisung / eine Versichertenkarte vorlegt?
3 Wie erfolgt die Abrechnung bei a) Sozialhilfeempfängern, b) bei Asylbewerbern?
4 Unterscheiden Sie „Schwerbeschädigte“ und „Beschädigte“ nach BVG.
5 Erläutern Sie die verschiedenen Abrechnungsmöglichkeiten bei ausländischen Patienten.
6 Was müssen Sie beachten, wenn Sie ein Arzneiverordnungsblatt (Muster 16) für ein Mitglied der Freien Arzt- und Medizinkasse ausstellen?
7 Welche Angaben müssen Sie auf einem Arzneiverordnungsblatt (Muster 16) für einen Bundeswehrsoldaten machen, wenn dieser im Notfall in Ihrer Praxis behandelt wird?
8 Beschreiben Sie die unterschiedlichen Abrechnungen bei Post- und Bahnbeamten.
9 Nach welcher Gebührenordnung werden Dienstunfälle bei Post- und Bahnbeamten abgerechnet?
10 Welche Personen müssen die Jugendarbeitsschutzuntersuchung durchführen lassen? Wie wird diese in Ihrem Bundesland abgerechnet?
11 Definieren Sie den Begriff „Arbeitsunfall“.
12 Wann handelt es sich bei einem Unfall um einen Wegeunfall?

11 Formularwesen

Interaktive Übungen
→ S. 79, PagePlayer

11.1 Grundlagen

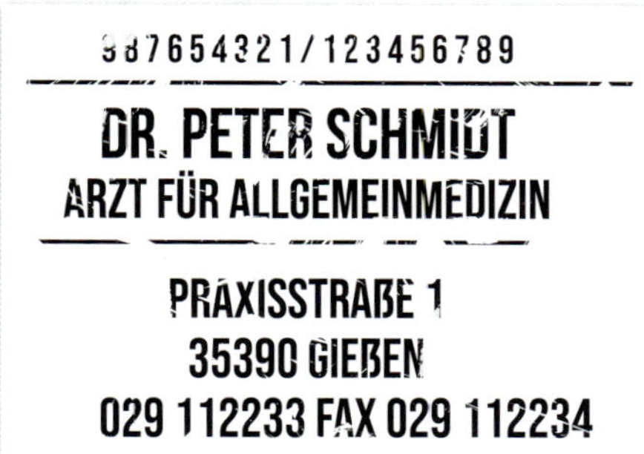

Abb. 1 Muster Vertragsarztstempel

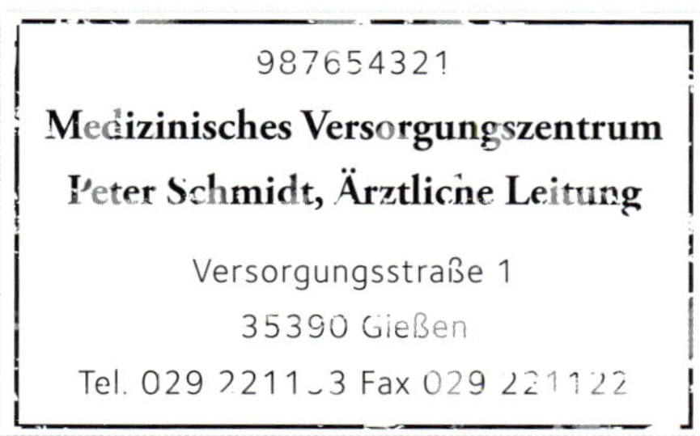

Abb. 2 Muster Vertragsarztstempel in MVZ

Der **Vertragsarztstempel** muss folgende Mindestangaben enthalten: Vor- und Nachname des Vertragsarztes mit der Praxisanschrift, Telefonnummer und ggf. einer Telefaxnummer sowie der Betriebsstättennummer.

Handelt es sich um eine Berufsausübungsgemeinschaft, sind die Vor- und Nachnamen der Partner auf dem Praxisstempel erforderlich. Bei MVZ ist (nicht bei allen KV) der ärztliche Leiter anzugeben, ergänzend kann der jeweils angestellte Arzt seinen Namen darunter hinzufügen lassen.

Berufsausübungsgemeinschaft
→ S. 52
MVZ
→ S. 53

Formularvordrucke sind in Papierform je nach KV-Bereich entweder bei der Kassenärztlichen Vereinigung oder direkt bei einer dafür autorisierten Druckerei erhältlich. Lediglich das Betäubungsmittelrezept (BtM-Rezept) wird deutschlandweit ausschließlich von der Bundesopiumstelle des Bundesinstituts für Arzneimittel und Medizinprodukte bezogen.

BtM-Rezept
→ S. 216

Fast alle Formulare können im Rahmen der Blankoformularbedruckung auf unbedrucktem Sicherheitspapier von den Praxen selbst hergestellt werden. Dafür braucht man eine von der KBV-zertifizierte Praxisverwaltungssoftware und einen Laserdrucker. Ausnahmen sind das BtM-Rezept, aus Sicherheitsgründen aber auch das Arzneimittelrezept (Muster 16). Das **Blankoformularverfahren** vereinfacht zum Beispiel die Einführung geänderter oder neuer Vordrucke. Gleichzeitig wird auch ein Barcode mit den relevanten Daten eingedruckt, das unterstützt die Maschinenlesbarkeit, reduziert den Verwaltungsaufwand und erhöht die Fälschungssicherheit. Die Blankoformularbedruckung ist in der Anlage 2a des Bundesmantelvertrag-Ärzte (BMV-Ä) geregelt. Im Rahmen der Blankoformularbedruckung selbst hergestellte Formulare sind durch den Zusatz „/E" (elektronisch) gekennzeichnet.

BMV-Ä
→ S. 63

Beim Umgang mit den Vordruckformularen ist Folgendes zu beachten:

1. Die Formulare gelten im gesamten Bundesgebiet, dürfen aber i. d. R. nur von Vertragsärzten für gesetzlich Versicherte verwendet werden. In Ausnahmefällen dürfen auch Krankenhausärzte im Rahmen des Entlassmanagements z. B. eine Arbeitsunfähigkeitsbescheinigung ausstellen. Normalerweise stellen aber Krankenhaus- und Privatärzte eigene Bescheinigungen aus.
2. Die Formulare müssen sicher aufbewahrt werden, sodass kein Missbrauch möglich ist. Lässt der Vertragsarzt oder das Praxispersonal Vordrucke offen und unbeaufsichtigt liegen, sodass Patienten ungehindert darauf zugreifen können, besteht ein Haftungsrisiko wegen Verletzung der Sorgfaltspflicht.
3. Formulare dürfen nicht blanko unterschrieben werden, sondern erst, nachdem sie vollständig ausgefüllt wurden. Der Medizinische Fachangestellte darf nicht im Auftrag (i. A.) für seinen Arzt unterschreiben.

AU
→ S. 194

4. Vordrucke müssen grundsätzlich vollständig, sorgfältig und leserlich ausgefüllt sein. In der Regel ist das kein Problem, da alle Informationen mit dem PC aufgedruckt werden. Lediglich im Ersatzverfahren wird das Formular möglicherweise mit der Hand ausgefüllt, z. B. wenn der Arzt ein Rezept während eines Hausbesuchs ausstellt. Beim Ausfüllen sollte man linksbündig, in Groß- oder Druckbuchstaben, spalten- und zeilengerecht (d. h. pro Buchstaben, Zeichen oder Zahl ein Kästchen), lesbar und mit dokumentenechtem Stift schreiben. Ein dokumentenechter Stift ist nicht löschbar und schreibt blau oder schwarz. Man verwendet also niemals einen Füller oder Bleistift. Der Vertragsarztstempel ist oft schon vorher eingedruckt. Stempelt die Praxis händisch, dann ist auch hier auf die Leserlichkeit zu achten.
5. Bei falschen Eindrucken oder Eintragungen wird das Formular (unter Beachtung der Aufbewahrungsrichtlinien) verworfen oder die falsche Eintragung mit einem waagerechten Strich korrigiert und entsprechend gekennzeichnet. Es darf weder mit Tipp-Ex noch durch einen Aufkleber oder Ähnliches korrigiert werden.

Aufbewahrungspflicht → S. 67
Telematikinfrastruktur → S. 143, 156

Bestimmte Vordrucke stehen auch digital zur Verfügung, d. h. sie können papierlos mit einem zertifizierten Dienst über die Telematikinfrastruktur übertragen werden. Dazu zählen z. B. der Überweisungsschein (Vordruck e06) und die Laborüberweisungsscheine (Vordrucke e10 und e10A).

Muster 6 → S. 202
Muster 10 und 10A → S. 204

11.2 Muster 5 (Abrechnungsschein) und Ersatzverfahren

Kann bei einem Praxisbesuch des Patienten dessen elektronische Gesundheitskarte nicht eingelesen werden, kommt der **Abrechnungsschein** zum Einsatz. Dieses Verfahren wird **Ersatzverfahren** genannt.
Patienten können von ihrer gesetzlichen Krankenkasse eine Ersatzbescheinigung anfordern, die die Praxis elektronisch erhält. Somit sind alle wichtigen Daten des Patienten automatisch im PVS verfügbar.
Muster 5 kommt zum Einsatz, wenn
- die elektronische Gesundheitskarte nicht eingelesen werden kann bzw. defekt ist,
- das Einlesegerät die elektronische Gesundheitskarte nicht annimmt,
- dem Arzt z. B. bei einem Hausbesuch kein mobiles Einlesegerät zur Verfügung steht,
- PC oder Drucker in der Arztpraxis defekt sind oder
- es sich um ein Neugeborenes handelt, für das noch keine elektronische Gesundheitskarte ausgestellt wurde.

gesetzliche Unfallversicherung → S. 185

Das Ersatzverfahren darf nicht zum Einsatz kommen, wenn Kostenträger die gesetzliche Unfallversicherung ist (Arbeits- oder Wegeunfall, Berufskrankheit, Schülerunfall).

Personalienfeld → S. 159

Beim Ausfüllen sind folgende Punkte zu beachten:
1. Um einen Abrechnungsschein im Ersatzverfahren anzulegen, werden für das **Personalienfeld** vom Patienten laut Anlage 4a BMV-Ä mindestens die folgenden Datenangaben benötigt:
   - Name der Krankenkasse
   - Name, Vorname und Geburtsdatum des Versicherten
   - Versichertenstatus
   - Postleitzahl des Wohnortes
   - nach Möglichkeit die Krankenversichertennummer (steht auf der elektronischen Gesundheitskarte)

   Ist eine Arzneimittelverordnung im Ersatzverfahren erforderlich, dann werden diese Angaben auch dafür benötigt.

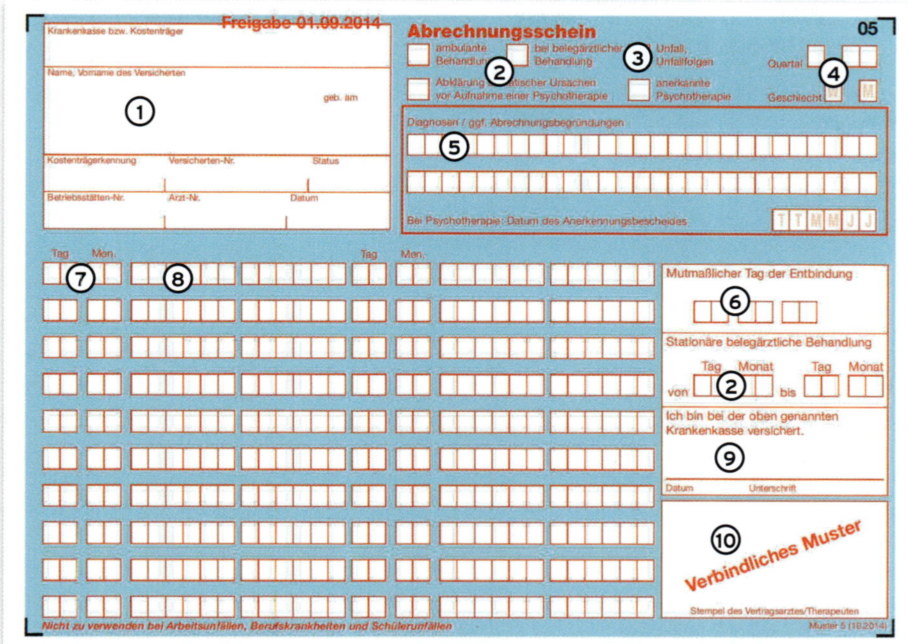
Freigabe 01.09.2014
Abrechnungsschein 05
Krankenkasse bzw. Kostenträger
Name, Vorname des Versicherten
geb. am
Kostenträgerkennung Versicherten-Nr. Status
Betriebsstätten-Nr. Arzt-Nr. Datum
ambulante Behandlung
bei belegärztlicher Behandlung
Unfall, Unfallfolgen
Quartal
Abklärung somatischer Ursachen vor Aufnahme einer Psychotherapie
anerkannte Psychotherapie
Geschlecht
Diagnosen / ggf. Abrechnungsbegründungen
Bei Psychotherapie: Datum des Anerkennungsbescheides
Tag Mon.
Mutmaßlicher Tag der Entbindung
Stationäre belegärztliche Behandlung
von Tag Monat bis Tag Monat
Ich bin bei der oben genannten Krankenkasse versichert.
Datum Unterschrift
Verbindliches Muster
Stempel des Vertragsarztes/Therapeuten
Nicht zu verwenden bei Arbeitsunfällen, Berufskrankheiten und Schülerunfällen
Muster 5 (10.2014)

Abb. 1 Abrechnungsschein (Muster 5)

2. Wird ein Patient in einem Quartal sowohl ambulant als auch belegärztlich (stationär) behandelt, müssen zwei Abrechnungsscheine im PC angelegt werden. Bei belegärztlicher Behandlung ist zusätzlich immer das Feld „stationäre belegärztliche Behandlung von … bis …“ mit auszufüllen. Bei den beiden Feldern zur Psychotherapie wird nur ein Kreuz gesetzt, wenn es zutrifft.
3. Die Kennzeichnung „Unfall/Unfallfolgen“ ist wichtig, da die Krankenkassen bei einem nichtverschuldeten Unfall die Behandlungskosten ihres Versicherten der privaten Haftpflichtversicherung des Unfallverursachers in Rechnung stellen können. Für die Abrechnung in der Praxis ändert sich nichts. Das Feld darf **nicht** bei einem Arbeitsunfall oder Schülerunfall angekreuzt werden.
4. Es werden das aktuelle Quartal und das Geschlecht des Patienten eingegeben.
5. Die Abrechnungsdiagnosen müssen nach ICD-10-GM verschlüsselt angegeben werden. Grundsätzlich dürfen im Ersatzverfahren nur die aktuellen Diagnosen auf dem Abrechnungsschein aufgelistet werden, aufgrund derer der Patient behandelt wurde. Eine Auflistung aller (Dauer-)Diagnosen, unabhängig davon, ob diese auch eine ärztliche Leistung nach sich gezogen haben, wäre ein Verstoß gegen den Datenschutz.
6. Der mutmaßliche Entbindungstermin muss nur eingetragen werden, wenn es sich um Leistungen im Rahmen der Mutterschaftsvorsorge handelt.
7. Im Leistungsfeld wird das aktuelle Tagesdatum eingegeben.
8. Für die Gebührenordnungspositionen stehen jeweils sechs Kästchen pro Leistung zur Verfügung. Die eingetragenen Ziffern müssen zwingend zur angegebenen Diagnose passen, um Regressansprüche zu verhindern.
9. Mit seiner Unterschrift bestätigt der Patient, dass er in der Praxis behandelt wurde und bei der angegebenen Krankenkasse versichert ist. Sie ist nicht erforderlich, wenn der Versicherte nicht in der Lage ist, zu unterschreiben (Notfallpatienten!), oder keine unmittelbaren (direktpersönlichen) ärztlichen Leistungen (z. B. nur telefonische Leistungen) erbracht werden. Bei Versicherten unter 15 Jahren unterschreibt der gesetzliche Vertreter.
10. Der Arzt muss das Formular nicht unterschreiben, da er auf der Sammelerklärung der Abrechnungsunterlagen unterschreibt.

ICD-10-GM
→ S. 161

Mutterschaftsvorsorge
→ Bd. 3, S. 215

MERKE Der Abrechnungsschein darf nicht bei einem Arbeits- oder Wegeunfall, Schülerunfällen oder Berufskrankheiten verwendet werden.

11.2.1 Ersatzverfahren bei Vorlage eines anderen Versicherten-nachweises

Manche Patienten lehnen aus Datenschutzgründen die eGK ab. In diesem Fall erhalten Versicherte von ihrer Krankenkasse einen **Versicherungsnachweis** in Papierform. In diesem Fall muss das Ersatzverfahren angewandt werden.

Muster 85 → S. 230

Legt ein Patient Muster 85 (Ruhen der Mitgliedschaft) vor, kommt ebenfalls das Ersatzverfahren zur Anwendung.

11.2.2 Papierbasiertes Ersatzverfahren bei fehlender eGK

Hat ein Patient seine eGK vergessen und stimmt dem elektronischen Ersatzverfahren nicht zu, wird er darauf aufmerksam gemacht, dass er die Karte innerhalb der nächsten zehn Tage nachreichen kann. Am besten lässt man sich vom Patienten schriftlich bestätigen, dass er darüber aufgeklärt wurde.

Privatliquidation → S. 258

Anderenfalls kann der Arzt nach Ablauf der Frist eine Privatliquidation über die erbrachten Leistungen ausstellen. Legt der Patient allerdings dann bis zum Ende des Quartals eine elektronische Gesundheitskarte vor, so muss der Arzt den evtl. schon gezahlten Betrag zurücküberweisen oder die Privatliquidation stornieren. In der Praxisverwaltungssoftware wird dann der Abrechnungsschein aktualisiert. Aus diesem Grund ist es sinnvoll, eine Privatliquidation erst nach Ablauf des Quartals zu erstellen.

Benötigt ein Patient ohne Vorlage seiner eGK eine (Arznei-)Verordnung, so wird in diesen Fällen ein Kassenrezept mit dem Vermerk „ohne Versicherungsnachweis“ anstelle des Kostenträgers oder ein Privatrezept ausgestellt. Der Patient muss in diesem Fall die Kosten voll übernehmen, kann aber das Rezept und die Quittung bei seiner Krankenkasse zur Erstattung einreichen.

Überweisungsscheine dürfen ohne einen gültigen Versicherungsnachweis nur im Notfall ausgestellt werden.

MERKE In einem Notfall darf ein Patient, der keine eGK vorlegen kann, nicht abgewiesen werden.

11.3 Muster 19 (Notfall-/Vertretungsschein)

Der Notfall-/Vertretungsschein ist ein dreiteiliges Formular. Er wird angewandt

- für den ärztlichen Notfalldienst,
- bei Urlaubs- und Krankheitsvertretung,
- im Notfall.

Auf den drei Teilen des Formulars ist vermerkt, welcher Vertragspartner den Teil der Bescheinigung erhält:

- **Muster 19a** ist für die **Abrechnung** mit der KV bestimmt. Aus datenschutzrechtlichen Gründen ist das Feld „Befunde/Therapie“ sowie das Feld „Arbeitsunfähigkeit bescheinigt bis“ geschwärzt.
- **Muster 19b** ist die Mitteilung für den **weiterbehandelnden Arzt**. Beim Ausfüllen wird der erste Teil 19a weggeklappt und auf diesem Teil weitergeschrieben. In den meisten Fällen gibt man dem Patienten diesen Teil für seinen Arzt mit.
- **Muster 19c** ist für den **vertretenden Arzt**; es ersetzt sozusagen die Karteikarte.

extrabudgetäre Leistungen → S. 74

Der Notfall-/Vertretungsschein wird aber nicht nur für fremde Patienten, sondern auch für eigene Patienten im organisierten Notfalldienst angelegt. Dies ist für die Abrechnung wichtig. Leistungen, die im organisierten Notdienst erbracht werden, werden extrabudgetär vergütet, d. h. der Arzt erhält das Honorar für seine Leistungen ohne Kürzungen. Werden die im Notdienst erbrachten Leistungen dagegen über die normale Praxissprechstunde abgerechnet, so belasten diese das Regelleistungsvolumen (RLV) der Praxis.

Beim Ausfüllen des Notfall-/Vertretungsscheins sind folgende Punkte zu beachten:

1. Das **Personalienfeld** wird ausgedruckt, nachdem die elektronische Gesundheitskarte (eGK) eingelesen wurde.
2. Von den drei Feldern darf immer nur eines angekreuzt werden, nämlich:
   - **„ärztlicher Notfalldienst"**, wenn der Arzt innerhalb des organisierten Notdienstes Patienten behandelt, z. B. am Wochenende oder an einem Feiertag. Die Abrechnung kann sich nur über maximal zwei Tage erstrecken. Dieses Feld muss auch angekreuzt werden, wenn es sich um eigene Patienten des Arztes handelt, damit die Vergütung extrabudgetär erfolgt.

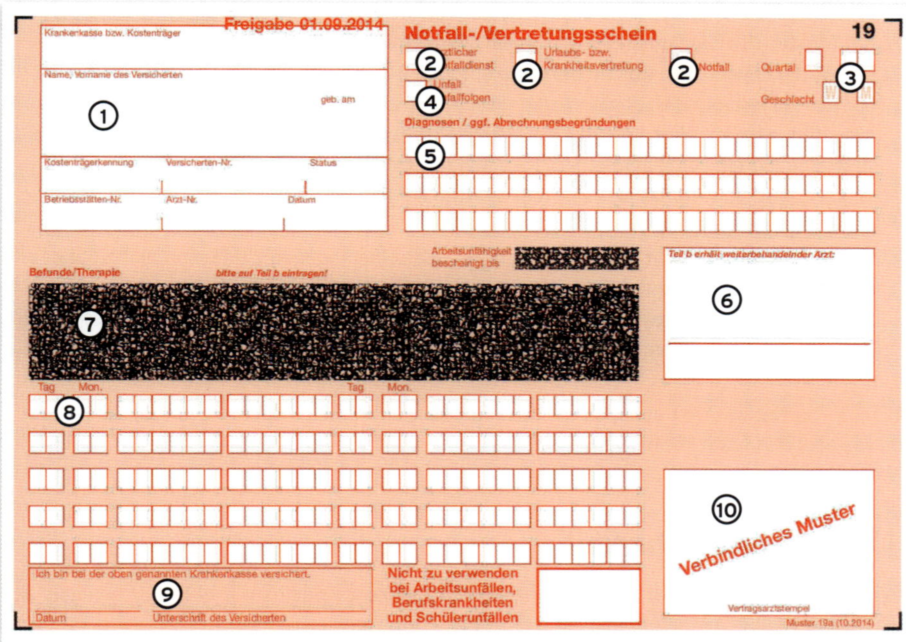
Freigabe 01.09.2014

Notfall-/Vertretungsschein 19

Krankenkasse bzw. Kostenträger

Name, Vorname des Versicherten geb. am ①

Kostenträgerkennung Versicherten-Nr. Status

Betriebsstätten-Nr. Arzt-Nr. Datum

② ärztlicher Notfalldienst ② Urlaubs- bzw. Krankheitsvertretung ② Notfall Quartal ③

④ Unfall Unfallfolgen Geschlecht W M

Diagnosen / ggf. Abrechnungsbegründungen ⑤

Arbeitsunfähigkeit bescheinigt bis [redacted]

Teil b erhält weiterbehandelnder Arzt: ⑥

Befunde/Therapie bitte auf Teil b eintragen!

[redacted] ⑦

Tag Mon. ⑧ Tag Mon.

Ich bin bei der oben genannten Krankenkasse versichert. ⑨

Datum Unterschrift des Versicherten

Nicht zu verwenden bei Arbeitsunfällen, Berufskrankheiten und Schülerunfällen

⑩ Verbindliches Muster

Vertragsarztstempel

Muster 19a (10.2014)

Abb. 1 Notfall-/Vertretungsschein (Muster 19a)

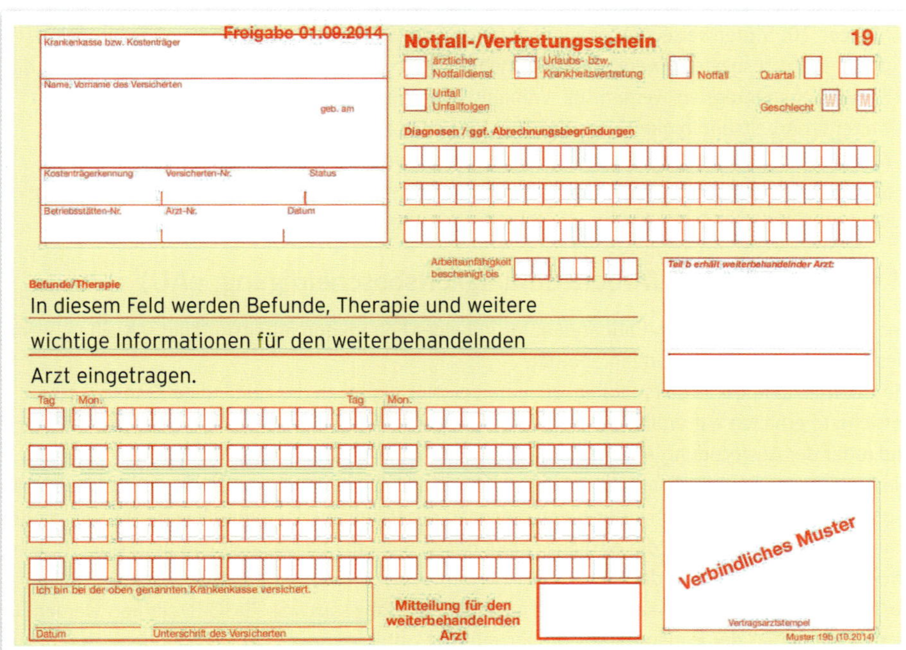
Freigabe 01.09.2014

Notfall-/Vertretungsschein 19

Krankenkasse bzw. Kostenträger

Name, Vorname des Versicherten geb. am

Kostenträgerkennung Versicherten-Nr. Status

Betriebsstätten-Nr. Arzt-Nr. Datum

ärztlicher Notfalldienst Urlaubs- bzw. Krankheitsvertretung Notfall Quartal

Unfall Unfallfolgen Geschlecht W M

Diagnosen / ggf. Abrechnungsbegründungen

Arbeitsunfähigkeit bescheinigt bis

Teil b erhält weiterbehandelnder Arzt:

Befunde/Therapie

In diesem Feld werden Befunde, Therapie und weitere wichtige Informationen für den weiterbehandelnden Arzt eingetragen.

Tag Mon. Tag Mon.

Ich bin bei der oben genannten Krankenkasse versichert.

Datum Unterschrift des Versicherten

Mitteilung für den weiterbehandelnden Arzt

Verbindliches Muster

Vertragsarztstempel

Muster 19b (10.2014)

Abb. 2 Notfall-/Vertretungsschein (Muster 19b)

   - „**Urlaubs- bzw. Krankheitsvertretung**", wenn der Arzt für einen Kollegen die Urlaubs- bzw. die Krankheitsvertretung übernimmt und es sich grundsätzlich um fremde Patienten handelt. Die Abrechnung kann sich dann auch über einen längeren Zeitraum erstrecken.
   - „**Notfall**", wenn ein Patient außerhalb des organisierten Notdienstes (beispielsweise während der normalen Sprechstunde) behandelt wird und normalerweise kein eigener Patient ist. Es darf sich dabei nicht um eine Urlaubs- oder Krankheitsvertretung handeln. Die Abrechnung der Leistungen darf sich auch hier nur über **zwei Tage** erstrecken.
3. Es werden das aktuelle **Quartal** und das **Geschlecht** des Patienten eingegeben.
4. Die Kennzeichnung **„Unfall/Unfallfolgen"** erfolgt nur bei einem privaten Unfall.
5. Die **Abrechnungsdiagnosen** müssen nach **ICD-10-GM** verschlüsselt angegeben werden.
6. In diesem Feld wird der Name des weiterbehandelnden Arztes eingetragen.
7. Auf Muster 19a kann an dieser Stelle nichts eingetragen werden. Erst nach dem Hochklappen wird hier vermerkt, welche **Befunde** erhoben wurden und welche **Therapie** erfolgt ist. Für den weiterbehandelnden Arzt sind diese Angaben sehr wichtig und sollten sorgfältig ausgefüllt werden. Wird eine Arbeitsunfähigkeitsbescheinigung (Vordruck e01) ausgestellt, so wird in diesem Feld eingetragen, bis wann die Krankmeldung gilt.
8. Im Leistungsfeld wird das aktuelle **Tagesdatum** eingegeben, dahinter die **Gebührenordnungspositionen (GOP)**.
9. Der Patient bestätigt mit seiner Unterschrift, dass seine Angaben zur Person und zu seiner Krankenkasse richtig sind.
10. Das Formular muss entweder dreimal mit dem **Vertragsarztstempel** gestempelt oder digital ergänzt werden und vom Arzt auf der ersten Seite **unterschrieben** werden.

MERKE Der Notfall-/Vertretungsschein darf nicht bei einem Arbeits- oder Wegeunfall, bei Schülerunfällen oder Berufskrankheiten verwendet werden.

11.4 Arbeitsunfähigkeit

In Deutschland ist der Anspruch auf Kranken- und Krankentagegeld im § 44 SGB V geregelt. Für den Nachweis einer Arbeitsunfähigkeit gibt es drei Formulare.

- **Vordruck e01:** Arbeitsunfähigkeitsbescheinigung (eAU) – wird ausgestellt, wenn der Arbeitnehmer selbst erkrankt ist.
- **Muster 20:** Stufenweise Wiedereingliederung in das Erwerbsleben (Wiedereingliederungsplan) – wird ausgestellt, wenn der Arbeitnehmer nach längerer Arbeitsunfähigkeit wieder in das Erwerbsleben integriert werden soll. Während der stufenweisen Wiedereingliederung besteht weiterhin Arbeitsunfähigkeit und wird dem Versicherten auch auf Vordruck e01 bescheinigt.
- **Muster 21:** Ärztliche Bescheinigung für den Bezug von Krankengeld bei Erkrankung eines Kindes („Kinderkrankengeld") – wird ausgestellt, wenn nicht der Arbeitnehmer, sondern sein Kind erkrankt ist und der Betreuung, Beaufsichtigung und Pflege bedarf.

11.4.1 Vordruck e01 (Arbeitsunfähigkeitsbescheinigung, eAU)

www.gesetze-im-internet.de/entgfg

Auf den Seiten des G-BA finden Sie die Arbeitsunfähigkeits-Richtlinie. www.g-ba.de

Der Vertragsarzt kann einen Patienten aufgrund einer Erkrankung arbeitsunfähig schreiben, wenn dieser Anspruch auf Lohnfortzahlung hat.
Die Übermittlung der Arbeitsunfähigkeitsdaten erfolgt digital an die zuständige Krankenkasse. Versicherte erhalten auf Wunsch einen unterschriebenen Ausdruck der Ausfertigung Versicherter und/oder der Ausfertigung Arbeitgeber.
Die Arztpraxen übermitteln mindestens einmal täglich die Daten über den Übertragungsdienst KIM (Kommunikation im Medizinwesen), entsprechend der Vorgaben der gematik verschlüsselt, an die Krankenkassen. Dabei wird die eAU auf einem hohen Sicherheitsniveau elektronisch signiert. Dies erfolgt mit dem eHBA und der PIN.
Bei technischen Problemen kann die eAU auch mit dem Praxisausweis (SMC-B) signiert werden. In diesem Fall erhält der Patient eine vom Vertragsarzt unterzeichnete papiergebundene Bescheinigung.

Ist die Übermittlung an die Krankenkasse aufgrund eines Störfalls nicht möglich, können alle drei Teile der Arbeitsunfähigkeitsbescheinigung ausgedruckt und dem Patienten mitgegeben werden. Dem Arbeitgeber werden die Daten durch die Krankenkasse im eAU-Verfahren zum Abruf bereitgestellt.
Patienten haben nach dem Entgeltfortzahlungsgesetz (EntgFG) im Fall einer Erkrankung sechs Wochen Anspruch auf Lohnfortzahlung, vorausgesetzt, sie haben ihrem Arbeitgeber die Arbeitsunfähigkeit mitgeteilt bzw. den Ausdruck dem Arbeitgeber zukommen lassen.
Bevor ein Arzt einen Patienten krankschreibt, erfolgen eine sorgfältige Anamnese, Untersuchung und Beratung. Die Ausstellung einer Arbeitsunfähigkeitsbescheinigung ohne ärztliche Untersuchung ist nicht zulässig. Auch dürfen keine im Voraus unterschriebenen AU an der Anmeldung vorgehalten werden.
In einer Videosprechstunde können unter bestimmen Voraussetzungen AU-Bescheinigungen ausgestellt werden:

Videosprechstunde
→ S. 240

- Der Patient muss der Praxis persönlich bekannt sein.
- Eine Krankschreibung kann bei erstmaliger Feststellung für maximal **sieben Tage** ausgestellt werden. Danach muss der Patient die Praxis aufsuchen, um die AU verlängern zu lassen. Folgebescheinigungen können im Rahmen einer Videosprechstunde nur ausgestellt werden, wenn der Patient bereits zuvor wegen derselben Krankheit persönlich in der Praxis war und deshalb eine Arbeitsunfähigkeit festgestellt wurde.
- Patienten haben keinen generellen Anspruch auf eine AU-Bescheinigung durch die Videosprechstunde. Der Arzt entscheidet darüber im Einzelfall. Müssen zunächst weitergehende diagnostische Maßnahmen in der Praxis durchgeführt werden, darf keine AU ausgestellt werden.
- Eine Befunderhebung zum Zweck der Ausstellung einer AU-Bescheinigung ist in einer Videosprechstunde nur eingeschränkt möglich. Auch darüber ist der Patient im Vorfeld zu informieren.
- Der Patient hat kein Recht auf eine AU per Videokonferenz.

Auch eine telefonische Krankschreibung kommt unter bestimmten Voraussetzungen in Frage: Sie ist möglich, wenn der Erkrankte der Arztpraxis bekannt ist und wenn die Krankheit keine schwere Symptomatik aufweist. Sie ist maximal für 5 Kalendertage möglich.
In beiden Fällen (Video- oder Telefonkrankschreibung) übersendet die Praxis dem Patienten die Krankmeldung per Post und rechnet dafür die GOP 40128 ab.
Eine Feststellung der Arbeitsunfähigkeit ausschließlich auf der Basis eines Online-Fragebogens oder einer Chat-Befragung ist nicht möglich.

Erhält der Patient die Arbeitsunfähigkeitsbescheinigung in Papierform, steht auf den drei Teilen des Formulars, welcher Vertragspartner den Teil der Bescheinigung erhält:
- Die erste Seite ist zur Vorlage bei der **Krankenkasse** bestimmt. Viele Krankenkassen bieten inzwischen eine App für Smartphones an, die eine Upload-Funktion für die Arbeitsunfähigkeitsbescheinigung besitzen.
- Die zweite Seite ist zur Vorlage beim **Arbeitgeber** vorgesehen. Dieser Teil besteht nur aus der oberen Hälfte des Formulars und enthält aus Datenschutzgründen keine Diagnosen.
- Die dritte Seite ist für den **Versicherten**.
- Die Daten der Arbeitsunfähigkeitsbescheinigung müssen für mindestens 12 Monate in der Praxis archiviert werden.

Der Patient erhält den Hinweis, der Krankenkasse und dem Arbeitgeber so schnell wie möglich Blatt 1 und 2 zukommen zu lassen. Das dritte Blatt behält der Versicherte. Auf diesem Teil kann der Versicherte sehen, wann er sich spätestens wieder beim Arzt vorstellen muss, sollte die Arbeitsunfähigkeit länger andauern und er einen lückenlosen Nachweis benötigen, um evtl. nach sechs Wochen einen Anspruch auf Krankengeld zu haben.
Ist der Versicherte länger als sechs Wochen arbeitsunfähig, erhält er von seinem Arbeitgeber nämlich kein Gehalt mehr, sondern **Krankengeld**. Die Auszahlung des Krankengeldes übernimmt die zuständige Krankenkasse. Es wird für maximal 78 Wochen innerhalb von drei Jahren für die gleiche Erkrankung gezahlt.

Der Arbeitnehmer ist verpflichtet, seinem Arbeitgeber die Arbeitsunfähigkeit unverzüglich mitzuteilen. Spätestens am vierten Tag der Arbeitsunfähigkeit muss dem Arbeitgeber die (digitale) Arbeitsunfähigkeitsbescheinigung vorliegen. Der Arbeitgeber hat aber das Recht, auch schon am ersten Tag der Arbeitsunfähigkeit eine ärztliche Bescheinigung zu verlangen. AU-Bescheinigungen dürfen nicht nachträglich ausgestellt werden. In Ausnahmefällen darf ein Arzt sie rückwirkend **bis zu drei Tagen** ausstellen, wenn er geprüft hat, dass die Erkrankung schon vor dem Tag der Untersuchung vorgelegen hat.

Hilfsmittel → S. 214

Patienten, die für die Ausübung ihres Berufs ein Hilfsmittel zwingend benötigen, sind auch dann krankzuschreiben, wenn dieses Hilfsmittel defekt und ein Ersatz nicht möglich ist.

Beim Ausfüllen der eAU-Bescheinigung sind folgende Punkte zu beachten:

1. Das **Personalienfeld** wird automatisch ausgefüllt, nachdem die elektronische Gesundheitskarte (eGK) eingelesen wurde.
2. Von den beiden Feldern „**Erstbescheinigung**" und „**Folgebescheinigung**" ist zwingend immer eines anzukreuzen. Heilt die Krankheit während der auf der Erstbescheinigung angegeben Arbeitsunfähigkeitszeit nicht aus, so wird beim erneuten Aufsuchen der Praxis das Feld „Folgebescheinigung" angekreuzt. Dabei kann der Patient entweder am letzten angegebenen Tag der Arbeitsunfähigkeit in die Sprechstunde kommen oder direkt an dem Tag nach Ablauf der Krankschreibung.
   Hat der Patient bereits eine Erstbescheinigung über eine Arbeitsunfähigkeit erhalten und sucht die Praxis **während** der Arbeitsunfähigkeit mit einer anderen Erkrankung auf, so ist für die neue Erkrankung wieder das Feld „Erstbescheinigung" anzukreuzen.
   Ist der Patient nach Ablauf der Arbeitsunfähigkeitsbescheinigung wieder arbeiten gegangen, so erhält er – auch wenn die gleiche Erkrankung wieder ausbricht – erneut eine Erstbescheinigung. Erhält der Versicherte eine Folgebescheinigung, so kann das Feld „arbeitsunfähig seit" auch frei bleiben.
3. Führt ein Arbeitsunfall zur Arbeitsunfähigkeit, so sind Besonderheiten zu berücksichtigen. Das Feld „**Arbeitsunfall, Arbeitsunfallfolgen, Berufskrankheit**" wird angekreuzt. Als Kostenträger wird im Personalienfeld **nicht** die zuständige Berufsgenossenschaft (BG), sondern die Krankenkasse des Patienten angegeben. Die Krankenkassen zahlen das Geld aus und verständigen sich mit der zuständigen BG, um sich das Geld „zurückzuholen". Das Feld „**dem Durchgangsarzt zugewiesen**" wird angekreuzt, wenn nach einem Arbeitsunfall die Arbeitsunfähigkeit **über den Tag des Unfalls** hinausgeht. Dann ist der Vertragsarzt verpflichtet, den Patienten einem Durchgangsarzt vorzustellen. Dieser entscheidet dann über das weitere Vorgehen.

Einführung in die UV-GOÄ → S. 259

Durchgangsarzt → S. 259

4. „**Arbeitsunfähig seit**": In diesem Feld wird in deutscher Schreibweise (Tag/Monat/Jahr) eingetragen, von welchem Datum an die Arbeitsunfähigkeit vorliegt. Sollte der Patient auch an normalerweise arbeitsfreien Tagen (Samstag, Sonntag, Feiertage, Urlaubs- und Brückentage) erkranken und am nächsten darauffolgenden Werktag die Praxis aufsuchen, ist die Arbeitsunfähigkeit auch für die zurückliegenden Tage einzutragen. Ein Hausarzt kann beispielsweise einen Krankenpfleger, der freitagabends an einem hochfieberhaften Infekt erkrankt, auch am Montag noch rückwirkend für das Wochenende krankschreiben, wenn dieser in der Klinik für den Wochenenddienst eingeteilt war.
5. Unter „**voraussichtlich arbeitsunfähig bis einschließlich oder letzter Tag der Arbeitsunfähigkeit**" wird vom Vertragsarzt das Datum eingetragen, bis zu welchem aufgrund seines Befundes **voraussichtlich** Arbeitsunfähigkeit bestehen wird. Die Prognose für die Dauer der Arbeitsunfähigkeit sollte **normalerweise nicht mehr als zwei Wochen** in der Zukunft liegen. Es kann aber wegen der Erkrankung oder bei besonders langwierigem Krankheitsverlauf sachgerecht sein, die Arbeitsunfähigkeit bis zur Dauer von einem Monat zu bescheinigen, z. B. bei einer komplizierten Fraktur oder einem schwierigen Verlauf einer Hepatitis.
   Führt die Erkrankung zu einer stationären Einweisung in eine Klinik, so ist hier „**Stationäre Krankenhausbehandlung**" zu vermerken.
   Im Rahmen des **Entlassmanagements** kann der Patient bei der Entlassung vom behandelnden Krankenhausarzt eine Arbeitsunfähigkeitsbescheinigung bis maximal sieben Tage erhalten. Im Anschluss daran muss sich der Patient wieder bei seinem Hausarzt bzw. einweisenden Arzt vorstellen.

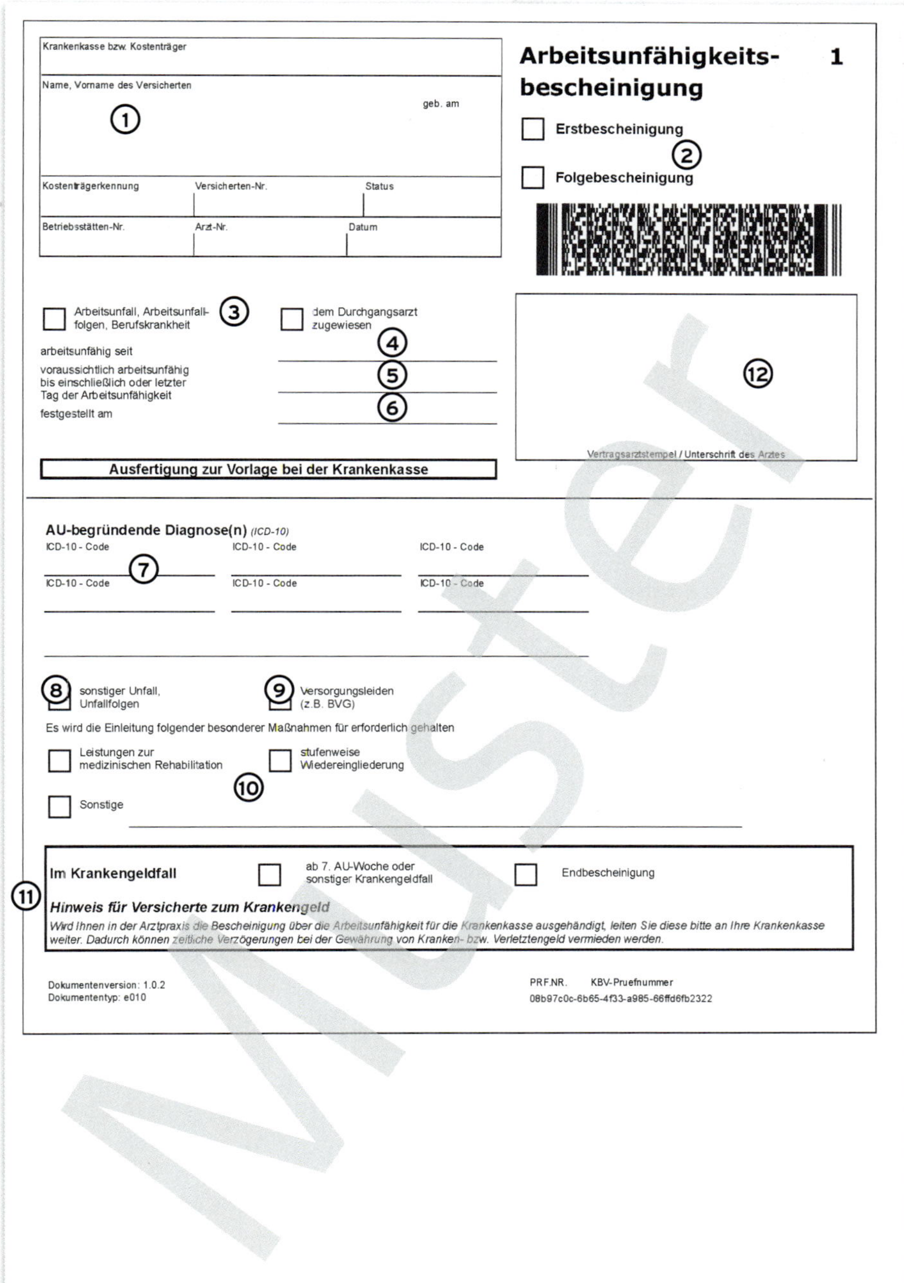

Krankenkasse bzw. Kostenträger

Name, Vorname des Versicherten geb. am

①

Kostenträgerkennung | Versicherten-Nr. | Status

Betriebsstätten-Nr. | Arzt-Nr. | Datum

Arbeitsunfähigkeits-bescheinigung 1

☐ Erstbescheinigung ②

☐ Folgebescheinigung

☐ Arbeitsunfall, Arbeitsunfallfolgen, Berufskrankheit ③

☐ dem Durchgangsarzt zugewiesen

arbeitsunfähig seit ④

voraussichtlich arbeitsunfähig bis einschließlich oder letzter Tag der Arbeitsunfähigkeit ⑤

festgestellt am ⑥

⑫ Vertragsarztstempel / Unterschrift des Arztes

Ausfertigung zur Vorlage bei der Krankenkasse

AU-begründende Diagnose(n) *(ICD-10)*

ICD-10 - Code ⑦ | ICD-10 - Code | ICD-10 - Code

ICD-10 - Code | ICD-10 - Code | ICD-10 - Code

⑧ ☐ sonstiger Unfall, Unfallfolgen

⑨ ☐ Versorgungsleiden (z.B. BVG)

Es wird die Einleitung folgender besonderer Maßnahmen für erforderlich gehalten

☐ Leistungen zur medizinischen Rehabilitation

☐ stufenweise Wiedereingliederung ⑩

☐ Sonstige

⑪ **Im Krankengeldfall** ☐ ab 7. AU-Woche oder sonstiger Krankengeldfall ☐ Endbescheinigung

Hinweis für Versicherte zum Krankengeld

Wird Ihnen in der Arztpraxis die Bescheinigung über die Arbeitsunfähigkeit für die Krankenkasse ausgehändigt, leiten Sie diese bitte an Ihre Krankenkasse weiter. Dadurch können zeitliche Verzögerungen bei der Gewährung von Kranken- bzw. Verletztengeld vermieden werden.

Dokumentenversion: 1.0.2
Dokumententyp: e010

PRF.NR. KBV-Pruefnummer
08b97c0c-6b65-4f33-a985-66ffd6fb2322

Muster

Abb. 1 Arbeitsunfähigkeits-bescheinigung (Vordruck e01)

6. „**Festgestellt am**“: Die Feststellung der Arbeitsunfähigkeit darf weder vor- noch nachdatiert werden. Das Feststelldatum ist für einen lückenlosen Nachweis des Fortbestehens einer Arbeitsunfähigkeit wichtig. Eine verspätete Feststellung kann zu einem Krankengeldverlust für den Versicherten führen.
7. „**AU-begründete Diagnose(n)**“: Alle Diagnosen, die zur Arbeitsunfähigkeit führen, sind in der ICD-10-Verschlüsselung anzugeben. Zusätzliche Angaben im Klartext sind nur dann zulässig, wenn diese absolut notwendig sind. Die Diagnosen sind auf dem Blatt 2 des Papierausdrucks (Ausfertigung zur Vorlage beim Arbeitgeber) aus Datenschutzgründen nicht enthalten.

ICD-10-Code → S. 161

8. Das Feld „**sonstiger Unfall, Unfallfolgen**" darf nur bei privaten Unfällen oder bei Sportunfällen angekreuzt werden. Für die Krankenkasse ist das wichtig, da evtl. andere am Unfall beteiligte Personen als Unfallverursacher haftbar gemacht werden können.
9. „**Versorgungsleiden (z. B. BVG)**": Dieses Feld wird nur angekreuzt, wenn die Arbeitsunfähigkeit durch Ansprüche nach dem Sozialen Entschädigungsrecht (SER) verursacht wird.

SER → S. 173

10. Bei den Feldern unter „**Es wird die Einleitung folgender besonderer Maßnahmen für erforderlich gehalten**" kann der Vertragsarzt entscheiden, ob er bei dem Patienten die „**Notwendigkeit zur medizinischen Rehabilitation**" sieht, ob er den Patienten der „**stufenweisen Wiedereingliederung**" in das Berufsleben zuführt oder ob er „**Sonstige**" Maßnahmen für nötig ansieht, die er im Klartext ausführen muss. Bei den ärztlichen Entscheidungen müssen die jeweils vorgesehenen Formulare ausgefüllt und dem Patienten mitgegeben werden. Ist eine direkte Einleitung eines dieser Verfahren nicht möglich, so muss der Vertragsarzt hier eine Empfehlung angeben.
    Während der stufenweisen Wiedereingliederung besteht weiterhin Arbeitsunfähigkeit, d. h., dass der Patient für die gesamte Dauer eine Arbeitsunfähigkeitsbescheinigung erhält.
    Unter „Sonstige" kann der Vertragsarzt beispielsweise eintragen, dass ein betriebliches Eingliederungsmanagement (BEM) durchgeführt werden soll.

HINWEIS Bei der **stufenweisen Wiedereingliederung** soll der Patient auf seinen ursprünglichen Arbeitsplatz zurückgebracht werden. Bei einem **betrieblichen Eingliederungsmanagement** geht es darum, den Patienten grundsätzlich wieder in seinen Betrieb zu integrieren. Das kann sein gewohnter (für ihn und seine Krankheit angepasster und veränderter) Arbeitsbereich, aber auch ein anderer Arbeitsplatz (in einem anderen Bereich des Betriebes) sein, der seinen Bedürfnissen besser angepasst ist (oder wird).

---

11. Liegt ein Krankengeldfall vor, d. h. hat der Vertragsarzt dem Patienten durchgängig mehr als sechs Wochen Arbeitsunfähigkeit bescheinigt, so ist das Kästchen „**ab 7. AU-Woche oder sonstiger Krankengeldfall**" anzukreuzen. Der Arzt beurteilt durch das Ankreuzen **nicht**, ob tatsächlich ein Anspruch auf Krankengeld für den Patienten besteht. Es ist lediglich ein Hinweis für die Krankenkasse, dass ein **potenzieller Anspruch** auf Krankengeld besteht. Das Kästchen muss auch auf allen Arbeitsunfähigkeitsbescheinigungen mit der gleichen Diagnose angekreuzt werden. Liegt ein Krankengeldfall vor und kann der Vertragsarzt abschätzen, dass die Arbeitsunfähigkeit tatsächlich an dem angegebenen Datum endet, so ist das Kästchen „**Endbescheinigung**" anzukreuzen.
12. Der Inhalt des **Vertragsarztstempels** kann eingedruckt werden. Der Vertragsarzt unterschreibt mit einem dokumentenechten blauen oder schwarzen Stift.

11.4.2 Muster 20 (Stufenweise Wiedereingliederung in das Erwerbsleben/Wiedereingliederungsplan)

Bei wochen- oder monatelang andauernder Arbeitsunfähigkeit kann eine stufenweise Rückkehr auf den Arbeitsplatz durchgeführt werden, wenn dies sowohl betrieblich möglich als auch therapeutisch und/oder psychologisch sinnvoll ist. Grundlage sind die „Empfehlungen zur Umsetzung der stufenweisen Wiedereingliederung gemäß Anlage der Arbeitsunfähigkeits-Richtlinie" des Gemeinsamen Bundesausschusses (G-BA).
Während der gesamten Wiedereingliederung gilt der Versicherte weiterhin als arbeitsunfähig. Die Bescheinigung hierfür erfolgt auf Vordruck e01 (Arbeitsunfähigkeitsbescheinigung).
Bevor Muster 20 ausgestellt wird, kann der Vertragsarzt (mit Zustimmung des Versicherten) eine Beschreibung der Tätigkeitsanforderungen beim Arbeitgeber, Betriebsarzt oder der Krankenkasse anfordern. Ist es für den Arbeitgeber nicht möglich bzw. unzumutbar, den Versicherten zu beschäftigen, dann kann die stufenweise Eingliederung nicht durchgeführt werden. Für das Erstellen eines Wiedereingliederungsplans (Muster 20) kann der Vertragsarzt die GOP **01622** abrechnen.
Während einer stufenweisen Wiedereingliederung ist der Versicherte in regelmäßigen Abständen von dem behandelnden Arzt auf die gesundheitlichen Auswirkungen zu untersuchen. Ergibt sich

dabei, dass der Betroffene seine Tätigkeit nicht oder nicht mehr im vollen Umfang aufnehmen kann, ist die Krankenkasse unverzüglich schriftlich zu informieren.

Auf den vier Teilen des Formulars ist vermerkt, welcher Vertragspartner welchen Teil der Bescheinigung erhält:

- **Muster 20a** ist die Ausfertigung für den Arbeitgeber.
- **Muster 20b** ist zur Vorlage bei der Krankenkasse.
- **Muster 20c** ist für den Versicherten.
- **Muster 20d** verbleibt in der Vertragsarztpraxis und muss zehn Jahre lang aufgehoben werden.

Dem Patienten wird erklärt, dass er

- das Formular zuerst unterschreiben muss,
- es danach dem Arbeitgeber zum Ausfüllen zukommen lassen muss und
- erst dann den Durchschlag 20b an die Krankenkasse schicken darf.

Beim Ausfüllen von Muster 20 sind folgende Punkte zu beachten:

1. Das **Personalienfeld** wird automatisch ausgefüllt, nachdem die elektronische Gesundheitskarte (eGK) eingelesen wurde.
2. Neben der **zuletzt ausgeübten Tätigkeit** muss auch die durchschnittliche Arbeitszeit (Freitextfeld: **„Stunden täglich"**), die der Versicherte vor Beginn der AU tätig war, angegeben werden.
3. In den Freitextzeilen **„vom"** (Datum), **„bis"** (Datum) und **„Art der Tätigkeit"** sowie **„Stunden täglich"** ist die vom Arzt und Patient abgestimmte Ausgestaltung der stufenweisen Wiedereingliederung anzugeben. Bestehen körperliche Einschränkungen, so müssen diese berücksichtigt werden. Der Vertragsarzt muss in diesem Fall genaue Angaben machen wie z. B. „Tätigkeit nur im Sitzen" oder „Darf nicht über 5 kg heben". Diese Einschränkungen behalten immer bis zum letzten angegebenen Datum der Freitextreihe ihre Gültigkeit. Insgesamt sollte die stufenweise Wiedereingliederung einen Zeitraum von **sechs Monaten** nicht überschreiten. Ergeben sich im Verlauf der Maßnahme Änderungen, so ist ein neuer Wiedereingliederungsplan zu erstellen.
4. **Vertragsarztstempel** und **Unterschrift des Arztes** müssen im vorgesehenen Feld ergänzt werden.
5. **„Erklärung des Versicherten"**: Voraussetzung für den Wiedereingliederungsplan ist das Einverständnis des Versicherten.
6. **„Erklärung des Arbeitgebers"**: Für die Durchführung einer stufenweisen Wiedereingliederung ist die Zustimmung des Arbeitgebers erforderlich. Ist der Arbeitgeber nur unter bestimmten Voraussetzungen mit der stufenweisen Wiedereingliederung einverstanden, so kann er dies im Freitext angeben. Außerdem muss der Arbeitgeber angeben, ob er dem Versicherten ein (Teil-)Arbeitsentgelt zahlt. Eine solche Auszahlung wird mit dem Krankengeld verrechnet.

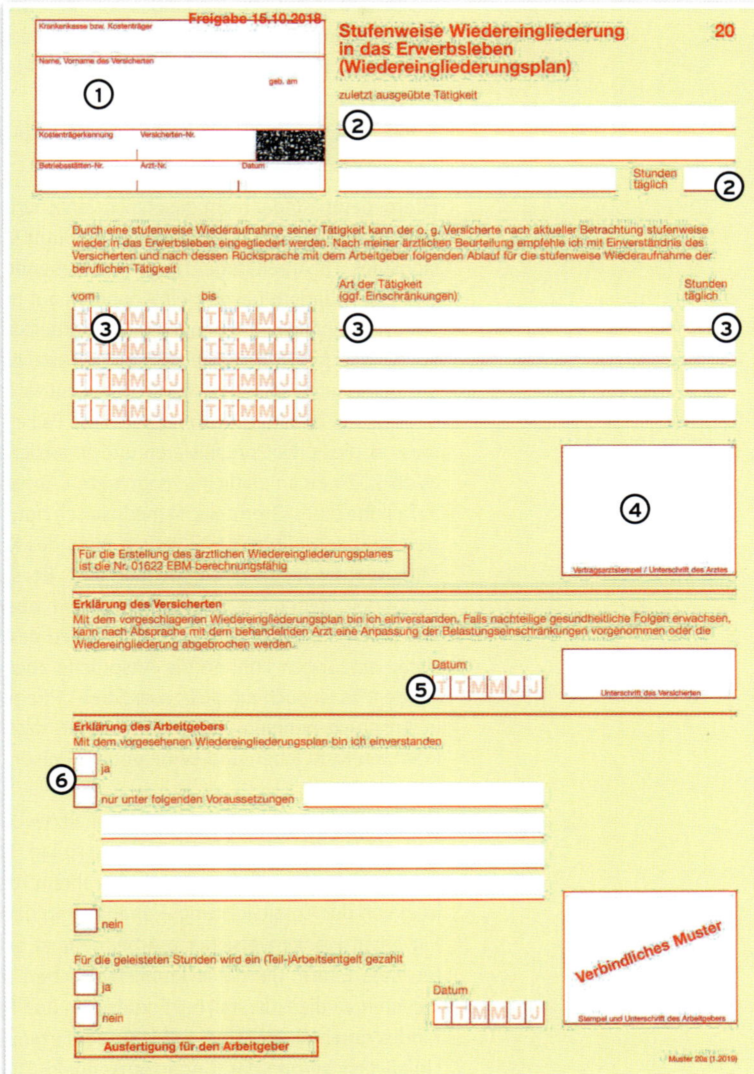
Freigabe 15.10.2018

Krankenkasse bzw. Kostenträger

Name, Vorname des Versicherten

geb. am

Kostenträgerkennung | Versicherten-Nr.

Betriebsstätten-Nr. | Arzt-Nr. | Datum

Stufenweise Wiedereingliederung in das Erwerbsleben (Wiedereingliederungsplan) 20

zuletzt ausgeübte Tätigkeit

Stunden täglich

Durch eine stufenweise Wiederaufnahme seiner Tätigkeit kann der o. g. Versicherte nach aktueller Betrachtung stufenweise wieder in das Erwerbsleben eingegliedert werden. Nach meiner ärztlichen Beurteilung empfehle ich mit Einverständnis des Versicherten und nach dessen Rücksprache mit dem Arbeitgeber folgenden Ablauf für die stufenweise Wiederaufnahme der beruflichen Tätigkeit

vom	bis	Art der Tätigkeit (ggf. Einschränkungen)	Stunden täglich
TTMMJJ	TTMMJJ		
TTMMJJ	TTMMJJ		
TTMMJJ	TTMMJJ		
TTMMJJ	TTMMJJ		

Für die Erstellung des ärztlichen Wiedereingliederungsplanes ist die Nr. 01622 EBM berechnungsfähig

Vertragsarztstempel / Unterschrift des Arztes

Erklärung des Versicherten
Mit dem vorgeschlagenen Wiedereingliederungsplan bin ich einverstanden. Falls nachteilige gesundheitliche Folgen erwachsen, kann nach Absprache mit dem behandelnden Arzt eine Anpassung der Belastungseinschränkungen vorgenommen oder die Wiedereingliederung abgebrochen werden.

Datum TTMMJJ

Unterschrift des Versicherten

Erklärung des Arbeitgebers
Mit dem vorgesehenen Wiedereingliederungsplan bin ich einverstanden

☐ ja
☐ nur unter folgenden Voraussetzungen
☐ nein

Für die geleisteten Stunden wird ein (Teil-)Arbeitsentgelt gezahlt
☐ ja
☐ nein

Datum TTMMJJ

Verbindliches Muster

Stempel und Unterschrift des Arbeitgebers

Ausfertigung für den Arbeitgeber

Muster 20a (1.2019)

Abb. 1 Stufenweise Wiedereingliederung in das Erwerbsleben (Muster 20)

11.4.3 Muster 21 (Ärztliche Bescheinigung für den Bezug von Krankengeld bei Erkrankung eines Kindes)

Nach § 45 SGB V haben Versicherte einen Anspruch auf Krankengeld, wenn

- es nach ärztlicher Beurteilung erforderlich ist, dass sie zur Beaufsichtigung, Betreuung oder Pflege ihres erkrankten Kindes von der Arbeit fernbleiben müssen,
- sie mit Anspruch auf Krankengeld versichert sind,
- es keine andere Person im Haushalt gibt, die die Beaufsichtigung, Betreuung oder Pflege übernehmen kann und
- das Kind das zwölfte Lebensjahr noch nicht vollendet hat oder aber behindert und auf Hilfe angewiesen ist.

Eltern, deren Kinder nicht gesetzlich versichert sind, haben keinen Anspruch auf diese Betreuungstage. Der Anspruch auf Krankengeld beläuft sich für die Jahre 2024 und 2025 für jedes Kind auf längstens 15 Arbeitstage, für alleinerziehende Versicherte längstens auf 30 Arbeitstage. Bei drei und mehr Kindern besteht ein Anspruch auf maximal 35 Arbeitstage pro Kalenderjahr und Elternteil bzw. bei Alleinerziehenden auf 70 Arbeitstage pro Kalenderjahr. Es besteht aber kein Anspruch auf Kinderkrankengeld, wenn beispielsweise die Mutter, die normalerweise die Betreuung des Kindes übernimmt, selbst ins Krankenhaus muss. In diesem Fall ist nicht das Kind, sondern die Betreuungsperson erkrankt. Bleibt in so einem Fall also der Vater zu Hause, um das Kind zu betreuen, so muss er dies privat organisieren und finanzieren. Muss ein Kind stationär behandelt werden, gibt es ab 2024 einen zeitlich unbegrenzten Anspruch auf Kinderkrankengeld, vorausgesetzt die Mitaufnahme eines Elternteils ist medizinisch notwendig. Bei Kindern unter 8 Jahren wird dies vorausgesetzt, bei Kindern bis 12 Jahren muss das Krankenhaus eine Bescheinigung ausstellen, dass die Mitaufnahme medizinisch notwendig ist. Bei schwerstkranken Kindern, die eine dauerhafte Pflege benötigen, gelten besondere Regelungen, ebenso für behinderte Kinder, die das zwölfte Lebensjahr bereits beendet haben. Der Anspruch besteht immer nur für ein Elternteil. Unter bestimmten Voraussetzungen können die Ansprüche aber von einem Elternteil auf den anderen übertragen werden. Es ist auch möglich, dass Stief-, Pflege-, Adoptiv- oder Großeltern das Kinderkrankengeld in Anspruch nehmen. Voraussetzung ist, dass sie in einem gemeinsamen Haushalt mit dem erkrankten Kind leben und keine andere Person die Beaufsichtigung, Betreuung oder Pflege übernehmen kann.

Das Kinderkrankengeld beträgt normalerweise bis zu 90 % des ausgefallenen Nettoarbeitsentgelts, höchstens jedoch 120,75 Euro pro Tag (Stand: 2024). Arbeitnehmer haben für die Dauer der ausgestellten Erkrankung gegenüber ihrem Arbeitgeber einen Anspruch auf unbezahlte Freistellung von der Arbeitsleistung – unabhängig davon, ob sie Kinderkrankengeldzahlungen erhalten.

Für privat krankenversicherte Arbeitnehmer gilt diese Regelung normalerweise nicht. Das bedeutet, dass Eltern, die privat krankenversichert sind, eine Zusatzversicherung abschließen müssen, die ihren Verdienstausfall bei Erkrankung und Pflege des Kindes übernimmt. Ist die Erkrankung des Kindes durch einen Schul- oder Kindergartenunfall zustande gekommen, so zahlt die gesetzliche Unfallversicherung das Kinderkrankengeld. Die Auszahlung erfolgt trotzdem (im Auftrag der Unfallkasse) über die Krankenkasse.

Eltern können auch eine telefonische Kindkrankmeldung erhalten, wenn folgende Bedingungen erfüllt sind:

- Das erkrankte Kind ist in der Arztpraxis persönlich bekannt.
- Die Krankschreibung per Telefon ist medizinisch vertretbar.
- Die Bescheinigung gilt für maximal 5 Kalendertage.

Die Arztpraxis schickt die Bescheinigung per Post an die Eltern und rechnet hierfür die GOP 40129 ab. Eltern haben aber keinen rechtlichen Anspruch auf eine telefonische Kindkrankschreibung.

Die Arztpraxis schickt die Bescheinigung per Post an die Eltern und rechnet hierfür die GOP 40129 ab. Eltern haben aber keinen rechtlichen Anspruch auf eine telefonische Kindkrankschreibung.
Beim Ausfüllen der ärztlichen Bescheinigung für den Bezug von Krankengeld bei Erkrankung eines Kindes sind die nachfolgenden Punkte zu beachten:

1. Im **Personalienfeld** werden die Daten des erkrankten Kindes angegeben.
2. Der Arzt trägt den **Beginn** und das **voraussichtliche Ende** der Erkrankung ein.
3. Das Feld **„Kita- oder Schulunfall/-folgen"** wird nur bei einem Unfall in der Betreuungseinrichtung bzw. Schule und auf dem Weg aus der/in die Einrichtung oder deren Unfallfolgen angekreuzt.
4. Das Feld **„sonstiger Unfall, Unfallfolgen"** wird nur angekreuzt, wenn kein Kita- oder Schulunfall vorliegt, sondern ein sonstiger Unfall bzw. eine Unfallfolge.
5. Das Feld **„SER"** (Soziales Entschädigungsrecht: Leistungen nach SGB XIV) wird bei Vorliegen einer anerkannten gesundheitlichen Schädigung, z. B. einem Impfschaden, gekennzeichnet.
6. **Vertragsarztstempel** und **Unterschrift des Arztes** müssen im vorgesehenen Feld ergänzt werden.
7. Derjenige Elternteil, der die Beaufsichtigung und Betreuung übernimmt, füllt die **Angaben zu seiner Person** aus.
8. Die **Bankverbindung** muss eingetragen werden, da die Krankenkasse das Kinderkrankengeld nicht an den Arbeitgeber, sondern an den Versicherten überweist.
9. Der Versicherte kreuzt an, ob er **Alleinerziehender** ist.
10. Er bestätigt mit Datum und Unterschrift, dass keine andere im Haushalt lebende Person die Betreuung oder Pflege des erkrankten Kindes übernehmen kann.

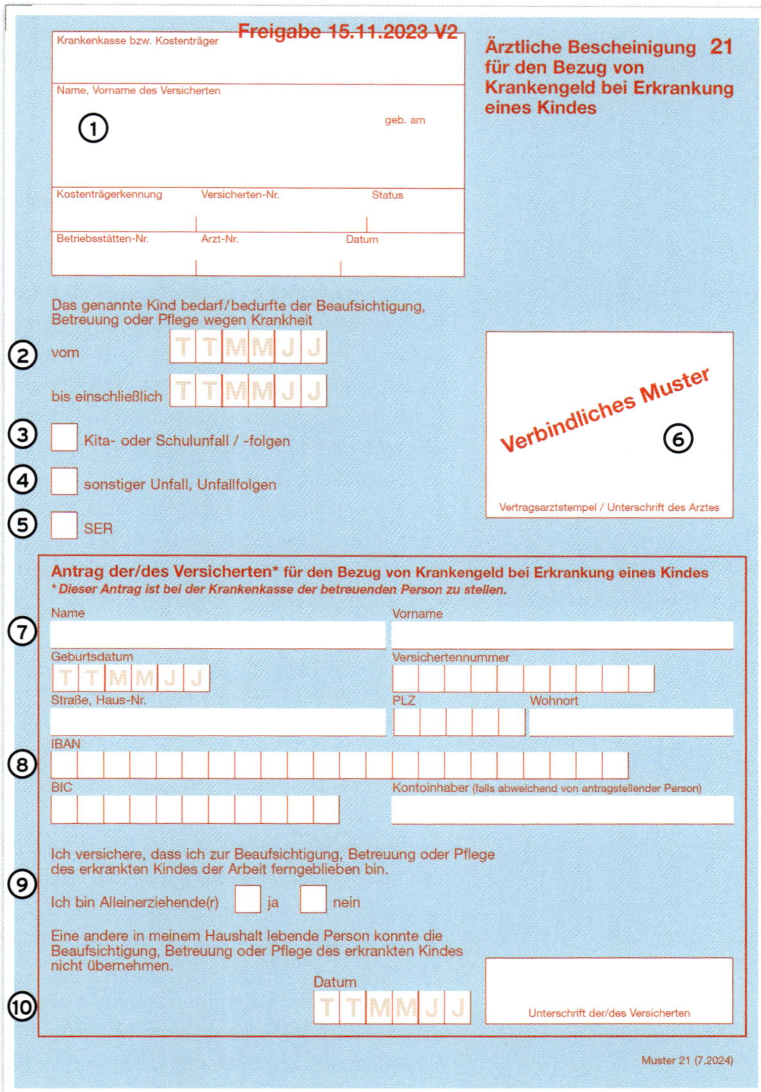
Freigabe 15.11.2023 V2
Krankenkasse bzw. Kostenträger
Ärztliche Bescheinigung 21 für den Bezug von Krankengeld bei Erkrankung eines Kindes
Name, Vorname des Versicherten
① geb. am
Kostenträgerkennung | Versicherten-Nr. | Status
Betriebsstätten-Nr. | Arzt-Nr. | Datum

Das genannte Kind bedarf/bedurfte der Beaufsichtigung, Betreuung oder Pflege wegen Krankheit
② vom TTMMJJ
bis einschließlich TTMMJJ
③ Kita- oder Schulunfall / -folgen
④ sonstiger Unfall, Unfallfolgen
⑤ SER
Verbindliches Muster ⑥
Vertragsarztstempel / Unterschrift des Arztes

Antrag der/des Versicherten* für den Bezug von Krankengeld bei Erkrankung eines Kindes
*Dieser Antrag ist bei der Krankenkasse der betreuenden Person zu stellen.
⑦ Name | Vorname
Geburtsdatum TTMMJJ | Versichertennummer
Straße, Haus-Nr. | PLZ | Wohnort
⑧ IBAN
BIC | Kontoinhaber (falls abweichend von antragstellender Person)
⑨ Ich versichere, dass ich zur Beaufsichtigung, Betreuung oder Pflege des erkrankten Kindes der Arbeit ferngeblieben bin.
Ich bin Alleinerziehende(r) ja nein
Eine andere in meinem Haushalt lebende Person konnte die Beaufsichtigung, Betreuung oder Pflege des erkrankten Kindes nicht übernehmen.
⑩ Datum TTMMJJ | Unterschrift der/des Versicherten
Muster 21 (7.2024)

Abb. 1 Ärztliche Bescheinigung für den Bezug von Krankengeld bei Erkrankung eines Kindes (Muster 21)

Nach dem Ausfüllen muss der Versicherte das Formular der Krankenkasse des erkrankten Kindes umgehend zukommen lassen. Viele Krankenkassen bieten auch hier eine Upload-Funktion mit einer App an.

11.5 Überweisungen

Dem Vertragsarzt stehen verschiedene Formulare zur Verfügung, um Patienten zu weiteren Ärzten zu überweisen:

- Muster 6 (Überweisung)
- Muster 10 (Überweisungsschein für in-vitro-diagnostische Auftragsleistungen)
- Muster 10A (Anforderungsschein für Laboratoriumsuntersuchungen bei Laborgemeinschaften)

11.5.1 Muster 6 (Überweisung)

Das Muster 6 befindet sich auf der Rückseite von Muster 5 (Abrechnungsschein). Mit diesem Formular kann der Vertragsarzt einen Patienten zu einem anderen Vertragsarzt überweisen, wenn er dies für medizinisch notwendig hält. Dabei können Überweisungen zu Vertragsärzten anderer Facharztrichtungen grundsätzlich immer ausgestellt werden. Innerhalb der gleichen Fachrichtung sind Überweisungen nur möglich bei einem Wohnortwechsel des Patienten, bei der Fortsetzung einer abgebrochenen Behandlung oder wenn der hinzugezogene Facharzt Leistungen erbringen kann, die der Vertragsarzt selbst nicht durchführen kann. Beispielsweise kann dies der Fall sein, wenn ein Kinderarzt im Rahmen der Kindervorsorgeuntersuchung U3 einen Säugling zur Sonografie der Säuglingshüfte zu einem Kollegen überweist, weil er kein Ultraschallgerät besitzt.

Früherkennungsuntersuchungen bei Kindern → Bd. 3, S. 216

Muster 6 darf zudem nur ausgestellt werden, wenn der Patient eine gültige eGK oder einen anderen Behandlungsausweis vorgelegt hat. Ausnahmen sind nur bei Notfällen möglich.

Der Patient muss außerdem auch bei dem Vertragsarzt, den er mit der Überweisung aufsucht, seine eGK vorlegen. Der MFA legt bei Vorlage eines Musters 6 im Praxisverwaltungssystem einen Überweisungsschein an; bei der Abrechnung muss dann gekennzeichnet werden, dass die Behandlung aufgrund einer Überweisung erfolgt ist. Überweisungsscheine müssen vier Quartale aufbewahrt werden.

Aufbewahrungsfristen → S. 68

Eine Überweisung ist immer in dem Quartal, in dem sie ausgestellt wird, aber auch im folgenden Quartal gültig. Gerade auf Facharzttermine warten Patienten oftmals länger und insbesondere bei am Ende des Quartals ausgestellten Überweisungen wird die Quartalsgrenze dann oftmals überschritten. Sowohl den überweisenden Praxen wie auch den Versicherten ist es in diesem Fall nicht zuzumuten, nur deshalb eine neue Überweisung auszustellen bzw. ausgestellt zu bekommen. Der Patient muss allerdings im neuen Quartal erneut die eGK vorlegen.

Wird ein Facharzt aufgrund einer ausgestellten Überweisung tätig, so muss er dem erstbehandelnden Vertragsarzt einen Befundbericht zukommen lassen. Der Arzt ist zudem an die Auftragsstellung auf dem Überweisungsschein gebunden. Möchte er beispielsweise die Diagnostik erweitern, muss er in der Regel Rücksprache mit dem Vertragsarzt halten, der die Überweisung ausgestellt hat.

Natürlich können Patienten auch ohne eine Überweisung einen Facharzt aufsuchen (Ausnahme: ausschließlich auf Überweisung tätige Ärzte wie Radiologen, Strahlentherapeuten, Laborärzte, Nuklearmediziner). In diesen Fällen wird im Praxisverwaltungssystem ein Originalschein angelegt. Außerdem geht nur dann ein Befundbericht an den Hausarzt, wenn der Patient damit einverstanden ist.

Für Patienten, die einen dringenden Termin bei einem Facharzt benötigen, wird ein zwölfstelliger Code aufgeklebt oder bei der Formularbedruckung direkt in das Feld „Auftrag" mit eingedruckt. Rufen Patienten bei der Terminservicestelle (TSS) an, wird dieser Code abgefragt, um den Anspruch auf einen schnellen Termin zu prüfen und diesen innerhalb der gesetzlichen Frist von maximal vier Wochen zu vermitteln. Die Terminservicestellen vermitteln allerdings keine Wunschtermine bei einem bestimmten Arzt oder in einer bestimmten Praxis. Der Patient erhält den nächstmöglichen freien Termin bei dem entsprechenden Facharzt.

Terminservicestelle → S. 246

Beim Ausfüllen von Muster 6 muss auf folgende Punkte geachtet werden:

1. Das **Personalienfeld** wird automatisch ausgefüllt, nachdem die elektronische Gesundheitskarte (eGK) eingelesen wurde.
2. Von den beiden Feldern **„kurativ"** und **„präventiv"** muss immer zwingend eines angekreuzt werden. Präventive Leistungen werden im Zusammenhang mit Vorsorgeuntersuchungen angefordert. Beispielsweise könnte ein Hausarzt einen Patienten zum Hautarzt zur Hautkrebsvorsorge überweisen. Kurative Leistungen werden im Rahmen von Diagnostik und Therapie von bereits bestehenden Erkrankungen erbracht. Falls bei einem Patienten sowohl eine kurative als auch eine präventive Leistung benötigt wird, müssen zwei Überweisungen ausgefüllt werden. Das Feld **„Behandlung gemäß § 116 b SGB V"** wird nur im Rahmen der ambulanten spezialfachärztlichen Versorgung (ASV) bei Patienten mit bestimmten seltenen oder komplexen Krankheiten angekreuzt. Auch das Feld **„bei belegärztlicher Behandlung"** wird nur angekreuzt, wenn der Patient in diesem Zusammenhang überwiesen wird. Dabei wird außerdem das Datum der OP mit angegeben.
3. Es werden das aktuelle **Quartal** sowie das **Geschlecht** des Patienten eingegeben.
4. Die Kennzeichnung **„Unfall/Unfallfolgen"** erfolgt nur bei einem privaten Unfall, da die Krankenkassen bei einem nicht verschuldeten Unfall die Behandlungskosten ihres Versicherten der privaten Haftpflichtversicherung des Unfallverursachers in Rechnung stellen können. Für die Abrechnung in der Praxis ändert sich nichts. Das Feld darf nicht bei einem Arbeitsunfall oder Schülerunfall angekreuzt werden.
5. Im Feld **„Überweisung an"** wird in Freitext die Facharztbezeichnung angegeben (z. B. Facharzt für Dermatologie) oder aber auch eine Schwerpunktbezeichnung (z. B. Facharzt für Gastroenterologie) oder aber auch die Zusatzbezeichnung (z. B. Facharzt für Naturheilverfahren). Es darf keine namentliche Überweisung ausgestellt werden, um die freie Arztwahl zu gewährleisten. Einzige Ausnahme ist eine Überweisung an ermächtigte Ärzte bzw. ermächtigte Facharztzentren.

ASV
→ S. 161

Abb. 1 Überweisungsschein (Muster 6)

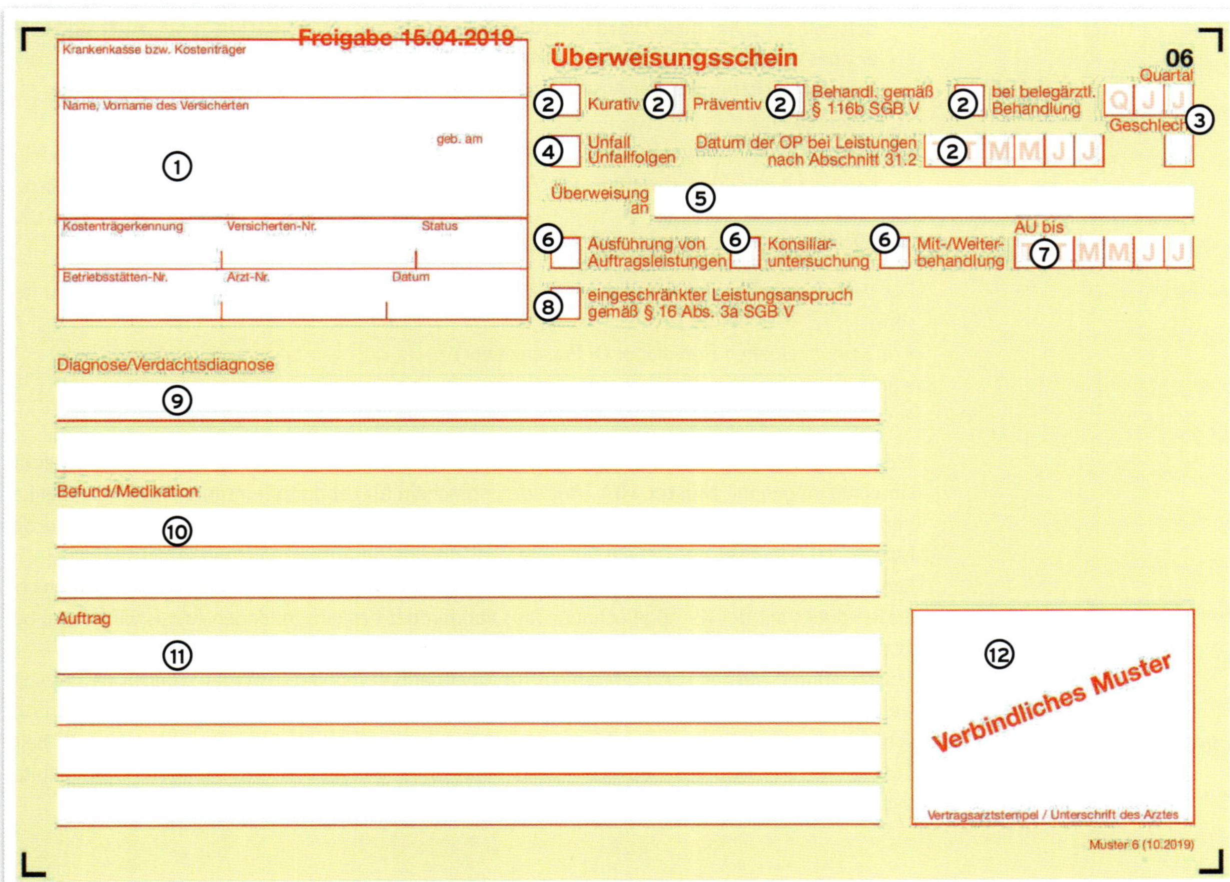

6. Von den drei Feldern dieser Reihe ist wieder zwingend eines anzukreuzen: Bei einer **„Ausführung von Auftragsleistungen"** muss im Auftragsfeld (11) genau angegeben werden, welche Leistungen erbracht werden sollen. Der beauftragte Vertragsarzt muss sich prinzipiell an diese Angaben halten (z. B. Röntgenaufnahme linker Oberarm in zwei Ebenen) und darf weitere Leistungen erst nach Rücksprache mit dem überweisenden Arzt durchführen. Hierfür muss die Überweisung vom ausstellenden Arzt geändert oder neu ausgestellt werden. Mit der Überweisung zur **„Konsiliaruntersuchung"** erfolgt ausschließlich eine Erlaubnis zur diagnostischen Leistungserbringung (lat. consilium = Beratung, Rat). Der überweisende Arzt überlässt dem Kollegen dabei die Entscheidung für die diagnostischen Maßnahmen, die unter Beachtung der Wirtschaftlichkeit durchgeführt werden. Anschließend verfasst der Arzt einen Bericht und übersendet diesen (zusammen mit dem Patienten) wieder zurück an den auftraggebenden Arzt, der die Behandlung übernimmt; z. B. kann ein Gynäkologe eine Patientin im Rahmen der Mutterschaftsvorsorge zu einem Facharzt für Perinatalmedizin überweisen, wenn ihm beim Ultraschall Besonderheiten aufgefallen sind. Die **„Mit-/Weiterbehandlung"** ist das am häufigsten angekreuzte Feld. Bei dieser Überweisungsart wird dem beauftragten Facharzt die komplette diagnostische und therapeutische Behandlung übertragen. Eine Mitbehandlung erfolgt beispielsweise, wenn ein Hausarzt eine Überweisung zu einem Gynäkologen ausstellt. Eine Weiterbehandlung kann auch bei einem Wohnort- oder Hausarztwechsel vorkommen.
7. Hat der Patient bereits eine Krankmeldung erhalten, wird in das Feld „AU bis" das genaue Datum eingetragen, um eine Dopplung zu vermeiden.

Muster 85 → S. 230

8. Legt ein Patient in einer Arztpraxis keine eGK, sondern ein Muster 85 vor, so handelt es sich um einen „eingeschränkten Leistungsanspruch gemäß § 16 Abs. 3a SGB V". Aufgrund des eingeschränkten Leistungsanspruchs dürfen bei dem Patienten nur dringend erforderliche Maßnahmen durchgeführt und abgerechnet werden. Der ausführende Arzt wird hiermit darüber informiert.
9. Im unteren Bereich des Musters 6 kann der überweisende Arzt genauere Angaben machen. In den Feldern **„Diagnose/Verdachtsdiagnose"**, **„Befund/Medikation"** und **„Auftrag"** kann er über Vorbefunde informieren, um Doppeluntersuchungen zu vermeiden, und die gewünschte Leistung bei der Ausführung von Auftragsleistungen so genau wie möglich beschreiben.
10. **„Vertragsarztstempel / Unterschrift des Arztes"**: Der Inhalt des Vertragsarztstempels kann auch eingedruckt werden. Der Arzt bestätigt mit seiner Unterschrift die Verordnung.

11.5.2 Muster 10 und 10A (Laborüberweisungen)

Der Vertragsarzt hat drei verschiedene Möglichkeiten, Laboruntersuchungen durchführen zu lassen:

- in seinem eigenen Praxislabor (= Präsenzlabor)
- in der Laborgemeinschaft
- in einem Fremd- oder Speziallabor

Möchte der Vertragsarzt Untersuchungen in der Laborgemeinschaft bestimmen lassen, muss er die Untersuchungen mit **Muster 10A** (Anforderungsschein für Laboratoriumsuntersuchungen bei Laborgemeinschaften) anfordern. Für Bestimmungen in einem Fremd- oder Speziallabor wird das **Muster 10** (Überweisungsschein für in-vitro-diagnostische Auftragsleistungen) ausgefüllt. Leistungen, die von einer Laborgemeinschaft oder einem Fremdlabor erbracht werden, werden von diesen direkt mit der KV abgerechnet. Das Laborbudget des einsendenden Arztes wird dabei belastet.

IGeL → S. 103; Bd. 3, S. 226
präoperativer Leistungskomplex → S. 237

Muster 10 und Muster 10A dürfen nicht für Privatpatienten benutzt werden. Hierfür gibt es spezielle Laboranforderungskarten. Das Gleiche gilt auch für gesetzlich Versicherte, die IGeL in Anspruch nehmen, oder wenn die Laborleistung Teil der ärztlichen Leistungen ist. So ist z. B. beim präoperativen Leistungskomplex ein bestimmter Umfang an Laborwerten obligater bzw. fakultativer Leistungsinhalt.

Muster 10

Das Muster 10 darf ausschließlich für die Übersendung von Patientenproben benutzt werden. Beim Ausfüllen von Muster 10 sind folgende Punkte zu beachten:

1. Das **Personalienfeld** wird automatisch ausgefüllt, nachdem die elektronische Gesundheitskarte (eGK) eingelesen wurde.
2. Der Vertragsarzt kreuzt an, ob der Auftrag im Rahmen der **kurativen** oder **präventiven** Behandlung oder bei einer belegärztlichen Behandlung erfolgt. Im Rahmen der Gesundheitsuntersuchung werden beispielsweise Laborwerte wie der Blutzucker überprüft, ohne dass ein konkreter Krankheitsverdacht vorliegt. Das wäre ein Beispiel für eine präventive Anforderung. Vor belegärztlichen Operationen möchte der Operateur beispielsweise, dass die Gerinnungsfähigkeit des Patientenblutes überprüft wird. Dann wäre der Auftragsgrund ein belegärztlicher Eingriff.
   Die Kennzeichnung **„Unfall/Unfallfolgen"** erfolgt nur bei einem privaten Unfall, da die Krankenkassen ggf. Kosten gegenüber Dritten geltend machen können. Das Feld darf **nicht** bei einem Arbeitsunfall oder Schülerunfall angekreuzt werden.
3. Es werden das aktuelle Quartal sowie das Geschlecht des Patienten eingegeben. Der Arzt kann die Auftragsleistung, wie bei allen Überweisungen, auch im Folgequartal beginnen.

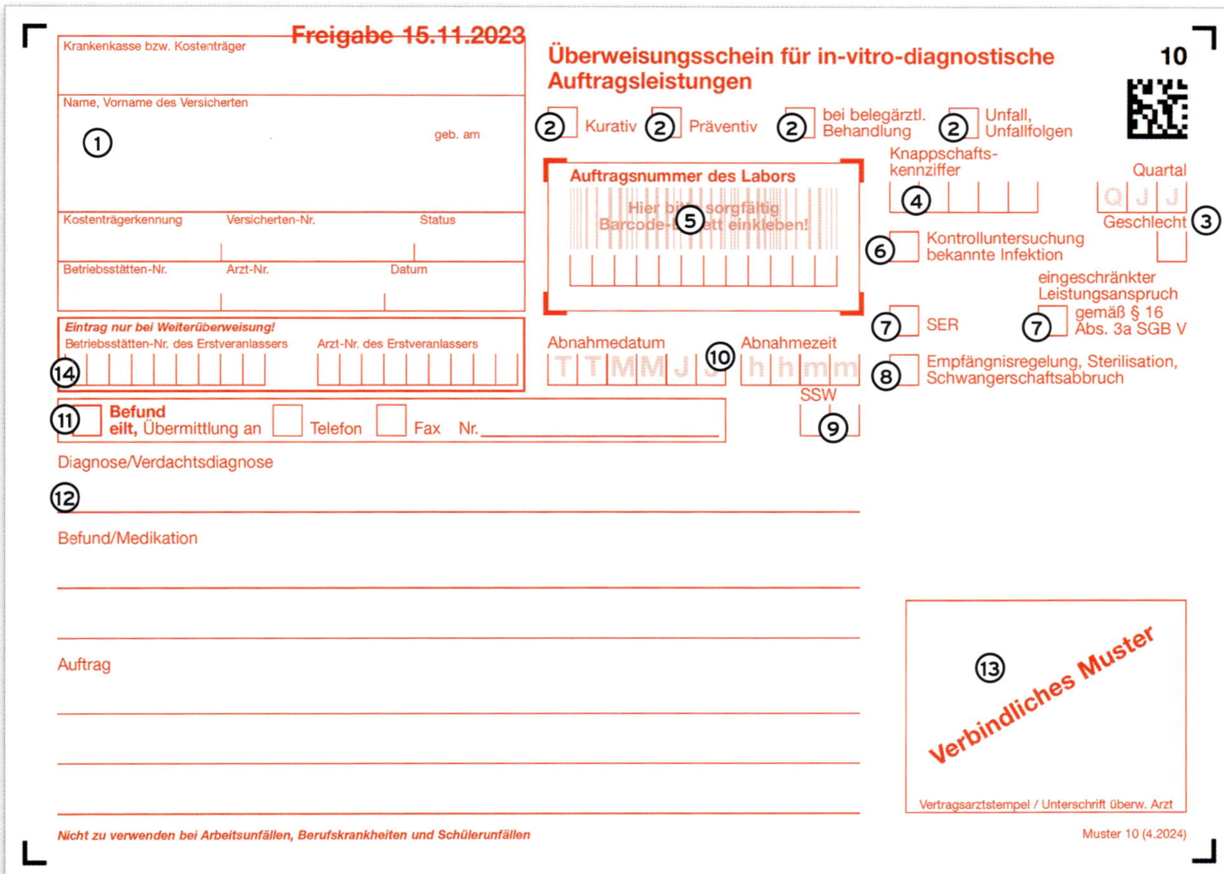

Abb. 1 Überweisungsschein für in-vitro-diagnostische Auftragsleistungen (Muster 10)

4. Knappschaftsärzte tragen hier die **Knappschaftskennziffer** 87777 ein.
5. Im **Auftragsfeld** wird der Barcode eingeklebt. Die Patientenproben erhalten ebenfalls einen Barcode mit der gleichen Nummer, damit sie im Labor richtig zugeordnet werden können. Bei der Blankoformularbedruckung wird der Barcode direkt mit aufgedruckt.
6. Sollen aus der Patientenprobe direkte oder indirekte Nachweise von Krankheitserregern (bspw. Hepatitis B) erfolgen, so muss das Feld **„Kontrolluntersuchung einer bekannten Infektion"** markiert und im Freitextfeld „Befund/Medikation" der Sachverhalt genauer beschrieben werden.
7. Das Feld **„SER"** (Soziales Entschädigungsrecht: Leistungen nach SGB XIV) wird bei Vorliegen einer anerkannten gesundheitlichen Schädigung gekennzeichnet. Das Gleiche gilt, wenn ein Patient in einer Arztpraxis keine eGK, sondern ein Muster 85 vorlegt. Dann handelt es sich um einen **„eingeschränkten Leistungsanspruch gemäß § 16 Abs. 3a SGB V"**. Aufgrund des eingeschränkten Leistungsanspruchs dürfen bei dem Patienten nur dringend erforderliche Maßnahmen durchgeführt und abgerechnet werden. Der Laborarzt wird hiermit darüber informiert.

Muster 85
→ S. 230

8. Erfolgt die Auftragsleistung im Zusammenhang mit **Empfängnisregelung, Sterilisation** oder einem **Schwangerschaftsabbruch**, so wird dieses Feld gekennzeichnet.
9. Bei einer Schwangerschaft wird die Schwangerschaftswoche (**SSW**) eingetragen. Erfolgen die Untersuchungen im Rahmen der Mutterschaftsvorsorge, wird im Auftragsfeld die Ausnahmekennziffer 32007 eingetragen.

Ausnahmekennziffer 32007
→ Bd. 2. S. 124

10. Das **Abnahmedatum** wird mit „TT.MM.JJJJ" eingetragen. Eine **Abnahmezeit** ist nur erforderlich, wenn dies für die angeforderten Untersuchungen wichtig ist. So unterliegen beispielsweise die meisten Hormone einem ausgeprägten Tagesrhythmus. Präanalytische Fehler führen zu den größten Abweichungen bei den Ergebnissen. Diese Angaben helfen daher dem Laborarzt, eventuelle Fehler zu erkennen bzw. einzuschätzen.
11. Der Vertragsarzt hat die Möglichkeit, eine eilige Probe zu kennzeichnen. In diesem Fall kann er das Feld **„Befund eilt"** ankreuzen und eine Telefon- oder Faxnummer angeben, z. B. bei Laboruntersuchungen von Marcumar-Patienten, die schwankende Werte haben.
12. Im unteren Bereich des Musters 10 kann der überweisende Arzt genauere Angaben machen. In den Feldern **„Diagnose/Verdachtsdiagnose"**, **„Befund/Medikation"** und **„Auftrag"** kann er über (Verdachts-)Diagnosen informieren, diese sollten möglichst als ICD-Code angegeben werden. Aber auch Befunde bzw. Medikation sind bei bestimmten Anforderungen wichtige Angaben. Beispielsweise ist es bei Kontrolluntersuchungen von bakteriellen Abstrichen wichtig, Antibiotika, die der Patient bereits einnimmt, aufzulisten.
   Bei den Auftragsleistungen wird zwischen dem Definitions- und dem Indikationsauftrag unterschieden. In der Regel werden die gewünschten Leistungen mit Angabe der Gebührenordnungsposition oder einer präzisen Aufgabenbeschreibung im Auftragsfeld notiert. Das ist der Definitionsauftrag. Außerdem gibt es die Möglichkeit, dass der Arzt Indikation und Empfehlung einer Methode (Indikationsauftrag) angibt und dem Laborarzt so größeren Spielraum lässt (z. B. „Rheumafaktoren bei Verdacht auf PCP"). Auf keinen Fall zulässig sind unspezifische Globalaufträge wie „Fettstoffwechselstörungen", „Schilddrüse", „Leber" oder „Niere". Es dürfen nur Kürzel verwendet werden, die so auch im EBM stehen, wie z. B. „Hb" für Hämoglobin. Der Laborarzt darf nur die Untersuchungen durchführen, die angefordert sind. Eine Erweiterung des Auftrages ist nur nach Rücksprache mit dem einsendenden Arzt zulässig.
13. Der Inhalt des Vertragsarztstempels kann auch mittels EDV eingedruckt werden. Der Arzt bestätigt mit seiner Unterschrift die Verordnung.
14. Der Laborarzt kann eine Probe ganz oder teilweise als Auftragsleistung in ein Labor senden, wenn er selbst den Auftrag nicht erbringen kann. In diesem Fall muss der Laborarzt ein weiteres Muster 10 ausstellen, die nötigen Angaben übernehmen und in diesem Feld sowohl die **Betriebsstättennummer** als auch die **Arztnummer des erstveranlassenden Arztes** (LANR) eingetragen. Es wird das Laborbudget des Vertragsarztes belastet, der den Auftrag gestellt hat.

Muster 10A

Für Laboranforderungen in der Laborgemeinschaft wird das Muster 10A ausgefüllt (Eselsbrücke: „A" wie „ankreuzen"). Beim Ausfüllen von Muster 10A sind folgende Punkte zu beachten:

1. Das **Personalienfeld** wird automatisch ausgefüllt, nachdem die elektronische Gesundheitskarte (eGK) eingelesen wurde.
2. Ebenso wie beim Muster 10 muss von den Feldern **„kurativ"** und **„präventiv"** eines angekreuzt werden. Die Markierung **„belegärztliche Behandlung"** oder **„Unfall/Unfallfolgen"** erfolgt nur bei entsprechender Grundlage.
3. Es wird das **Geschlecht** des Patienten angegeben. Bei einer vorliegenden Schwangerschaft wird die Schwangerschaftswoche (**SSW**) eingetragen.

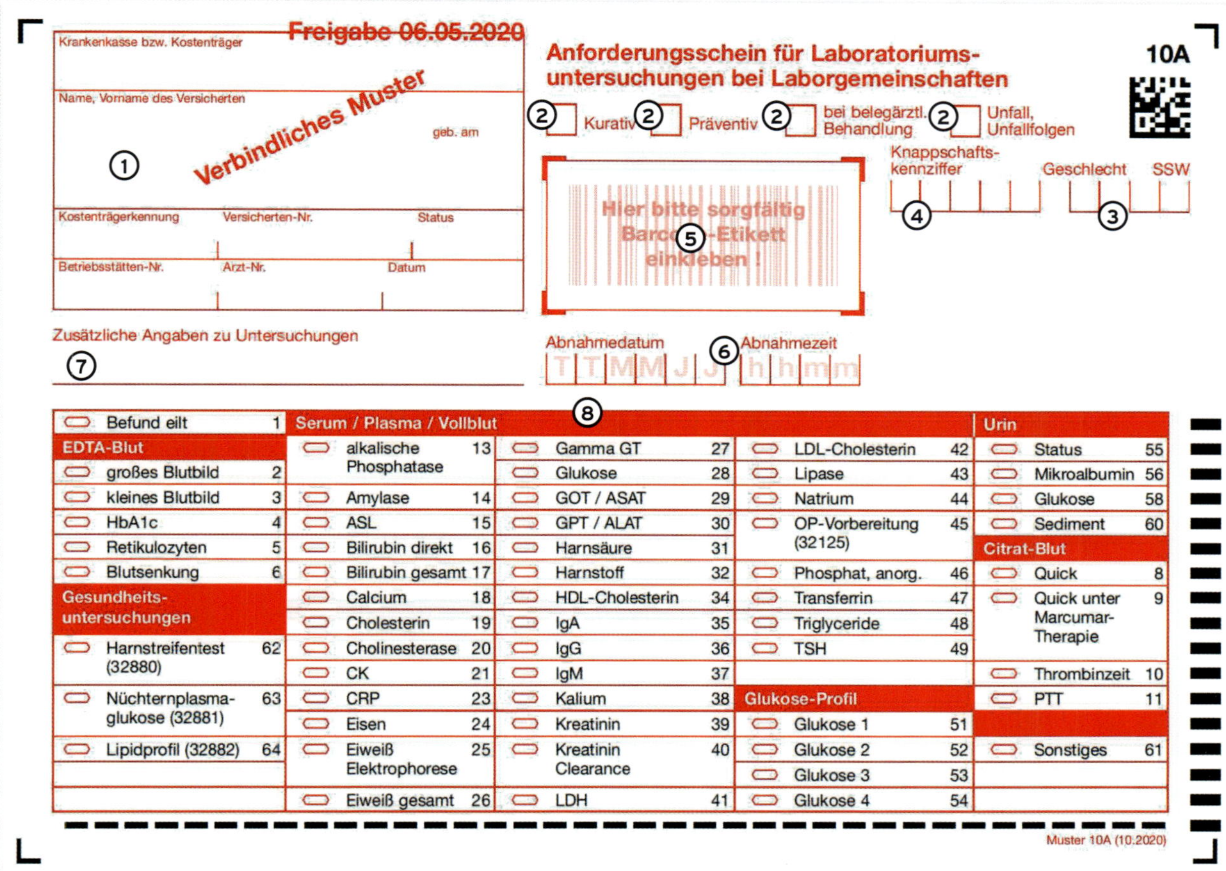

Freigabe 06.05.2020

Anforderungsschein für Laboratoriumsuntersuchungen bei Laborgemeinschaften

10A

Krankenkasse bzw. Kostenträger

Name, Vorname des Versicherten

geb. am

Verbindliches Muster

①

Kostenträgerkennung Versicherten-Nr. Status

Betriebsstätten-Nr. Arzt-Nr. Datum

② Kurativ ② Präventiv ② bei belegärztl. Behandlung ② Unfall, Unfallfolgen

Knappschaftskennziffer ④ Geschlecht ③ SSW

Hier bitte sorgfältig Barcode-Etikett einkleben! ⑤

Zusätzliche Angaben zu Untersuchungen ⑦

Abnahmedatum T T M M J J ⑥ Abnahmezeit h h m m

⑧

Befund eilt 1	Serum / Plasma / Vollblut			Urin
EDTA-Blut	alkalische Phosphatase 13	Gamma GT 27	LDL-Cholesterin 42	Status 55
großes Blutbild 2		Glukose 28	Lipase 43	Mikroalbumin 56
kleines Blutbild 3	Amylase 14	GOT / ASAT 29	Natrium 44	Glukose 58
HbA1c 4	ASL 15	GPT / ALAT 30	OP-Vorbereitung (32125) 45	Sediment 60
Retikulozyten 5	Bilirubin direkt 16	Harnsäure 31		Citrat-Blut
Blutsenkung 6	Bilirubin gesamt 17	Harnstoff 32	Phosphat, anorg. 46	Quick 8
Gesundheitsuntersuchungen	Calcium 18	HDL-Cholesterin 34	Transferrin 47	Quick unter Marcumar-Therapie 9
	Cholesterin 19	IgA 35	Triglyceride 48	
Harnstreifentest (32880) 62	Cholinesterase 20	IgG 36	TSH 49	
	CK 21	IgM 37		Thrombinzeit 10
Nüchternplasmaglukose (32881) 63	CRP 23	Kalium 38	Glukose-Profil	PTT 11
	Eisen 24	Kreatinin 39	Glukose 1 51	
Lipidprofil (32882) 64	Eiweiß Elektrophorese 25	Kreatinin Clearance 40	Glukose 2 52	Sonstiges 61
			Glukose 3 53	
	Eiweiß gesamt 26	LDH 41	Glukose 4 54	

Muster 10A (10.2020)

Abb. 1 Anforderungsschein für Laboratoriumsuntersuchungen bei Laborgemeinschaften (Muster 10A)

4. Knappschaftsärzte tragen hier die **Knappschaftskennziffer** 87777 ein.
5. Im **Auftragsfeld** wird der Barcode eingeklebt. Die Patientenproben erhalten ebenfalls einen Barcode mit der gleichen Nummer, damit sie im Labor richtig zugeordnet werden können. Bei der Blankoformularbedruckung wird der Barcode direkt mit aufgedruckt.
6. Das **Abnahmedatum** wird in deutscher Schreibweise eingetragen, die **Abnahmezeit** ist nur erforderlich, wenn es für die angeforderten Untersuchungen wichtig ist.
7. Der Vertragsarzt hat die Möglichkeit, **zusätzliche Angaben zu Untersuchungen** zu machen, beispielsweise die Urinsammelmenge anzugeben oder wichtige Befunde bzw. Medikationen mitzuteilen.
8. Im Auftragsfeld werden die Auftragsleistungen manuell durch Striche vermerkt (mit Bleistift!). Bei einer eiligen Probe wird das Feld **Befund eilt** gekennzeichnet. Werden Untersuchungen im Rahmen der Gesundheitsuntersuchung angefordert, werden diese in einem extra Feld markiert. Unter „**Sonstiges**" können weitere Leistungen aus der Laborgemeinschaft angefordert werden. Die Laborgemeinschaft darf nur die Auftragsleistungen durchführen, die markiert sind, bei einer Erweiterung des Auftrags muss die Erlaubnis des einsendenden Arztes eingeholt werden.

Gesundheitsuntersuchung → Bd. 3, S. 219

Das Muster 10A muss nicht vom Vertragsarzt unterschrieben werden, da dieser Mitglied der Laborgemeinschaft ist.

Laborabrechnung → Bd. 2, S. 123

11.6 Verordnungen

Vertragsärzte können Verordnungen ausstellen, für die der Patient dann entweder eine Sachleistung oder eine Dienstleistung erhält. Die gesetzlichen Krankenkassen sind verpflichtet, ihren Mitgliedern solche Leistungen anzubieten und zu bezahlen. Allerdings müssen gesetzlich krankenversicherte Patienten in der Regel bei folgenden Verordnungen Zuzahlungen leisten: Arznei- und Verbandsmittel, Heil- und Hilfsmittel, Fahrkosten, Krankenhausaufenthalt, häusliche Krankenpflege, Vorsorgekuren, Rehabilitation (ambulant und stationär) sowie Soziotherapie.

Sachleistung → S. 46
Dienstleistung → S. 48

11.6.1 Zuzahlungen

Normalerweise betragen bei Verordnungen die Zuzahlungen, die gesetzlich Versicherte zu leisten haben, 10 % des Abgabepreises, mindestens jedoch 5 Euro und höchstens 10 Euro, aber jeweils nicht mehr als die Kosten des Mittels selbst. Die wichtigsten Ausnahmen sind:

- Kinder und Jugendliche unter 18 Jahren (Aber: Beim Krankentransport fällt auch für sie die Zuzahlung von 10 Euro an.)
- Schwangere, die Verordnungen erhalten, die in direktem Bezug zur Schwangerschaft stehen
- Versicherte mit gültigem Befreiungsausweis ihrer Krankenkasse
- Patienten mit Arzneiverordnung im Rahmen eines Arbeitsunfalls
- Versicherte der Freien Arzt- und Medizinkasse
- Beschädigte nach BVG/BEG
- Bundeswehrsoldaten (nur in Notfällen)
- Sozialhilfeempfänger und Asylbewerber, die nicht krankenversichert sind und eine entsprechende Bescheinigung vorlegen
- Festbetragsarzneimittel, bei denen der Einkaufspreis der Apotheke mindestens 30 % niedriger liegt als der Festbetrag

Arbeitsunfall → S. 259
Freie Arzt- und Medizinkasse → S. 181
BVG/BEG → S. 174, 175
Bundeswehrsoldaten → S. 180
Sozialhilfeempfänger → S. 171
Asylbewerber → S. 172

Patientengruppen wie chronisch Kranke, Patienten mit Behinderungen, Versicherte mit geringem Einkommen oder Sozialhilfeempfänger, die im Laufe eines Kalenderjahres bestimmte Belastungsgrenzen erreichen, können sich von vielen Zuzahlungen befreien lassen. Die **Belastungsgrenze** liegt bei 2 % des Jahresbruttohaushaltseinkommens, bei chronisch kranken Patienten bei 1 %. Es gibt auch diverse Arzneimittel, die von der Zuzahlung ganz oder teilweise ausgenommen sind. Für Patienten, die an einem DMP teilnehmen, gilt grundsätzlich die reduzierte Belastungsgrenze von 1 % des Jahresbruttohaushaltseinkommens.

chronisch kranke Patienten → S. 162
Muster 16 → S. 212
DMP → S. 162; Bd. 3, S. 224

Für die Berechnung des Jahresbruttohaushaltseinkommens müssen alle Einkommen von allen im Haushalt lebenden Personen (Ehe- bzw. Lebenspartner sowie mitversicherter Kinder) berücksichtigt werden. Der Versicherte muss alle Belege über Zuzahlungen sammeln und bei seiner Krankenkasse einreichen. Diese stellt ihm dann einen Befreiungsausweis aus, der bei jedem Arztbesuch vorgelegt werden muss. Der Befreiungsausweis ist immer bis zum 31. Dezember eines Kalenderjahres gültig.

Versicherte können eine **Zuzahlungsbefreiung** im Voraus bei ihrer Krankenkasse beantragen. Dies nutzen insbesondere chronisch kranke Patienten, die aus Erfahrung wissen, dass sie die Belastungsgrenze (in jedem Kalenderjahr) überschreiten. Die Krankenkasse errechnet dann die Summe, die im Voraus bezahlt wird, der Patient überweist diese an die Krankenkasse und erhält für das Kalenderjahr den Befreiungsausweis. Die Krankenkasse darf auf dem Befreiungsausweis keine Angaben über das Einkommen des Versicherten machen.

Muster 55 → S. 211

Die Befreiung gilt nicht rückwirkend für das Kalenderjahr. Eine Zuzahlungsbefreiung schließt allerdings keine Festbetragsaufzahlung mit ein. Liegt der Preis eines Arzneimittels über dem festgelegten Erstattungspreis der Krankenkasse, müssen die Patienten den Differenzbetrag zwischen Abgabepreis und Festbetrag bezahlen. Der Zuzahlungsbetrag wird für jedes Medikament auf einem Rezept separat berechnet.

Zuzahlungsregelung		Beispiel	
Der Kostenbetrag liegt . .	**Der Patient bezahlt ...**	**Ein Medikament kostet ...**	**Die Zuzahlung beträgt ...**
unter 5 Euro	die tatsächlichen Kosten	4,20 Euro	4,20 Euro
zwischen 5–50 Euro	5 Euro	27,50 Euro	5 Euro
zwischen 50–100 Euro	10 % der tatsächlichen Kosten	65 Euro	6,50 Euro
über 100 Euro	10 Euro	120 Euro	10 Euro

Tab. 1 Zuzahlungen bei Arznei- und Verbandsmitteln, Hilfsmitteln und Krankenbeförderung

MERKE Der Patient zahlt nie mehr als die tatsächlichen Kosten zu.

Das BMG stellt Informationen zu den Zuzahlungsregelungen bereit, über die Suche schnell zu finden.
www.bundesgesundheitsministerium.de

Verordnung	Zuzahlung	Grenzen / Ausnahmen
Arznei- und Verbandsmittel	10 % des Apothekenabgabepreises	mindestens 5 Euro, höchstens 10 Euro; nicht mehr als die tatsächlichen Kosten des Mittels
Heilmittel	10 % der Kosten, zuzüglich 10 Euro je Verordnung	nicht mehr als die tatsächlichen Kosten des Mittels
Hilfsmittel	10 % für jedes Hilfsmittel	mindestens 5 Euro, höchstens 10 Euro; nicht mehr als die tatsächlichen Kosten des Mittels **Ausnahme:** Hilfsmittel, die zum Verbrauch bestimmt sind; 10 % je Packung, maximal jedoch 10 Euro pro Monat (z. B. Inkontinenzmaterialien)
Fahrtkosten	10 % des Preises	mindestens 5 Euro, höchstens 10 Euro, nicht mehr als die tatsächlichen Kosten der Fahrt **Ausnahme:** Hier müssen auch Kinder und Jugendliche bis zum vollendeten 18. Lebensjahr die Zuzahlung leisten.
Krankenhausbehandlung	10 Euro pro Kalendertag	maximal die ersten 28 Tage der Leistungsinanspruchnahme je Kalenderjahr
Häusliche Krankenpflege	10 % der Kosten, zuzüglich 10 Euro je Verordnung	maximal die ersten 28 Tage der Leistungsinanspruchnahme je Kalenderjahr
Haushaltshilfe	10 % der Kosten pro Kalendertag	mindestens 5 Euro, höchstens 10 Euro, nicht mehr als die tatsächlichen Kosten der Leistung
Medizinische Rehabilitation (ambulant und stationär)	10 Euro pro Tag	bei einer Anschlussrehabilitation: maximal 28 Tage pro Kalenderjahr
Vorsorge- und Rehabilitationsmaßnahmen für Mütter und Väter	10 Euro pro Tag	ohne Begrenzung
Soziotherapie	10 % der Kosten pro Kalendertag	mindestens 5 Euro, höchstens 10 Euro, allerdings nicht mehr als die tatsächlichen Kosten der Leistung

Tab. 1 Übersicht über die gesetzlichen Zuzahlungen

11.6.2 Muster 55 (Bescheinigung einer schwerwiegenden chronischen Erkrankung)

Chronisch kranke Patienten können von ihrem Vertragsarzt das Muster 55 „Bescheinigung einer schwerwiegenden chronischen Erkrankung“ ausgestellt bekommen. Die Krankenkasse benötigt diese Bescheinigung, wenn Versicherte eine Reduzierung der Belastungsgrenze bei Zuzahlungen von 2 % auf 1 % beantragen. Der Versicherte benötigt Muster 55 sowohl für den Erstantrag als auch für Folgeanträge, wenn seine Krankenkasse einen aktuellen Nachweis anfordert.

Beim Ausfüllen von Muster 55 sind folgende Punkte zu beachten:

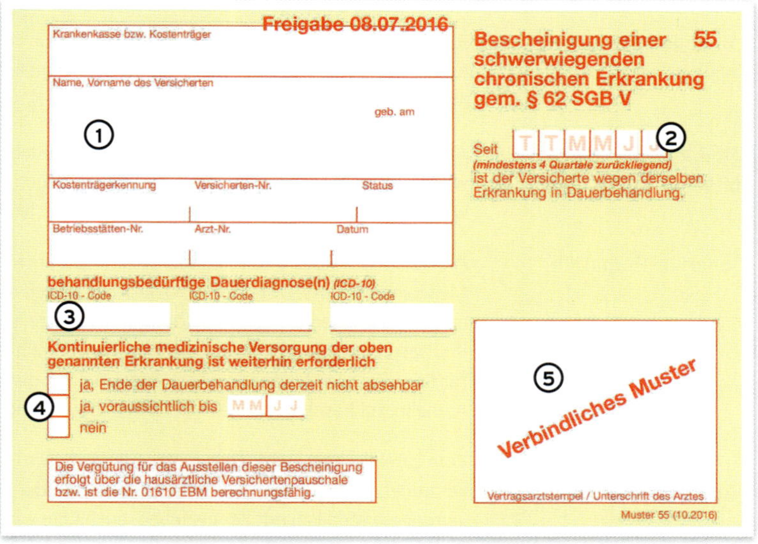

Freigabe 08.07.2016

Krankenkasse bzw. Kostenträger

Name, Vorname des Versicherten

geb. am

①

Kostenträgerkennung | Versicherten-Nr. | Status

Betriebsstätten-Nr. | Arzt-Nr. | Datum

Bescheinigung einer schwerwiegenden chronischen Erkrankung gem. § 62 SGB V 55

Seit T T M M J J ②

(mindestens 4 Quartale zurückliegend)

ist der Versicherte wegen derselben Erkrankung in Dauerbehandlung.

behandlungsbedürftige Dauerdiagnose(n) *(ICD-10)*

ICD-10 - Code ③ | ICD-10 - Code | ICD-10 - Code

Kontinuierliche medizinische Versorgung der oben genannten Erkrankung ist weiterhin erforderlich

④

ja, Ende der Dauerbehandlung derzeit nicht absehbar

ja, voraussichtlich bis M M J J

nein

Die Vergütung für das Ausstellen dieser Bescheinigung erfolgt über die hausärztliche Versichertenpauschale bzw. ist die Nr. 01610 EBM berechnungsfähig.

⑤

Verbindliches Muster

Vertragsarztstempel / Unterschrift des Arztes

Muster 55 (10.2016)

Abb. 1 Bescheinigung einer schwerwiegenden chronischen Erkrankung (Muster 55)

1. Das **Personalienfeld** wird automatisch ausgefüllt, nachdem die elektronische Gesundheitskarte (eGK) eingelesen wurde.
2. Das **Datum** (TT.MM.JJ) gibt an, seit wann der Patient in Behandlung ist. Es müssen mindestens vier Quartale sein.
3. An dieser Stellen sollen die **behandlungsbedürftigen Dauerdiagnosen** mittels ICD-10-Code eingetragen werden. Bei mehreren berücksichtigungsfähigen Diagnosen sollte die Hauptdiagnose zuerst eingetragen werden.
4. Hier ist anzugeben, ob eine **kontinuierliche medizinische Versorgung** erforderlich ist. Dies ist der Fall, wenn ohne die weitere Behandlung nach ärztlicher Einschätzung eine lebensbedrohliche Verschlimmerung, eine Verminderung der Lebenserwartung oder eine dauerhafte Beeinträchtigung der Lebensqualität zu erwarten ist. Dabei soll angegeben werden, ob und ggf. für welchen Zeitraum die Dauerbehandlung auch weiterhin erforderlich sein wird.
5. Der Inhalt des **Vertragsarztstempels** kann auch digital eingedruckt werden. Der Arzt muss das Formular **unterschreiben**.

Chroniker-Richtlinie
→ S. 162
ICD-10
→ S. 161

11.6.3 Arzneimittel-Richtlinie (AM-RL)

In der Arzneimittel-Richtlinie, die sich in einen allgemeinen und besonderen Teil gliedert, sind alle allgemeinen Grundsätze zur Verordnung von Arznei- und Verbandsmitteln festgehalten. Darin wird u. a. festgelegt, welche Medikamente apotheken- oder rezeptpflichtig sind und welche nicht.

Arzneimittel mit identischen Wirkstoffen kosten unterschiedlich viel. Aus diesem Grund gibt es **Arzneimittelfestbeträge**. Der Festbetrag eines Arzneimittels ist der maximale Betrag, den die gesetzlichen Krankenkassen bezahlen. Bei manchen Arzneimitteln muss der Patient keine Zuzahlung leisten. Es handelt sich dann um ein Präparat, für das die Krankenkasse einen **Rabattvertrag** mit der Pharmaindustrie ausgehandelt hat. In diesem Fall liegt der Preis für das Arzneimittel mindestens 30 % unter dem vereinbarten Festbetrag.

Arzneimittel sind grundsätzlich für alle Versicherten in der gesetzlichen Krankenversicherung sofort nach deren Zulassung verfügbar, d. h. alle Vertragsärzte können sie verordnen. Mit der Zulassung als neues Medikament wird dieses zur Regulierung der Erstattungsfähigkeit vom Gemeinsamen Bundesausschuss (G-BA) hinsichtlich des Nutzens, der Notwendigkeit und der Wirtschaftlichkeit überprüft. In den Anlagen I bis XII der AM-RL finden sich indikations- und wirkstoffbezogene Einzelheiten.

G-BA
→ S. 59, 63

OTC-Liste	Englisch: „Over the Counter" = über den Tresen der Apotheke. Damit sind Medikamente gemeint, die nur in Apotheken verkauft werden dürfen, aber nicht verschreibungspflichtig sind. Sie können jederzeit ohne Rezept gekauft werden.
Lifestyle-Arzneimittel	Arzneimittel, die zur Erhöhung der Lebensqualität führen sollen, dürfen nicht zulasten der gesetzlichen Krankenversicherung verordnet werden, z. B. Medikamente zur Raucherentwöhnung, Appetitzügler, Mittel zur Steigerung der sexuellen Potenz. Die Kosten trägt der Konsument.
Off-Label-Use-Arzneimittel	Anwendung von Arzneimitteln außerhalb des genehmigten Anwendungsgebiets (Indikation); beispielsweise gibt es Medikamente, die ursprünglich gegen Epilepsie oder Herzrhythmusstörungen entwickelt wurden, bei deren Anwendung man dann festgestellt hat, dass sie hervorragend gegen Migräne wirken.
Generika-Präparate	Arzneimittel werden von Pharmaunternehmen entwickelt. Die Forschung und Entwicklung neuer Medikamente kostet viel Geld. Deshalb lassen sich die Unternehmen neue Medikamente patentieren. Sie erhalten für einen festgelegten Zeitraum das alleinige, eingetragene Recht zur Vermarktung und Preisfestsetzung. Nach Ablauf der Frist kann die Firma das Patent gegen hohe Gebühren verlängern oder für Konkurrenten freigeben. Diese können dann ohne hohe Forschungs- und Entwicklungskosten die Arzneimittel kostengünstiger herstellen (bspw. Ratiopharm) und unter dem Namen Generika vertreiben.
Aut-idem-Arzneimittel (Austauschbarkeit)	Vom Lateinischen „aut idem" = „das Gleiche". Wird einem Patienten ein bestimmtes Medikament verordnet, das nicht ausgetauscht werden soll oder darf, darf die Apotheke kein anderes als das verordnete Medikament herausgeben, auch kein wirkstoffgleiches und ggf. günstigeres.
Analog-Präparate	Ein Analogpräparat ist ein Arzneimittel, das einen Wirkstoff enthält, der im Vergleich zu früher auf den Markt gekommenen Medikamenten keinen oder nur einen ganz geringen therapeutischen Unterschied aufweist. Diese Analogpräparate werden auch „Me-too-Präparate" genannt. Da sie als „neues" Medikament auf den Markt kommen, sind sie häufig wesentlich teurer als Medikamente, die schon lange zugelassen sind. Der Mehrwert dieser Analog-Präparate ist umstritten. Sie dürfen nicht mit Generika verwechselt werden.

Tab. 1 Aus den Anlagen zur Arzneimittel-Richtlinie (Beispiele)

11.6.4 eRezept und Muster 16 (Arzneiverordnungsblatt)

Informationen zum eRezept und Erläuterungen zum Patientenausdruck eines eRezeptes bietet z. B. die KBV:: **www.kbv.de/html/erezept.php**

Seit dem 1. Januar 2024 ist das elektronische Rezept (eRezept) eine verpflichtende AnwendungßBür alle verschreibungspflichtigen Arzneimittel zulasten der gesetzlichen Krankenkassen. Unter bestimmten Voraussetzungen steht weiterhin das Arzneiverordnungsblatt Muster 16 (Hausbesuche, Ersatzverfahren ohne Versichertennummer, technische Probleme, usw.) als Alternative zur Verfügung. Für Patienten, die im Ausland versichert sind und am Sozialversicherungsabkommen teilnehmen, sowie für bestimmte Patienten der „Sonstigen Kostenträger" muss ebenfalls weiterhin Muster 16 ausgestellt werden. Für Privatrezepte, BtM- oder T-Rezepte besteht derzeit noch keine Möglichkeit für einen Datentransfer, deshalb werden diese Rezepte weiterhin als Papierausdruck ausgestellt. Die Umstellung soll aber nach und nach erfolgen.ßür die Ausstellung von eRezepten benötigt der Vertragsarzt einen E-Health-Konnektor, einen aktivierten elektronischen Heilberufsausweis (eHBA), ein eRezept-Update für das Praxisverwaltungssystem (PVS) und einen Drucker. Mit dem eHBA und seiner Signatur-PIN unterschreibt der Vertragsarzt digital das eRezept und erzeugt dadurch einen eRezept-Token. Der Token enthält den Code, den man zum Einlösen in der Apotheke benötigt.

Zurzeit gibt es drei Wege, ein eRezept in der Apotheke einzulösen:

- Mit der elektronischen Gesundheitskarte (eGK). Die eGK ist für die Verordnung selbst nicht notwendig, da das eRezept nicht auf der eGK, sondern auf dem e-Rezept-Server der gematik gespeichert wird. Zum Abholen des Arzneimittels in einer Apotheke muss jedoch die eGK in ein Lesegerät gesteckt werden. Dadurch erhält man einen Zugriff auf den Token und kann das Rezept vom Server herunterladen.
- Per eRezept-App der gematik auf dem Smartphone. Die App kann man nur nutzen, wenn das Smartphone eine Kontaktlos-Funktion (NFC = Near Field Communication) besitzt. Der Patient muss sich in der App mit seiner persönlichen eGK-PIN anmelden, die er von seiner Krankenkasse erhält. Optional kann man sich auch mit der elektronischen Patientenakte (ePA) authentifizieren. Über das Praxisverwaltungssystem wird der eRezept-Token in die App auf dem Smartphone übertragen. In der Apotheke zeigt man den Token vor und erhält dann sein Arzneimittel. Die eRezept-App hat noch weitere Funktionen, z. B. eine Apothekensuche, Familien- und Angehörigenfunktion, Vorbestellung von Arzneimitteln, Informationen zu Medikamenten. Die App zeigt auch an, ob das Arzneimittel in der ausgesuchten Apotheke vorrätig ist. Möchte der Patient seine Arzneimittel in einer Internet-Apotheke beziehen, so ist dies mit der eRezept-App ebenfalls möglich.
- Mit einem ausgedruckten Rezeptcode, der in der Apotheke eingescannt wird. In dem QR-Code befindet sich der Token. Mit diesem kann die Apotheke auf die eRezept-Daten auf dem Rezeptserver zugreifen. Dieses Blatt ist ohne Unterschrift des Vertragsarztes gültig, da er die Verordnung bereits digital signiert hat. Der Ausdruck kann auch an eine Internetapotheke geschickt werden.

Der Status des eRezepts wird beim Einlösen geändert, deshalb kann es nur einmal eingelöst werden. Wird es nicht eingelöst, wird es 10 Tage nach der Einlösefrist gelöscht. Die verschlüsselten Daten des Patienten werden, nachdem das eRezept eingelöst wurde, automatisch nach 100 Tagen gelöscht. Verordnungen auf einem eRezept können nicht mehr korrigiert, sondern nur noch gelöscht werden. Aber nur solange, wie es noch keiner Apotheke zugeordnet ist. Sonst muss die Apotheke das Rezept freigeben oder löschen.

Die KBV-Seite bietet Informationen dazu, wann Muster 16 weiterhin verwendet wird. www.kbv.de/html/erezept.php

Das **Muster 16 (Arzneimittelverordnungsblatt)** kommt z. B. auch zum Einsatz für die Verordnung von Hilfsmitteln und Sprechstundenbedarf. Beim Ausfüllen von Muster 16 sind folgende Punkte zu beachten:

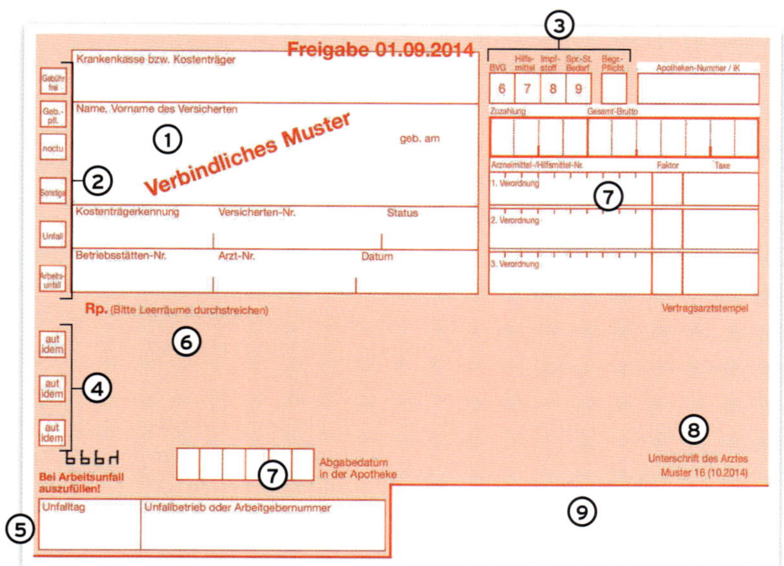

Abb. 1 Arzneiverordnungsblatt (Muster 16)

1. Das Personalienfeld wird automatisch ausgefüllt, nachdem die eGK eingelesen wurde.
2. Von den beiden Feldern **„Gebühr frei“** und **„Gebührenpflichtig“** muss immer eines angekreuzt werden. „Gebühr frei“ wird nur angekreuzt, wenn der Patient von der Zuzahlung befreit ist. Das Feld „noctu“ (lat. bei Nacht) wird nur angekreuzt, wenn der Patient im Nachtdienst das Medikament in der Apotheke holen muss und nicht den Nachtzuschlag von 2,50 Euro pro verordnetem Medikament bezahlen soll. **„Sonstige“** wird angekreuzt bei Patienten der Sonstigen Kostenträger. Die Felder **„Unfall“** bzw. **„Arbeitsunfall“** werden ebenfalls nur wenn zutreffend angekreuzt.
3. Die Felder der rechten oberen Leiste dürfen nicht angekreuzt werden, sondern müssen markiert werden bzw. die Zahlen müssen nachgezogen werden, da ansonsten die Positionierungen in den engen Feldern nicht eindeutig zugeordnet werden können. Das Feld 6 **„BVG“** wird bei Vorliegen einer anerkannten gesundheitlichen Schädigung (SER, Soziales Entschädigungsrecht: Leistungen nach SGB XIV) angekreuzt. Bei der Verordnung von Hilfsmitteln wird das Feld 7 **„Hilfsmittel“** markiert. Im Verordnungsfeld ist zusätzlich die Diagnoseanzu-

Zuzahlung → S. 209
Sonstige Kostenträger → S. 170
SER → S. 173

geben. Bei Verordnung von Impfstoffen ist das Feld 6 „**Impfstoff**" zu markieren. Dies gilt nur für Impfstoffe im Rahmen der gültigen Impfverordnung, die von der STIKO jährlich herausgegeben wird. Bei Verordnungen für den Sprechstundenbedarf (SSB) wird das Feld 9 „**Spr. St.Bedarf**" markiert. Im Personalienfeld wird der Kostenträger eingetragen (in Bayern wird Muster 16a bay verwendet). Werden Impfstoffe als SSB bezogen, wird zusätzlich noch Feld 8 markiert. Das Feld „**Begr.Pflicht**" ist derzeit nicht belegt.

SSB
→ Bd. 2, S. 178
Muster 16a bay
→ Bd. 2, S. 182
Einführung in die UV-GOÄ
→ 259

4. Bei der Kennzeichnung des „**aut idem**"-Feldes darf die Apotheke nur genau das verordnete Medikament und kein anderes, wirkstoffgleiches, evtl. auch günstigeres, Medikament herausgeben.
5. Bei einem Arbeits-/Schülerunfall müssen hier der Unfalltag und der Unfallbetrieb angegeben werden. Im Personalienfeld wird nicht die Krankenkasse, sondern die zuständige Berufsgenossenschaft oder Unfallkasse eingetragen.
6. Im Verordnungsfeld können bis zu drei Medikamente oder Hilfsmittel eingetragen werden. Die Abkürzung „**Rp**" (lat. recipe) bedeutet „nimm". Leerräume müssen durchgestrichen werden, um Missbrauch vorzubeugen. Wird das Rezept per EDV ausgefüllt, so geschieht dies meistens durch Sternchen, die unter die letzte Verordnung gedruckt werden. Neben dem Handelsnamen oder Angabe des Wirkstoffs müssen die Dosierung (morgens, abends, nach dem Essen usw.), die Darreichungsform (Tabletten, Saft usw.), die Wirkstoffstärke (z. B. 500 mg), die Pharmazentralnummer (PZN) und die Packungsgröße angegeben werden. Die **Packungsgrößen** haben eine einheitliche Bezeichnung. Das „N" steht dabei für „Normgröße". **N1** ist die kleinste Packungsgröße für Akuttherapien oder Therapieeinstellung und reicht für ca. 10 Tage. Ist keine Packungsgröße angegeben, erhält der Patient in der Apotheke immer die N1-Packung. Auch im Rahmen des Entlassmanagements werden N1-Packungen verordnet, diese sind nur 3 Tage gültig. **N2** bezeichnet die mittlere Packungsgröße und reicht für ca. 30 Behandlungstage. **N3** bezeichnet die größte Packungsgröße für die Dauertherapie und reicht für ca. 100 Tage Behandlungsdauer. Bei Verordnungen von DIGA müssen die genaue Bezeichnung und die PNR mitangegeben werden.
7. Diese Bereiche werden von der Apotheke/vom Sanitätshaus für die Abrechnung ausgefüllt.
8. Der Inhalt des Vertragsarztstempels kann auch mittels EDV eingedruckt werden. Mit seiner Unterschrift bestätigt der Vertragsarzt die Richtigkeit der Angabe.
9. Die eingedruckte Betriebsstättennummer (BSNR) muss mit der Zeile im Personalienfeld übereinstimmen.

Bei nachträglichen Änderungen und handschriftlichen Ergänzungen muss der Arzt diese mit seiner Unterschrift und Datumsangabe bestätigen.
Muster 16 darf nicht verwendet werden für:

- die Verordnung von Betäubungsmitteln (Ausnahme: Cannabis-Präparate) (BtM-Rezept)
- Arzneimittel aus dem T-Register (T-Rezept)
- Arzneimittel, die nicht in die Leistungspflicht der Krankenkassen fallen (Grünes Rezept)
- empfängnisverhütende Mittel für Versicherte, die das 22. Lebensjahr vollendet haben (Privatrezept)

BtM-Rezept
→ S. 216
T-Rezept
→ S. 219
Grünes Rezept
→ S. 215
Empfängnisverhütung
→ Bd. 2, S. 288, 310
Privatrezept
→ S. 216

Muster 16 ist bundesweit vier Wochen gültig. Nach Ablauf der Gültigkeitsdauer verliert das Kassenrezept als solches seine Funktion und kann nur noch als Privatrezept weitere zwei Monate eingelöst werden. Die Kosten trägt der Patient.

Hilfsmittel-Verordnung

Hilfsmittel sollen Behinderungen ausgleichen oder aber Menschen mit gesundheitlichen Einschränkungen vor weiteren Risiken schützen. Allgemeine Hilfsmittel werden auf dem Arzneiverordnungsblatt (Muster 16) verordnet. Für Sehhilfen (Brillen) und Hörhilfen (Hörgeräte) gibt es gesonderte Formulare.

Hilfsmittelverzeichnis der GKV:
www.gkv-spitzenverband.de/krankenversicherung/hilfsmittel/hilfsmittel.jsp

Das verordnete Hilfsmittel muss so eindeutig wie möglich beschrieben werden. Ob ein Hilfsmittel grundsätzlich verordnet werden kann oder nicht, ist im Hilfsmittelverzeichnis aufgelistet. Insgesamt können bis zu drei Hilfsmittel auf einem Arzneiverordnungsblatt verordnet werden. Soll gleichzeitig auch noch eine Arzneiverordnung ausgestellt werden, so muss grundsätzlich ein zweites Arzneiverordnungsblatt (Muster 16) ausgefüllt bzw. ein eRezept ausgestellt werden. Mischverordnungen sind nicht zulässig.

Zu den Hilfsmitteln, die auf dem Arzneiverordnungsblatt (Muster 16) verordnet werden, gehören beispielsweise Bandagen, Unterarmgehstützen, Orthesen (Schienen), Kompressionsstrümpfe, Prothesen, orthopädische Schuhe, Einlagen, Rollstühle oder Inkontinenzartikel.
Zusätzlich zu allen allgemeinen Ausfüllvorschriften muss bei einer Hilfsmittel-Verordnung auf die folgenden Punkte geachtet werden:

- Das Feld „7“ (Hilfsmittel) wird markiert, umrandet oder nachgezeichnet, aber keinesfalls gekreuzt!
- Für das Hilfsmittel muss eine schlüssige Diagnose im Verordnungsfeld aufgeführt werden.

Bei einer Hilfsmittel-Verordnung kommt die Rückseite von Muster 16 zum Einsatz:

1. Der Patient muss mit Tagesdatum und seiner Unterschrift bestätigen, dass er das Hilfsmittel erhalten hat.
2. Die Apotheke bzw. der Lieferant setzt ihren bzw. seinen Stempel in das vorgesehene Feld.
3. Hier vermerkt die Krankenkasse eventuelle Besonderheiten.
4. Im unteren Bereich ist die Erklärung für das Feld „noctu“ aufgedruckt.

Für die Zuzahlung gilt das Gleiche wie für Arzneimittel.

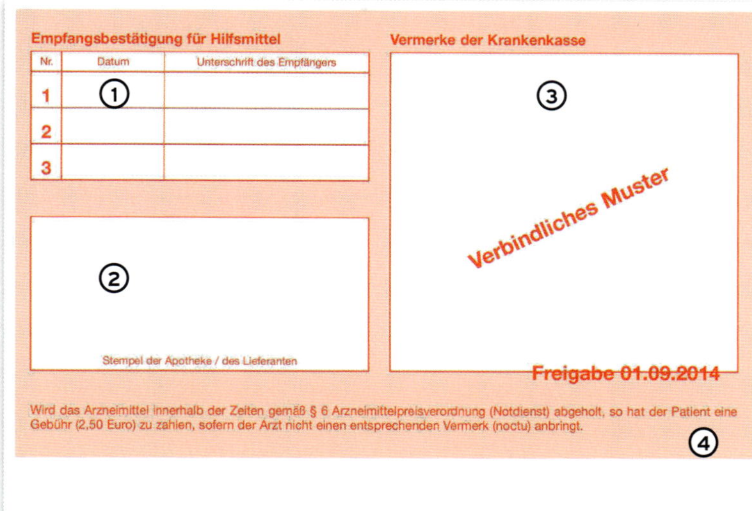

Abb. 1 Arzneiverordnungsblatt (Muster 16), Rückseite

11.6.5 Grünes Rezept

Bei dem **Grünen Rezept** handelt es sich trotz der deutlichen Ähnlichkeit zu Muster 16 um kein vertragsärztliches Formular.
Das Grüne Rezept nutzt der Vertragsarzt, wenn er seinem Patienten ein bestimmtes Medikament empfehlen möchte, das aber nicht verschreibungspflichtig bzw. rezeptfrei ist (OTC-Präparate). Es enthält den Vermerk, dass viele Krankenkassen die Kosten teilweise oder ganz erstatten, wenn es zusammen mit der Quittung der Apotheke eingereicht wird. Dies gehört zu den Ermessensleistungen der Krankenkassen. Etwa zwei Drittel aller Krankenkassen erstatten heutzutage die Kosten.

OTC-Präparate → S. 212
Ermessensleistungen → S. 56

Gründe, die für das Grüne Rezept sprechen:

- Der Arzt kann sichergehen, dass die Patienten das richtige Präparat in der Apotheke erhalten. Es dient also als Merkhilfe für den Patienten.
- Die Patienten haben oft das Gefühl, dass Arzneimittel, die sie nicht auf Rezept erhalten, auch nicht besonders gut wirken.
- Es kann als Nachweis für außergewöhnliche Belastungen für die Steuererklärung dienen.

Das Grüne Rezept ist üblicherweise unbegrenzt gültig.
Auf ihm können außerdem auch mehr als drei Arzneimittel empfohlen werden.

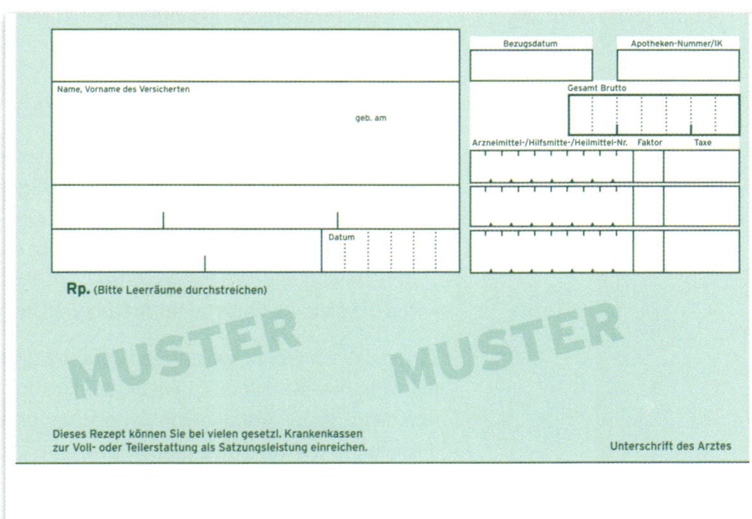

Abb. 2 Grünes Rezept (Muster)

11.6.6 Privatrezept (Blaues Rezept)

Das Privatrezept ist ebenfalls kein vertragsärztliches Formular und wird auch nicht mit Vertragsarztstempel versehen, sondern mit dem **Privatarztstempel** bzw. entsprechendem Aufdruck. Die Kosten für die Herstellung muss der Arzt selbst übernehmen. Privatrezepte sind i. d. R. blau oder weiß.

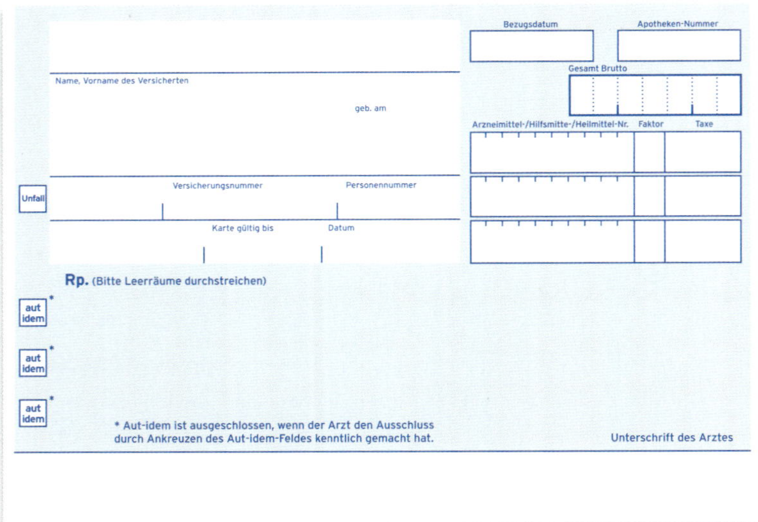
Bezugsdatum
Apotheken-Nummer
Name, Vorname des Versicherten
geb. am
Gesamt Brutto
Arzneimittel-/Hilfsmittel-/Heilmittel-Nr. Faktor Taxe
Unfall
Versicherungsnummer
Personennummer
Karte gültig bis
Datum
Rp. (Bitte Leerräume durchstreichen)
aut idem*
aut idem*
aut idem*
* Aut-idem ist ausgeschlossen, wenn der Arzt den Ausschluss durch Ankreuzen des Aut-idem-Feldes kenntlich gemacht hat.
Unterschrift des Arztes

Abb. 1 Blaues Rezept (Muster)

Laut Arzneimittelverschreibungsverordnung (AMVV) müssen folgende Angaben auf einem Privatrezept enthalten sein:

- Name, Vorname, Berufsbezeichnung und Anschrift der Praxis des verordnenden Arztes einschließlich der Telefonnummer
- Datum der Ausfertigung
- Name und Geburtsdatum der Person, für die das Arzneimittel bestimmt ist
- Name des Arzneimittels oder des Wirkstoffes einschließlich der Stärke
- Darreichungsform und abzugebende Menge (ist keine Menge angegeben, bekommt der Patient die kleinste Packungsgröße)
- Gebrauchsanweisung bei Arzneimitteln, die in der Apotheke hergestellt werden sollen
- Gültigkeitsdauer der Verschreibung (Ohne diese Angabe ist ein Privatrezept drei Monate, im Basistarif aber nur einen Monat lang gültig.)
- eigenhändige Unterschrift des Arztes oder qualifizierte elektronische Signatur (bei Verschreibungen in elektronischer Form)

Das Verordnungsfeld bietet Platz für drei Arzneimittel.
Privatrezepte werden vorwiegend für Privatpatienten ausgestellt. Sie zahlen in der Apotheke den vollen Preis für die Verordnung und reichen anschließend das gestempelte Rezept bei ihrer privaten Krankenversicherung zur Erstattung ein. Privatversicherte Beamte erhalten in der Apotheke immer eine Kopie des Rezeptes, da sie einen Teil des Betrags von der Beihilfestelle zurückerhalten. Aber auch gesetzlich krankenversicherte Patienten können in dringenden Fällen ein Privatrezept bekommen, wenn sie keinen gültigen Anspruchsnachweis (z. B. eGK) vorlegen. In diesem Fall verordnet der Arzt das Medikament auf einem Privatrezept mit der Bemerkung „ohne Versicherungsnachweis". Frauen ab 22 Jahren erhalten Mittel zur **Empfängnisverhütung** ebenfalls auf einem Privatrezept verordnet.

Privatpatienten → S. 164
Beihilfestelle → S. 167
Empfängnisverhütung → Bd. 2, S. 288, 310

11.6.7 Das Betäubungsmittelrezept (BtM-Rezept)

Für Arzneimittel, die unter das **Betäubungsmittelgesetz (BtMG)** fallen, gelten besonders strenge Vorschriften. Sie werden auf einem **dreiteiligen Betäubungsmittelrezept** verschrieben:

- Teil I (Blatt 3) erhält der Patient und gibt es in der Apotheke ab. Dort verbleibt es drei Jahre.
- Teil II (Blatt 1) erhält der Patient und gibt es ebenfalls in der Apotheke ab. Dieser Teil dient der Abrechnung mit der Krankenkasse.
- Teil III (Blatt 2) bleibt in der Arztpraxis. Die Aufbewahrungspflicht beträgt drei Jahre.

Zu den verschreibungspflichtigen Betäubungsmitteln gehören u. a. Opioid-Analgetika (z. B. Fentanyl, Morphin, Methadon), Benzodiazepine und Schlafmittel. Mit der Teillegalisierung von Cannabis unterliegt die Verordnung von Cannabisarzneimitteln nicht mehr dem BtM-Gesetz. Cannabis wird deshalb auf Muster 16 verordnet. Das synthetische Cannabinoid Nabilon zählt jedoch zu den Betäubungsmitteln.

Aufgrund der Missbrauchsgefahr unterliegen Arzneimittel, die im Rahmen der Substitutionstherapie Opiatabhängiger verschrieben werden (z. B. Methadon), besonderen Vorkehrungsmaßnahmen, die in der **Betäubungsmittel-Verschreibungsverordnung (BtMVV)** aufgelistet sind. BtM-Rezepte mit Substitutionspräparaten müssen mit einem „S" (Substitution) gekennzeichnet werden. Sie dürfen dem Patienten im Regelfall nicht ausgehändigt werden, sondern werden von den Praxen eingelöst; die betreffenden Arzneimittel werden bis zur Ausgabe in einem festverankerten, verschließbaren Medikamentenschrank gelagert.

www.gesetze-im-internet.de/btmvv_1998

HINWEIS Nur in Ausnahmefällen darf der Arzt dem Patienten das Substitutionsmittel zur eigenverantwortlichen Einnahme verschreiben, zunächst nur für zwei Folgetage (z. B. langes Wochenende, mehrere Feiertage hintereinander). In diesem Fall ist das BtM-Rezept zusätzlich mit einem „Z" zu kennzeichnen. Sobald der Arzt zu der Einschätzung kommt, dass er dem Patienten das Substitutionsmittel zur eigenverantwortlichen Einnahme verordnen kann, ist eine Mengenverschreibung für bis zu sieben Tage möglich. Dafür muss er das BtM-Rezept zusätzlich mit einem „T" kennzeichnen. Er darf dem Patienten dieses Rezept nur im Rahmen einer persönlichen Konsultation aushändigen.

Außerdem legt die BtMVV fest, wie viele Betäubungsmittel für einen Patienten innerhalb von 30 Tagen verschrieben werden dürfen. Nur in Ausnahmefällen darf hiervon abgewichen werden; das BtM-Rezept muss dann mit einem „A" (Ausnahme) gekennzeichnet werden.

BtM-Rezepte werden über die **Bundesopiumstelle in Bonn** (am Bundesinstitut für Arzneimittel und Medizinprodukte) bezogen. Mit jeder Lieferung erhält der Arzt eine Bestellkarte, die für die nächste Bestellung verwendet werden kann. Eine telefonische Bestellung oder eine Bestellung per E-Mail ist nicht möglich.

www.bfarm.de/DE/Bundesopiumstelle/_node.html

Alle BtM-Rezepte tragen eine deutlich sichtbare, fortlaufende neunstellige Nummer im Verordnungsfeld. Sie können jedem Arzt genau zugeordnet werden. Wenn in einer Praxis mehrere Ärzte tätig sind, so muss jeder eigene BtM-Rezepte vorrätig haben. Nur im Vertretungsfall dürfen sie ausnahmsweise übertragen werden.

Jede Verwendung eines BtM-Rezeptes muss sorgfältig dokumentiert werden, entweder in einem BtM-Buch oder elektronisch. Es muss jederzeit nachvollziehbar sein, wer Zugang hatte und für welchen Patienten eine Verordnung erfolgte. Der Zugang zu den BtM-Rezepten muss deutlich erschwert sein, weshalb viele Praxen sie in einem Tresor aufheben. Der Verlust oder Diebstahl eines BtM-Rezeptes muss mit Angabe der neunstelligen Rezeptnummer unverzüglich der Bundesopiumstelle gemeldet werden. Verschreibt sich der Arzt beim Ausstellen eines BtM-Rezeptes, so darf dieses **nicht** vernichtet werden, sondern muss ungültig gemacht und komplett dreiteilig drei Jahre sicher aufbewahrt werden.

BtM-Rezepte weisen besondere **Sicherheitsmerkmale** auf wie z. B. feine hellgraue Linien, die schwer zu scannen bzw. zu kopieren sind. Außerdem verändert die schwarz gedruckte neunstellige Rezeptnummer unter einer UV-A-Lampe die Farbe und leuchtet grünlich-fluoreszierend.

MERKE Ein BtM-Rezept ist insgesamt acht Tage lang gültig, danach verliert es seine Gültigkeit (Ausstellungsdatum + 7 Tage = 8 Tage).

Zusätzlich zu einem Betäubungsmittel können auf einem BtM-Rezept andere, nicht BtM-rezeptpflichtige Medikamente verordnet werden, z. B. ein Laxans (Abführmittel) ergänzend zu einem Opiat (aufgrund der Nebenwirkung Obstipation [Verstopfung]). Andersherum, also auf einem Muster 16 zusätzlich noch ein Betäubungsmittel zu verordnen, geht allerdings nicht.

Muster 16
→ S. 212

Nur im Rahmen eines Hausbesuches oder bei einem Notfall, wenn kein BtM-Rezept zur Verfügung steht, kann der Arzt eine BtM-Verordnung auf einem Arzneiverordnungsblatt (Muster 16) vornehmen. In diesem Fall muss er „Notfallverschreibung" auf der Verordnung vermerken, das Original-BtM-Rezept muss der Apotheke unverzüglich nachgereicht und mit einem „N" gekennzeichnet werden.

Die Betäubungsmittel-Verschreibungsverordnung (BtMVV) legt genau fest, wie ein BtM-Rezept ausgefüllt werden muss:

1. Das **Personalienfeld** wird ausgedruckt, nachdem die elektronische Gesundheitskarte (eGK) eingelesen wurde.
   Bei Privatpatienten erfolgt der Vermerk „Privat" in der obersten Zeile. Bei Arbeitsunfällen wird die zuständige Berufsgenossenschaft eingetragen, bei Schülerunfällen die Unfallkasse.
2. Die sechs Kästchen auf der linken Seite neben dem Personalienfeld werden genauso ausgefüllt wie bei dem Arzneiverordnungsblatt (Muster 16).

Sonstige Kostenträger
→ S. 170
SSB
→ Bd. 2, S. 178

3. Die beiden Kästchen **„BVG"** und **„Sprechstundenbedarf"** müssen nur markiert werden, wenn es zutrifft.
4. Das **Tagesdatum** ist wichtig für die Gültigkeit des BtM-Rezeptes (Tagesdatum + sieben Tage).
5. Genau wie bei einem Arzneiverordnungsblatt (Muster 16) können bis zu drei Medikamente eingetragen werden. Leerräume müssen entwertet werden. Ist das Feld „aut idem" nicht angekreuzt, so muss die Apotheke das günstigste Präparat aus der Wirkstoffgruppe herausgeben.

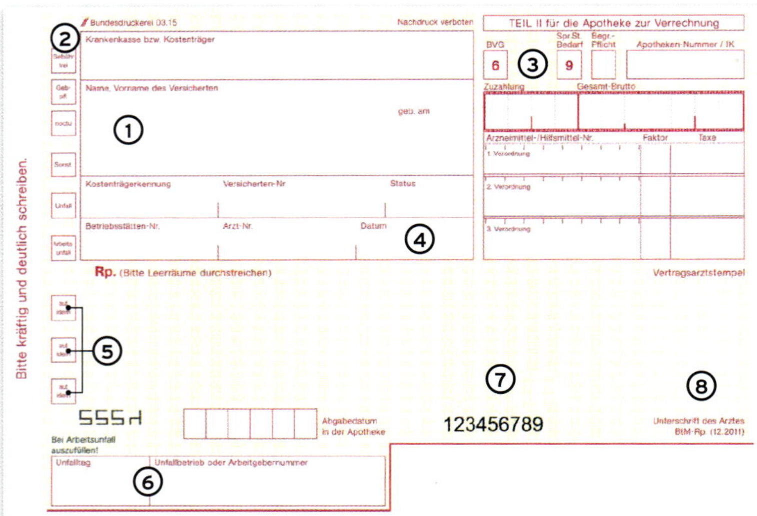

Abb. 1 BtM-Rezept (Muster)

Bei der Arzneimittelbeschreibung muss auf die folgenden Punkte geachtet werden:

- Die Arzneimittelbezeichnung muss eindeutig sein, z. B. Handelsname und evtl. Gewichtsmenge des enthaltenen Betäubungsmittels je Packungseinheit.
- Die Menge des verschriebenen Arzneimittels wird in Gramm, Milliliter oder mit der Stückzahl angegeben. Die Angaben N1, N2 oder N3 reichen **nicht** aus.
- Eine Gebrauchsanweisung zu Einzel- und Tagesgabe oder der Hinweis „Gemäß schriftlicher Anweisung" muss angegeben sein.
- Bei Substitutionsmitteln muss auch die Reichdauer des Mittels in Tagen angegeben werden. Eindeutige Angaben sind z. B. „Morgens und abends jeweils ½ Tablette nehmen" oder „Alle zwei Tage ein Pflaster aufkleben".

6. Bei Arbeitsunfällen werden zusätzlich der Unfalltag und der Unfallbetrieb mit angegeben.
7. Die fortlaufende neunstellige Rezeptnummer ist deutlich zu erkennen.
8. Der **Vertragsarztstempel** muss den Vor- und Nachnamen des verschreibenden Arztes enthalten, seine Berufsbezeichnung oder Facharztbezeichnung, Anschrift und Telefonnummer. Der Arzt muss mit seiner **ungekürzten Unterschrift** die Richtigkeit der Angaben bestätigen.

Die vollständige Unterschrift des Arztes darf nicht abgekürzt werden. Alle anderen Angaben können mittels EDV ausgedruckt oder von einer anderen Person ausgefüllt werden. Möchte der Arzt ein ausgestelltes BtM-Rezept nachträglich ändern, muss er diese Änderung auf allen drei Teilen einzeln durchführen und jeweils mit seiner Unterschrift bestätigen, z. B. wenn die Apotheke aufgrund von Formfehlern das Rezept an die Praxis zurückgibt.

11.6.8 Das T-Rezept

Die sogenannten „T-Rezepte" sind Sonderrezepte, die ausschließlich zur Verschreibung von Arzneimitteln mit den teratogenen (fruchtschädigenden) Wirkstoffen Thalidomid, Lenalidomid oder Pomalidomid verwendet werden dürfen. Die unkontrollierte Einnahme führt bei Schwangeren zu starken embryonalen Fehlbildungen (Thalidomid war der Auslöser des Contergan-Skandals).
Grundsätzlich sind diese drei Wirkstoffe jedoch wirksam bei der Behandlung des Multiplen Myeloms, einer Krebserkrankung des Knochenmarks.
Das T-Rezept weist gegenüber anderen Rezepten Besonderheiten auf:

- Es ist **zweiteilig** (Original und Durchschlag): Der erste Teil dient der Abrechnung mit der Krankenkasse, der zweite Teil wird quartalsweise an das BfArM übermittelt.
- Es darf maximal ein Arzneimittel verordnet werden.
- Es ist personengebunden.
- Es ist nummeriert (T-Rezept-Nummer).
- Es enthält Kästchen zum Ankreuzen, wodurch von den verschreibenden Ärzten die Einhaltung der gesetzlich vorgegebenen Sicherheitsbestimmungen bestätigt wird.

Historischer Überblick zum Contergan-Skandal: **www.contergan-infoportal.de/stiftung/historie/contergan-zeitstrahl**

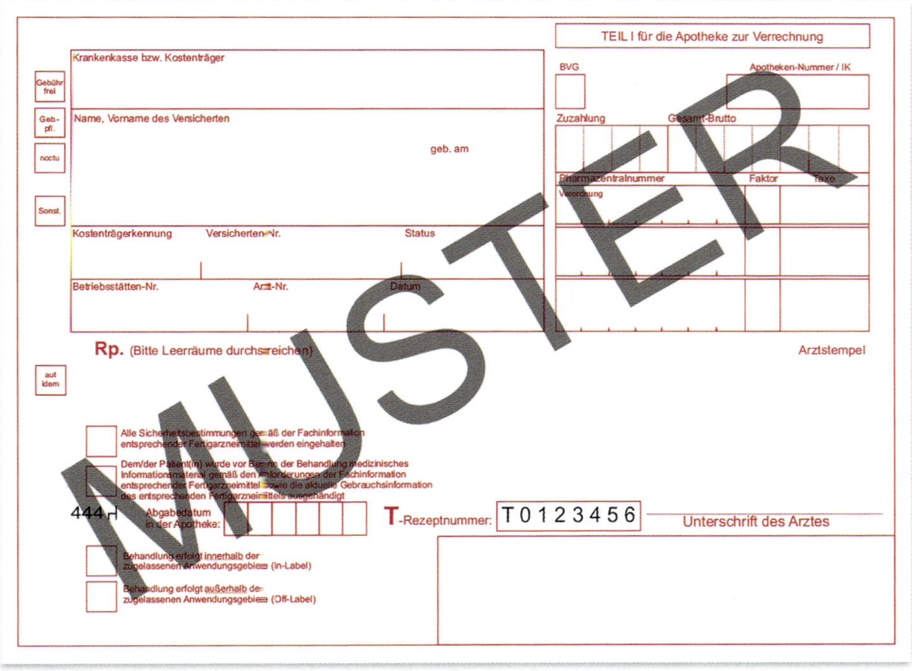

Abb. 1 T-Rezept Vorderseite Teil I (Muster)

Ärzte müssen T-Rezepte beim BfArM schriftlich anfordern und besondere Sicherheitsvorkehrungen treffen. Zu beachten ist, dass gebärfähigen Frauen maximal der Bedarf für vier Wochen auf einem Rezept verordnet wird. Für nicht-gebärfähige Frauen und für Männer liegt der Maximalbedarf bei zwölf Wochen. Das Rezept ist insgesamt sieben Tage gültig.
Der Arzt versichert durch Markieren eines der vier Ankreuzmöglichkeiten auf dem Rezept, dass er die strengen Vorkehrungen eingehalten hat. Die Packungsbeilage des verordneten Arzneimittels wird von der Apotheke und nicht mehr vom Arzt an den Patienten ausgehändigt. Auf den neuen Rezepten wird der entsprechende Satz zum Ankreuzen wegfallen.
Auf einem T-Rezept dürfen keine anderen Arzneimittel verschrieben werden. Der Erwerb und die Abgabe müssen dokumentiert werden und die Dokumentation muss für mindestens fünf Jahre aufbewahrt werden. Neben dem Namen, der Menge und der Charge des Arzneimittels oder des Wirkstoffs muss die Apotheke Name und Anschrift des Lieferanten, des Arztes und des Anwenders dokumentieren sowie das Datum des Erwerbs und der Abgabe. Für Arzneimittel, die auf T-Rezepten verordnet werden, gilt ein Versandverbot.

11.7 Medikationsplan

Sobald Patienten dauerhaft (= mindestens 28 Tage) mehr als drei systemisch wirkende Medikamente gleichzeitig nehmen, die zulasten der gesetzlichen Krankenkassen verordnet werden, haben sie einen Anspruch auf einen Medikationsplan.

MERKE Systemische Wirkung: den ganzen Körper betreffend, z. B. Tabletten, Infusionen.
Lokale Wirkung: nur an einem Ort, gezielt wirkend, z. B. Salben.

MEDIKATIONSPLAN

Marta Mustermann — geb. am 23.11.1957
ausgedruckt von:
Dr. Spiegel, Krankenhaus XYZ
Maxstr. 103, 44444 Musterstadt
Tel. 04387-1234567
E-Mail: dr.spiegel@KH-XYZ.de
ausgedruckt am: 04.02.2020

Wirkstoff	Handelsname	Stärke	Form	morgens-mittags abends-z.Nachts	Einheit	Hinweis	Grund
Dauermedikation							
Ramipril	RAMIPRIL RATIOPHARM	5 mg	Tabl	1-0-0-0	Stück		Blutdruck
Metoprolol Hydrochlorothiazid	BELOG ZOK COMP	77,82 mg 12,50 mg	RetTabl	1-0-0-0	Stück		Blutdruck
Acetylsalicylsäure (ASS)	ASS RATIOPHARM	100 mg	Tabl	1-0-0-0	Stück		Blutverdünner
Atorvastatin	ATORVASTATIN	20 mg	Tabl	0-0-1-0	Stück		Blutfette
Metformin	METFORMIN ABZ	500 mg	Tabl	1-1-1-0	Stück	*nach den Mahlzeiten einnehmen*	Zucker
Baldrian	BALDRIAN RATIOPHARM	450 mg	Tabl	0-0-0-1	Stück		Schlafen
Allopurinol	ALLOPURINOL AL	100 mg	Tabl	0-0-1-0	Stück		Gicht
Levothyroxin	EUTHYROX 75	0,07 mg	Tabl	1-0-0-0	Stück		Schilddrüse
Bedarfsmedikation							
Lactulose	LACTULOSE 1A	3,34 g	Sirup	10-10-0-0	ml		Verstopfung
Zopiclon	XIMOVAN	7,50 mg	Tabl	0-0-0-1/2	Stück	*nur bei Schlaflosigkeit ab 22:00 Uhr*	Schlaflosigkeit

Abb. 1 Beispiel Medikationsplan

Der bundeseinheitliche Medikationsplan (BMP) wurde durch die Einführung des e-Health-Gesetzes beschlossen und ist im SGB V § 31a verankert.

Der elektronische Medikationsplan (eMP) ist die digitale Weiterentwicklung des BMP. Mit Einwilligung des Patienten können Ärzte, Zahnärzte oder Apotheker den eMP auf der eGK speichern oder aber auch Angaben ergänzen oder ändern.

Zu den gespeicherten Daten gehören Patientenstammdaten, medikationsrelevante Daten (z. B. Allergien oder Unverträglichkeiten) und Angaben zur Medikation, also zu verschreibungspflichtigen Arzneimitteln und auch zu rezeptfreien Medikamenten, zur Selbstmedikation und zu Medizinprodukten.

Dazu werden Wirkstoff, Dosierung, Einnahmegrund, Handelsname sowie sonstige Hinweise zur Einnahme aufgeführt.

Auf dem Papier-Medikationsplan ist ein Barcode eingedruckt. Er enthält die Informationen auf dem Plan in digitaler Form und kann jederzeit von der Arztpraxis oder vom Apotheker per Scanner eingelesen und aktualisiert werden.

11.8 Verordnung von Heilmitteln

11.8.1 Grundlagen

Heilmittel sind Dienstleistungen von nichtärztlichen medizinischen Heilberufen wie z. B. Logopäden, Physio- und Ergotherapeuten oder Masseuren. Für die Verordnung von Leistungen benötigt der Vertragsarzt das **Muster 13** (Heilmittelverordnung).

MERKE **Heilmittel** sind *Dienstleistungen* und sollen den Patienten „heilen". Sie werden auf Muster 13 verordnet. **Hilfsmittel** sind *Sachleistungen* und sollen dem Patienten im Alltag „helfen". Sie werden auf Muster 16 verordnet.

www.g-ba.de/richtlinien/12

Welche Heilmittel verordnet werden dürfen und wie oft, ist in der Heilmittel-Richtlinie (HeilM-RL) des G-BA geregelt.

Sie können zulasten der gesetzlichen Krankenkassen nur dann verordnet werden, wenn sie notwendig sind, um

- eine Krankheit zu heilen, zu lindern oder eine Verschlimmerung zu verhüten,
- eine Schwächung der Gesundheit zu beseitigen, damit diese nicht zu einer Erkrankung führt,
- einer Gefährdung der gesundheitlichen Entwicklung eines Kindes entgegenzuwirken oder
- Pflegedürftigkeit zu vermeiden oder zu mindern.

Leistungen, welche die gesetzlichen Krankenkassen nicht bezahlen, dürfen nicht auf Muster 13 verordnet werden (z. B. Osteopathiebehandlungen).
Zu der Heilmittel-Richtlinie gehört auch der **Heilmittelkatalog**. In diesem sind Einzeldiagnosen zu Diagnosegruppen zusammengefasst. Diese wiederum sind einer jeweiligen Leitsymptomatik zugeordnet, anhand derer vorrangige wie ergänzende Heilmittel sowie die jeweilige Verordnungsmenge zugeordnet werden können.

Heilmittelkatalog des G-BA: www.g-ba.de/downloads/17-98-3064/HeilM-RL_2024-05-16_Heilmittelkatalog.pdf

BEISPIEL Die Diagnose „Osteoporose" gehört zur Diagnosegruppe „Wirbelsäulenerkrankungen", eine Leitsymptomatik könnte dabei eine „Schädigung der Bewegungssegmente" sein. Daraus ergibt sich dann als Heilmittel „Krankengymnastik (KG)" mit einer Verordnungsmenge von 6x KG pro Verordnung, bis zu maximal 18 Einheiten (also dreimal), und als Frequenzempfehlung wird 1–3x wöchentlich angegeben.

11.8.2 Muster 13 (Heilmittelverordnung)

Vor der Erstverordnung erfolgt eine Eingangsdiagnostik beim Patienten. Hierbei entscheidet der Vertragsarzt, welches Heilmittel er als Behandlungsmaßnahme aufgrund seiner gestellten Diagnose für richtig hält, und verordnet diese auf Muster 13. Dadurch wird ein **Verordnungsfall** ausgelöst. Daran geknüpft ist eine orientierende Behandlungsmenge, die je nach ICD-10-Code unterschiedlich vorgegeben ist.
Der Verordnungsfall dauert sechs Monate, in dieser Zeit ist die „orientierende Behandlungsmenge" zu beachten. Sie kann im begründeten Ausnahmefall überschritten werden. Liegt das Verordnungsdatum sechs Monate oder länger zurück, wird ein neuer Verordnungsfall ausgelöst. Der Verordnungsfall ist arztbezogen, d. h. Ärzte müssen keine Verordnungsmengen von anderen Ärzten berücksichtigen.

MERKE Ein Verordnungsfall umfasst alle Heilmittelverordnungen aufgrund derselben Diagnose (d. h. die ersten drei Stellen des ICD-10-Codes sind identisch), die durch denselben Arzt innerhalb von sechs Monaten verordnet werden.

Beim Ausfüllen von Muster 13 sind folgende Punkte zu beachten:

1. Das **Personalienfeld** wird automatisch ausgefüllt, nachdem die elektronische Gesundheitskarte (eGK) eingelesen wurde.
2. Der **Heilmittelbereich** wird angekreuzt. Dem Arzt stehen zur Auswahl:
   - Maßnahmen der Physiotherapie
   - Podologische Therapie
   - Stimm-, Sprech-, Sprach- und Schlucktherapie (Logopädie)
   - Ergotherapie
   - Ernährungstherapie

   Mehr als ein Kreuz darf nicht gesetzt werden.
3. Heilmittelverordnungen sind **zuzahlungspflichtig**. Ob eine Zuzahlung geleistet werden muss, ob es sich um ein Versorgungsleiden SER; bisher BVG) oder die Folge eines privaten Unfalls handelt, wird durch Ankreuzen gekennzeichnet. Muster 13 darf nicht bei Arbeitsunfällen verwendet werden, die Berufsgenossenschaften haben für Heilmittelverordnungen eigene Formulare.
4. Die **behandlungsrelevante Diagnose** muss mittels ICD-10-Code angegeben werden. Falls weitere Angaben für die Therapie nötig sind, können diese durch einen Freitext rechts erfasst werden. Eine weitere Diagnose ist nur dann notwendig, wenn ein besonderer Verordnungsbedarf geltend gemacht wird. Die **Diagnosegruppe** ergibt sich aus dem ICD-10-Code.
5. Die **Leitsymptomatik** wird mit den Buchstaben „a, b oder c" kodiert oder als Klartext angegeben. Es gibt aber auch die Möglichkeit, eine „patientenindividuelle Leitsymptomatik" anzugeben.

Zuzahlungen → S. 209

ICD-10 → S. 161

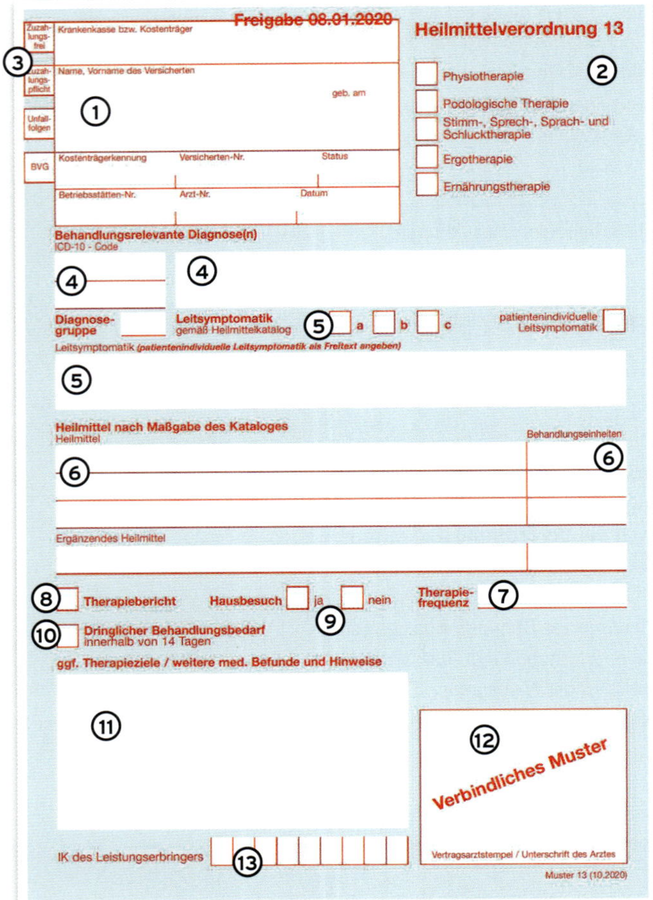
Freigabe 08.01.2020

Heilmittelverordnung 13

Zuzahlungsfrei
Zuzahlungspflicht
Unfallfolgen
BVG

Krankenkasse bzw. Kostenträger
Name, Vorname des Versicherten
geb. am
Kostenträgerkennung
Versicherten-Nr.
Status
Betriebsstätten-Nr.
Arzt-Nr.
Datum

Physiotherapie
Podologische Therapie
Stimm-, Sprech-, Sprach- und Schlucktherapie
Ergotherapie
Ernährungstherapie

Behandlungsrelevante Diagnose(n)
ICD-10 - Code

Diagnosegruppe
Leitsymptomatik gemäß Heilmittelkatalog a b c
patientenindividuelle Leitsymptomatik
Leitsymptomatik *(patientenindividuelle Leitsymptomatik als Freitext angeben)*

Heilmittel nach Maßgabe des Kataloges
Heilmittel
Behandlungseinheiten
Ergänzendes Heilmittel

Therapiebericht
Hausbesuch ja nein
Therapiefrequenz
Dringlicher Behandlungsbedarf innerhalb von 14 Tagen
ggf. Therapieziele / weitere med. Befunde und Hinweise

Verbindliches Muster
Vertragsarztstempel / Unterschrift des Arztes

IK des Leistungserbringers

Muster 13 (10.2020)

Abb. 1 Heilmittelverordnung (Muster)

6. Es können insgesamt drei **Heilmittel** und zusätzlich ein **ergänzendes Heilmittel** verordnet werden, z. B. Massagen (1) plus Fangopackungen (2). Auch die Behandlungszeit, z. B. 30 Minuten, oder auch, ob eine Einzeltherapie oder Gruppentherapie erfolgen soll, wird hier eingetragen. Bei den **Behandlungseinheiten** muss sich der verordnende Arzt an die zulässige Verordnungsmenge halten. Diese sind in der Heilmittel-Richtlinie vorgeschrieben. Bei langfristigen Heilmittelverordnungen können die Behandlungen jeweils für zwölf Wochen verordnet werden.
7. Unter **Therapiefrequenz** wird die Anzahl der Behandlung pro Woche angegeben. Im Heilmittelkatalog sind je nach Diagnosegruppe Empfehlungen zur Therapiefrequenz angegeben. Der Vertragsarzt kann hiervon abweichen. Er kann dieses Feld auch frei lassen. Dann kann der Therapeut nach Rücksprache mit dem Arzt die Angabe selbst vornehmen.
8. Das Feld **Therapiebericht** wird nur bei Bedarf angekreuzt.
9. Ob ein **Hausbesuch** stattfinden soll oder nicht, ist auf jeden Fall anzukreuzen. Ein Hausbesuch darf nur verordnet werden, wenn der Patient den Therapeuten aus medizinischen Gründen nicht aufsuchen kann oder der Hausbesuch aus medizinischen Gründen zwingend notwendig ist, z. B. für Gehübungen in der Wohnung.
10. Besteht aus medizinischen Gründen ein **„Dringlicher Behandlungsbedarf innerhalb von 14 Tagen"**, kann dies gekennzeichnet werden. Ohne diese Kennzeichnung ist die Verordnung 28 Kalendertage gültig.
11. Im Freifeld **„ggf. Therapieziele / weitere med. Befunde und Hinweise"** können genauere Angaben gemacht oder weitere therapierelevante Befundergebnisse angegeben werden.
12. Der Inhalt des **Vertragsarztstempels** kann auch eingedruckt werden. Der Arzt bestätigt mit seiner **Unterschrift** die Verordnung.
13. Das Feld **„IK des Leistungserbringers"** ist ausschließlich für die Heilmittelleistungsträger vorgesehen und wird vom Vertragsarzt **nicht** ausgefüllt.

Auf der Rückseite muss der Patient jede erhaltene Maßnahme bestätigen. Die übrigen Angaben werden vom Heilmittelerbringer ausgefüllt und zur Abrechnung bei der Krankenkasse eingereicht.

11.9 Muster 12 (Verordnung häuslicher Krankenpflege)

Gesetzlich Versicherte haben nach § 37 SGB V Anspruch auf häusliche Krankenpflege, wenn sie selbst oder weitere im Haushalt lebende Personen die jeweiligen Verrichtungen nicht oder nicht vollständig durchführen können. Der Vertragsarzt muss sich vor der Verordnung hiervon überzeugen.

Die Versorgung der Versicherten erfolgt durch geeignete Pflegedienste. Die häusliche Krankenpflege kann entweder im Haushalt des Versicherten oder seiner Familie oder auch an einem anderen Ort stattfinden, wenn die verordnete Maßnahme dort zuverlässig durchführbar ist und die räumlichen Verhältnisse geeignet sind.

Die häusliche Krankenpflege stellt eine vorübergehende Maßnahme dar und darf nicht mit häuslicher Langzeitpflege verwechselt werden. Der Patient darf grundsätzlich keine Pflegebedürftigkeit nach Pflegegrad 2, 3, 4 oder 5 haben.

MERKE Bei einem Pflegefall übernimmt die Pflegeversicherung die Kosten, bei einer Verordnung von häuslicher Krankenpflege übernimmt die gesetzliche Krankenkasse die Kosten.

Häusliche Krankenpflege-Richtlinie (HKP-RL): www.g-ba.de/richtlinien/12

Welche Leistungen ein Patient erhält, ist in der Häuslichen Krankenpflege-Richtlinie (HKP-RL) geregelt und wird vom Gemeinsamen Bundesausschuss festgelegt.

Die häusliche Krankenpflege beinhaltet:
- **Behandlungspflege**, also alle Maßnahmen, die dazu dienen, Krankheiten zu heilen, Verschlimmerungen zu verhüten oder Krankheitsbeschwerden zu lindern. Diese Maßnahmen können an Pflegefachpersonen/Pflegeassistenten delegiert werden, z. B. Medikamentengabe, Wundversorgungen (z. B. Dekubitus), Kompressionsbehandlungen, das Verabreichen von Injektionen.
- **Grundpflege**, also alle Maßnahmen, die bei den Grundverrichtungen des täglichen Lebens (Körperpflege, Ernährung, Mobilität) helfen und unterstützen, z. B. Hilfe bei den Ausscheidungen, beim Waschen, Zähneputzen, bei der Ernährung mittels Sonde, Motivierung zur Bewegung oder auch Treppensteigen (wieder) erlernen.
- **hauswirtschaftliche Versorgung**, also alle Maßnahmen zur Aufrechterhaltung einer eigenständigen Haushaltsführung, z. B. die Zubereitung von Mahlzeiten, Einkaufen, Wechseln der Bettwäsche oder die Reinigung der Wohnung.

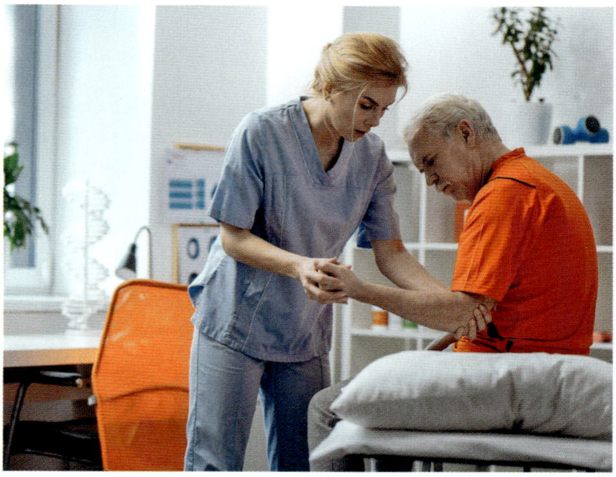

Abb. 1 Zur Grundpflege gehört die Unterstützung bei der Mobilität.

Ziele der Verordnung häuslicher Krankenpflege sind:
- **Krankenhausvermeidungspflege:** Sie wird verordnet, damit ein Krankenhausaufenthalt verkürzt oder vermieden wird, wenn eine Krankenhausbehandlung eigentlich angezeigt, aber nicht ausführbar ist. Krankenhausvermeidungspflege kann angeordnet werden, wenn ein Patient die Zustimmung zur Krankenhauseinweisung verweigert.
- **Sicherungspflege:** Sie wird verordnet, damit die ambulante ärztliche Behandlung weiterhin zu Hause sichergestellt wird.
- **Unterstützungspflege:** Sie wird verordnet, damit der Patient bei schwerer Krankheit oder akuter Verschlimmerung einer Krankheit, insbesondere nach einem Krankenhausaufenthalt/nach einer ambulanten Operation, unterstützt wird.

Häusliche Krankenpflege umfasst, je nach Einzelfall:
- bei Krankenhausvermeidungspflege die Behandlungs- und Grundpflege sowie die hauswirtschaftliche Versorgung.
- bei Sicherungspflege die notwendige Behandlungspflege und als Ermessensleistung bei manchen Krankenkassen auch die notwendige Grundpflege und hauswirtschaftliche Versorgung.
- bei Unterstützungspflege die Grundpflege und hauswirtschaftliche Versorgung.

Krankenhausvermeidungspflege	Sicherungspflege	Unterstützungspflege
Behandlungspflege, ggf. zusätzlich Grundpflege und/oder hauswirtschaftliche Versorgung	Behandlungspflege, ggf. zusätzlich Grundpflege und/oder hauswirtschaftliche Versorgung	Grundpflege, ggf. zusätzlich hauswirtschaftliche Versorgung
Das bedeutet für den Patienten:		
Alle drei Formen dürfen jeweils allein oder kombiniert verordnet werden, je nachdem, was der Patient benötigt und nicht selbst leisten kann.	Behandlungspflege darf immer verordnet werden. Ob die beiden anderen Formen verordnet werden dürfen, hängt von den Ermessensleistungen der Krankenkasse ab und ob der Patient einen Pflegegrad besitzt.	Grundpflege und ggf. hauswirtschaftliche Versorgung dürfen unabhängig vom Bedarf an Behandlungspflege verordnet werden.
Beispiel: Eine notwendige Krankenhausbehandlung muss verschoben werden, weil eine alleinerziehende Mutter erst die Betreuung für ihre Kinder regeln muss.	**Beispiel:** Ein Patient kann seine Kompressionsstrümpfe nicht selbstständig an- und ausziehen. Ein Pflegedienst stellt diese Leistung sicher.	**Beispiel:** Ein Patient benötigt nach einer Oberschenkelhalsfraktur Hilfe beim Gehen und Treppensteigen.
Wie lange?		
Ein Anspruch besteht grundsätzlich nur für vier Wochen, kann aber in begründeten Ausnahmefällen verlängert werden.	Die Sicherungspflege in Form von Behandlungspflege ist unbegrenzt.	Ein Anspruch besteht grundsätzlich nur für vier Wochen, kann aber in begründeten Ausnahmefällen verlängert werden.

Tab. 1 Übersicht Formen und Kombinationen der häuslichen Krankenpflege

Entlassmanagement → S. 160

Zuzahlungsregelungen → S. 209

In der Regel umfasst die Erstverordnung einen Zeitraum von **14 Tagen**, Folgeverordnungen können über **4 Wochen** ausgestellt werden. Zuvor muss sich der Arzt über den Erfolg der angeordneten Maßnahmen informieren. Im Rahmen des **Entlassmanagements** kann von Krankenhausärzten für einen Zeitraum von **7 Tagen** ebenfalls häusliche Krankenpflege angeordnet werden. Die Verordnung ist nicht an ein Quartal gebunden. In der Regel besteht für Versicherte ab 18 Jahren eine Zuzahlungspflicht.

Die Krankenkasse muss grundsätzlich die ärztliche Verordnung **genehmigen**. Auf den drei Teilen des Formulars ist vermerkt, welcher Vertragspartner den Teil der Bescheinigung erhält:

- **Muster 12a** ist zur Vorlage bei der **Krankenkasse** bestimmt.
- Die **Rückseite von Muster 12a** enthält keine besondere Kennzeichnung. Sie besteht im oberen Bereich aus dem Antrag des Versicherten auf Genehmigung der häuslichen Krankenpflege und muss von ihm oder seinem gesetzlichen Vertreter unterschrieben werden. Der untere Teil muss von dem Pflegedienst, der mit der häuslichen Krankenpflege beauftragt wird, ausgefüllt und unterschrieben werden. Ist noch kein Pflegedienst ausgesucht worden, so kann der untere Teil auch frei bleiben. In diesem Fall schlägt die Krankenkasse einen oder mehrere Pflegedienste vor. Der Antrag muss vor der Inanspruchnahme durch einen Pflegedienst bei der Krankenkasse zur Genehmigung eingereicht werden.
- **Muster 12b** ist für den Pflegedienst bestimmt.
- **Muster 12c** verbleibt in der Vertragsarztpraxis

Beim Ausfüllen von Muster 12 sind folgende Punkte zu beachten:

1. Das Personalienfeld wird automatisch ausgefüllt, nachdem die elektronische Gesundheitskarte (eGK) eingelesen wurde.
2. Die **Diagnose(n)** ist/sind mittels ICD-10-Verschlüsselung anzugeben.
3. Hier muss angekreuzt werden, ob es sich um eine **Erst- oder Folgeverordnung** handelt. Führte ein Unfall zur Verordnung, so ist das Feld **„Unfall"** anzukreuzen. Das Feld **„SER"** (Soziales Entschädigungsrecht: Leistungen nach SGB XIV) wird bei Vorliegen einer anerkannten gesundheitlichen Schädigung gekennzeichnet.
4. Der Vertragsarzt legt den Zeitraum fest, in dem die Maßnahmen erbracht werden sollen. Pflegefachkräfte dürfen diese Felder nicht befüllen. Rückwirkende Verordnungen sind nicht zulässig.

5. Der Vertragsarzt entscheidet, welche Leistungen wie oft durchgeführt werden sollen. Angaben zu Dauer und Häufigkeit können der HKP-Richtlinie entnommen werden. Nimmt der Vertragsarzt hier Eintragungen vor, so können diese nicht von der Pflegefachkraft geändert werden.
   Werden vom Vertragsarzt aber Maßnahmen verordnet, für die die Pflegefachkraft die Häufigkeit und Dauer selbst bestimmen kann, so werden in diesem Fall die Angaben von der Pflegefachkraft eingetragen (sog. Blankoverordnung). Der Vertragsarzt wird unverzüglich über die Festlegungen informiert.
6. Die Pflegefachkraft trägt in der Spalte **„Häufigkeit/ Dauer von Pflegefachkraft“** ein, wie oft und wie lange Leistungen erbracht werden.
7. Im Abschnitt **„Behandlungspflege“** muss eingetragen werden, welche Maßnahmen verordnet werden. Häufige Leistungen sind bereits aufgeführt und können bei Bedarf angekreuzt werden.
   Im Freifeld können weitere Maßnahmen angeordnet werden. Für jede ist zusätzlich die Häufigkeit und Dauer einzutragen.
8. Die **„Grundpflege und hauswirtschaftliche Versorgung“** sind als Unterstützungspflege oder Krankenhausvermeidungspflege bei allen Krankenkassen verordnungsfähig. Die erforderlichen Maßnahmen können im Feld „Weitere Hinweise“ ggf. näher beschrieben werden.
9. **Vertragsarztstempel** und **Unterschrift des Arztes** müssen im vorgesehenen Feld ergänzt werden.

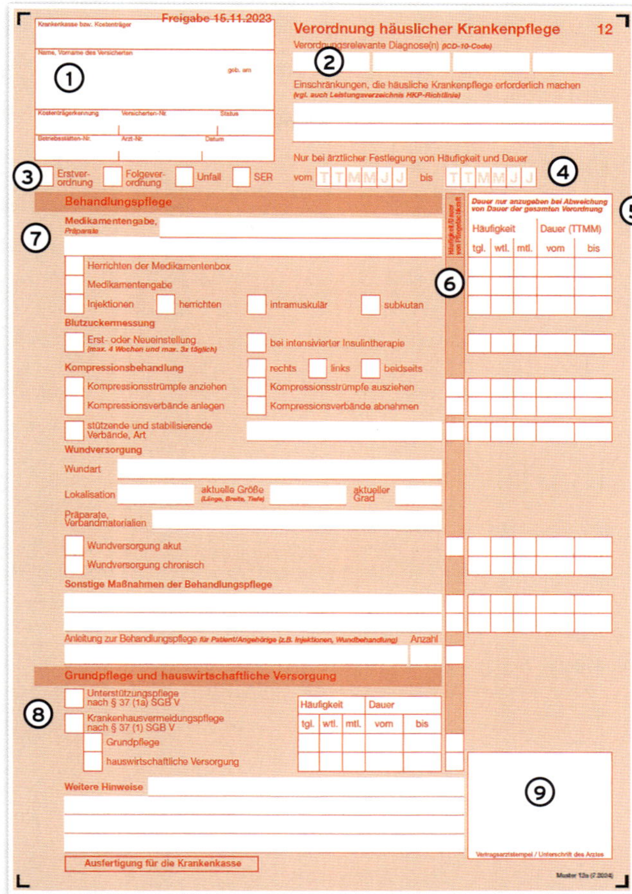
Freigabe 15.11.2023
Krankenkasse bzw. Kostenträger
Name, Vorname des Versicherten
geb. am
Kostenträgerkennung | Versicherten-Nr. | Status
Betriebsstätten-Nr. | Arzt-Nr. | Datum
Erstverordnung | Folgeverordnung | Unfall | SER

Verordnung häuslicher Krankenpflege 12
Verordnungsrelevante Diagnose(n) (ICD-10-Code)
Einschränkungen, die häusliche Krankenpflege erforderlich machen (vgl. auch Leistungsverzeichnis HKP-Richtlinie)
Nur bei ärztlicher Festlegung von Häufigkeit und Dauer
vom T T M M J J bis T T M M J J

Behandlungspflege
Medikamentengabe, Präparate
Herrichten der Medikamentenbox
Medikamentengabe
Injektionen | herrichten | intramuskulär | subkutan
Blutzuckermessung
Erst- oder Neueinstellung (max. 4 Wochen und max. 3x täglich) | bei intensivierter Insulintherapie
Kompressionsbehandlung | rechts | links | beidseits
Kompressionsstrümpfe anziehen | Kompressionsstrümpfe ausziehen
Kompressionsverbände anlegen | Kompressionsverbände abnehmen
stützende und stabilisierende Verbände, Art
Wundversorgung
Wundart
Lokalisation | aktuelle Größe (Länge, Breite, Tiefe) | aktueller Grad
Präparate, Verbandmaterialien
Wundversorgung akut
Wundversorgung chronisch
Sonstige Maßnahmen der Behandlungspflege
Anleitung zur Behandlungspflege für Patient/Angehörige (z.B. Injektionen, Wundbehandlung) | Anzahl

Häufigkeit/Dauer von Pflegefachkraft

Dauer nur anzugeben bei Abweichung von Dauer der gesamten Verordnung

Häufigkeit			Dauer (TTMM)	
tgl.	wtl.	mtl.	vom	bis

Grundpflege und hauswirtschaftliche Versorgung
Unterstützungspflege nach § 37 (1a) SGB V
Krankenhausvermeidungspflege nach § 37 (1) SGB V
Grundpflege
hauswirtschaftliche Versorgung

Häufigkeit			Dauer	
tgl.	wtl.	mtl.	vom	bis

Weitere Hinweise
Vertragsarztstempel / Unterschrift des Arztes
Ausfertigung für die Krankenkasse
Muster 12a (7.2024)

Abb. 1 Verordnung häuslicher Krankenpflege (Muster 12)

11.10 Muster 2 (Verordnung von Krankenhausbehandlung)

Bevor ein Arzt einen Patienten zur stationären Behandlung in ein Krankenhaus einweist, muss aufgrund des Wirtschaftlichkeitsgebots geprüft werden, ob eine medizinische Notwendigkeit vorliegt und ob nicht durch eine Verordnung über häusliche Krankenpflege der Krankenhausaufenthalt sinnvollerweise vermieden werden kann. Als Begründung für eine stationäre Einweisung sind nicht zulässig: Pflegebedürftigkeit, Eingriffe, die keine versicherungsrechtliche Behandlung darstellen (z. B. Schönheitsoperation), sowie soziale Indikationen (z. B. Wohnungsverlust aufgrund psychischer Erkrankung, familiäre Streitigkeiten).

Wirtschaftlichkeitsgebot → S. 47

Muster 2 besteht aus drei Teilen:

- Muster 2a besteht nur aus der oberen Hälfte und ist für die Abrechnung des Krankenhauses vorgesehen.
- Muster 2b ist für den Krankenhausarzt bestimmt und enthält die Diagnose und weitere Informationen.
- Muster 2c verbleibt in der Arztpraxis und muss mindestens zehn Jahre aufbewahrt werden.

Der Patient ist darauf hinzuweisen, dass der Teil 2a vor dem stationären Aufenthalt der Krankenkasse vorzulegen ist, da die Kostenübernahme für den stationären Aufenthalt durch die Krankenkasse vorab genehmigt werden muss. Nur in Notfällen oder bei einer Entbindung entfällt diese Notwendigkeit.

MERKE Wird der Patient zu einer ambulanten Behandlung in ein Krankenhaus **überwiesen**, benötigt man Muster 6 (Überweisung). Wird der Patient zu einer stationären Behandlung in ein Krankenhaus **eingewiesen**, wird Muster 2 (Krankenhauseinweisung) benötigt.

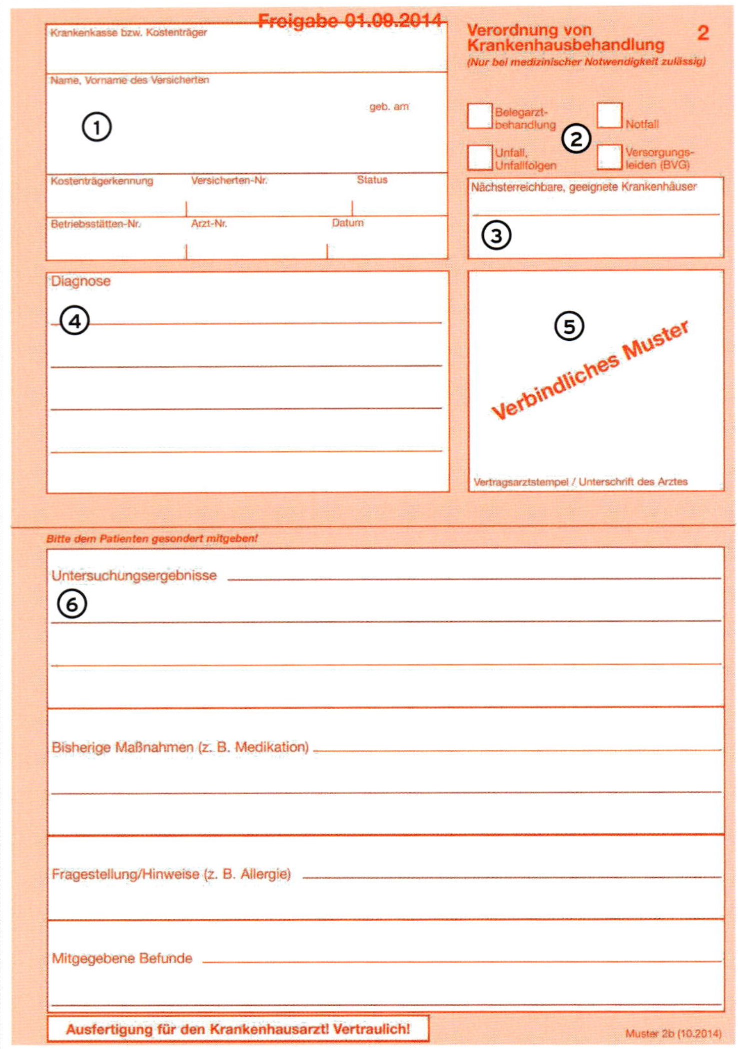

Freigabe 01.09.2014

Krankenkasse bzw. Kostenträger

Name, Vorname des Versicherten

geb. am

①

Kostenträgerkennung | Versicherten-Nr. | Status

Betriebsstätten-Nr. | Arzt-Nr. | Datum

Verordnung von Krankenhausbehandlung 2

(Nur bei medizinischer Notwendigkeit zulässig)

Belegarzt-behandlung ② Notfall

Unfall, Unfallfolgen | Versorgungs-leiden (BVG)

Nächsterreichbare, geeignete Krankenhäuser

③

Diagnose

④

⑤

Verbindliches Muster

Vertragsarztstempel / Unterschrift des Arztes

Bitte dem Patienten gesondert mitgeben!

Untersuchungsergebnisse

⑥

Bisherige Maßnahmen (z. B. Medikation)

Fragestellung/Hinweise (z. B. Allergie)

Mitgegebene Befunde

Ausfertigung für den Krankenhausarzt! Vertraulich!

Muster 2b (10.2014)

Abb. 1 Verordnung von Krankenhausbehandlung (Muster 2)

Beim Ausfüllen von Muster 2 sind folgende Punkte zu beachten:

1. Das **Personalienfeld** wird automatisch ausgefüllt, nachdem die elektronische Gesundheitskarte (eGK) eingelesen wurde.
2. Das Feld „**Belegarztbehandlung**" muss angekreuzt werden, wenn die Krankenhausbehandlung durch einen Belegarzt erfolgt.
   Das Feld „**Notfall**" ist nötig, wenn die Krankenhausbehandlung dringend und umgehend erfolgen muss, wie z. B. bei einem Herzinfarkt.
   „**Unfall, Unfallfolgen**" ist bei privaten Unfällen, „**Versorgungsleiden (BVG)**" bei Ansprüchen nach dem Sozialen Entschädigungsrecht (SER) anzukreuzen.
3. Der Patient hat freie Krankenhauswahl unter der **Bedingung**, dass das Krankenhaus für die erforderliche Behandlung zugelassen ist. In dem Feld „**Nächsterreichbare, geeignete Krankenhäuser**" können daher dem Patienten zwei Vertragskrankenhäuser vorgeschlagen werden. Wählt der Patient ein Krankenhaus, das weiter entfernt ist, so muss er u. U. die dadurch entstehenden Mehrkosten selbst tragen.
4. Die **Diagnose** wird unverschlüsselt angegeben.
5. Der Inhalt des **Vertragsarztstempels** kann eingedruckt werden. Der Arzt bestätigt mit seiner **Unterschrift** die Verordnung.

Die Punkte 1 bis 5 finden sich auf allen drei Teilen des Formulars.

6. Im unteren Abschnitt von Muster 2b und 2c dokumentiert der Arzt die bisherigen **Untersuchungsergebnisse sowie Therapiemaßnahmen** und **-ergebnisse**, benötigte **Medikamente wie auch** mitgegebene **Befunde** (z. B. Röntgenbilder, Laborwerte, EKG-Streifen).

Belegarzt
→ S. 51

Vordruck e01
→ S. 194

Benötigt der Patient eine Arbeitsunfähigkeitsbescheinigung (Vordruck e01), so wird diese vom Vertragsarzt bis einschließlich zum Tag der Einweisung ausgefüllt. In dem Kästchen „voraussichtlich arbeitsunfähig bis" wird dann kein Datum eingetragen, sondern der Vermerk „stationärer Aufenthalt" oder „Krankenhausbehandlung". Für die Dauer des stationären Aufenthalts benötigt der Patient keine AU-Bescheinigung.

MERKE Während eines stationären Aufenthalts ist die Abrechnung von ambulanten Leistungen nicht möglich.

Der Arzt muss bei der Übergabe von Muster 2b an den Patienten entscheiden, ob er diesen Teil offen oder verschlossen mitgibt.

11.11 Muster 4 (Verordnung einer Krankenbeförderung)

Grundlage der Verordnung einer Krankenbeförderung ist die **Krankentransport-Richtlinie des Gemeinsamen Bundesausschusses (KT-RL)**. Unterschieden werden:
- Rettungsfahrten
- Krankenfahrten
- Krankentransporte

Maßgeblich für die Auswahl des Beförderungsmittels sind die zwingende medizinische Notwendigkeit, der aktuelle Gesundheitszustand des Patienten, seine Gehfähigkeit sowie das Wirtschaftlichkeitsgebot. Die Verordnung darf nur ausgestellt werden, wenn der Patient aufgrund der Schwere der Erkrankung nicht zu Fuß gehen kann, keine öffentlichen Verkehrsmittel benutzen kann und die Benutzung eines privaten PKW nicht in Betracht kommt.

Wirtschaftlichkeitsgebot → S. 47

Fahrten ohne zwingenden medizinischen Grund, z. B. zum Abstimmen von Terminen, Erfragen von Befunden oder Abholen von Verordnungen, dürfen nicht verordnet werden. Auch Fahrten zu Leistungen der sozialen Pflegeversicherung (z. B. von der Wohnung des Patienten zum Pflegeheim) sind nicht verordnungsfähig.
Die Verordnung einer Krankenbeförderung ist grundsätzlich vor der Beförderung auszustellen. Sie wird dem Patienten ausgehändigt. Dieser gibt den Transportschein bei genehmigungsfreien Fahrten direkt an den Fahrdienst weiter. Bei einer Genehmigungspflicht muss der Versicherte die Verordnung vor Fahrtantritt von einer Krankenkasse genehmigen lassen.

MERKE Krankenbeförderung zu einer stationären (auch vor- und/oder nachstationären) Behandlung darf verordnet werden, wenn sie medizinisch notwendig ist. Eine Genehmigung durch die Krankenkasse ist nicht erforderlich. Krankenbeförderungen zu einer ambulanten Behandlung (in eine Arztpraxis, in ein MVZ oder Krankenhaus) dürfen nicht verordnet werden. Es gibt allerdings Ausnahmefälle. In diesen Fällen müssen die Patienten die Verordnung vorher bei ihrer Krankenkasse zur Genehmigung vorlegen.

Für folgende Personengruppen gibt es laut SGB V und KT-RL Ausnahmen bei der Verordnung von Krankenbeförderung zur ambulanten Behandlung:
1. Patienten, die eine hochfrequente Behandlung über einen längeren Zeitraum benötigen, wie Dialysebehandlungen, onkologische Strahlentherapie, Chemotherapie u. Ä.
2. Patienten, die aufgrund des **Gesundheitszustands** einen Krankentransportwagen benötigen, wie z. B.
   - Patienten, die eine medizinisch-fachliche Betreuung benötigen (z. B. bei einer schweren infektiösen Erkrankung),
   - Patienten, die eine fachgerechte Lagerung benötigen (z. B. bei einem Dekubitus).
3. Patienten mit einer eingeschränkten Mobilität, wie z. B.
   - Schwerbehinderte, deren Schwerbehindertenausweis die Eintragung „aG" für außergewöhnliche Gehbehinderung, „Bl" für blind, „H" für hilflos enthält,
   - Pflegebedürfte mit mindestens Pflegegrad 3.
4. Patienten, die ambulant operiert werden (dadurch wird ein stationärer Aufenthalt verkürzt oder vermieden). Diese Ausnahmeregelung gilt dann, wenn die eigentliche vollstationäre Krankenhausbehandlung aus patientenindividuellen Gründen als ambulante Behandlung vorgenommen wird (§ 7 KT-RL). Damit die Patienten dann nicht schlechter gestellt werden, darf eine genehmigungsfreie Krankenbeförderung verordnet werden.

www.aok.de/pk/nordost/inhalt/pflegegrade-von-1-bis-5-erklaert-8

Für die Krankenbeförderung müssen auch Kinder und Jugendliche bis 18 Jahren die Zuzahlung leisten. Findet die Krankenbeförderung im Rahmen eines Schulunfalls statt, muss allerdings keine Zuzahlung erfolgen, da die Unfallkasse alle Kosten übernimmt.
Fahrten zur Entbindung sind grundsätzlich zuzahlungsfrei.

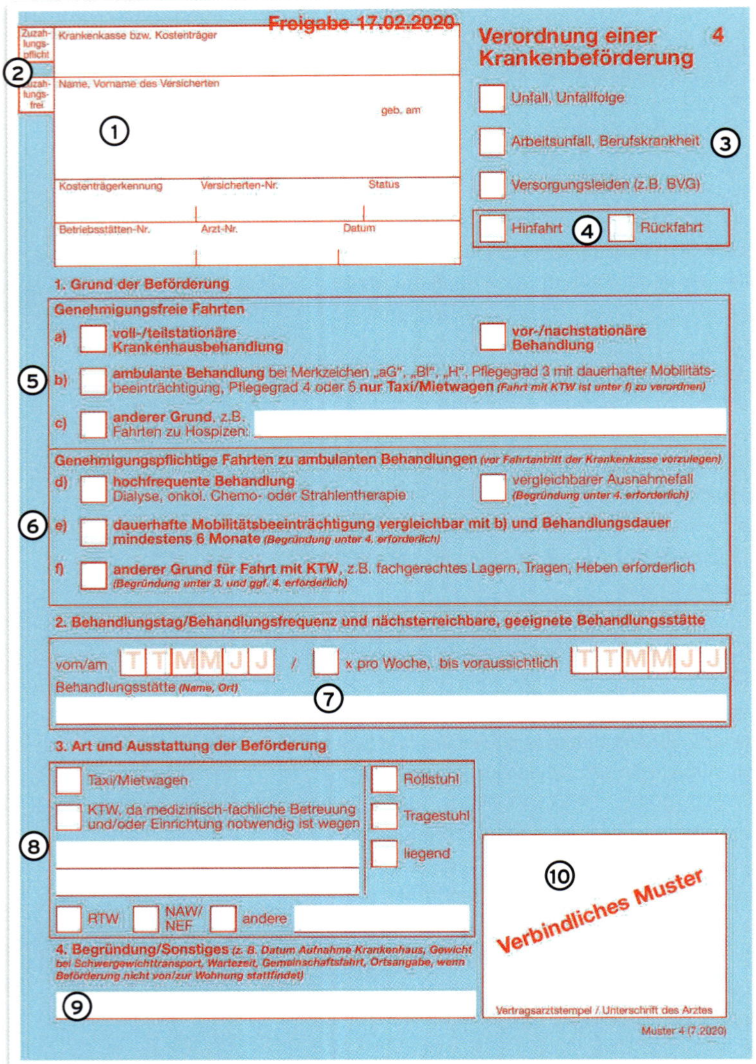
Freigabe 17.02.2020

Zuzahlungspflicht
Zuzahlungsfrei

Krankenkasse bzw. Kostenträger
Name, Vorname des Versicherten
geb. am
Kostenträgerkennung | Versicherten-Nr. | Status
Betriebsstätten-Nr. | Arzt-Nr. | Datum

Verordnung einer Krankenbeförderung 4

Unfall, Unfallfolge
Arbeitsunfall, Berufskrankheit
Versorgungsleiden (z.B. BVG)
Hinfahrt | Rückfahrt

1. Grund der Beförderung

Genehmigungsfreie Fahrten
a) voll-/teilstationäre Krankenhausbehandlung | vor-/nachstationäre Behandlung
b) ambulante Behandlung bei Merkzeichen „aG", „Bl", „H", Pflegegrad 3 mit dauerhafter Mobilitätsbeeinträchtigung, Pflegegrad 4 oder 5 nur Taxi/Mietwagen (Fahrt mit KTW ist unter f) zu verordnen)
c) anderer Grund, z.B. Fahrten zu Hospizen:

Genehmigungspflichtige Fahrten zu ambulanten Behandlungen (vor Fahrtantritt der Krankenkasse vorzulegen)
d) hochfrequente Behandlung Dialyse, onkol. Chemo- oder Strahlentherapie | vergleichbarer Ausnahmefall (Begründung unter 4. erforderlich)
e) dauerhafte Mobilitätsbeeinträchtigung vergleichbar mit b) und Behandlungsdauer mindestens 6 Monate (Begründung unter 4. erforderlich)
f) anderer Grund für Fahrt mit KTW, z.B. fachgerechtes Lagern, Tragen, Heben erforderlich (Begründung unter 3. und ggf. 4. erforderlich)

2. Behandlungstag/Behandlungsfrequenz und nächsterreichbare, geeignete Behandlungsstätte
vom/am T T M M J J / x pro Woche, bis voraussichtlich T T M M J J
Behandlungsstätte (Name, Ort)

3. Art und Ausstattung der Beförderung
Taxi/Mietwagen | Rollstuhl
KTW, da medizinisch-fachliche Betreuung und/oder Einrichtung notwendig ist wegen | Tragestuhl
liegend
RTW | NAW/NEF | andere

4. Begründung/Sonstiges (z. B. Datum Aufnahme Krankenhaus, Gewicht bei Schwergewichttransport, Wartezeit, Gemeinschaftsfahrt, Ortsangabe, wenn Beförderung nicht von/zur Wohnung stattfindet)

Verbindliches Muster
Vertragsarztstempel / Unterschrift des Arztes
Muster 4 (7.2020)

Abb. 1 Verordnung einer Krankenbeförderung (Muster 4)

Das Muster 4 wird auch bei Arbeitsunfällen, Schulunfällen und anerkannten Berufskrankheiten verwendet. Kostenträger sind in diesen Fällen die zuständige BG oder die Unfallkasse. Beim Ausfüllen der **Verordnung einer Krankenbeförderung** sind folgende Punkte zu beachten:

1. Das **Personalienfeld** wird ausgedruckt, nachdem die elektronische Gesundheitskarte (eGK) eingelesen wurde.
2. Von den beiden Feldern ist zwingend eines anzukreuzen. Gesetzlich krankenversicherte Patienten sind normalerweise **zuzahlungspflichtig**.
3. Wenn die Verordnung in Zusammenhang mit einem **privaten Unfall**, einem **Arbeitsunfall** oder in Zusammenhang mit einem **Versorgungsleiden** erfolgt, wird das entsprechende Feld angekreuzt.
4. **Hinfahrt**, **Rückfahrt**: Es sind nur Fahrten zwischen dem Aufenthaltsort des Patienten (Wohnung, Praxis) und der nächst erreichbaren, geeigneten Behandlungsmöglichkeit verordnungsfähig. Ist z. B. nur die Rückfahrt mit öffentlichen Verkehrsmitteln nicht möglich, so wird auch nur diese Fahrt verordnet. Soll der Transporteur am Behandlungsort warten, so muss die anfallende Wartezeit unter „Sonstiges" (Punkt 9) bestätigt werden.

Das Formular ist in drei Abschnitte gegliedert, wobei in allen drei Bereichen Angaben gemacht werden müssen.

Abschnitt 1: Grund der Beförderung

5. Genehmigungsfreie Fahrten
   a) Transport zu voll-/teilstationären Krankenhausbehandlungen oder vor-/nachstationären Behandlungen.
   b) Ambulante Behandlungen, wenn in dem Schwerbehindertenausweis des Patienten eines der Merkzeichen eingetragen ist.
   c) Andere Gründe müssen in der Freizeile erfasst werden.

Zuzahlungspflicht → S. 209

6. Genehmigungspflichtige Fahrten zu ambulanten Behandlungen: Diese sind grundsätzlich **vor** Fahrtbeginn der Krankenkasse vorzulegen. Im Nachhinein eingereichte Verordnungen können abgelehnt werden. Begründungen für Ausnahmefälle sind im Freitext zu erfassen (z. B. keine Genehmigungsmöglichkeit aufgrund der Uhrzeit, an Feiertagen oder Wochenenden).
   a) Zu den hochfrequenten Behandlungen gehören beispielsweise Dialyse, Chemo- oder Strahlentherapie sowie in vergleichbaren Ausnahmefällen Wundbehandlungen oder Schmerztherapien.
   b) Dauerhafte Mobilitätsbeeinträchtigungen, die mit den Merkzeichen unter Punkt „b" vergleichbar sind und die länger als sechs Monate andauern. Hierzu gehört z. B. ein Patient, der eine nicht heilende Beinfraktur hat. In diesem Fall muss eine Begründung im Freifeld unter Punkt 4 angegeben werden.
   c) Hier muss eintragen werden, wenn ein anderer Grund, z. B. ein Dekubitus (ohne Pflegegrad), die Fahrt mit einem KTW erforderlich macht. Eine Begründung ist auch in diesen Fällen anzugeben. Sinnvollerweise sollte der ICD-10-Code mit angegeben werden.

Abschnitt 2: Behandlungstag/Behandlungsfrequenz und nächsterreichbare, geeignete Behandlungsstätte

7. Krankenkassen erstatten die Fahrtkosten in der Regel nur bis zur nächst erreichbaren, geeigneten Behandlungsmöglichkeit (z. B. die Vertragsarztpraxis, das nächstgelegene Krankenhaus). Wird ein anderer Behandlungsort gewählt, so hat der Versicherte die Mehrkosten zu tragen.

Abschnitt 3: Art der Beförderung

8. Es ist stets darauf zu achten, die für den Patienten und die Situation angepasste Beförderung zu wählen. Bei unwirtschaftlicher Auswahl kann es ansonsten zu Regressforderungen seitens der Krankenkassen kommen.

   - **Krankenfahrt: Taxi/Mietwagen**
     Ein Taxi/Mietwagen ist verordnungsfähig, wenn der Patient aus zwingenden medizinischen Gründen kein öffentliches Verkehrsmittel oder privates Kraftfahrzeug benutzen kann. Soll der Patient mit Rollstuhl/Tragestuhl oder liegend befördert werden, so ist dies zu kennzeichnen. Es handelt sich hierbei nicht um besondere Einrichtungen des KTW. Eine medizinisch-fachliche Betreuung der Patienten findet nicht statt.

   - **Krankentransport: KTW, da medizinisch-fachliche Betreuung und/oder Einrichtung notwendig ist**
     Die Verordnung eines KTW ist nur zulässig, wenn während der Fahrt eine fachliche Betreuung und/oder die besondere Einrichtung des KTW aus zwingenden medizinischen Gründen erforderlich ist und eine Beförderung durch ein weniger aufwendiges Beförderungsmittel nicht möglich ist. Der Grund ist hier anzugeben (z. B. Blutungsgefahr/ggf. auch der ICD-10-Code). Eine medizinisch-fachliche (allerdings keine ärztliche) Betreuung ist während der Fahrt gegeben.

   - **Rollstuhl, Tragestuhl, liegend**
     Diese Kästchen sind nur anzukreuzen, wenn sie erforderlich sind.

   - **Rettungsfahrt RTW (Rettungswagen)**
     Mit dem RTW werden Notfallpatienten transportiert, bei denen neben Erste-Hilfe-Leistungen auch zusätzliche Maßnahmen nötig sind, um die Vitalfunktionen aufrechtzuerhalten. In Notfällen kann die Beförderung nachträglich verordnet werden. Eine medizinisch-fachliche (allerdings keine ärztliche) Betreuung ist während der Fahrt gegeben. Sobald ein Notarzt mit einem Fachkundenachweis im Rettungsdienst zusteigt, handelt es sich um einen Notarztwagen (allerdings nicht unbedingt von der Ausstattung her).

   - **Rettungsfahrt NAW/NEF (Notarztwagen bzw. Notarzteinsatzfahrzeug)**
     Die Verordnung erfolgt für Patienten, bei deren Beförderung lebensrettende Sofortmaßnahmen durch einen Notarzt durchgeführt werden müssen oder zu erwarten sind. In Notfällen kann die Beförderung nachträglich verordnet werden. Eine medizinisch-fachliche Betreuung durch einen Notarzt ist während der Fahrt gegeben. Im Notarzteinsatzfahrzeug können keine Patienten mitgenommen werden, es handelt sich ausschließlich um das Fahrzeug, das den Notarzt transportiert.

   - **Andere**
     Hiermit kann z. B. der Transport mit einem Rettungshubschrauber (RTH) verordnet werden.

9. Sonstiges. Dieses Freitextfeld ist für sonstige relevante Angaben nutzbar, z. B.:
   - die Dauer der Wartezeit des Transporteurs bei Hin- und Rückfahrt in zeitlichem Zusammenhang
   - das Gewicht bei schwergewichtigen Patienten
   - die Angabe, dass eine Begleitperson medizinisch erforderlich ist
   - einen Hinweis, dass die Beförderung eines intensivbeatmungspflichtigen Patienten stattfindet
   - die Angabe, dass der Patient einen Rollator besitzt
   - die Angabe, dass der Patient keine Stufen steigen kann
10. Der Inhalt des **Vertragsarztstempels** kann auch digital eingedruckt werden. Der Arzt muss mit seiner **Unterschrift** die Notwendigkeit der Verordnung bestätigen.

Bei Änderungen und Ergänzungen der Verordnung muss der Arzt (mit Datumsangabe) unterschreiben. Die **Rückseite** der Verordnung füllt der Transporteur aus. Der Patient bestätigt die Durchführung der Fahrten mit seiner Unterschrift.

11.12 Muster 85 (Ruhen der Mitgliedschaft)

Bei gesetzlich Versicherten, die mit den Zahlungen ihrer selbst zu tragendenden Krankenversicherungsbeiträge im Rückstand sind, besteht ein eingeschränkter Leistungsanspruch gemäß § 16 Abs. 3a SGB V. Solche Selbstzahler können beispielsweise freiwillige Mitglieder, Studenten, Rentenantragsteller oder auch Nichtversicherte sein.
In diesem Fall zieht die Krankenkasse die Versichertenkarte ein und der Leistungsanspruch ruht. Von den Krankenkassen wird stattdessen als Anspruchsnachweis das Muster 85 („Nachweis der Anspruchsberechtigung bei Ruhen des Anspruchs") ausgestellt. Es ersetzt die eGK. Der Versicherte wird dann im Ersatzverfahren manuell ins Praxisverwaltungssystem aufgenommen.

Ersatzverfahren → S. 190

Die Krankenkasse übernimmt nur noch die Kosten für
- Untersuchungen zur Früherkennung von Krankheiten (Gesundheitsuntersuchung, Krebsfrüherkennung und Kinderuntersuchung),
- Leistungen, die zur Behandlung akuter Erkrankungen und Schmerzzustände erforderlich sind,
- Leistungen bei Schwangerschaft und Mutterschaft.

Muster 6 und Muster 10 → S. 202, 204

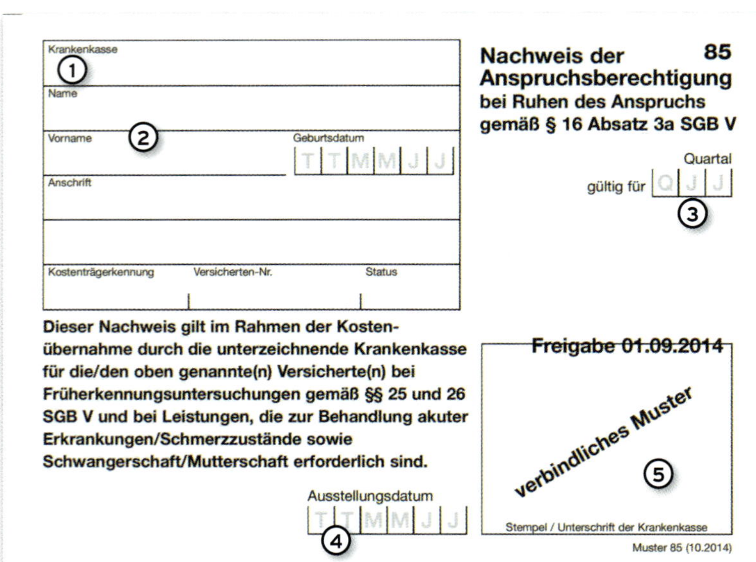
Krankenkasse ①
Name
Vorname ② Geburtsdatum T T M M J J
Anschrift
Kostenträgerkennung Versicherten-Nr. Status

Nachweis der Anspruchsberechtigung bei Ruhen des Anspruchs gemäß § 16 Absatz 3a SGB V **85**

Quartal
gültig für Q J J ③

Dieser Nachweis gilt im Rahmen der Kostenübernahme durch die unterzeichnende Krankenkasse für die/den oben genannte(n) Versicherte(n) bei Früherkennungsuntersuchungen gemäß §§ 25 und 26 SGB V und bei Leistungen, die zur Behandlung akuter Erkrankungen/Schmerzzustände sowie Schwangerschaft/Mutterschaft erforderlich sind.

Ausstellungsdatum
T T M M J J ④

Freigabe 01.09.2014
verbindliches Muster ⑤
Stempel / Unterschrift der Krankenkasse
Muster 85 (10.2014)

Abb. 1 Nachweis der Anspruchsberechtigung (Muster 85)

Auf dem Formular müssen folgende Punkte ausgefüllt sein:
1. Name der **Krankenkasse**
2. **Patientendaten** einschließlich Versichertennummer und Status
3. das aktuelle **Quartal**
4. das **Ausstellungsdatum**
5. **Stempel und Unterschrift** der Krankenkasse

MERKE Die Formulare Muster 6 (Überweisung) und Muster 10 Überweisungsschein für in-vitro-diagnostische Auftragsleistungen haben auch ein Ankreuzfeld „eingeschränkter Leistungsanspruch gemäß § 16 Abs. 3a SGB V". Dadurch wird den nachbehandelnden Ärzten mitgeteilt, dass nur bestimmte Leistungen erbracht und abgerechnet werden dürfen.

Aufgaben

1 Wie unterscheidet sich der Vertragsarztstempel einer Gemeinschaftspraxis von dem eines MVZ?
2 Nennen Sie Vorteile der Blankoformularbedruckung.
3 Nennen Sie Grundregeln zum Umgang mit Formularvordrucken.
4 Nennen Sie Formulare, die digital versendet werden dürfen.
5 In welchen Fällen kommt das Muster 5 in der Arztpraxis zum Einsatz?
6 Wie gehen Sie vor, wenn ein Patient seine elektronische Gesundheitskarte vergessen hat?
7 Wer erhält welchen Teil von Muster 19?
8 Auf Muster 19a ist der Bereich für Befunde/Therapie geschwärzt. Nehmen Sie Stellung.
9 In welchen Fällen händigen Sie dem Patienten eine Arbeitsunfähigkeitsbescheinigung in Papierform aus?
10 Die Ausfertigung der Arbeitsunfähigkeitsbescheinigung für den Arbeitgeber enthält keine Diagnosen. Nehmen Sie Stellung.
11 Wie lange muss die Arztpraxis die Daten der eAU aufbewahren?
12 Ein Patient möchte rückwirkend eine Arbeitsunfähigkeitsbescheinigung für vier Tage haben, da er sonst nicht lückenlos krankgeschrieben wäre. Nehmen Sie Stellung.
13 Ein der Praxis unbekannter Patient möchte im Rahmen einer Videosprechstunde eine Arbeitsunfähigkeitsbescheinigung erhalten. Nehmen Sie Stellung.
14 Wer erhält welchen Teil von Muster 20?
15 Erklären Sie den Unterschied zwischen einer stufenweisen Wiedereingliederung und einem betrieblichen Eingliederungsmanagement.
16 Wer hat unter welchen Voraussetzungen Anspruch auf Kinderkrankengeld? Wie viele Tage umfasst dieser Anspruch jährlich?
17 Wer übernimmt das Kinderkrankengeld bei einem Schul- oder Kindergartenunfall?
18 Beschreiben Sie die drei Überweisungsarten auf Muster 6. Nennen Sie konkrete Beispiele für mindestens zwei der Überweisungsarten aus Ihrer Praxis.
19 Warum sollten keine namentlichen Überweisungen ausgestellt, sondern nur die Facharztbezeichnung notiert werden?
20 In welchen Fällen wird das Feld „Unfall/Unfallfolgen" auf den Formularen angekreuzt? Nennen Sie Beispiele.
21 Nennen Sie Besonderheiten des Muster 10C/OEGD gegenüber Muster 10.
22 Zählen Sie Leistungen auf, bei denen gesetzlich krankenversicherte Patienten Zuzahlungen leisten müssen.
23 Welche Patientengruppen sind grundsätzlich von der Zuzahlung befreit?
24 Wann gilt ein Patient als „chronisch krank"? Welche Auswirkungen hat das ggf. auf eine Zuzahlungsbefreiung?
25 Mit welcher Bescheinigung, die die Arztpraxis ausstellt, kann der Patient eine Zuzahlungsbefreiung bei seiner Krankenkasse beantragen?
26 Wie viele Arzneimittel dürfen maximal auf einem Arzneiverordnungsblatt verordnet werden? Gibt es Unterschiede zur Verordnung von SSB?
27 Der Vertragsarzt kreuzt auf einem Rezept „noctu" und „aut idem" an. Was bedeutet das?
28 Was müssen Sie beachten, wenn Sie eine Verordnung über einen Impfstoff ausstellen?
29 Was müssen Sie beachten, wenn eine Verordnung von Sprechstundenbedarf ausgestellt werden soll?
30 Was müssen Sie beachten, wenn Hilfsmittel auf dem Muster 16 verordnet werden?
31 Welche Angaben müssen auf einem Privatrezept mindestens gemacht werden?
32 Wer erhält welchen Teil des BtM-Rezeptes? Wofür sind die Teile?
33 Wo und wie kann die Praxis BtM-Rezepte bestellen?
34 Welche Sicherheitsmerkmale bei BtM-Rezepten kennen Sie?
35 Erstellen Sie eine Übersicht, wie lange die verschiedenen Arzneimittelverordnungen gültig sind.
36 Was müssen Sie beachten, wenn BtM als Sprechstundenbedarf bestellt werden sollen?
37 Was bedeuten die Abkürzungen „N", „S" und „A" auf einem BtM-Rezept?

38 Gibt es eine Möglichkeit, BtM auch auf Muster 16 zu verordnen? Was müssen Sie dabei beachten?

39 Auf dem Muster 13 können verschiedene Heilmittel verordnet werden. Welche sind das? Finden Sie für jede Heilmittelgruppe ein Beispiel.

40 Wer hat wann einen Anspruch auf häusliche Krankenpflege und wie lange? Unterscheiden Sie die häusliche Krankenpflege von der dauerhaften Pflege.

41 Aus wie vielen Teilen besteht Muster 12 und wer bekommt die jeweiligen Teile?

42 Zählen Sie auf, wer die drei Teile von Muster 2 erhält.

43 Wie lange muss die Arztpraxis ihren Teil von Muster 2 aufbewahren?

44 Welche Angaben muss der Arzt auf Muster 2 machen? Warum wird die Diagnose auf Muster 2 nicht mit dem ICD-10-Code verschlüsselt angegeben?

45 Unterscheiden Sie die Fälle, in denen der Vertragsarzt Patienten eine Krankenbeförderung verordnen darf. Welche dieser Fahrten sind genehmigungsfrei / genehmigungspflichtig?

46 Nennen Sie übliche Beförderungsmittel für Krankentransporte.

47 Welche Leistungen werden von den Krankenkassen übernommen, wenn sich ein Patient mit Muster 85 ausweist?

48 Warum ist es wichtig, dass Sie auf einer Überweisung (Muster 6) dem nachfolgenden Arzt mitteilen, ob ein eingeschränkter Leistungsanspruch bei dem Patienten vorliegt? Wann kommt es zur Einschränkung des Leistungsanspruchs?

49 Legen Sie sich eine Übersicht über die Formulare an, auf denen die Diagnosen mit dem ICD-10-Code verschlüsselt angegeben werden müssen.

12 Einführung in den EBM

Interaktive Übungen
→ S. 79, PagePlayer

12.1 Grundlagen EBM

12.1.1 Gebührenordnungspositionen und Gliederung des EBM

Der Einheitliche Bewertungsmaßstab (EBM) listet alle in der vertragsärztlichen Versorgung berechnungsfähigen Leistungen auf und gliedert sich in acht Bereiche.

	Erklärung	Beispiele	Kapitel
I.	**Allgemeine Bestimmungen**	Definitionen, allgemeine Bestimmungen	
II.	**Arztgruppenübergreifende allgemeine Gebührenordnungspositionen** Sie können von jedem Vertragsarzt erbracht werden. Dabei müssen berufsrechtliche Verpflichtungen und vertragliche Bestimmungen berücksichtigt werden.	Früherkennungsleistungen, Hausbesuche, organisierter Notfalldienst … kleine Chirurgie	01… 02…
III.	**Arztgruppenspezifische Gebührenordnungspositionen** Sie können nur von dem Vertragsarzt erbracht werden, der in der jeweiligen **Präambel (Vorwort)** des Kapitels bzw. Abschnitts genannt wird. Man unterscheidet: a) den hausärztlichen Versorgungsbereich (Hausärzte, Kinderärzte) b) den fachärztlichen Versorgungsbereich	zu a) Leistungen des Hausarztes, Leistungen des Kinderarztes zu b) Leistungen der Chirurgen, Leistungen der Gynäkologen …	 03… 04… 07… 08…
IV.	**Arztgruppenübergreifende, bei spezifischen Voraussetzungen berechnungsfähige Gebührenordnungspositionen** Sie können nur von Vertragsärzten mit speziellem Fachkundenachweis, bei Erfüllung apparativer Voraussetzungen, der Teilnahme an Maßnahmen der Qualitätssicherung und bei Erfüllung der in den Kapiteln bzw. den Abschnitten genannten Kriterien abgerechnet werden.	Allergologie, physikalische Therapie, Schmerztherapie … OP-Vorbereitung und postoperative Behandlung bei ambulanten Eingriffen Grundleistungen im praxiseigenen Labor Ultraschalluntersuchungen	30… 31… 32… 33…
V.	**Kostenpauschalen**	Versandpauschalen, …	40…
VI.	**Anhänge**	z. B. Anhang I: Leistungen, die in der Versichertenpauschale (GOP 03000) enthalten sind und nicht extra abgerechnet werden dürfen	
VII.	Ausschließlich im Rahmen der ambulanten spezialfachärztlichen Versorgung (ASV) berechnungsfähige Gebührenordnungspositionen		
VIII.	Ausschließlich im Rahmen von Erprobungsverfahren gemäß § 137e SGB V berechnungsfähige Gebührenordnungspositionen		

Tab. 1 Bereiche der vertragsärztlichen Leistungen nach EBM

Online-Version des EBM: **www.kbv.de/html/online-ebm.php**

Um in der Praxis erfolgreich mit dem EBM zu arbeiten, hilft es, drei Aspekte immer zu berücksichtigen. Man muss genau lesen, die Fachbegriffe kennen, die in diesem Kapitel erklärt werden, und die zur Leistung passenden Abrechnungsziffern gezielt und sicher heraussuchen können. Es ist hilfreich, sich alle in diesem Buch vorgestellten Gebührenordnungspositionen bzw. Leistungstexte einheitlich zu markieren, z. B. obligate Leistungsinhalte immer blau, Besonderheiten immer grün, Abrechnungsausschlüsse immer rot.

MERKE Es ist hilfreich, alle in diesem Buch vorgestellten Gebührenordnungspositionen (GOP) selbst im EBM herauszusuchen und wenn möglich auch zu markieren.

Alle abrechenbaren ärztlichen Leistungen sind im EBM als fünfstellige Gebührenordnungspositionen (GOP) kodiert.

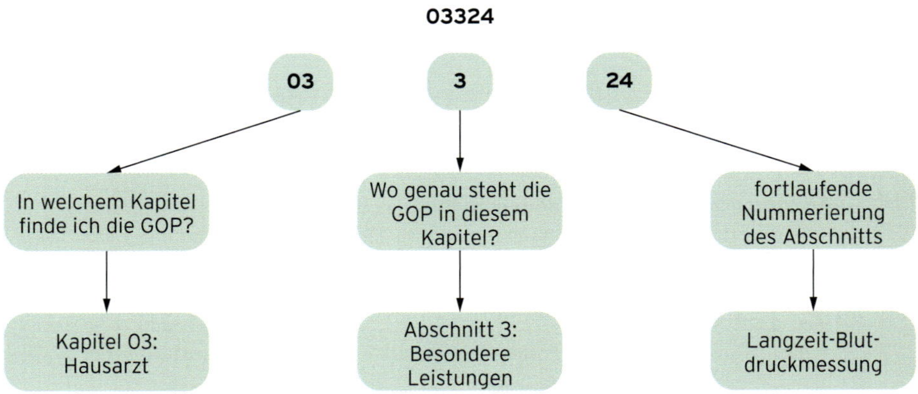

Abb. 1 Zusammensetzung der Gebührenanordnungsposition am Beispiel 03324

Man spricht „null drei – dreihundertvierundzwanzig“ (03-324) oder „zweiunddreißig – null fünfundzwanzig“ (32 – 025, Blutzuckertest). Am Aufbau einer GOP ist auf den ersten Blick erkennbar, wer diese abrechnen darf. Entscheidend sind die ersten beiden Ziffern, also das Kapitel.

MERKE Für den Hausarzt sind v. a. die Kapitel 01, 02, 03, 30, 31, 32, 33 und 40 relevant.

Im EBM werden unterschiedliche Begriffe für die Leistungen verwendet, die deren Umfang verdeutlichen.

- **Einzelleistung:** z. B. GOP 03324 (Langzeit-Blutdruckmessung) oder GOP 32025 (Blutzuckermessung)
- **Leistungskomplexe**: z. B. werden unter der GOP 32122 („großes Blutbild“) mehrere Einzelleistungen zusammengefasst, die zusammengehören
- **Pauschalen:** z. B. GOP 03000 (Versichertenpauschale für den Hausarzt)
- **Zuschläge:** z. B. GOP 03220 (Zuschlag zur Versichertenpauschale für Behandlung und Betreuung chronisch kranker Patienten)
- Weitere **Zuschläge und Pauschalen, die von der KV immer automatisch zugesetzt werden** und die man nicht selbst abrechnen muss: z. B. GOP 03040 (für die Wahrnehmung des hausärztlichen Versorgungsauftrags durch den Vertragsarzt)

MERKE Es gilt: Pauschalen vor Komplexe vor Einzelleistungen. Gibt es für mehrere Einzelleistungen einen Leistungskomplex, der diese Einzelleistungen zusammenfasst, dann hat der Leistungskomplex immer Vorrang. Dasselbe gilt, wenn Einzelleistungen oder Leistungskomplexe von einer Pauschale abgedeckt werden.

Pseudonummern (Symbolnummern, Symbolziffern) kennzeichnen bestimmte Sachverhalte zu Dokumentationszwecken. Auch z. B. Impfungen werden mit diesen Ziffern abgerechnet. Sie sind also nicht immer Geld wert und können sich in den KV-Bereichen unterscheiden.

12.1.2 Die Präambel des „Hausarztkapitels"

Jedes Kapitel des EBM wird von einer **Präambel** (Vorwort) eingeleitet. Sie legt wichtige grundsätzliche Regelungen fest, z. B. welche Ärzte die Leistungen dieses Kapitels überhaupt abrechnen dürfen oder ob es Abrechnungsvoraussetzungen gibt. Die Präambel des Kapitels 03 („Hausarztkapitel") legt z. B. fest:

»1. Die in diesem Kapitel aufgeführten Gebührenordnungspositionen können – unbeschadet der Regelung gemäß 6.2 der Allgemeinen Bestimmungen – ausschließlich von
- Fachärzten für Allgemeinmedizin,
- Fachärzten für Innere und Allgemeinmedizin,
- Praktischen Ärzten,
- Ärzten ohne Gebietsbezeichnung,
- Fachärzten für Innere Medizin ohne Schwerpunktbezeichnung, die gegenüber dem Zulassungsausschuss ihre Teilnahme an der hausärztlichen Versorgung gemäß § 73 Abs. 1a SGB V erklärt haben,

berechnet werden. Sofern sich Regelungen im Kapitel 3 auf die Anzahl der Arzte gemäß Präambel 3.1 Nr. 1 in einer Praxis beziehen, ist für die Bestimmung der Anzahl der Ärzte der Umfang der Tätigkeit laut Zulassungs- bzw. Genehmigungsbescheid zu berücksichtigen.«

Andere als die aufgelisteten Arztgruppen dürfen Leistungen nach dem Kapitel 3 nicht abrechnen. Ärzte ohne Gebietsbezeichnung und Praktische Ärzte werden nicht mehr neu zugelassen.

MERKE Der Arzt darf arztgruppenspezifische GOP nur abrechnen, wenn seine Arztgruppe in der Präambel des Kapitels aufgelistet ist.

12.1.3 Leistungsinhalte herauslesen: Die Versichertenpauschale

Die Versichertenpauschale hat die GOP **03000**. Sie ist in vielen Abrechnungsfällen der Dreh- und Angelpunkt.

(1) 03000 **Versichertenpauschale**

Obligater Leistungsinhalt (2)

- **Persönlicher Arzt-Patienten-Kontakt und/oder Arzt-Patienten- Kontakt im Rahmen einer Videosprechstunde** [...],

Fakultativer Leistungsinhalt
- [...]
- **In Anhang 1 aufgeführte Leistungen**,

(3) **einmal im Quartal**
[...]
(4) Bei Behandlung im **organisierten Not(-fall)dienst** sind anstelle der Versichertenpauschale nach der Gebührenordnungsposition 03000 die **Notfallpauschalen** nach den Gebührenordnungspositionen **01210, 01212, 01214, 01216 und 01218** zu berechnen.
Bei einer Behandlung im Rahmen einer **nach Art und Umfang definierten Überweisung** (5) (Definitionsauftrag) ist die Versichertenpauschale nach der Gebührenordnungsposition **03000 nicht berechnungsfähig**.
Erfolgt im **Behandlungsfall lediglich eine Inanspruchnahme** durch den Patienten unvorhergesehen im Zusammenhang mit der Erbringung der Leistungen entsprechend den Gebührenordnungspositionen **01100, 01101, 01411, 01412 oder 01415**, so ist **anstelle** der Versichertenpauschale **03000** die Versichertenpauschale **03030** zu berechnen.
Die Gebührenordnungsposition 03000 ist **nicht neben** der Gebührenordnungsposition **01436** berechnungsfähig.
Die Gebührenordnungsposition 03000 ist **im Behandlungsfall nicht neben** den Gebührenordnungspositionen **01600, 01601, 01610 und 03030** berechnungsfähig.

(1) = Die Leistungsbeschreibung ist Teil des obligaten Leistungsinhalts.
(2) = Obligate Leistungen müssen erbracht werden.
(3) = Die GOP darf einmal im Quartal abgerechnet werden.
(4) = Diese Besonderheiten (grün) gibt es zu beachten.
(5) = Die Abrechnungsausschlüsse (rot) müssen beachtet werden.

Abb. 1 Aufbau der GOP am Beispiel der Versichertenpauschale

Videosprechstunde
→ S. 240

Die Versichertenpauschale bekommt der Hausarzt für den ersten **persönlichen Arzt-Patienten-Kontakt** oder den ersten Arzt-Patienten-Kontakt in einer Videosprechstunde. Ein Arzt-Patienten-Kontakt ist persönlich, wenn Arzt und Patient sich gleichzeitig am selben Ort befinden und miteinander direkt interagieren, also z. B. eine ärztliche Beratung stattfindet.

> „Ein persönlicher Arzt-Patienten-Kontakt setzt die **räumliche und zeitgleiche Anwesenheit von Arzt und Patient und die direkte Interaktion** derselben voraus. […]
>
> Bei mehr als einer Inanspruchnahme derselben Betriebsstätte an demselben Tag sind die **Uhrzeitangaben** erforderlich, sofern berechnungsfähige Leistungen durchgeführt werden.

In manchen Fällen ist eine solche direkte Interaktion nicht möglich: Für ein Neugeborenes, einen Säugling oder ein Kleinkind werden die Eltern die Kommunikation mit dem Arzt übernehmen müssen. Andere Patienten können krankheitsbedingt nicht selbst mit dem Arzt sprechen, wie Gehörlose, die einen Gebärdendolmetscher benötigen. Bei diesen Patienten ist der persönliche Arzt-Patienten-Kontakt auch gegeben, wenn eine Bezugsperson die direkte Kommunikation mit dem Arzt übernimmt. Aber dies gilt nur, wenn der Patient selbst anwesend ist. Ist dies nicht der Fall oder erfolgt die ärztliche Beratung eines Patienten telefonisch, dann spricht man von einem **anderen Arzt-Patienten-Kontakt**. Die GOP 03000 darf dann nicht abgerechnet werden.
Der persönliche Arzt-Patienten-Kontakt muss **kurativ-ambulant** sein: **Kurativ** bedeutet „auf Heilung ausgerichtet". Die Versichertenpauschale darf daher nicht für Vorsorgeleistungen wie Früherkennungsuntersuchungen oder Impfungen (= präventiv-ambulant) abgerechnet werden. **Ambulant** bedeutet, dass der Patient nur vorübergehend in einer Arztpraxis oder z. B. in der Notfallambulanz behandelt wird. Er wird nicht stationär aufgenommen.
Die GOP geben stets obligate Leistungsinhalte vor. **Obligat** bedeutet „muss": Erst wenn alle Leistungsbestandteile erbracht sind, die in der Leistungsbeschreibung („Überschrift") und unter „obligater Leistungsinhalt" stehen, darf die GOP abgerechnet werden.
Werden die Leistungen mit „**und/oder**" aufgezählt, müssen nicht alle Leistungen erbracht werden. Die GOP 03000 darf abgerechnet werden, wenn der Patient entweder einen persönlichen Kontakt mit dem Arzt in der Sprechstunde hatte **oder** wenn der Kontakt nur im Rahmen einer Videosprechstunde zustande kam. Kommt es zum persönlichen Kontakt und zum Kontakt in der Videosprechstunde, wird die GOP 03000 trotzdem nur einmal abgerechnet.

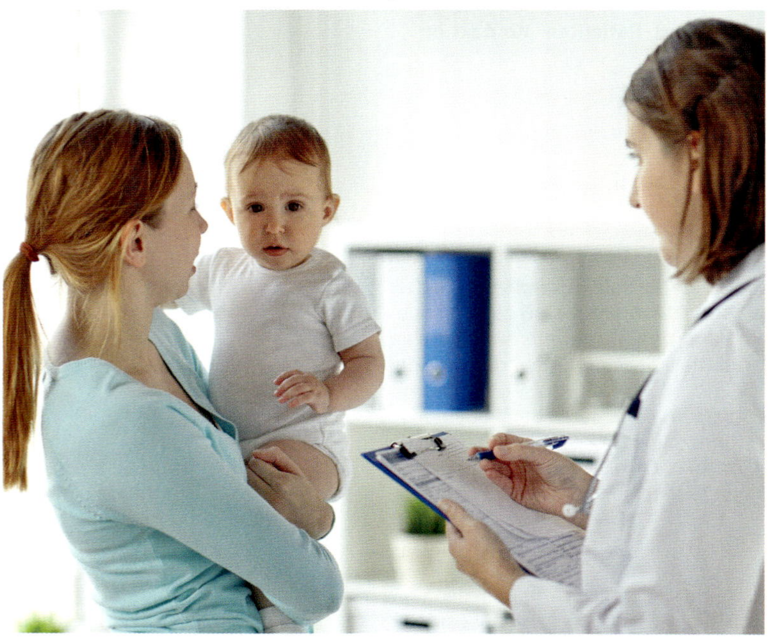

Insbesondere bei der GOP 03000 fällt die lange Liste der fakultativen Leistungsinhalte auf. **Fakultativ** bedeutet „kann": Der Arzt kann diese Leistungen zusätzlich erbringen, aber er darf sie nicht extra abrechnen. Sie sind sozusagen in der Versichertenpauschale inklusive. Dazu zählen auch alle Leistungen, die im **Anhang 1** des EBM aufgeführt sind. Typische Beispiele sind das Ruhe-EKG, Blutdruck messen, die venöse Blutentnahme, aber z. B. auch die Verordnung digitaler Gesundheitsanwendungen. Der EBM gibt auch vor, wie oft Leistungen abgerechnet werden dürfen, z. B. „je Sitzung", d. h. bei jedem neuen Termin, oder „je Behandlungstag", also jeden Kalendertag, an dem sich der Patient vorstellt. Eine häufige Einschränkung bezieht sich auf den „Behandlungsfall".

Abb. 1 Arzt-Patienten-Kontakt zwischen Mutter und Ärztin.

Im EBM unterscheiden wir verschiedene „Fälle“. Die Versichertenpauschale darf einmal im **Behandlungsfall** abgerechnet werden: Der Behandlungsfall ist definiert

»[...] als Behandlung desselben Versicherten durch dieselbe Arztpraxis in einem Kalendervierteljahr zu Lasten derselben Krankenkasse.«
www.kbv.de/tools/ebm

Die Versichertenpauschale darf also pro Patienten beim ersten persönlichen Arzt-Patienten-Kontakt im Quartal abgerechnet werden.
Daneben unterscheidet der EBM noch den **Krankheitsfall**, den **Betriebsstättenfall**, den **Arzt-** und den **Arztgruppenfall**:

»Der **Krankheitsfall** [...] umfasst das aktuelle sowie die drei nachfolgenden Kalendervierteljahre, die der Berechnung der krankheitsfallbezogenen Gebührenordnungspositionen folgen.«
www.kbv.de/tools/ebm

BEISPIEL Wird eine Leistung z. B. am 10.01. des Jahres berechnet, dann gilt:
- 10.01. = 1. Quartal = aktuelles Quartal
- 2., 3. und 4. Quartal = die drei nachfolgenden Kalendervierteljahre

Der Krankheitsfall endet also am letzten Tag des 4. Quartals, dem 31.12.

»Der **Betriebsstättenfall** [...] umfasst die Behandlung desselben Versicherten in einem Kalendervierteljahr durch einen oder mehrere Ärzte derselben Betriebsstätte oder derselben Nebenbetriebsstätte zu Lasten derselben Krankenkasse unabhängig vom behandelnden Arzt. [...]
Der **Arztfall** [...] umfasst die Behandlung desselben Versicherten durch denselben an der vertragsärztlichen Versorgung teilnehmenden Arzt in einem Kalendervierteljahr zu Lasten derselben Krankenkasse unabhängig von der Betriebs- oder Nebenbetriebsstätte.
Der **Arztgruppenfall** [...] umfasst die Behandlung desselben Versicherten durch dieselbe Arztgruppe einer Arztpraxis in demselben Kalendervierteljahr zu Lasten derselben Krankenkasse. Zu einer Arztgruppe gehören diejenigen Ärzte, denen im EBM ein Kapitel bzw. in Kapitel 13 ein Unterabschnitt zugeordnet ist.«
www.kbv.de/tools/ebm

Die größte Schwierigkeit in der EBM-Abrechnung ist, dass sich viele Leistungen ausschließen, im EBM ausgedrückt mit „nicht neben“, d. h. Leistung X darf **nicht gleichzeitig neben** Leistung Y abgerechnet werden. „Im Behandlungsfall nicht neben“ bedeutet dementsprechend „im ganzen Quartal nicht neben“.

12.1.4 Grund-, Konsiliar- und Konsultationspauschale

Die **Grundpauschale** ist die „Versichertenpauschale“ der Fachärzte und die **Konsiliarpauschale** die „Versichertenpauschale“ derjenigen Ärzte, die nur auf Auftrag durch einen Arztkollegen tätig werden, z. B. Laborärzte, Pathologen, Radiologen.
Die **Konsultationspauschale** GOP **01436** wird abgerechnet, wenn
a) der Patient mit einer Überweisung in die Praxis kommt, auf der „Auftragsleistung“ ankreuzt ist (Auftragsleistung bedeutet, dass der Arzt, der die Überweisung erhält, nur die Leistung erbringen darf, die auf der Überweisung angegeben wurde [z. B. Sonografie Schilddrüse]) oder
b) die Praxis Leistungen im Rahmen von ambulanten Operationen übernimmt. Der Hausarzt kann präoperative Leistungen (Abschnitt 31.1 EBM) und auf Überweisung des Operateurs postoperative Leistungen (Abschnitt 31.4 EBM) übernehmen. Er darf die GOP 01436 aber „nicht gleichzeitig neben“ der GOP 03000 abrechnen. Dazu ist ein weiterer persönlicher Arzt-Patienten-Kontakt im Quartal nötig, z. B. an einem anderen Tag.

Überweisung
→ S. 202

MERKE

- Versichertenpauschale: nur Hausärzte, Kinder- und Jugendärzte
- Grundpauschale: Fachärzte
- Konsiliarpauschale: nur Ärzte, die **ausschließlich** auf Auftrag tätig werden
- Konsultationspauschale: nur Ärzte, die Überweisung mit Auftragsleistung erhalten und **nicht ausschließlich** auf Überweisung tätig werden

01436 **Konsultationspauschale**
(...) Die Gebührenordnungsposition 01436 kann **nicht neben Versicherten-, Grund- und/Konsiliarpauschalen berechnet werden.** Neben der Gebührenordnungsposition 01436 ist **für die Berechnung** der jeweiligen arztgruppenübergreifenden Versicherten-, Grund- und Konsiliarpauschale **in demselben Behandlungsfall mindestens ein weiterer persönlicher Arzt-Patienten-Kontakt** erforderlich.

Abb. 1 Beispiel für die Pauschalen zum ersten persönlichen Arzt-Patienten-Kontakt.

12.1.5 Bewertung von Leistungen und Altersgruppen

Für jede Leistung im EBM wird vom sog. **Bewertungsausschuss** festgelegt, wie viele Punkte sie wert ist. Dieser Punktwert wird selten geändert, bietet also eine gute Orientierung. Jeder Punkt ist einen bestimmten Geldbetrag wert, ca. 10 Cent. Die Bewertung ändert sich regelmäßig.
Im Falle der GOP 03000 wird die Leistung des Arztes unterschiedlich bewertet, je nachdem, wie alt ein Patient ist. Diese Unterscheidung nimmt die Praxisverwaltungssoftware automatisch vor. Die höchste Bewertung hat die Versichertenpauschale, wenn sie bei einem Kind bis einschließlich drei Jahre erbracht wird. Die **Altersgruppen** sind im EBM definiert:

Institut des Bewertungsausschusses: institut-ba.de/ba.html

»Neugeborenes bis zum vollendeten 28. Lebenstag
Säugling ab Beginn des 29. Lebenstags bis zum vollendeten 12. Lebensmonat
Kleinkind ab Beginn des 2. bis zum vollendeten 3. Lebensjahr
Kind ab Beginn des 4. bis zum vollendeten 12. Lebensjahr
Jugendlicher ab Beginn des 13. bis zum vollendeten 18. Lebensjahr
Erwachsener ab Beginn des 19. Lebensjahres«
www.kbv.de/tools/ebm

	Versichertenpauschale ...	
03001	bis zum vollendeten 4. Lebensjahr	25,35 € 225 Punkte
03002	ab Beginn des 5. bis zum vollendeten 18. Lebensjahr	16,00 € 142 Punkte
03003	ab Beginn des 19. bis zum vollendeten 54. Lebensjahr	12,84 € 114 Punkte
03004	ab Beginn des 55. bis zum vollendeten 75. Lebensjahr	16,67 € 148 Punkte
03005	ab Beginn des 76. Lebensjahres	22,53 € 200 Punkte

Abb. 2 Versichertenpauschale nach Alter (Stand: 2021)

BEISPIEL Wenn ein Patient während des laufenden Quartals Geburtstag hat, dann ist er für das ganze Kalendervierteljahr so alt wie zum Zeitpunkt der ersten Inanspruchnahme durch den Arzt. Wird der Patient am 10.01. des Jahres vier Jahre alt, dann erhält der Vertragsarzt mehr Punkte, wenn es bis zum 09.01. zum ersten persönlichen Arzt-Patienten-Kontakt kommt. Ab dem 10.01. ist der Patient ein Kind.

12.1.6 Die Bereitschaftspauschale

Die Bereitschaftspauschale GOP **01435** rechnet man i. d. R. für eine telefonische Inanspruchnahme des Arztes während der regulären Sprechzeit ab. Auch andere nicht-persönliche Arzt-Patienten-Kontakte können mit dieser GOP abgerechnet werden. Da die GOP 01435 zum Kapitel 01 des EBM gehört, darf sie von allen niedergelassenen Ärzten abgerechnet werden. Die GOP 01435 wird selten benötigt, da es wichtige Abrechnungseinschränkungen gibt:

- Der Patient muss den Arzt anrufen, nicht umgekehrt.
- Der Patient muss im Zusammenhang mit einer Krankheit beraten werden.
- Sie darf nicht gleichzeitig neben anderen Gebührenordnungspositionen berechnet werden.
- Sie ist im Arztfall (Inanspruchnahme desselben Arztes innerhalb eines gesamten Quartals) nicht neben der Versichertenpauschale abrechenbar.

Versichertenpauschale
→ S. 230

In der Regel wird der Arzt den Patienten aber nicht nur telefonisch beraten wollen. Eine Untersuchung ist oft wichtig, um sich ein Bild von den Beschwerden des Patienten zu machen. Deshalb wird der MFA, wenn möglich, immer einen Termin vereinbaren, an dem es zum persönlichen Arzt-Patienten-Kontakt kommt.
Leistungen nur einmal pro Arztfall abrechnen zu dürfen bedeutet auch: Berät der eine Arzt den Patienten telefonisch, kann ein Kollege dennoch die Versichertenpauschale abrechnen, ohne dass die Bereitschaftspauschale gestrichen wird.

MERKE Ein Telefonat zwischen Arzt und Patient ist kein persönlicher Arzt-Patienten-Kontakt (also keine GOP 03000), sondern ein anderer Arzt-Patienten-Kontakt.

Das Besondere an der Bereitschaftspauschale ist, dass sie für alle Patienten bis zum vollendeten zwölften Lebensjahr zweimal im Quartal berechnet werden darf.

12.1.7 Der Verwaltungskomplex

Die GOP **01430** darf abgerechnet werden, wenn Patienten ein Wiederholungsrezept, eine Überweisung oder eine Befundmitteilung ohne Arzt-Patienten-Kontakt erhalten.
Der Kontakt darf nur zwischen MFA und Patient stattfinden, z. B. wenn der Patient ein Wiederholungsrezept an der Anmeldung abholt, das der Arzt vorher unterschrieben und dort hinterlegt hat. Kommt es im Arztfall zum persönlichen Arzt-Patienten-Kontakt, so ersetzt die GOP 03000 die 01430, auch wenn sie schon mehrfach im Quartal abgerechnet wurde. Die Formulierung „im Arztfall" bedeutet, dass die GOP 01430 nicht gestrichen werden muss, wenn die Leistungen des Verwaltungskomplexes und der Versichertenpauschale von verschiedenen Ärzten innerhalb einer Praxis erbracht werden. Patienten, die ihr Wiederholungsrezept abholen, sind oftmals chronisch krank. Aus medizinischen Gründen, aber auch z. B. zur Abrechnung der Chronikerpauschalen GOP 03220 und 03221 wird der Arzt den Patienten regelmäßig sehen wollen. Die Abrechnung des Verwaltungskomplexes, um ein Wiederholungsrezept abzuholen, sollte also nicht der Regelfall sein.

Chronikerpauschalen
→ S. 242

Persönlicher Arzt-Patienten-Kontakt	Anderer Arzt-Patienten-Kontakt	Kontakt mit Praxispersonal
03000 (+ 03040*) = Versichertenpauschale * wird von KV automatisch zugesetzt, nicht abrechnen	**01435** = Bereitschaftspauschale (i. d. R. telefonische Beratung des Patienten, Patient ruft an)	**01430** = Verwaltungskomplex (Wiederholungsrezepte, Überweisungen, Befundmitteilungen ohne Arzt-Patienten-Kontakt)
01436 = Konsultationspauschale, „Versichertenpauschale bei Überweisung (Auftragsleistung)"		

Tab. 1 Kontakte in der Sprechstunde (I)

12.1.8 „Besondere" Sprechstunden

Neben den bisher vorgestellten Kontakten im Rahmen der Sprechstunde gibt es noch einige Gebührenordnungspositionen, die „besondere" Kontakte berücksichtigen. Das sind der Kontakt in der **Samstagssprechstunde** und der Kontakt in der **Videosprechstunde**.

Samstagssprechstunde

Manche Ärzte bieten für ihre berufstätigen Patienten regulär oder nach Vereinbarung eine Samstagssprechstunde an. Dafür darf der Arzt bei jedem dieser Termine die GOP **01102** abrechnen. Die Sprechstunde bzw. der Termin müssen aber tagsüber zwischen 07:00 Uhr und 19:00 Uhr stattfinden. Die GOP 01102 darf auch zusätzlich zur GOP 03000 abgerechnet werden, wenn der erste persönliche Arzt-Patienten-Kontakt während der Samstagssprechstunde stattfindet.
Die Bestimmungen zur GOP 01102 fordern keinen persönlichen Arzt-Patienten-Kontakt. Sie kann also auch statt der GOP 01435 berechnet werden, wenn es sich um einen telefonischen Arzt-Patienten-Kontakt handelt.
Auch bei der GOP 01102 muss man bestimmte Abrechnungsausschlüsse beachten. Das betrifft z. B. die Hausbesuche. Hier gibt es eine Ausnahme: Die GOP 01102 darf neben der GOP 01413 abgerechnet werden, wenn es sich um einen „Besuch eines weiteren Kranken" in z. B. einem Pflegeheim handelt und der Besuch auf besondere Anforderung erfolgt.

Hausbesuche
→ Bd. 2, S. 108
GOP 01100 und 01101
→ Bd. 2, S. 113, 114

MERKE Bei den GOP 01100 und 01101 handelt es sich um ungeplante Inanspruchnahmen des Arztes zu besonderen Zeiten. Die GOP 01102 ist eine geplante Inanspruchnahme am **Samstag**.

Videosprechstunde

Die Videosprechstunde kann in bestimmten Fällen die persönliche Vorstellung in der Praxis ersetzen. Für Patienten kann der Arzt-Patienten-Kontakt über die Videosprechstunde unter Umständen einfacher und flexibler werden, Ausfallzeiten im Beruf und Wartezeiten in der Praxis können reduziert werden. Der Arzt kann sich unter Umständen zeitaufwendige Hausbesuche mit langen Anfahrtszeiten sparen. Allerdings muss sich der Patient natürlich mit der Technik auskennen.
Wichtig ist, dass der Videodienstanbieter bestimmte technische Voraussetzungen nachweislich erbringt, also z. B. eine End-zu-End-Verschlüsselung auf dem Stand der Technik, und dass der Patient sich vorher schriftlich mit einer Videosprechstunde einverstanden erklärt.
Es werden sensible Daten online übertragen. Vor Ort muss der Patient selbst für Vertraulichkeit sorgen, sich also einen geschlossenen Raum suchen, in dem er für die Dauer der Videosprechstunde ungestört ist. Der Arzt muss sich in seiner Praxis befinden. Alle Personen, die sich dort ebenfalls aufhalten, müssen zu Beginn der Videosprechstunde vorgestellt werden. Das gilt auch, wenn ein MFA den Raum nur kurz betritt, um etwas zu holen oder zu bringen.
Der Arzt rechnet für die Videosprechstunde die **Versichertenpauschale 03000** ab. Der Arzt kann für **längere Gespräche** zudem die GOP **03230** abrechnen. Für die Betreuung **chronisch kranker Patienten** können die GOP **03220** und **03221** berechnet werden. Die GOP 03030 darf im Rahmen der Videosprechstunde nicht abgerechnet werden. Wenn ein Patient den Arzt im gesamten Quartal nur mittels Videosprechstunden konsultiert, wird dies mit der Pseudonummer **88220** gekennzeichnet. Der Hausarzt erhält die GOP 03000 dann mit 20 % Abschlag vergütet.
Im organisierten Notfalldienst kann ein Kontakt via Videosprechstunde mit dem Vertragsarzt über die spezifischen GOP abgerechnet werden. Bei einem ausschließlichen Kontakt per Video erfolgt ein Abschlag von 10 % auf die Notfallpauschalen. Schweregradzuschläge dürfen nicht berechnet werden.

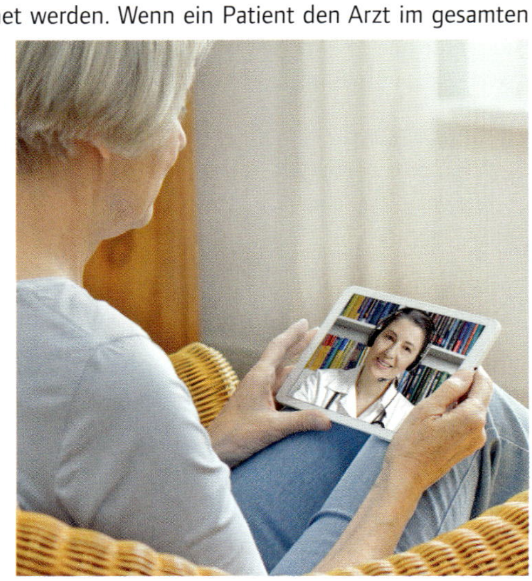

Abb. 1 Videosprechstunde

Der Arzt kann außerdem noch einige Zuschläge abrechnen, wenn er für seine Patienten eine Videosprechstunde anbietet: Die GOP **01444** darf einmal im Behandlungsfall für die **Authentifizierung eines unbekannten Patienten** berechnet werden. Die Praxis prüft also, dass er tatsächlich derjenige ist, für den er sich ausgibt. Als unbekannt gilt ein Patient, der im aktuellen und im Vorquartal nicht persönlich in der Sprechstunde war. Die Leistung ist aktuell zeitlich befristet. Außerdem erhält der Vertragsarzt für einen Teil der durchgeführten Videosprechstunden einen **Technikzuschlag** mit der GOP 01450 und eine **Anschubförderung** mit der GOP 01451, wenn er mindestens 15 Videosprechstunden im Quartal durchführt. Die Anschubförderung wird von der KV automatisch zugesetzt. Videofallkonferenzen und -besprechungen werden ebenfalls vergütet. Eine Krankschreibung in der Videosprechstunde ist für bis zu drei Tage (unbekannter Patient) bzw. sieben Tage möglich. Die Zusendung des AU-Ausdrucks für die Unterlagen des Patienten kann mit der **GOP 40128** (Muster 1 / Vordruck e01) bzw. der **GOP 40129** (Muster 21) abgerechnet werden.

Kooperationsverträge mit Pflegeheimen
→ Bd. 2, S. 113

Persönlicher Arzt-Patienten-Kontakt	**Anderer Arzt-Patienten-Kontakt**	**Kontakt mit Praxispersonal**
03000 (+ 03040*) = Versichertenpauschale auch: Videosprechstunde + z.T. **01450, 01451*** + ggf. **01444** + ggf. Pseudonummer: **88220**	**01435** = Bereitschaftspauschale (i. d. R. telefonische Beratung des Patienten, Patient ruft an)	**01430** = Verwaltungskomplex (Wiederholungsrezepte, Überweisungen oder Befundmitteilungen ohne Arzt-Patienten-Kontakt)
03000 + 01102 = Samstagssprechstunde (07:00–19:00 Uhr)	**01102** = telefonische Beratung am Samstag (07:00–19:00 Uhr)	
01436 = Konsultationspauschale, „Versichertenpauschale bei Überweisung (Auftragsleistung)" * wird von der KV automatisch zugesetzt		

Tab. 1 Kontakte in der Sprechstunde (II)

12.1.9 Gebührenordnungspositionen, die einen Mehraufwand berücksichtigen

Ein vor allem zeitlicher „Mehraufwand" entsteht, wenn eine krankheitsbedingt ausführlichere Beratung der Patienten notwendig ist sowie bei der Behandlung chronisch kranker, geriatrischer oder palliativmedizinisch zu versorgender Patienten.

Problemorientiertes ärztliches Gespräch

Die GOP **03230** darf abgerechnet werden, wenn aufgrund des Krankheitsbildes eine mindestens zehnminütige Beratung des Patienten und/oder einer Bezugsperson erforderlich ist. Die Abrechnung ist auch im Rahmen der Videosprechstunde möglich. Im EBM steht, dass die GOP je vollendete zehn Minuten abgerechnet werden darf. Es gilt also:

- Gesprächsdauer mind. 20 Minuten: 2 x 03230
- Gesprächsdauer mind. 30 Minuten: 3 x 03230

Im organisierten Notfalldienst, im Rahmen der palliativmedizinischen oder auch grundlegenden schmerztherapeutischen Versorgung des Patienten darf die GOP 03230 zum Beispiel nicht abgerechnet werden. Hier ist der erhöhte Aufwand der Leistung durch die spezielle Gebührenordnungsposition schon abdeckt.

organisierter Notfalldienst
→ Bd. 2, S. 116

Betreuung von Patienten mit Herzinsuffizienz

Speziell für Patienten mit Herzinsuffizienz können von Hausärzten die GOP 03325 und 03326 extrabudgetär abgerechnet werden. Vergütet wird die Indikation und Überwachung sowie die Betreuung eines Patienten unter Telemonitoring. Für welche Patienten das in Frage kommt legt der G-BA in der entsprechenden Richtlinie „Methoden vertragsärztliche Versorgung“ unter Punkt 37 Anlage I fest.

Chronikerpauschalen

Laborabrechnung → Bd. 2, S. 123
DMP → 162; Bd. 3, S. 224
chronisch krank → S. 162
Video → S. 79, PagePlayer

Hausärzte behandeln viele Patienten mit chronischen Erkrankungen. Diese nehmen den Arzt oft häufiger in Anspruch und die Leistungserbringung ist zeitintensiver. Das wird durch die sog. Ausnahmekennziffern für laborintensive Krankheitsbilder wie Diabetes mellitus und teilweise durch die Disease-Management-Programme (DMP) berücksichtigt, vor allem aber auch durch die Chronikerpauschalen. Welche Patienten als chronisch krank gelten, legt der EBM in Anlehnung an die G-BA-Definition fest. Es muss mindestens eine lang andauernde, lebensverändernde Erkrankung vorliegen, die kontinuierlich ärztlich behandelt und betreut werden muss. Lang andauernd bedeutet, dass der Patient die letzten vier Quartale in Behandlung gewesen sein muss. In der Hausarztpraxis sind typische Chroniker z. B. Diabetiker, Patienten, die Gerinnungshemmer einnehmen, oder Patienten mit Bluthochdruck.

Für den EBM gilt die **4-3-2-Regel**: Der Patient wurde in den 4 letzten Quartalen ärztlich behandelt. Das aktuelle Quartal wird mitgezählt. In 3 Quartalen kam es zum Arzt-Patienten-Kontakt. In 2 Quartalen war dieser Arzt-Patienten-Kontakt persönlich.

Sind diese Voraussetzungen erfüllt, dürfen die Chronikerpauschalen abgerechnet werden. Andernfalls kann die Berechtigung zur Berechnung der Chronikerpauschalen wieder entfallen, z. B. wenn Patienten regelmäßig nur Wiederholungsrezepte bei dem MFA abholen, ohne dass es zum persönlichen Arzt-Patienten-Kontakt kommt. Die 4-3-2-Regel gilt nicht bei Neugeboren und Säuglingen.

Für die Abrechnung stehen zwei Gebührenordnungspositionen zur Verfügung: GOP **03220** (Chronikerpauschale I) für den **ersten** und GOP **03221** (Chronikerpauschale II) für den **zweiten persönlichen Arzt-Patienten-Kontakt**. Die Chronikerpauschale I ist ein Zuschlag zur Versichertenpauschale und die chronischen Erkrankungen müssen für die Abrechnung dokumentiert werden. Die Chronikerpauschale II ist ein Zuschlag zur Chronikerpauschale I, d. h., sie darf nur abgerechnet werden, wenn in demselben Quartal die GOP 03220 bereits abgerechnet wurde. Beide stehen nur Vertragsärzten zur Verfügung, die das Kapitel 03 abrechnen dürfen.

Bei einem Hausarztwechsel werden die Vorquartale des vorherigen Arztes berücksichtigt, wenn sie in der Abrechnung kodiert dokumentiert werden: 03220**H** bzw. 03221**H**.

Auch die Videosprechstunde wird mit der GOP 03000 abgerechnet, d. h. auch hier können die GOP 03220 und GOP 03221 abgerechnet werden.

4-3-2-Regel:

4 Quartale in ärztlicher Behandlung? ✓

↓

3 Quartale mit Arzt-Patienten-Kontakt? ✓

↓

2 Quartale persönlicher Arzt-Patienten-Kontakt? ✓

↓

1. persönlicher Arzt-Patienten-Kontakt: 03000 + 03220 (ICD-Code, gesicherte Diagnose)
2. persönlicher Arzt-Patienten-Kontakt: 03221

Abb. 1 Chronikerpauschalen – Abrechnungspauschalen und Abrechnungssystematik

Die Chronikerpauschalen sind jeweils nur einmal im Behandlungsfall berechnungsfähig und schließen zahlreiche fakultative Leistungsinhalte mit ein, die typischerweise bei chronisch kranken Patienten erbracht werden, wie die Erstellung und Aktualisierung eines Medikationsplans oder die Überprüfung und fortlaufende Kontrolle der Arzneimitteltherapie. Die schmerztherapeutische Behandlung chronisch kranker Patienten darf im Behandlungsfall nicht neben den Chronikerpauschalen abgerechnet werden.
Bei Abrechnung der GOP 03220 erhält der Arzt zusätzlich den Zuschlag **03222**, der von der zuständigen KV automatisch zugesetzt wird.

Medikationsplan
→ S. 220

Geriatrie

Geriatrie bedeutet „Altersmedizin". Sie befasst sich mit den körperlichen, geistigen, funktionalen und sozialen Besonderheiten der Versorgung alter Menschen. Im Fokus stehen sowohl akute als auch chronische Erkrankungen, Fragen der Rehabilitation und Prävention sowie die spezielle Situation alter Menschen am Lebensende.
Für die Betreuung und Behandlung geriatrischer Patienten stehen verschiedene Gebührenordnungspositionen im EBM zur Verfügung.

Hausärztlich geriatrisches Basisassessment (GOP 03360), geriatrischer Betreuungskomplex (GOP 03362) und Einzeltestung bei Demenzverdacht (GOP 03242)
Diese Gebührenordnungspositionen können abgerechnet werden, wenn
- ein Patient an einer demenziellen Erkrankung oder Parkinson leidet, egal wie alt er ist, oder
- ein Patient mindestens 70 Jahre alt ist und eine geriatrietypische Morbidität und/oder eine bescheinigte Pflegebedürftigkeit aufweist.

Video
→ S. 79, PagePlayer

In beiden Fällen muss eine gesicherte, ICD-kodierte Diagnose dokumentiert werden.
Als geriatrietypische Morbidität werden Erkrankungen bezeichnet, die typisch für alte Menschen sind. Die Präambel des Kapitels „Hausärztliche geriatrische Versorgung" legt fest, welche (gesicherten) Diagnosen darunterfallen:
- multifaktorielle Mobilitätsstörungen, Fallneigung, Altersschwindel
- Störungen der Beweglichkeit, die nicht auf „einfache" Ursachen wie einen Beinbruch zurückzuführen sind
- Beeinträchtigungen kognitiver, emotionaler oder verhaltensbezogener Art wie Altersdepressionen, „Altersschwäche" (Frailty-Syndrom), Schluckstörungen und Inkontinenz(en)
- therapierefraktäre chronische Schmerzen

ICD-10
→ S. 161

Bei diesen Patienten kann der Arzt ein hausärztlich geriatrisches Basisassessment veranlassen, das mit der GOP **03360** abgerechnet wird. In der Praxis werden dann verschiedene (standardisierte) Tests durchgeführt, um herauszufinden, ob der Patient ein geriatrischer Fall ist. Es werden drei Testbereiche abgedeckt:
1. Die motorischen Fähigkeiten werden z. B. durch den „Timed-Up-And-Go"-Test oder den „Tandem-Stand" getestet. Hier geht es um Gehgeschwindigkeit und Gangsicherheit bzw. Standsicherheit. Der Arzt erhält so z. B. Hinweise auf eine eventuelle Fallneigung, der etwa durch die gezielte Verordnung von Physiotherapie oder die Verordnung von Hilfsmitteln wie einem Rollator entgegengewirkt werden kann.
2. Die kognitiven Fähigkeiten des Patienten können z. B. durch den „Uhrentest" oder einen Mini-Mental-Status-Test geprüft werden. Dabei wird der Patient aufgefordert, eine analoge Uhr einschließlich Uhrzeit zu zeichnen bzw. bekommt er Aufgabenstellungen, die seine Merkfähigkeit testen. Die standardisierten Tests können auch vom Medizinischen Fachangestellten durchgeführt werden.
3. Für die Beurteilung der emotionalen Situation des Patienten ist ein Gespräch mit dem Arzt erforderlich. Hier geht es z. B. um Einsamkeit im Alter oder Altersdepressionen.

Für das hausärztlich geriatrische Basisassessment ist obligat ein persönlicher Arzt-Patienten-Kontakt erforderlich. Es darf höchstens zweimal im Krankheitsfall, aber nur einmal im Behandlungsfall berechnet werden.

Das hausärztlich geriatrische Basisassessment ist die Voraussetzung für den **geriatrischen Betreuungskomplex**, der mit der GOP **03362** abgerechnet wird. Der Arzt leitet eine spezielle Betreuung und Behandlung des Patienten ein, z. B. in Form von Heilmittelverordnungen für ergo-, logo- oder physiotherapeutische Angebote. Die GOP 03362 darf nur abgerechnet werden, wenn ein hausärztlich geriatrisches Basisassessment vorliegt, das nicht älter als vier Quartale ist. Das heißt auch, die Testung muss regelmäßig wiederholt werden, zum Beispiel alle sechs Monate, mindestens jedoch einmal im Jahr.

Heilmittelverordnung → S. 221

Der geriatrische Betreuungskomplex kann einmal im Behandlungsfall abgerechnet werden. Damit der Arzt die Versichertenpauschale 03000 abrechnen kann, ist ein weiterer persönlicher Arzt-Patienten-Kontakt in demselben Quartal erforderlich.

Versichertenpauschale → S. 235

Wird nur ein **Test speziell bei einem Demenzverdacht** durchgeführt, so kann die GOP 03360 nicht abgerechnet werden. In diesem Fall steht dem Arzt die GOP **03242** zur Verfügung. Diese Gebührenordnungsposition ist je (Einzel-)Test und bis zu dreimal im Behandlungsfall berechnungsfähig. Die GOP darf aber im Quartal nicht neben der GOP 03360 abgerechnet werden.
Alle Ziffern sind dem Kapitel 03 und damit dem hausärztlichen Versorgungsbereich zugeordnet.

Spezialisierte geriatrische Diagnostik

Die Gebührenordnungspositionen **30980 ff.** sind Patienten mit besonders aufwendigem geriatrischem Versorgungsbedarf vorbehalten. Diese Patienten

- sind mindestens 70 Jahre alt,
- haben mindestens zwei geriatrische Syndrome oder
- mindestens ein geriatrisches Syndrom und einen Pflegegrad.

Außerdem muss für die Abrechnung ein **geriatrisches Basisassessment** (GOP **03360**) vorliegen, das nicht älter als ein Quartal sein darf.
Auch bei diesen betreuungsintensiven Geriatriepatienten bleibt der Hausarzt der erste Ansprechpartner. Allerdings müssen die Ärzte teilweise besondere Voraussetzungen erfüllen.
Die Gebührenordnungspositionen **30980** und **30988** können von **allen Hausärzten** abgerechnet werden: Die GOP 30980 ist einmal im Krankheitsfall berechnungsfähig, wenn der Hausarzt im Vorfeld abklärt, ob sein Patient einer dieser besonders betreuungsintensiven Geriatriepatienten ist. Mit dem Zuschlag 30988 (zur GOP 03362) wird die Einleitung und Koordination der Therapiemaßnahmen für diesen Patienten vergütet. Auch das ist nur einmal im Krankheitsfall und im Zeitraum von vier Wochen möglich, nachdem ein weiterführendes Basisassessment (GOP 30984) erfolgt ist.
Die Gebührenordnungspositionen **30981, 30984** und die Zuschläge **30985**, **30986** können nur von **Hausärzten mit geriatrischer Zusatzqualifikation** berechnet werden, die eine entsprechende Abrechnungsgenehmigung haben: Die GOP 30981 entspricht der 30980 des „normalen" Hausarztes. Die GOP 30984 wird für die Durchführung eines weiterführenden geriatrischen Assessments abgerechnet. In begründeten Ausnahmefällen ist dies zweimal im Krankheitsfall möglich. Der Arzt muss mindestens einen anderen Leistungserbringer wie einen Physiotherapeuten, Logopäden oder Ergotherapeuten in die Diagnostik mit einbeziehen, spezielle Untersuchungen durchführen und nach Feststellung des Behandlungsbedarfs auch einen schriftlichen Behandlungsplan erstellen. Das weiterführende geriatrische Assessment dauert mindestens 60 Minuten. Für eine längere Dauer können für jeweils 30 Minuten die Zuschläge 30985 und 30986, allerdings auch höchstens zweimal im Krankheitsfall, berechnet werden.
Das weiterführende geriatrische Assessment kann auch an einen spezialisierten geriatrischen Vertragsarzt oder eine ermächtigte geriatrische Institutsambulanz (GIA) überwiesen werden.

geriatrische Versorgung beim Hausarzt:
GOP 03360 und 03362 (+ ICD-Code, gesicherte Diagnose)

Voraussetzungen:
- Patient ist mind. 70 Jahre alt UND
- geriatrietypische Morbidität UND/ODER Pflegegrad

oder
- Patientenalter egal UND
- Diagnose: Demenzerkrankung oder Parkinson

GOP 03360 = hausärztlich geriatrisches Basisassessment
1x/Behandlungsfall UND 2x/Krankheitsfall

Testbereiche:
- motorische Fähigkeiten
- emotioneller Zustand
- kognitive Fähigkeiten

Besonderheiten:
- persönlicher Arzt-Patienten-Kontakt erforderlich

GOP 03242 = Testverfahren bei Demenzverdacht
1x/Behandlungsfall

- Einzeltests, speziell bei Demenzverdacht
- im Behandlungsfall nicht neben GOP 03360

GOP 03362 = geriatrischer Betreuungskomplex
1x/Behandlungsfall

besondere Voraussetzung:
geriatrisches Basisassessment nicht älter als 4 Quartale

Besonderheiten:
- persönlicher Arzt-Patienten-Kontakt erforderlich
- für GOP 03000 aber weiterer persönlicher Arzt-Patienten-Kontakt erforderlich

spezialisierte, geriatrische Diagnostik beim Hausarzt:
GOP 30980 und 30988 (+ ICD-Code, gesicherte Diagnose)

Voraussetzungen:
- Patient ist mind. 70 Jahre alt UND
- mind. 2 geriatrische Syndrome ODER
- mind. 1 geriatrisches Syndrom UND Pflegegrad UND
- geriatrisches Basisassessment nicht älter als 1 Quartal

GOP 30980 = Abklärung des Falls im Vorfeld durch den Hausarzt
1x/Krankheitsfall

↓

Überweisung zur Durchführung eines weiterführenden geriatrischen Assessments

↓

GOP 30988 = Einleitung und Koordination der Therapiemaßnahmen
Zuschlag zur **GOP 03362**
1x/Krankheitsfall

Hausärzte mit geriatrischer Zusatzqualifikation:
GOP 30981, 30984, Zuschläge 30985, 30986

Abb. 1 Abrechnung geriatrische Versorgung

Palliativmedizin

Die palliativmedizinische Versorgung betrifft schwer kranke und sterbende Patienten. Das sind Menschen mit einer nicht heilbaren oder fortschreitenden Erkrankung, deren Lebenserwartung nach ärztlicher Einschätzung nur noch Tage, Wochen oder Monate beträgt. Dabei ist es egal, ob der Patient entgegen der Prognose des Arztes länger überlebt. Palliativpatienten sind also beispielsweise Patienten mit unheilbarem Krebs im Endstadium.

Der Hausarzt kann, wenn er die Betreuung eines Palliativpatienten übernimmt, verschiedene Gebührenordnungspositionen abrechnen: Mit der GOP **03370** wird die **Ersterhebung und Erstellung eines Behandlungsplans** abgerechnet. Das ist nur einmal im Krankheitsfall möglich. Anschließend erhält der Hausarzt für die weitere Betreuung in seiner Praxis einmal im Behandlungsfall den **Zuschlag 03371** zur Versichertenpauschale. Für Hausbesuche gibt es ebenfalls Palliativzuschläge, die zum besseren Verständnis im entsprechenden Kapitel erklärt werden.

Hausbesuche
→ Bd. 2, S. 108

Für die **Erst- und Folgeverordnung** von spezialisierter ambulanter Palliativversorgung (SAPV, **Vordruckmuster 63**), die für die Dauer von je 28 Tagen möglich ist, kann der Arzt die GOP **01425** bzw. GOP **01426** abrechnen. Die Gebührenordnungspositionen des Kapitels 01 kann jeder Vertragsarzt abrechnen.

Die SAPV ergänzt die ambulante Palliativversorgung durch z. B. den behandelnden Hausarzt. Die spezialisierten Palliativteams bieten für den Patienten und sein soziales Umfeld palliativärztliche und -pflegerische Beratung in Fällen mit besonderen Problemen an, koordinieren die Versorgung des Patienten oder übernehmen sie selbst (teilweise). Leistungen der gesetzlichen Pflegeversicherung (SGB XI) sind nicht Teil der SAPV. Die Verordnung erfolgt auf Muster 63. Die Palliativleistungen schließen die Chronikerpauschalen (GOP 03220 und 03221) und die geriatrische Betreuung nach GOP 03360 und 03362 aus - allerdings nur in der gleichen Sitzung.

Daneben gibt es eine Reihe von Gebührenordnungspositionen zur besonders qualifizierten und koordinierten palliativmedizinischen Versorgung in Kapitel 37.3 des EBM: Der Arzt kann die **palliativmedizinische Ersterhebung** (GOP **37300**), die **Koordination** der Versorgung des Patienten (GOP **37302**), **ärztliche Konsile** (GOP **37314**), **telefonische Erreichbarkeit und Besuchsbereitschaft** außerhalb seiner Sprechzeiten (GOP **37317**) sowie **längere Telefonate** mit Pflegepersonal, ärztlichem Bereitschaftsdienst oder Angehörigen außerhalb der Sprechzeiten (GOP **37318**) und **Fallkonferenzen** (GOP **37320**) abrechnen. Außerdem erhält der Arzt Zuschläge zu Besuchen. Dafür benötigen Ärzte eine spezielle Genehmigung ihrer KV.

GOP 03370 (1x/Krankheitsfall)	Ersterhebung + Erstellung eines Behandlungsplans
↓	
GOP 03000 + 03371 (1x/Behandlungsfall)	Betreuung des Patienten in der Praxis
UND ggf.	
GOP 01425 GOP 01426	Erstverordnung SAPV (Muster 63) Folgeverordnung SAPV (Muster 63)

Tab. 1 Überblick palliativmedizinische Versorgung ohne Hausbesuche

Besondere diagnostische Leistungen

Das Ruhe-EKG, Blutdruckmessungen oder eine Blutentnahme sind Beispiele für fakultative Leistungsinhalte der Versichertenpauschale. Andere, aufwendigere Einzelleistungen können neben der Versichertenpauschale abgerechnet werden: Dazu zählen Leistungen des Präsenzlabors, Ultraschalluntersuchungen oder die spirografische Untersuchung. Das Belastungs-EKG wird mit der GOP **03321** abgerechnet. Ein Langzeit-EKG darf frühestens nach 18 Stunden wieder abgenommen werden. Da Leistungen erst vollständig erbracht sein müssen, darf es aber auch erst am Tag der Abnahme mit der GOP **03322** abgerechnet werden. Für die anschließende computergestützte Auswertung des Langzeit-EKGs steht die GOP **03241** zur Verfügung. Der Leistungsinhalt einer Langzeit-Blutdruckmessung ist dann vollständig erfüllt, wenn das Gerät nach mindestens 20 Stunden abgenommen und der Befund ausgewertet und beurteilt wurde. Deshalb wird die GOP **03324** frühestens am Folgetag abgerechnet.

12.1.10 Terminservicestellen- und Hausarztvermittlungsfälle

Durch das Terminservice- und Versorgungsgesetz (TSVG) wurden 2020 verschiedene Neuerungen eingeführt, die in der Abrechnung extra gekennzeichnet werden. Viele dieser Leistungen sind (teilweise) extrabudgetär.

extrabudgetäre Honorierung → S. 74

Terminservicestellen-Fälle

Eine Terminservicestelle (TSS) hat die Aufgabe, Facharzttermine sowie Termine für psychotherapeutische Sprechstunden, Akutbehandlungen und zeitnah erforderliche probatorische Sitzungen zu vermitteln. Mit einer probatorischen Sitzung soll herausgefunden werden, ob eine Psychotherapie überhaupt sinnvoll ist bzw. ob Psychotherapeut und Patient „zusammenpassen". Die zuständige KV informiert über die Patientenrufnummern in den Bundesländern. Die TSS vermitteln aber keine Wunschtermine oder Termine bei einem bestimmten Arzt oder Psychotherapeuten, sondern bei demjenigen, der in dem jeweiligen Zeitraum freie Termine hat.

Der **TSS-Fall** ist nur einmal im Arztgruppenfall berechnungsfähig und ist im Statusfeld der elektronischen Gesundheitskarte hinterlegt: Die sechste und siebte Stelle ist mit der 07 kodiert. TSS-Fälle werden nach ihrer Dringlichkeit unterschieden und danach, wie schnell der Patient den Termin bei dem vermittelten Arzt wahrnehmen kann. Die Praxis erhält dafür einen Zuschlag auf die Versichertenpauschale mit der GOP **03010**.
Handelt es sich um einen **TSS-Akutfall**, dann braucht der Patient innerhalb von 24 Stunden einen Termin. Dafür muss zuvor über die bundesweite Rufnummer 116117, die 116117-App oder online eine entsprechende medizinische Einschätzung erfolgt sein.

Arztgruppenfall → S. 237
Personalienfeld → S. 159

www.116117.de

Art des TSS-Falls	Zuschlag	Zusatzpauschale
TSS-Akutfall (vorherige telefonische medizinische Einschätzung über die bundesweite Rufnummer 116117!)	200 %	03010A
TSS-Terminfall am 1. bis 4. Tag	100 %	03010B
TSS-Terminfall am 5. bis 14. Tag	80 %	03010C
TSS-Terminfall am 15. bis 35. Tag	40 %	03010D

Tab. 1 Zuschläge und Pauschalen bei TSS-Fällen

Die hausärztliche Behandlung eines 52-jährigen Versicherten am zehnten Tag nach Kontaktaufnahme mit der TSS würde also mit der GOP 03000 + 03010C abgerechnet werden. Die Altersstaffelung der Versichertenpauschale übernimmt die Praxisverwaltungssoftware automatisch. Die Praxis erhält in diesem Fall 80 % Zuschlag auf die Versichertenpauschale. Den Tag der Kontaktaufnahme bekommen die Arztpraxen durch die TSS mitgeteilt. Er gilt als erster Tag für die Berechnung des Zuschlags.

Altersgruppen → S. 238

Hausarzt-Vermittlungsfälle

Vermittelt der Hausarzt einem Patienten einen Termin beim Facharzt, erhält er den Zuschlag **03008**, auch wenn der Patient diesen Termin nicht wahrnimmt. Die Terminvermittlung darf nicht Teil des Selektivvertrags sein. Der vermittelte Termin muss aus medizinischen Gründen dringend erforderlich sein. Dringend bedeutet innerhalb von vier Kalendertagen nach Feststellung der Behandlungsnotwendigkeit. Für Termine ab dem 24. Tag ist eine medizinische Begründung erforderlich.
Als Hausarztvermittlungsfall gilt der Patient nicht, wenn er innerhalb desselben Quartals bereits bei einem Facharzt derselben Arztgruppe war, da die GOP 03008 nur einmal pro Arztgruppenfall abgerechnet werden darf. Die Vermittlung an z. B. einen Orthopäden und Urologen innerhalb eines Quartals wiederum kann in beiden Fällen als Hausarztvermittlungsfall abgerechnet werden, da die Fachärzte zu unterschiedlichen Arztgruppen zählen. Der Zuschlag darf aber grundsätzlich mehrfach im Behandlungsfall abgerechnet werden.
Der Arzt darf die Terminvereinbarung an das Praxispersonal delegieren.

Arztgruppenfall → S. 237

12.1.11 Beratung zur Organ- und Gewebespende

Seit dem 1.3.2022 können Haus-, sowie Kinder- und Jugendärzte alle zwei Kalenderjahre die Beratung von Patienten ab 14 Jahren zur Organ- und Gewebespenden mit der **GOP 01480** abrechnen. Nach § 2 Abs 1a TPG kann man sich ab dem vollendeten 16. Lebensjahr aktiv für oder gegen eine Organ- und Gewebespende entscheiden bzw. ab dem vollendeten 14.Lebensjahr einer Organ- oder Gewebeentnahme widersprechen. Zur Leistung gehört fakultativ die Aushändigung von Aufklärungsmaterial, eines Organspendeausweises oder die Speicherung der Information über einen Organspendeausweis auf der eGK. Die Leistung erfolgt extrabudgetär.

12.1.12 Schriftliche Mitteilungen, Gutachten, Versandpauschalen und Kopierkosten

Schriftliche Mitteilungen und Gutachten

Ärztliche Berichte und Briefe, aber auch Gutachten gehören zum täglichen Geschäft der ärztlichen Praxis. Der EBM unterscheidet im Kapitel 01 verschiedene schriftliche Mitteilungen.
Der **einfache ärztliche Bericht** nach GOP **01600** gibt einem Kollegen Auskunft über das Ergebnis einer Patientenuntersuchung. Der **ausführlichere ärztliche Brief** nach GOP **01601** informiert insgesamt über den Gesundheits- bzw. Krankheitszustand eines Patienten. Für beide gilt, dass sie im Behandlungsfall nicht neben der Versichertenpauschale 03000 berechnet werden dürfen.
In der täglichen ärztlichen Praxis des Hausarztes werden diese Gebührenordnungspositionen nur selten abgerechnet. Unabhängig davon muss bei beiden GOP zusammen ein Höchstwert von 180 Punkten im Quartal berücksichtigt werden.
Den Höchstwert (z. B. 180 Punkte) teilt man durch den Punktwert der jeweiligen GOP (z. B. 01600: 39 Punkte), um die Anzahl der abrechnungsfähigen Leistungen zu erhalten.

Die GOP **01602** ist im Behandlungsfall neben der Versichertenpauschale abrechenbar, allerdings auch mit Einschränkungen. Diese Gebührenordnungsposition ist für die **Mehrfertigung** (z. B. Kopie) eines **ärztlichen Berichtes oder Briefes** (GOP 01600, GOP 01601) berechnungsfähig, aber nur, wenn bereits ein Brief oder Bericht an einen anderen Arzt erfolgte. In der Regel ist der „andere Arzt“ ein Facharzt. Es handelt sich also um eine Kopie für den Hausarzt des Patienten. Selbst wenn der ärztliche Bericht oder Brief nicht abgerechnet werden darf (in der Regel weil er in der Versichertenpauschale inklusive ist), darf die GOP 01602 dennoch abgerechnet werden.
Im Behandlungsfall neben der Versichertenpauschale abrechenbar sind die Gebührenordnungspositionen **01610 bis 01630** für spezielle Bescheinigungen, z. B. auf Anfragen der Krankenkasse hin.
Die GOP 01630 ist ein Zuschlag zur GOP 03000 für das Erstellen (nicht das Aktualisieren) eines Medikationsplans. Das heißt, die GOP 01630 muss immer zusammen mit der GOP 03000 abgerechnet werden.

Versandpauschalen, eArztbrief und Kopierkosten

Die Kosten für den **Versand** können mit den Gebührenordnungspositionen ab **40100** abgerechnet werden. Das ist auch dann möglich, wenn ein Mitarbeiter der Praxis den Transport persönlich übernimmt, z. B. wenn der MFA auf dem Heimweg die Unterlagen bei einem anderen Arzt vorbeibringt. Die Versandpauschalen dürfen aber nicht berechnet werden, wenn die Unterlagen dem Patienten mitgegeben werden oder wenn die Weitergabe innerhalb eines MVZ, einer Apparate- oder Laborgemeinschaft oder auf dem Gelände eines Krankenhauses erfolgt.
Bei den Gebührenordnungspositionen 40100 bis 40106 wird nach dem versandten Material (z. B. Datenträger) unterschieden. Während die GOP 40100 nur einmal im Behandlungsfall berechnungsfähig ist, können die anderen Versandpauschalen je Versand bzw. Transport abgerechnet werden.
Mit der GOP **40110** wird der Versand bzw. Transport von **Briefen** oder anderen schriftlichen Unterlagen (keinen E-Mails), mit der GOP **40111** die Übermittlung eines **Faxes** vergütet. Für diese Kostenpauschalen gibt es eine Obergrenze. Die Bewertung des Faxes wird ab dem 3. Quartal 2021 auf 5 Cent reduziert. Ärzte sollen zunehmend auf eArztbriefe zurückgreifen.
Der elektronische Arztbrief (eArztbrief) kann direkt mit der Praxisverwaltungssoftware erstellt und über KV-Connect versendet werden. Der **Versand der eArztbriefe** wird mit GOP **86900** und das **Empfangen** mit der GOP **86901** abgerechnet. Für die Vergütung der eArztbriefe gibt der EBM Obergrenzen je Arzt und Quartal vor.

Aufgaben

1 Lernhilfe: Schreiben Sie sich wichtige Fachbegriffe und ihre Übersetzung oder Erklärung auf.
2 Suchen Sie die GOP 32025 im EBM:
  a) Welche Leistung wird mit dieser GOP abgerechnet?
  b) In welchem Kapitel des EBM steht die GOP 32025?
  c) Wer darf diese GOP abrechnen?
3 Nennen Sie Facharztgruppen, die das Kapitel 03 abrechnen dürfen.
4 Nennen Sie Beispiele für Ärzte, welche die Konsiliar- und die Konsultationspauschale abrechnen dürfen.
5 Berechnen Sie für ein Kind, das heute geboren wurde, bis zu welchem Tag es Neugeborenes, Kleinkind, Kind und Jugendlicher ist.
6 Nennen Sie die drei Fälle, in denen die GOP 01430 abgerechnet werden darf.
7 Welche Besonderheit gibt es bei einem anderen Arzt-Patienten-Kontakt bei Kindern bis zum vollendeten zwölften Lebensjahr zu beachten?
8 Nennen Sie zwei Beispiele für andere Arzt-Patienten-Kontakte.
9 In welchem Zeitraum muss der Arzt seine Sprechstunde anbieten, damit er die GOP 01102 abrechnen kann?
10 Nennen Sie Beispiele, wie der Datenschutz im Rahmen der Videosprechstunde gewahrt werden kann.
11 Begründen Sie mithilfe des EBM, warum ein Arzt für ein achtminütiges problemorientiertes Gespräch die GOP 03230 nicht berechnen kann.
12 Wofür steht die 2 in der 4-3-2-Regel?
13 Warum erfordert die GOP 03220 die Angabe eines ICD-Codes?
14 Was bedeutet es für die Abrechnung, dass die GOP 03221 als „Zuschlag" zur GOP 03220 bezeichnet wird?
15 Ab welchem Alter sind Patienten laut EBM mit typischen Krankheitssymptomen geriatrische Patienten, wenn sie weder an demenziellen Erkrankungen noch an Parkinson leiden?
16 Was ist ein palliativmedizinischer Patient?
17 Innerhalb welchen Zeitraums muss ein TSS-Akutfall an einen Arzt vermittelt werden?
18 Wann darf ein Hausarztvermittlungsfall abgerechnet werden?
19 Nennen Sie einen Fall, in dem zwar ein Arztbrief übermittelt, dennoch aber keine Versandpauschale berechnet werden darf.
20 Warum ist der ärztliche Brief im EBM höher bewertet als der ärztliche Bericht?
21 Wie wird ein eArztbrief abgerechnet?

13 Einführung in die GOÄ

Interaktive Übungen → S. 79, PagePlayer

13.1 Grundlagen GOÄ

Kostenerstattungsprinzip → S. 46
IGeL → S. 103; Bd. 3, S. 226

Nicht versicherungspflichtige Angestellte, Selbstständige und Freiberufler werden als Privatpatienten nach der **Gebührenordnung für Ärzte (GOÄ)** abgerechnet. Auch bei den teilweise privatversicherten Beamten, bei manchen Sonstigen Kostenträgern oder gesetzlich Versicherten kann die GOÄ Anwendung finden. Kassenpatienten können das Kostenerstattungsprinzip mit ihrer Krankenkasse vereinbart haben oder Individuelle Gesundheitsleistungen in Anspruch nehmen. Auch öffentliche Leistungsträger wie z. B. Jugendämter kommen als Empfänger einer privatärztlichen Rechnung infrage. Näheres dazu regelt § 11 GOÄ.

Privatärztliche Leistungen werden dem Patienten direkt in Rechnung gestellt. Er muss sich um die Prüfung der Richtigkeit der Liquidation kümmern und ist für die fristgerechte Zahlung verantwortlich. Sie sollte deshalb so gestellt sein, dass der Patient, der in der Regel kein spezielles Fachwissen hat, zur Rechnungsprüfung in der Lage ist.

private Krankenversicherung → S. 164
Beamte → S. 164

Der Patient kann die ärztliche Rechnung bei seiner privaten Krankenversicherung einreichen. In welcher Höhe bzw. in welchem Umfang sie erstattet wird, hängt vom Vertrag ab, den der Versicherte mit der privaten Versicherungsgesellschaft abgeschlossen hat.

Beamte reichen eine Rechnungskopie bei der Beihilfestelle ein, die aber auch nicht alle Kosten übernimmt, z. B. OTC-Arzneimittel, Lifestyle-Medikamente (z. B. Appetitzügler), homöopathische Produkte oder zu hoch gesteigerte Leistungen sind i. d. R. ausgeschlossen.

Behandlungsvertrag → S. 65

Egal, ob und in welcher Höhe die Versicherung die Behandlungskosten erstattet, der Patient hat gegenüber dem behandelnden Arzt eine Zahlungspflicht. Er, nicht seine Versicherung, hat einen Behandlungsvertrag (Dienstvertrag) mit seinem Arzt geschlossen. Der Patient bleibt also ggf. auf dem „Restbetrag", den er nicht erstattet bekommt, sitzen. Bei einer korrekt gestellten Liquidation kann der Arzt dem Patienten natürlich aus Kulanz entgegenkommen. Er muss es aber nicht.

Die Arzt-Patienten-Beziehung ist also eine andere als bei Abrechnung nach EBM.

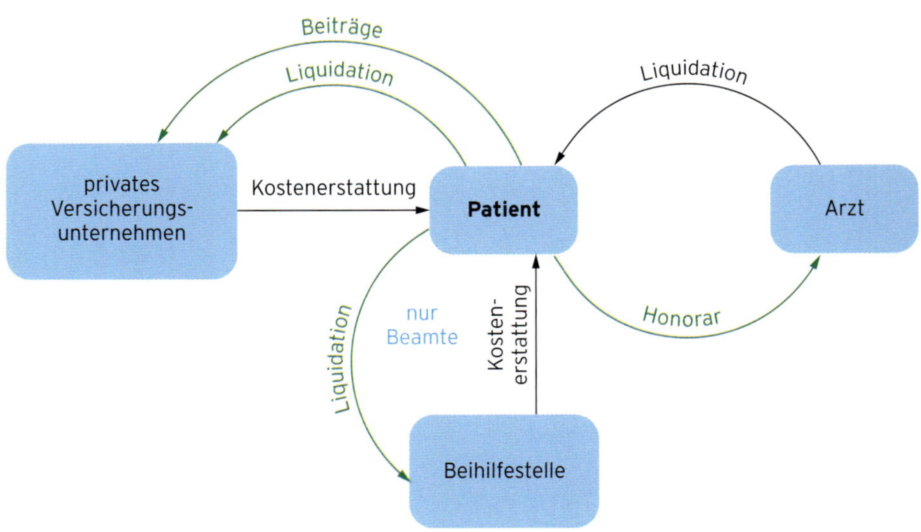

Abb. 1 Kostenerstattungsprinzip in der Privatabrechnung

13.2 Gliederung der GOÄ

Die Höhe des privatärztlichen Honorars richtet sich nach der GOÄ, einer vom Gesetzgeber erlassenen Rechtsordnung. Sie besteht aus zwei Teilen:

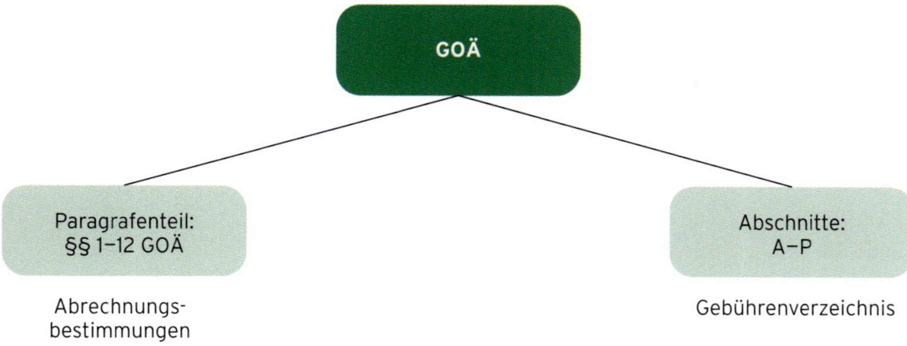

Abb. 1 Gliederung GOÄ

Die GOÄ gilt für stationäre und ambulante Leistungen, die medizinisch notwendig sind und nach den Regeln der ärztlichen Kunst erbracht werden. Leistungen, die über das Maß einer medizinisch notwendigen Behandlung hinausgehen, dürfen vom Arzt nur dann berechnet werden, wenn der Patient sie ausdrücklich verlangt und wenn sie vom Arzt entsprechend gekennzeichnet werden. Das regelt § 2 GOÄ und ist typischerweise bei Individuellen Gesundheitsleistungen der Fall.

IGeL
→ S. 103; Bd. 3, S. 226

13.3 Grundlagen der Privatabrechnung

13.3.1 Steigerung des Honorars

Der Arzt darf sein Honorar steigern, d. h. die von der GOÄ vorgegebenen „Preise" vervielfachen (§ 5 GOÄ). Es gibt drei Gründe für die Anwendung von Steigerungssätzen.

Video
→ S. 79, PagePlayer

Steigerungssatz bei …	Zum Beispiel bei Patienten mit …
… besonders schwieriger Leistungserbringung	– unklaren Differenzialdiagnosen – Multimorbidität (Mehrfacherkrankung) – Unruhe, Ängstlichkeit oder Schmerzen – schlechten Venenverhältnissen – Therapieresistenz (unbefriedigendes Therapieergebnis) – mangelnder Adhärenz (Therapietreue)
… übermäßig zeitaufwendiger Leistung	– Verständigungsproblemen (Nicht-Muttersprachler) – Unruhe, Angst, Desorientierung – ausgedehntem Gesprächswunsch – umfangreicher Anamnese – vielen Fremdbefunden zur Durchsicht und Erörterung
… erschwerenden Umständen bei der Ausführung der Leistung	– Notfallbehandlung, z. B. auch draußen bei einem Verkehrsunfall – Hausbesuch, z. B. auch witterungsbedingt im Winter bei Glatteis, Sturm

Tab. 1 Anwendung von Steigerungssätzen

Der Arzt sollte den Steigerungsfaktor dem einzelnen Fall anpassen und flexibel anwenden. Pauschale Preise, auch wenn sie auf Basis der GOÄ ermittelt wurden, sind nicht zulässig. Dies wäre der Fall, wenn für eine AU nach GOÄ-Nr. 70 immer 5,00 Euro verlangt werden. Das kann zwar aufgrund der GOÄ-Preise so ausgerechnet werden, da es dem 2,1459... -fachen Satz entspricht. Werden die 5,00 Euro aber immer berechnet, ist es weder individuell noch flexibel angewendet.

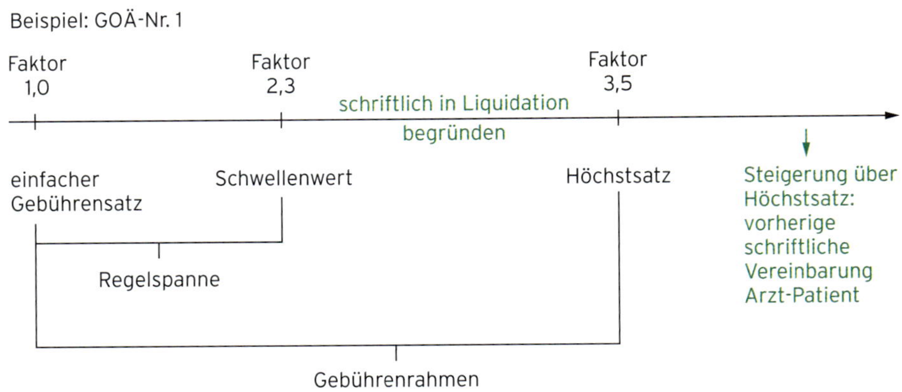

Abb. 1 Anwendung von Steigerungssätzen

Die **Regelspanne**, also der Bereich, in dem der Arzt Leistungen einfach steigern kann, wenn ein Kriterium für eine Gebührenvariation vorliegt, umfasst den **einfachen Gebührensatz** (Faktor 1,0) bis zum **Schwellenwert**. Der liegt z. B. bei GOÄ-Nr. 1 (Abrechnung einer Beratung) bei 2,3. Die Rechnung lautet somit:

4,66 Euro (einfacher Gebührensatz)	x 2,3 (Faktor)	= 10,72 Euro (Honorarforderung des Arztes)

Ab der dritten Stelle hinter dem Komma wird auf- bzw. abgerundet. Der einfache Gebührensatz ergibt sich, indem man die den Leistungen zugeordnete Punktzahl mit dem Punktwert (ca. 5,83 Cent, vgl. § 5 GOÄ) multipliziert.

Liquidation → S. 258

Steigerungen über dem Schwellenwert und bis maximal zum **Höchstsatz** müssen schriftlich in der Liquidation begründet werden. Den Bereich vom einfachen Faktor bis zum Höchstsatz bezeichnet man auch als **Gebührenrahmen**. Bei seinen Begründungen richtet sich der Arzt nach den drei Gründen der Gebührenvariation. Er sollte sich aber genau überlegen, wie er die Begründung formuliert. „Beratung eines besonders schwierigen Patienten" könnte zu unnötigen Auseinandersetzungen zwischen Arzt und Patient führen.

Der Arzt kann auch Leistungen über den Gebührenrahmen hinaus steigern. Dafür ist aber eine vorherige schriftliche Vereinbarung (= **Abdingung**) mit dem Patienten erforderlich.

Im Komforttarif kann der Arzt i. d. R. maximal steigern bis:		
persönliche Leistungen	Schwellenwert = 2,3-facher Satz	Höchstsatz = 3,5-facher Satz
technische Leistungen	Schwellenwert = 1,8-facher Satz	Höchstsatz = 2,5-facher Satz
Laborleistungen	Schwellenwert = 1,15-facher Satz	Höchstsatz = 1,3-facher Satz

Tab. 1 Steigerungssätze im Komforttarif

Leistungen der Kapitel A, E und O dürfen nicht über den Höchstwert hinaus gesteigert werden.

In der GOÄ unterscheidet man verschiedene **Tarife**: Basistarif, Standardtarif, Komforttarif und Notlagentarif. Beim Steigern von Leistungen muss der Arzt beachten, dass es z. B. bei Basistarif- oder Standardtarif-Versicherten, aber auch bei Patienten mit Beihilfeberechtigung oder bestimmten Sonstigen Kostenträgern **reduzierte Steigerungssätze** zu beachten gibt. Diese müssen vom Arzt eingehalten werden.

Tarif
→ S. 166

Post- und Bahnbeamte
→ S. 183

BEISPIEL Die Leistung nach GOÄ-Nr. 1 bei Basistarif-Versicherten darf nur bis zum 1,2-fachen Satz gesteigert werden. Dies entspricht 5,60 Euro (Stand: 2022).

Bestimmte Leistungen sind zum Schutz des Patienten von einer abweichenden Honorarvereinbarung (vgl. § 2 GOÄ) ausgeschlossen. Immer dann, wenn Patienten sich in einer Notlage befinden, darf der Arzt seine Leistungen nicht über den Gebührenrahmen hinaus steigern.

BEISPIEL Die Behandlung eines Patienten, der unter starken akuten Schmerzen leidet, darf nicht an ein Honorar über den Höchstsatz hinaus geknüpft werden. In dieser Notlage würde der Patient wohl immer zustimmen; das darf der Arzt nicht ausnutzen.

Diese Regelung gilt für Notfälle oder einen Schwangerschaftsabbruch nach § 218a (1) StGB.
Eine abweichende Honorarvereinbarung muss vor der Leistungserbringung durch den Arzt erfolgen. Der Arzt muss seine Honorarwünsche klar und verständlich zum Ausdruck bringen. Bei IGeL wird sogar in jedem Fall eine schriftliche Vereinbarung empfohlen, die Arzt und Patient unterschreiben.

IGeL
→ S. 103; Bd. 3, S. 226

13.3.2 Vergütungsarten

Die GOÄ verwendet die Begriffe Gebühren, Auslagen und Entschädigungen.

- **Gebühren** sind die Vergütung für die ärztlichen Leistungen (§ 4 GOÄ).
- **Auslagen** sind Erstattungen für Arznei- und Verbandsmaterial, Porto, Versandkosten und sonstiges Material. Dazu zählen aber nicht Kleinmaterialien wie Zellstoff, Mulltupfer oder -kompressen, Schnellverbandsmaterial, Reinigungs- und Desinfektionsmittel, Einmalartikel wie Spritzen und Kanülen oder Handschuhe. Alle Ausnahmen stehen in § 10 GOÄ. Übersteigen die einzelnen Auslagen einen Betrag von 25,56 Euro (Stand: 2022), so ist ein Beleg oder sonstiger Nachweis erforderlich.
- **Entschädigungen** erhält der Arzt als Wegegeld oder Reiseentschädigung, wenn er Patienten zu Hause oder auf der Pflegestation besucht (§§ 7, 8, 9 GOÄ).

Hausbesuch
→ Bd. 2, S. 108

Die GOÄ wurde im Gegensatz zum EBM lange Zeit nicht aktualisiert. Neuere Leistungen wie der iFOB-Test (immunologischer Test auf verborgenes Blut im Stuhl) oder der Medikationsplan haben keine eigene Abrechnungsposition. Trotzdem darf der Arzt diese Leistungen in Rechnung stellen, wenn er sie erbringt. Dazu nimmt man die Nummer einer vorhandenen Leistung, die gleich viel wert ist, und kennzeichnet diese als analoge Nummer, z. B. für den iFOBT die **Analogziffer** A3736. Für die Beratung zur Organspende kann die A3 in Rechnung gestellt werden, die sich an der Mindestzeit der GOÄ-Nr. 3 orientiert.
Die GOÄ enthält nur Leistungen der Schulmedizin. Behandlungen mit sogenannten Außenseitermethoden müssen stets analog berechnet werden. Leistungen, die nicht den wissenschaftlich anerkannten Regeln entsprechen, finden keine Aufnahme in das Gebührenverzeichnis, können aber im privatärztlichen Bereich dennoch abgerechnet werden.

iFOB-Test
→ Bd. 3, S. 32
Medikationsplan
→ S. 220

13.3.3 Der Behandlungsfall

MERKE Ein Behandlungsfall umfasst die Behandlung derselben Erkrankung im Zeitraum eines Monats, gerechnet ab der ersten Inanspruchnahme des Arztes.

Wird ein Patient am 02.04. des Jahres behandelt, dann würde ein neuer **Behandlungsfall** nach GOÄ am 03.05. beginnen oder zu einem früheren Zeitpunkt, wenn sich der Patient mit einer neuen Diagnose vorstellt.

MERKE Ein neuer Behandlungsfall beginnt, wenn sich das Datum und der Monat um jeweils eins erhöhen.

Andere Leistungen dürfen **je Tag** (= Kalendertag) berechnet werden. **Je Sitzung** umfasst den Zeitraum, in dem sich der Patient in der aktuellen Untersuchung und/oder Behandlung befindet. Das kann sich aus praxisorganisatorischen Gründen oder wegen des Zustands des Patienten auch über einen längeren Zeitraum erstrecken: So kann der Arzt zur Hilfeleistung zu einem anderen Patienten gerufen werden und sein Patient muss unbehandelt warten oder das Praxispersonal übernimmt solange die Behandlung alleine. Bei Leistungen, die je Sitzung abgerechnet werden dürfen, muss die Uhrzeit angegeben werden, wenn sie am selben Tag stattfinden.

13.4 Beratungen, Untersuchungen, Verwaltung

13.4.1 Beratungsleistungen

Mit der GOÄ-Nr. **1** kann der Arzt Folgendes in Rechnung stellen:
- die „normale“ persönliche oder telefonische Beratung
- das Erheben der Patientenanamnese
- die indirekte Beratung über Bezugspersonen
- das Ausstellen eines Arzneimittelrezepts oder einer Heilmittelverordnung
- kleinere Behandlungsmaßnahmen ohne eigene Abrechnungsnummer (z. B. Anlegen eines Heftpflasters oder Sprühverbandes)

Es gilt in der GOÄ die Unteilbarkeit einer Beratung. Wenn der Arzt einen gesetzlich Versicherten sowohl zu einer „Kassenleistung“, als auch zu einer individuellen Gesundheitsleistung berät, dann sollte er die GOÄ-Nr. 1 oder 3 nur abrechnen, wenn diese inhaltlich klar abgegrenzt sind (z. B. unterschiedliche Diagnose). Viele Ärzte bieten daher auch eigene IGeL-Sprechstunden an, damit die Trennung auch zeitlich deutlich wird.
Beispielsweise kann der Patient zur Auffrischungsimpfung gegen Tetanus, Diphtherie und Pertussis vertragsärztlich behandelt werden und bei dieser Gelegenheit eine privatärztliche Beratung zur Hepatitis-A-Reiseimpfung erhalten, da der Patient eine Urlaubsreise in ein Risikogebiet plant.
Dauert eine Beratung **mindestens zehn Minuten**, dann kann der Arzt die GOÄ-Nr. **3** in Rechnung stellen. Dies ist aber nur möglich, wenn sie die einzige Leistung ist oder in Verbindung mit den Nummern 5, 6, 7, 8, 800 oder 801 berechnet wird. Werden die Leistungen, neben denen die GOÄ-Nr. 3 nicht erbracht werden darf, z. B. am Vormittag, die GOÄ-Nr. 3 aber am Nachmittag erbracht, kann sie unter Angabe der Uhrzeit trotzdem in Rechnung gestellt werden. Die Leistung kann auch telefonisch erbracht werden. Alternativ zur GOÄ-Nr. 3 steht immer die GOÄ-Nr. 1 mit entsprechendem Steigerungsfaktor zur Verfügung.
Die Erhebung einer **Fremdanamnese und/oder die Unterweisung und Führung von Bezugspersonen** im Zusammenhang mit der Behandlung des Kranken nach GOÄ-Nr. **4** kann nur einmal im Behandlungsfall berechnet werden. Auch diese Leistung kann telefonisch erbracht werden. Die GOÄ-Nr. 4 ist eine umfangreichere, grundsätzlichere Befragung oder Unterweisung der Bezugsperson, als sie z. B. durch die GOÄ-Nr. 1 abgedeckt werden würde. Sie kann auch abgerechnet werden, wenn die Bezugsperson ein Dolmetscher ist.
Die GOÄ-Nr. **15** darf nur einmal im Kalenderjahr berechnet werden und im Behandlungsfall auch nicht neben der GOÄ-Nr. 4. Der Arzt **unterstützt und berät Patienten ambulant zu begleitenden therapeutischen und sozialen Maßnahmen**, die aufgrund einer chronischen Erkrankung

erforderlich werden. Honoriert wird nicht die einfache Verordnung von Physiotherapie, sondern dass der Arzt sich auf vielfältige Art und Weise um den Patienten bemüht hat, indem er Gespräche mit z. B. verschiedenen Therapeuten, Betriebs- oder Amtsärzten, auch Sozialarbeitern, Erziehungsberechtigten oder andern Angehörigen geführt hat, um einem Patienten medizinisch-therapeutisch und sozial zu helfen. Das hausärztliche geriatrische Basisassessment fällt unter diese Abrechnungsnummer. Den **Zuschlag K1** berechnet man bei Kindern bis zum vollendeten vierten Lebensjahr. Dieser darf nur einmal pro Inanspruchnahme abgerechnet und nicht gesteigert werden, auch wenn bei der Behandlung mehrere abrechnungsfähige Leistungen erbracht werden.

geriatrisches Basisassessment
→ S. 243
Zuschlag K1
→ Bd. 2, S. 121

Werden **Gruppen von Patienten** beraten, die unter einer chronischen Krankheit leiden, dann kann der Arzt je Teilnehmer und Sitzung die GOÄ-Nr. **20** berechnen. Voraussetzung ist, dass mindestens vier Teilnehmer angemeldet sind und die Schulung mindestens 50 Minuten dauert. Schließen sich anschließend Einzelberatungen an, können diese nach GOÄ-Nr. 1 berechnet werden. Gehören dieser Gruppe Patienten an, die nach EBM abgerechnet werden müssen, so sind i. d. R. KV-spezifische Regelungen zu beachten. Strukturierte Einzelschulungen bei z. B. Diabetes sind nach GOÄ-Nr. **33**, bei Asthma bronchiale und Hypertonie jeweils maximal dreimal im Jahr mit der **A36** berechnungsfähig.

Die GOÄ-Nr. **30** kann analog für die schmerztherapeutische Erstanamnese abgerechnet werden.

Schmerztherapie
→ Bd. 2, S. 121

GOÄ-Nr. **34** ist eine Gesprächsleistung von mindestens 20 Minuten Dauer und darf nur zweimal innerhalb von sechs Monaten abgerechnet werden. Die Leistung muss persönlich vom Arzt erbracht werden. Eine telefonische Beratung ist ausgeschlossen. Der Patient muss an einer nachhaltig lebensverändernden oder lebensbedrohlichen Erkrankung leiden, die gerade festgestellt wurde oder sich verschlimmert hat. Die Beratung schließt auch die Planung, Beratung und Risikoaufklärung zu operativen Eingriffen und eine eventuelle Beratung von Bezugspersonen mit ein.

Besprechen sich zwei oder mehr Ärzte persönlich oder telefonisch zu einem gemeinsamen Fall, dann kann jeder Arzt die GOÄ-Nr. **60** in Rechnung stellen. Man nennt das eine konsiliarische Erörterung. Wichtig ist, dass sich der Arzt in jüngster Zeit auch mit dem Fall befasst hat. Sie kann in Anwesenheit des Patienten erfolgen. Über das Konsil müssen die Ärzte mindestes einen gemeinsamen Bericht abfassen und einer der teilnehmenden Ärzte muss liquidationsberechtigt sein. Der Hausarzt kann sich z. B. auch mit einem Krankenhausarzt beraten. Ärzte einer Krankenhausabteilung, einer Gemeinschaftspraxis oder Praxisgemeinschaft mit gleicher oder ähnlicher Fachrichtung können diese Nummer nicht abrechnen, wenn sie sich beraten.

MERKE Die wichtigsten **Beratungsleistungen** nach GOÄ:
- normale persönliche oder telefonische Beratung: GOÄ-Nr. 1
- ausführliche persönliche oder telefonische Beratungen (ab 10 Min.): GOÄ-Nr. 3
- „besondere" Beratungen: A3, GOÄ-Nummern 4, 15, 34
- Gruppenberatung: GOÄ-Nr. 20
- Konsile mit anderen behandelnden Ärzten: GOÄ-Nr. 60

13.4.2 Untersuchungen

Symptombezogene Untersuchungen nach GOÄ-Nr. **5** können niemals mehrfach in einer Sitzung abgerechnet werden, auch wenn unterschiedliche Diagnosen zugrunde liegen. Bei mehreren Kontakten im Behandlungsfall ist dies schon möglich, auch wenn zwei dieser Kontakte am selben Tag stattfinden. In diesem Fall muss aber die Uhrzeit angegeben werden. Eine Besonderheit ergibt sich bei der Abrechnung der GOÄ-Nummern 1 und/oder 5. Diese dürfen in einem Behandlungsfall nur einmal neben Leistungen ab GOÄ-Nr. 200 (Abschnitte C bis O) in Rechnung gestellt werden.

Die GOÄ-Nummern **6** und **7** umfassen eine vollständige körperliche Untersuchung eines Organsystems. GOÄ-Nr. 7 schließt z. B. die vollständige Untersuchung der Brustorgane ein. Das umfasst die Auskultation (Abhören) und Perkussion (Abklopfen) von Herz und Lunge sowie das Blutdruckmessen.

GOÄ-Nr. **8** darf für die Erhebung des Ganzkörperstatus abgerechnet werden: die Untersuchung der Haut, der sichtbaren Schleimhäute, der Brust- und Bauchorgane, der Stütz- und Bewegungsorgane sowie eine orientierende neurologische Untersuchung.

MERKE Die wichtigsten **Untersuchungsleistungen** sind also:
- symptombezogene Untersuchung: GOÄ-Nr. 5
- Untersuchung ganzer Organsysteme: GOÄ-Nummern 6 und 7 (je nach untersuchtem Organ)
- umfangreiche Ganzkörperuntersuchung: GOÄ-Nr. 8
- neurologische bzw. psychiatrische Untersuchungen: GOÄ-Nummern 800 und 801

Die Untersuchungsleistungen 5, 6, 7 und 8 dürfen nicht nebeneinander berechnet werden. Der Arzt darf aber auch hier die Leistung in Rechnung stellen, die das höchste Honorar einbringt.
Eine eingehende neurologische Untersuchung nach der GOÄ-Nr. **800** ist umfangreicher als die orientierende neurologische Untersuchung, die Teil der GOÄ-Nr. 11 ist, sollte aber mindestens drei Untersuchungsgebiete umfassen. Typischerweise ist das die Prüfung von Muskelreflexen, Kraft und Sensibilität, z. B. bei Patienten nach einem Schlaganfall. Ein Hausarzt kann diese Nummer zum Beispiel aber auch in Rechnung stellen, wenn er Patienten nach Unfällen mit Kopfbeteiligung, wie Schläge gegen oder Stürze auf den Kopf untersucht. Die GOÄ-Nr. **801** verlangt eine eingehende psychiatrische Untersuchung und ist vom Umfang ähnlich einzuschätzen wie die GOÄ-Nr. 800. Der Hausarzt kann diese Nummer zum Beispiel bei Patienten mit depressiven Episoden oder bei Verdacht auf eine Demenzerkrankung abrechnen. Für eine weitergehende Diagnostik wird er den Patienten natürlich dem jeweiligen Spezialisten zuweisen.

MERKE Die GOÄ-Nrn. 1 und/oder 5 dürfen in einem Behandlungsfall nur einmal neben Leistungen GOÄ-Nummern 200 bis 5855 abgerechnet werden. Fallen öfter Leistungen aus den Abschnitten C bis O zusammen mit den GOÄ-Nummern 1 und/oder 5 an, so darf der Arzt diejenigen Leistungen berechnen, für die er das höhere Honorar erhält.

Untersuchungen, die der Arzt zur Diagnostik benötigt können in der GOÄ i. d. R. mit einer Nummer abgerechnet werden. Beispiele sind das Ruhe-EKG (GOÄ-Nr. 650 bzw. 651), die Ergometrie (GOÄ-Nr. 652), die Langzeit-Blutdruckmessung (GOÄ-Nr. 654) oder das Langzeit-EKG (GOÄ-Nr. 659), je über mind. 18 Stunden, Ultraschalluntersuchungen oder die Lungenfunktionsprüfung.

13.4.3 Verwaltungsleistungen

Die GOÄ-Nr. **2** entspricht im Wesentlichen der EBM-Gebührenordnungsposition 01430. Mit dieser Nummer werden die Ausstellung eines Wiederholungsrezeptes und/oder einer Überweisung und/oder die persönliche oder telefonische Übermittlung von Befunden durch den MFA in Rechnung gestellt.
Wie im EBM gilt auch hier, dass die GOÄ-Nr. 2 nicht der „Normalfall" sein sollte, da der Arzt seine Patienten regelmäßig aus medizinischen und abrechnungstechnischen Gründen sehen sollte. Dabei können dann mindestens die GOÄ-Nummern 1 und 5 berechnet werden.
Kurze ärztliche Bescheinigungen wie z. B. eine AU, kurze Bescheinigung für den Arbeitgeber (z. B. über den Tag der Entbindung) oder die Schule (z. B. Befreiung vom Schulsport wegen Erkrankung) können mit der GOÄ-Nr. **70** in Rechnung gestellt werden.
Bescheinigungen über eine Dienstunfähigkeit für Beamte der Deutschen Bahn oder der Deutschen Post fallen unter die speziellen Regelungen der Sonstigen Kostenträger. In den meisten Fällen sind kurze Bescheinigungen durch die Nummern 1, 2 oder 4 abgegolten.

Sonstige Kostenträger → S. 170

Ein ausführlicher schriftlicher Krankheits- und Befundbericht, vergleichbar mit der EBM-GOP 01601, wird mit der GOÄ-Nr. **75** berechnet. Dieser umfasst mehr als nur die Information eines Kollegen zum Ergebnis einer Untersuchung. Auch ein Krankheitsbericht auf Verlangen der Krankenkasse oder ein Bericht an den MDK können mit dieser Nummer berechnet werden.
Man unterscheidet:
- Die **Befundmitteilung** ist die Übermittlung von z. B. Messwerten (Lungenfunktion, Blutdruck, EKG) oder Laborwerten eines Patienten. Diese ist immer mit der Untersuchungsleistung abgegolten.
- Der **einfache Befundbericht** übermittelt die Ergebnisse der Untersuchung und nimmt zum aktuellen Zustand des Patienten Stellung. Auch er ist in der Untersuchungsleistung inklusive.
- Der **ausführliche Befundbericht** beinhaltet zusätzlich Therapieempfehlungen, Krankenvorgeschichte sowie auch die sogenannte epikritische Bewertung. Als Epikrise bezeichnet man eine abschließende kritische ärztliche Beurteilung des Krankheitsverlaufs.

Ein schriftlicher, individueller Diätplan für einzelne Patienten kann mit der GOÄ-Nr. **74** berechnet werden. Analog kann mit dieser Nummer das Aufstellen eines individuellen Medikamentenplans abgerechnet werden. Die GOÄ-Nr. **A70** entspricht also der GOP 01630 EBM.
Ausführliche schriftliche Berichte des Arztes, nämlich Gutachten, werden mit den GOÄ-Nummern **80** oder **85** berechnet. Als Mindestarbeitszeit für die GOÄ-Nr. 85 werden 15 Minuten gefordert. Außerdem muss dieses Gutachten eine wissenschaftliche Begründung enthalten.
Neben der GOÄ-Nr. 80 können die GOÄ-Nummern **95** und **96** mit dem einfachen Satz berechnet werden. Ist extra noch mal eine Untersuchung des Patienten erforderlich, um ein Gutachten zu schreiben, so darf diese aber nicht extra berechnet werden.
Kopien und der Versand von Arztbriefen oder Berichten können gem. § 10 GOÄ in Rechnung gestellt werden.

MERKE Typische **Verwaltungsleistungen** sind:
- Ausstellen eines Wiederholungsrezepts, einer Überweisung oder eine Befundmitteilung durch den MFA: GOÄ-Nr. 2
- Ausstellen einer kurzen Bescheinigung wie einer AU, eines Sport- oder Schulattests: GOÄ-Nr. 70
- ausführlicher schriftlicher ärztlicher Bericht: GOÄ-Nr. 75
- Ausstellen eines individuellen Medikationsplans: GOÄ-Nr. A74
- ärztliches Gutachten: GOÄ-Nummern 80 und 85 (+ ggf. Schreibgebühren nach GOÄ-Nummern 95 und 96)
- die tatsächlichen Kosten für den Versand von Arztbriefen und Berichten

---

13.4.4 Zusammenfassung: Allgemeine Einschränkungen

Auch in der GOÄ gibt es Abrechnungsausschlüsse oder -besonderheiten, die beachtet werden müssen: Leistungen nach den GOÄ-Nummern **1** und/oder **5** dürfen nur einmal neben Leistungen der Abschnitte C bis O in Rechnung gestellt werden, bis ein neuer Behandlungsfall beginnt. Die erste Nummer des Abschnitts C ist der „einfache" Verband nach GOÄ-Nr. 200. Die GOÄ-Nummern 1 und/oder 5 können allein so oft berechnet werden, wie sie anfallen.

Abrechnung von Verbänden nach GOÄ
→ S. 458

Die GOÄ-Nummern Nummern **1**, **3**, **5**, **6**, **7** und/oder **8** dürfen nur dann mehrmals am selben Tag berechnet werden, wenn das aus dem Krankheitsfall begründet werden kann. Der Arzt muss dann immer die Uhrzeit mit angeben und, wenn der Patient es verlangt (i. d. R. nachträglich), auch die entsprechende Begründung. Bei der GOÄ-Nr. 3 muss diese Begründung immer gegeben werden.

MERKE Wenn Nummern nicht nebeneinander abgerechnet werden dürfen, dann darf der Arzt immer die höher bewertete Leistung in Rechnung stellen.

13.5 Besondere Leistungen im Rahmen der Sprechstunde

Bietet der Arzt für seine Patienten eine **Samstagssprechstunde** an, so kann er zu den Nummern 1, 3, 5, 6, 7, 8 den Zuschlag **D** berechnen, allerdings nur in halber Höhe des einfachen Satzes. Anders verhält es sich mit den Zuschlägen, wenn die Inanspruchnahme des Arztes nicht regelmäßig stattfindet.

Unzeiten GOÄ
→ Bd. 2, S. 121

Für Leistungen in der **Videosprechstunde** kommen grundsätzlich die Beratungsziffern infrage, die auch für eine telefonische Beratung gelten. Besondere Bedeutung bekam die Videosprechstunde mit dem Ausbruch der Corona-Pandemie 2019/2020. Der Patient sollte vorher die Möglichkeit haben, abzuklären, ob seine Versicherungsgesellschaft die Leistung übernimmt.

Internetauftritt der Bundesärztekammer:
www.bundesaerztekammer.de

Entsprechend den Empfehlungen der Bundesärztekammer (BÄK) kann die Nr. 1 analog auch für eine E-Mail-Beratung berechnet werden. Andere Leistungen wie die Nummern 2, 5 oder 70 werden ebenfalls entsprechend analog berechnet.
Spezielle, ausführliche Gesprächsleistungen wurden bereits erklärt. Die Abgeltung von Mehraufwand erfolgt aber in der Regel über die Steigerung der Leistung, ggf. bis zum Höchstsatz.

13.6 Privatliquidation

Die privatärztliche Rechnung nennt man **Liquidation**. Der Arzt muss nicht das Quartalsende abwarten, sondern kann jederzeit erbrachte Leistungen in Rechnung stellen. Eine Liquidation kann durch die Praxis selbst erstellt werden oder es kann eine privatärztliche Verrechnungsstelle (PVS) beauftragt werden. Der Patient muss der Übermittlung seiner sensiblen Behandlungsdaten an die PVS vorher schriftlich zustimmen. Das Einverständnis sollte regelmäßig aktualisiert werden.

§ 12 GOÄ gibt den Aufbau der Liquidation vor. Wichtig sind das Datum, wann die einzelnen Leistungen erbracht wurden, die Nummern und die Bezeichnung der Leistungen, die berechnet werden, sowie die Steigerungssätze, ggf. mit Begründung. Auch Entschädigungen und der Ersatz von Auslagen müssen nachvollziehbar aufgeführt werden. Die Regelungen finden sich in den §§ 7–10 der GOÄ.

Der Patient kann die Zahlung nur verweigern, wenn die Liquidation nicht korrekt erstellt wurde. Das kann z. B. der Fall sein, wenn die Liquidation nicht der in der GOÄ vorgeschriebenen Form entspricht oder Leistungen abgerechnet werden, die nicht nebeneinander abgerechnet werden dürfen. Hat der Patient inhaltliche Einwände, also z. B. wenn er glaubt, bestimmte Positionen dürften nicht abgerechnet werden, besteht trotzdem eine Zahlungspflicht. Er kann natürlich das Gespräch mit seinem Arzt suchen oder auch die Ärztekammer als Vermittlungsstelle anrufen.

Der Arzt gibt auf seiner Liquidation in der Regel ein Zahlungsziel von 30 Tagen an, gerechnet ab Zugang der Rechnung. Danach ist der Patient im Zahlungsverzug, ohne dass der Arzt noch eine Mahnung schreiben muss. Der Arzt kann nach den 30 Tagen Verzugszinsen verlangen. Die Ansprüche verjähren gem. § 195 BGB nach drei Jahren, gerechnet ab dem 31.12. des Jahres. Das heißt, der Arzt muss seine Ansprüche gegenüber dem Patienten in diesem Zeitraum geltend machen, wenn dieser der Zahlungspflicht nicht nachkommt.

Praxis Dr. med. Willy-Brandt-Schule
Carl-Franz-Str. 14
35392 Gießen

Frau
Maja Schäfer
Grüner Weg 1
35390 Gießen

Gießen, den 20.05.20xx
Rechnungsnummer: 1234

Liquidation

Patientin: Schäfer, Maja, geb. am 31.10.19xx
Diagnosen: Abklärung Nierenfunktion, grippaler Infekt, Magen-Darm-Infektion

Datum	Ziffer	Leistungstext	Anzahl	Faktor	Grundwert €	Gesamt-Betrag €
10.04.xx	1	Beratung, auch telefonisch	1	2,3	4,66	10,72
	250	Blutentnahme aus der Vene	1	1,8	2,33	4,20
	3585H1	Kreatinin	1	1,15	2,33	2,68
	3584H1	Harnstoff	1	1,15	2,33	2,68
	3583H1	Harnsäure	1	1,15	2,33	2,68
11.04.xx	1	Beratung, auch telefonisch	1	2,3	4,66	10,72
17.04.xx	1	Beratung, auch telefonisch	1	2,3	4,66	10,72
	5	Symptombezogene Untersuchung	1	2,3	4,66	10,72
	70	Arbeitsunfähigkeitsbescheinigung	1	2,3	2,33	5,36
28.04.xx	50	Besuch, einschließlich Beratung und Untersuchung	1	2,3	18,65	42,90
		Wegegeld, 2 bis 5 km	1	1,0	6,64	6,64
	70	Arbeitsunfähigkeitsbescheinigung	1	2,3	2,33	5,36
					Honorar	**115,38€**
					Gesamtsumme	**115,38€**

Abrechnung gemäß der gültigen Gebührenordnung für Ärzte.
Bitte zahlen Sie den angegebenen Betrag unter Angabe der Rechnungsnummer bis zum 19.06.20xx auf das unten stehende Konto.
Bankverbindung: DE 11 9123 1234 1234 5678 90

Abb. 1 Beispiel für eine Privatliquidation

Aufgaben

1 Was müssen Sie bei Beamten in der Abrechnung privatärztlicher Leistungen beachten?
2 Welche Leistungen sind von einer Steigerung ausgeschlossen und warum?
3 Was wird im Paragrafenteil der GOÄ geregelt? Nennen Sie Beispiele.
4 Was ist eine Analogberechnung in der GOÄ? Nennen Sie zwei Beispiele.
5 Wie ist der Behandlungsfall in der GOÄ definiert?
6 Für welche Patienten kann der Zuschlag K1 berechnet werden?
7 Zählen Sie die gängigen Beratungsleistungen nach GOÄ auf.
8 Wie können die Kopierkosten eines Arztbriefes nach GOÄ in Rechnung gestellt werden?
9 Welche allgemeine Regel gilt, wenn GOÄ-Nummern nicht nebeneinander abgerechnet werden dürfen?
10 Kann ein Patient die Zahlung der Liquidation verweigern?

14 Einführung in die UV-GOÄ

Interaktive Übungen
→ S. 79, PagePlayer

Neben dem EBM und der GOÄ gibt es eine dritte Gebührenordnung. Bei der UV-GOÄ handelt sich um ein völlig eigenständiges Versorgungssystem mit eigenen gesetzlichen Grundlagen.

14.1 Grundlagen UV-GOÄ

Erscheint ein verletzter Patient in der Praxis, so muss als Erstes geklärt werden: Handelt es sich um einen Arbeitsunfall? Und falls ja, welche Berufsgenossenschaft bzw. welcher Unfallversicherungsträger ist zuständig? Um zu entscheiden, ob es sich bei einem Unfall um einen Arbeitsunfall handelt, sind einige Fragen entscheidend:

- Ereignete sich der Unfall während der Arbeitszeit während einer versicherten Tätigkeit?
- Handelte es sich um ein begrenztes Ereignis von außen, das zu einem Unfall führte?
- Führte der Unfall zu einem Gesundheitsschaden?

Können alle diese Fragen mit „Ja" beantwortet werden, ist davon auszugehen, dass es sich um einen Arbeitsunfall handelt.
Im Zweifelsfall sollte man aber davon ausgehen, dass ein Arbeitsunfall vorliegt, und entsprechend handeln. Es ist die Aufgabe der zuständigen Berufsgenossenschaft (und nicht die der Praxis), den Sachverhalt eindeutig zu klären. Stellt sich heraus, dass es sich um keinen Arbeitsunfall gehandelt hat, werden die Kosten nachträglich von der Krankenkasse des Patienten übernommen. Hierfür gibt es einen internen Ausgleich zwischen den Unfallkassen und den Krankenkassen.
Ist der Patient ansprechbar, so sollte er nach der zuständigen Berufsgenossenschaft befragt werden. Ist diese dem Patienten nicht bekannt bzw. kann der Patient keine Auskunft geben, so kann beim Arbeitgeber des Patienten nachgefragt oder auf der Internetseite der DGUV nachgeschaut werden.

MERKE Die Nachfrage beim Arbeitgeber verletzt **nicht** die Schweigepflicht oder den Datenschutz. Jeder Arbeitsunfall muss ohnehin vom Arbeitgeber dokumentiert und vom Arbeitsgeber auch dem Unfallversicherungsträger und der Arbeitsschutzbehörde gemeldet werden.

Ist der Arbeitgeber oder die Personalabteilung des Verletzten nicht erreichbar, so kann der Medizinische Fachangestellte auch auf der Internetseite der DGUV den zuständigen Unfallversicherungsträger ermitteln.

www.dguv.de/de/bg-uk-lv/index.jsp

14.2 Die Heilbehandlungen

14.2.1 Allgemeine Heilbehandlung

Zur Allgemeinen Heilbehandlung gehören alle Leistungen zur Behandlung von Arbeitsunfällen, wenn hierfür keine besonderen unfallmedizinischen Kenntnisse nötig sind. Wenn ein Patient nach einem Arbeitsunfall in der Praxis eines Hausarztes erscheint, so ist dieser als Vertragsarzt verpflichtet, alle notwendigen Notfallmaßnahmen durchzuführen.
Nach der Notfallversorgung muss der Arzt entscheiden, ob er die Behandlung des Patienten weiter übernehmen kann (bei sogenannten Bagatellerkrankungen) oder ob der Patient einem Durchgangsarzt (D-Arzt) vorgestellt werden muss. Durchgangsärzte sind Fachärzte für Allgemeinchirurgie oder für Unfallchirurgie und Orthopädie, die von der Deutschen Gesetzlichen Unfallversicherung (DGUV) zur Versorgung Unfallverletzter beauftragt sind.
Der Vertragsarzt muss den Verletzten zu einem D-Arzt weiterleiten, wenn mindestens einer der folgenden Gründe erfüllt ist:

- Die Verletzung führt zur Arbeitsunfähigkeit über den Unfalltag hinaus und/oder
- die Behandlungsdauer der Verletzung beträgt voraussichtlich länger als eine Woche und/oder
- eine Verordnung von Heil- oder Hilfsmitteln ist notwendig und/oder
- es handelt sich um eine Wiedererkrankung an den Unfallfolgen.

14.2.2 Besondere Heilbehandlung

Unter der Besonderen Heilbehandlung versteht man die fachärztliche Behandlung einer Unfallverletzung, die wegen Art und Schwere besondere unfallmedizinische Qualifikation verlangt.
Kommt ein Patient mit einem Arbeitsunfall zu einem D-Arzt, beurteilt dieser die Verletzung, versorgt sie und entscheidet, ob er die weitere Behandlung übernimmt. Dann leitet er eine Besondere Heilbehandlung ein. Bei Bagatellverletzungen überweist er den Patienten (zurück) an den erstversorgenden Arzt.
Besondere Heilbehandlung muss der D-Arzt persönlich übernehmen. Er kann dies nicht an Hausärzte oder andere Vertragsärzte delegieren. Aber auch Handchirurgen dürfen die besondere Heilbehandlung einleiten. Außerdem kann auch der Unfallversicherungsträger selbst die Besondere Heilbehandlung einleiten, wenn dies aufgrund der Verletzung oder Verletzungsfolgen sinnvoll und/oder nötig erscheint.

14.3 Verordnungen

Bei Arbeitsunfällen dürfen im Rahmen der Allgemeinen und Besonderen Heilbehandlung drei Formulare der vertragsärztlichen Versorgung benutzt werden, beim Ausfüllen sind bestimmte Vorschriften zu beachten.

eRezept und Muster 16 → S. 212

- **eRezept** und **Muster 16 Arzneiverordnungsblatt:** Es dürfen Arznei- und Verbandsmittel verordnet werden. Im Kostenträgerfeld wird die BG angegeben, unten werden der Unfalltag und Unfallbetrieb eingetragen. Außerdem müssen die Kästchen „Gebühr frei" und „Arbeitsunfall" angekreuzt werden.

Muster 4 → S. 227

- **Muster 4 Krankenbeförderung:** Im Kostenträgerfeld wird ebenfalls die BG angegeben. Neben dem Personalienfeld links muss das Kästchen „Gebühr frei" markiert werden. Rechts neben dem Personalienfeld muss das Feld „Arbeitsunfall/Berufskrankheit" angekreuzt werden.

Vordruck e01 → S. 194

- **eAU (Vordruck e01) Arbeitsunfähigkeitsbescheinigung:** Hier gibt es eine Besonderheit. Im Kopf des Personalienfeldes wird NICHT die Berufsgenossenschaft, sondern die Krankenkasse des Patienten eingetragen, da die Krankenkasse die Auszahlung des Krankengeldes für die ersten sechs Wochen übernimmt. Unter dem Personalienfeld ist das Kästchen „Arbeitsunfall/ Arbeitsunfallfolge/ Berufskrankheit" anzukreuzen, außerdem evtl. das Feld „Dem D-Arzt zugewiesen".
  Teil 1 wird wie gewohnt an die Krankenkasse übermittelt. Nur bei privat versicherten Patienten wird Teil 1 der AU an die zuständige BG/Unfallkasse geleitet.

Für die Verordnung von Heil- und Hilfsmitteln gibt es extra Formulare der Unfallversicherungsträger. Es dürfen nicht die Formulare der vertragsärztlichen Versorgung benutzt werden. Außerdem dürfen Heil- und Hilfsmittel nur vom D-Arzt verordnet werden.

14.4 Aufbau der UV-GOÄ

www.dguv.de/de/reha_leistung/verguetung/index.jsp

Grundlage für die Abrechnung bildet ein eigenes Gebühren- und Leistungsverzeichnis (UV-GOÄ), das die Kassenärztliche Bundesvereinigung (KBV) und die Unfallversicherungsträger als Anlage zum „Vertrag Ärzte/Unfallversicherungsträger" vereinbart haben. Die UV-GOÄ ist an die GOÄ angelehnt. Ergänzungen und Aktualisierungen findet man im Internet auf den Seiten der DGUV.
Die Ärzte rechnen ihre erbrachten Leistungen direkt mit dem Unfallversicherungsträger ab. Die Rechnungserstellung sollte grundsätzlich erst nach Abschluss der Behandlung erfolgen.
Die UV-GOÄ ähnelt im Aufbau der GOÄ. Sie weist alle Leistungen mit den jeweiligen Euro-Beträgen aus, die im Rahmen einer unfallmedizinischen Behandlung abgerechnet werden dürfen. Dabei gibt es jeweils einen Vergütungssatz für die Allgemeine und die Besondere Heilbehandlung. Außerdem können bei einigen Leistungen sogenannte „Besondere Kosten" mitabgerechnet, z. B. festgelegte Beträge für Verbandsmaterial.

Behandlungsfall EBM → S. 237
Behandlungsfall GOÄ → S. 254

Jede Leistung wird einzeln abgerechnet und zu einem festen Preis vergütet, ohne Mengenbegrenzung. Im Unterschied zur GOÄ gibt es keine Steigerungssätze.
Auch der **Behandlungsfall** wird in der UV-GOÄ anders definiert als im EBM oder der GOÄ.

MERKE In der UV-GOÄ gilt als Behandlungsfall
- die gesamte ambulante Versorgung,
- die von demselben Arzt,
- an demselben Patienten,
- innerhalb eines Zeitraums von drei Monaten nach der ersten Inanspruchnahme
- zulasten desselben gesetzlichen Unfallversicherungsträgers vorgenommen wird.

  Beginnt beispielsweise eine Behandlung nach einem Arbeitsunfall am 10.02., so endet der Behandlungsfall am 10.05.

Neben der Leistungsbeschreibung stehen in der UV-GOÄ anstelle von Steigerungssätzen zwei unterschiedliche Eurobeträge als Honorar.
Die Beträge in der ersten Spalte sind immer niedriger als die in der zweiten Spalte:
- In **Spalte 1** steht der Honorarbetrag für die Abrechnung von Leistungen im Rahmen der **Allgemeinen Heilbehandlung**, die der erstbehandelnde Arzt erhält, z. B. bei der UV-GOÄ-Nr. 50 (Besuch) 27,38 Euro (Stand: 2024).
- In **Spalte 2** steht der Honorarbetrag für die Abrechnung von Leistungen im Rahmen der **Besonderen Heilbehandlung**, den der D-Arzt erhält, z. B. bei der UV-GOÄ-Nr. 50 (Besuch) 34,07 Euro (Stand: 2024).

Besondere Kosten

Außer den beiden Spalten für die Allgemeine und Besondere Heilbehandlung enthält die UV-GOÄ drei weitere Spalten. In den drei letzten Spalten findet man den Krankenhaus-Nebenkostentarif. Diese werden von den Krankenhäusern für die Abrechnung von Arbeitsunfällen benötigt.
Der Hausarzt darf aber die **besonderen Kosten** auf der Rechnung angeben und bekommt diese dann auch erstattet. Steht neben einer UV-GOÄ-Nummer ein Betrag in der Spalte „Besondere Kosten", so können diese pauschal abgerechnet werden, auf einen Ersatz der Auslagen muss dann aber verzichtet werden.

Aufgaben

1 Wie kann ein MFA in der Arztpraxis die Berufsgenossenschaft bei einem arbeitsunfallverletzten Patienten herausfinden?
2 Unter welchen Umständen muss ein Hausarzt einen arbeitsunfallverletzten Patienten immer zum D-Arzt überweisen?
3 Unterscheiden Sie „Allgemeine Heilbehandlung" und „Besondere Heilbehandlung".
4 Welche kassenärztlichen Formulare dürfen bei einem Arbeitsunfall verwendet werden?
5 Worauf müssen Sie beim Ausfüllen von Muster 1 achten?
6 Worauf müssen Sie beim Ausfüllen von Muster 16 achten?
7 Wie ist der Behandlungsfall in der UV-GOÄ definiert?
8 Warum werden in der UV-GOÄ immer zwei Eurobeträge für die gleiche Leistung angegeben?

Ich kann …
… Aufbau und Funktion der eGK darstellen.
… die Begriffe VSDM, Telematikinfrastruktur und e-Health erklären.
… den Datenschutz und die Umsetzung der EU-DSGVO in Arztpraxen erläutern.
… alle Positionen des Personalienfelds erklären.
… die ICD-Kodierung praktisch anwenden und ich kenne alle Formulare, auf denen Diagnosen kodiert eingetragen werden müssen.
… die Voraussetzungen nennen, die Patienten für die Chronikerregelung erfüllen müssen.
… Informationen zu den DMP geben, die zurzeit angeboten werden.
… das Privatärztliche Dreieck erklären.
… die verschiedenen Patientengruppen, die als Privatpatienten gelten, aufzählen.
… einige Patientengruppen aufzählen, die eine Rechnung mit einem erniedrigten Steigerungssatz erhalten.
… den Abrechnungsweg bei allen Privatpatienten/Selbstzahlern erklären.
… die Unterschiede bei den verschiedenen Tarifen und Versicherungsmöglichkeiten nennen.
… erklären, was man unter dem Äquivalenz- und dem Risikoprinzip versteht.
… den Abrechnungsweg bei Beamten nachvollziehen.
… die verschiedenen Patientengruppen, die zu den Sonstigen Kostenträgern zählen, nennen.
… für alle Sonstigen Kostenträger den jeweiligen Kostenträger nennen und weiß, wie die Patienten sich in der Arztpraxis ausweisen.
… für jede Patientengruppe der Sonstigen Kostenträger erklären, nach welcher Gebührenordnung die Abrechnung erfolgt.
… für alle Patienten der Sonstigen Kostenträger vertragsärztliche Formulare korrekt ausfüllen.
… die Mindestangaben auf einem Praxisstempel nennen.
… Formulare auch handschriftlich korrekt ausfüllen.
… die Bezugsquellen für Formularvordrucke benennen.
… die Blankoformularbedruckung von der Verwendung digitaler Formulare unterscheiden.
… das Ersatzverfahren erklären und beschreiben, in welchen Fällen es zum Einsatz kommt.
… einem Patienten erläutern, warum er Muster 5 unterschreiben muss.
… das Vorgehen bei vergessener eGK erklären.
… alle Formulare für Fallbeispiele – auch bei Besonderheiten – korrekt ausfüllen.
… bei mehrteiligen Formularen benennen, wer welchen Teil erhält bzw. ausfüllen muss, und kenne die Aufbewahrungsfristen dazu.
… bei Muster 1 erklären, welche Daten nicht vom Ausstellungsdatum abweichen dürfen.
… einem Patienten erklären, für bis zu wie viele Tage eine AU rückwirkend ausgestellt werden darf.

Ich kann …
… erklären, wann eine AU im Rahmen einer Videosprechstunde ausgestellt werden darf.
… zwischen einer stufenweisen Wiedereingliederung und einem betrieblichen Eingliederungsmanagement unterscheiden.
… einem Patienten erklären, wie er mit Muster 20 umgehen muss.
… die Regelungen zum Kinderkrankengeld darstellen und einem Patienten zeigen, welcher Teil von ihm ausgefüllt werden muss.
… erläutern, wie hoch der Anspruch auf Kinderkrankengeld pro Kalenderjahr für jedes Kind ist.
… einem Patienten erklären, was er mit Muster 21 („Kinderkrankengeld-Bescheinigung“) machen muss.
… für jede Überweisung sagen, wann diese ausgestellt wird.
… alle Felder auf den Mustern 6, 10 und 10A erklären.
… einen Patienten darüber informieren, wie lange eine Überweisung gültig ist.
… erklären, warum eine sorgfältige Angabe von Diagnosen, Befund und Auftrag auf den Überweisungen wichtig ist.
… erklären, warum bei einer Weiterüberweisung mit Muster 10 die BSNR und LANR des erstveranlassenden Arztes angegeben werden müssen.
… Leistungen aufzählen, bei denen gesetzlich krankenversicherte Patienten Zuzahlungen leisten müssen.
… die Regeln für die Zuzahlungsbefreiung bei bestimmten Patientengruppen erklären.
… die Zuzahlungsregelungen auf Leistungen (Arzneimittel, Krankentransport, Krankenhausaufenthalt, Heilmittel usw.) anwenden und bei Aufgaben den Betrag ausrechnen.
… verschiedene Begriffe aus der Arzneimittelrichtlinie und die Bedeutung der verschiedenen Packungsgrößen von Medikamenten (N1, N2, N3) übersetzen.
… die Gültigkeitsdauer für alle Rezepte aufzählen.
… Muster 16 für Arznei-, Verbands- und Hilfsmittel ausstellen.
… erklären, wann ein Vertragsarzt einem Patienten ein Grünes/Blaues Rezept ausstellt.
… die Besonderheiten rund um BtM-Rezepte/T-Rezepte erklären.
… einem Patienten Informationen zum Anspruch auf einen Medikationsplan geben.
… einem Patienten ergänzende Informationen zu einer Heilmittelverordnung geben und ihm das Formular erklären.
… einem Patienten erklären, innerhalb welcher Zeit er die Behandlung antreten muss.
… einem Patienten erklären, was eine Therapiefrequenz ist.
… einem Patienten ergänzende Informationen zu einer Verordnung über häusliche Krankenpflege geben und ihm das Formular erklären.
… bei einer Krankenhauseinweisung (Muster 2) alle Abschnitte und Teile erklären.
… Ich kann wichtige Angaben, die auf Muster 4 gemacht werden müssen, aufzählen.
… erklären, welche Krankentransporte nicht verordnungsfähig sind.
… erklären, in welchen Fällen eine Krankentransportverordnung von der Krankenkasse genehmigt werden muss.

Ich kann ...

... darstellen, unter welchen Umständen Patienten von ihrer Krankenkasse das Muster 85 erhalten und den Leistungsanspruch aufzählen, der von den Krankenkassen nur noch übernommen wird.

... angeben, auf welchen Formularen sich ein Ankreuzfeld für den „eingeschränkten Leistungsanspruch" befindet und warum.

... alle Formulare aufzählen, auf denen Diagnosen nur mit einer ICD-Kodierung eingetragen werden dürfen.

... die für die Abrechnung wichtigen Fachbegriffe – auch mithilfe des EBM – unterscheiden.

... aus den GOP die obligaten Leistungsinhalte, Besonderheiten und Abrechnungsausschlüsse herauslesen.

... zwischen Versicherten-, Grund-, Konsiliar- und Konsultationspauschale unterscheiden.

... zwischen Einzelleistungen, Leistungskomplexen, Pauschalen und Zuschlägen unterscheiden.

... den Aufbau der Gebührenordnungspositionen und des EBM erklären.

... gezielt Informationen (z. B. aus dem Anhang 1 oder Definitionen wie z. B. den Behandlungsfall) aus dem EBM heraussuchen.

... die Abrechnungsvoraussetzungen verschiedener GOP aus dem EBM herauslesen.

... die Abrechnung bei telefonischen Kontakten zu unterschiedlichen Zeiten unterscheiden.

... die Voraussetzungen, Möglichkeiten und Abrechnung einer Videosprechstunde nennen.

... einen Überblick über die unterschiedlichen Abrechnungsmöglichkeiten im Rahmen der Sprechstunde geben.

... erklären, wann und wie oft ich ein problemorientiertes ärztliches Gespräch abrechnen darf.

... die 4-3-2-Regel und die beiden GOP für die Abrechnung bei chronisch kranken Patienten anwenden, einschließlich der Besonderheiten, die beachtet werden müssen (z. B. bei Hausarztwechsel).

... Beispiele für Krankheitsbilder nennen, für welche die Chronikerpauschalen infrage kommen, und begründen, warum jemand mit diesen Krankheitsbildern laut G-BA chronisch krank ist.

... benennen, welche Patienten als geriatrische Patienten eingestuft werden.

... das geriatrischen Basisassessment erklären (Testbereiche), abrechnen und von der GOP 03242 unterscheiden.

... aus dem EBM herauslesen, welche Leistungen der geriatrische Betreuungskomplex GOP 03362 umfasst.

... die Abrechnungsvoraussetzungen für die spezialisierte geriatrische Diagnostik benennen.

... die Gebührenordnungspositionen benennen, die dem Hausarzt zur Betreuung palliativmedizinischer Patienten in der Sprechstunde zur Verfügung stehen.

... erklären, was eine SAPV ist.

... den TSS-Akutfall und die TSS-Terminfälle voneinander unterscheiden, abrechnen und benennen, was die Aufgabe der Terminservicestellen ist.

... erklären, was ein Hausarzt-Vermittlungsfall ist und wie dieser abgerechnet wird.

... den ärztlichen Bericht und den ärztlichen Brief (GOP 01600 und GOP 01601) anhand des Leistungstextes im EBM voneinander unterscheiden.

... die Pauschalen für das unterschiedliche Versandgut einer Hausarztpraxis aus dem EBM heraussuchen.

Ich kann …

… Mehrkosten für Kopien abrechnen.

… Beispiele aufzählen, wann die ärztlichen Leistungen nach GOÄ abgerechnet werden.

… die Arzt-Patienten-Beziehung bei einer GOÄ-Abrechnung beschreiben.

… Beispiele nennen, was in den Abrechnungsbestimmungen (Paragrafenteil) der GOÄ festgelegt wird.

… aufzählen, wann Leistungen nach GOÄ gesteigert werden dürfen.

… die Regelspanne und den Gebührenrahmen unterscheiden.

… den Schwellenwert und den Höchstsatz unterscheiden.

… Gebühren, Auslagen und Entschädigungen unterscheiden.

... für die verschiedenen Gebührenrahmen die Schwellenwerte und Höchstsätze nennen.

… die Beratungsleistungen nach den GOÄ-Nummern 1, 3 , 15 und 34 unterscheiden.

… die GOÄ-Nummern 6, 7 und 8 von der GOÄ-Nr. 5 unterscheiden.

… Befundmitteilungen, einfache und ausführliche Befundberichte unterscheiden und die entsprechenden GOÄ-Nummern nennen.

... die Besonderheit bei der Abrechnung der GOÄ-Nummern 1 und/oder 5 in einem Behandlungsfall erklären.

… die „Bausteine" einer formal korrekten Liquidation benennen.

… verschiedene Möglichkeiten aufzählen, die zuständige Berufsgenossenschaft bei einem Arbeitsunfall zu ermitteln.

… die Allgemeine und Besondere Heilbehandlung unterscheiden und erklären.

… angeben, wann ein Patient nach einem Arbeitsunfalls zum D-Arzt überwiesen werden muss.

… die Besonderheiten bei Verordnungen im Zusammenhang mit einem Arbeitsunfall nennen und die kassenärztlichen Formulare ausfüllen.

… die Definition des Behandlungsfalls in der UV-GOÄ nennen.

… erklären, warum in der UV-GOÄ immer zwei verschieden hohe Beträge für die gleiche Leistung angegeben sind.

LF 3 Praxishygiene und Schutz vor Infektionskrankheiten organisieren

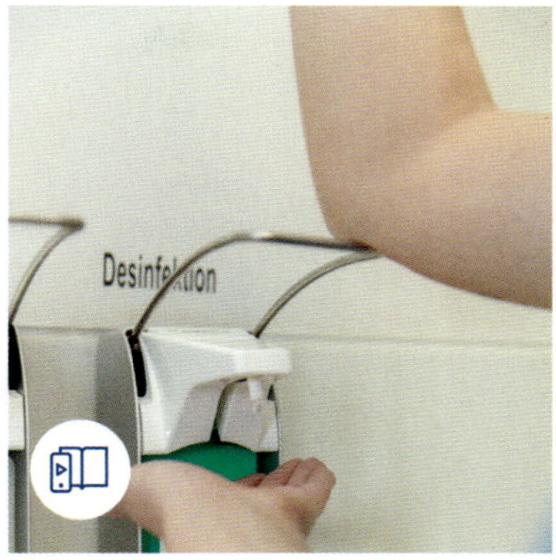

Videos und interaktive Übungen zu diesem Lernfeld können Sie mit einem Smartphone aufrufen, indem Sie mit der PagePlayer-App diese Seite scannen

Mikroorganismen „Trittbrettfahrer" in der Praxis

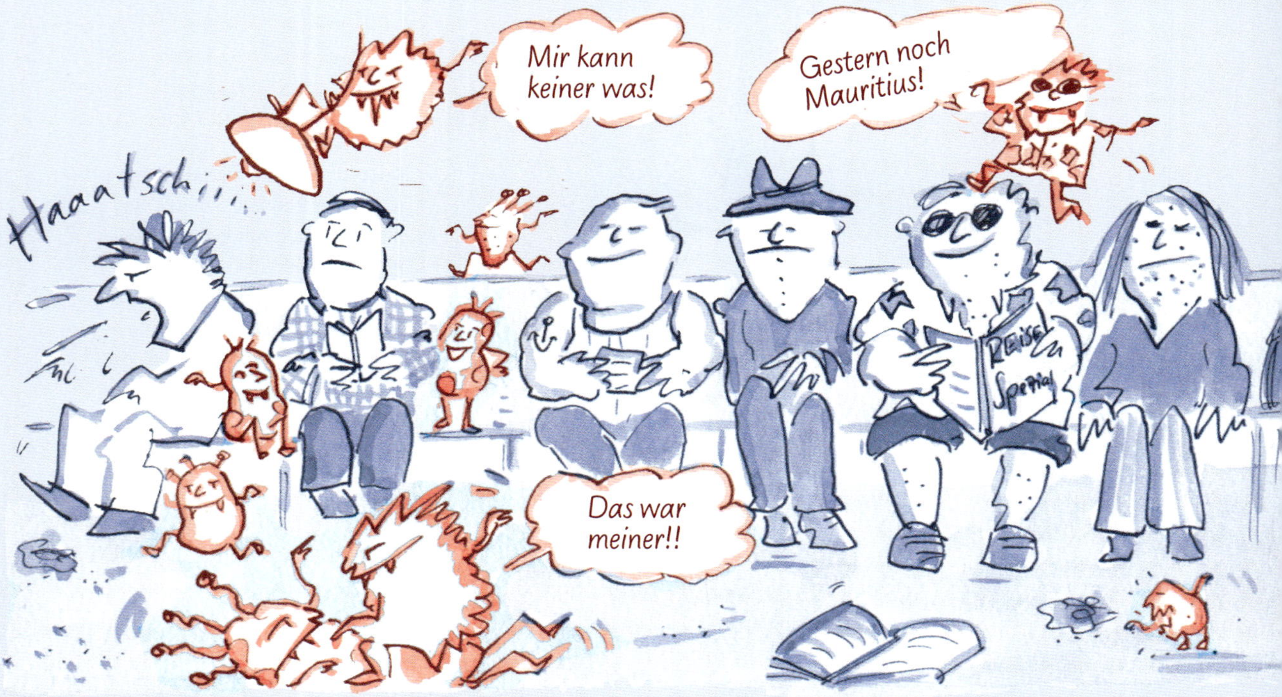
Mir kann keiner was!
Gestern noch Mauritius!
Haaatschi
Das war meiner!!

Überall in der Natur ...

kämpfen verschiedene Lebewesen um Platz und Nahrung. Da der menschliche Körper ein großes Nährstoffreservoir darstellt, versuchen viele Organismen (Bakterien, Viren, Pilze usw.), in unseren Körper „einzuziehen" und sich unter den begehrten Lebensbedingungen in diesem „Schlaraffenland" zu vermehren. Die Arztpraxis ist für Mikroorganismen ein beliebter Treffpunkt, denn Patienten mit den unterschiedlichsten Erkrankungen treffen im Wartezimmer aufeinander.
Mikroorganismen finden hier leicht ein neues „Zuhause", da vor allem ältere, mehrfach kranke Patienten oft eine schwache Immunabwehr haben.

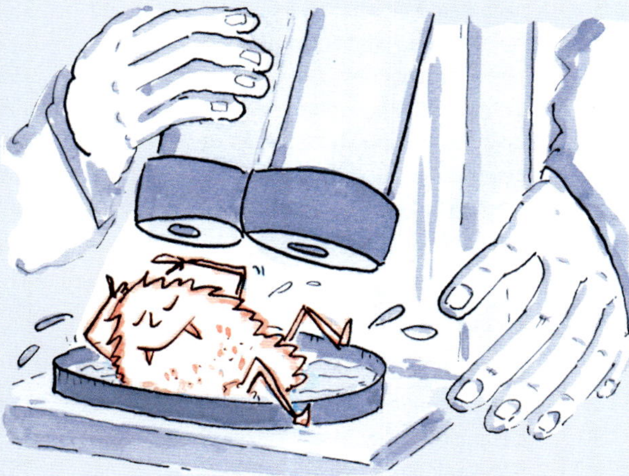

Die moderne Medizin ...

kann heute die meisten Mikroorganismen identifizieren und durch sie hervorgerufene Infektionen behandeln. Dennoch zählen Infektionskrankheiten immer noch zu den großen medizinischen Herausforderungen; Stress, zunehmendes Alter und Multimorbidität machen Menschen anfälliger und erleichtern Erregern ihr Leben. Viele Mikroorganismen sind bereits gegen Behandlungsmethoden (z. B. Antibiotika) resistent. Infektionen mit solchen „Problemkeimen" kosten unzähligen Patienten das Leben. Durch den internationalen Flugverkehr „importierte" neue Erreger bereiten auch hierzulande den Arztpraxen Probleme.

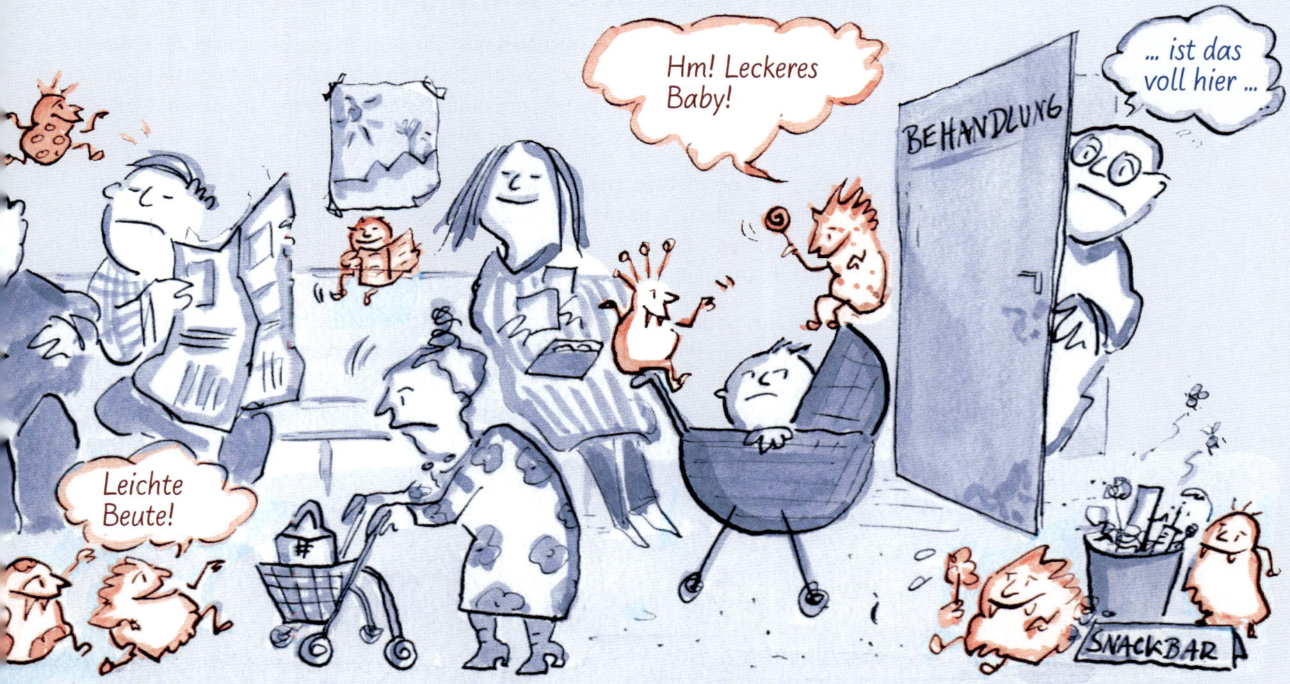
Hm! Leckeres Baby!
BEHANDLUNG
... ist das voll hier ...
Leichte Beute!
SNACKBAR

Ihre Praxis ...

sollte kein Umschlagplatz für Krankheitskeime sein! Als Medizinische Fachangestellte können Sie mit vielfältigen Maßnahmen die Infektionsgefahr für sich und Ihre Patienten senken. Ignaz Semmelweis zwang seine Assistenzärzte schon um 1850 zur Händedesinfektion mit Chlorkalk und senkte so die Müttersterblichkeit nach Geburten erheblich.

Auch in Ihrer Praxis sind Hygienemaßnahmen Pflicht und hygienisch korrektes Arbeiten stellt einen der wichtigsten Aspekte im Arbeitsalltag dar. Nicht nur Desinfektion und Sterilisation, auch Impfungen (z. B. gegen Hepatitis B und Grippe) sind wirksame Schutzmaßnahmen – für Sie und Ihre Patienten.

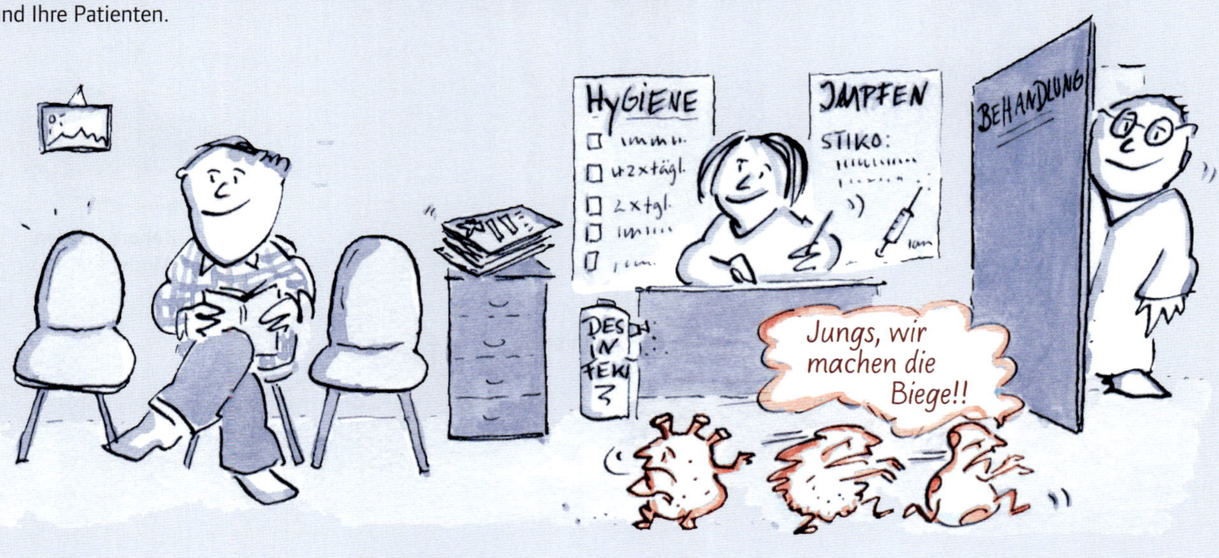
HYGIENE
IMPFEN
STIKO:
BEHANDLUNG
Jungs, wir machen die Biege!!

1 Der Mensch als Organismus

1.1 Ordnung des Lebens: vom Organismus zum Atom

Interaktive Übungen
→ S. 267, PagePlayer

Der menschliche Körper ist ein lebender **Organismus**: ein Zusammenschluss vieler Teile, die jeweils bestimmte Aufgaben für den gesamten Körper erfüllen. Die einzelnen Funktionsträger im Körper heißen **Organe**. Jedes Organ hat mindestens eine Aufgabe bzw. Funktion. Die Lungen z. B. dienen der Atmung, das Herz dem Bluttransport und die Augen dem Sehen.

Mehrere Organe, die gemeinsam eine größere Aufgabe erfüllen, bilden ein **Organsystem**. Aus Blutgefäßen und Herz besteht das Herz-Kreislauf-System. Magen, Darm, Leber, Bauchspeicheldrüse und weitere Organe dienen als Verdauungstrakt der Aufnahme und Zerlegung der Nahrung sowie der Nährstoffaufnahme.

Um seine Funktionen optimal ausführen zu können, besteht jedes Organ aus mehreren verschiedenen **Geweben**. Die einzelnen Gewebearten haben unterschiedliche Eigenschaften. Sie geben den Organen ihre typische Form und Funktion. So besitzt der Magen drei Gewebearten: eine robuste, säurefeste Schleimhaut, eine Muskelschicht, um den Nahrungsbrei in Richtung Darm zu befördern, und Bindegewebe, das die verschiedenen Gewebe miteinander verbindet.

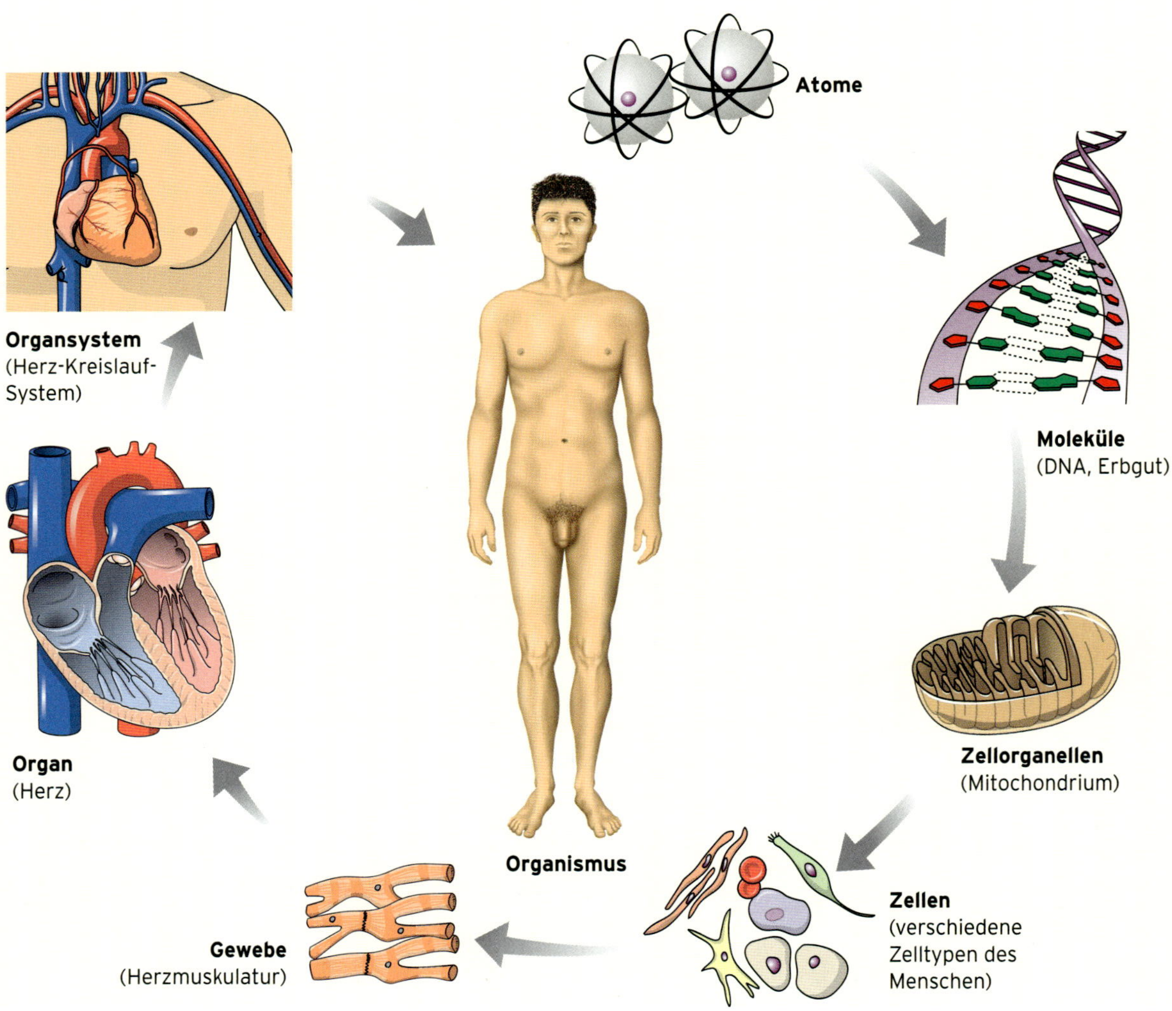

Jedes Gewebe ist ein Zellverband, d. h., es besteht aus unzähligen Zellen. Die **Zelle** ist die kleinste Einheit des Körpers, die alle Kennzeichen des Lebens zeigt:

- Fortpflanzung
- Bewegung
- Wachstum
- Stoffwechsel
- Reaktion (Antwort) auf Reize

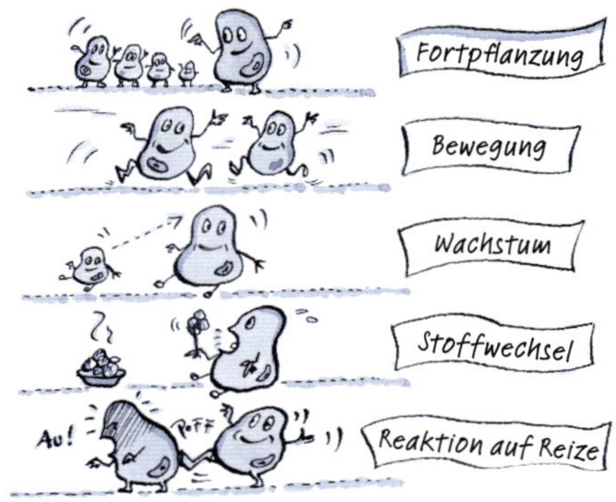

Die Fähigkeit zur Fortpflanzung bzw. Zellteilung dient allen Geweben zur Erneuerung. Zellerneuerung findet in Haut und Schleimhäuten ständig statt – sonst würde sich z. B. die Haut abnutzen und wäre dann für immer verbraucht. Auch Blutzellen werden fortlaufend ersetzt. Bestimmte weiße Blutzellen bewegen sich auf Bakterien und Gifte zu, um sie zu bekämpfen. Sie reagieren dabei auf chemische Reize. Alle Zellfunktionen erfordern Energie. Die Energienutzung nennt man Stoffwechsel.

Um ihre Aufgaben zu erfüllen, benötigt jede Zelle wiederum Funktionseinheiten, quasi kleine Organe, die **Organellen**. Zellorganellen dienen z. B. der Energienutzung, der Eiweißherstellung oder der Zellteilung. Sie sind aus vielen unterschiedlichen **Molekülen** aufgebaut. Diese biochemischen Gebilde bestehen wiederum aus kleinsten Bausteinen, den **Atomen**.

1.2 Die Zelle

1.2.1 Zellaufbau

Alle Zellen des menschlichen Körpers entstehen aus einer einzigen Ursprungszelle: der befruchteten Eizelle. Da jede Körperzelle durch Zellteilung aus ihr hervorgeht, ist der Grundaufbau aller Zellen gleich (→ Abb. 1).

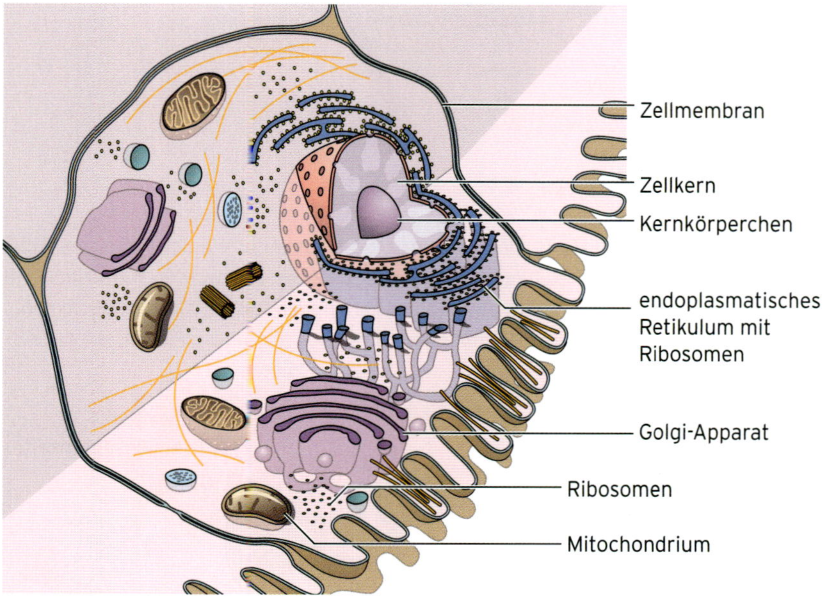

Abb. 1 Grundaufbau der Zelle

Alle Körperzellen tragen die identische (gleiche) Erbsubstanz. Allerdings verändern sich die Zellen im Laufe der Entwicklung, um für ihre Aufgaben in den unterschiedlichsten Geweben und Organen gerüstet zu sein. Der Entwicklungs- und Veränderungsvorgang, der zu speziellen Fähigkeiten führt, heißt **Differenzierung**.

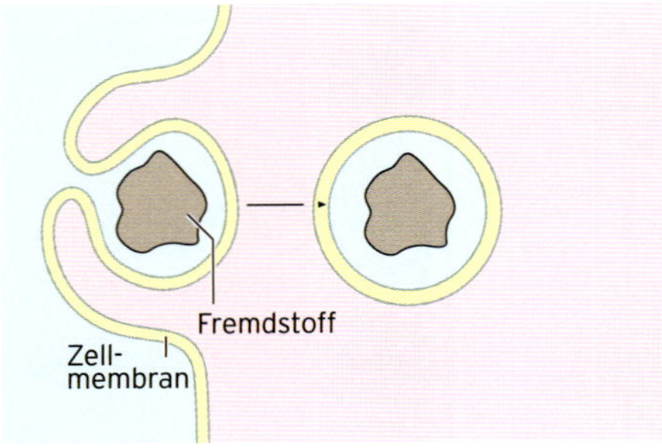

Abb. 1 Phagozytose

Zellmembran: Jede Zelle ist von einer Zellmembran umhüllt. Diese Außenhülle grenzt die Zelle ab und regelt Aufnahme und Abgabe von Stoffen. Sie ist sehr weich, fast flüssig, und wird vielfältig als „Verpackungsmaterial" verwendet. Sie dient z. B. als Umhüllung chemischer Stoffe, Fremdstoffe und Organellen. Nimmt eine Zelle einen Fremdstoff auf, z. B. eine Abwehrzelle ein Bakterium, so wird dieses von der Membran umschlossen. Dieser „Fressvorgang" der Zelle ist die **Phagozytose** (→ Abb. 1).

Zytoplasma: Die Zellmembran umschließt den Zellsaft, das Zytoplasma. Es besteht vor allem aus Wasser und enthält gelöste Stoffe sowie die Organellen.

Zellkern: Die Steuerungszentrale der Zelle ist der Zellkern. Er enthält das Erbmaterial, die **DNA** (**D**esoxyribo**n**ucleic **A**cid; Desoxyribonukleinsäure, DNS). Die DNA speichert die gesamte Information des Organismus in Form kleiner Informationsabschnitte, den **Genen**. Die wertvolle DNA verlässt nie den Zellkern. Sie ist innerhalb des Kerns im Kernkörperchen besonders sicher gelagert. Benötigen Organellen Erbinformationen, z. B. um Eiweißstoffe herzustellen, erhalten sie eine Gen-Kopie aus dem Zellkern, die aus **RNA** (**Ribonucleic Acid**; Ribonukleinsäure, RNS) besteht (→ Abb. 2). Diese Kopie kann „verschlissen" werden: Bei Bedarf stellt der Zellkern von seiner Original-DNA eine neue her.

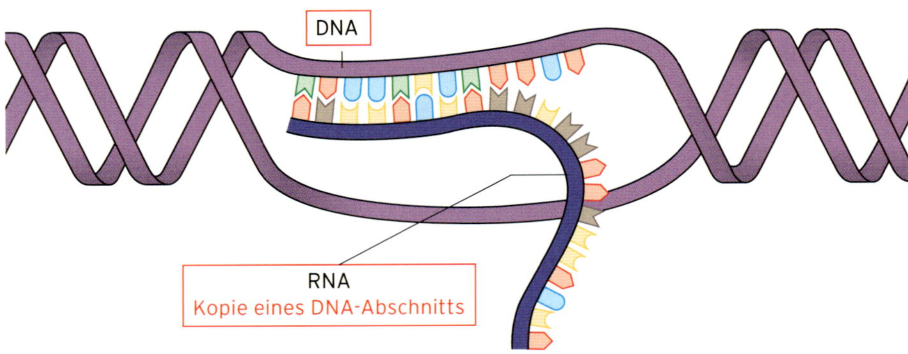

Abb. 2 RNA: Kopie der DNA, die den Zellkern verlässt

Endoplasmatisches Retikulum (ER): An den Zellkern angeschlossen ist ein umfangreiches Röhrensystem, das endoplasmatische Retikulum, das Netzwerk der Zelle. Hier werden spezielle Stoffe hergestellt, z. B. bilden Haarwurzelzellen die Eiweiße und Farbpigmente des Haares und Schilddrüsenzellen Hormone. Teile des ER enthalten **Ribosomen**. Dies sind kleine Organellen, die Eiweißmoleküle bilden (→ Abb. 3).

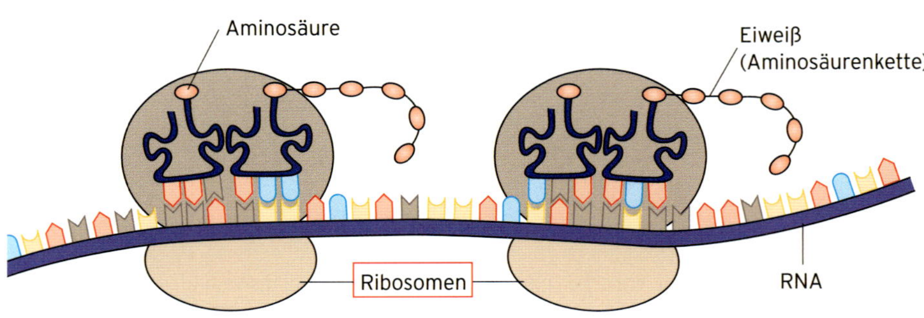

Abb. 3 Herstellung eines Eiweißstoffs

Golgi-Apparat: Produkte des ER können für Zeiten mit hohem Bedarf gespeichert werden. Dazu dient der Golgi-Apparat (sprich: „Goldschi"). Er ähnelt einer Lagerpalette, von der bei Bedarf kleine, gefüllte Membransäckchen abgegeben werden.

Lysosom: Phagozytiert („schluckt") die Zelle einen Fremdstoff, liegt er von Membran umhüllt im Zytoplasma. Nun kann ein **Lysosom** (Verdauungsbläschen) mit dem Fremdstoffbläschen verschmelzen und mit seinen chemischen Stoffen dessen Inhalt auflösen (→ Abb. 1).

Mitochondrien: Alle Zellfunktionen erfordern Energie. Mitochondrien bilden aus energiereichen Nährstoffen (z. B. Zucker) **ATP** (**A**denosin**tri**phospha**t**), den Energieträger der Zelle. Jede Organelle kann ATP zur Energiegewinnung nutzen. Man bezeichnet Mitochondrien als Kraftwerke der Zelle, da ihre Funktion ähnlich ist wie die von Kraftwerken. Ein echtes Kraftwerk erzeugt z. B. aus energiereicher Kohle oder Wasserkraft den leicht und vielseitig verwendbaren Strom. Zellen mit hohem Energieverbrauch wie die Muskelzellen enthalten besonders viele Mitochondrien. Menschen mit viel Muskelmasse verbrauchen daher mehr Energie (Kalorien) als Menschen mit dem gleichen Körpergewicht, aber mehr Fettgewebe.

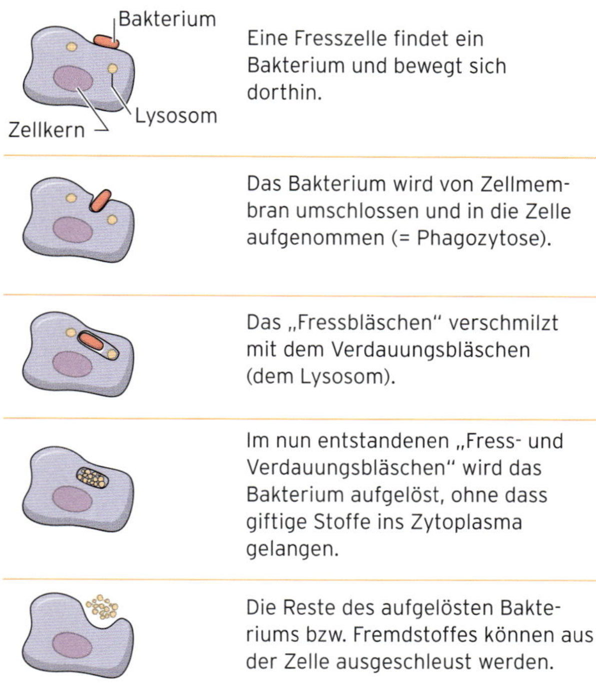

Abb. 1 Phagozytose eines Bakteriums

1.2.2 Zellteilung (Mitose)

Die Zellteilung **(Mitose)** dient neben dem Wachstum auch der **Regeneration**, d. h. der ständigen Zellerneuerung und dem Gewebeersatz bei Heilungsvorgängen. Ohne Zellteilung könnten durch Verletzungen entstandene Gewebeschäden nicht wieder repariert werden. Eine starke Immunabwehr und gute Wundheilung setzen eine gesunde Ernährung voraus, weil der Aufbau neuer Zellen eine ausreichende Menge bestimmter Nährstoffe erfordert.

Bei der Mitose entstehen aus einer sog. Mutterzelle zwei Tochterzellen mit genau gleicher Erbsubstanz. Daher muss die DNA zunächst ganz exakt verdoppelt werden. Anschließend wird die empfindliche Erbsubstanz, die als langer Spiralfaden vorliegt, transportsicher verpackt, d. h. sehr dicht zusammengerollt. Auf diese Weise gehen während der Teilung keine Moleküle verloren. Jedes dieser fest gewickelten „DNA-Knäuel" ist ein **Chromosom**. Jede menschliche Körperzelle besitzt 46 Chromosomen, d. h. 23 Chromosomenpaare. Bei Frauen besteht das 23. Paar aus zwei X-Chromosomen (46, XX), bei Männern aus einem X- und einem Y-Chromosom (46, XY) (→ Abb. 2).

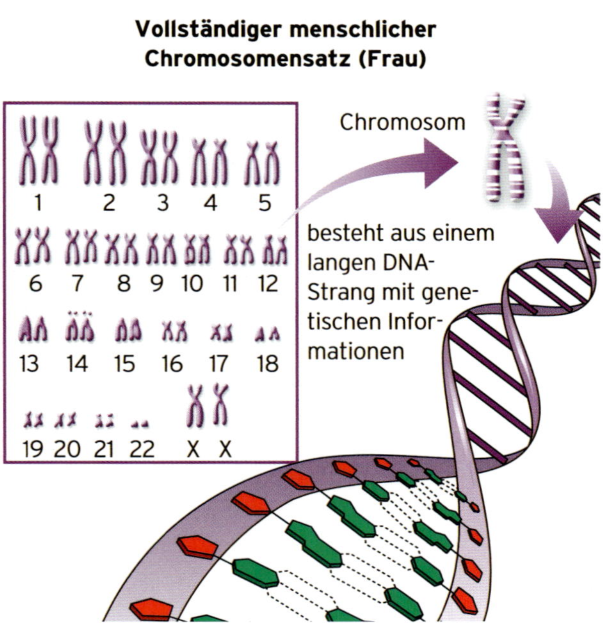

Abb. 2 Vom Chromosom zur DNA

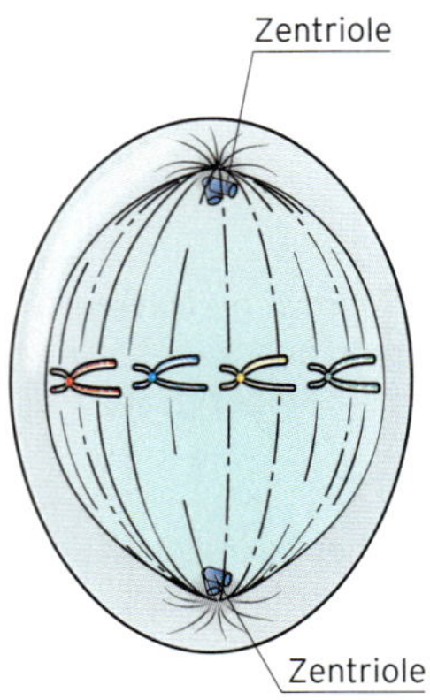

Abb. 1 Zentriolen

Für den geordneten Ablauf der Mitose sorgen die **Zentriolen**. Diese Organellen leiten die Chromosomenpaare mithilfe spezieller Fäden in Richtung der beiden entstehenden Tochterzellen (→ Abb. 1).

Es gibt vier Mitosephasen:

Phasen der Mitose		
1. Prophase (Vorbereitung)	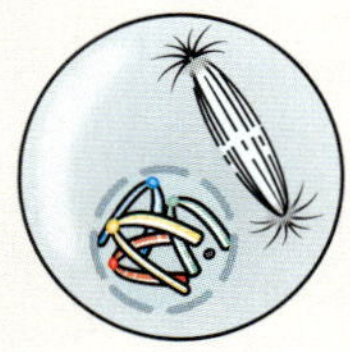	Die Chromosomen haben sich verdoppelt und sind in der Mitte verbunden. Die Polkörperchen (Zentriolen) trennen sich und wandern an die beiden Pole, um die Richtung der Zellteilung vorzugeben. Dabei spannen sie das Zellskelett, eine Art Linienmarkierung, zwischen den Polen auf.
2. Metaphase („Aufstellen“)	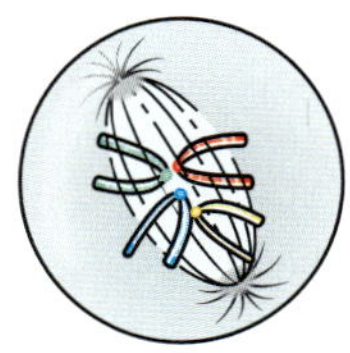	Die Chromosomen sammeln sich in der Mitte zwischen den Polkörperchen und heften sich an die Fäden des Zellskeletts. So wird gesichert, dass sie in die richtige Richtung wandern und nicht durcheinanderkommen.
3. Anaphase („Auseinander“)	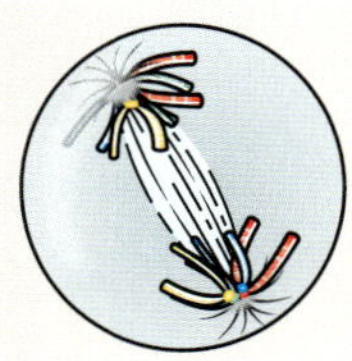	Die Chromosomen teilen sich längs in genau gleiche Hälften, von denen je eine zu jedem der beiden Pole wandert.
4. Telophase (Endphase)	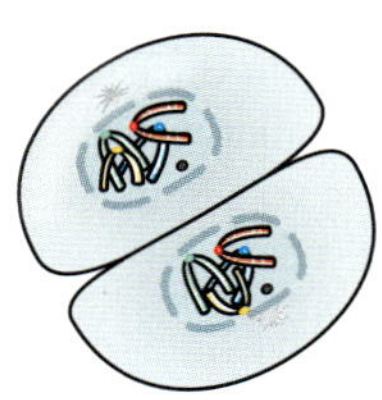	Die Membran schnürt das Zytoplasma in der Mitte ab, sodass zwei gleich große Zellen entstehen. Die Organellen, die sich im Zytoplasma befinden, werden an die beiden entstehenden Zellen verteilt. Beide Zellen haben nun genau die gleiche DNA. Sie sind kleiner als die Ausgangszelle und müssen Nährstoffe aufnehmen und wachsen, bevor sie sich ebenfalls teilen können.

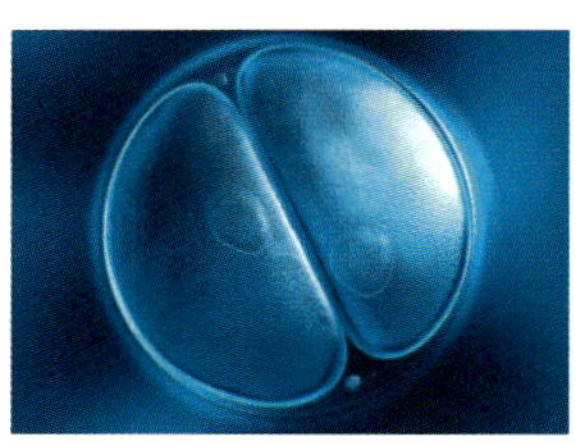

Abb. 2 Befruchtete Eizelle nach der ersten Teilung

Für die Bildung der Keimzellen (Ei- und Samenzellen) gibt es eine besondere Form der Zellteilung: die **Meiose**. Bei der Befruchtung bildet sich durch die Vereinigung von Ei- und Samenzelle die erste Zelle des neuen Menschen. Sie enthält 46 Chromosomen, d. h. 23 Paare. Damit sie nicht 46 Paare enthält (dann wäre sie nicht lebensfähig) und das Kind wirklich von jedem Elternteil 50 % seiner DNA erhält, wird bei der Keimzellbildung der elterliche Chromosomensatz auf 23 halbiert. Darum heißt die Meiose auch Reduktionsteilung.

1.3 Gewebelehre (Histologie)

Alle Zellen des Menschen entstehen aus der befruchteten Eizelle. Sie vermehren sich durch Mitosen, differenzieren sich zu vielfältigen Zellarten und bilden alle Gewebe und Organe des Körpers. Auch das Blut wird als Gewebe verstanden, selbst wenn es keinen festen Zellverband bildet.

Die Lehre von den Geweben ist die **Histologie**. Alle Gewebe, die Menschen operativ entfernt werden, müssen vom Pathologen **histologisch** genau untersucht werden, um krankhafte Gewebeveränderungen wie Krebs zu erkennen.

Alle Gewebe enthalten die sie kennzeichnenden Zellen und außerdem eine Kittsubstanz (Interzellularsubstanz), welche die Zellzwischenräume ausfüllt und die Zellen zusammenhält. Die Zellen sind zusätzlich durch nietenähnliche Haftstellen verbunden. Zellverbände bzw. Gewebe sind für manche Stoffe durchlässig. So gibt z. B. die Haut Wasser ab und nimmt Wirkstoffe aus Salben, Kosmetika und Medikamentenpflastern auf.

Die wichtigsten Gewebearten des Menschen sind:

- Binde- und Stützgewebe
- Muskelgewebe
- Epithelgewebe
- Nervengewebe

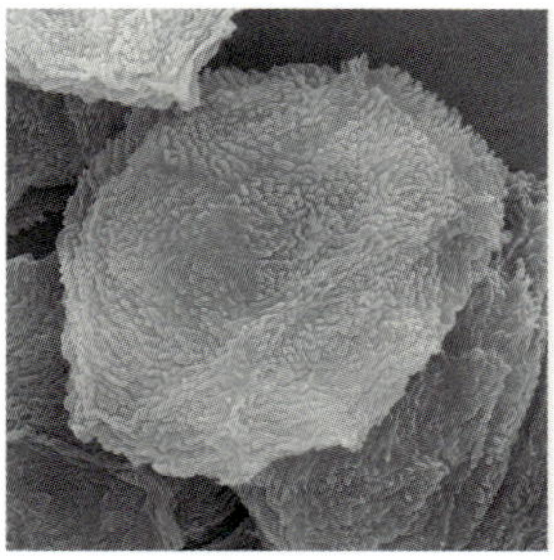

Abb. 1 Epithelgewebe

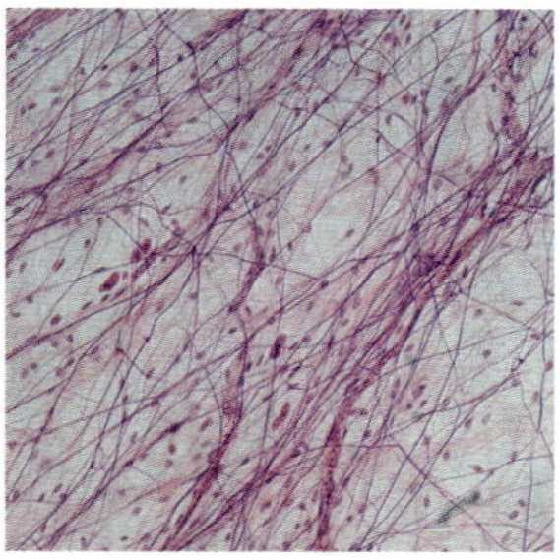

Abb. 2 Bindegewebe

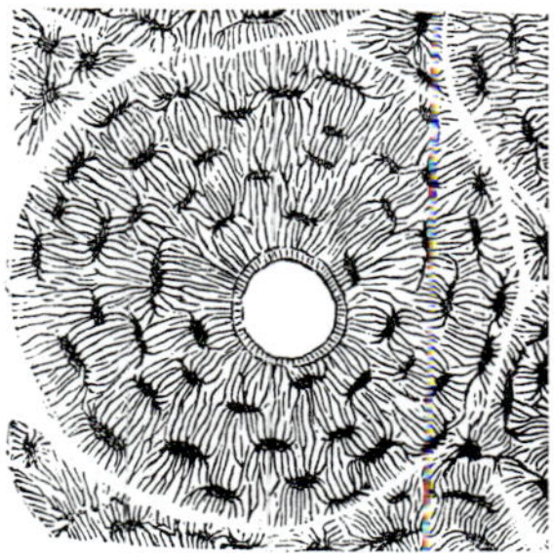

Abb. 3 Stützgewebe (hier: Knochengewebe)

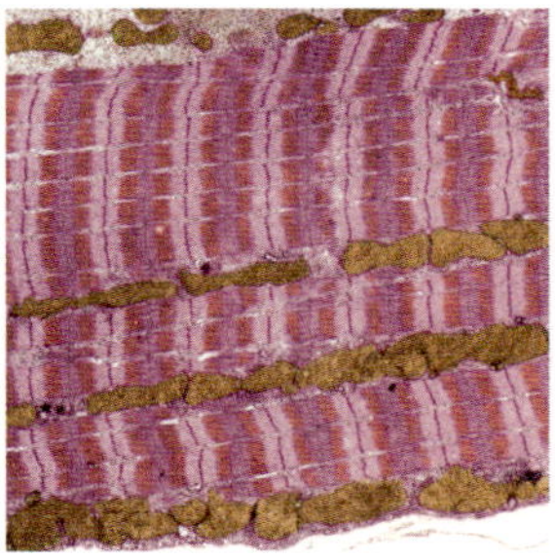

Abb. 4 Muskelgewebe

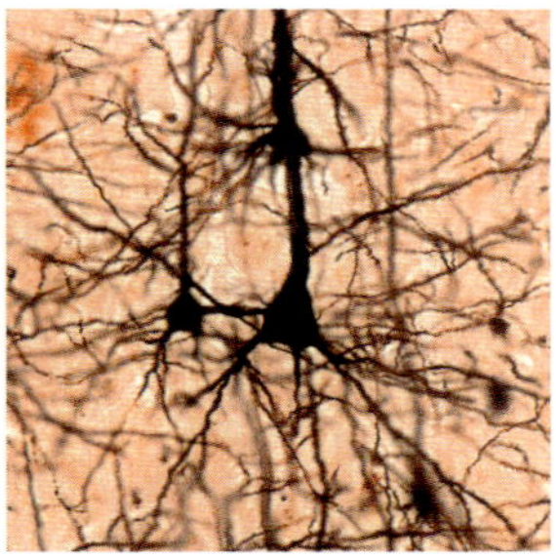

Abb. 5 Nervengewebe

1.3.1 Binde- und Stützgewebe

Binde- und Stützgewebe haben vielfältige Aufgaben. Sie

- verbinden als lockeres Bindegewebe Gewebe miteinander,
- verankern als straffe Sehnen Muskeln fest an Knochen,
- speichern als Fettgewebe Energie und formen die Figur,
- bilden als Knorpel glatte, federnde Gelenkflächen und
- geben als Knochen bzw. Skelett dem Körper Größe und Statur.

Alle Bindegewebsarten bestehen aus Zellen, Zwischenzellsubstanz und Kollagenfasern. **Kollagen** kann viel Wasser speichern und gibt dem Bindegewebe Form und Festigkeit. Je nach Mischungsverhältnis von Zellen, Kittsubstanz und Fasern entstehen mehr oder weniger feste und belastbare Gewebe.

Lockeres Bindegewebe ist wasserreich und faserarm. Es verbindet die Haut und andere Epithelien mit benachbarten Geweben und bildet das netzartige Grundgerüst weicher Organe wie Lymphknoten, Leber und Milz. Die Fähigkeit zur Wassereinlagerung kann sich in Form von Schwellungen um die Augen herum und auf Dauer als Tränensäcke zeigen. Der altersbedingte Wasserverlust des Bindegewebes fördert die Faltenbildung.

Straffes Bindegewebe enthält sehr viele Kollagenfasern. In Form von Sehnen verbindet es Muskeln mit Knochen. Es ist sehr strapazierfähig. Nur extreme Kräfte, gepaart mit Abnutzung, können z. B. zum Riss der seilähnlichen Achillessehne führen.

Fettgewebe ist lockeres Bindegewebe mit eingelagerten Fettzellen. Je nach Menge der Fettzellen und deren Füllungszustand ist es mehr oder weniger umfangreich. Bei Frauen ist das Fettgewebe so durch Bindegewebe unterteilt, dass es sich in Form der sog. Cellulite ungleichmäßig vorwölben kann.

Knorpel ist eine gleichzeitig elastische und feste Bindegewebsart. Große Kollagenmengen verleihen dem Knorpel Festigkeit, Haltbarkeit und Biegsamkeit. Um die mechanischen Anforderungen in verschiedenen Teilen des Körpers zu erfüllen, gibt es drei Knorpelarten:
Der **hyaline** (glasartige) **Knorpel** bildet den größten Anteil. Aus ihm bestehen die sehr glatten, gleitfähigen und dennoch Stöße abfedernden Gelenkflächen. Hyaliner Knorpel formt die Nase, gibt der Luftröhre ihre elastische Festigkeit und bildet den Rippenknorpel.
Elastischer Knorpel ist weich und biegsam, behält aber dennoch seine Form. Er befindet sich in den Ohrmuscheln und im Kehldeckel, welcher den Kehlkopf beim Schlucken verschließt.
Die dritte Knorpelart, der strapazierfähige **Faserknorpel**, bildet die Bandscheiben (Zwischenwirbelscheiben) der Wirbelsäule und die **Menisken** (Ez. **Meniskus**). Menisken sind halbmondförmige Scheiben, die zwischen den Gelenkflächen der Kniegelenke liegen. Trotz seiner enormen Festigkeit kann Faserknorpel reißen. Dies geschieht beim Bandscheibenvorfall und bei Meniskusverletzungen, z. B. beim Fußball.

Bandscheibenvorfall → S. 401

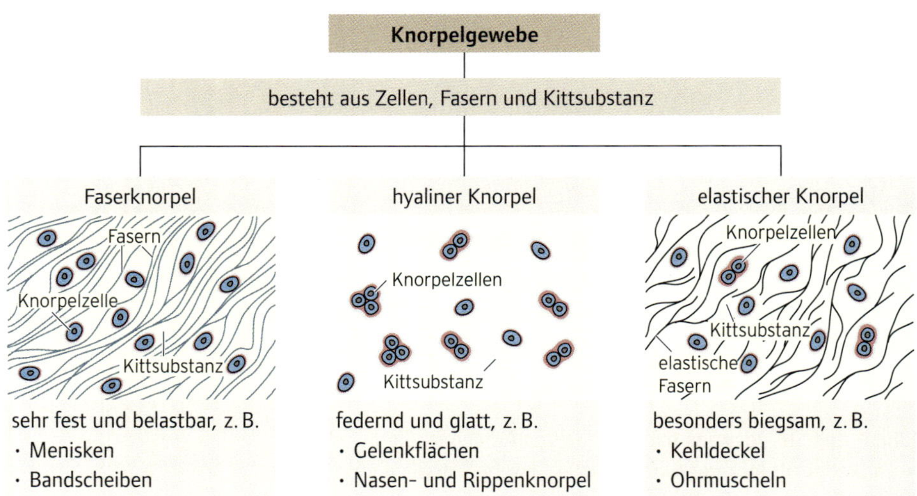

Knochen ist nach dem Zahnschmelz das härteste Gewebe des Körpers. Zusammen mit Knorpel bildet der Knochen das Skelett (Knochengerüst). Die Kittsubstanz des Knochens lagert viel Calcium ein, was den Knochen härtet und ihn im Röntgenbild sichtbar macht. Während der Entwicklung des Kindes im Mutterleib entsteht der Knochen z. T. über eine Knorpelvorstufe. Lebenslang, auch nach Abschluss des Knochenwachstums, baut sich der Knochen ständig um. Dafür besitzt er Knochensubstanz aufbauende Zellen **(Osteoblasten)** und abbauende Zellen **(Osteoklasten)**. Bis etwa zum 30. Lebensjahr nimmt die Knochenmasse zu; danach überwiegt der Abbau und es kann zur Osteoporose mit erhöhter Knochenbrüchigkeit kommen.

Osteoporose → S. 404

Um ein möglichst belastbares und dennoch leichtes Skelett zu bauen, verwendet die Natur zwei Knochenarten:

- den soliden, festen Lamellenknochen (die **Kompakta**)
- den schwammartig aufgebauten Bälkchenknochen (die **Spongiosa**)

Die Kompakta bildet den Schaft der langen Röhrenknochen, die Spongiosa befindet sich in den Gelenkenden und füllt kurze Knochen, z. B. Wirbel und Handwurzelknochen, aus (→ Abb. 1).

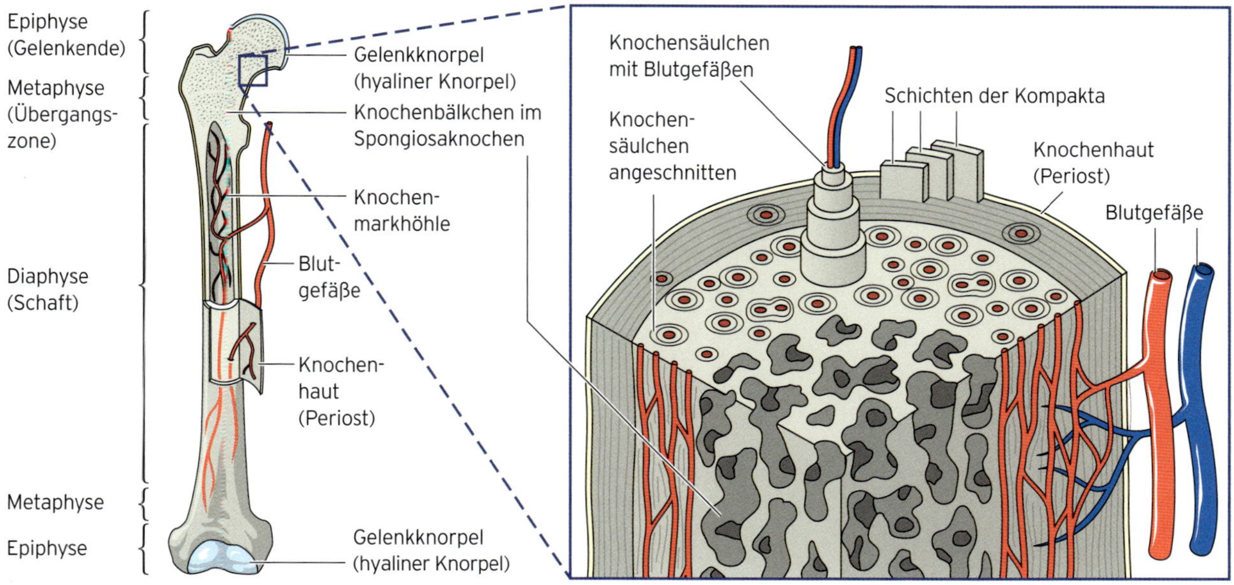

Abb. 1 Aufbau eines Röhrenknochens am Beispiel des rechten Oberschenkelknochens; rechts Detail mit Spongiosa- und Kompaktaanteilen

Für den ständigen Umbau benötigt der Knochen eine reichliche Nährstoffzufuhr und gute Durchblutung. Auf- und Abbau finden in mikroskopisch kleinen Abschnitten statt. Die zwiebelschalenartig wirkenden Knochensäulchen werden dabei über zentrale Blutgefäße versorgt. Die Röhrenknochen enthalten in ihrer Markhöhle das Knochenmark (→ Abb. 2). Es dient der Blutbildung sowie der Fettspeicherung und wird sehr stark durchblutet. Die Blutgefäße treten über die Knochenhaut (das **Periost**, sprich: „Peri-osst") in den Knochen ein und aus. Das Periost ist reichlich mit Nerven versorgt, was man z. B. bei einem Stoß gegen das Schienbein spürt.

Bei einigen **Blutkrankheiten**, z. B. Leukämie, muss Knochenmark untersucht werden. Dazu wird in den Knochenmarkraum im Beckenknochen eingestochen. Die Patientin erhält eine Kurznarkose; dadurch spürt und erinnert sie den Eingriff nicht. Es werden wenige Milliliter rotes Knochenmark, das wie dickflüssiges Blut aussieht, gewonnen. Eine Knochenmarkspende verläuft ähnlich, es wird aber eine größere Menge entnommen.

Achtung Verwechslungsgefahr:
Das **Knochenmark** dient der Blutbildung und befindet sich in großen Knochen. Das **Rückenmark** ist ein Teil des zentralen Nervensystems (ZNS; → Abb. 3). Es verläuft im Rückenmarkkanal der Wirbelsäule und verbindet das Gehirn mit dem peripheren Nervensystem.

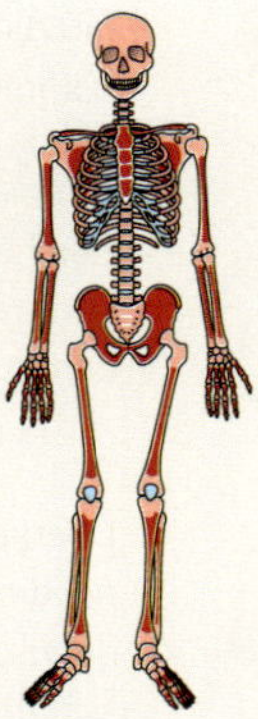

Abb. 2 Rot: Knochenmark

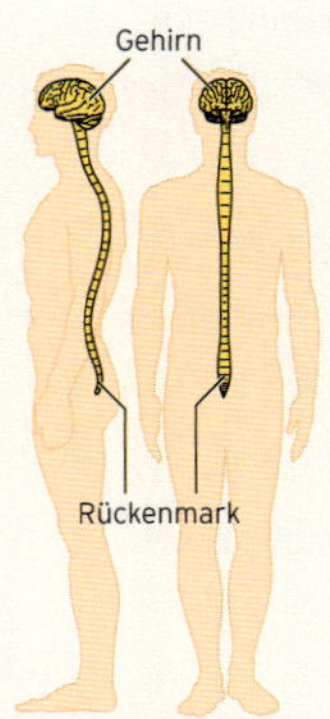

Abb. 3 Gehirn und Rückenmark bilden das ZNS.

1.3.2 Epithelgewebe und Drüsen

Video
→ S. 267, PagePlayer

Der menschliche Körper hat zahlreiche Oberflächen, innere und äußere. Die Haut bildet die äußere Körperoberfläche. Die Schleimhäute, z. B. der Verdauungs- und Atemwege, bilden innere Oberflächen. Jedes Oberflächen- bzw. Deckgewebe hat bestimmte Eigenschaften.

Epithelien sind Deckgewebe, die alle Körperoberflächen überziehen und die entsprechenden Anforderungen erfüllen. Die äußere Haut hat eine Schutzfunktion; deshalb bildet sie (z. B. an den Fußsohlen) eine dicke und robuste Hornschicht aus. Das Epithel der Lungenbläschen hingegen dient dem Gasaustausch zwischen der Atemluft und dem Blut und ist deshalb sehr dünn.

Augen und Nase besitzen spezialisierte **Sinnesepithelien**, die der Wahrnehmung dienen und aufgenommene Reize an das Gehirn weiterleiten.

Übersicht wichtiger Epithelien

Epithel		**Besonderheit**	**Vorkommen im Körper (Beispiele)**
einschichtiges Plattenepithel	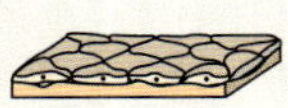	Plattenepithel ist besonders dünn und lässt Stoffaustausch zu (der Begriff „Plattenepithel" sagt aus, dass die Oberfläche des Epithels an Straßenplatten oder Kopfsteinpflaster erinnert).	Lungenbläschen, Bauchfell (Überzug u. a. des Darms)
mehrschichtiges unverhorntes Plattenepithel	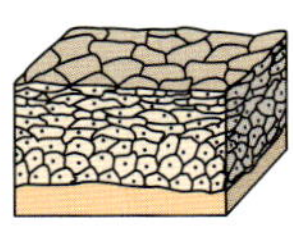	Unverhorntes Plattenepithel ist belastbar und dehnfähig, hat aber keine Hornschicht.	Mundschleimhaut, Speiseröhre, Vagina (Scheide)
mehrschichtiges verhorntes Plattenepithel	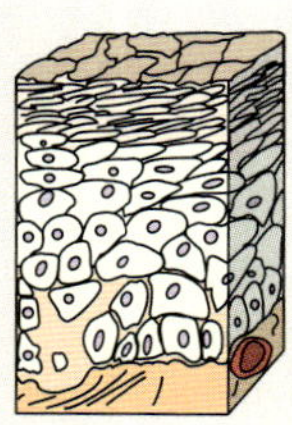	Durch die Hornschicht gute Schutzwirkung vor Verletzung und UV-Strahlen; für weitere Funktionen hat die Haut Drüsen, Haare, Pigmentzellen usw.	Körperhaut
Zylinderepithel (mit oder ohne Überzug aus winzigen Saughaaren)	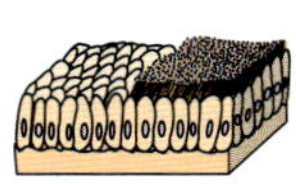	Als einschichtiges Epithel ist es widerstandsfähiger als Plattenepithel; mit Saughärchen: kann sehr viel Flüssigkeit aufnehmen (wichtig im Darm; der Name kommt von den zylinderförmigen Zellen).	Gallenblase, Darmschleimhaut
Flimmerepithel (Zylinderepithel mit einem Überzug aus winzigen Transporthaaren)	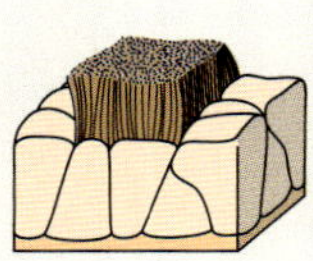	Flimmerepithel kann durch die winzigen, beweglichen Härchen an seiner Oberfläche Fremdstoffe nach außen transportieren (z. B. Bakterien und Schleim aus den Bronchien hinaus).	Atemwege: Bronchien, Nase
Übergangsepithel	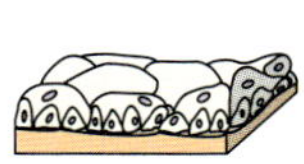	Übergangsepithel ist ein elastisches Epithel für Organe, die unterschiedlich stark gefüllt werden und daher dehnbar sein müssen; das Übergangsepithel passt sich dem Füllungszustand des Organs an.	Harnblase, Harnleiter

Einige Epithelien haben Drüsenfunktionen; sie enthalten einzelne Drüsenzellen oder bilden vollständige Drüsen. **Drüsen** sind Organe, die Flüssigkeiten, Schleim oder andere Absonderungen **(Sekrete)** bilden bzw. abgeben. Es gibt exokrine und endokrine Drüsen.

Eine **exokrine Drüse** (→ Abb. 1a) gibt ihr Sekret an eine Oberfläche ab. Das kann eine äußere Oberfläche (die Haut) sein, die durch eine Schweißdrüse befeuchtet wird. Exokrine Drüsen können aber auch an innere Oberflächen Sekrete abgeben, z. B. in den Atemwegen und im Darm. Die Sekrete exokriner Drüsen sind sichtbar (Tränen, Speichel, Nasensekret usw.).

Endokrine Drüsen (→ Abb. 1b) geben ihre Sekrete direkt ins Blut ab; sie bilden Hormone. Das sind unsichtbare chemische Stoffe, die auf dem Blutweg Funktionsänderungen im Körper bewirken. So lösen z. B. bestimmte Hormone aus dem Gehirn die Pubertät aus. Die Bauchspeicheldrüse arbeitet gleichzeitig exokrin und endokrin.

Hormone
→ Bd. 2, S. 258

Ein Sonderfall sind die **Keimdrüsen** (Hoden und Eierstöcke); sie bilden sowohl Keimzellen als auch Sexualhormone.

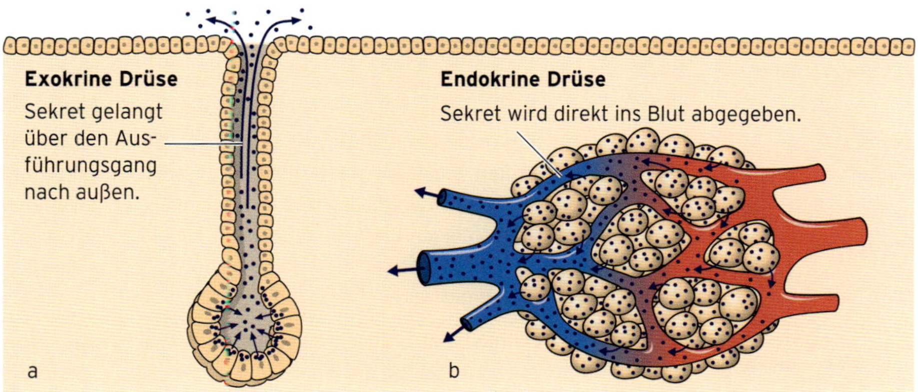

Abb. 1 a Exokrine Drüse, b endokrine Drüse

Drüse(n) Beispiele	Sekret(e) Beispiele	Drüsenart	
		Exokrin	Endokrin
Speicheldrüsen	Speichel	X	
Magendrüsen, d. h. spezielle Epithelzellen	Magenschleim, Magensäure, Magensaft	X	
Bronchialdrüsen	Bronchialsekret	X	
Prostata (Vorsteherdrüse des Mannes)	größter Anteil der Samenflüssigkeit	X	
Drüsen des Gebärmutterhalses	hormonabhängig: festes oder flüssiges Sekret	X	
Schilddrüse	Thyroxin (T_4), Thyronin (T_3) Calcitonin		X X X
Nebennieren	Cortison, Adrenalin		X
Bauchspeicheldrüse	Bauchspeichel mit Verdauungsenzymen, Insulin, Glukagon	X	X
Eierstöcke	Eizellen Östrogen, Gestagen	Keimdrüsen	X
Hoden	Samenzellen Testosteron		X

1.3.3 Muskelgewebe

Muskeln können Kraft ausüben, indem sie sich **kontrahieren** (zusammenziehen). Muskelarbeit ermöglicht auf diese Weise die (Fort-)Bewegung und die Funktion innerer Organe wie Darm, Herz und Blutgefäßen. Die **Kontraktion**, das Zusammenziehen, geschieht durch Ineinanderschieben langer, kettenförmiger Muskeleiweiße und verbraucht Energie. Ein Muskel, der sich kontrahiert, wird durch das Zusammenschieben der Eiweiße kürzer und dicker als in Ruhe, was man am eigenen Bizeps leicht feststellen kann.

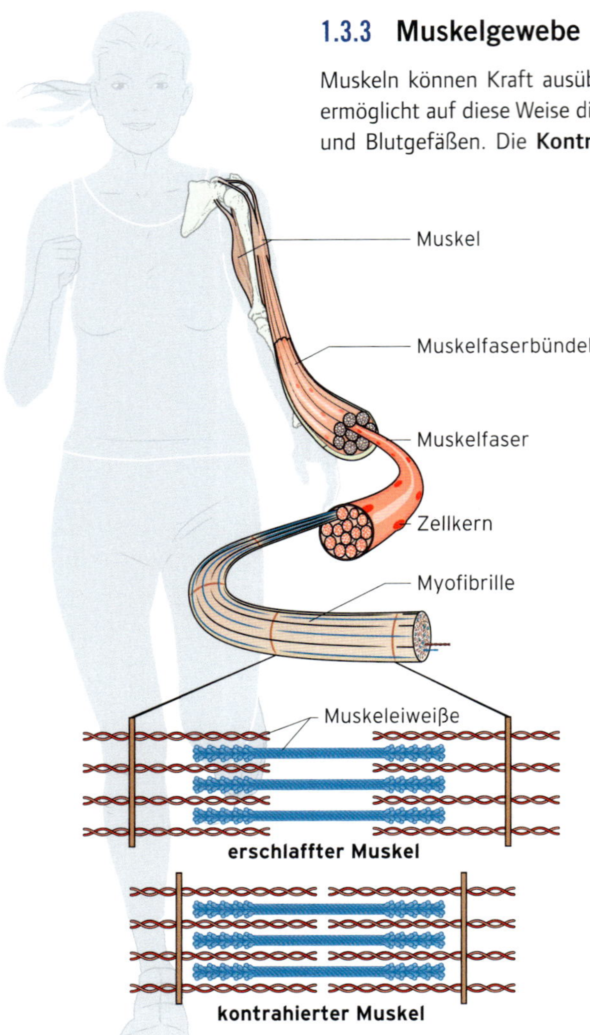

Abb. 1 Aufbau des Skelettmuskels (schematisch)

Beim Menschen kommen drei Arten von Muskelgewebe vor:
- Skelettmuskulatur
- Eingeweidemuskulatur
- Herzmuskulatur

Die **Skelettmuskulatur** können wir bewusst steuern. Sie besteht aus mehreren Hundert Einzelmuskeln. Jeder Muskel besteht aus vielen gebündelten Muskelfasern, die wiederum aus **Myofibrillen**, kleinen Muskelfäserchen, zusammengesetzt sind (→ Abb. 1). Die Myofibrillen sind aus regelmäßig angeordneten kontraktionsfähigen Eiweißen aufgebaut, die unter dem Mikroskop quergestreift erscheinen. Daher heißt die Skelettmuskulatur auch quergestreifte Muskulatur.

Die **Herzmuskulatur** ähnelt der quergestreiften Skelettmuskulatur, ist aber netzartig aufgebaut und in der Lage, ohne Pause zu arbeiten, solange wir leben. Wir können sie nicht bewusst steuern.

Die **Eingeweidemuskulatur** (glatte Muskulatur) arbeitet ebenfalls „automatisch", d. h., das vegetative (unbewusst arbeitende) Nervensystem steuert sie. Alle schlauchförmigen inneren Organe wie z. B. Blutgefäße, Magen und Darm, Harnleiter und Eileiter enthalten glatte Muskulatur. Auch sie können wir nicht willentlich steuern; weder der Blutdruck noch die Darmfunktion lassen sich bewusst verändern.

Video
→ S. 267, PagePlayer

Die drei Muskelarten des Menschen

Skelettmuskulatur	Eingeweidemuskulatur	Herzmuskulatur
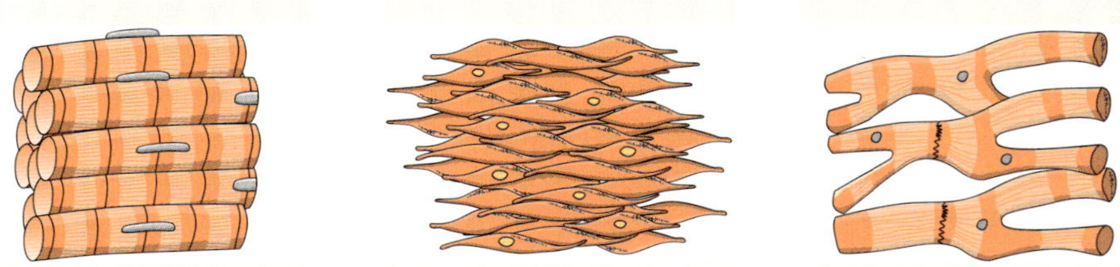		
· quergestreift · arbeitet rasch, leistungsstark · unterliegt Willen und Bewusstsein	· glattes Aussehen, spindelförmige Zellen · arbeitet langsam und stetig · nicht bewusst steuerbar	· quergestreift, vernetzt · arbeitet ständig · nicht bewusst steuerbar · eigenes Reizleitungssystem

Reizleitungssystem
→ Bd. 2, S. 37

Alle drei Muskelarten reagieren auf Stress. Dieser bewirkt über das vegetative Nervensystem Funktionsänderungen. Für viele dieser psychosomatischen Symptome hat der Volksmund Redensarten. So kann es zu einer Beschleunigung der Herzaktion oder zu erhöhtem Blutdruck kommen („Mein Herz schlägt bis zum Hals“; „Ich bin auf 180“), zu einer Verspannung der Wirbelsäulenmuskulatur („Mir sitzt etwas im Nacken“) oder zu Störungen im Magen-Darm-Trakt („Ich bin sauer“; „Es liegt mir schwer im Magen“).

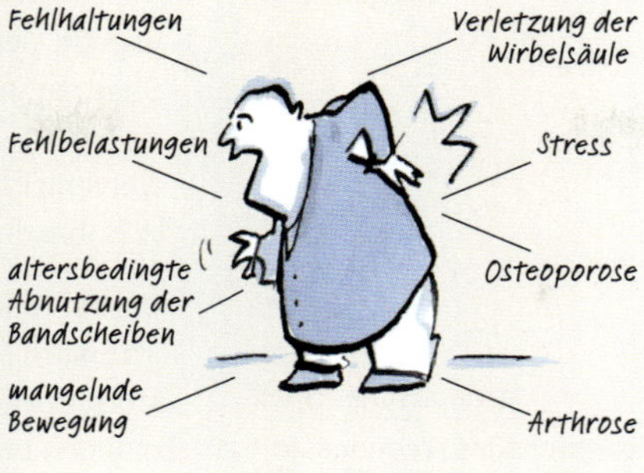

1.3.4 Nervengewebe

Das Nervensystem steuert viele Vorgänge im Körper. Dazu ist eine „Schaltzentrale“ für die Informationsverarbeitung notwendig: das **zentrale Nervensystem (ZNS)**. Es besteht aus Gehirn und Rückenmark (→ Abb. 1). Das Rückenmark ist ein dicker, langer Nervenstrang, der gut geschützt innerhalb der Wirbelsäule verläuft. Die Nerven, die Informationen zum ZNS hin und vom ZNS weg nach außen, in die „Außenbezirke“ (gr. Peripherie), leiten, bilden das **periphere Nervensystem (PNS)**.

Video
→ S. 267, PagePlayer

Alle Nervenleitungen bestehen aus Bündeln von Nervenzellen **(Neuronen)**. Informationen werden im Nervensystem in zwei „Sprachen“ übertragen: mit Stromreizen und mit chemischen Reizen, d. h. durch Überträgerstoffe, die **Neurotransmitter**. Jedes Neuron (sprich: „Neuronn“) hat einen Zellkörper, der mit zweigähnlichen Fortsätzen **(Dendriten)** besetzt ist, und einen Zellfortsatz, das **Axon** (sprich: „Axohn“) (→ Abb. 2). Das Axon kann bis zu einem Meter lang sein. Längere Strecken werden durch mehrere hintereinandergeschaltete Neuronen überbrückt.

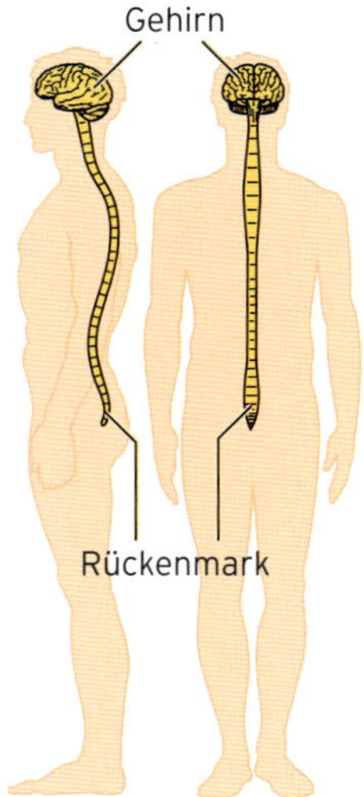

Abb. 1 Gehirn und Rückenmark bilden das ZNS.

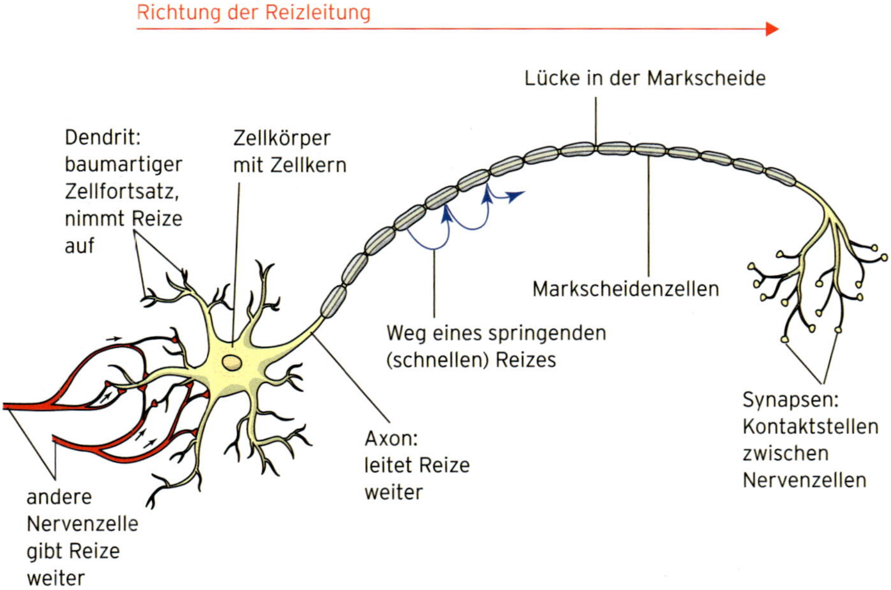

Abb. 2 Aufbau der Nervenzelle (Neuron)

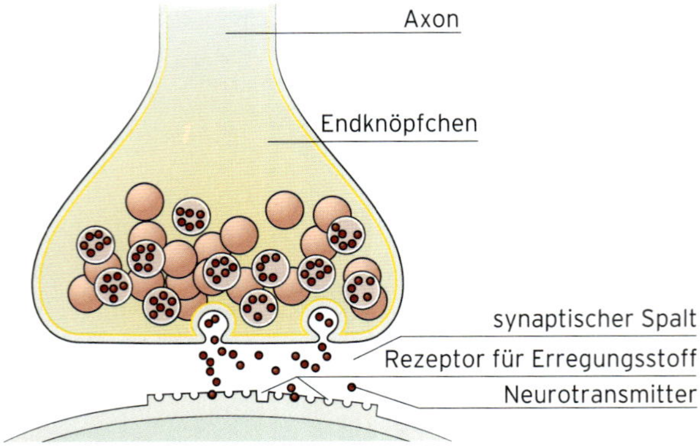

Abb. 1 Signalweiterleitung an der Synapse

Viele Axone sind mit einer Isolierschicht (der **Markscheide**) umwickelt, deren Funktion eine Beschleunigung der Informationsübertragung ist: Der Stromreiz springt quasi über die Markscheidenzellen von Lücke zu Lücke das Axon entlang. Die schnelle Nervenleitung dient der sofortigen Information des Gehirns, z. B. bei dringenden Warnsymptomen wie Schmerzen.

Bei der Krankheit Multiple Sklerose (MS) baut das Immunsystem irrtümlich Markscheiden ab, was zu einer verlangsamten und gestörten Informationsübertragung führt, die sich z. B. in Lähmungen und Sprachstörungen zeigt.

Jedes Neuron gibt bei der **Reizweiterleitung** die über die Dendriten empfangene Information über **Synapsen** (Kontaktstellen) an das nächste Neuron weiter (→ Abb. 1). An den Synapsen werden ankommende Stromreize als chemische Reize an die nächste Zelle übertragen, indem Neurotransmitter freigesetzt werden. Diese docken an **Rezeptoren** (Empfangsstellen) der Nachbarzelle an und lösen dort wieder einen Stromreiz aus. Es gibt viele Neurotransmitter, deren Menge und Gleichgewicht für unsere Aktivität und unser Wohlbefinden wichtig sind. Bei einer Depression (krankhafte Niedergeschlagenheit) besteht z. B. ein Mangel an bestimmten Neurotransmittern bzw. es gibt ein Ungleichgewicht bestimmter Überträgerstoffe.

→ Terminologie: Zelle und Gewebe

ATP	**A**denosin**tri**phosphat; Energieträger der Zelle
Axon, das (auch: der)	Nervenfortsatz; längster Teil des Neurons
Chromosom	mikroskopisch sichtbarer Träger genetischer Information
Dendrit	Teil der Nervenzelle, der dem Informationsempfang dient
Differenzierung	Entwicklung mit Erwerb besonderer Eigenschaften
Drüse	Organ, das ein Sekret (eine Absonderung) bildet und abgibt
endoplasmatisches Retikulum (ER)	Netzwerk der Zelle; Produktionsstätte von Eiweißen usw.
Epithel	Deckgewebe; Oberflächengewebe
Gewebe	Zellverband
Golgi-Apparat	Zellprodukte speichernde Organelle
Histologie	Gewebelehre
hyalin	Knorpeleigenschaft: glasartig, glatt und federnd
Kollagen	faserförmiges Eiweiß in Binde- und Stützgeweben
Kompakta	solide Knochensubstanz; Lamellenknochen
Kontraktion (Verb **kontrahieren**)	Zusammenziehen; Verkürzung (z. B. eines Muskels)
Lysosom	Verdauungsbläschen; Organelle, die Fremdstoffe auflöst
Markscheide	Isolierschicht des Axons einer Nervenzelle
Meiose	Reduktionsteilung; Reifeteilung (dient der Keimzellbildung)

Membran	dünne Trennschicht; (Zell-)Hülle
Mitochondrium	sog. Kraftwerk der Zelle; bildet den Energieträger ATP
Mitose	Zellteilung
Myofibrille	Muskelfäserchen; Untereinheit des Skelettmuskels
Neuron, das	Nervenzelle
Neurotransmitter	Überträgerstoff des Nervensystems, z. B. Serotonin
Organ	Funktionseinheit des Körpers
Organelle	Funktionseinheit der Zelle
Organismus	lebender Körper, der in Funktionseinheiten gegliedert ist
Osteoblasten	Knochensubstanz aufbauende Zellen
Osteoklasten	Knochensubstanz abbauende Zellen

Eselsbrücke: Osteo**b**lasten **b**auen Knochen, Osteo**k**lasten **k**lauen Knochen.

Periost	Knochenhaut
Phagozytose	Aufnahme von Fremdstoffen in eine Zelle
PNS	peripheres Nervensystem (alle Nerven außerhalb des ZNS)
Regeneration	Zell- und Gewebeerneuerung
Rezeptor	Empfangsstelle, z. B. für Hormone oder Neurotransmitter
Ribosom	Zellorganelle, die im ER Eiweiße herstellt
Spongiosa	schwammartig aufgebauter Bälkchenknochen
Synapse	Nervenkontaktstelle, dient der Signalübertragung
Zentriolen (Mz.)	Organellen mit wichtiger Funktion bei der Zellteilung
ZNS	zentrales Nervensystem (Gehirn und Rückenmark)
Zytoplasma	Zellsaft

Aufgaben

1 Aus welchen Organen bestehen
  a der Bewegungsapparat und
  b das Nervensystem?
2 Welche besonderen Eigenschaften brauchen die Epithelien
  a der Harnblase,
  b der Mundhöhle und
  c des Darms?
3 Welche drei Knorpelarten gibt es und wo befinden sich diese im Körper?
4 Warum gibt es Neuronen mit schneller Reizübertragung?

2 Das Immunsystem

Interaktive Übungen
→ S. 267, PagePlayer

Unsere Umwelt enthält unzählige **Mikroorganismen**, mikroskopisch kleine Lebewesen wie Bakterien, Viren und Pilze. In unserem Körper finden sie optimale Lebensbedingungen: Es ist warm und feucht und es gibt ein großes Angebot an Nährstoffen. Das sind optimale Vermehrungsbedingungen für Mikroorganismen. Dringen sie in den Körper ein und vermehren sich dort, können sie dem Körper großen Schaden zufügen und sogar tödliche Krankheiten hervorrufen. Unser Körper wehrt sich deshalb gegen das Eindringen und die Vermehrung schädlicher Organismen mithilfe der körpereigenen Abwehr.

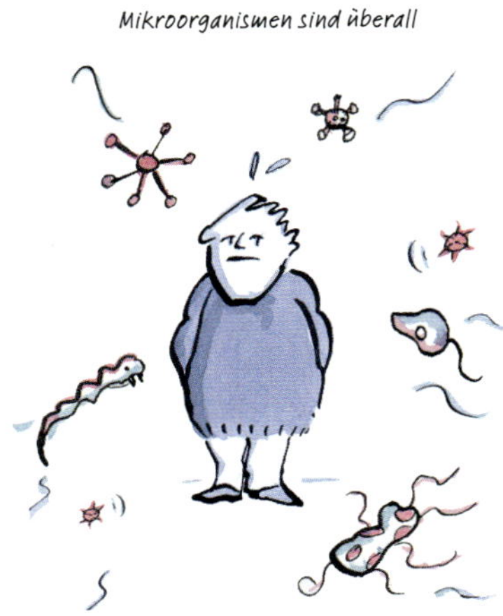

Die körpereigene Abwehr besteht aus **Resistenz** und **Immunität**.

2.1 Resistenz

Video
→ S. 267, PagePlayer

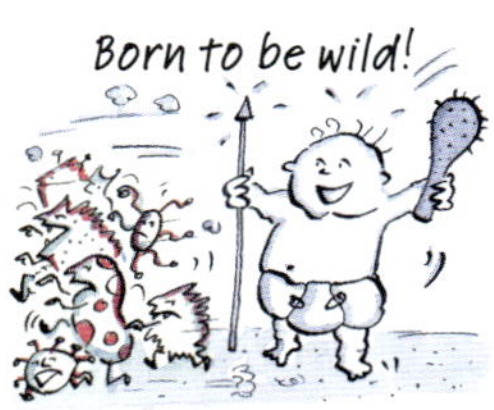

Von Geburt an hat unser Körper zahlreiche Abwehrmöglichkeiten gegen krank machende Eindringlinge. Das wird als **Resistenz** (angeborene Widerstandskraft; **unspezifische Abwehr**) bezeichnet. Dazu gehört, Krankheitserregern das Eindringen in den Körper zu verwehren und bereits eingedrungene Organismen möglichst rasch wieder hinauszubefördern. Hierzu nutzt der Körper zahlreiche Möglichkeiten, wie die folgenden Beispiele zeigen:

- Die gesunde, unverletzte Haut ist für Mikroorganismen fast unüberwindbar.
- In den Atemwegen haften eingedrungene Erreger an den feuchten Schleimhäuten und werden von Flimmerhärchen in Richtung Rachen entfernt.
- Werden Mikroorganismen verschluckt, tötet die Magensäure sie ab.
- Die antibakterielle Tränenflüssigkeit schützt die Bindehäute der Augen.
- In die Harnblase gelangte Bakterien werden mit dem Urin hinausgespült.

Trotz dieser Abwehrmaßnahmen dringen ständig Erreger ins Körperinnere ein. Dort treffen sie auf Abwehrzellen. Im Blut und in allen Geweben arbeiten Fresszellen **(Phagozyten)**, die eingedrungene Fremdstoffe in sich aufnehmen (phagozytieren, „schlucken“).
Die **Makrophagen** (große Fresszellen; u. a. **Monozyten**) nehmen Fremdstoffe, v. a. aber Krankheitserreger auf und machen sie dadurch vorläufig unschädlich. Sie stellen die speziellen Eigenschaften der Eindringlinge fest und leiten die Informationen an Zellen der spezifischen Abwehr weiter. Diese Leistungen der Makrophagen bilden den Übergang zwischen der unspezifischen Abwehr (Resistenz) und der spezifischen Abwehr (Immunität).

Auch **Mikrophagen** (kleine Fresszellen; **Granulozyten**) nehmen Fremdstoffe auf, d. h. phagozytieren sie, bis sie absterben. Eine große Zahl toter Granulozyten ergibt den um Fremdstoffe (z. B. Holzsplitter) herum sichtbaren Eiter. Dass Phagozyten (Fresszellen) beweglich sind, ist an älteren Tätowierungen zu sehen: Die Zellen nehmen Farbstoffe auf und bewegen sich ein kleines Stück damit fort, bevor sie absterben. Durch die Verlagerung der Farbstoffe werden die Tattoos mit der Zeit unscharf.

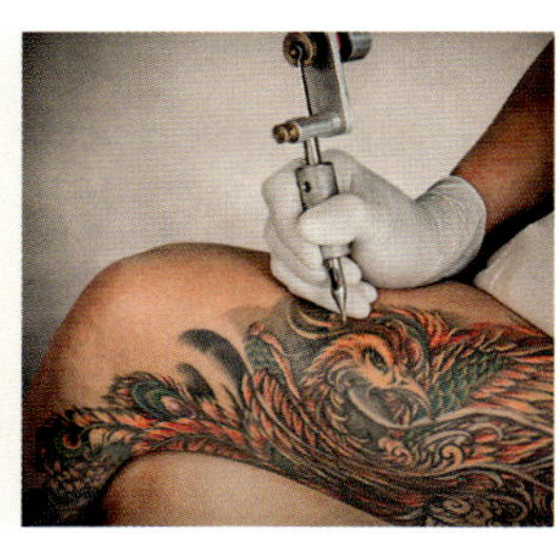

2.2 Immunität

Gefährliche Krankheitserreger nutzen vielfältige Methoden, um unseren Körper zu befallen, d. h., seine Resistenz zu überwinden. Die spezifische Immunabwehr kämpft gezielter und effektiver als die Resistenz gegen einzelne Erreger. Man nennt sie deshalb auch **adaptive** (anpassungsfähige) Abwehr. Dafür müssen schädliche Mikroorganismen erkannt und ihre Eigenschaften verstanden werden. Dann können genau passende **Antikörper** (spezifische Abwehrstoffe) gebildet werden, welche die Erreger binden, quasi festnehmen. Um sie abzutöten, gibt es im Immunsystem spezielle Zellen, die einzelne Erreger gezielt (spezifisch) bekämpfen.

Die Fähigkeit, gegen einzelne Erreger gezielt vorzugehen, ist die **spezifische Abwehr**; sie führt zur **Immunität**. Immunität heißt Unempfindlichkeit gegen einen bestimmten Erreger. Hat ein Mensch einmal die Masern überstanden, erkrankt er daran nie wieder, weil ihn die spezifischen, d. h., die genau passenden Antikörper lebenslang vor Masernviren schützen. Immunität muss allerdings erlernt werden; sie ist bei der Geburt noch nicht vorhanden und wird erst im Laufe des Lebens erworben.

Video
→ S. 267, PagePlayer

Die Immunabwehr verläuft im Prinzip so: Nachdem z. B. ein Bakterium durch einen Makrophagen phagozytiert (aufgenommen) worden ist, stellt dieser die Eigenschaften des Erregers, die **Antigene**, fest (→ Abb. 1). Antigene sind Fremdstoffe, die das Immunsystem zu einer Reaktion (Antwort) anregen. Die Erkenntnisse über die Erregerantigene teilen Makrophagen durch Botenstoffe den Zellen der spezifischen Abwehr mit (→ Abb. 2).

Botenstoffe wie Interferon und Interleukine alarmieren Zellen der spezifischen Abwehr. Werden diese Stoffe frei, fühlen wir uns krank. Sie erzeugen Kopf- und Gliederschmerzen sowie Fieber. Diese Beschwerden sorgen dafür, dass sich die Erkrankten schonen. So kann das Immunsystem optimal arbeiten.

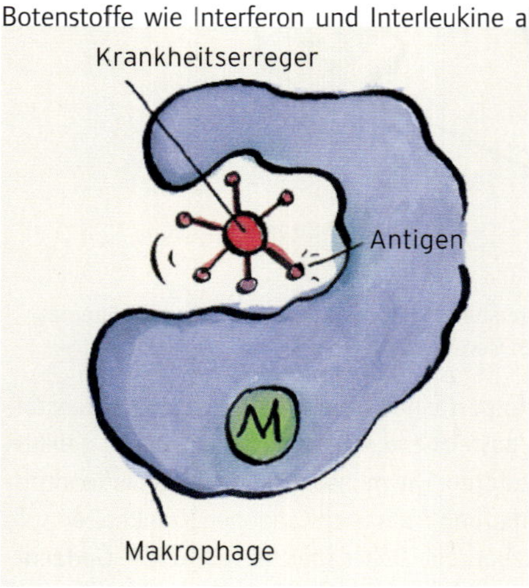

Abb. 1 Ein Makrophage phagozytiert den Krankheitserreger und stellt dessen Antigene (besondere Eigenschaften) fest.

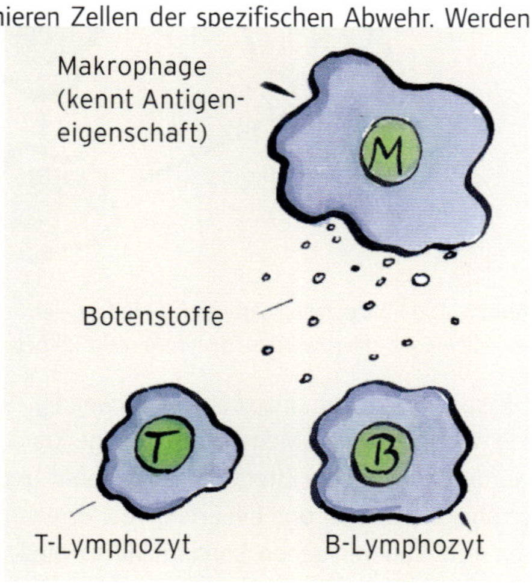

Abb. 2 Die Makrophagen senden Botenstoffe aus, um die Lymphozyten zu aktivieren. Die B- und T-Lymphozyten empfangen die Nachrichten und werden aktiv.

Die Zellen der spezifischen Abwehr sind die **Lymphozyten**. Von diesen Immunzellen gibt es zwei große Gruppen:

- **B-Lymphozyten** stellen **Immunglobuline** (Antikörper) her. Das sind genau auf die Erregerantigene passende Eiweißstoffe. Sie sind wasserlöslich und in allen Körperflüssigkeiten enthalten. Antikörper haften an den Erregern. So bilden sie mit ihnen eine feste Verbindung, den **Antigen-Antikörper-Komplex**. Das erleichtert den Fresszellen die Phagozytose.
- **T-Lymphozyten**, die als spezialisierte Zellen (z. B. Killerzellen) Erreger, von Viren befallene Zellen und Krebszellen abtöten. Sie gehören zur zellulären, d. h., von Zellen (und nicht von Antikörpern) geleisteten Immunabwehr.

T-Killerzellen sind nicht zahlreich genug, um die zelluläre Abwehr allein zu schaffen. Sie werden durch eine große Anzahl von **T-Helferzellen** unterstützt. Die T-Killerzellen rufen die T-Helferzellen durch Botenstoffe zu Hilfe. Allerdings würden zu aktive Helferzellen im Körper Schaden anrichten. Deshalb begrenzen **T-Suppressorzellen** (wörtl.: T-Unterdrückerzellen) die Helferzell-Aktivität auf ein gesundes Maß (→ Abb. 1). Die Arbeit des Immunsystems muss genau reguliert werden, damit sich weder Krankheitserreger ungehindert ausbreiten noch übertriebene Abwehrmaßnahmen dem eigenen Körper schaden.

Bei einigen **Autoimmunkrankheiten** (Krankheiten, bei denen das Immunsystem irrtümlich den eigenen Körper angreift, wie z. B. Rheuma) sind die Helferzellen übermäßig zahlreich bzw. aktiv und schädigen z. B. Gelenkschleimhäute und Nervensystem. Wenn nötig, werden dann die Immunabwehr unterdrückende Medikamente wie Cortison eingesetzt.

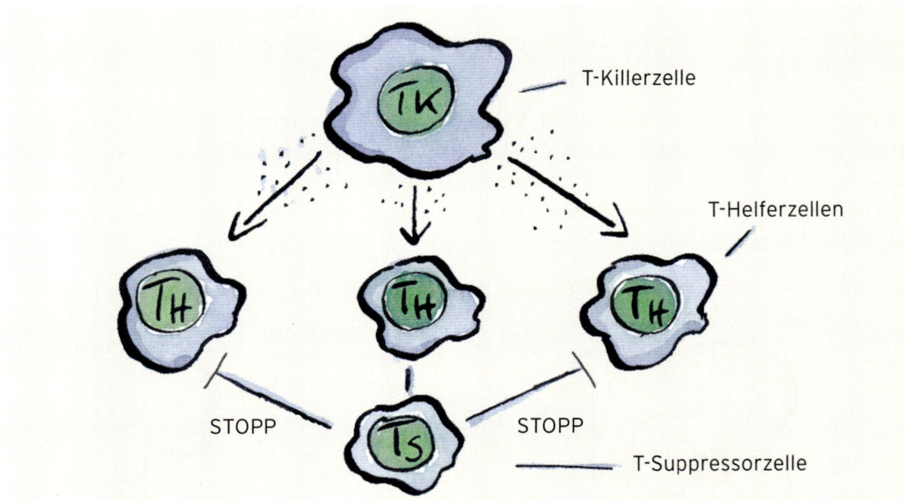

Abb. 1 Die T-Killerzellen aktivieren T-Helferzellen zur Unterstützung. Deren Aktivität muss von T-Suppressorzellen kontrolliert werden, damit sie nicht körpereigenes Gewebe schädigen.

Die spezifische Immunabwehr ist aufwendig. Sie erfordert eine Vielzahl an Zellen und Botenstoffen. Der betroffene Mensch ist so lange krank, bis ausreichend Antikörper und T-Zellen gebildet worden sind, um die Erreger „einzufangen" und abzutöten. Die mühsam gewonnenen Erkenntnisse über die Erreger und die Erfolge der Erregerbekämpfung nach überstandenen Krankheiten sollten nicht verloren gehen, sondern immer wieder nutzbar sein. Daher speichern **B-** und **T-Gedächtniszellen** die Antigeninformationen (→ Abb. 2). So können bei erneutem Erregerkontakt sehr schnell Antikörper produziert und Killerzellen aktiv werden. Der Körper ist immun und wird durch bekannte Erreger nicht mehr krank.

Virulenz
→ S. 290

Die einmal erworbene und lebenslang anhaltende Immunität beschreibt den Idealfall. Auch die Krankheitserreger haben jedoch viele Erfolgsgeheimnisse. Durch extrem schnelle Vermehrung, ständige Änderung der Antigeneigenschaften und verschiedene „Tricks" (Virulenz) entgehen einige der Verfolgung durch das Immunsystem und erreichen, dass wir wiederholt an grippalen Infekten, Salmonelleninfektionen, Scharlach und anderen Infekten erkranken. HI-Viren befallen gezielt die T-Helferzellen und führen so zur Immunschwächekrankheit Aids.

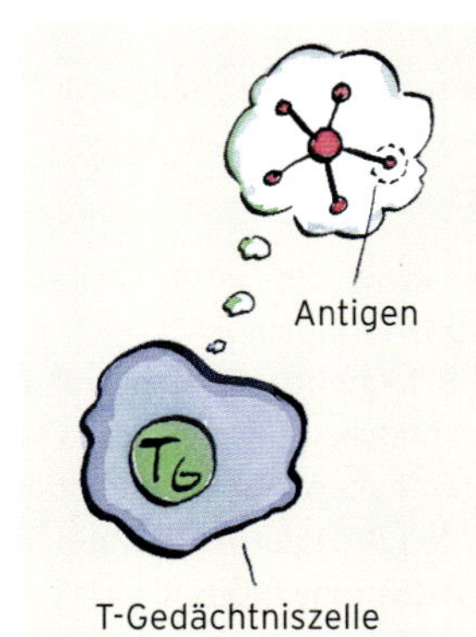

Abb. 2 T-Gedächtniszellen speichern die Antigeneigenschaften von Erregern ein Leben lang.

Arzneimittel „zur Steigerung der Abwehrleistung", sog. Immunstimulanzien, regen das Immunsystem an. Sie bergen das Risiko, Autoimmunkrankheiten und Allergien hervorzurufen. Um die Immunabwehr zu unterstützen, ist es besser, sich ausgewogen zu ernähren, genug zu schlafen, regelmäßig Sport an der frischen Luft zu treiben und auf das Rauchen zu verzichten.

Schematischer Ablauf der Immunabwehr

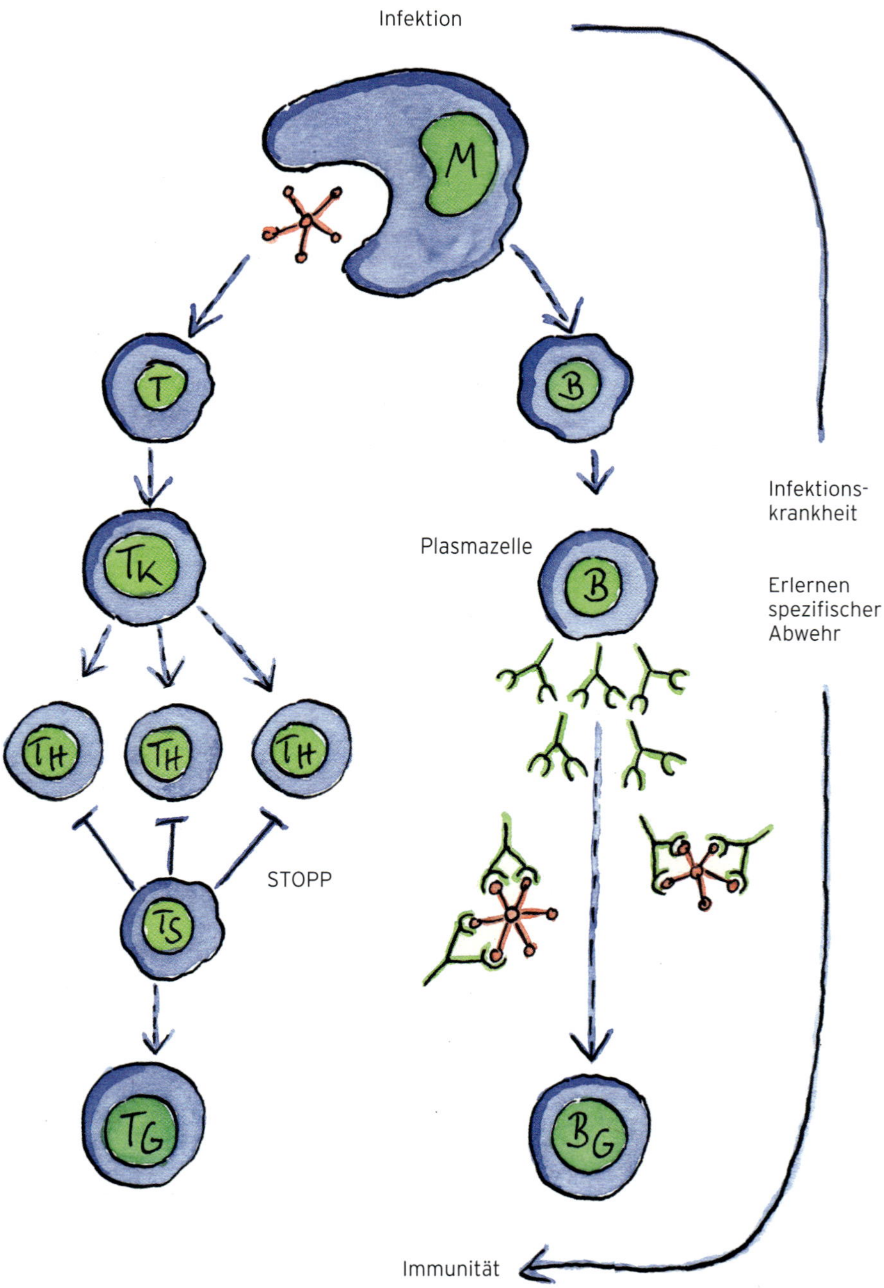

→ Terminologie: Immunsystem

adaptiv	die Immunabwehr betreffend) anpassungsfähig
Antigen	Fremdstoff, der das Immunsystem zu einer Reaktion anregt
Antigen-Antikörper-Komplex	Verbindung aus Antigen und passendem Antikörper, der das Antigen unschädlich macht und die Phagozytose erleichtert
Antikörper (Mz.)	spezifische Abwehrstoffe, die Erreger binden; Immunglobuline
Autoimmunkrankheit	Erkrankung, bei der das Immunsystem den eigenen Körper angreift
B-Lymphozyt	Antikörper bildende Zelle der spezifischen Abwehr (Leukozytenart)
Granulozyt	Mikrophage (Leukozytenart)
Immunglobuline	Antikörper (von B-Lymphozyten gebildete Immunglobuline)
Immunität	erworbene spezifische Abwehr von Krankheitserregern
Leukozyt	weißes Blutkörperchen (Abwehrzelle)
Lymphozyt	Zelle der spezifischen Abwehr (Leukozytenart)
Makrophage	große Fresszelle, z. B. Monozyt (Leukozytenart)
Mikroorganismus	Kleinstlebewesen, das mit bloßem Auge unsichtbar ist
Mikrophage	kleine Fresszelle; Granulozyt (häufigste Leukozytenart)
Monozyt	größter Leukozyt, z. B. Makrophage (Leukozytenart)
Resistenz	unspezifische, angeborene Abwehr
T-Lymphozyt	Zelle der spezifischen Abwehr, z. B. Killerzelle (Leukozyt)

Aufgaben

1 Welche Resistenzmechanismen nutzt der Körper, um
  - a Blasenentzündungen,
  - b Vaginalinfektionen,
  - c Lungenentzündungen,
  - d Magen-Darm-Infektionen,
  - e Bindehautentzündungen und
  - f Infektionen der Haut abzuwehren?

2 Nennen Sie drei Faktoren, die zur Überwindung der von Ihnen beschriebenen Resistenzmechanismen (und damit zu Erkrankungen der entsprechenden Organe) führen können.

3 Definieren Sie die Begriffe Resistenz und Immunität.

4 Welche Zellen repräsentieren bzw. tragen bei
  - a zur Resistenz und
  - b zur Immunität?

5 Was sind Antikörper und wie funktionieren sie?

6 Welche Aufgaben erfüllen B-Lymphozyten und welche die T-Lymphozyten?

3 Medizinische Mikrobiologie

Unter den zahllosen Mikroorganismen unserer Umwelt befinden sich viele **pathogene**, d. h. krank machende, Arten. Da sie **Infektionskrankheiten** hervorrufen können, werden sie auch Krankheitserreger oder Krankheitskeime genannt.
Die **medizinische Mikrobiologie** ist die Lehre der für den Menschen pathogenen Mikroorganismen. Sie werden in vier große Gruppen eingeteilt:

- Bakterien
- Viren
- Pilze
- Protozoen

Interaktive Übungen
→ S. 267, PagePlayer

Tierische Parasiten, z. B. Läuse, Flöhe und Zecken, können selbst Krankheiten hervorrufen und zusätzlich bestimmte Bakterien und Viren übertragen. Sie zählen aber zu den Tieren und nicht zu den Mikroorganismen. Auch **infektiöse** Eiweißteilchen, die sog. Prionen, die BSE und andere Krankheiten des Nervensystems verursachen, sind keine Mikroorganismen im eigentlichen Sinne. Sie weisen nicht die Kennzeichen des Lebens auf.

Kennzeichen des Lebens
→ S. 271

3.1 Zusammenleben von Mensch und Mikroorganismus

Manche Mikroorganismen sind für uns nützlich, viele andere schädlich und einige neutral, d. h. harmlos oder ohne Bedeutung. In der weiblichen Scheide befinden sich z. B. nützliche Bakterien, die Scheiden**flora**. Sie halten uns gesund, indem sie das Wachstum pathogener Organismen wie Pilzen unterdrücken. Unser Körper nützt den Bakterien der Scheidenflora auch, denn er bietet ihnen Nährstoffe, Schutz und Lebensraum. So ein Zusammenleben zum beidseitigen Nutzen ist eine **Symbiose**.

Schadet ein Mikroorganismus aber seinem **Wirt**, d. h. dem Körper, in welchem er lebt, ist er ein **Parasit.** Seine Fähigkeit, krank zu machen, ist die **Pathogenität**. Sie kann unterschiedlich stark sein. Die Milchsäurebakterien der Scheidenflora sind z. B. **apathogen**, d. h. völlig harmlos. Sie können selbst in Wunden keine Krankheit hervorrufen.

Viele Bakterien der Darmflora sind zwar im Darm nützlich, können aber Infektionen hervorrufen, wenn sie in andere Organe (z. B. Blase oder Lunge) gelangen. Mikroorganismen, die unter Umständen krank machen, sind **fakultativ pathogen**. So können stets auf der Haut vorhandene Pilze unter für sie günstigen Umständen eine Fußpilzerkrankung hervorrufen. Risikofaktoren sind luftdichtes, feuchtes Schuhwerk, ein hoher Zuckergehalt des Gewebes bei Diabetikern und schlechte Durchblutung.

Pathogenität: Fähigkeit von Mikroorganismen, Krankheiten hervorzurufen		
apathogen	fakultativ pathogen	obligat pathogen
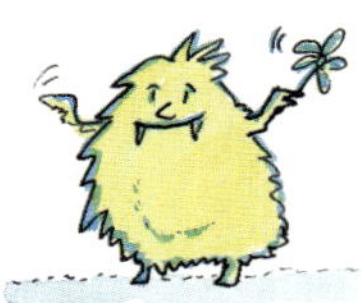	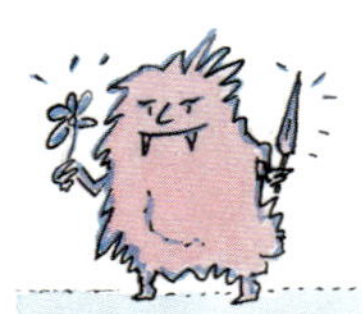	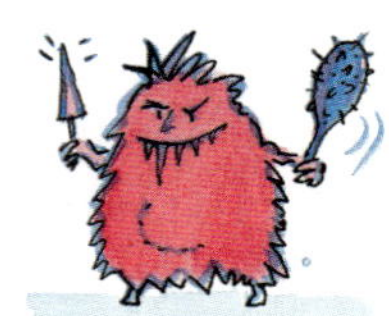
nicht krank machend	unter Umständen krank machend	in jedem Falle krank machend
z. B. Milchsäurebakterien in der Vagina	z. B. Darmbakterien in der Lunge	z. B. Tuberkelbakterien, HIV

Die gefährlichsten Erreger sind **obligat pathogen**. Sie rufen stets Krankheiten hervor. Das Tuberkelbakterium, das HI-Virus und das Herpesvirus sind solche Erreger. Gelangt ein obligat pathogener Erreger in den menschlichen Körper, ist eine Erkrankung wahrscheinlich.

Die Infektionskraft pathogener Erreger ist ihre **Virulenz**. Sie setzt sich aus vielen Faktoren zusammen und dient den Mikroorganismen dazu, sich im Körper des Wirtes gegen das Immunsystem und die Konkurrenz anderer Erreger durchzusetzen.

Virulenzfaktoren

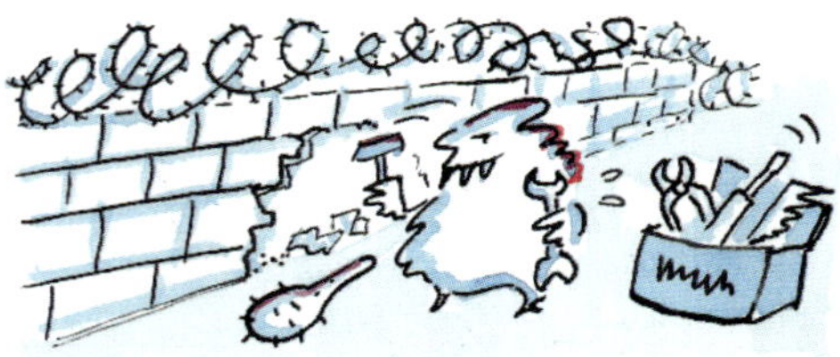

Fähigkeit, in den Organismus einzudringen und dort zu bleiben, z. B. durch Gewebe auflösende Enzyme, Haftfähigkeit durch Schleimkapsel, geringe Größe; Viren gelangen mit der Atemluft leichter in die Lunge als die viel größeren Bakterien.

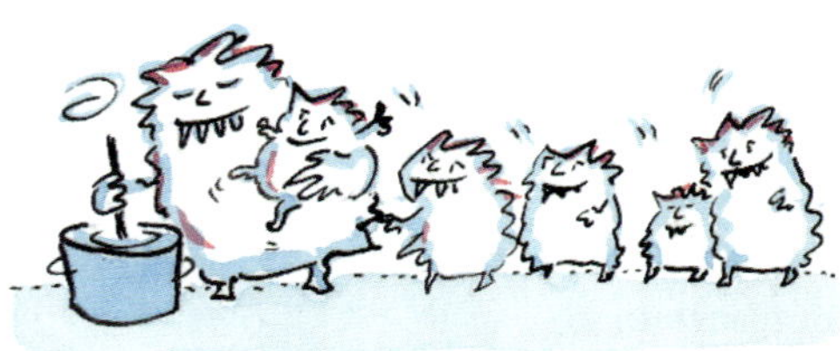

Rasche Vermehrung: Aus einer einzigen Salmonelle können in einem Pudding innerhalb von 15 Stunden bis zu eine Milliarde Salmonellen entstehen. Jede von Grippeviren befallene Körperzelle bildet in einer Stunde ca. 300 neue Viren, die weitere Zellen befallen.

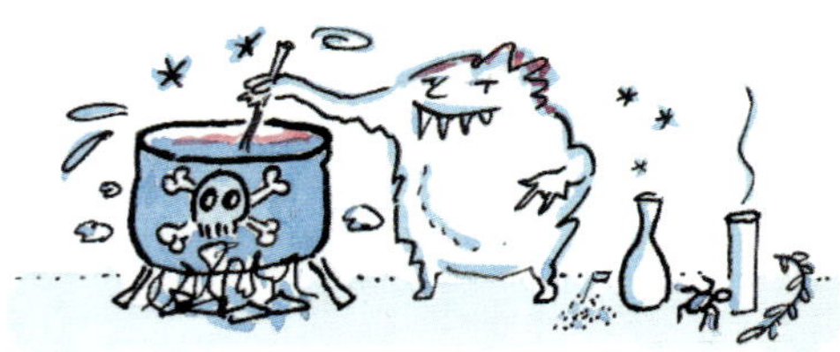

Toxinbildung (Giftbildung); z. B. lähmt Botulinustoxin (Botox®) Muskeln, Scharlachtoxin ruft Hautausschlag hervor und Tetanustoxin erzeugt schwerste Muskelkrämpfe. Bestimmte Staphylokokken geben ein Toxin ab, das Granulozyten und Makrophagen tötet.

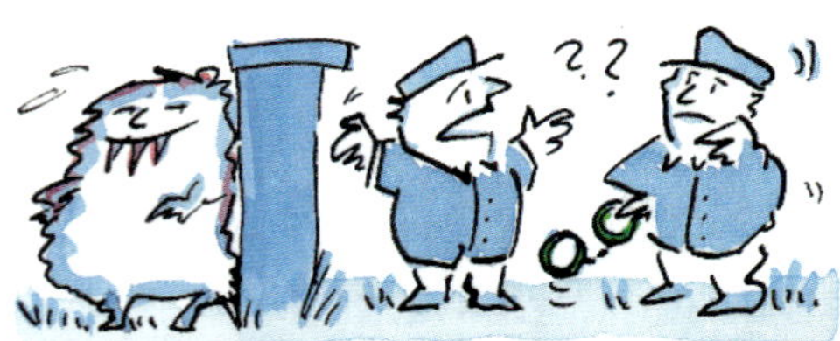

Fähigkeit, sich der Immunabwehr zu entziehen; z. B. „verschanzen" sich Tuberkelbakterien jahrelang in Bindegewebskapseln. Die Erreger der Gonorrhö (Tripper) dringen in Leukozyten ein und vermehren sich dort weiter.

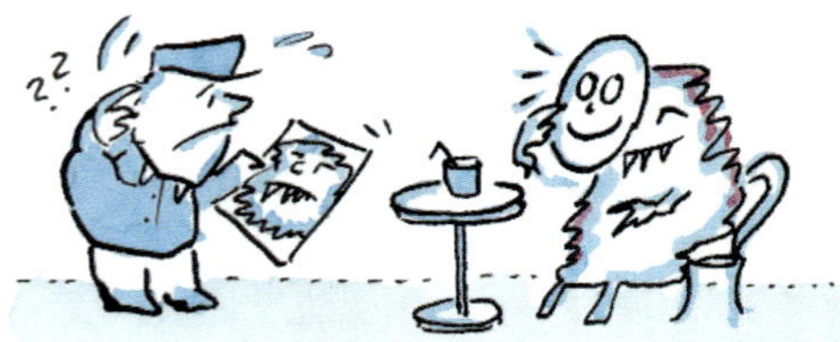

Tarnung: Erreger täuschen vor, körpereigenes Gewebe zu sein; z. B. tarnen sich Scharlachbakterien als Herzklappen- oder Nierengewebe. Daher wird man gegen Scharlachbakterien nicht immun. Das Immunsystem kann durch die Ähnlichkeit der Antigene irrtümlich körpereigene Gewebe angreifen.

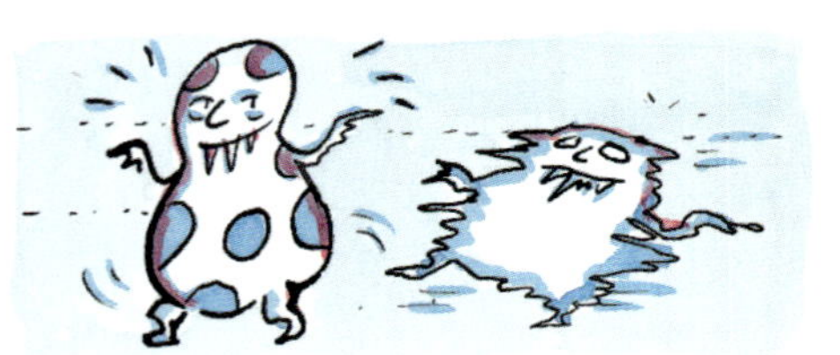

Fähigkeit zur Veränderung: Grippeviren verändern sich fast jährlich, sodass erneute Erkrankungen möglich und Impfungen sinnvoll sind. Gegen das HI-Virus entsteht keine Immunität und es konnte bisher kein sicher schützender Impfstoff gegen das Virus entwickelt werden.

Ob beim Aufeinandertreffen von Mensch und Mikroorganismus eine Infektionskrankheit entsteht, hängt von mehreren Faktoren aufseiten des Wirts und aufseiten des Erregers ab. Bei hochpathogenen Erregern kann ggf. ein einziger Organismus eine Krankheit auslösen (z. B. Tuberkelbakterien), bei anderen sind Tausende erforderlich (z. B. Salmonellen).

Einflussfaktoren auf Entstehung und Verlauf einer Infektionskrankheit

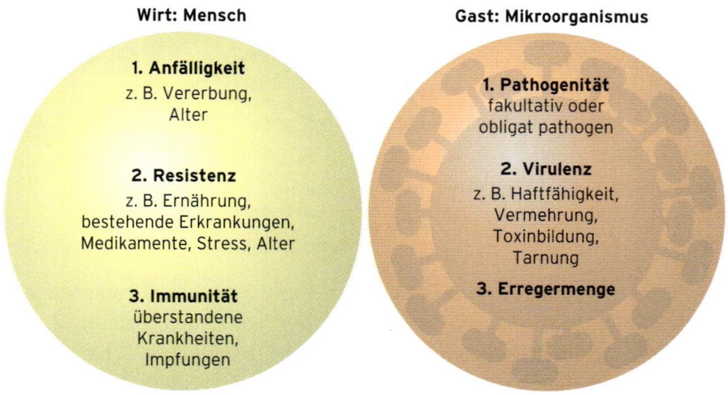

→ Terminologie: Medizinische Mikrobiologie

apathogen	nicht krank machend
fakultativ pathogen	unter Umständen krank machend
Flora	gesunde, symbiotische Bakterienbesiedelung, z. B. im Darm
Infektionskrankheit	Erkrankung durch Ansteckung mit einem Krankheitserreger
infektiös	ansteckend; eine Infektion hervorrufend
Mikrobiologie	Lehre von den Kleinstlebewesen
obligat pathogen	in jedem Falle krank machend
Parasit	Schädling
pathogen	krank machend
Pathogenität	Fähigkeit (z. B. eines Mikroorganismus), krank zu machen
Symbiose	Zusammenleben zum beiderseitigen Nutzen
Toxin (Adj. **toxisch**)	Gift, z. B. von Bakterien gebildetes Gift
Virulenz	Infektionskraft; Ausmaß der Fähigkeit, krank zu machen
Wirt	von einem Mikroorganismus befallener (Makro-)Organismus

Aufgaben

1 Warum sind Läuse, Flöhe, Milben und Zecken keine Mikroorganismen?
2 Welche Umstände begünstigen Krankheiten durch fakultativ pathogene Erreger?
3 Erklären Sie den Unterschied zwischen Pathogenität und Virulenz.
4 Nennen Sie fünf Virulenzfaktoren pathogener Mikroorganismen.

3.2 Infektionserreger

3.2.1 Bakterien

Bakterien sind einzellige Lebewesen ohne Zellkern (→ Abb. 1). Ihre Erbsubstanz (DNA) liegt frei im Zytoplasma; weitere DNA befindet sich dort in Ringform als **Plasmid**. Plasmide können zwischen Bakterien ausgetauscht werden. Die Fähigkeit, **Antibiotika** (Arzneimittel gegen bakterielle Infektionen) unwirksam zu machen, wird als **Antibiotikaresistenz** bezeichnet. Sie kann an andere Bakterien und Bakterienarten weitergegeben werden. Diese Informationsweitergabe ist wie der Austausch von Datenträgern vorstellbar.

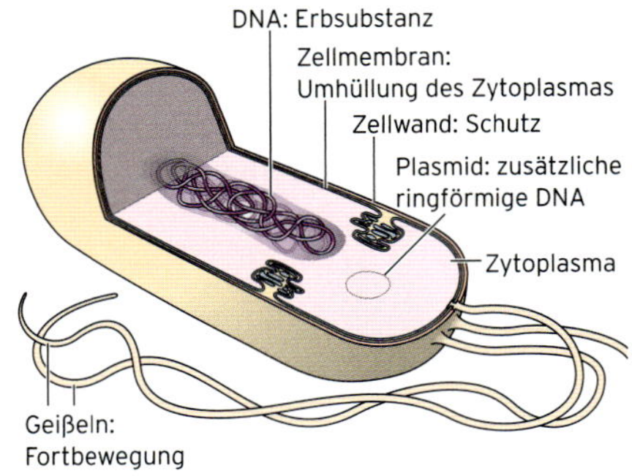

Abb. 1 Grundaufbau der Bakterienzelle

Manche Bakterien haben zusätzlich eine Schleimkapsel zum Schutz vor Phagozytose. Damit können sie z. B. an Infusionsschläuchen haften und sich dort vermehren. Geißeln, d. h. bewegliche Zellfortsätze, dienen der Fortbewegung in Flüssigkeiten, ähnlich wie Schiffsschrauben. Auch schnelle Beweglichkeit im Blut und in anderen Körperflüssigkeiten ist ein Virulenzfaktor.

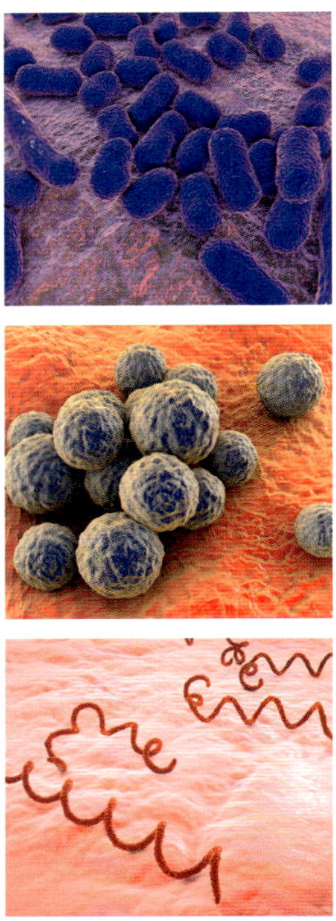

Abb. 2 Bakterienformen: Stäbchen (oben), Kokken (Mitte), Spirochäten (unten)

Trotz ihres gemeinsamen Grundaufbaus sind Bakterien sehr unterschiedlich geformt. Die wichtigsten Bakterienformen sind (→ Abb. 2)

- **Stäbchen:** Sie sind die häufigste Bakterienform. Sie können Geißeln zur Fortbewegung tragen.
- **Kokken** (Kugelbakterien): Nach ihrer Anordnung unterscheidet man
  - **Staphylokokken** (Traubenkokken); sie sind trauben- bzw. haufenförmig angeordnet.
  - **Streptokokken** (Kettenkokken); sie liegen ketten- bzw. perlschnurartig aneinander.
- **Spirochäten** (Spiralbakterien): Sie sind schlangen- oder korkenzieherartig geformt.

Bakterien sind mit einer mittleren Größe von 7 µm etwa so groß wie ein rotes Blutkörperchen (1 µm = 1 Mikrometer = 1 Tausendstel Millimeter). Bakterien sind unter dem Mikroskop viel besser sichtbar, wenn man sie anfärbt.

Neben ihrer Form können Bakterien auch nach Art und Dicke ihrer Zellwand unterschieden werden, die sie unterschiedlich anfärbbar macht. So werden Bakterien mit der **Gram-Färbung** blau oder rot angefärbt (→ Abb. 3). Blau gefärbte Bakterien nennt man **grampositiv** und rot angefärbte **gramnegativ**. Diese Unterscheidung dient auch der Auswahl passender Antibiotika.

Färbeverhalten bei Gram-Färbung
(Hans Gram, 1853–1938, dänischer Arzt)

Je nach Art und Dicke der Zellwand färben sich die Bakterien in der Gram-Färbung blau (positiv) oder rot (negativ) an.

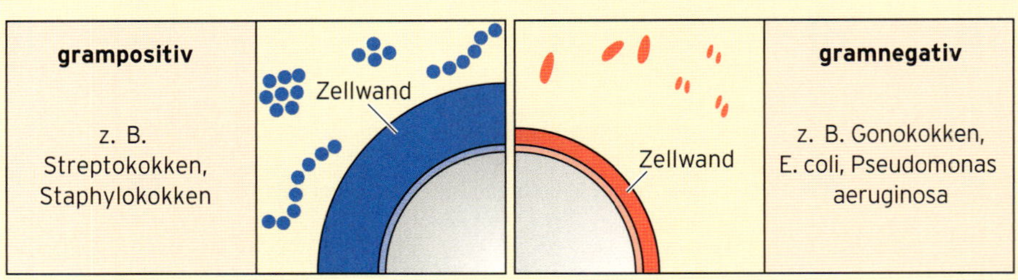

Abb. 3 Grampositive und gramnegative Bakterien

Entsprechend ihrer Fähigkeit, mit oder ohne Luftsauerstoff zu leben und sich zu vermehren, werden Bakterien in **Aerobier** und **Anaerobier** eingeteilt. Manche Bakterien sind streng (obligat) **aerob** bzw. **anaerob**, andere sind weniger streng, d. h., nur fakultativ (nach Möglichkeit) auf Luft bzw. auf Luftabschluss angewiesen.

Unterscheidung von Bakterien nach ihrem Verhalten gegenüber Luftsauerstoff			
Aerobier brauchen Sauerstoff		**Anaerobier** brauchen keinen Sauerstoff	
obligate Aerobier	**fakultative Anaerobier**	**obligate Anaerobier**	**fakultative Aerobier**
brauchen unbedingt Sauerstoff	können notfalls auch ohne Sauerstoff überleben	sterben durch Sauerstoff ab	können notfalls auch mit Sauerstoff leben
z. B. Tuberkelbakterien (befallen daher bevorzugt die sauerstoffreiche Lunge)		z. B. Tetanuserreger (leben in Gartenerde und in tiefen Wunden)	

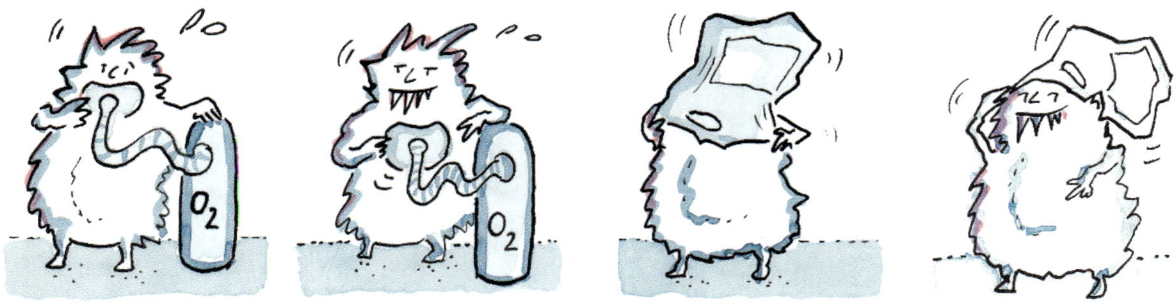

Bakterien lassen sich auf Nährböden anzüchten. Das können feste Nährbodenplatten (→ Abb. 1) sein, aber auch flüssige Nährlösungen. Die Bakterienanzucht dient dem Erregernachweis. Man will auf diese Weise erkennen, welche Bakterienart die Krankheit hervorgerufen hat. Das ist wichtig, um gezielt und damit erfolgreich zu therapieren. Oft werden zusätzliche Tests zur Antibiotikaempfindlichkeit, d. h. Resistenzprüfungen, durchgeführt.

Unter günstigen Bedingungen, also mit ausreichend Nährstoffen, Wasser, dem richtigen **pH-Wert** (Säuregrad) und ggf. Luftzufuhr, vermehren sich Bakterien durch Teilung (→ Abb. 2). Die Dauer der Zellteilung kann zwischen 20 Minuten (Salmonellen) und 24 Stunden (Tuberkelbakterien) betragen und hängt u. a. davon ab, wie kompliziert die Zellwand der betreffenden Bakterienart aufgebaut ist.

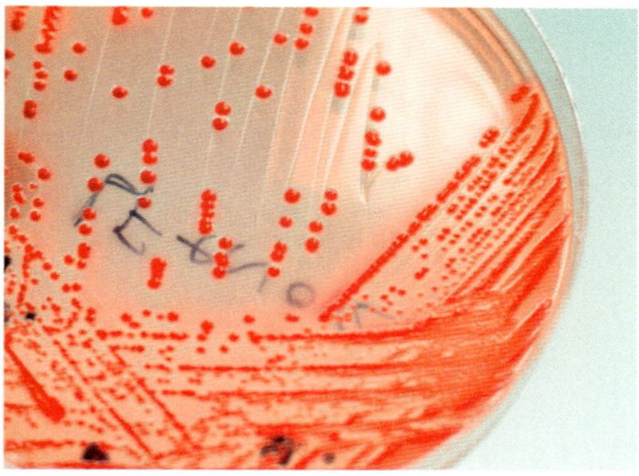

Abb. 1 Bakterienkolonien auf einer Nährbodenplatte

Alle Bakterien vermehren sich durch Zellteilung

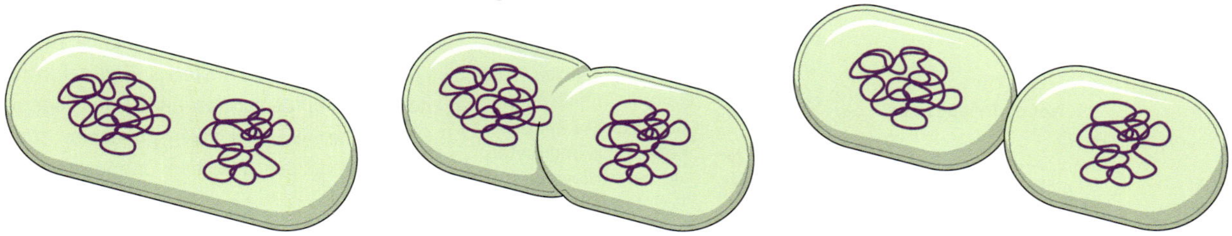

1. Die DNA wird verdoppelt und geteilt.
2. Die Zelle bildet eine Querwand aus.
3. Es bilden sich zwei eigenständige Tochterzellen.

Abb. 2 Zellteilung bei Bakterien

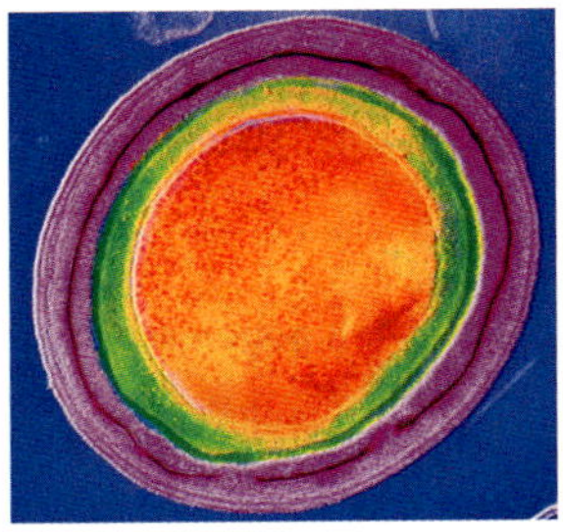
Abb. 1 Bakterienspore

Sterilisation → S. 356

Da in der Natur nicht immer optimale Lebensbedingungen herrschen, haben manche Bakterienarten die Fähigkeit, sich in trockene Dauerformen **(Sporen)** umzuwandeln (→ Abb. 1). So überstehen sie lange Zeit ohne Nährstoffe und Wasser. Bessern sich die Lebensbedingungen wieder, verwandeln sie sich in ihre normale Form zurück und vermehren sich. Soll z. B. ein chirurgisches Instrument keimfrei gemacht, d. h. sterilisiert, werden, müssen dabei nicht nur Bakterien, sondern auch Sporen ausnahmslos vernichtet werden, damit von dem Instrument keine Infektion ausgehen kann.

3.2.2 Viren

Video → S. 267, PagePlayer

Viren sind mit ca. 100 nm (1 Nanometer = 1 Millionstel Millimeter) Durchmesser etwa 100-mal kleiner als Bakterien. Sie haben einen gemeinsamen Grundaufbau mit einer Hülle und DNA oder RNA als Erbmaterial im Inneren (→ Abb. 2). Viren haben keinen eigenen Stoffwechsel, d. h., sie können Nährstoffe nicht selbst nutzen. Daher sind sie obligate **Zellparasiten**, sie können sich nur innerhalb von Wirtszellen vermehren. Sie befallen Zellen und bringen sie dann dazu, neue Viren herzustellen. Die zur Virusherstellung umprogrammierten Wirtszellen sterben dann.

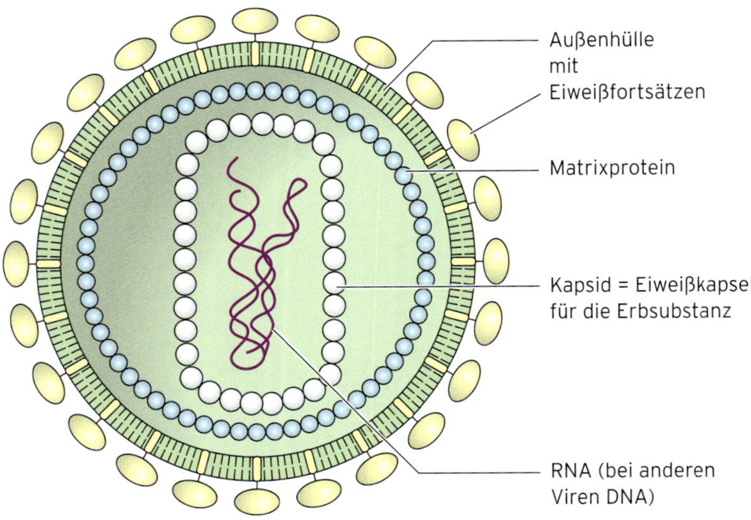

Abb. 2 Grundaufbau eines Virus am Beispiel des HI-Virus

Einige Viren (z. B. Grippe- und Erkältungsviren) verändern häufig ihre Antigenstruktur, d. h. Teile ihrer Eiweißhülle (→ Abb. 3). So können sie Antikörpern, die das Immunsystem bei früheren Erkrankungen gebildet hat, entkommen. Die vorhandenen Antikörper passen nicht auf die neuen Viren. Man erkrankt daher immer wieder durch neue Virustypen und wird nie gegen alle Grippe- und Erkältungsviren immun.

Es gibt behüllte Viren wie das Influenzavirus und unbehüllte Viren wie das Norovirus, ein hochvirulenter Erreger von Magen-Darm-Infektionen. Gegen unbehüllte Viren helfen nur spezielle Händedesinfektionsmittel und ggf. eine längere Einwirkzeit.

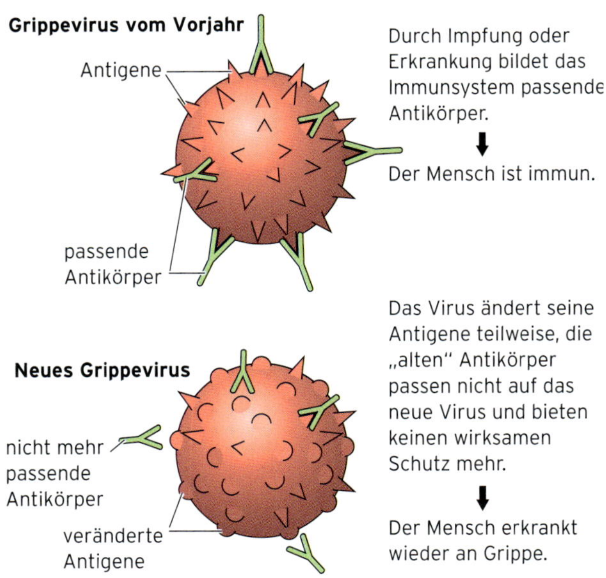

Abb. 3 Veränderungen der Oberflächenstruktur bei Viren

Viren vermehren sich sehr schnell: Aus einem einzigen Grippevirus bilden sich in sechs Stunden 1 500 und in zwölf Stunden 2,5 Millionen neue Viren. Daher reichen wenige Erreger für eine Infektion aus und die Krankheit beginnt kurze Zeit nach der Ansteckung plötzlich und heftig. Da Influenzaviren bis zu drei Tage auf Oberflächen wie Türklinken überleben, steckt sich während der jährlichen Grippewelle jeder Mensch an.

Die Hygienemaßnahmen der Covid-19-Pandemie verringern nicht nur die Wahrscheinlichkeit einer Covid-19-Erkrankung, sondern sind auch gegen andere Erreger wirksam.

Viren sind auf bestimmte Epithelien bzw. Zellarten spezialisiert, d. h., sie können nur an bestimmten Zelloberflächen haften. Daher rufen Schnupfenviren keinen Durchfall und Magen-Darm-Viren keinen Schnupfen hervor.

Nur gegen wenige Viren (z. B. Herpesviren und HIV) gibt es Medikamente, welche die Virusvermehrung hemmen: die **Virostatika**. Die Gabe von Antibiotika ist bei Virusinfektionen sinnlos. Antibiotika sind auf Bakterien spezialisiert und wirken weder auf Viren noch auf virusbefallene Wirtszellen. Da Viren obligate Zellparasiten sind, gelingt ihre Anzucht für Impfstoffe nur in lebenden Zellen, z. B. in Hühnereiern. Das ist der Grund, warum Grippeimpfstoff Spuren von Hühnereiweiß enthält.

3.2.3 Pilze

Pilze bilden unter den Mikroorganismen eine große Gruppe mit ca. 100 000 Arten. Sie können ein- und vielzellig sein und große Geflechte bilden. Teile von Pilzgeflechten sind z. B. auf verschimmeltem Brot als Flecken sichtbar (→ Abb. 1). Das gesamte Geflecht reicht im befallenen Lebensmittel jedoch viel tiefer, als die sichtbaren Flecken vermuten lassen.

Pilze vermehren sich auf Nährböden durch Sprossung (Sprosspilze) oder Sporenbildung (Sporenpilze). Pilzsporen sind Vermehrungsformen und nicht mit Bakteriensporen (d. h. Dauerformen) zu verwechseln. Einige Pilzarten nutzt der Mensch für die Lebensmittelherstellung, z. B. Bier- und Backhefe (→ Abb. 2 und 3) sowie Kefirpilze.

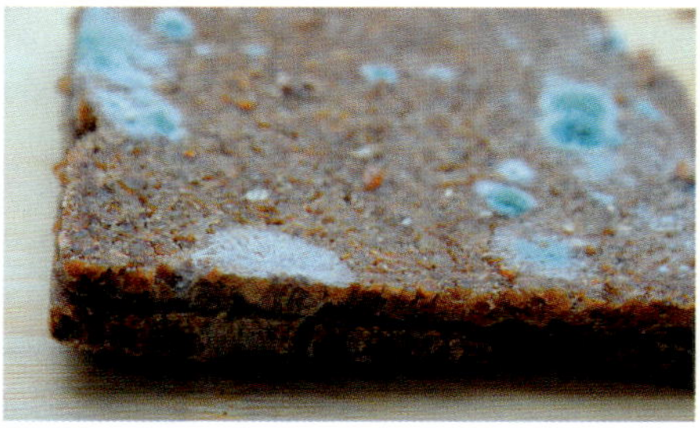

Abb. 1 Lebensmittelschimmel

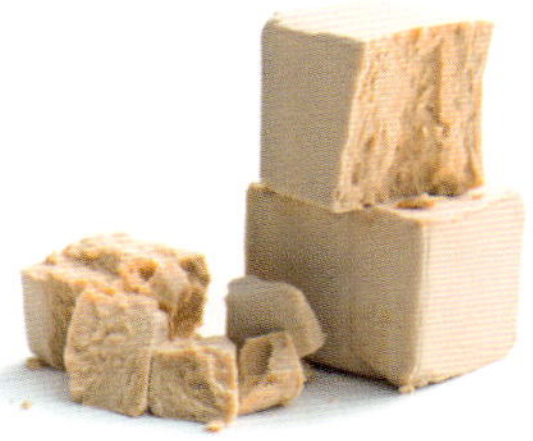

Abb. 2 Backhefe

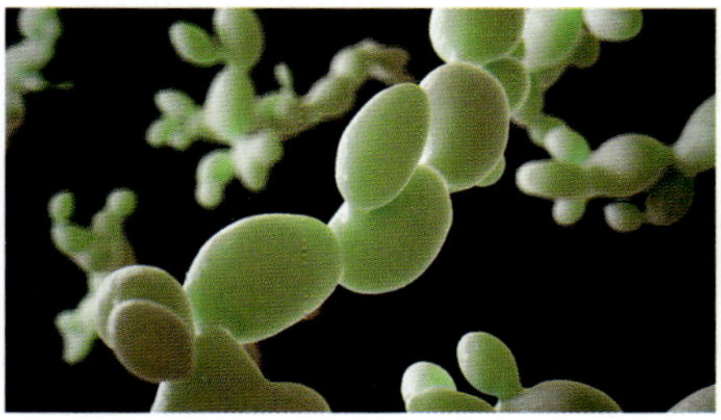

Abb. 3 Zellen der Backhefe, typische Sprosspilze

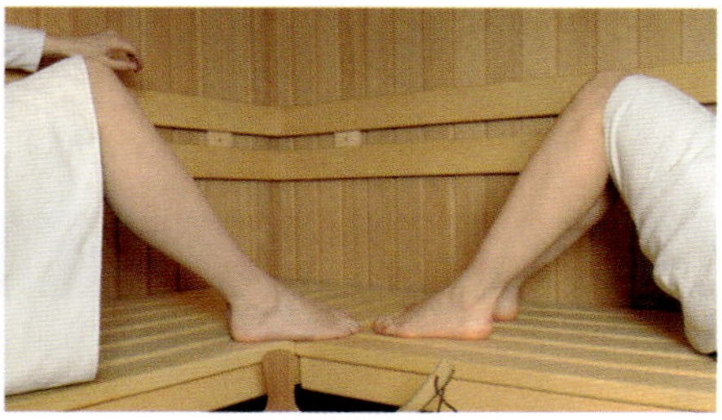

Abb. 4 Feuchte Wärme fördert Pilzwachstum.

Etwa jeder dritte Mensch hat eine Pilzinfektion (**Mykose**); am häufigsten ist der Fußpilz. Die entsprechenden Pilze sind fakultativ pathogen. Sie rufen **opportunistische Infektionen** hervor: Das sind Erkrankungen, die nur unter bestimmten, für den Mikroorganismus besonders günstigen Bedingungen entstehen. Alle Zustände, die mit Abwehrschwäche einhergehen (z. B. Säuglingsalter und hohes Alter, Diabetes, Cortisontherapie, Aids, Krebs), bieten opportunistischen Krankheitserregern die Gelegenheit, sich zu vermehren und den Wirt krank zu machen.

Mykosen
→ S. 330
→ Bd. 3, S. 114

Neben der Anwendung von **Antimykotika** (pilzhemmenden Arzneimitteln) ist daher die Behandlung der Grundkrankheit bzw. die Änderung pilzfördernder Bedingungen wichtig, um Mykosen erfolgreich zu therapieren.

3.2.4 Protozoen

Protozoen sind tierische Einzeller; sie werden auch Urtierchen genannt. Viele Protozoenkrankheiten sind Tropenkrankheiten, z. B. Malaria und Amöbenruhr, eine schwere Durchfallerkrankung, die durch protozoenhaltiges Trinkwasser übertragen wird. Diese Infektionen nehmen hierzulande durch den weltweiten Reiseverkehr zu. In unserer Region ist die Protozoenkrankheit Toxoplasmose häufig, deren Erreger z. B. durch Gartenerde, Katzenkot oder nicht durchgegartes Fleisch aufgenommen wird. Toxoplasmose gefährdet die ungeborenen Kinder nicht immuner Schwangerer.

Toxoplasmose → S. 331
Toxoplasmose in der Schwangerschaft → Bd. 2, S. 279

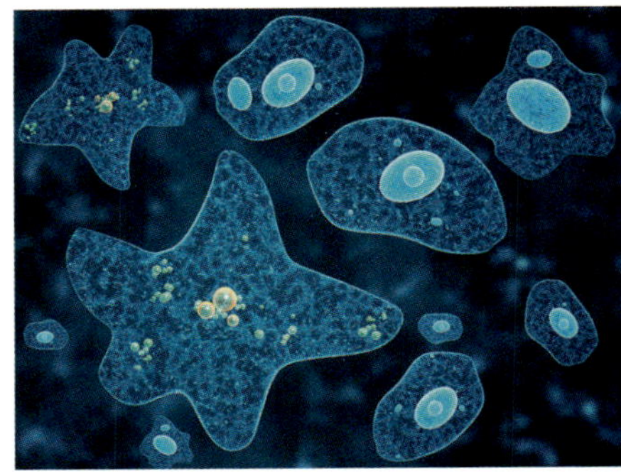

Abb. 1 Amöben

Es gibt spezielle Arzneimittel, die vorbeugend und/oder therapeutisch gegen Protozoeninfektionen eingesetzt werden. Da einige Protozoen (→ Abb. 1) ähnlich wie Bakterien aufgebaut sind, wirken manche Antibiotika auch gegen Protozoen.

3.2.5 Prionen

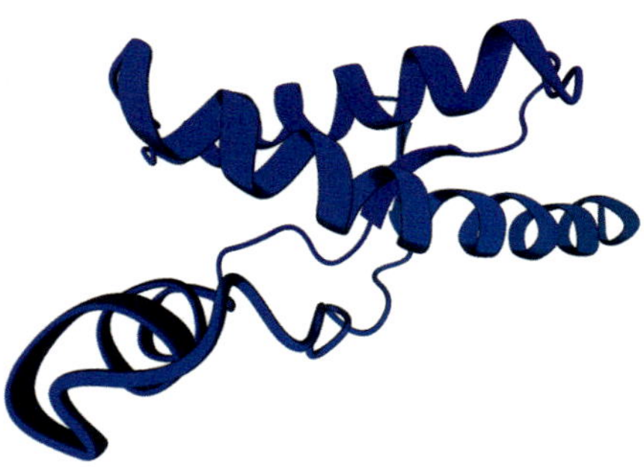

Abb. 2 Prionen

Prionen (Ez. **Prion**) sind infektiöse Eiweiße. Das Kurzwort Prion leitet sich von den Worten **Pr**otein und Infekt**ion** ab. Prionen (→ Abb. 2) sind keine Lebewesen und dennoch Krankheitserreger. Sie bewirken, dass sich Eiweiße im Nervensystem verformen, und verursachen so Krankheiten in Gehirn und Rückenmark. Prionkrankheiten sind u. a. BSE (der sog. Rinderwahnsinn) bei Tieren und die Creutzfeldt-Jakob-Krankheit beim Menschen. Bei diesen Krankheiten führen Prionen zum schwammartigen Umbau des Gehirns und zum Tode.

Wie Prionen zur Krankheitsentstehung und zum -ausbruch führen, ist noch nicht vollständig geklärt. Es gibt keine Therapiemöglichkeit. Der Verzehr von Teilen des Nervensystems befallener Tiere sollte vermieden werden, v. a. durch entsprechende Lebensmittelherstellung (Verzicht auf Tiermehl- bzw. Kadaverfütterung). Auch bei Transplantationen (Organverpflanzungen) können Prionen übertragen werden. Viele Desinfektions- und Sterilisationsmaßnahmen sind gegen Prionen unwirksam. Gezielte Immunreaktionen, z. B. Antikörper gegen Prionen, wurden bisher nicht nachgewiesen.

→ Terminologie: Infektionserreger

Aerobier (Adj. **aerob**)	Bakterien, die Luft bzw. Sauerstoff benötigen
Anaerobier (Adj. **anaerob**)	Bakterien, für die Luft bzw. Sauerstoff schädlich ist
Antibiotikaresistenz	Unempfindlichkeit von Bakterien gegen antibakterielle Arzneimittel
Antibiotikum, das (Mz. **Antibiotika**)	Arzneimittel gegen bakterielle Infektionen
Antimykotikum, das (Mz. **Antimykotika**)	Arzneimittel gegen Pilzerkrankungen (Mykosen)
Bakterium, das (Mz. **Bakterien**)	einzelliger, zellkernloser Mikroorganismus
Gram-Färbung	Färbeverfahren zur mikroskopischen Unterscheidung von Bakterien

infektiös	ansteckend; eine Infektion hervorrufend
Kokken	Kugelbakterien
Mykose	Pilzerkrankung
opportunistisch (Subst. **Opportunist**)	günstige Gelegenheiten nutzend, hier: bei Immunschwäche ausbrechend (Erreger oder Infektion)
pH-Wert	Säuregrad (pH 7 = neutral, < 7 = sauer, > 7 = basisch/alkalisch)
Plasmid, das	zusätzliche bakterielle DNA, die in Ringform im Zytoplasma liegt
Prion, das	infektiöses Eiweiß
Protozoen (Ez. **Protozoon**)	Urtierchen; tierische Einzeller
Spirochäten	Spiralbakterien
Spore, die	1. widerstandsfähige Dauerform eines Bakteriums 2. Vermehrungsform eines Sporenpilzes
Staphylokokken	Haufen- bzw. Traubenkokken; Erreger z. B. eitriger Entzündungen
Streptokokken	Kettenkokken; Erreger z. B. von Scharlach, Angina tonsillaris
Virostatikum, das (Mz. **Virostatika**)	Arzneimittel gegen Virusinfektionen (auch: Vir**u**statikum)
Virus, das (Mz. **Viren**)	sehr kleiner Mikroorganismus, der obligat (ausschließlich) als Zellparasit lebt
Zellparasit	Viruseigenschaft: nur in einer Wirtszelle vermehrungsfähig

Aufgaben

1 Beschreiben Sie den Aufbau eines Bakteriums.
2 Wie können Bakterien angezüchtet werden?
3 Beschreiben Sie die häufigsten Bakterienformen.
4 Welche Vorteile haben Viren dadurch, dass sie so klein sind?
5 Viele Patientinnen möchten oder fordern bei Grippe oder grippalen Infekten ein Antibiotikum. Nehmen Sie zu diesem Wunsch Stellung.
6 Hatten Sie schon einmal eine bakterielle Erkrankung? Falls ja, welche Bakterien waren vermutlich die Auslöser?
7 Was war Ihre letzte Viruserkrankung? Hätten Sie diese verhindern können? Wenn ja, wie?

3.3 Infektionswege und -arten

Tetanus → S. 316

Infektionskrankheiten bzw. -erreger bekommen wir aus einer sog. Infektionsquelle. Infrage kommen kranke Menschen, Nahrung, Wasser, Gegenstände oder Tiere. Tiere, die Erreger übertragen, können, müssen aber nicht selbst krank sein. Die natürliche und die vom Menschen geschaffene Umwelt enthält eine Vielzahl an Krankheitserregern. In Gartenerde sind z. B. stets Tetanusbakterien enthalten. Über Schuhe und Kleidung werden sie in die meisten Lebensbereiche verbreitet. Auch kleine, leicht verschmutzte Wunden und Insektenstiche enthalten daher Tetanuserreger.

Praxishygiene → S. 342

Die häufigste Infektionsquelle des Menschen ist der Mensch. Es gibt sogar eine **Selbstansteckung**, z. B. wenn Darmbakterien in die Blase aufsteigen und dort eine Entzündung hervorrufen. Sind Atemluft, Nahrung, Gegenstände oder die Haut eines Menschen mit Krankheitserregern verschmutzt, so nennt man sie **kontaminiert**. Die Vermeidung von **Kontamination** ist Sinn und Ziel der Praxishygiene.

Die wichtigsten Infektionswege

	Übertragungsart	Stationen der Erreger	Krankheitsbeispiele
		1. Lebensmittelinfektion Infektion durch den Verzehr kontaminierter Speisen oder Wasser	
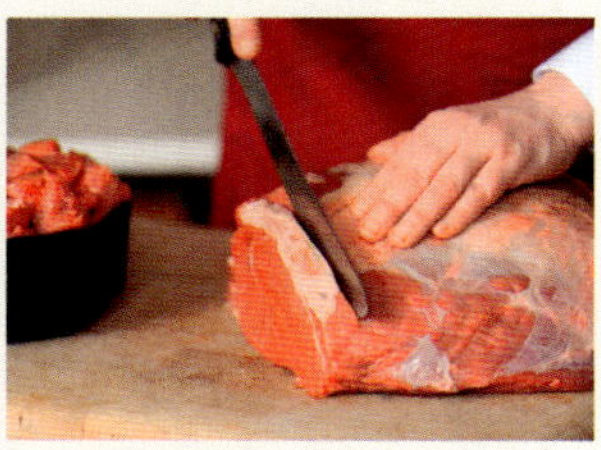	**Verzehr kontaminierter Lebensmittel**	Lebensmittel enthält Erreger → Mensch nimmt die Erreger mit der Nahrung auf	Salmonellose (durch rohes Ei oder unvollständig gegartes Geflügelfleisch), Trichinose (durch trichinenhaltiges rohes Schweinefleisch), BSE (durch Rinderhirn)
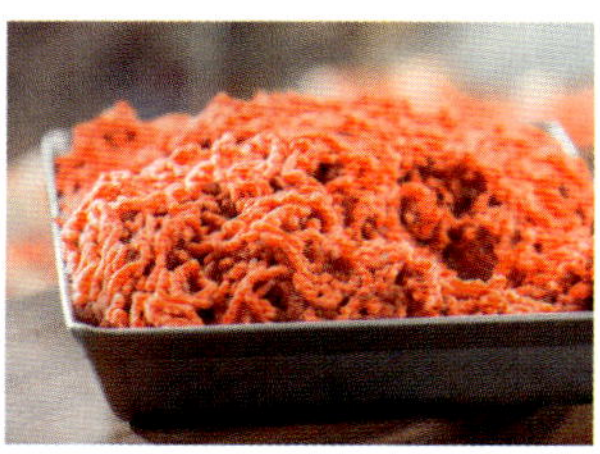	**Verzehr von Lebensmitteln, die unsauber zubereitet wurden → fäkal-orale Übertragung**	erkrankter Mensch berührt mit kontaminierten Händen Lebensmittel → Erreger gelangen in Lebensmittel → anderer Mensch isst das Lebensmittel	Hepatitis A und E, **E. coli**-bedingter Reisedurchfall sowie zahlreiche weitere Durchfallerkrankungen (Sonderfall Hepatitis A: anogenital-orale, also sexuelle Übertragung möglich)
		2. perkutane Infektion Infektion durch die Haut	
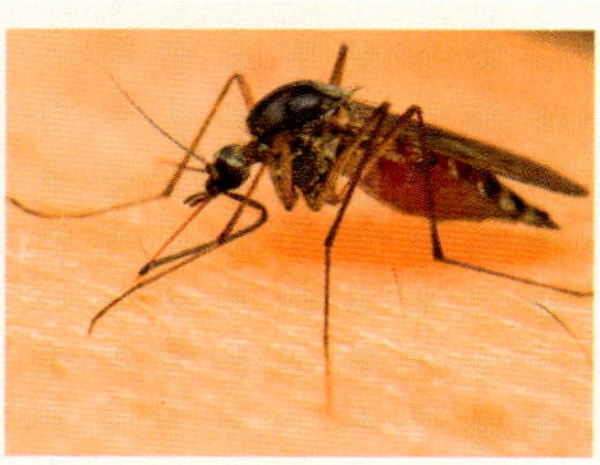	**über tierische Überträger, z. B. Zecken, Mücken**	Mensch → Mücke → Mensch, ggf. über weitere Zwischenwirte	Malaria, Schlafkrankheit, Borreliose, FSME, Fleckfieber
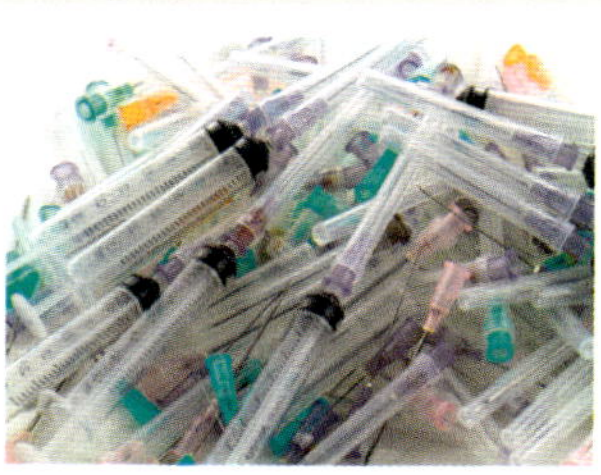	**durch medizinische Maßnahmen mit unsterilen Instrumenten**	Mensch → medizinische Instrumente → Mensch (oder Übertragung durch kontaminierte Blutprodukte)	Aids, Hepatitis B und C, Syphilis (=Lues)

3. Kontaktinfektionen Infektion durch Kontakt mit infektiösen Menschen oder kontaminierten Dingen			
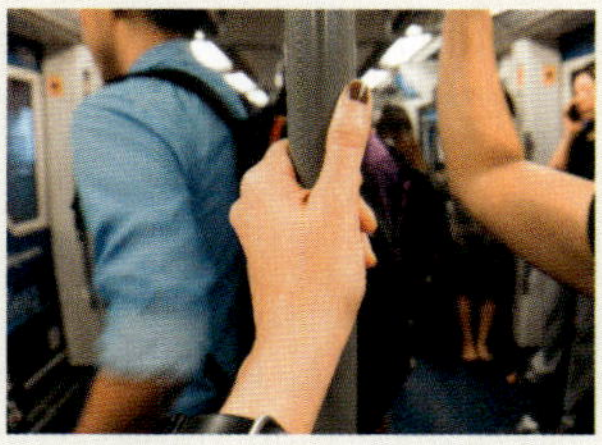	**Tröpfcheninfektion, aerogene (luftgetragene) Infektion durch erregerhaltiges Aerosol (Erreger-Luft-Gemisch)**	Mensch → Mensch oder Mensch → Gegenstand (z. B. Türklinke) → Mensch oder Mensch → Atemluft → Mensch	Covid-19, Grippe, grippale Infekte, Masern, Mumps, Röteln, Varizellen, Keuchhusten, Diphtherie, Tuberkulose, Lepra
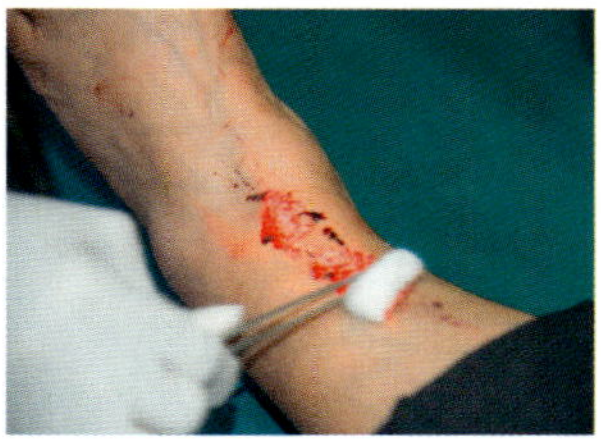	**direkte Kontaktinfektion** älterer Begriff: Schmierinfektion	Mensch (kontaminierte Haut) → Mensch (Haut)	beim Verbandwechsel eitriger Wunden: Verbreitung von Eiterbakterien
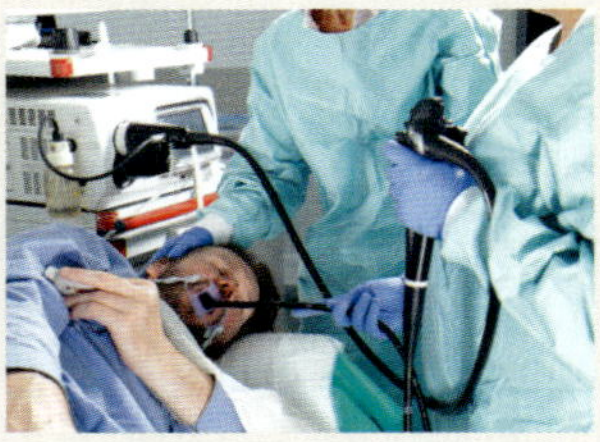	**indirekte (mittelbare) Kontaktinfektion** älterer Begriff: indirekte Schmierinfektion	Mensch → Gegenstand (z. B. Handtuch, Augentropfen, Untersuchungsgeräte, Akupunkturnadeln, chirurgische Instrumente) → Mensch	ansteckende Bindehautentzündung Viele medizinische Maßnahmen bergen die Gefahr einer Schmierinfektion! Daher ist es unbedingt erforderlich, hygienegerecht zu arbeiten.
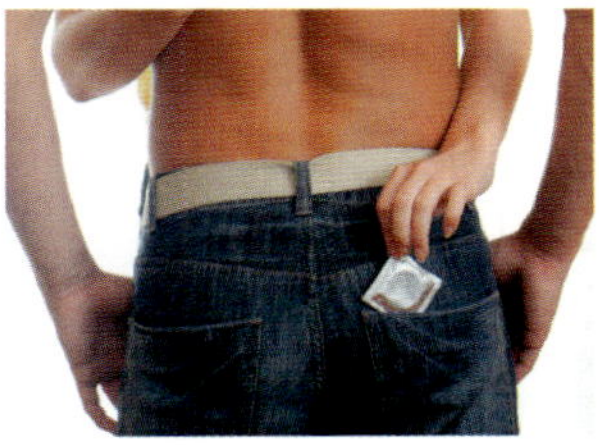	**sexuelle Übertragung**	Genitale eines Menschen → Genitale eines anderen Menschen oder vom Blut des einen → zum Blut des anderen beim Geschlechtsverkehr (genital-analer, genital-oraler bzw. anal-oraler Geschlechtsverkehr macht entsprechende Übertragungen möglich)	Aids, Syphilis (= Lues), Gonorrhö (= Tripper), Chlamydien- und Pilzerkrankungen, Virushepatitis A, B und C, Herpes, Anogenitalwarzen, HPV-bedingte Krebsvorstufen verschiedener Schleimhäute; größtes Risiko bei anogenitalen Sexualkontakten
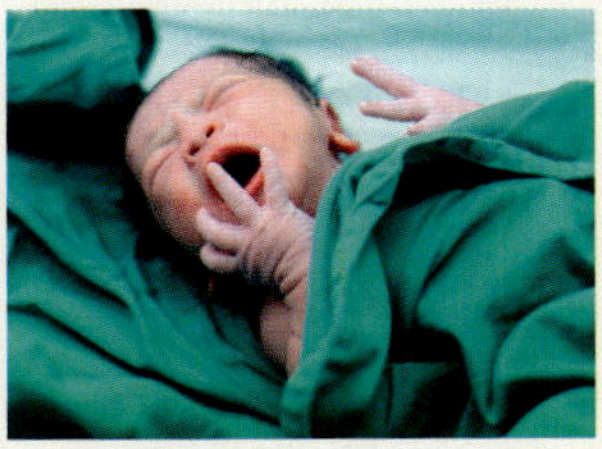	**vertikale Übertragung = „senkrechte" Übertragung**	Mutter → ungeborenes Kind oder Mutter → Kind während der Geburt (über Blutkontakt)	Hepatitis B, Syphilis (= Lues), Röteln, Ringelröteln, Windpocken, Aids

Häufig ist der Infektionsweg nicht genau nachzuvollziehen. Wer die Übertragungsarten aber kennt, kann Infektionen vielfach vermeiden und schützt damit sich und andere. Das ist Sinn und Aufgabe der Praxishygiene.

3.4 Pathophysiologie

Die Lebensvorgänge im gesunden Körper erklärt die **Physiologie**. Sie beschreibt z. B. Atmung, Kreislauffunktionen und Verdauung. Jeder Mensch wird jedoch zumindest zeitweise einmal krank. Die Vorgänge, die im kranken Organismus ablaufen, beschreibt die **Pathophysiologie**. Sie erklärt z. B., was im Körper bei einer Infektionskrankheit oder nach einer Verletzung stattfindet. Sie ist dabei eng mit der **Pathologie**, der Krankheitslehre, verbunden.

3.4.1 Ablauf einer Infektionskrankheit

Die **Infektion** (Ansteckung) mit Krankheitserregern verläuft unbemerkt. Auch die Erregervermehrung im Körper ist noch symptomlos. Erst die Gegenwehr des Immunsystems führt zu Beschwerden: Man fühlt sich krank. Botenstoffe, welche die Abwehrleistung anheizen, erzeugen zunächst **Allgemeinsymptome**. Das sind unspezifische Beschwerden wie Muskel- und Gliederschmerzen, Schwächegefühl und das Bedürfnis, sich hinzulegen. Der Körper braucht nun alle Kraft für die Immunabwehr.

Die Zeit zwischen der Infektion und den ersten Symptomen heißt **Inkubationszeit**. Sie kann wenige Stunden (grippaler Infekt), aber auch bis zu sechs Monate (Hepatitis B) dauern. Während der Inkubationszeit steigt die Erregermenge an und man kann sehr ansteckend sein, ohne es zu wissen. Bei grippalen Infekten, Grippe, Covid-19 und viralen Magen-Darm-Infekten z. B. steckt man sich bei scheinbar gesunden, noch symptomlosen Menschen an, die viele Erreger verbreiten.

Mit den Symptomen beginnt die **Infektionskrankheit**. Nach den Allgemeinsymptomen zeigen erst die **Organsymptome** an, welches Organ befallen ist. Schluckbeschwerden zeigen z. B., dass eine Mandelentzündung vorliegt, Niesen kündigt den Schnupfen an und Husten deutet auf eine Bronchitis hin.

Sobald das Immunsystem die Erreger beherrscht, gehen die Symptome zurück: Die **Rekonvaleszenz** (Gesundungsphase) beginnt. Es werden weniger Botenstoffe ausgeschüttet, weil nicht mehr so viele Abwehrzellen aktiviert werden müssen. Die betroffenen Organe sind aber noch nicht gesund. Da von Viren befallene Zellen von T-Killerzellen getötet wurden, müssen die „Löcher" in den Schleimhäuten erst zuheilen, was einige Zeit dauert. Auf den geschädigten Epithelien können sich zunächst die dort stets vorhandenen Bakterien vermehren und zu eitrigem, also gelbgrünem Sekret führen. Die Sekrete rein viraler Infektionskrankheiten sind farblos und klar wie Wasser.

Krankheitserreger

Antikörper
= Abwehrwerkzeug

Schematischer Verlauf einer Infektionskrankheit

Infektion Eindringen und Vermehrung der Erreger	**Inkubationszeit** Zeit zwischen Infektion und Symptombeginn	**Infektionskrankheit**	**Rekonvaleszenz** Gesundungsphase
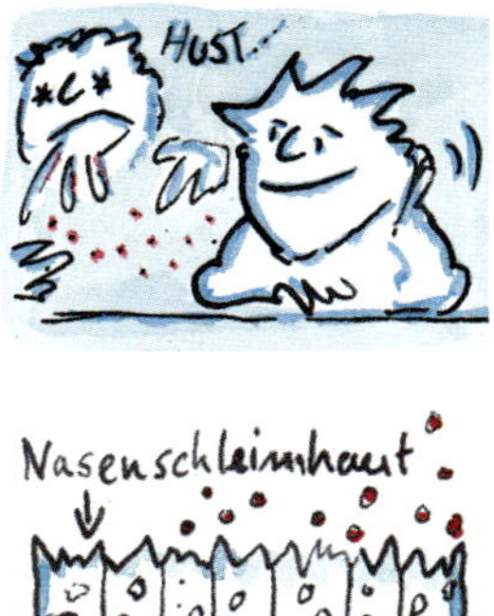 	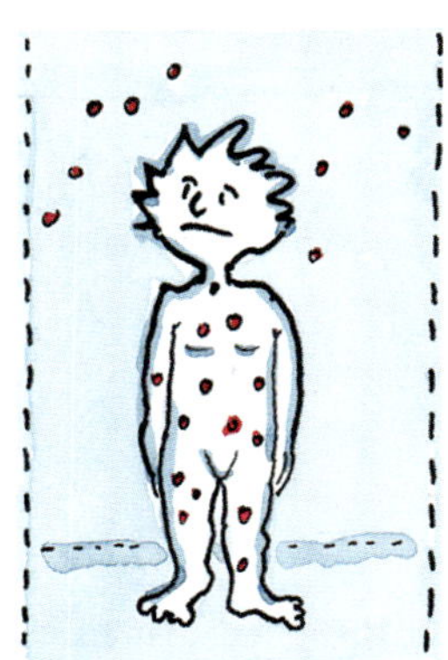	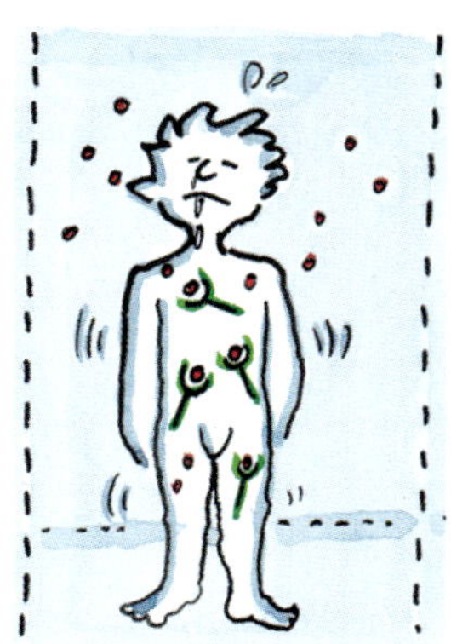	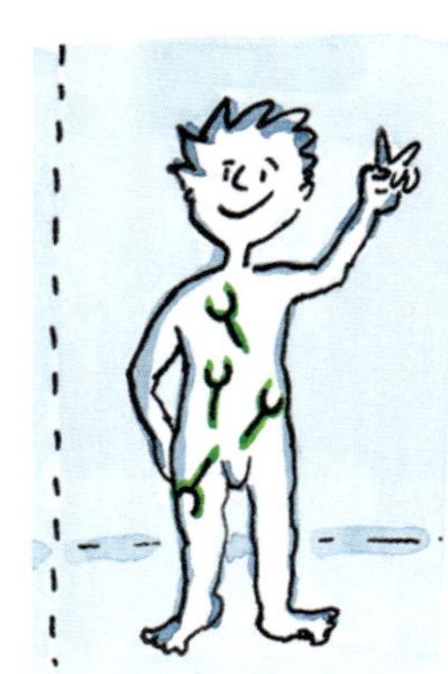
z. B. Tröpfcheninfektion bei Grippe	Erregervermehrung; das Immunsystem wird aktiv	Allgemeinsymptome treten auf	ggf. wochenlange Schwäche

Gegen frisch überwundene Erreger ist der Mensch immun, aber in der Rekonvaleszenz ist er anfällig für neue Erreger. Daher sollte man sich auskurieren, bevor man wieder unter (kranke) Menschen geht und seine volle Aktivität aufnimmt. Unvollständige Heilung kommt in Form der **Defektheilung** vor (eine schwere Bronchitis kann die Bronchien überempfindlich machen) oder als chronischer Verlauf (eine nicht ausgeheilte Hepatitis B verläuft lebenslang). Besiegen die Erreger die Abwehr, stirbt der kranke Mensch.

Spontanverläufe von Infektionskrankheiten

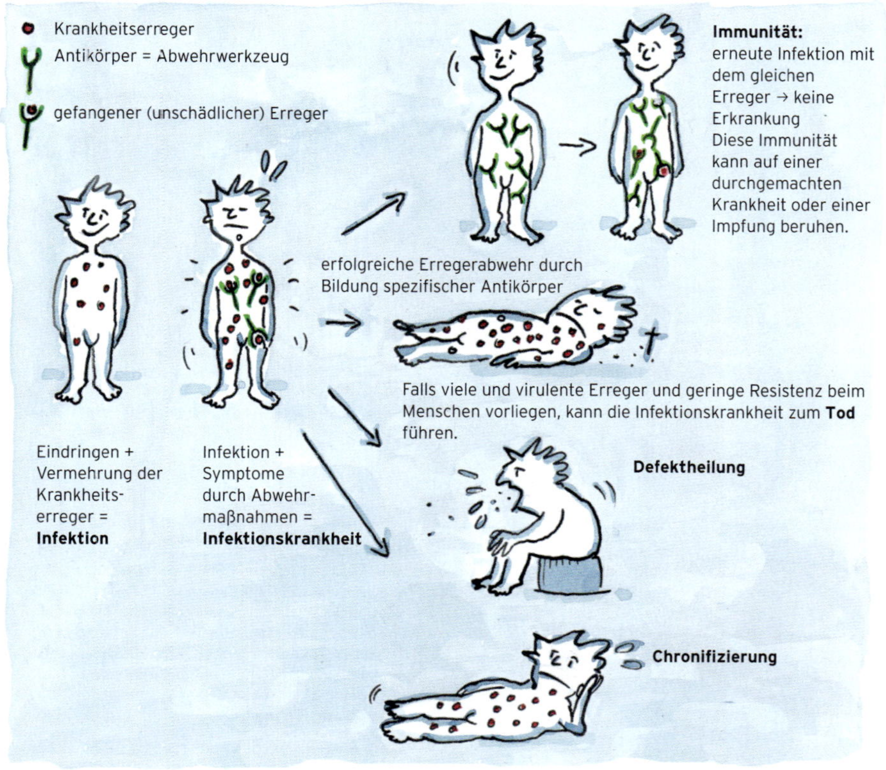

Abb. 1 Spontanverläufe von Infektionskrankheiten

3.4.2 Entzündung

Unser Körper ist vielen schädlichen Einflüssen ausgesetzt. Verletzungen, Hitze und Kälte, Sonnenstrahlen, Infektionen und Gifte schaden dem Organismus. Um lange gesund zu bleiben, muss die Funktion geschädigter Organe und Gewebe möglichst schnell und vollständig wiederhergestellt werden. Dazu dient die **Entzündung**. Sie ist die Reaktion des Immunsystems und der Gewebe auf unterschiedliche Schädigungen mit dem Ziel der Reparatur und Heilung.

Wundheilung
→ Bd. 3, S. 119

Geschädigte Gewebe rufen mithilfe von Entzündungsstoffen Leukozyten aus dem Blut herbei. Diese phagozytieren zunächst tote Zellen und Zelltrümmer und wandeln sich bei Bedarf in faserbildende Zellen um. Diese bilden kollagenreiches Narbengewebe, das entsteht, wenn bei schwerer Gewebeschädigung keine Neubildung der zerstörten Zellen bzw. Epithelanteile mehr möglich ist.

Bildlich gesprochen, ähnelt eine Entzündung einer Baustelle. Zu der schadhaften Gewebestelle wandern Handwerker (Leukozyten), räumen zunächst alles Zerstörte weg und bauen dann neu auf. Während die Baustelle besteht, kann die defekte Stelle ihre Funktion nicht ausüben – wie ein aufgerissener Bürgersteig.

Jede Entzündung läuft im Prinzip gleich ab und geht mit den folgenden fünf Leitsymptomen einher:

Rötung	Überwärmung	Schwellung	Schmerz	Funktionsstörung

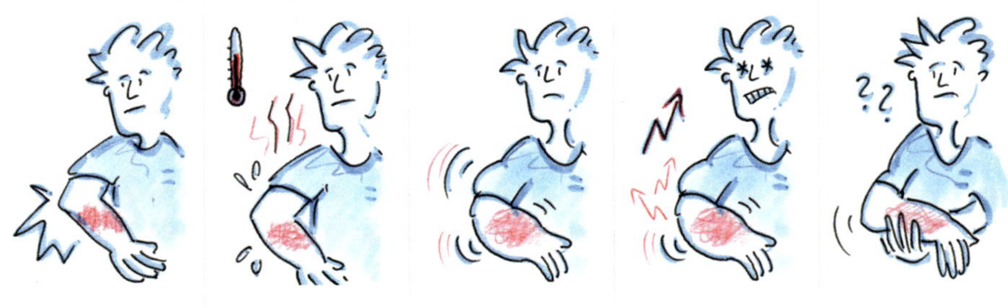

Verlauf einer Entzündung (schematisch am Beispiel Sonnenbrand)

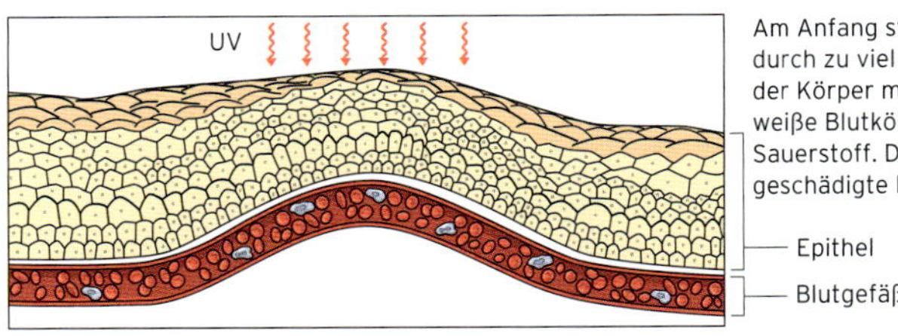

Am Anfang steht eine Schädigung der Haut, z. B. durch zu viel UV-Licht. Gewebe wurde zerstört und der Körper möchte dies reparieren. Dazu benötigt er weiße Blutkörperchen (Leukozyten), Nährstoffe und Sauerstoff. Diese werden mit dem Blutstrom in das geschädigte Hautgebiet geliefert.

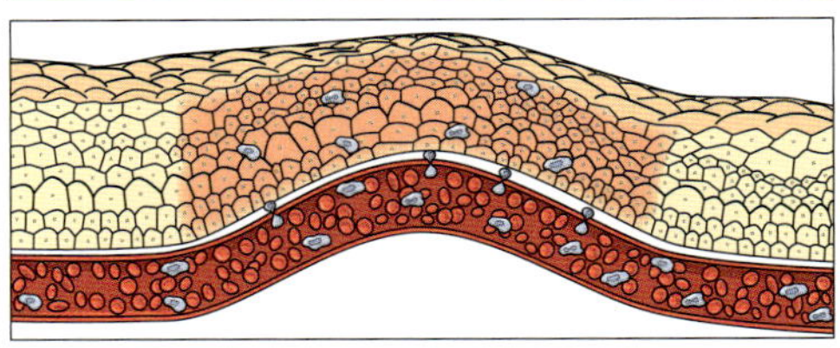

Die Durchblutung in der betroffenen Region wird erhöht. Die entzündete Stelle der Haut sieht daher rot aus (Rötung). Die Blutgefäße sind erweitert und das Blut fließt langsamer. Dadurch können die weißen Blutkörperchen (die „Arbeiter" der Entzündung) besser aus den Blutgefäßen „aussteigen". Durch die Weitstellung der Gefäße nehmen diese mehr Platz ein (Schwellung) und geben mehr Wärme ab (Überwärmung).

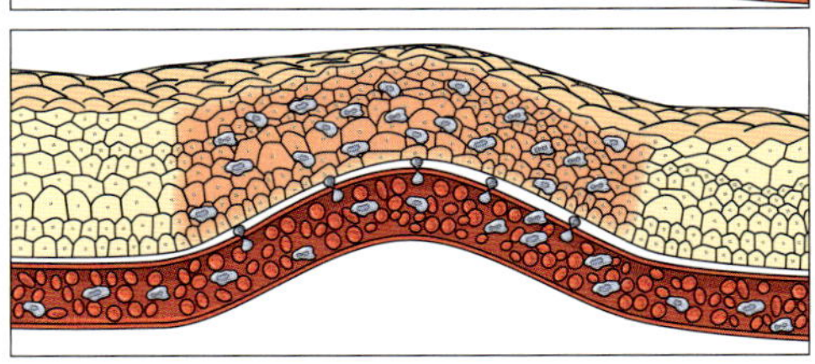

Die weißen Blutkörperchen arbeiten auf Hochtouren. Sie fressen zerstörte Zellen und Bruchstücke sowie eingedrungene Bakterien und Fremdstoffe. Sie fordern auf chemischem Wege Verstärkung an, also noch mehr Leukozyten. Diese chemischen Nachrichten sind Entzündungsstoffe. Die Entzündungsstoffe rufen Schmerzen hervor.

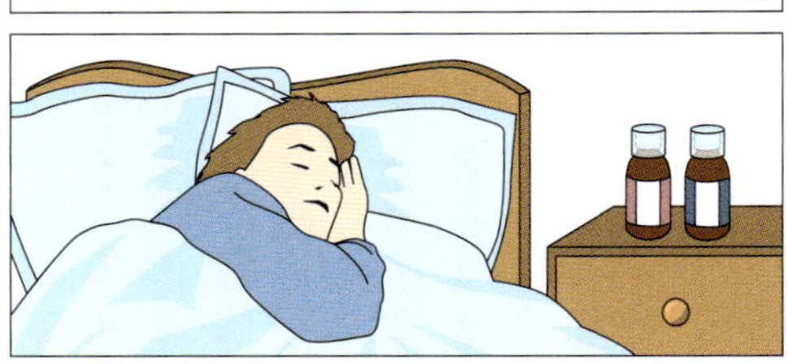

Bei Entzündungen auf kleinem Gebiet (z. B. einem Insektenstich) nimmt man den Schmerz nur an der betroffenen Stelle wahr. Sind größere Körperteile entzündet (Sonnenbrand am ganzen Rücken), so werden sehr viele Entzündungsstoffe gebildet und der ganze Mensch fühlt sich krank. Der entzündete Körperteil ist mit der „Baustelle Entzündung" voll beschäftigt und kann seine normale Funktion zurzeit nicht erfüllen (Funktionsverlust oder Funktionsstörung).

Entzündungen sind eigentlich sinnvolle Reparatur- und Heilungsmaßnahmen. Das Immunsystem kann aber auch falsch reagieren. Folgen krankhafter Immunreaktionen sind Allergien und Autoimmunkrankheiten. Sie gehen mit Entzündungen und ggf. Gewebeschäden einher und werden mit entzündungshemmenden bzw. die Immunabwehr unterdrückenden Medikamenten behandelt.

Fachbegriffe für Entzündungen tragen den Namen des Organs und die Endung **-itis**. So ist Rhinitis eine Nasenentzündung (Schnupfen), Bronchitis eine Entzündung der Bronchien und Gastritis eine Magen(schleimhaut)entzündung.

3.4.3 Fieber und Temperaturmessung

Bei Infektionskrankheiten kann der Körper seine Abwehrleistung durch Fieber auf das Vielfache steigern. Den hitzeempfindlichen Erregern wird buchstäblich eingeheizt. Sie werden durch Hitze direkt geschwächt und zusätzlich durch mehr Abwehrzellen effektiver bekämpft.
Die Körpertemperatur kann auf verschiedene Weise gemessen werden:

- im äußeren Gehörgang
- rektal (im After)
- axillär (unter der Achsel)
- oral (im Mund)
- auf der Stirn

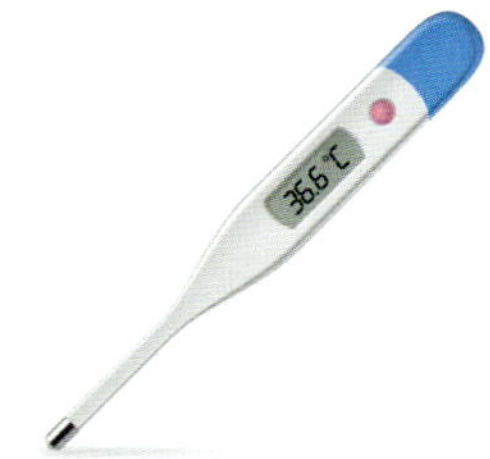

Abb. 1 Digitalthermometer

Am gebräuchlichsten und hygienischsten ist die Messung im Gehörgang. Ohrthermometer ermöglichen eine schnelle und patientenfreundliche Messung. Sie sind jedoch teurer als einfache Fieberthermometer.

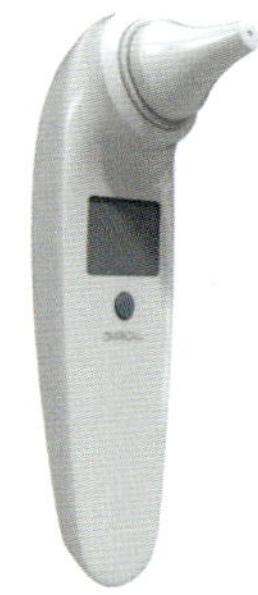

Abb. 2 Ohrthermometer

Ebenfalls sehr genau ist die **rektale** Messung. Sie gibt die sog. Körperkerntemperatur, die Temperatur im Körperinneren, wieder. Standard sind elektronische Thermometer, die rasch den Messwert anzeigen.

Axillare Messungen sind ungenau und daher in der Regel nicht zu empfehlen. Die Werte liegen etwa 0,5–1 °C niedriger als die Körperkerntemperatur.

Orale Messungen, für die das Thermometer unter die Zunge gelegt und der Mund geschlossen gehalten wird, werden nur noch selten durchgeführt.

Die kontaktlose Messung mit Stirnthermometern wird im Zuge der Covid-19-Pandemie in Altenheimen, an Flughäfen usw. durchgeführt. Sie liefert nur orientierende Messwerte und ist für den medizinischen Bereich ungeeignet.

Für die hygienegerechte Messung stehen für alle Thermometerarten geeignete Einmalhüllen bzw. -aufsätze und Desinfektionstücher bzw. -lösungen zur Verfügung. In der Praxis verwendete Thermometer müssen geeicht sein; sie sind aktive Medizinprodukte. Quecksilberthermometer dürfen im professionellen Bereich nicht mehr eingesetzt werden.

aktive Medizinprodukte → S. 354

Bei rektaler Messung gilt:		
36,5 bis 37,5 °C	normale Körpertemperatur	Morgens ist die Temperatur ca. 0,5 °C niedriger als gegen Abend. Unterernährung kann sie senken, körperliche Aktivität erhöhen. Bei Frauen im gebährfähigen Alter ist sie nach dem Eisprung bis zur Menstruation um ca. 0,5 °C höher.
37,5 bis 38 °C	erhöhte Temperatur	Fieber steigt nur sehr selten über 41 °C an (z. B. bei Malaria); ab 42 °C gerinnen Körpereiweiße, was zum Tode führt.
> 38 bis 39 °C	leichtes bis mäßiges Fieber	
> 39 °C	hohes Fieber	

Erzeugt unser Körper Fieber, nutzt er Muskelzittern (z. B. Schüttelfrost), um Wärme zu gewinnen. Der kranke Mensch friert so lange, bis die vom Körper benötigte Temperatur erreicht ist. Sobald das Fieber seine Wirkung entfaltet hat und die Erregerabwehr erfolgreich war, sinkt die Temperatur wieder in den Normalbereich. Schwitzen unterstützt die nun gewünschte Abkühlung. Feuchte Wadenwickel können Erleichterung bringen, wenn das Fieber bereits von selbst sinkt. Im Fieberanstieg würden sie nur das Frieren bzw. Zittern verstärken.

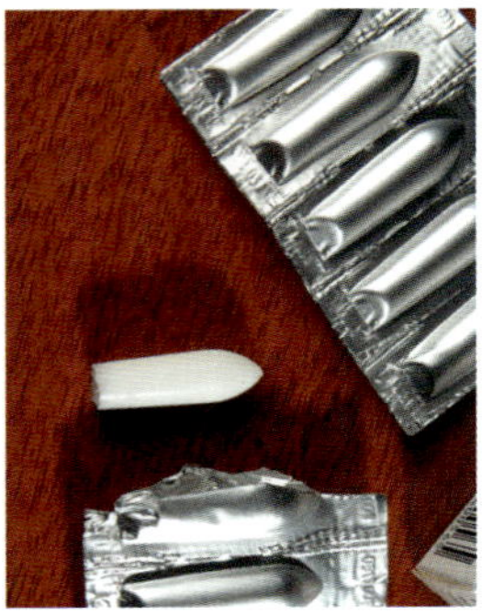

Abb. 1 Fieberzäpfchen

Fieber ist keine Krankheit, sondern ein Symptom und ein besonders wirkungsvolles Mittel der Immunabwehr. Deshalb sollte es nicht einfach medikamentös gesenkt werden. Fiebersenkende Mittel, sog. **Antipyretika**, sollten nur eingesetzt werden, wenn sonstige Beschwerden (z. B. Kopf- und Gliederschmerzen) so stark sind, dass die Patientin sehr leidet oder nicht schlafen kann. Antipyretika wie Paracetamol, Ibuprofen und ASS (z. B. Aspirin®) sind gleichzeitig **Analgetika** (Schmerzmittel). Oft bessern sie die Schmerzen, während das Fieber bleibt, da der Körper es noch braucht. Nun kann die Patientin sich „gesundschlafen". In besonderen Fällen, z. B. bei Herzkranken, entscheidet die Ärztin über die Gabe von Antipyretika.

→ Terminologie: Pathophysiologie bei Infektionskrankheiten

Allgemeinsymptome	Symptome, die den ganzen Körper betreffen
Analgetikum	Schmerzmittel
Antipyretikum	fiebersenkendes Mittel
axillär (auch: **axillar**)	unter der Achsel
Defektheilung	unvollständige Heilung
Entzündung	Reaktion des Immunsystems auf eine Schädigung
Infektion	Ansteckung
Inkubationszeit	Zeitspanne zwischen Ansteckung und Symptombeginn
-itis	Entzündung eines Organs; z. B. Bronchitis, Gastritis
kontaminiert (Subst. **Kontamination**)	mit Krankheitserregern verschmutzt; verseucht
oral	im Mund; den Mund betreffend
Organsymptome	Symptome im erkrankten Organ
Pathologie	Krankheitslehre
Pathophysiologie	Lehre von der Funktionsweise des kranken Körpers
Physiologie	Lehre von der Funktionsweise des gesunden Körpers
Rekonvaleszenz	Gesundungsphase
rektal	(bzgl. Temperaturmessung) im After

Aufgaben

1 Erklären Sie den Unterschied zwischen Lebensmittel- und fäkal-oraler Infektion.
2 Geben Sie drei Beispiele für Erkrankungen an, die von stechenden Tieren auf den Menschen übertragen werden, und nennen Sie den Fachbegriff für die Infektionsart.
3 Nennen Sie drei Beispiele für Hygienemaßnahmen, mit denen Sie in Ihrer Ausbildungspraxis Kontaktinfektionen (Schmierinfektionen) vermeiden.
4 Welche viralen und welche bakteriellen Infektionskrankheiten werden typischerweise aerogen übertragen?
5 Definieren Sie: Infektion, Inkubationszeit, Infektionskrankheit, Rekonvaleszenz.
6 Erläutern Sie die fünf Entzündungssymptome am Beispiel Mandelentzündung.

4 Diagnostik bei Infektionskrankheiten

4.1 Anamnese und klinische Diagnostik

Bei Verdacht auf eine Infektionskrankheit umfasst die Anamnese Allgemeinsymptome und organspezifische Symptome. Auf die erkrankten Organe weisen z. B. Husten, Halsschmerzen oder Durchfall hin. Auch Erkrankungsfälle im sozialen Umfeld werden erfragt. Beruf und Freizeitaktivitäten sowie Reisen können auf bestimmte Infektionen wie FSME, Toxoplasmose oder Malaria hinweisen.

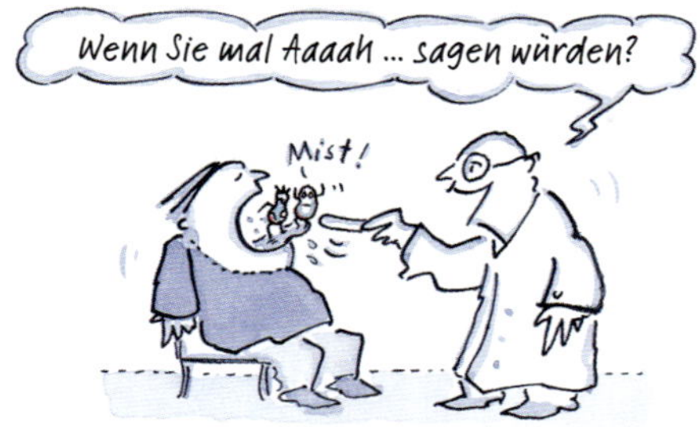

Interaktive Übungen
→ S. 267, PagePlayer

Bei der klinischen Untersuchung werden Haut und Schleimhäute inspiziert und ggf. die Lunge und das Abdomen (der Bauchraum) auskultiert bzw. palpiert. Vergrößerte Lymphknoten und schmerzhafte Organe fallen bei gründlicher Palpation auf. Führt der klinische Befund nicht zur Diagnose, können weitere Untersuchungen (Labortests, bildgebende Verfahren wie z. B. Ultraschall und Röntgen) folgen.

4.2 Labordiagnostik bei Infektionen und Entzündungen

Bei Infektionen kann Blut auf Entzündungszeichen untersucht werden. Gebräuchlich sind v. a. **kleines** und **großes Blutbild**, **Blutsenkung (BKS/BSG)**, **CRP** (das **C-reaktive Protein**) und **Procalcitonin (PCT)**. Auch die Immunantwort ist in Form der Antikörperbildung messbar. Erreger können durch Nachweis ihrer Antigene oder Erbsubstanz (DNA oder RNA) aufgespürt werden. Mit mikrobiologischen Methoden können Erreger angezüchtet und genau bestimmt werden. Speziallabore können Virus-Erbgut z. B. bei SARS-Viren so genau untersuchen, dass Infektionsketten nachverfolgt werden können.

Blutbild
→ Bd. 2, S. 14

4.2.1 Blutuntersuchungen

Kleines Blutbild: Jede Infektionskrankheit aktiviert das Immunsystem, was zu einer Vermehrung der weißen Blutzellen, der **Leukozytose**, führen kann. Das kleine Blutbild gibt u. a. die Leukozytenzahl pro **Mikroliter** (µL; Millionstel Liter) an. Die normale Leukozytenzahl liegt zwischen 4 000 und 10 000/µL. Bei Entzündungen steigt sie oft über 10 000/µL an. Ursache kann eine Infektion, v. a. durch Bakterien, oder eine andere Schädigung sein. Rauchen lässt die Leukozytenzahl durch die chronische Bronchitis oft auf 10 000 bis 15 000/µL ansteigen.

Differenzialblutbild: Es gibt mehrere **Leukozyten-Untergruppen** mit jeweils eigenen Aufgaben. Sie werden im sog. **großen Blutbild** (Differenzialblutbild) unterschieden und ihr jeweiliger **Anteil in Prozent** (%) der Leukozyten angegeben. Kleines Blutbild und Differenzialblutbild werden in der Regel maschinell erstellt.

Die segmentkernigen Granulozyten sind die größte Gruppe innerhalb der Leukozyten. Sie sind an den meisten Entzündungen beteiligt. Die Begriffe „eosinophil" und „basophil" beziehen sich auf die Anfärbung der jeweiligen Zellen bei der Spezialfärbung der Zellen für die mikroskopische Betrachtung.

Differenzialblutbild

Leukozyten-Untergruppen		**Funktion**	**%-Anteil/↑ erhöht durch**
stabkernige Granulozyten junge Granulozyten	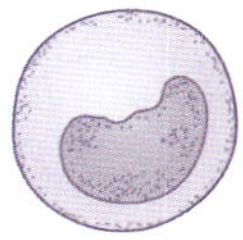	Phagozytose; sie werden bei Bedarf aus dem Knochenmark „zu Hilfe gerufen", obwohl sie nicht ganz ausgereift sind	bis 5 % der Leukozyten ↑ schwere bakterielle Infektionen
segmentkernige Granulozyten normale Granulozyten = Mikrophagen	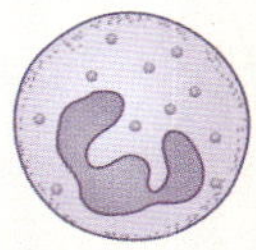	Phagozytose; sie entstehen im Knochenmark aus stabkernigen Granulozyten	40–70 % der Leukozyten ↑ bakterielle Infektionen und unspezifische Entzündungen, z. B. Rauchen
eosinophile Granulozyten hellrot angefärbt	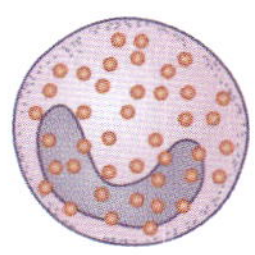	Parasitenabwehr, Allergien	bis 4 % der Leukozyten ↑ Allergien; Parasitenbefall, z. B. Wurmbefall
basophile Granulozyten blau angefärbt	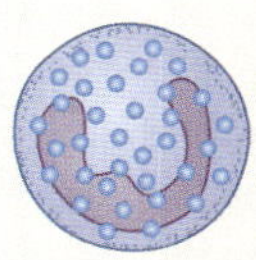	Allergien	bis 1 % der Leukozyten leichte Vermehrung ist harmlos ↑ schwere Darm- und Nierenkrankheiten, die Pille
Lymphozyten kleinste Leukozyten; kreisrunder Kern	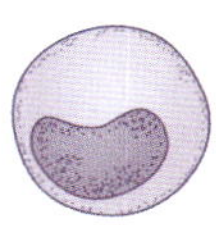	Immunabwehr, z. B. Virenabwehr	25–40 % der Leukozyten ↑ Virusinfektionen
Monozyten größte Leukozyten; unförmiger Kern	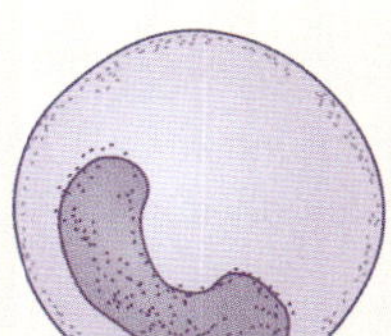	bilden Makrophagen, betreiben Phagozytose	bis 7 % der Leukozyten ↑ Mononukleose (Pfeiffersches Drüsenfieber), bakterielle Infektionen, Leukämie, chronische Darmkrankheiten

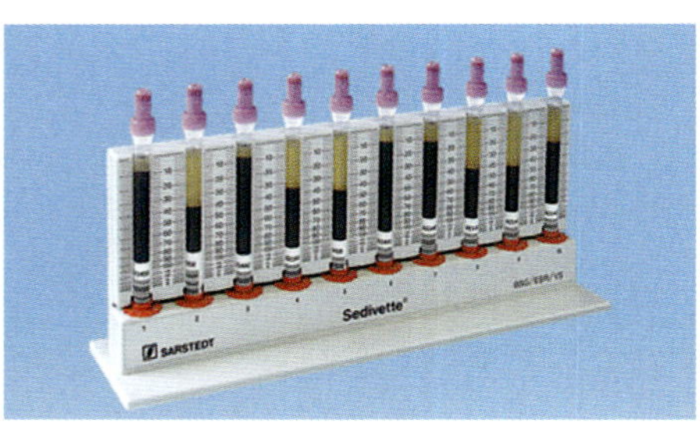

Abb. 1 Traditionelle BSG-Bestimmung nach Westergren

EDTA-Röhrchen
→ Bd. 2, S. 27

Blutsenkungsgeschwindigkeit: Die **B**lut**s**enkungs**g**eschwindigkeit **(BSG)** ist ein traditioneller Wert der Entzündungsdiagnostik. Für die BSG nach Westergren werden 1,6 mL frisches Blut mit 0,4 mL Natriumcitratlösung vermischt, d. h. ungerinnbar gemacht, und in ein senkrecht stehendes Röhrchen gefüllt. Der BSG-Ständer hat eine Millimeterskala (→ Abb. 1). Die Zellen sinken langsam ab; nach einer Stunde wird abgelesen, wie viele Millimeter sie abgesunken sind. Sinken sie schneller als normal (15 mm bei Frauen, 20 mm bei Männern nach einer Stunde), kann dies auf eine Entzündung hinweisen. Infektionen, aber auch z. B. Blutarmut, Krebs oder Schwangerschaft können den BSG-Wert erhöhen. Wärme beschleunigt, Kälte verlangsamt die BSG. Moderne Labore bestimmen die BSG mit Lasertechnik mit Blut aus dem Blutbildröhrchen (EDTA-Röhrchen). Die BSG dient eher der Verlaufsdiagnostik entzündlicher Erkrankungen als der Diagnosestellung.

Das **C-reaktive Protein (CRP)** ist ein Eiweißstoff, der bei Entzündungen innerhalb von zwölf bis 24 Stunden ins Blut abgegeben wird und somit früher als die Leukozytenzahl und die BSG Entzündungen anzeigen kann. Es steigt v. a. bei bakteriellen Infektionen an. CRP-Schnelltests können in der Praxis durchgeführt werden. Der CRP-Wert liegt bei Gesunden < 10 mg/L; der Normbereich kann je nach Messmethode abweichen. Früher als das CRP steigt der infektionsspezifische Entzündungsstoff **Procalcitonin (PCT)** an. Er wird v. a. bei schweren Infektionen mit Verdacht auf bakterielle Blutvergiftung bestimmt. CRP und/oder PCT können die Entscheidung für oder gegen ein Antibiotikum erleichtern, wenn der Messwert schnell genug vorliegt.

4.2.2 Erregerdiagnostik

Neben den unspezifischen Entzündungszeichen Leukozytose, erhöhte BSG, CRP oder PCT können im Serum (der Flüssigkeit des geronnenen Blutes) auch Antikörper gegen einzelne Erreger gesucht werden. Die Serumuntersuchungen zum Nachweis von Antikörpern gehören zum Fachgebiet **Serologie**.

Ein **positiver** serologischer Test beweist, dass das Immunsystem den Erreger kennt und spezifische, genau passende Abwehrstoffe gegen ihn gebildet hat. So kann Immunität, die durch eine überstandene Erkrankung oder eine Impfung erlangt wurde, nachgewiesen werden. Die Messmethoden heißen z. B. HAH (**H**äm**a**gglutinations-**H**emmtest) oder ELISA (**E**nzyme-**l**inked **i**mmuno**s**orbent **A**ssay). Das Ergebnis wird als **Titer** (Verdünnungsstufe) angegeben; z. B. bedeutet „Röteln-Antikörper 1:64 im HAH" (sprich: „1 zu 64"), dass das untersuchte Blutserum 64-fach verdünnt noch genug Antikörper enthält, um Rötelnviren zu binden. Das beweist einen guten Rötelnschutz z. B. einer Schwangeren (→ Abb. 1). Auch das ELISA-Ergebnis „Toxoplasmose-IgG positiv" beweist Immunschutz (→ Abb. 2).

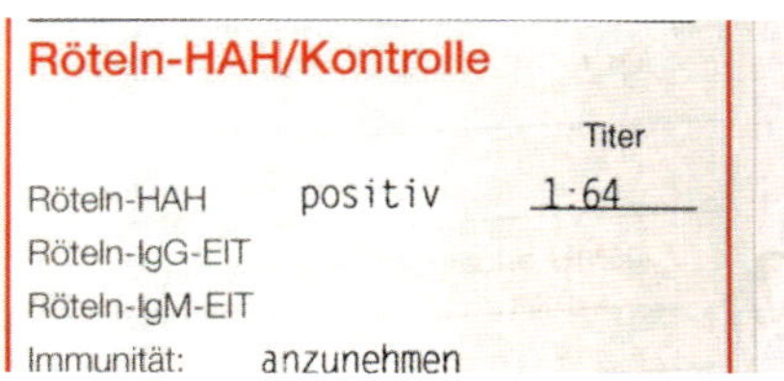

Röteln-HAH/Kontrolle

		Titer
Röteln-HAH	positiv	1:64
Röteln-IgG-EIT		
Röteln-IgM-EIT		
Immunität:	anzunehmen	

Abb. 1 Testergebnis nach serologischem HAH auf Röteln-Antikörper

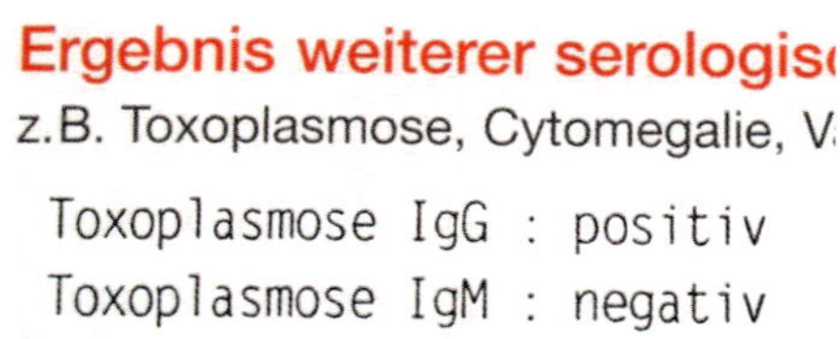

Ergebnis weiterer serologis

z.B. Toxoplasmose, Cytomegalie, V

Toxoplasmose IgG : positiv

Toxoplasmose IgM : negativ

Abb. 2 Testergebnis nach ELISA-Test auf Toxoplasmose-Antikörper

IgG (Immunglobulin G) sind Antikörper von einer mindestens sechs Monate zurückliegenden Infektion oder Impfung. Eine weniger als sechs Monate zurückliegende Infektion ergibt einen positiven **IgM**-Nachweis.

Anders misst man die Immunität gegen Hepatitis B: Nach der Hepatitis-B-Impfung wird die gemessene Antikörpermenge (Anti-HBs) in **I.E.** (**I**nternationalen **E**inheiten) bzw. **I.U.** (**I**nternational **U**nits, engl. Einheiten) angegeben. Die Berufsgenossenschaft verlangt einen Nachweis von mindestens 100 I.E./L, bevor eine MFA infektionsgefährdende Tätigkeiten wie Blutentnahmen ausführen darf.

Schutz vor Hepatitis B
→ Bd. 3, S. 65

Positiv heißt nicht gut … Gelingt der Nachweis eines Erregers oder spezifischer Antikörper gegen einen Erreger, so ist ein Test positiv, abgekürzt **+**. Ist der Nachweis nicht möglich, ist das Ergebnis **negativ**, abgekürzt **–**. HIV-positiv heißt z. B., dass dieser Mensch Antikörper gegen HI-Viren gebildet hat; er ist mit HIV infiziert und möglicherweise auch infektiös.

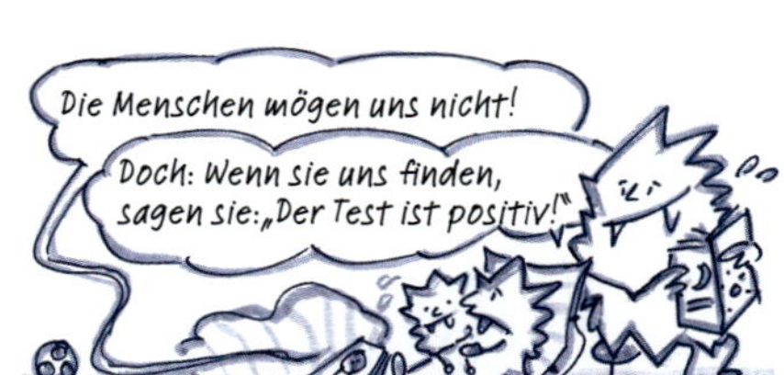
Die Menschen mögen uns nicht!
Doch: Wenn sie uns finden, sagen sie: „Der Test ist positiv!"

4.2.3 Erregerspezifische Nachweise: Antigentests und PCR

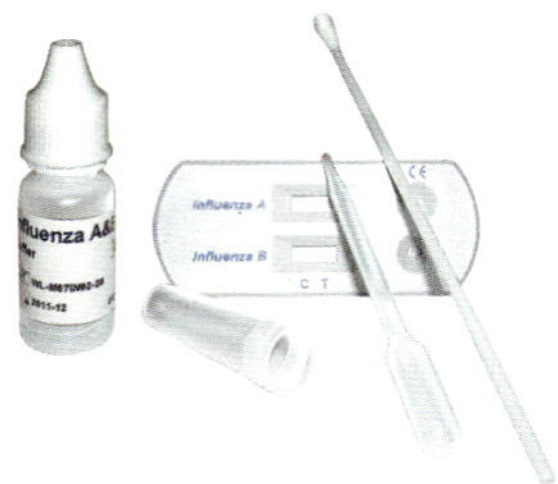

Abb. 1 Test-Kit für Influenza-Schnelltest

Während serologische Untersuchungen eine Immunantwort beweisen, können Spezialtests auch Erregerantigene nachweisen, z. B. der Influenza-Schnelltest. Der Test ist als sog. Test-Kit erhältlich (→ Abb. 1). Er kann die Verdachtsdiagnose „Virusgrippe" beweisen. Das Ergebnis des Rachenabstrichs liegt nach wenigen Minuten vor und lautet entweder „positiv" oder „negativ". Antigen-Schnelltests sind z. B. für Influenza A und B, RSV, SARS-CoV-2 und Streptokokken gebräuchlich. Spezielle Testkits, sog Multitests, können bis zu vier verschiedene Viren gleichzeitig nachweisen.

Die **Polymerase-Kettenreaktion (PCR)** ist ein aufwendiges Verfahren, um in Körpermaterialien (Blut, Urin usw.) Genmaterial bestimmter Erreger nachzuweisen. Es sind teure, aber sehr empfindliche Methoden, die lange vor der Immunantwort Genmaterial von Erregern finden und so eine frische Infektion beweisen können. Dies ist z. B. bei frischer HIV-Infektion hilfreich, da der übliche HIV-Test, der Antikörper nachweist, erst Monate später positiv wird. Bei chronischen Infektionen mit HIV, bei Hepatitis B und C wird mittels PCR die sog. **Viruslast** (Virusmenge in **I.U.**/mL Blut) gemessen.

4.2.4 Mikrobiologische Diagnostik

Der beste diagnostische Test bei einer Infektionskrankheit ist der direkte Nachweis des Krankheitserregers. Dabei wird quasi der „Täter" selbst erkannt. Nur bei wenigen Erkrankungen (z. B. Ringelröteln oder Gürtelrose) ist der eindeutige klinische Befund (der typische Hautausschlag) allein beweisend.

Bei harmlosen Krankheiten wie grippalen Infekten (sog. Erkältungen) ist es unwichtig, welches Virus zur Krankheit geführt hat, da meistens eine rasche Selbstheilung eintritt und es keine spezifische Therapie gibt. Bei schweren oder **rezidivierenden** (wiederkehrenden) Infektionen jedoch kann nur der rechtzeitige Erregernachweis eine gezielte – und ggf. lebensrettende – Therapie ermöglichen. Die fachgerechte Gewinnung und Versendung der Untersuchungsmaterialien ist Aufgabe der MFA. Nur korrekt gewonnene und behandelte Materialien ergeben richtige Befunde.

Untersuchungsmaterialien für Erregernachweise (Beispiele)

Art des Materials	Materialgewinnung	Hinweise
Abstrich 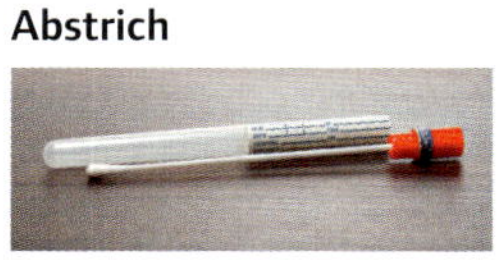	Aufnahme mit sterilem Wattetupfer von der erkrankten Stelle, z. B. dem Rachen, den Mandeln oder einer Wunde	Nie den Tupfer berühren und nach dem Abstreichen sofort in das Nährmedium geben!
Urin = Harn 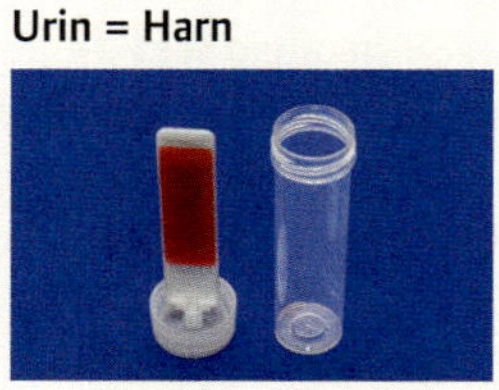	z. B. Mittelstrahlurin in spezielles Kulturröhrchen füllen	Urin enthält immer Bakterien, die sich bei Zimmertemperatur vermehren. Daher ist die baldige Untersuchung der Probe wichtig.
Stuhl 	Entnahme einer ca. 1 cm großen Stuhlmenge mithilfe des Spatels/Löffels, der sich am Deckel des Stuhlröhrchens befindet	Stuhl ist sehr bakterienreich; die Fragestellung für das Labor muss daher z. B. lauten: Untersuchung auf Enteritiserreger erbeten (Enteritis = Darmentzündung bzw. Durchfallerkrankung).

Uringewinnung, Mittelstrahlurin → Bd. 2, S. 238

Neben der richtigen Entnahmetechnik ist es wichtig, Probengefäße korrekt zu beschriften und mit dem entsprechenden Begleitschein einzusenden. Der Transport sollte möglichst bald und vor Hitze und Kälte geschützt stattfinden. Postversand ist nur in speziellen Versandhüllen mit der Aufschrift „enthält menschliches Untersuchungsmaterial" (→ Abb. 1) erlaubt.

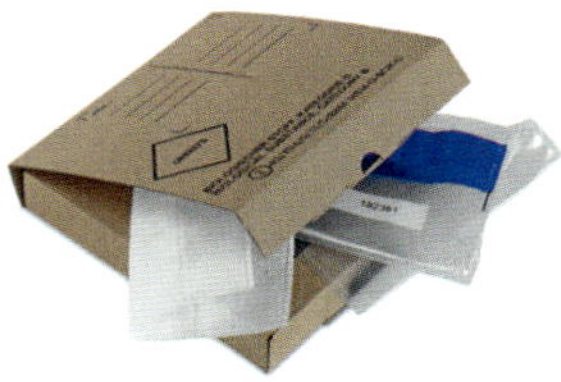

Abb. 1 Versand-Verpackung für menschliches Untersuchungsmaterial

Antibiotische Vorbehandlung erschwert den Bakteriennachweis und muss genau angegeben werden. Verdachtsdiagnosen wie „V. a. Salmonellen-Enteritis" werden mitgeteilt, damit die Probe gezielt untersucht werden kann. Im Labor können Abstriche gefärbt und mikroskopisch untersucht werden, um z. B. Staphylokokken in einem Wundabstrich zu erkennen.

Kleine Erregermengen im Untersuchungsmaterial sind mikroskopisch nicht erkennbar, sondern müssen angezüchtet, d. h., auf einem geeigneten Nährboden vermehrt werden. Nach Aufstreichen des Materials wird die Nährbodenplatte abgedeckt, beschriftet und bis zum Ablesen z. B. für 24 Stunden in einen Wärmeschrank gestellt (→ Abb. 2 und 3).

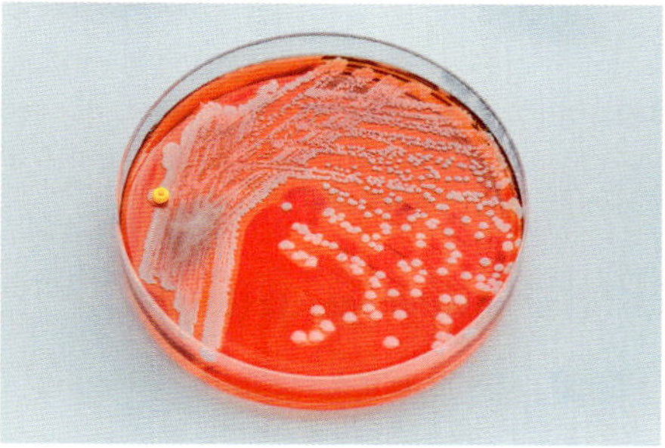

Abb. 2 Staphylokokkenkultur

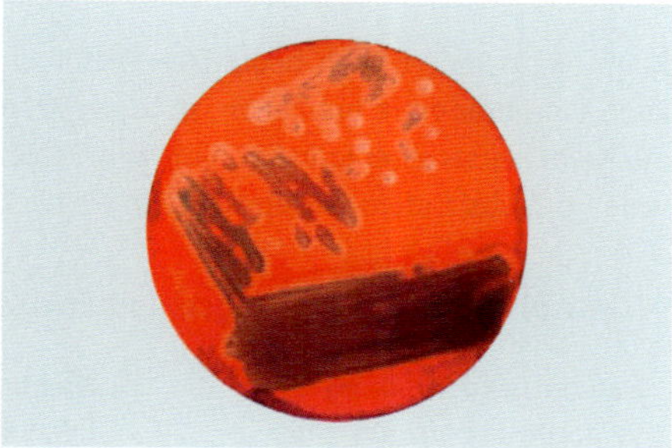

Abb. 3 Streptokokkenkultur auf Blutnährboden

4.2.5 Antibiogramm/Resistenzprüfung

Die Bakterienanzucht bietet neben dem Erregernachweis die Möglichkeit, auf Kulturplatten die Empfindlichkeit der Erreger auf Antibiotika zu testen.

Dabei werden Papierplättchen mit verschiedenen Antibiotika auf mit bakterienhaltigem Material bestrichenen Nährboden gelegt. Das Antibiotikum dringt in ihn ein. Wirkt ein Antibiotikum, vermehren sich die Erreger dort, wo es sich im Nährboden befindet, **nicht**. Es entsteht ein Hemmhof (→ Abb. 4) auf der Kulturplatte, der bedeutet, dass die Bakterien auf den Wirkstoff **sensibel** (empfindlich) reagieren.

Je nach Größe des Hemmhofs erkennt man die gute, weniger gute oder völlig fehlende Wirkung der Antibiotika. Vermehren sich Bakterien ungehemmt trotz Antibiotikum, sind sie **resistent** (unempfindlich); das Medikament hilft nicht. Die Resistenzprüfung mit Antibiotika wird **Antibiogramm** genannt. Ist ein Keim gegen mehrere Stoffe resistent, ist er **multiresistent** und somit sehr schwer zu behandeln. Am bekanntesten ist der hochresistente Klinikkeim MRSA.

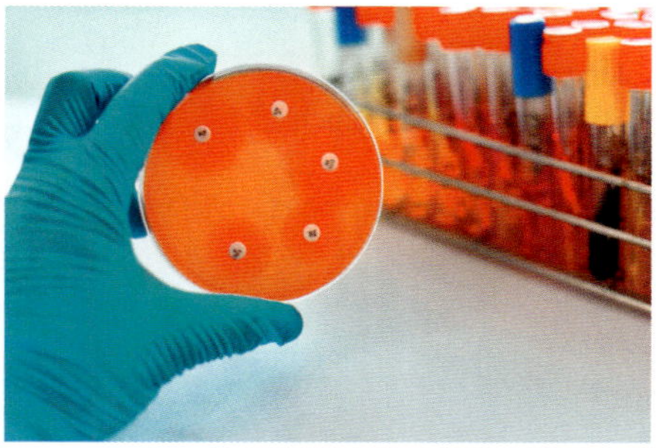

Abb. 4 Das Antibiogramm mit großen Hemmhöfen zeigt eine gute Wirkung aller getesteten Antibiotika.

MRSA
→ S. 318

4.3 Meldepflicht nach dem Infektionsschutzgesetz (IfSG)

Nach dem IfSG müssen bei besonders gefährlichen Infektionskrankheiten der Krankheitsverdacht, erkrankte Personen, Ausbrüche und/oder Erregernachweise unverzüglich an das zuständige Gesundheitsamt gemeldet werden. Meldebögen sind bei den Gesundheitsämtern und beim Robert Koch-Institut als Download erhältlich. Die Meldung erfolgt unter Beachtung der Persönlichkeitsrechte der Erkrankten; sie dient dem Schutz der gesunden Bevölkerung. Nicht immer wird die Patientin namentlich gemeldet. Bei einigen Infektionen müssen Erkrankte isoliert, d. h., zu Hause oder in Kliniken abgesondert untergebracht werden.

Das Gesundheitsamt berät Erkrankte über Hygienemaßnahmen und die Dauer der Isolation bzw. über den Zeitraum der **Quarantäne**. Auch werden bei Bedarf Impfungen (z. B. bei Masernausbrüchen) oder vorbeugende Medikamentengaben bei Kontaktpersonen (z. B. bei bakterieller Meningitis) veranlasst. Das Gesundheitsamt kann notfalls Einrichtungen schließen, z. B. Krankenhausstationen bei Norovirusausbrüchen oder Schulen bei Masern.

Kann ein kleiner, örtlich begrenzter Ausbruch einer Infektionskrankheit nicht gestoppt werden, kann eine **Epidemie** entstehen, d. h. ein Krankheitsausbruch in einem größeren Gebiet. Bleiben die Krankheitserreger ständig in diesem Gebiet, spricht man von **Endemie**; z. B. ist Hepatitis A in vielen Urlaubsländern **endemisch**. Ein weltweiter Ausbruch heißt **Pandemie**.

Eine vollständige aktualisierte Liste der meldepflichtigen Krankheiten und Erreger mit Informationen zu Unterschieden in den Bundesländern finden Sie unter: www.rki.de

Embryopathie → Bd. 2, S. 279

Meldepflichtige Erkrankungen und Erreger nach Infektionsschutzgesetz (Beispiele)

Namentliche Meldung Verdacht, Erkrankung, Tod	**Namentliche Meldung** Erkrankung, Tod	**Nicht namentliche Meldung** Erregernachweis
Ärztliche Meldepflicht		**Labormeldepflicht**
akute Virushepatitis, Botulismus, Cholera, Creutzfeldt-Jakob-Krankheit, Covid-19, Diphtherie, Gasbrand, hämorrhagisches Fieber, hämolytisch-urämisches Syndrom (EHEC), Masern, Mumps, Röteln inkl. Embryopathie, Milzbrand, Meningokokken-Meningitis, Poliomyelitis, Pertussis, Pest, Typhus und Paratyphus, Tollwut, Varizellen (nicht Herpes zoster)	schwer verlaufende Enteritis durch Clostridium difficile, Norovirus (auch bei Verdacht, wenn die Patientin im Lebensmittelbereich arbeitet), Tetanus, Trichinose, Tuberkulose	Campylobacter und darmpathogene Yersinien, FSME, Fuchsbandwurm, Gonorrhö (Tripper), HIV, Hepatitisviren A–E, Malaria, MRSA, Röteln, Zytomegalie und Toxoplasmose in der Schwangerschaft, Salmonellen, SARS-CoV-2, Syphilis (Lues)

Nicht erregerbezogen zu melden sind:

- jede Magen-Darm-Infektion bei Betroffenen in Lebensmittelbetrieben und das Auftreten von zwei oder mehr gleichartigen Erkrankungen mit epidemischem Zusammenhang
- jeder Ausbruch einer bedrohlichen Krankheit oder mehrerer gleichartiger Erkrankungen, der die Allgemeinheit gefährden könnte
- jeder Verdacht auf eine Gesundheitsschädigung nach Impfung

5 Therapie von Infektionskrankheiten

5.1 Unterstützung der Selbstheilung

Um das Immunsystem bei der Erregerabwehr zu unterstützen, ist es am wichtigsten, dass Kranke sich so verhalten, wie sie sich fühlen. Bei Abgeschlagenheit und Fieber hilft Bettruhe am besten. Reichliches Trinken und leichte, vitaminreiche Kost unterstützen die Selbstheilung. Arbeit bzw. Anstrengungen sollten erst nach dem Auskurieren stattfinden, wenn man sich wieder gut fühlt. Fieber- und Schmerzmittel unterdrücken nur die Symptome und verlangsamen die Selbstheilung, wenn man sich während der Wirkung der Mittel zu sehr belastet. Eine gesunde Lebensweise, mit ausreichend Schlaf, gesunder Kost, täglicher Bewegung in frischer Luft und Verzicht auf Rauchen und Alkohol, ist die beste Vorbeugung gegen Infekte und Komplikationen.

Interaktive Übungen
→ S. 267, PagePlayer

5.2 Antibiotika

In der Natur konkurrieren Mikroorganismen um Nahrung und Lebensraum. Pilze z. B. geben Stoffe ab, die das Wachstum von Bakterien unterdrücken. Alexander Fleming (→ Abb. 1) entdeckte 1928 auf einer verschimmelten Bakterien-Kulturplatte um den Schimmelpilz herum einen Hemmhof. Den antibakteriellen Stoff, den der Schimmelpilz Penicillium bildet, nannte er Penicillin.

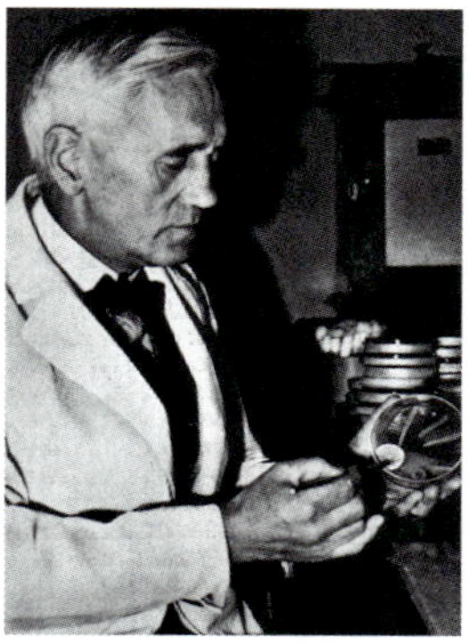

Abb. 1 Alexander Fleming betrachtet eine Kulturplatte.

Fleming entdeckte so das erste Antibiotikum: ein Arzneimittel, das Bakterien angreift, ohne dem Menschen zu schaden. Das ist der Idealfall. Antibiotika können vielfältige Nebenwirkungen hervorrufen. Wenige Prozent der Behandelten sind gegen Penicillin allergisch; öfter als Allergien entstehen Durchfälle durch vorübergehende Schädigung der Darmflora oder Vaginalmykosen durch Störung der Scheidenflora unter Antibiotikatherapie.

Der zu häufige und z. T. falsche Einsatz von Antibiotika hat zur Verbreitung multiresistenter Keime (v. a. Tuberkelbakterien und MRSA) geführt. Deshalb

- dürfen Antibiotika nur bei gesicherten oder sehr wahrscheinlichen bakteriellen Infektionen angewendet werden,
- muss die Einnahme lange genug erfolgen, damit das Immunsystem nur noch eine kleine Restmenge der Erreger besiegen muss,
- sollten die Medikamente gezielt, z. B. nach Antibiogramm, gewählt werden,
- müssen Kontraindikationen wie Nieren- oder Leberschwäche und Schwangerschaft beachtet werden und
- muss die Einnahme einiger Antibiotika mit bestimmten Nahrungs- und Arzneimitteln (Milch, Grapefruitsaft, Eisenpräparate) vermieden werden.

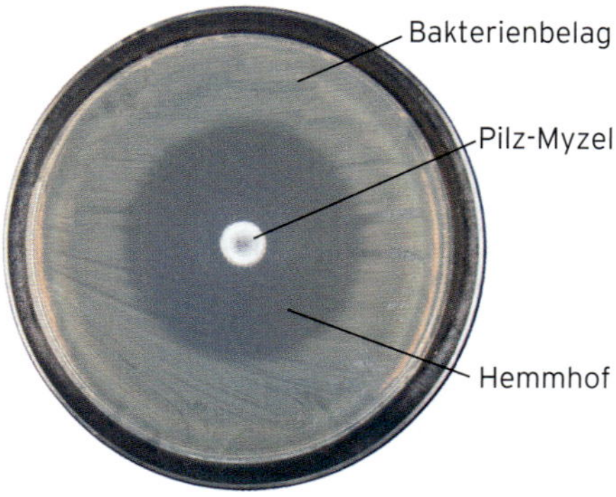

Abb. 2 Hemmhof um ein Pilz-Myzel auf einer Bakterienkultur

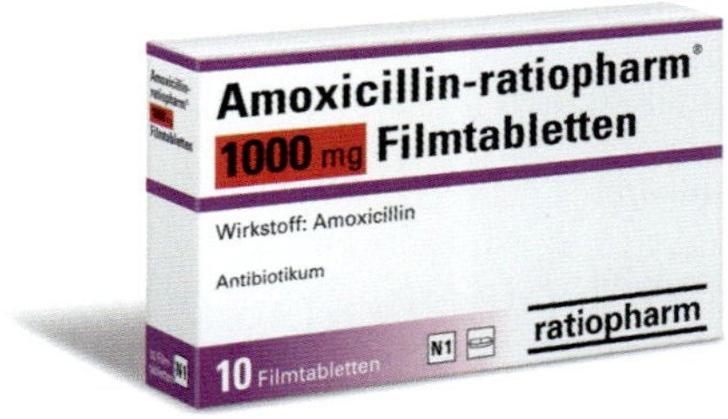

Abb. 3 Antibiotikum Amoxicillin

5.3 Virostatika

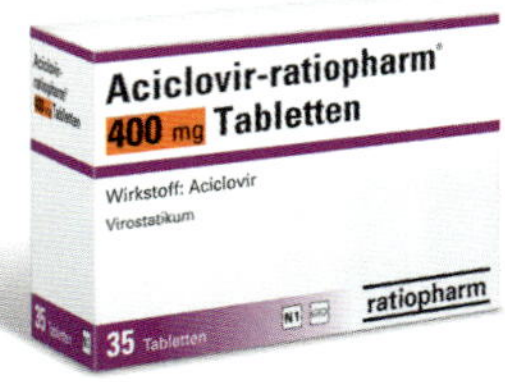

Abb. 1 Virostatikum

Antivirale Medikamente stehen nur gegen wenige Viren zur Verfügung, z. B. gegen Influenza-, Herpes-, Hepatitis- und HI-Viren. Vor allem bei HIV gibt es zahlreiche Resistenzen, da die Viren sich stetig verändern und so der Arzneimittelwirkung entgehen. Ebenso wie Antibiotika müssen Virostatika daher mit Bedacht eingesetzt werden. Wegen der Resistenzen und Nebenwirkungen sollten Schutzimpfungen, z. B. gegen Influenza, genutzt werden, anstatt sich auf die kurzfristige Wirkung von Virostatika zu verlassen.

5.4 Antimykotika

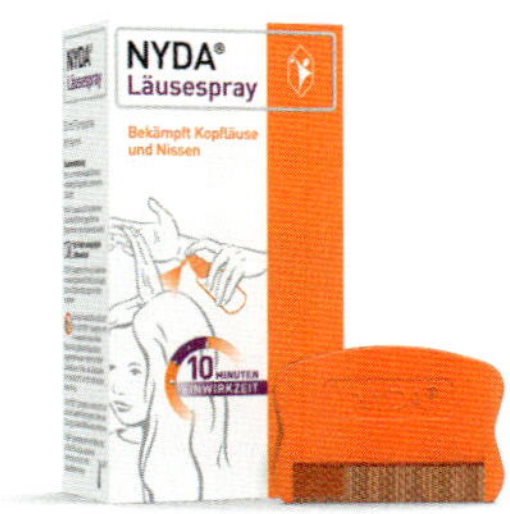

Abb. 2 Kopflausmittel und -kamm

Mykosen können örtlich begrenzt auftreten, z. B. bei Fußpilz, oder den ganzen Körper betreffen. Daher können Antimykotika **lokal** (örtlich) oder **systemisch** (im ganzen Körper) angewendet werden. Auch hartnäckige Mykosen wie Nagelpilz oder rezidivierende Vaginalmykosen können eine systemische Therapie, d. h. Medikamenteneinnahme, erfordern. Mögliche Neben- und Wechselwirkungen systemischer Antimykotika erfordern eine gute Therapieüberwachung.

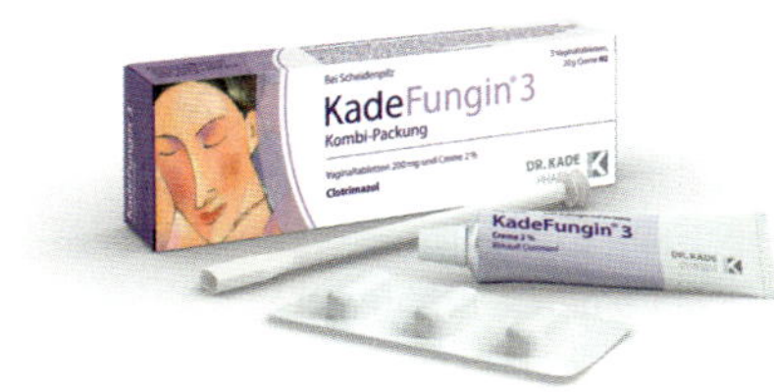

Abb. 3 Antimykotikum zur Lokaltherapie der Scheidenmykose

5.5 Arzneimittel gegen Protozoen und Parasiten

Kopflausbefall → S. 333
Skabies → S. 333

Aufgrund gemeinsamer Merkmale einiger Protozoen und Bakterien wirken gegen manche Protozoen Antibiotika. Da nicht alle Protozoeninfektionen, z. B. Malaria, erfolgreich therapiert werden können, ist die Vorbeugung (im Rahmen der Reisemedizin) entscheidend. Wichtige Parasitenkrankheiten sind – neben Insekten- und Zeckenstichen – der häufige Kopflausbefall und die Skabies (Krätze). Gegen Läuse und Krätzmilben helfen Insekten abtötende Mittel zur lokalen und bei Krätze ggf. zur systemischen Anwendung.

→ Terminologie: Diagnostik bei Infektionskrankheiten

Antibiogramm	Resistenzprüfung von Bakterien
antibiotisch	Bakterienwachstum hemmend (Arzneimittel)
antimykotisch	Pilzwachstum hemmend (Arzneimittel)
antiviral	Viren hemmend (Arzneimittel)
basophil	(bzgl. Leukozyten) blau angefärbt
BSG (BKS)	**B**lut(**k**örperchen)**s**enkungs**g**eschwindigkeit; Entzündungswert
CRP	**C**-**r**eaktives **P**rotein; im Blut messbarer Entzündungsstoff
Differenzialblutbild	Unterscheidung der Leukozytenarten und Angabe ihrer Zahl in Prozent der Leukozyten; sog. großes Blutbild
Endemie (Adj. **endemisch**)	Ausbreitung eines Erregers in einem bestimmten Gebiet, z. B. einem Land
eosinophil	(bzgl. Leukozyten) rot angefärbt
Epidemie	örtlich begrenzter Krankheitsausbruch

I.E./I.U.	**I**nternationale **E**inheiten = **I**nternational **U**nits (Maßeinheit)
isolieren	absondern; trennen (z. B. ansteckende Kranke von Gesunden)
Kontraindikation (Adj. **kontraindiziert**)	Gegenanzeige; Grund, der die Anwendung eines Arzneimittels oder einer medizinischen Maßnahme verbietet
Leukozytose	Vermehrung der weißen Blutkörperchen; erhöhte Leukozytenzahl
lokal; lokalisiert	örtlich
Mikroliter (μL)	Millionstel Liter (Kubikmillimeter)
multiresistent	mehrfach resistent; gegen mehrere Antibiotika unempfindlich
negativ (Ggt. **positiv**)	Testergebnis: ein Stoff bzw. eine Krankheit wird nicht nachgewiesen, d. h. liegt nicht vor
Pandemie	weltweiter Krankheitsausbruch (z. B. von Influenza)
Polymerase-Kettenreaktion (PCR)	Nachweismethode für Erbmaterial bestimmter Krankheitserreger
positiv (Ggt. **negativ**)	Testergebnis: ein Stoff bzw. eine Krankheit wird nachgewiesen, d. h. liegt vor
Procalcitonin (PCT)	Laborwert, der (schwere) bakterielle Infektionen anzeigen kann
Quarantäne	Absonderung (möglicherweise) infektiöser Personen
Resistenz (Adj. **resistent**)	(im Antibiogramm) Widerstandskraft gegen ein Antibiotikum; dieses wirkt nicht auf das resistente Bakterium
Rezidiv	Rückfall; erneutes Auftreten einer Krankheit
rezidivierend	wiederkehrend
sensibel	(im Antibiogramm) empfänglich/empfindlich für ein Antibiotikum
Serologie	Blutuntersuchungen zum erregerspezifischen Antikörpernachweis
systemisch	im ganzen Körper (Arzneitherapie oder Erkrankung)
Titer	Verdünnungsstufe, in der noch Antikörper nachweisbar sind; Messwert für Immunität

Erkältung durch Kälte ... Bei niedrigen Temperaturen bleiben Viren länger aktiv, z. B. auf Türklinken und Straßenbahn-Haltegriffen. Trockene, kalte Luft erleichtert die Verbreitung virushaltiger Tröpfchen und begünstigt Infektionen zusätzlich durch verminderte Schleimhautdurchblutung. Auch Unterkühlung schwächt das Immunsystem. Aufenthalt in geschlossenen Räumen und Heizungsluft tragen zur Ansteckung und zur Austrocknung der Schleimhäute bei.

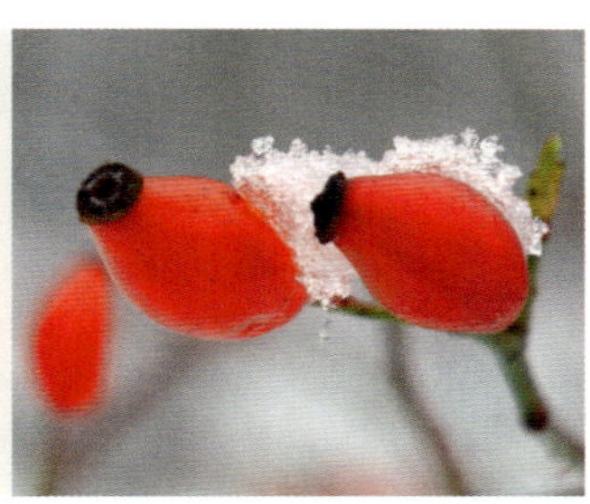

Aufgaben

1 Welche Blutuntersuchungen zeigen unspezifisch Entzündungen an?
2 Was bedeuten die Begriffe resistent und sensibel bzgl. Bakterien?

6 Beispiele von Infektionskrankheiten

6.1 Bakterielle Infektionskrankheiten

6.1.1 Scharlach und Streptokokken-Angina

Interaktive Übungen
→ S. 267, PagePlayer

Ausführliche Informationen unter:
www.rki.de
→ Themen
→ Infektionskrankheiten A–Z

Erreger: Streptokokken der Gruppe A (spezielle Kettenkokken)
Infektionsweg: Tröpfcheninfektion/aerogen
Inkubationszeit: 2–4 Tage
Symptome: Nach Allgemeinsymptomen (Kopf- und Bauchschmerzen, Fieber, Erbrechen) starke Schluckbeschwerden und kloßige Sprache durch **Tonsillitis** (Mandelentzündung). Eitrige Tonsillenbeläge, **Pharyngitis** (Rachenentzündung) mit scharlachrotem, fleckigem Ausschlag, schmerzhafte, vergrößerte Lymphknoten am Kieferwinkel. Zunge zunächst belegt, nach Tagen sog. Himbeerzunge (→ Abb. 1). Bei Scharlach entsteht außerdem Hautausschlag und ggf. anschließend eine starke Hautschuppung.
Diagnose: klinisch; ggf. Streptokokken-Schnelltest (5 min) oder Kultur (24 h)
Komplikationen: Sehr selten tritt einige Wochen nach der akuten Streptokokkenkrankheit eine schwere Gelenkentzündung (rheumatisches Fieber), Herzinnenhautentzündung **(Endokarditis)** oder Nierenkörperchen-Entzündung **(Glomerulonephritis)** auf. Vorhersagen kann man die Folgekrankheiten nicht. Die Antibiotikatherapie soll sie verhindern, führt aber auch zur rascheren Besserung der Angina bzw. des Scharlachs.
Therapie: Penicillin alle 8 h für 5–7 Tage, kürzt die Krankheit ab und soll Komplikationen verhindern; bei Allergie z. B. Clarithromycin
Besonderheiten: Es entsteht keine Immunität, weshalb es auch keine Impfung gibt. Kommt es wiederholt zur Tonsillitis, werden ggf. die Gaumenmandeln operativ entfernt. Verwechslung mit der viralen Mononukleose ist möglich.

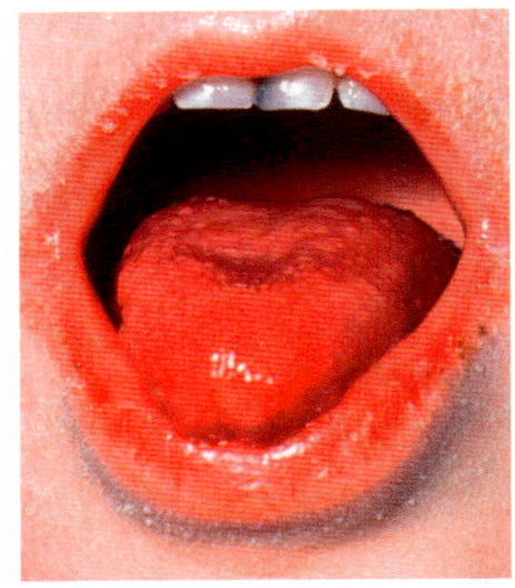

Abb. 1 Himbeerzunge bei Scharlach, die sich aus der zunächst belegten Zunge vom Rand her entwickelt

Mononukleose
→ S. 325

6.1.2 Erkrankungen durch Hämophilus influenzae und Hib

1. Impfung (2 Monate)	
	Hib
2. Impfung (4 Monate)	
	Hib
3. Impfung (11 Monate)	
	Hib

Erreger: Hämophilus (H.) influenzae/**H**ämophilus **i**nfluenzae Typ **b** (Hib)
Infektionsweg: Tröpfchen/aerogen; bei vielen Menschen besiedelt H. influenzae die Schleimhäute, führt aber nur bei vorhergehenden Viruserkrankungen zur **Superinfektion**; daher der Name H. influenzae = Grippe-Hämophilus. Superinfektion bedeutet, dass viral geschädigte Schleimhäute durch dort vorhandene Bakterien zusätzlich erkranken.
Inkubationszeit: < 7 Tage
Symptome: v. a. Atemwegserkrankungen, z. B. **Bronchitis**, **Otitis media** (Mittelohrentzündung) und **Pneumonie** (Lungenentzündung)
Diagnose: Erregernachweis
Komplikationen: Hib ist hochvirulent und kann bei Kleinkindern unter 4 Jahren zur lebensbedrohlichen Kehldeckel- oder Hirnhautentzündung **(Meningitis)** führen.
Therapie: Antibiotika, ggf. künstliche Beatmung; bei Hib oft erfolglos
Prävention: Impfung aller Säuglinge gegen Hib; indirekt schützt die Grippeimpfung, weil die Grippe v. a. im Alter, bei Grundkrankheiten der Atemwege und bei Immunschwäche bakterielle Superinfektionen begünstigt.

6.1.3 Diphtherie

Erreger: Corynebacterium diphtheriae
Infektionsweg: Tröpfchen/aerogen
Inkubationszeit: 2–5 Tage
Symptome: Allgemeinsymptome wie bei Grippe, dann bellender, sog. Krupp-Husten durch Kehlkopfbefall; Luftnot, Tonsillitis, blutiger Schnupfen, zunehmende Schwäche bei Herzbeteiligung
Diagnose: klinisch, Erregernachweis
Komplikationen: Ersticken durch Kehlkopfschwellung und Schleimhautbeläge, Herztod durch Herzmuskelentzündung **(Myokarditis)**

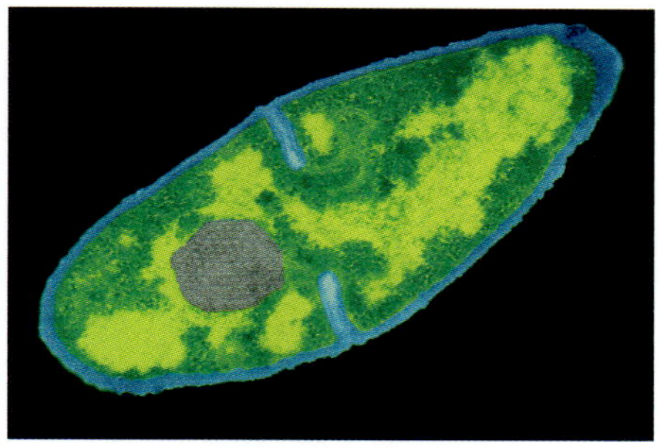

Abb. 1 Corynebacterium diphtheriae

Besonderheiten: Ein Virulenzfaktor der Bakterien ist ihr starkes Toxin (Gift), das nur mit rechtzeitig gespritztem Antikörper-Konzentrat, dem Antiserum, behandelbar ist (nicht mit Antibiotika). Der sog. Pseudo-Krupp (wörtl.: vorgetäuschter Krupp) bei Kleinkindern ist eine virale Kehlkopfentzündung, die weniger gefährlich ist.
Prävention: Impfung bei Säuglingen/Kleinkindern mit **D**-Impfstoff, später mit antigenärmerem **d**-Impfstoff, i. d. R. als Kombinationsimpfung gegen Tetanus, Diphtherie und Pertussis (**Tdap**-Impfung). D-Impfstoff ist bei Säuglingen am besten wirksam. Nach den ersten Lebensjahren ist d-Impfstoff am besten wirksam und verträglich.

Impfung	Impfstoff
1. Impfung (2 Monate)	D
2. Impfung (4 Monate)	D
3. Impfung (11 Monate)	D
1. Auffrischimpfung (5–6 Jahre)	TdaP
weitere Auffrischungen (alle 10 Jahre)	Td(ap)

6.1.4 Pertussis (Keuchhusten)

Erreger: Bordetella pertussis
Infektionsweg: Tröpfchen/aerogen
Inkubationszeit: 7–14 Tage
Symptome: Die typische Pertussis verläuft in drei Stadien: 1. 2 Wochen unspezifischer Schnupfen und Husten, 2. 2 Wochen Hustenanfälle mit typischem ziehendem Atemgeräusch und anschließendem Erbrechen, 3. nachlassende Anfälle über ca. 3 Monate bis zu 2 Jahre. Bei Erwachsenen weniger typischer, medikamentös nicht beeinflussbarer, sehr langwieriger Husten.

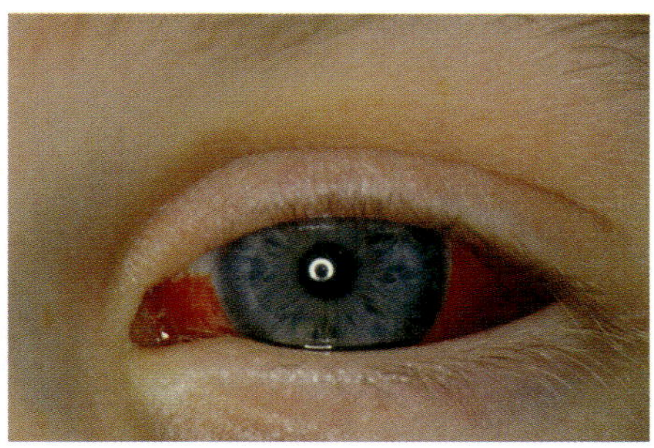

Abb. 2 Bindehautblutung bei Pertussis

Diagnose: Abstrich aus dem Nasenrachen, d. h., man geht mit dem Tupfer durch das Nasenloch bis in den Rachen wie bei Covid-19; PCR; Blutbild, nach Wochen Antikörpernachweis
Komplikationen: Otitis media, Pneumonie, Bindehautblutungen; bei Säuglingen evtl. Atemstillstände und Todesfälle ohne vorhergehende Symptome
Therapie: Antibiotika verhindern in der Inkubationszeit ggf. den Ausbruch und verkürzen die Dauer der Infektiosität. Hustenmittel sind unwirksam. Säuglinge werden in der Klinik überwacht.
Prävention: Impfung aller Säuglinge und **vor deren Geburt** aller Familienmitglieder, Tagesmütter, Freunde der Familie usw. Impfung aller Schwangeren im letzten Drittel der Schwangerschaft. Nur die Schwangerenimpfung sorgt dafür, dass das Neugeborene Antikörper von der Mutter erhält und es vor Pertussis geschützt ist, bis es selbst Impfschutz aufgebaut hat. Die Schwangerenimpfung wird in jeder Schwangerschaft wiederholt. Säuglinge und Kleinkinder erhalten **aP**-Impfstoff, ältere Kinder und Erwachsene **ap**-Impfstoff.
Besonderheiten: Die überstandene Erkrankung schützt ca. 5 Jahre; da (Klein-)Kinder meistens Impfschutz haben, erkranken v. a. Säuglinge und Erwachsene schwer. Die Impfung schützt nicht immer vor Ansteckung, aber verhindert schwere Krankheitsverläufe.

Impfung	Impfstoff
1. Impfung (2 Monate)	aP
2. Impfung (4 Monate)	aP
3. Impfung (11 Monate)	aP
1. Auffrischimpfung (5–6 Jahre)	TdaP
2. Auffrischimpfung (9–16 Jahre)	Tdap
weitere Auffrischungen (alle 10 Jahre)	Td(ap)
Schwangere im 3. Trimenon	Tdap

6.1.5 Tetanus (Wundstarrkrampf)

1. Impfung (2 Monate)	
	T
2. Impfung (4 Monate)	
	T
3. Impfung (11 Monate)	
	T
1. Auffrischung (5–6 Jahre)	
	(TdaP)
weitere Auffrischungen (alle 10 Jahre)	
	Td(ap)

Erreger: Clostridium tetani; Anaerobier; befindet sich in Erde und auf fast allen Böden, auch in Gebäuden, an Schuhen usw.
Infektionsweg: Wundinfektion
Inkubationszeit: 3–21 Tage
Symptome: Das Tetanus-Toxin führt zu schwersten „starren" Verkrampfungen aller Muskeln: erst der Kiefer-, Rachen- und Speiseröhrenmuskulatur, dann der Skelett- einschließlich der Atemmuskulatur. Die Kranke ist „starr" verkrampft und kann nicht mehr atmen.

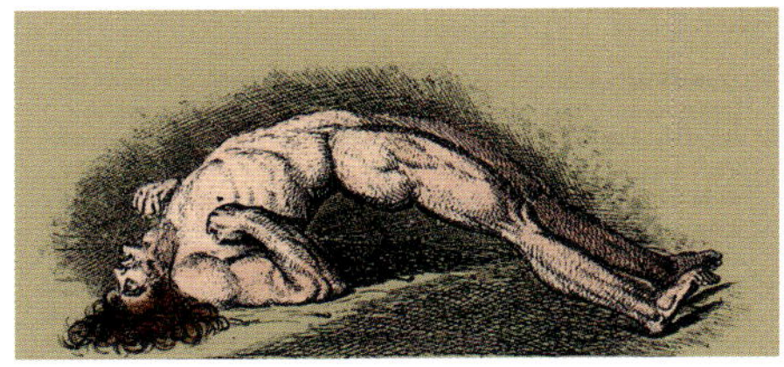

Abb. 1 Antike Darstellung der Muskelverkrampfung bei Tetanus

Diagnose: klinisch
Komplikationen: Erstickungstod bei vollem Bewusstsein
Therapie: intensivmedizinisch (Narkose, Beatmung); oft nicht erfolgreich
Prävention: Impfung ab der Säuglingszeit mit regelmäßiger Auffrischung
Besonderheiten: Tiefe, verschmutzte Wunden sind besonders gefährdet. Je nachdem, wie lange die letzte Impfung her ist und ob die Patientin schon einmal einen vollen Tetanusschutz hatte, werden im Verletzungsfall eine Aktivimpfung mit Tdap-Impfstoff oder eine Simultanimpfung mit Tdap und Antikörpern gegen Tetanus (z. B. Tetagam®) gegeben.

Tetanusimpfung im Verletzungsfall → Bd. 3, S. 121
Aktivimpfung → S. 336
Simultanimpfung → S. 337

6.1.6 Tuberkulose (TBC; Tb)

Erreger: Mycobacterium tuberculosis (M. tuberculosis), das von Robert Koch (→ Abb. 2) 1882 entdeckte Tuberkelbakterium
Infektionsweg: bei Lungen-TBC Tröpfchen/aerogen
Inkubationszeit: Wochen bis Jahre
Symptome: bei gutem Allgemeinzustand ggf. keine; unspezifisch: Mattigkeit, Gewichtsverlust (daher „Schwindsucht"), leichtes Fieber; organspezifisch: Husten, ggf. mit Auswurf und Luftnot, da meistens die Lunge befallen wird
Diagnose: Erregernachweis; er gelingt am besten durch Lungenspülung + PCR; Bluttest **IGRA** (**I**nterferon-**G**amma-**R**elease-**A**ssay); er beweist die Reaktion des Immunsystems auf die Erreger; Röntgenaufnahme der Lunge (→ Abb. 3), CT
Therapie: Da sich Tuberkelbakterien sehr langsam vermehren und oft multiresistent sind, müssen 3–4 spezielle Antibiotika über Monate konsequent eingenommen werden.
Komplikationen: Ausbreitung über das Blut mit Befall aller Organe sowie Zerstörung der Lunge; bei Abwehrschwäche (z. B. Aids) oft tödlicher Verlauf
Besonderheiten: Meldepflicht. Extrem resistente Erreger aus Ländern mit häufiger TBC und (wegen Armut) inkonsequenter Therapie sind ein globales Problem. TBC tötet weltweit mehr Menschen als Aids. Nach unbemerkter Infektion können die Bakterien viele Jahre im Körper bleiben, bis sie sich bei Immunschwäche (z. B. im Alter) vermehren und dann die Krankheit ausbricht. Es gibt keine Immunität gegen Tuberkulose. Die Impfung wurde in Deutschland abgeschafft (mangelnde Wirkung, hohe Risiken).

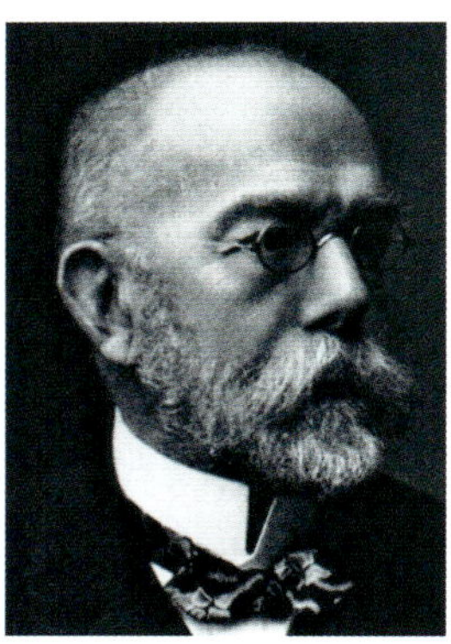

Abb. 2 Robert Koch, der Entdecker des Tuberkelbakteriums

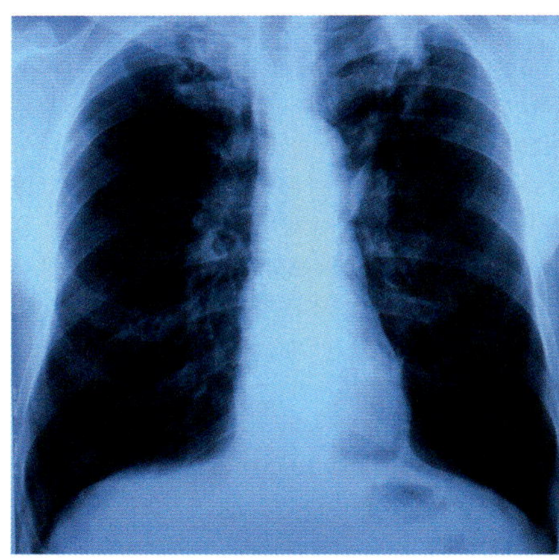

Abb. 3 Lungentuberkulose mit Kavernen (Gewebeschäden) v. a. in den Oberfeldern

6.1.7 Borreliose (Lyme-Borreliose)

Nach der amerikanischen Stadt Lyme (sprich: „Leim") heißt die Erkrankung Lyme-Borreliose.
Erreger: Borrelia burgdorferi (Spiralbakterium)
Infektionsweg: perkutan durch (ggf. unbemerkten) Zeckenstich
Inkubationszeit: Ein Tag bis Monate; ca. jede 20. Zecke ist infektiös.
Symptome: Es gibt drei typische Befallsmuster, früher Stadien genannt. Am häufigsten ist die nach Tagen auftretende Wanderröte der Haut **(Erythema migrans)**; nach Wochen bis Monaten kann es zur Gelenkentzündung **(Arthritis)** in einem oder mehreren Gelenken kommen. Der Befall des ZNS bei der **Neuroborreliose** erzeugt **neurologische** Symptome (u. a. Kopfschmerzen, Lähmungen, Nervenschmerzen). Haut, Gelenke und ZNS können allein oder nacheinander symptomatisch sein.

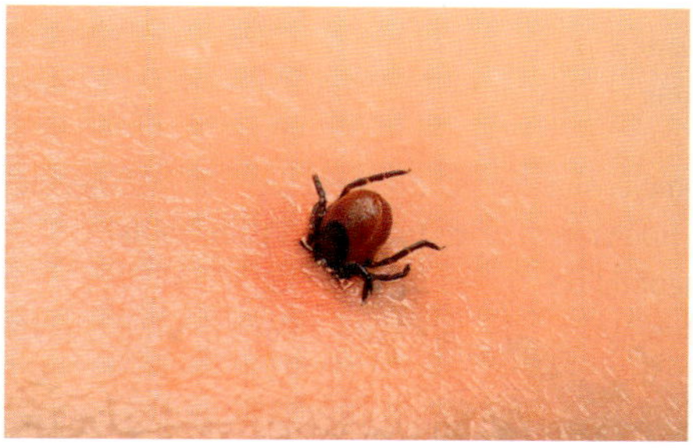

Abb. 1 Zecke

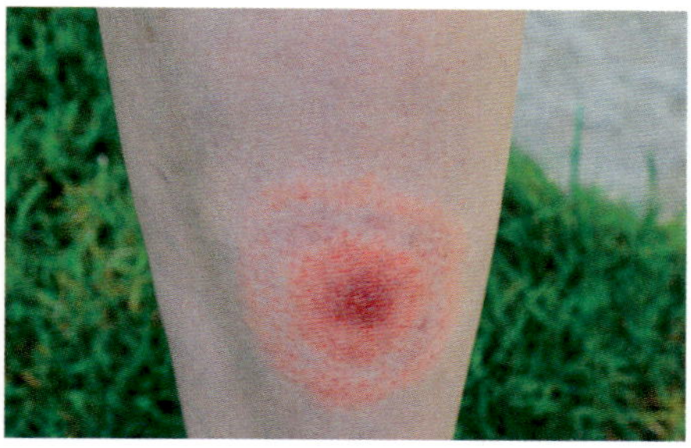

Abb. 2 Erythema migrans

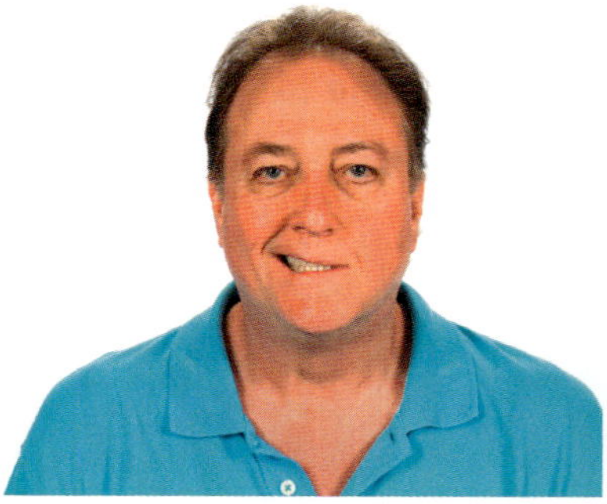

Abb. 3 Eine Facialisparese (Lähmung des Gesichtsnervs) ist u. a. für Borreliose typisch.

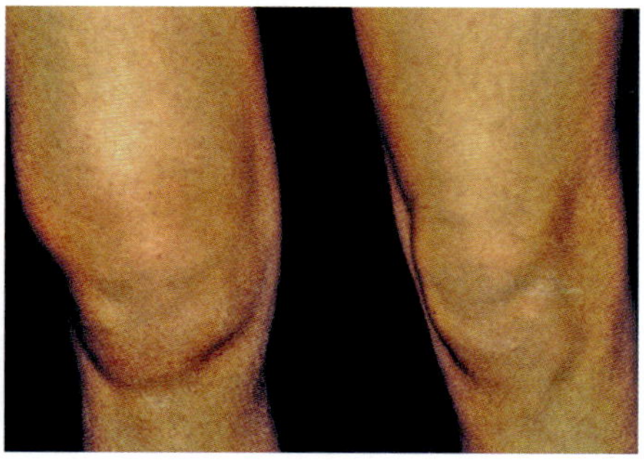

Abb. 4 Arthritis (hier des Knies)

Diagnose: Klinisch und serologisch; in den ersten Wochen nach Zeckenstich ist eine serologische Untersuchung sinnlos, da die Antikörperbildung länger dauert. Die Serologie fällt oft uneindeutig aus und sollte nur bei klinischem Verdacht angefordert werden. Die kostenpflichtige Untersuchung einzelner Zecken auf Borrelien zeigt deren Infektion, aber keine Übertragung an.
Komplikationen: bleibende Hautschäden bei verspäteter Diagnose, Herzbefall mit Rhythmusstörungen bis hin zum Herzstillstand
Therapie: Antibiotika (Doxycyclin, Amoxicillin oder Cephalosporine) über 2–3 Wochen, meistens oral
Prävention: Vermeidung von Zeckenstichen, Hautkontrolle und Zeckenentfernung nach Wanderungen usw., da die Infektionswahrscheinlichkeit mit der Saugdauer der Zecke ansteigt. Keine Impfung möglich. Man kann wiederholt erkranken, da keine Immunität entsteht.

6.1.8 Chlamydieninfektionen

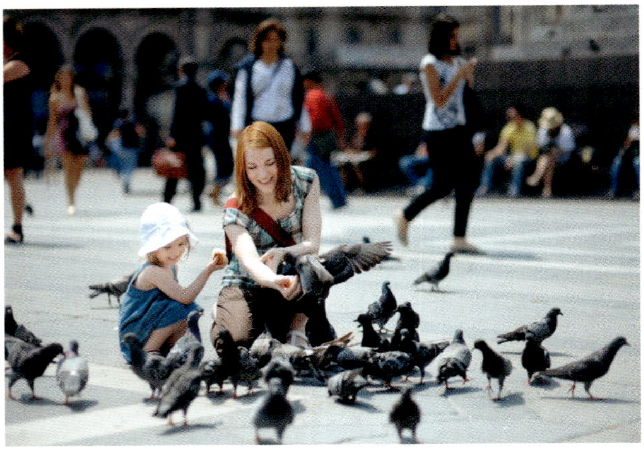

Abb. 1 Taubenfüttern birgt das Risiko einer Atemwegsinfektion durch Chlamydien.

Erreger: Chlamydien (sprich: „Klamüdien"); kleine, in menschlichen Zellen lebende Bakterien

1. Variante: häufige, sexuell übertragene Genitalinfektion; bei >20 % der sexuell aktiven jungen Menschen nachweisbar

Symptome und Komplikationen: Meistens symptomlos; kann zu Eileiterverklebungen und damit zu Eileiterschwangerschaften und zur Unfruchtbarkeit der Frau führen. Beim Mann kommt es ggf. zu Harnwegsinfektionen.

Diagnose: Erregernachweis bei Symptomen sowie vorbeugende Erregersuche bei jungen Frauen und Schwangeren

Therapie: Antibiotika, z. B. Clarithromycin oder ein anderes chlamydienwirksames Antibiotikum; gleichzeitige Partnertherapie

2. Variante: Atemwegsinfektion, die aerogen über Vogelkot, z. B. von Tauben, übertragen wird; führt zur **Pneumonie**.

Diagnose: Röntgenbild der Lunge und Serologie

Therapie: Clarithromycin oder anderes chlamydienwirksames Antibiotikum

Prävention: 1. Verzicht auf häufigen Geschlechtspartnerwechsel; Kondombenutzung und Früherkennung durch Urinuntersuchung bei jungen Frauen; 2. Taubenbekämpfung und Verzicht auf Vogelkontakt bei immunschwachen Personen

Informationen zu MRSA und konkrete Maßnahmen bei Besiedelung bieten das Landeszentrum Gesundheit Nordrhein-Westfalen sowie die KBV:
www.lzg.nrw.de
→ Infektionshygiene
→ Erreger
www.lzg.nrw.de
→ Themen A-Z
→ M
→ MRSA

6.1.9 Infektionen durch Hospitalkeime/Klinikkeime (MRSA)

Erreger: **M**ulti- bzw. **m**ethicillin**r**esistenter **S**taphylococcus **a**ureus **(MRSA)** und andere Bakterien mit breitem Resistenzspektrum, die Antibiotikamoleküle zerlegen können. Risikogruppen mit Immunschwäche (z. B. durch Diabetes, Nierenversagen, Medikamente, hohes Alter) werden besonders leicht besiedelt und erkranken oft schwer, z. B. an Pneumonie und **Sepsis** (Blutvergiftung).

Infektionsweg: Ansteckung zumeist während eines Klinikaufenthalts, v. a. über die Hände des Personals (Kontaktinfektion)

Inkubationszeit: je nach Resistenz der Patientin und Virulenz der Erreger

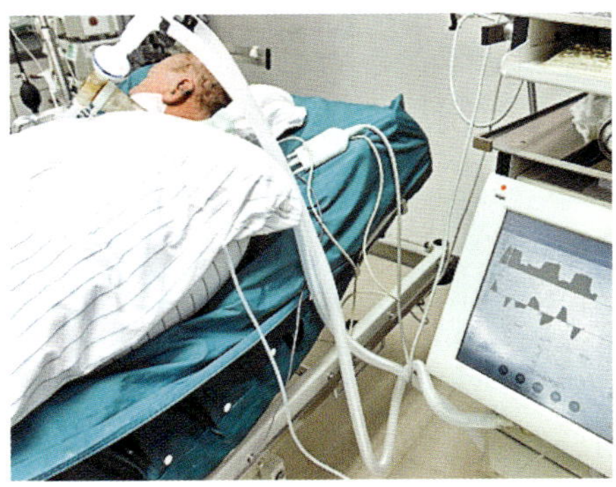

Abb. 2 Intensivstationen können zu Umschlagplätzen für MRSA werden.

Symptome: je nach Organbefall z. B. eitrige Wundinfektion, Fieber, Luftnot, Organversagen

Diagnose: Abstrich und Erregernachweis, stets mit Resistenzprüfung

Komplikationen: Tod bei fehlender Therapiemöglichkeit; Verbreitung

Therapie: Antibiotikatherapie nach Antibiogramm

Prävention: Meldepflicht; **Sanierung** von MRSA-Trägerinnen mit zugelassenen Desinfektionsmitteln; das Wichtigste ist die konsequente Händehygiene.

Besonderheiten: MRSA und andere multiresistente Erreger wurden durch intensive Antibiotikatherapie Schwerkranker „gezüchtet". Risikopatientinnen werden von MRSA besiedelt. Sie kommen oft in Kliniken, sodass diese nie MRSA-frei werden. Die Zunahme großer Operationen (z. B. künstliche Gelenke), Hygienemängel, Zeit- bzw. Personalmangel fördern das MRSA-Problem.

6.1.10 Bakterielle Gastroenteritis (Magen-Darm-Infektion)

Erreger und Pathogenese: Campylobacter, Salmonellen, Yersinien und Shigellen befallen die Schleimhäute des Magen-Darm-Trakts; Staphylokokken erzeugen durch Toxine eine Magenreizung mit heftigem Erbrechen. Auf Reisen sind bestimmte Darmbakterien (**e**ntero**t**oxische **E**. **c**oli, **ETEC**) die Verursacher. Die bakterielle Gastroenteritis ist klinisch oft nicht von der viralen zu unterscheiden.

Infektionsweg: oral/fäkal-oral durch verseuchte Lebensmittel oder Wasser

Inkubationszeit: Stunden bis 2 Tage (Staphylokokken nur 3 h)

Symptome: Erbrechen, (ggf. blutige) Diarrhö (Durchfall), Kreislaufschwäche und Austrocknung **(Exsikkose)** durch Flüssigkeitsverlust. Ist nur der Magen erkrankt, besteht eine **Gastritis**, betrifft die Entzündung den Darm, besteht eine **Enteritis**, sind beide Organe betroffen, handelt es sich um eine **Gastroenteritis**.

Diagnose: Anamnese, klinisch, ggf. Erregernachweis im Stuhl; bei Yersinien Serologie

Therapie: symptomatisch; Flüssigkeitsgabe, bei Erbrechen **Antiemetika**, Schonkost ohne Milch

Komplikationen: ggf. lebensbedrohliche Austrocknung (Exsikkose)

Prävention: Lebensmittelhygiene bei Zubereitung und Verzehr, Händewaschen bzw. -desinfektion

Therapie Gastroenteritis/Enteritis
→ Bd. 3, S. 43

6.1.11 Bakterielle Pneumonie (Lungenentzündung)

Erreger: z. B. Pneumokokken, H. influenzae, Chlamydien, Mykoplasmen, Tuberkelbakterien

Infektionsweg: Tröpfchen/aerogen; die Pneumonie zeigt oft eine allgemeine Schwäche des erkrankten Menschen an; er erkrankt dann an im Körper bereits vorhandenen Bakterien wie Pneumokokken, Hämophilus oder Darmbakterien.

Inkubationszeit: Tage, Wochen oder Jahre (Tbc). Pneumonie als Superinfektion entsteht wenige Tage nach einer Virusinfektion, z. B. Grippe.

Symptome und Komplikationen: Husten, Schmerzen im Brustkorb, Fieber über 3 Tage Dauer, Schwäche, beschleunigte Atmung und Herzschlagfolge, ggf. Dyspnoe (Luftnot) und Zyanose (Blaufärbung) von Haut und Schleimhaut. Verbreiten sich die Bakterien mit dem Blut im ganzen Körper (Sepsis = Blutvergiftung), folgen unbehandelt Blutdruckabfall und Tod.

Diagnose: klinisch, Auskultation, Zählung der Atemfrequenz, Röntgenbild der Lunge, Entzündungswerte im Blut: Leukozyten, CRP, PCT

Therapie: Bettruhe, Antibiotikatherapie; ggf. Infusion/Sauerstoffgabe, ggf. maschinelle Beatmung

Prävention: Allen Menschen ab 60 und chronisch Kranken bietet die Pneumokokkenimpfung einen Teilschutz vor Pneumokokkenkrankheiten, v. a. vor der Sepsis. Säuglinge werden mit 13er- oder 15er-Impfstoff geimpft. Erwachsene ab 60 und chronisch Kranke ab 2 erhalten den 20er-Impfstoff. Dieser ist auch wichtig für Menschen, die Schweißarbeiten mit Metallen ausführen. Indirekt schützen Grippe-, Covid-19- und RSV-Impfungen.

Besonderheiten: Bei jungen Erkrankten ohne Vorerkrankungen ist die Pneumonie oft ein Zeichen starker Erschöpfung. Ältere Menschen erkranken und sterben oft daran. Vorerkrankungen der Atemwege wie Asthma, COPD und Rauchen begünstigen Pneumonien. Die Erholung von einer Lungenentzündung dauert Wochen. Die Impfstoffforschung erzeugt immer neue Impfstoffe, da sich die Erregertypen bei allgemein angewendeten Impfungen „verschieben". Das bedeutet, dass die Pneumokokkentypen, gegen die die bisherigen Impfstoffe schützen, seltener werden und andere Typen häufiger. Der neue 21er-Impfstoff für Erwachsene enthält gegenüber dem 20er 9 neue Typen und verzichtet auf 8 alte.

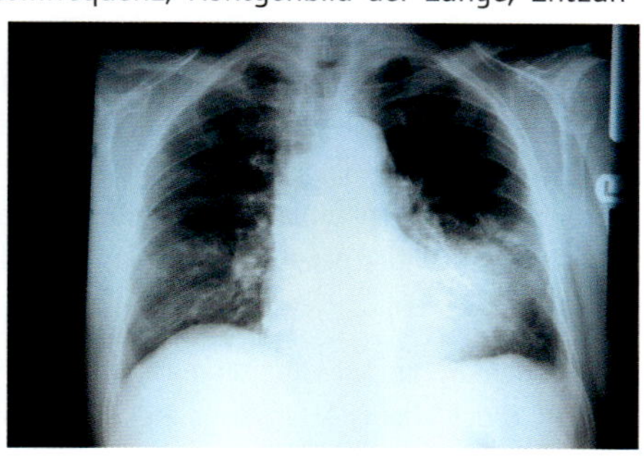

Abb. 1 Röntgenbild bei Pneumonie (links mehr als rechts)

MERKE Rechts und Links werden – z. B. bei der Beschreibung von Röntgenbildern – immer von der Patientin aus gesehen.

1. Kinderimpfung (2 Monate)	
	Pneu
2. Kinderimpfung (4 Monate)	
	Pneu
3. Kinderimpfung (11 Monate)	
	Pneu
1. Erwachsenenimpfung Standard ab 60, chronisch Kranke ab 2 Jahren	
	Pneu

Video
→ S. 267, PagePlayer

6.1.12 Bakterielle Meningitis (Hirnhautentzündung)

ZNS
→ S. 281

Definition: Entzündung der Hirn- und Rückenmarkhäute (Hüllen des ZNS)
Erreger: verschiedene Bakterien, nach Lebensalter und Vorerkrankungen z. B. Meningokokken (Typen A, B, C, W und Y), Pneumokokken, Hämophilus influenzae
Infektionsweg: Tröpfchen/aerogen bei engem Kontakt

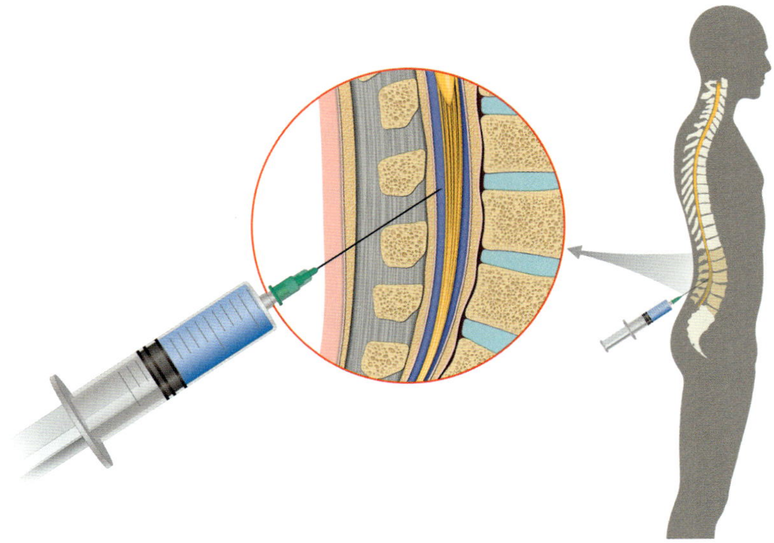

Abb. 1 Prinzip der Lumbalpunktion

1. Kinderimpfung Meningokokken (2 Monate)	
	Men B
2. Kinderimpfung (4 Monate)	
	Men B
3. Kinderimpfung (12 Monate)	
	Men B
1. Impfung Jugendliche (12–14 Jahre)	
	Men ACWY
Erwachsenenimpfung bei Immunschwäche und vor Reisen	
	Men B/ ACWY

Inkubationszeit: Bei Kontakt zu akut Erkrankten wenige Tage; viele Menschen tragen Meningokokken oder Pneumokokken in sich, ohne zu erkranken (symptomlose Träger). Was bei wenigen von ihnen die akute Krankheit auslöst, ist nicht bekannt.
Symptome und Komplikationen: Krankheitsgefühl, schnell zunehmende Kopfschmerzen, Nackensteife, Bewusstlosigkeit, Hautausschlag, Absterben von Extremitäten, unbehandelt Tod in 24 h, 1/3 an Meningitis, an 2/3 Sepsis
Diagnose: klinisch, Untersuchung von Liquor (Gehirnwasser) zum Erregernachweis
Therapie: sofort Antibiotika i.v., Intensivtherapie, bei Sepsis ggf. Amputationen von Extremitäten
Prävention: Meldepflicht; Impfung aller Kinder und immungeschwächter Personen gegen Pneumokokken und Meningokokken; Reiseimpfung für bestimmte Ziele, z. B. vor Pilgerreisen nach Mekka; enge Kontaktpersonen von akut Erkrankten erhalten vorbeugend Antibiotika und Impfungen.

Neben den in diesem Kapitel dargestellten bakteriellen Infektionskrankheiten finden Sie im Lernfeld 8 das Thema Harnwegsinfektionen und im Lernfeld 5 das Thema Otitis media (Mittelohrentzündung).

Harnwegsinfektionen
→ Bd. 2, S. 251
Otitis media
→ Bd. 2, S. 98

→ Terminologie: Bakterielle Infektionskrankheiten

Angina tonsillaris	Mandelentzündung; Tonsillitis
Antiemetikum	Arzneimittel gegen Übelkeit und Erbrechen
Arthritis	Gelenkentzündung
Borreliose	bakterielle Zeckensticherkrankung
Bronchitis	Entzündung der Bronchien; erkennbar am Husten
Chlamydien	spezielle kleine, intrazellulär lebende Bakterien
Diphtherie	schwere bakterielle Atemwegserkrankung

Diphtherie	schwere bakterielle Atemwegserkrankung
E. coli	Escherichia coli (nach T. Escherich); Darmbakterium
Enteritis	Darmentzündung; Durchfallerkrankung
Erythema migrans	Wanderröte; typisches Hautsymptom der Borreliose
ETEC	enterotoxische E. coli; pathogene Darmbakterien; Enteritiserreger
Exsikkose	Austrocknung
Gastritis	Magenschleimhautentzündung
Gastroenteritis	Magen- und Darmentzündung
Meningitis	Hirnhautentzündung
MRSA	**m**ethicillin- bzw. **m**ultiresistenter **S**taphylococcus **a**ureus; Problemkeim
Myokarditis	Herzmuskelentzündung
Neuroborreliose	Borreliose des Nervensystems
neurologisch	1. das Nervensystem, 2. die Nervenheilkunde betreffend
Otitis media	Mittelohrentzündung
Pertussis, die	Keuchhusten
Pharyngitis	Rachenentzündung
Pneumonie	Lungenentzündung
Sanierung	Säuberung im hygienischen Sinne; Erregerentfernung
Scharlach	Streptokokkeninfektion mit typischem Hautausschlag
Sepsis	schweres fieberhaftes Krankheitsbild; sog. Blutvergiftung
Superinfektion	zusätzliche Infektion, z. B. bakterielle Infektion nach Viruskrankheit
Tdap (TDaP)	Impfstoff gegen Tetanus, Diphtherie und Pertussis
Tetanus	Wundstarrkrampf
Tonsillitis	Mandelentzündung; Angina tonsillaris
Tuberkulose	Infektionskrankheit v. a. der Lunge durch Mykobakterien

Aufgaben

1 Erklären Sie den Unterschied zwischen Angina tonsillaris und Scharlach.
2 Was unterscheidet die Impfstoffe D und d?
3 In welchen Fällen ist eine Simultanimpfung gegen Tetanus notwendig?
4 Wie viele Impfungen und welchen Impfstoff benötigt ein 40-Jähriger, der als Kind normal geimpft wurde, aber zuletzt mit 18 Jahren eine Tetanusimpfung (T) erhielt?
5 Geben Sie Risikofaktoren für eine bakterielle Pneumonie an.
6 Welche der in diesem Kapitel genannten bakteriellen Erreger können eine Pneumonie hervorrufen?
7 Wie können Neugeborene wirksam vor Pertussis geschützt werden?

6.2 Virale Infektionskrankheiten

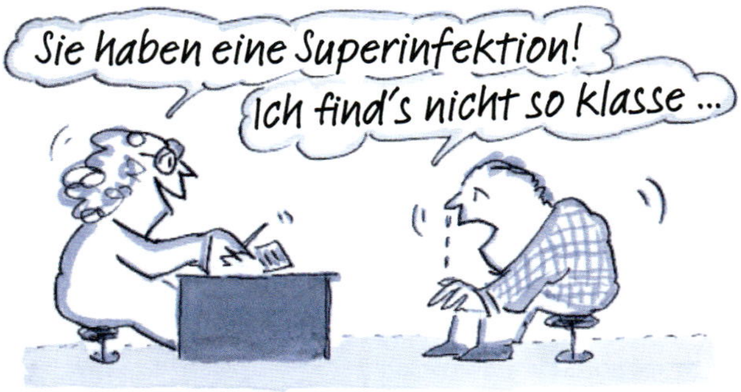

Auch Viruserkrankungen verlaufen mit Allgemeinsymptomen, Organsymptomen und Rekonvaleszenzphase. Nur wenige Viruskrankheiten, wie Lippenherpes, Windpocken und Gürtelrose, sind klinisch eindeutig zu diagnostizieren. Typisch für die häufigen Virusinfekte der Atemwege ist der gleichzeitige Befall aller Schleimhäute, weshalb bei Erkältungen die Nase läuft, der Hals kratzt, Husten und Ohrenschmerzen auftreten und die Augen gerötet sind. Virusinfektionen schaden den Epithelien und begünstigen Superinfektionen, d. h. zusätzliche bakterielle Infektionen erkrankter Schleimhäute. Die behandelnde Ärztin entscheidet nach klinischem Befund und ggf. Blutwerten wie Leukozytenzahl, CRP bzw. Procalcitonin, ob ein Antibiotikum gegen die bakterielle Superinfektion notwendig ist.

virale Leberentzündungen (Hepatitis A bis E)
→ Bd. 3, S. 63

6.2.1 Grippaler Infekt (Luftwegsinfekt, Erkältung)

Erreger: viele verschiedene Viren, z. B. Rhinoviren (wörtl.: Nasenviren)
Infektionsweg: aerogen/Tröpfchen/Gegenstände/Hände
Inkubationszeit: wenige Stunden bis Tage
Symptome: nach Allgemeinsymptomen (Krankheitsgefühl, Kopf- und Gliederschmerzen) Niesen, wässriger Schnupfen, Halsweh, Husten, ggf. Ohrenschmerzen, seltener Fieber
Diagnose: Klinisch; oft sind mehrere Kontaktpersonen betroffen.
Komplikationen: Superinfektion der viral geschädigten Schleimhäute
Therapie: Unterstützung der Selbstheilung durch Ruhe; ggf. lindernde Therapie (Tee, Lakritz- oder Halspastillen, Schmerz- und ggf. Hustenmittel)
Besonderheiten: Häufigste Infektionskrankheit; Immunität entsteht nur gegen das Virus der aktuell überstandenen Krankheit. Wegen der stetigen Veränderung der Viren sind häufige Neuerkrankungen möglich.

6.2.2 Virusgrippe (Influenza, echte Grippe)

jährliche Impfung im Herbst	
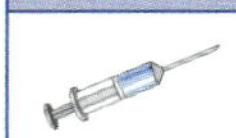	Vierfach-Impfstoff

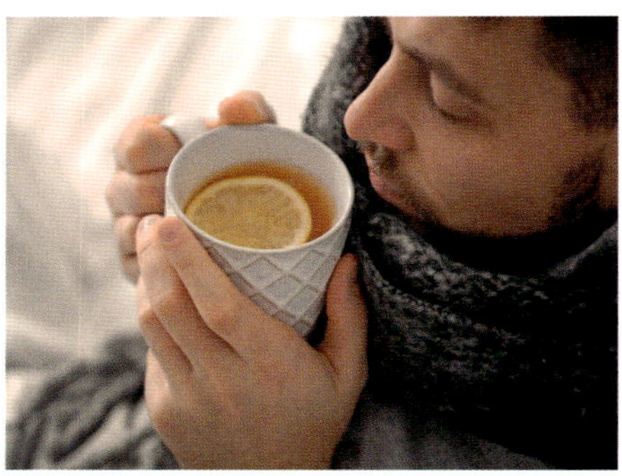

Erreger: Influenza-A-Virus, Influenza-B-Virus; A-Virusvarianten werden mit den Antigen-Abkürzungen H und N sowie Zahlen benannt, z. B. H1N1, H5N1.
Infektionsweg: aerogen/Tröpfchen/Gegenstände/Hände
Inkubationszeit: wenige Stunden bis Tage
Symptome: plötzlicher Beginn; starke Muskel-, Glieder- und Kopfschmerzen, trockener, schmerzhafter Husten, Pharyngitis, Fieber; ggf. wochenlange Abgeschlagenheit
Diagnose: Anamnese und klinisch; nur im Zweifelsfall Abstrich/PCR
Komplikationen: Pneumonie, Superinfektion, Herzinfarkt und Schlaganfall (10-faches Risiko); tödliche Verläufe treffen v. a. Schwangere, chronisch kranke und alte Menschen.
Therapie: Ruhe und ggf. lindernde Therapie; Virostatika direkt bei Erkrankungsbeginn für ungeimpfte Risikopersonen, Antibiotika bei Superinfektion
Prävention: Jährliche Grippeimpfung im Herbst mit saisonalem Impfstoff, hergestellt aus den vier aktuellen Virusstämmen der Welt. Empfohlen für alle Menschen ab 60, Schwangere, chronisch Kranke und ihre Kontaktpersonen sowie im Gesundheitswesen Tätigen. Händehygiene!
Besonderheit: Durch Veränderung der Virusantigene H und N sowie Antigenaustausch zwischen Influenzaviren von Mensch und Tier entstehen immer neue Grippeviren. Eine vollständige Immunität gegen alle möglichen Virustypen entsteht daher weder durch Erkrankung noch durch Impfung.

Video
→ S. 267, PagePlayer

Veränderung der Virusantigene
→ S. 294

6.2.3 Covid-19

Erreger: SARS-CoV-2, ein Corona-Virus, das 2019 von China aus eine Pandemie, d. h. einen weltweiten Ausbruch ausgelöst hat und ständig mutiert, d. h. sich verändert. **SARS** heißt **S**evere **A**cute **R**espiratory **S**yndrome (schweres akutes Atemwegssyndrom). Lat. Corona bedeutet Kranz bzw. Krone. Coronaviren erinnern bei starker Vergrößerung an einen Kranz (→ Abb. 1).

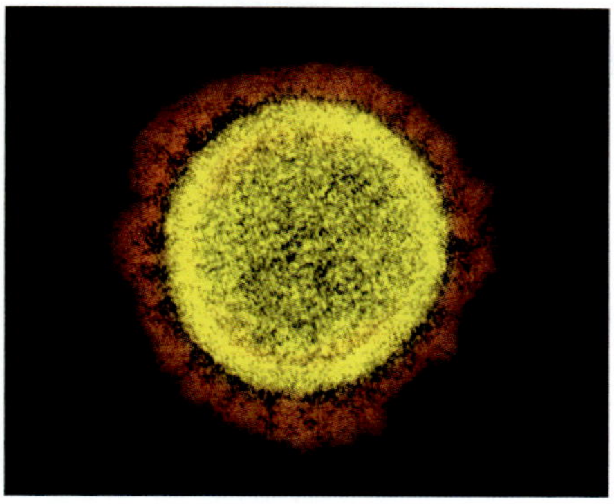

Abb. 1 Corona-Virus

Infektionswege: Aerogen über Aerosole und Tröpfchen. Ein Aerosol ist ein Gemisch aus Luft und winzigen Wasserteilchen, wie ein Nebel. Deswegen steckt man sich mit virushaltigen Aerosolen durch normales Atmen an. Tröpfchen sind größer als Aerosolteilchen und sinken schneller zu Boden. Für eine Tröpfcheninfektion ist Anhusten oder Anniesen erforderlich. Über Gegenstände erfolgt die Ansteckung kaum. Singen, Schreien usw. setzt viel Aerosol frei, weshalb Konzerte, Partys usw. sog. Superspreader-Events sein können. Das sind Veranstaltungen, bei denen sich viele Menschen anstecken. Die Infektiosität beginnt 1–2 Tage vor Symptombeginn und endet ca. 1 Woche danach oder später, je nach Gesundheitszustand und Alter der Patientin.

Inkubationszeit: ca. 5 Tage (1–14 Tage)

Symptome: Wenige Infizierte sind symptomlos; die meisten haben Symptome eines grippalen Infekts: Halsschmerzen, Husten, Schnupfen, verstopfte Nase, Muskelschmerzen. Typisch ist ein Verlust des Geruchs- und Geschmackssinns, der in seltenen Fällen bleibt. Bei langwierigen und schweren Verläufen kommen u. a. starkes Krankheitsgefühl und Luftnot vor.

Diagnose: Der Virusnachweis mit PCR ist die sicherste Testmethode. Der Abstrich muss fachgerecht aus dem Rachen erfolgen: Der Tupfer wird erst durch den Mund (→ Abb. 2), dann waagerecht durch ein Nasenloch an die Rachenhinterwand geführt und an der Schleimhaut kräftig gerieben. Schnelltests sind zur Orientierung praktisch. Sie heißen auch PoC-Tests (Point of Care), weil sie vor Ort überall durchführbar sind. Zur Diagnose von Long- und Post-Covid gibt es Leitlinien, da andere Krankheiten mit ähnlichen Symptomen ausgeschlossen werden müssen. Es gibt keinen beweisenden Test.

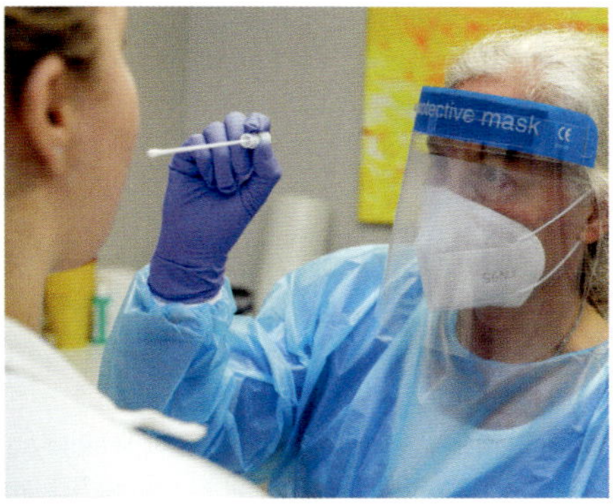

Abb. 2 Die Gewinnung des Rachenabstrichs wird mit persönlicher Schutzausrüstung durchgeführt.

Komplikationen: Akut kann es zur Pneumonie und zum Tode durch Lungenversagen (**ARDS**, **A**cute **R**espiratory **D**istress **S**yndrome)kommen. Thrombosen, Embolien, Herzinfarkte und Schlaganfälle kommen vor, da die Entzündung die Blutgerinnung aktiviert. Mit dem Alter, der Zahl und Schwere der Vorerkrankungen steigt das Komplikationsrisiko.

Dauert die Krankheit mehr als vier Wochen, spricht man von **Long-Covid**. Dauert sie mehr als zwölf Wochen, nennt man sie **Post-Covid**. Die Post-Covid-Betroffenen leiden oft unter mangelnder geistiger und körperlicher Leistungsfähigkeit.

Verlässliche, aktuelle Informationen zu Long- und Post-Covid gibt es bei den Krankenkassen und unter:

www.rki.de
www.bzga.de
www.bmg-longcovid.de

1. Impfung in der Regel mRNA, Dosis altersabhängig, Zulassung 6 Monaten bei Risiko/Grundkrankheit	
	Covid-19
2. Impfung	
	nach 3–4 Wochen
3. Impfung	
	nach 3 Monaten
4. und weitere Impfungen für Risikogruppen: ab 60 J., bei Immunschwäche und Grundkrankheit ab 6 Monaten, medizinisches + pflegerisches Personal	
	jeden Herbst mit aktuellem Impfstoff

Säuglingsimpfung passiv (Antikörper) (0 bis spät. 11 Monate)	
	1 x RSV-Antikörper
Erwachsenenimpfung aktiv ab 75 Jahren (60–74 bei schwerer Grunderkrankung)	
	1 x RSV

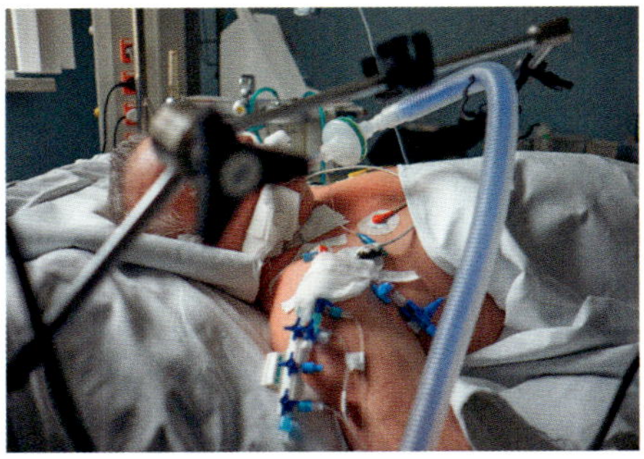

Abb. 1 Maschinell beatmeter Patient

Therapie: Symptomatisch; antivirale Medikamente wie Paxlovid® gibt man wegen Neben- und Wechselwirkungen nur bei hohem Risiko eines schweren Verlaufs. Gegen asthmatische Beschwerden der gereizten Bronchien werden Asthmamittel wie Budesonid und Salbutamol inhaliert. Bei schweren Verläufen erfolgt eine intensivmedizinische Therapie, ggf. mit maschineller Beatmung (→ Abb. 1) usw. Für Long- und Post-Covid gibt es keine spezifische Therapie.

Prävention: Die aktive Impfung schützt am besten vor einem schweren und/oder langwierigen Verlauf. Etwa drei Monate lang bietet sie auch Ansteckungsschutz durch Antikörper auf den Schleimhäuten. Wer mehrfach geimpft wurde und/oder erkrankt war, selbst keiner Risikogruppe angehört und nicht mit anfälligen Personen zusammen kommt bzw. arbeitet, braucht keine regelmäßige Impfung. Die STIKO empfiehlt sie jeden Herbst mit aktuellem Impfstoff für Risikopatientinnen ab 6 Monaten und deren Umfeld, medizinisches Personal usw.

Da Covid-19 ganzjährig auftritt und die meisten Infektionen nach den Sommerferien und im Herbst auftreten, ist die jährliche Impfung schon ab dem Sommer sinnvoll. Sie darf z. B. vor Reisen ganzjährig gegeben werden. Sie vermindert das Long- und Post- Covid-Risiko auf ca. 10 %.

Allgemeinmaßnahmen wie das Meiden großer Menschenansammlungen, das Tragen von Masken und sonstiger Schutzausrüstung verringern auch das Infektionsrisiko. Meldepflicht.

6.2.4 RS-Virus-Erkrankungen

Erreger: RSV = Respiratorisches **S**ynzytial-**V**irus; respiratorisch = die Atemwege betreffend; ein Synzytium ist ein krankhafter Zusammenschluss von Zellen in den betroffenen Atemwegsschleimhäuten. RSV erzeugt wie Influenza und Covid im Herbst und Winter eine Infektionswelle. Es entsteht keine Immunität. Wiedererkrankungen sind häufig.

Infektionsweg: meist aerogen, seltener als Kontaktinfektion über Gegenstände und Hände auf Schleimhäute

Inkubationszeit: ca. 5 Tage (2–8)

Symptome: siehe grippaler Infekt; bei Säuglingen mit Bronchiolitis (Entzündung der kleinen Bronchien) und bei älteren/vorerkrankten Patientinnen schwere Luftnot und starkes Krankheitsgefühl

Diagnose: PCR bzw. Antigen-Schnelltest aus Rachenabstrich

Komplikationen: Vor allem unter einem Jahr und ab 60 Jahren drohen schwere Atemwegserkrankungen, die Beatmung und Intensivtherapie notwendig machen können. Wie andere entzündliche Krankheiten kann RSV Herzinfarkte und Schlaganfälle auslösen. RSV-Infektionen führen bei Älteren/chronisch Kranken noch häufiger zur Klinikaufnahme als Influenza und Covid-19. Typisch für RSV ist eine lange Erholungsphase mit Husten und Abgeschlagenheit. Bei Säuglingen ist RSV die häufigste Ursache für eine Klinikaufnahme.

Therapie: Symptomatisch; gegen RSV gibt es kein Virostatikum.

Prävention: Meldepflicht; Die STIKO empfiehlt die einmalige aktive Impfung für alle ab 75 Jahren und ab 60 Jahren bei schwerer Vorerkrankung. Neugeborene bzw. Säuglinge bekommen eine Passivimpfung mit Antikörpern (Nirsevimab), bevor die RSV-Saison beginnt. Werden sie in der Saison geboren, in den ersten Lebenstagen. Die Antikörpergabe ist im Grunde eine Passivimpfung; sie nennt sich **RSV-Prophylaxe**. Es gibt eine maternale Impfung, durch die die Schwangere Antikörper für sich und das Kind bildet, aber dafür noch keine STIKO-Empfehlung.

maternale Impfung → S. 336

6.2.5 Mononukleose (Pfeiffersches Drüsenfieber)

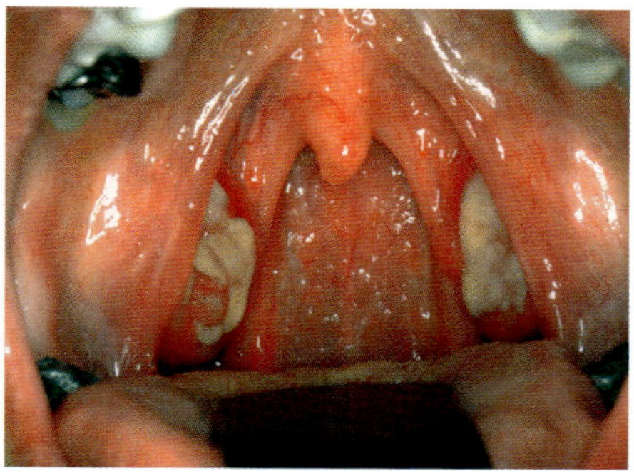

Abb. 1 Angina tonsillaris bei Mononukleose

Erreger: Epstein-Barr-Virus (EBV)
Infektionsweg: Tröpfchen/Speichel, nur bei engem Kontakt
Inkubationszeit: 1–3 Wochen
Symptome: starke Mandelentzündung mit eitrig aussehenden Belägen, große Müdigkeit, Lymphknotenschwellungen an vielen Körperstellen, ggf. Leber- und Milzschwellung
Diagnose: klinisch, EBV-Schnelltest im Labor, ggf. Serologie
Komplikationen: Leberbefall **(Hepatitis)** mit langdauernder starker Müdigkeit
Therapie: Da keine spezifische Therapie existiert, körperliche Schonung bis zur spontanen Besserung, bei Hepatitis bis zur Normalisierung der Leberwerte.
Besonderheiten: Da die Infektion intensiven Kontakt erfordert, wird sie auch Kusskrankheit genannt. Betroffene scheiden monatelang Viren aus, jedoch mit Besserung des Allgemeinzustandes immer weniger. Es entsteht lebenslange Immunität.

Leberwerte
→ Bd. 3, S. 30

Wegen der eitrig aussehenden Angina wird die Mononukleose oft anfangs mit Antibiotika behandelt. Wenn diese nicht helfen, wird die EBV-Infektion mit Labortests festgestellt. Das Antibiotikum Amoxicillin löst bei 95 % der Mononukleosekranken einen heftigen (nicht allergischen) Hautausschlag aus und sollte daher bei Angina nicht verordnet werden.

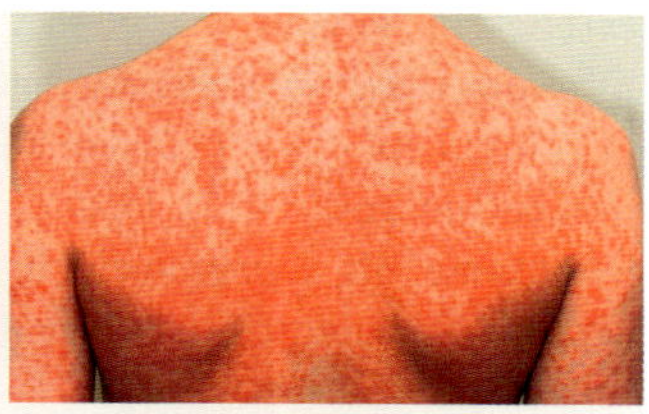

Abb. 2 Masernartiger Hautausschlag

6.2.6 Masern

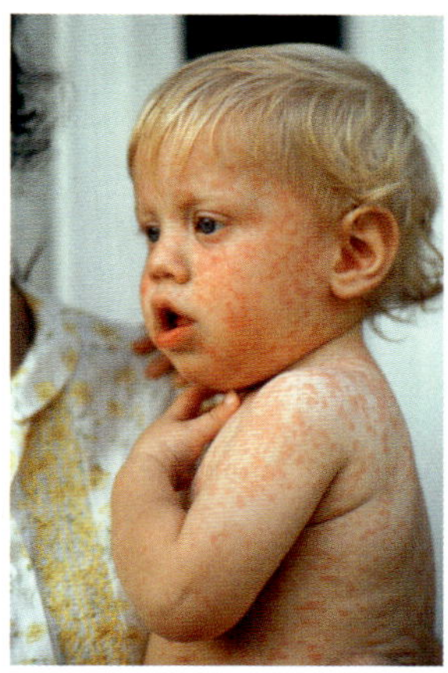

Abb. 3 Kind mit Masern

Erreger: Masernvirus
Infektionsweg: Tröpfchen/aerogen (hochinfektiös)
Inkubationszeit: 8–14 Tage
Symptome: zunächst Fieber, Husten und **Konjunktivitis** (Bindehautentzündung) sowie weißliche, sog. Koplik-Flecken an der Wangenschleimhaut; nach 2 fieberfreien Tagen erneut Temperaturanstieg und **Exanthem** (Hautausschlag), am Kopf beginnend, hellrot, mit „zusammenfließenden" Flecken
Diagnose: klinisch, PCR (Rachenabstrich oder Urin)
Komplikationen: Otitis media, Pneumonie; **Enzephalitis** (Gehirnentzündung), die zu schweren Hirnschäden und zum Tode führen kann; langdauernde Immunschwäche nach überstandenen Masern mit großer Gefahr bakterieller Infektionen
Therapie: symptomatisch, u. a. Bettruhe, ggf. Hustenstiller
Prävention: Meldepflicht. Die zweimalige Lebendimpfung im 2. Lebensjahr (**MMR** = gegen Masern, Mumps und Röteln ggf. kombiniert mit Varizellen-Impfstoff = **MMR+V**) ergibt meist lebenslangen Schutz. Da die Impfviren vermehrungsfähig sind, können nach ca. 1 Woche (wie nach einer Inkubationszeit) Nebenwirkungen wie leichtes Fieber oder Hautausschlag auftreten. Der Impfling wird nicht infektiös. Keine Lebendimpfung in der Schwangerschaft. Seit 2020 ist das Masernschutzgesetz in Kraft. Es schreibt für den medizinischen Bereich und in Gemeinschaftseinrichtungen lebende, betreute und tätige Menschen ab 1 Jahr eine, ab 2 Jahren zwei Masernimpfungen vor. Die Immunität kann auch mit einem Masern-Antikörpertest nachgewiesen werden. Bis 1970 Geborene gelten als immun und müssen keine Impfung nachweisen.

1. Impfung (12.–15. Monat)	
	MMR+V
2. Impfung (16.–24. Monat)	
	MMRV
einmal, nicht oder fraglich Geimpfte Jahrgang 1971 und jünger erhalten einmalig	
MMR	

Informationen zum Masernschutzgesetz:
www.bundesgesundheitsministerium.de/impfpflicht

1. Impfung (12.–15. Monat)	
	MMR+V
2. Impfung (16.–24. Monat)	
	MMRV
einmal, nicht oder fraglich Geimpfte Jahrgang 1971 und jünger erhalten einmalig	
MMR	

6.2.7 Mumps (Parotitis epidemica)

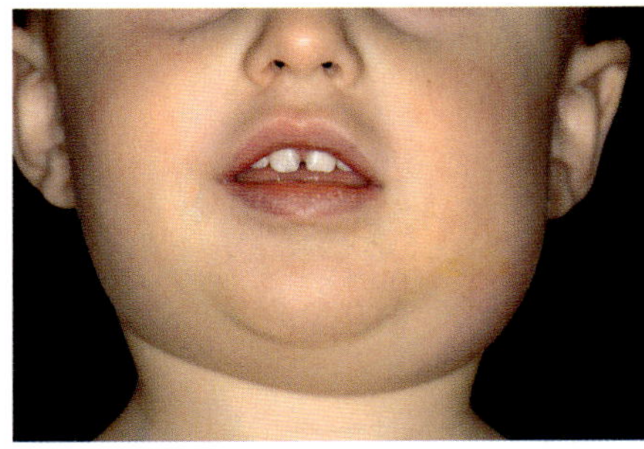

Abb. 1 Schwellung der linken Ohrspeicheldrüse

Erreger: Mumpsvirus
Infektionsweg: Tröpfchen/aerogen
Inkubationszeit: 14–21 Tage
Symptome: Allgemeinsymptome, Ohrspeicheldrüsenschwellung (**Parotitis**)
Diagnose: klinisch
Komplikationen: Meningitis; bei 25 % der erkrankten Jungen **Orchitis** (Hodenentzündung) mit der Folge lebenslanger Unfruchtbarkeit
Therapie: Symptomatisch; es gibt keine spezifische Therapie.
Prävention: MMR(+)V-Impfung; s. Masern; Meldepflicht
Besonderheiten: Die erste Impfung erfolgt mit MMR- und Varizellenimpfstoff getrennt, die zweite als kombinierte MMRV-Impfung laut Empfehlung des Robert Koch-Instituts (wegen des Verdachts auf vermehrte Fieberkrämpfe bei Erstgabe als Vierfachimpfung).

1. Impfung (12.–15. Monat)	
	MMR+V
2. Impfung (16.–24. Monat)	
	MMRV
einmal, nicht oder fraglich Geimpfte Jahrgang 1971 und jünger erhalten einmalig	
MMR	

6.2.8 Röteln (Rubella; Rubeola)

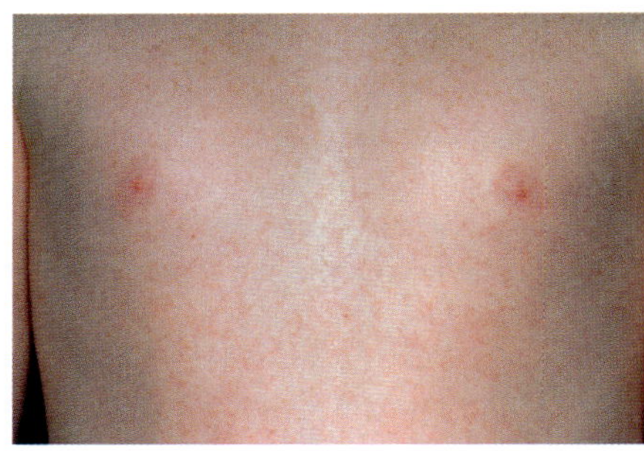

Abb. 2 Exanthem bei Röteln

Erreger: Rötelnvirus
Infektionsweg: Tröpfchen/aerogen sowie von der Mutter auf das ungeborene Kind
Inkubationszeit: 14–21 Tage
Symptome: oft asymptomatisch; leichtes Fieber; Lymphknotenschwellungen; tastbarer rötlicher Ausschlag
Diagnose: klinisch; Nachweis durchgemachter Krankheit, d. h. Immunität durch Serologie
Komplikationen: Röteln in der Frühschwangerschaft stören die Entwicklung u. a. von Gehirn, Auge und Ohr; dies nennt sich Röteln-**Embryopathie**.
Therapie: nicht möglich
Besonderheit: Impfung aller Kinder, da asymptomatisch erkrankte Kinder Schwangere anstecken können. Die Immunität bzw. zweimalig erfolgte Impfung sollte bei Kinderwunsch überprüft werden. Nach der Lebendimpfung sollte 1 Monat lang verhütet werden. Eine versehentliche MMR-Impfung bei (unerkannter) Schwangerschaft ist kein Grund zum Abbruch.
Prävention: MMR(+)V-Impfung; s. Masern; Meldepflicht

Ringelröteln … sind nicht mit Röteln verwandt; es handelt sich um eine eigenständige Viruserkrankung durch das Parvovirus B19, die ebenfalls Ungeborene gefährdet; eine Impfung existiert nicht.

1. Rotavirus-Schluckimpfung (6–8 Wochen)
2. und ggf. 3. Rotavirus-Schluckimpfung (3–4 Monate)

6.2.9 Virale Gastroenteritis

Erreger: Zahlreiche Viren; am virulentesten sind Noro- und Rotaviren.
Infektionsweg: Lebensmittel/aerogen/Hände
Diagnose: Erregernachweis mit PCR (Stuhlprobe); bei Ausbrüchen klinisch
Symptome, Therapie und Prävention: Siehe bakterielle Gastroenteritis und Diät; gegen Rotaviren gibt es eine zwei- bis dreimalige Lebend-Schluckimpfung für Säuglinge; Meldepflicht für Noro- und Rotaviren.

Therapie Gastroenteritis
→ Bd. 3, S. 43

6.2.10 Varizellen (Windpocken) und Herpes zoster (Gürtelrose)

Erreger: Varicella-Zoster-Virus (VZV)
Infektionsweg: aerogen; hochinfektiös; das Virus bleibt lebenslang im Körper.
Inkubationszeit: 14–21 Tage
Symptome: bei Varizellen Allgemeinsymptome, dann typischer, vom Kopf ausgehender, stark juckender Bläschenausschlag, der 5 Tage lang zunimmt und nur langsam abheilt; Narbenbildung durch Aufkratzen
Diagnose: klinisch
Komplikationen: Gefahr für das Ungeborene bei Infektion einer Schwangeren; v. a. bei Erwachsenen lebensbedrohliche Pneumonie und Enzephalitis; schwerer Verlauf bei Neurodermitis oder Immunschwäche
Therapie: symptomatisch Juckreiz stillende Medikamente; bei Immunschwäche und Komplikationen Virostatikum (z. B. Aciclovir)

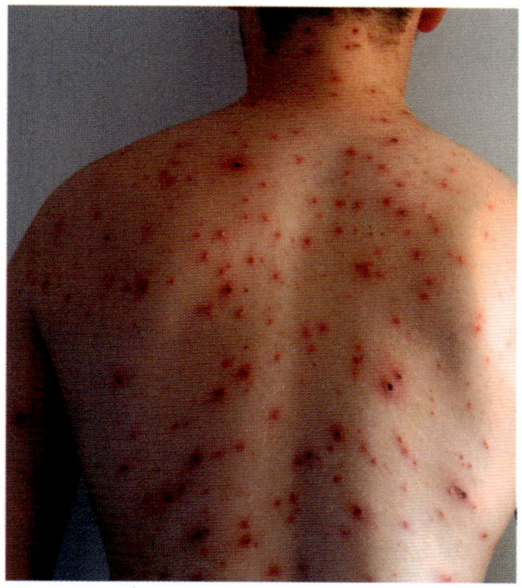
Abb. 1 Windpocken

1. Impfung (12.–15. Monat)	
	MMR+V
2. Impfung (16.–24. Monat)	
	MMRV

1. Impfung (Standard ab 60, bei Grundkrankheit ab 18 Jahren)	
	Herpes zoster
2. Impfung (2–6 Monate später)	
	Herpes zoster

Prävention: Impfung (MMRV bzw. nur V); die Herpes-zoster-Impfung ist Standard ab 60 Jahren, bei Immunschwäche usw. auch für Jüngere zugelassen. Meldepflicht für Varizellen.
Besonderheit: Nach der Erstinfektion mit Varizellen bleibt das VZV lebenslang in einem Nervenknoten nahe dem Rückenmark. Dies nennt sich **latente** (wartende) **Infektion**. Von dort kann es bei Abwehrschwäche (Stress, Krebs, Medikamente, hohes Alter usw.) ausbrechen und entlang des befallenen Nervs einen varizellenähnlichen Ausschlag sowie starke Nervenschmerzen erzeugen. Da sich der Ausschlag entlang eines Rückenmarknervs gürtelförmig ausbreitet, heißt die Krankheit **Gürtelrose**. Alte und immunschwache Menschen erhalten Virostatika zum Schutz vor langwierigen Nervenschmerzen, der **Post-Zoster-Neuralgie**.

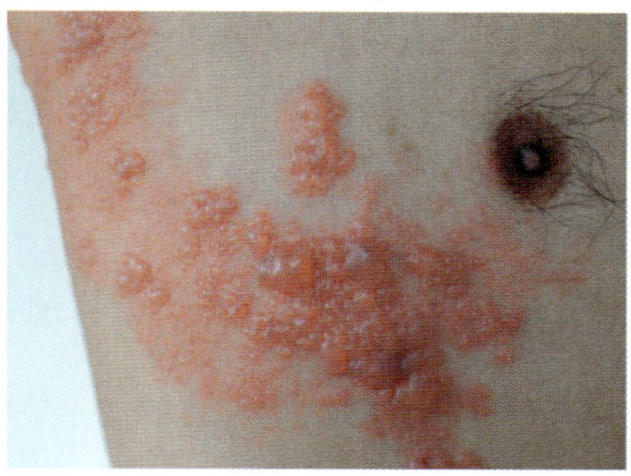
Abb. 2 Gürtelrose am Rumpf

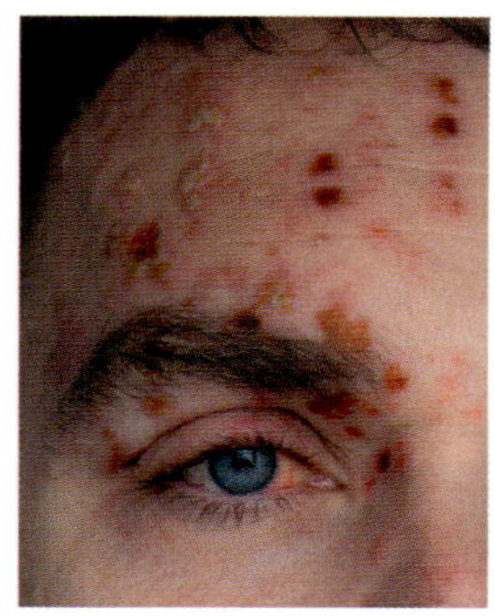
Abb. 3 Gürtelrose (Gesicht)

6.2.11 Herpes simplex

Erreger: Herpes-simplex-Virus (HSV); wörtl.: einfaches Herpesvirus
Infektionsweg: Tröpfchen bei engem Kontakt, Speichel (Küssen), sexuell
Inkubationszeit: wenige Tage bis Jahre
Symptome: Herpes-simplex-Viren können mehrere Krankheiten hervorrufen: 1. bei Erstinfektion einen schweren Befall der Mundschleimhaut (Stomatitis aphthosa = Mundfäule), 2. wiederkehrenden Lippenherpes, 3. wiederkehrenden Genitalherpes mit Bläschen und Schmerzen im Genitalbereich. Herpes führt wie VZV zur latenten Infektion, d. h., die Viren bleiben lebenslang im Körper und erzeugen immer wieder Symptome.
Diagnose: klinisch
Komplikationen: schwerer Befall bei Neurodermitis; Enzephalitis
Therapie: heilungsfördernde Lokaltherapie; bei schweren Symptomen systemisches Virostatikum (Aciclovir)
Prävention: Bei Genitalherpes Verzicht auf häufigen Partnerwechsel. Mit Lippenherpes sind fast 100 % aller Erwachsenen infiziert; nur bei bekanntem Auslöser und schwerer Symptomatik vorbeugende Aciclovireinnahme.

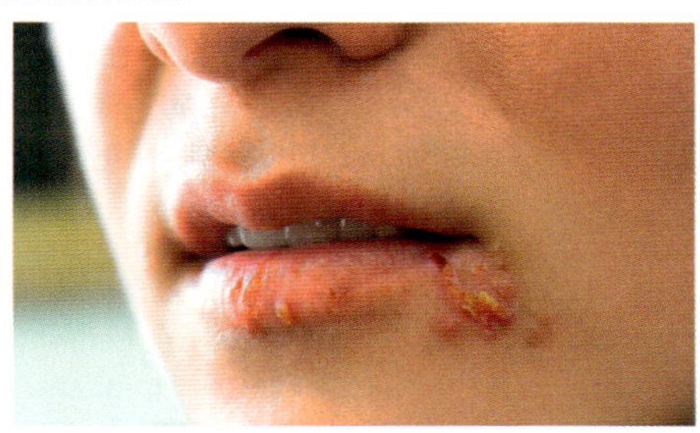
Abb. 4 Lippenherpes

1. Impfung (2 Monate)	
	IPV
2. Impfung (4 Monate)	
	IPV
3. Impfung (11 Monate)	
	IPV
1. Auffrischung (ab 9 Jahren)	
	(Tdap) IPV
weitere Auffrischungen z. B. vor Reisen in Risikogebiete	
	(Tdap) IPV

6.2.12 Poliomyelitis (Polio; Kinderlähmung)

Erreger: Poliomyelitisvirus (Wildtyp 1, auch mutiertes Impfvirus 2)
Infektionsweg: fäkal-oral, auch aerogen
Inkubationszeit: 3–6 Tage; Virusausscheidung wochenlang mit dem Stuhl
Symptome: oft symptomlos; meistens nur Allgemeinsymptome und Durchfall; bei ca. jedem 200. infizierten Menschen bleibende Lähmung durch Zerstörung **motorischer** Nerven (Nerven, die Bewegungsbefehle des ZNS an Muskeln weiterleiten) im Rückenmark
Diagnose: klinisch; PCR aus Stuhl/Liquor (Gehirnwasser/Nervenwasser)
Komplikationen: bleibende Lähmung; bei Atemmuskelbefall maschinelle Beatmung; lebenslanges Fortschreiten der Krankheit (Post-Polio-Syndrom)
Prävention: Impfung ab dem Säuglingsalter; Meldepflicht

Kinderkrankheiten heißen so, weil sie vor Einführung der Impfungen so häufig waren, dass nur Kinder noch nicht immun (bzw. gelähmt oder verstorben) waren. Die Polio-Schluckimpfung (Lebendimpfung mit abgeschwächten Viren) wurde in Deutschland 1998 durch die inaktivierte Polioimpfung (IPV, Totimpfung) ersetzt. Es gibt aber noch Länder mit Schluckimpfung. Deshalb werden weltweit im Abwasser rückmutierte Impfviren gefunden, an denen Immunschwache und Ungeimpfte erkranken können.

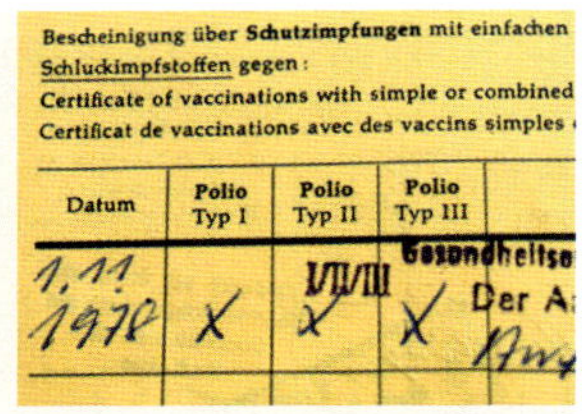

Abb. 1 Impfbucheintrag einer Polio-Schluckimpfung

1. Impfung	
	FSME
2. Impfung (nach 1–3 Monaten)	
	FSME
3. Impfung (nach 6–12 Monaten)	
	FSME
Auffrischungen (nach jeweils 3–5 Jahren)	

6.2.13 Frühsommer-Meningoenzephalitis (FSME)

Erreger: FSME-Virus; das Virus ist weitverbreitet und in Risikogebieten besonders häufig vorhanden.
Infektionsweg: perkutan durch Zeckenstich im Risikogebiet
Inkubationszeit: 7–14 Tage
Symptome: Erst grippale Symptome, nach fieberfreien Tagen erneut Temperaturanstieg und schweres Krankheitsbild mit Enzephalitis. Nur ein Teil der Infizierten erkrankt schwer, selten mit bleibenden Behinderungen.
Diagnose: klinisch, Serologie
Komplikationen: **Meningoenzephalitis** (Entzündung von Gehirn und Hirnhäuten), ggf. bleibende Schäden oder Tod
Therapie: keine spezifische Therapie möglich
Prävention: Impfung; Meldepflicht; Schutz vor Zeckenstichen durch Kleidung und Repellents (Zecken abwehrende Kosmetika)
Besonderheiten: Gegen die viel häufigere bakterielle Zeckenstichinfektion Borreliose und gegen Zeckenstiche gibt es keine Impfung. Der Begriff „Zeckenimpfung" ist daher falsch. Durch den Klimawandel sind Zecken ganzjährig aktiv geworden. Daher werden FSME und Borreliose häufiger.

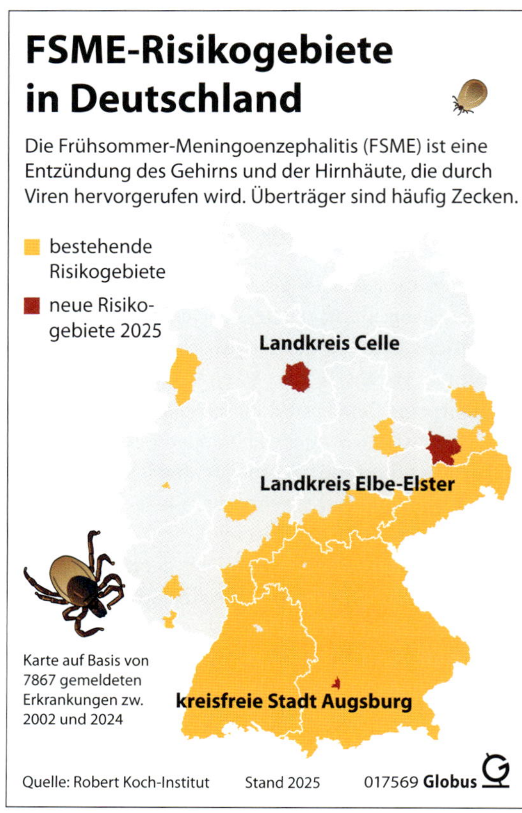

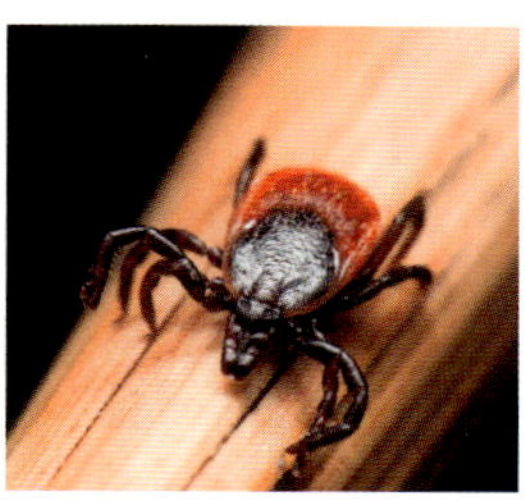

Abb. 2 Zecken können das FSME-Virus beim Stechen übertragen.

6.2.14 HIV-Infektion und Aids (AIDS)

Erreger: **H**umanes **I**mmunschwäche-**V**irus (**HIV**; es gibt mehrere Typen); HIV ist ein Retrovirus, d. h., es baut seine Erbsubstanz in die DNA der befallenen Zellen ein.

Infektionsweg: Sexuell, über Blutprodukte, perkutan (z. B. unsterile Instrumente, etwa bei Tätowierung, Piercing, Friseur, Rasur), vertikal (von der Mutter zum Kind bei der Geburt) oder durch Stillen. Küssen, Mückenstiche, Händedruck usw. gelten als sicher.

Inkubationszeit: Nach 2–6 Wochen ggf. akute HIV-Krankheit; Ausbruch der Immunschwäche Aids je nach Gesundheitszustand, Infektionen und Therapie nach Monaten bis Jahrzehnten. HIV befällt das Immunsystem und führt zum Verlust von T-Helferzellen.

Symptome: akute HIV-Krankheit mit mononukleoseähnlichen Symptomen; später an vielen Stellen Lymphknotenschwellungen, dann opportunistische Infektionen, d. h. **Aids-Related Complex**, fortschreitende Immunschwäche bis zum Vollbild **Aids** (**A**cquired **I**mmuno**d**eficiency **S**yndrome): Zusammenbruch der Immunabwehr, Gewichtsverlust und Tod

Diagnose: Der HIV-Test weist Antikörper und das p24-Antigen des HI-Virus nach und fällt frühestens 6–12 Wochen nach einer Infektion positiv aus. Dann ist die Infektion bewiesen. Jedes positive Ergebnis wird im Labor mit Bestätigungstests genau geprüft. Früher als der Antikörpertest (der übliche HIV-Test) kann der Nachweis von Virus-Genmaterial durch PCR positiv sein; ggf. schon vier Wochen nach der Infektion. Die Stadien der Lymphknotenschwellungen, ARC und Aids werden klinisch und nach der T-Helferzellzahl diagnostiziert.

Komplikationen: Therapieversagen durch Resistenz der Viren, opportunistische Infektionen, die schwer therapiebar sind und zum Tode führen können

Therapie: spezielle Virostatika, die sog. antiretrovirale Therapie (ART); die Therapie muss lebenslang gut überwacht werden (Resistenzen, Nebenwirkungenn, regelmäßige Einnahme). Gezielte Therapie weiterer Infektionen.

Prävention: Safer Sex (Kondome usw.), Testung von Blutprodukten (möglichst Verzicht auf Blutprodukte), Betreuung der Infizierten, auch weil konsequente antivirale Therapie die Ansteckungsgefahr senkt. Die Infektion des Kindes bei der Geburt kann medikamentös verhindert werden. Bei wahrscheinlicher Infektion, z. B. nach Nadelstichunfall, kann eine medikamentöse **Postexpositionsprophylaxe (PEP)** die Erkrankung ggf. verhindern. Die dauerhafte präventive Virostatikaeinnahme **(Präexpositionsprophylaxe, PrEP)** ist v. a. bei riskantem Sexualverhalten möglich.

T-Helferzellen
→ S. 286

opportunistische Infektionen
→ S. 295

Materialien und Informationen zur Aids-Prävention:
www.liebesleben.de
Weitergehende Informationen:
www.aidshilfe.de

Klinischer Verlauf nach HIV-Infektion

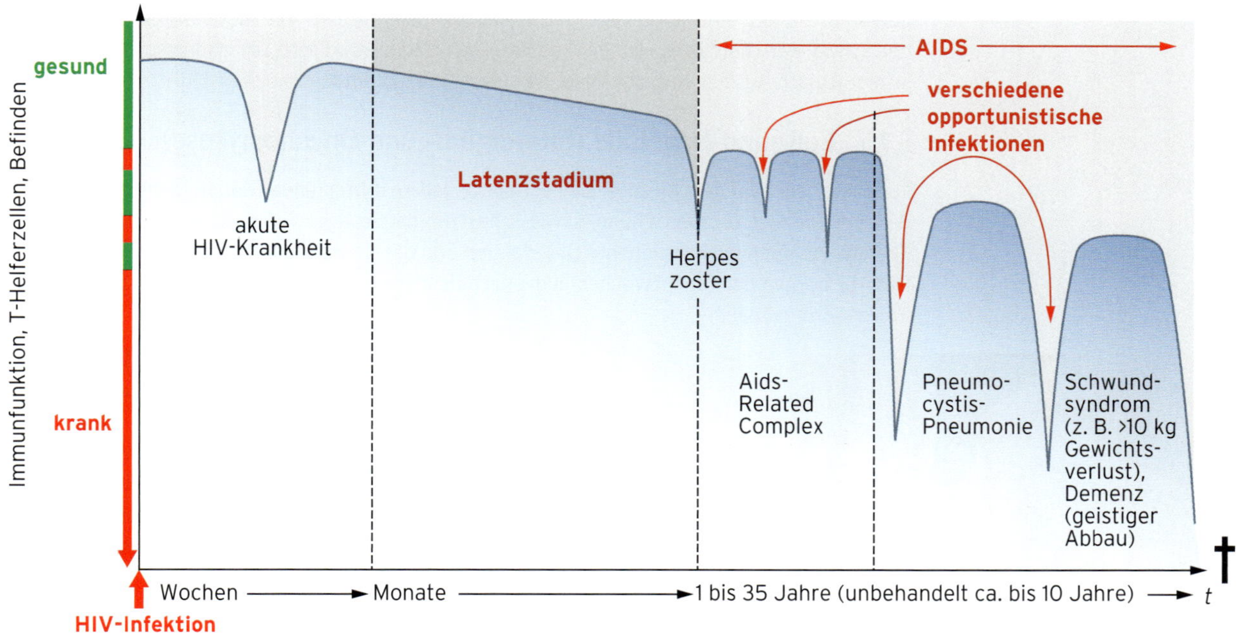

Die ebenfalls viral bedingten Leberentzündungen Hepatitis A bis E finden Sie im Lernfeld 9.

Hepatitis A bis E
→ Bd. 3, S. 63

6.3 Pilzinfektionen (Mykosen)

Eine Pilzerkrankung (Mykose) liegt vor, wenn pathogene Pilze eine Infektionskrankheit auslösen. Haut und Schleimhäute jedes Menschen sind mit Pilzen besiedelt, was nicht krankhaft ist. Erst bei Symptomen liegt eine Krankheit vor.

6.3.1 Haut- und Schleimhautmykosen

Viele Pilze sind opportunistische Erreger. Sie lieben Wärme und Feuchtigkeit und befallen Stellen, an denen sie diese Bedingungen vorfinden: Zehenzwischenräume, tiefe Hautfalten, Mund und Genitalbereich. Da Pilze Zucker lieben, haben Diabetiker mit ihrem zuckerreichen Gewebe oft Mykosen. Bei Immunschwäche treten Pilzkrankheiten häufiger und ausgedehnter auf.

6.3.2 Soor

Soor (sprich: „So-or") ist ein pelzartiger, weißer Hefepilzbefall auf Schleimhäuten. Er kommt häufig im Mundraum (z. B. auf der Zunge) vor.
Zu den Risikofaktoren gehören:
- Antibiotikatherapien
- (falsch durchgeführte) Cortisoninhalation bei Asthma
- altersbedingte Immunschwäche (bei Säuglingen und im Alter)

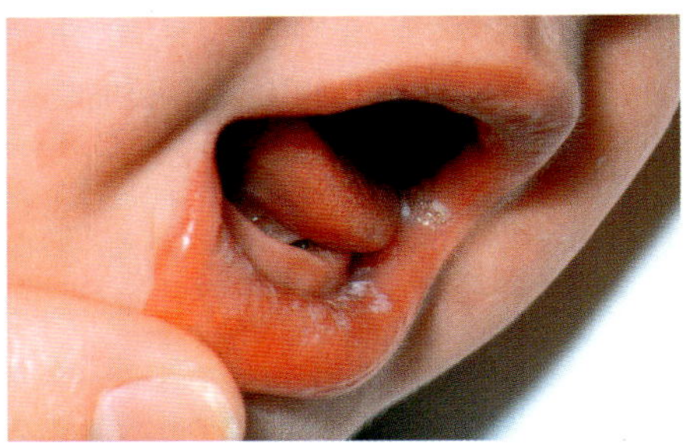

Abb. 1 Mundsoor beim Säugling

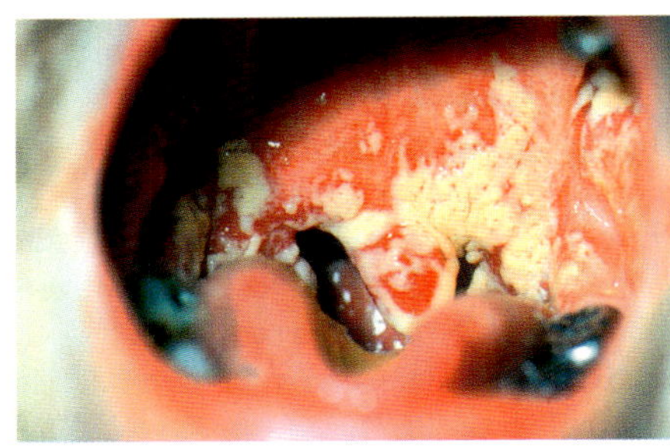

Abb. 2 Mundsoor beim älteren Menschen

Bei Aids, schwerer Krebserkrankung, hochdosierter Cortisontherapie usw. entstehen Mykosen in Speiseröhre und Lunge sowie systemische (Ganzkörper-)Mykosen bis zur Pilzsepsis. Die Hormone der Schwangerschaft bzw. der Pille begünstigen Vaginalmykosen. Die antimykotische Therapie erfolgt je nach Ausdehnung des Pilzbefalls lokal oder systemisch.

6.3.3 Fuß- und Nagelpilz (Interdigital- und Onychomykose)

Fußpilz ist die häufigste Mykose; sie liegt bei ca. jedem dritten erwachsenen Menschen vor. Luftdichte Schuhe, z. B. Sportschuhe, sowie Schwitzen begünstigen Fußmykosen. Zur erfolgreichen Therapie gehören die konsequente Desinfektion und das Trockenhalten der Schuhe und Strümpfe. Das Abtrocknen der Zehenzwischenräume nach dem Duschen, Schwimmen usw. ist die wichtigste Präventionsmaßnahme.

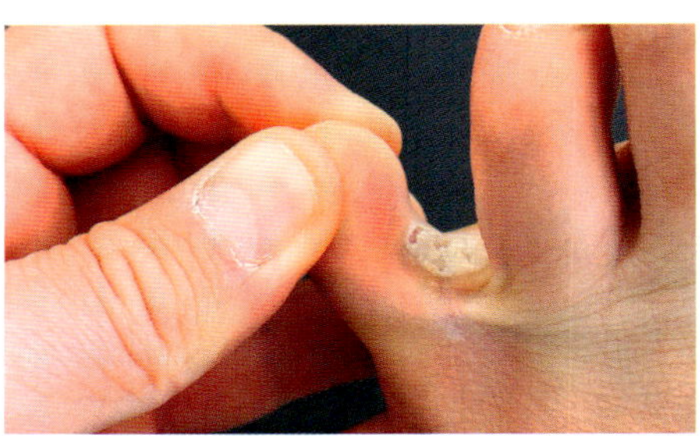

Abb. 3 Mykose in den Zehenzwischenräumen (Interdigitalmykose)

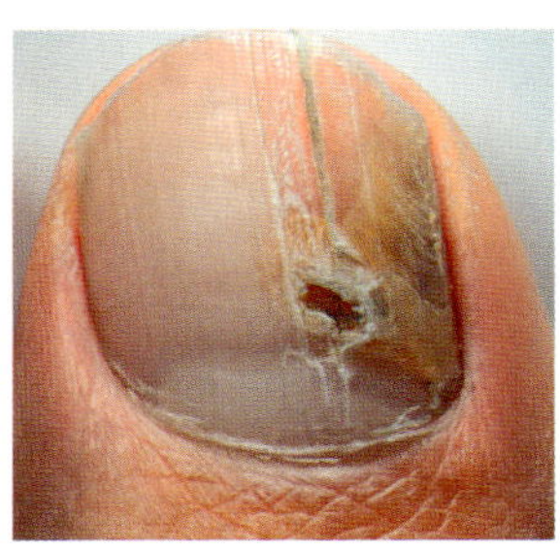

Abb. 4 Nagelpilz (Onychomykose)

Bei Befall der Finger- bzw. Fußnägel ist das Abtragen der befallenen Nagelsubstanz ebenso wichtig wie die konsequente Lokaltherapie über Wochen bis Monate. Bei Befall mehrerer Nägel hat eine systemische Therapie mehr Erfolg. Wiederholte (auch unbemerkte) Verletzungen beim Joggen, Fußball usw. begünstigen Nagelpilz ebenso wie Durchblutungsstörungen durch Rauchen bzw. Gefäßverengung.

6.4 Erkrankungen durch Protozoen

6.4.1 Tropenkrankheiten

Protozoeninfektionen sind überwiegend Tropenkrankheiten, die Menschen von Fernreisen mitbringen. Beispiele hierfür sind Malaria, die durch Mücken übertragen wird, sowie Giardiasis und Amöbenruhr. Bei Letzteren handelt es sich um langwierige Durchfallerkrankungen. Ein hoher Hygienestandard (saubere Nahrung und Trinkwasser) schützt vor vielen Protozoen. Zur Prävention der Malaria dienen Mückenschutz und spezielle Medikamente.

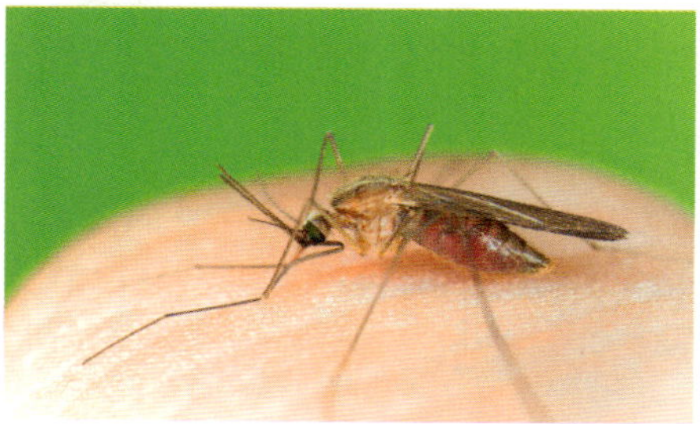

Abb. 1 Mücken können Krankheitserreger übertragen.

Reisemedizinische Informationen finden Sie in der ROTEN LISTE® und auf den Seiten der Deutschen Gesellschaft für Tropenmedizin und Globale Gesundheit: www.dtg.org

6.4.2 Toxoplasmose

Erreger: Toxoplasmen (einzellige Parasiten), die u. a. von Schweinen, Katzen und Mäusen ausgeschieden werden und im Erdboden vorkommen. Die Erreger sind weltweit verbreitet; ca. 50 % der Erwachsenen sind immun.

Infektionsweg: Oral; Verzehr kontaminierter Lebensmittel (rohes bzw. geräuchertes Schweinefleisch, z. B. Räucherschinken, Salami), Kontakt mit Gartenerde und Tierkot (Katzen, Mäuse). Angeboren/vertikal; von der Schwangeren auf das Ungeborene. Immune Schwangere infizieren ihr Kind nicht.

Inkubationszeit: 2–3 Wochen

Symptome: Bei Gesunden zumeist unbemerkt; Lymphknotenschwellungen, Müdigkeit usw.; bei Schwangeren auch nur leichte Symptome, beim Ungeborenen kommen Fehlbildungen und/oder tödliche Verläufe vor.

Diagnose: serologisch

Komplikationen: Im 1. Schwangerschaftsdrittel ggf. Fehlgeburt, bei späterer Infektion sind vielfältige Schäden beim Kind (Gehirn-, Augen- und Herzfehlbildungen) möglich. Bei Aids kann Toxoplasmose das Gehirn befallen.

Therapie: bei Schwangerschaft oder Immunschwäche Antibiotikatherapie

Prävention: Nichtimmune Schwangere sollten nur gegartes Fleisch essen und den Kontakt mit Gartenerde, Sandkästen (Katzenkot) und Katzen meiden.

Schwangere sind immunschwach … daher sind sie selbst z. B. durch Influenza und ihre ungeborenen Kinder durch Toxoplasmose gefährdet. Das Immunsystem ist in der Schwangerschaft weniger aktiv, weil es den genetisch fremden Organismus des Kindes nicht bekämpfen bzw. abstoßen darf. Das nennt sich Immuntoleranz. Daher verlaufen manche Autoimmunkrankheiten während der Schwangerschaft viel leichter. Allerdings kann es nach der Entbindung zu einem Krankheitsschub kommen.

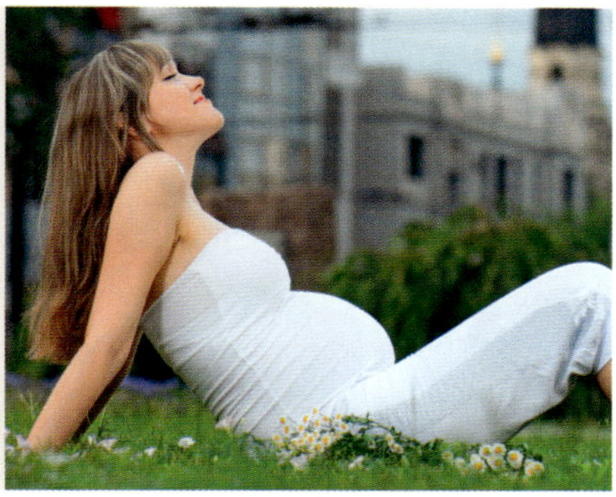

6.5 Prionkrankheiten

Siehe Kapitel 3.2.5, S. 296.

6.6 Erkrankungen durch tierische Parasiten

Zahlreiche, v. a. blutsaugende Tiere nutzen den menschlichen Körper parasitär als Nahrungsquelle und können dabei selbst Krankheiten hervorrufen und/oder Erreger übertragen. Die Abbildung enthält einige Beispiele für tierische Parasiten.

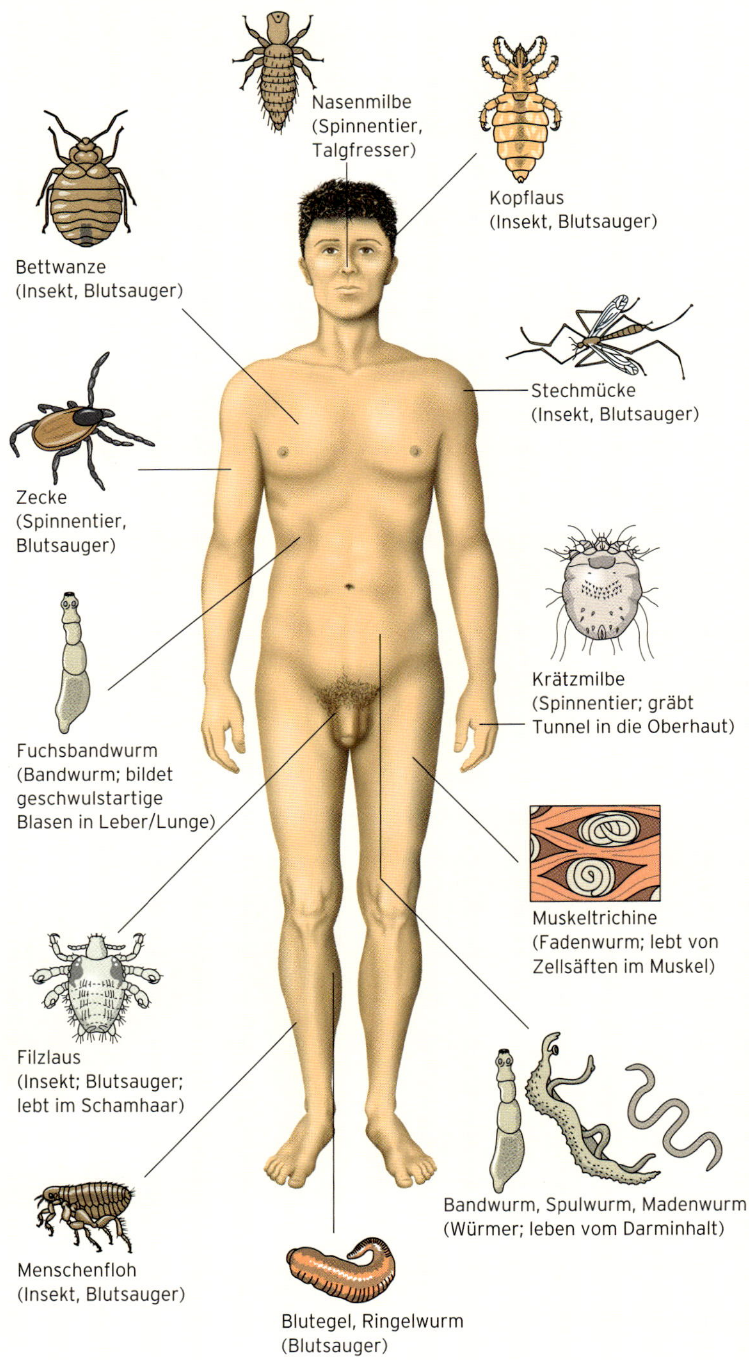

6.6.1 Kopflausbefall (Pedikulose; Pediculosis capitis)

Parasit: Kopflaus (Pediculus capitis); häufigster Parasit des Menschen
Infektionsweg: Die Läuse wandern über die Haare von Kopf zu Kopf; lange Haare und „Köpfe-Zusammenstecken" erleichtern den schnell laufenden Insekten die Verbreitung. Läuse unterscheiden nicht nach Pflegezustand. **Pedikulose** ist daher kein Zeichen von Unsauberkeit.

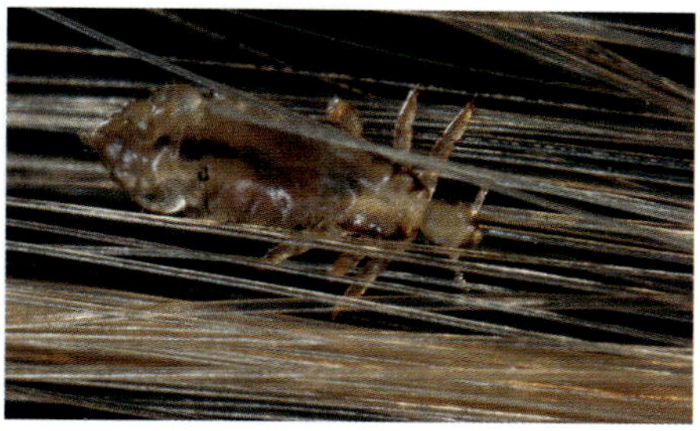

Abb. 1 Pedikulose (Kopflausbefall)

Symptome: Die Läuse saugen Blut aus der Kopfhaut. Ihr Speichel erzeugt starken Juckreiz. Ihre Eier kleben die Läuse direkt an der Kopfhaut mit den sog. **Nissen** (Eihüllen) an Haare an. Da Haare ca. 1 cm im Monat wachsen, beweist eine 2 cm von der Kopfhaut entfernte Nisse einen seit 2 Monaten bestehenden Befall. Kratzen begünstigt Superinfektionen der Haut.
Diagnose: Klinisch: Läuse und Nissen sind hinter den Ohren am besten zu sehen; v. a. bei blonden und kurzen Haaren. Ggf. hilft Auskämmen.
Therapie: Lokal; es gibt verschiedene Wirkstoffe, welche die Läuse abtöten und bei richtiger Anwendung für Menschen unschädlich sind. Nassauskämmen nach der Behandlung mit einem feinen sog. Läusekamm dient dazu, die toten Läuse und möglichst viele Nissen zu entfernen. Die Lokaltherapie wird am 8., 9. oder 10. Tag nach der Erstbehandlung (=Tag 1) wiederholt, da dann neue Läuse aus nicht abgetöteten Nissen geschlüpft sein könnten. Läuse sterben ohne Blutmahlzeit nach 2–3 Tagen ab.
Prävention: Eine Übertragung über Kleidung und Wäsche gibt es nicht. Umfangreiche Waschaktionen usw. dienen eher der Wiederherstellung des Sauberkeits**gefühls** als der Läusebekämpfung. Wichtig sind das Informieren aller Kontaktpersonen, die konsequente Therapie und die Nachkontrolle.
Besonderheit: Filzläuse sind spezielle Läuse, die besonders in der Schambehaarung Erwachsener vorkommen und v. a. sexuell übertragen werden. Diagnose und Therapie sind ähnlich wie bei Kopfläusen.

Unabhängige Informationen zur Kopflausbekämpfung inkl. mehrsprachiger Merkblätter:
www.rki.de
www.kindergesundheit-info.de
www.pediculosis-gesellschaft.de

6.6.2 Skabies (Scabies; Krätze)

Parasit: Krätzmilbe (Sarcoptes scabiei)
Infektionsweg: enger Körperkontakt
Inkubationszeit: Zirka 4 Wochen; die Milben graben Gänge in die Haut und legen dort Eier und Kot ab. Innerhalb von 2 Wochen entsteht eine Allergie auf den Milbenkot. Diese erzeugt starken Juckreiz.

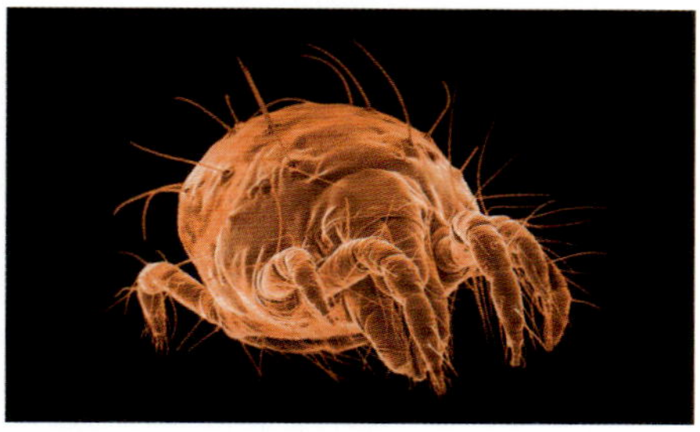

Abb. 2 Krätzmilbe

Symptome: Stärkster Juckreiz, v. a. nachts und an den Händen, in den Achselhöhlen, an den Brustwarzen und im Genitalbereich; häufig entsteht eine bakterielle Superinfektion zerkratzter Haut.
Diagnose: klinisch; Milbennachweis mit der Lupe
Therapie: Milben tötende Mittel lokal oder (bei schwerem Befall) systemisch mit Ivermectin-Tabletten
Prävention: konsequente Therapie, Wäschewechsel und Untersuchung bzw. zeitgleiche Therapie aller Kontaktpersonen

→ Terminologie: Viruskrankheiten, Mykosen und Parasitenbefall	
Aids (AIDS)	**A**cquired **I**mmuno**d**eficiency **S**yndrome; durch HIV-Infektion erworbenes Immunschwäche-Syndrom des Menschen
Embryopathie	Krankheit durch Schädigung des Ungeborenen im ersten Schwangerschaftsdrittel (der Embryonalzeit)
Enzephalitis	Gehirnentzündung
Exanthem	Hautausschlag
Hepatitis	Leberentzündung
Herpes zoster	Gürtelrose (Varizellen-Folgekrankheit)
HIV	humanes (menschliches) Immunschwäche-Virus
Infekt	Kurzwort für (leichte) Infektionskrankheit
Influenza	Virusgrippe; echte Grippe
Konjunktivitis	Bindehautentzündung (Entzündung der Augenbindehaut)
latente Infektion	Infektion, die nur bei Immunschwäche ausbricht (reaktiviert wird)
Meningoenzephalitis	Entzündung von Gehirn und Hirnhäuten
MMR	Masern-Mumps-Röteln-Impfung (Lebendvirus-Impfung)
MMRV	Masern-Mumps-Röteln-Varizellen-Impfung (Lebendvirus-Impfung)
motorisch	Bewegungs-…; die Bewegung betreffend
Nisse; (Mz. **Nissen**)	Eihülle der Kopflaus
Orchitis	Hodenentzündung
Parotitis	Ohrspeicheldrüsenentzündung
Pedikulose	Kopflausbefall
PEP/PrEP	Post- bzw. Präexpositionsprophylaxe; Einnahme antiviraler Medikamente nach bzw. vor wahrscheinlicher Ansteckung
Poliomyelitis	Viruserkrankung des Rückenmarks; sog. Kinderlähmung
RSV	Respiratorisches Synzytial-Virus (virulentes Atemwegsvirus)
SARS	schweres akutes Atemwegs-Syndrom
Skabies (Scabies)	Krätze; Hautbefall durch Krätzmilben
Syndrom	typische Symptomkombination durch eine gemeinsame Ursache
Toxoplasmose	Protozoen-Erkrankung, die ungeborene Kinder gefährdet
Varizellen	Windpocken (Ersterkrankung durch Varicella-Zoster-Virus)

Aufgaben

1 Lassen Sie sich im Herbst gegen Virusgrippe impfen? Begründen Sie Ihre Antwort.

2 Welcher Zusammenhang besteht zwischen Varizellen und Herpes zoster?

3 Erklären Sie den Begriff „latente Infektion“ im Zusammenhang mit Varicella-Zoster-Virus und Herpes simplex (Lippenherpes).

7 Schutzimpfungen

Schwere und vor allem tödliche Krankheiten forderten die Menschen schon immer heraus, sich vor gefährlichen Erregern zu schützen. Im Jahre 1796 impfte Edward Jenner (→ Abb. 1) in England erstmals Menschen gegen Pocken. Er infizierte sie mit Sekret aus Kuhpocken, weil er beobachtet hatte, dass Melkerinnen, welche die relativ harmlosen Kuhpocken durchgemacht hatten, nicht an den echten, fast immer tödlichen Pocken erkrankten. Nach dem lateinischen Wort „vacca" für Kuh nannte er seine Methode Vaccination. Noch heute ist dies das Fachwort für Impfung. Sekrete von Kranken werden aber nicht mehr zum Impfen verwendet.

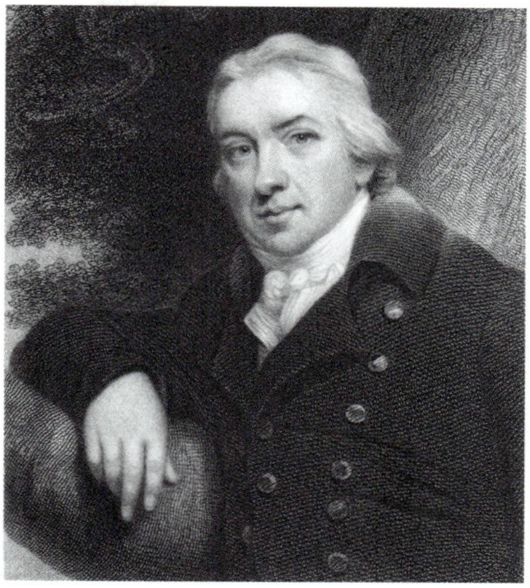

Abb. 1 Edward Jenner (1749–1823)

Bei einer Impfung führt man dem Immunsystem Antigene gefährlicher Erreger zu, damit es – ohne eine möglicherweise tödliche Krankheit – Immunität aufbaut. Daher ist **Immunisierung** ein anderes Wort für Impfung. Allerdings reagiert unser Immunsystem nicht auf jedes Antigen, z. B. nicht auf tote Erreger. Daher ist es schwierig, wirksame und zugleich nebenwirkungsarme Impfstoffe herzustellen. Sie sollen das Immunsystem gezielt zum Lernen anregen, ohne selbst pathogen zu sein. Mikroorganismen, die ihre Antigene oft ändern, erfordern häufig neue Impfstoffe (z. B. bei Influenza) oder machen die Impfstoffherstellung nahezu unmöglich (z. B. bei HIV).

Man unterscheidet Aktiv- und Passivimpfungen und entsprechend Aktiv- und Passivimpfstoffe.

7.1 Aktive Impfung (Antigengabe)

Bei der **Aktivimpfung** werden Antigene zugeführt: Dadurch wird das Immunsystem selbst aktiv und bildet Antikörper, T- und B-Lymphozyten zur spezifischen Erregerbekämpfung.

● Krankheitserreger

Teil des Krankheitserregers bzw. abgetöteter/abgeschwächter Krankheitserreger/Toxoid

Antikörper

Immunität durch aktive Impfung

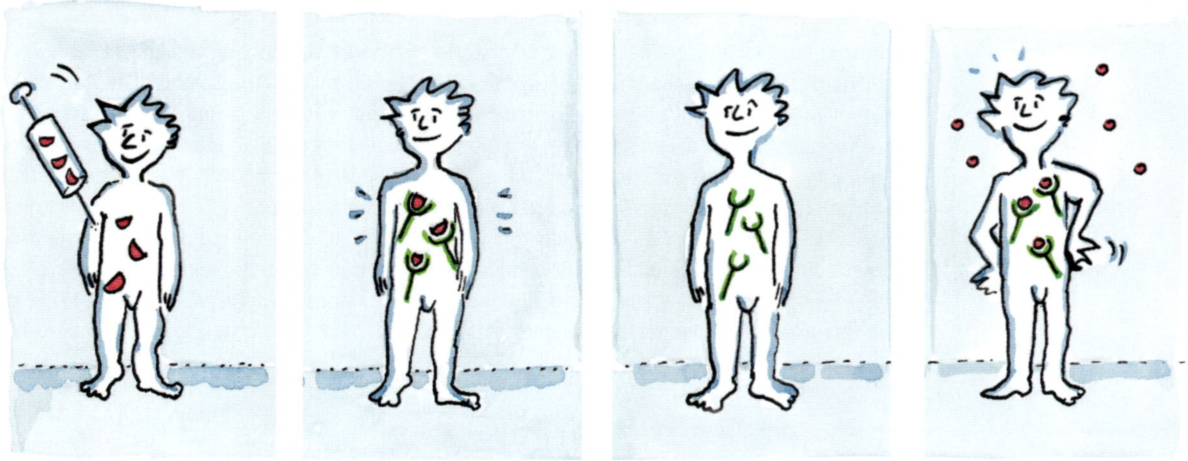

Impfung eines gesunden Menschen mit ungefährlichen Antigenen, ggf. mit Wiederholung(en)	Aktive Bildung eigener Antikörper und Abwehrzellen mit wenigen oder ganz ohne Symptome	Die aktiv gebildete Immunität beginnt nach ca. 2 Wochen; sie hält lange, ggf. lebenslang an	Dringt der echte Erreger in den Körper ein, wird er im Antigen-Antikörper-Komplex gebunden und so rasch unschädlich gemacht

Interaktive Übungen
→ S. 267, PagePlayer

Video
→ S. 267, PagePlayer

Für die Aktivimpfung gibt es Lebendimpfstoffe, Vektorimpfstoffe, Totimpfstoffe und Toxoidimpfstoffe. Alle Aktivimpfstoffe müssen stark **immunogen** sein, d. h., sie müssen das Immunsystem wirksam anregen. **Lebendimpfstoffe** enthalten lebende, aber kaum virulente Erreger. Nach ihrer Vermehrung im Körper des Impflings kann eine leichte „Impfkrankheit" auftreten, z. B. mit Fieber. Viele Lebendimpfstoffe bewirken einen lebenslangen Schutz. **Vektorimpfstoffe** nutzen harmlose Viren, um Antigene in Zellen einzuschleusen. **Totimpfstoffe** enthalten unterschiedliche Erregerbestandteile. Sie benötigen ggf. Hilfsstoffe, die das Immunsystem anregen, gegen das Impf-Antigen aktiv zu werden. Hilfsstoffe können auch die spürbare Impfreaktion verstärken. **Toxoidimpfstoffe** sind eine Variante der Totimpfstoffe. Sie enthalten ein Toxoid, einen dem Toxin (Gift) des Erregers ähnlichen, aber unschädlichen Stoff, damit das Immunsystem Abwehrstoffe gegen das echte Toxin bildet.

Art des Aktivimpfstoffs	Beispiele von Krankheiten	Vor- und Nachteile
Lebendimpfstoff lebende, kaum virulente, aber vermehrungsfähige Erreger	**Viruskrankheiten:** Masern, Mumps, Röteln, Varizellen, Rotavirus-Enteritis, Gelbfieber, Denguefieber **Bakterielle Krankheiten:** Typhus (Schluckimpfstoff)	**V:** hochimmunogen, ggf. lebenslange Immunität **N:** leichte, nicht ansteckende „Impfkrankheit", Risiko für Immungeschwächte und Schwangere
Vektorimpfstoff lebende, aber nicht vermehrungsfähige Viren schleusen das Antigen oder dessen Bauplan in die Zelle ein	**Viruskrankheiten:** Covid-19 (Impfstoffe von AstraZeneca und Johnson & Johnson), Ebola	**V:** kostengünstig, unkomplizierte Lagerung **N:** Antikörperbildung gegen das Vektorvirus macht eine Zweitimpfung schwierig
Totimpfstoff abgetötete Erreger, Teile davon (Toxoide) oder reine, gentechnisch hergestellte Erregerantigene oder RNA, die den Bauplan für Erreger-Antigene enthält	**Viruskrankheiten:** Hepatitis A und B, FSME, HPV, Tollwut, Herpes zoster, RSV, mRNA: Covid-19, RSV **bakterielle Krankheiten/Erreger:** Pertussis, Hib, Pneumokokken, Meningokokken, Typhus, Tetanus, Diphtherie	**V:** weniger Nebenwirkungen als bei Lebendimpfstoff, ungefährlich bei Immunschwäche und Schwangerschaft **N:** gering immunogen, mehrfache Impfung nötig
Toxoidimpfstoff unschädliche Variante des Erregergifts (Toxins)	**bakterielle Krankheiten:** Tetanus und Diphtherie	**V:** schützt vor dem Toxin **N:** wiederholte Impfungen notwendig

Je nach ihrer Immunogenität müssen Impfstoffe mehr oder weniger oft verabreicht werden, um einen ausreichenden Schutz und Langzeitschutz zu bewirken. Die **Grundimmunisierung** besteht aus allen Impfungen, die für das Erreichen der Immunität erforderlich sind. Sie umfasst zumeist mehrere Impfungen. Die vorgeschriebenen Zeitabstände zwischen den Impfstoffgaben stellen sicher, dass mit der kleinstmöglichen Zahl an Impfungen der größtmögliche Schutz entsteht. **Die Impfabstände dürfen ggf. länger, aber nicht kürzer sein.** Da mit der Zeit das immunologische Gedächtnis nachlässt, muss „der Lernstoff wiederholt", d. h. die Impfung als **Auffrischimpfung** erneut durchgeführt werden. Auffrischimpfungen werden in größeren Abständen, z. B. alle zehn Jahre, verabreicht, da sie quasi nur die Erinnerung des Immunsystems wieder wachrufen. Die **maternale Impfung** im letzten Schwangerschaftsdrittel bekommt die Schwangere und schützt damit sich und ihr Kind.

„Ich glaube, ich habe mich heute angesteckt …" Ausreden, um geplante Impfungen zu verschieben, sind zahlreich. Echte Kontraindikationen sind: akute therapiebedürftige Krankheit, Fieber ≥ 38,5 °C, geplante Operation innerhalb der nächsten drei Tage (Totimpfstoff) bzw. 14 Tage (Lebendimpfstoff) und Allergien gegen Inhaltsstoffe. Schwangere und Immunschwache erhalten grundsätzlich keine Lebendimpfungen. Chronische Krankheiten sind gerade Gründe, zu impfen, da Infektionen den kranken Organismus besonders gefährden. Kleinkinder haben oft harmlose Infekte, die aber keine Kontraindikationen sind.

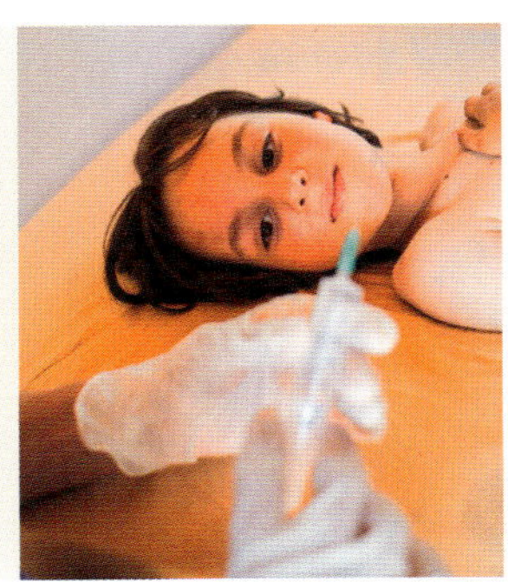

7.2 Passive Impfung (Antikörpergabe)

Bei der **Passivimpfung** bleibt das Immunsystem untätig (passiv). Es bekommt fertige Antikörper aus Spenderblut bzw. -plasma oder biotechnisch erzeugte Antikörper gespritzt. Antikörper aus Spenderplasma gibt man nach wahrscheinlicher Hepatitis-B- oder Tetanusansteckung, wenn der eigene Impfschutz fehlt oder nicht ausreicht. Säuglinge erhalten RSV-Antikörper, die sie im ersten Lebensjahr sehr gut vor einer schweren RSV-Erkrankung zu schützen.

Video
→ S. 267, PagePlayer

Sofortschutz im Notfall

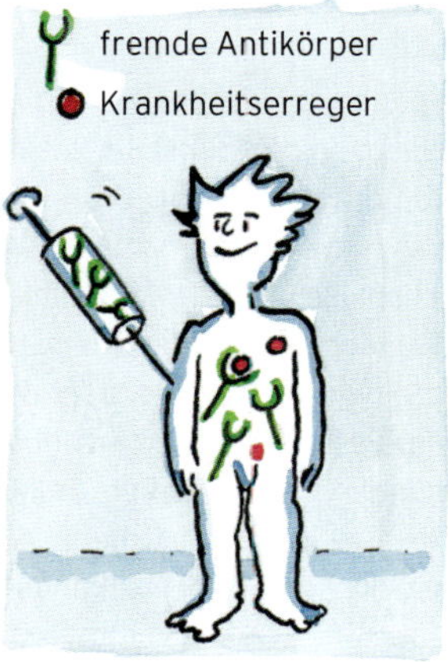

Antikörpergabe nach wahrscheinlicher Ansteckung

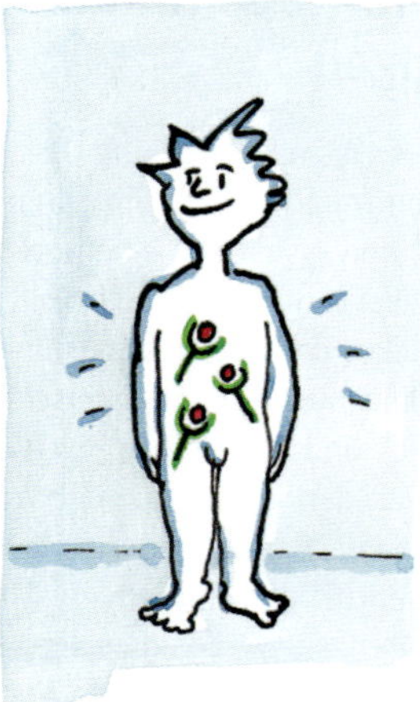

Sofortschutz, der anhält, bis die Antikörper abgebaut sind

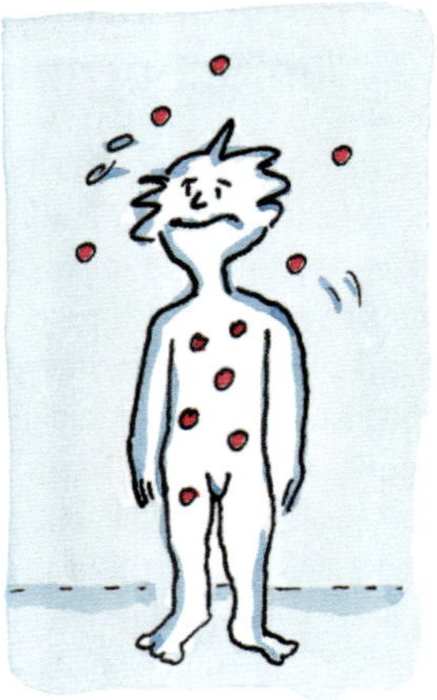

Späterer Erregerkontakt führt zur Infektionskrankheit

7.3 Simultanimpfung (kombinierte Aktiv- und Passivimpfung)

Simultan heißt gleichzeitig: Bei der **Simultanimpfung** werden **Aktiv- und Passivimpfstoff** kurz nacheinander verabreicht. Damit sich die Antikörper des Passivimpfstoffs nicht sogleich an die Antigene des Aktivimpfstoffs binden und so den Aktivimpfstoff unwirksam machen, werden die beiden Injektionen getrennt an verschiedene Körperstellen gespritzt, z. B. in den rechten und linken Oberarm. Sie dienen dem Sofortschutz bei wahrscheinlicher Infektion (Passivimpfung) und gleichzeitig dem Langzeitschutz (Aktivimpfung), wenn anzunehmen ist, dass die Patientin wieder mit dem Erreger Kontakt haben wird. Dies trifft z. B. auf die Tetanus-Simultanimpfung im Verletzungsfall zu.

Sofort- und Langzeitschutz: Simultanimpfung aktiv + passiv

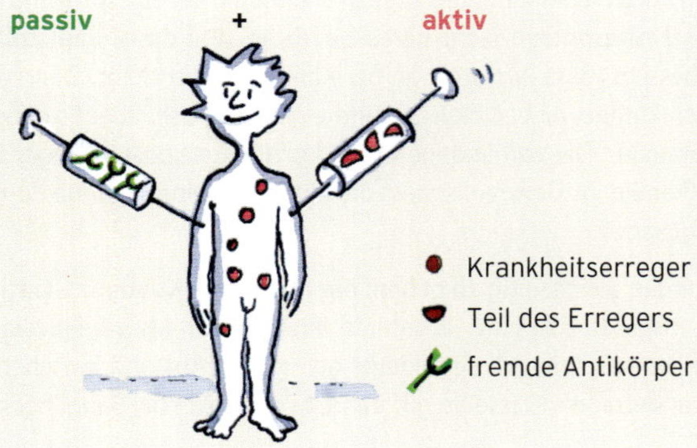

Passivimpfung:
Sofortschutz durch Antikörper

Aktivimpfung:
Langzeitschutz durch Antigene

7.4 Bewertung der verschiedenen Impfungsarten

Die Aktivimpfung bietet langfristig Schutz – auch in unvorhergesehenen Situationen und bei unbemerkter Infektion. Die Passivimpfung ist nur im Notfall sinnvoll, da sie lediglich kurze Zeit wirkt (ca. vier Wochen) und aus Fremdblut gewonnen wird. Blutprodukte bergen grundsätzlich ein geringes Infektionsrisiko. Außerdem sind Immunglobuline teuer. Ein Hepatitis-B-Passivimpfstoff kostet ca. 200 €. Er schützt aber nur einen Monat lang. Für den gleichen Preis kann man drei Aktivimpfungen geben, die jahrelang, ggf. sogar lebenslang, vor Hepatitis B schützen.

7.5 Impfreaktionen und Nebenwirkungen von Schutzimpfungen

Jede Aktivimpfung regt das Immunsystem an, zu arbeiten. Dies geschieht an der Impfstelle (lokal), in den dazu gehörigen Lymphknoten (regional) und im ganzen Körper (systemisch). Die Impf-Antigene regen daher lokal, regional und systemisch eine Reaktion an, die evtl. spürbar ist. Lokal kommt es häufig zu Rötung, Schwellung und Empfindlichkeit/leichten Schmerzen. Mit Kühlen und ggf. einem leichten Schmerzmittel ist das beherrschbar. Einige Stunden nach der Impfung und am nächsten Tag spüren einige Impflinge Kopf- und Gliederschmerzen, weil ihr Immunsystem Botenstoffe ausschüttet. Dies ist harmlos und ein Zeichen der Wirkung. Passivimpfungen erzeugen höchstens leichte Lokalreaktionen. Von der normalen Impfreaktion unterscheidet man die krankhafte Komplikation, z. B. eine Blutbildveränderung oder Anaphylaxie. Bleibt ein körperlicher Schaden nach einer Impfung, ist das eventuell ein Impfschaden. Ungewöhnliche Nebenwirkungen, Komplikationen und Schäden sind selten; sie werden gemeldet und geprüft.

„Nach der Grippespritze hatte ich so schlimm Grippe!" ... Der Zusammenhang ist anders: 1. Grippeimpfstoff kann – wie jeder Totimpfstoff – keine Infektion hervorrufen, da er keine lebenden Erreger enthält. 2. Die Impfung schützt recht zuverlässig vor echter Grippe. 3. Grippale Infekte werden oft mit Grippe verwechselt. Da man sich in der Erkältungssaison z. B. im Wartezimmer anstecken und so am Tag nach der Impfung an einem grippalen Infekt erkranken kann, wird oft die Impfung dafür verantwortlich gemacht. Anfällige Personen sollte die (geimpfte!) Ärztin beim Hausbesuch oder am Rande der Sprechstunde impfen. Der beste Zeitpunkt für die Grippeimpfung liegt im September, da dann kaum Menschen mit Infekten in den Praxen sind. Die schlimmsten „Virusschleudern" sind Kleinkinder, da sie z. B. Grippeviren sieben Tage lang ausscheiden (Erwachsene ca. drei Tage lang).

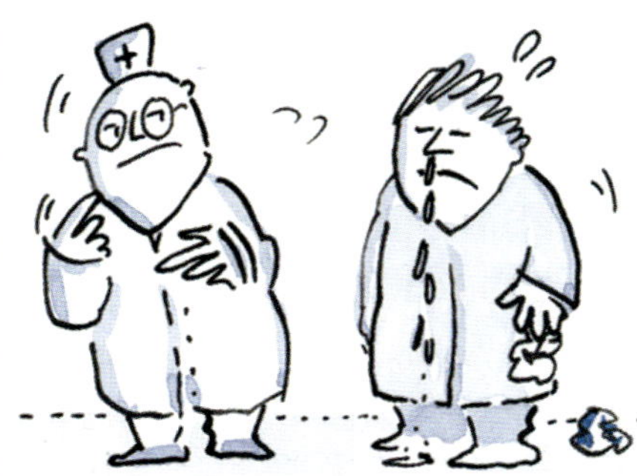

7.6 Grundsätze der Impftechnik

Injektionstechnik → S. 445

Eine optimale Injektionstechnik führt zu weniger lokalen Nebenwirkungen. Man impft Rechtshänder in den linken Oberarm und umgekehrt. Die Muskeln des Impfarms sollen locker sein. Beim Einstich in die entspannte Muskulatur werden weniger Muskelfasern verletzt. Oft hilft Ablenkung, damit Ängstliche nicht anspannen. Die Impfkanüle muss trocken sein, d. h., sie darf keinen Impfstoff enthalten. Daher werden verschiedene Kanülen zum Aufziehen des Impfstoffs und zum Impfen verwendet. Luft wird aus Fertigspritzen nicht herausgedrückt, weil dabei Impfstoff verloren gehen kann und die Gefahr besteht, dass Impfstoff an der Kanülenspitze bleibt. Dann wären drei Impfungen die Folge: eine intrakutane, eine subkutane und eine intramuskuläre. Es gäbe eine viel stärkere Reaktion an der Impfstelle. Die vorhandene kleine Luftmenge „pustet" sogar den Impfstoff komplett durch die Impfkanüle ins Gewebe, sodass die Luft sogar eine wichtige Funktion hat. Die Luft wird im Gewebe aufgesogen.

Es ist sinnvoll, mehrere Impfungen gleichzeitig zu geben; das nennt sich **Koadministration**. Diese spart Impftermine und führt insgesamt zu einer leichteren Impfreaktion als bei Einzelgabe. Man kann jeweils zwei Impfungen in einen Arm (M. deltoideus) geben. Der Abstand zwischen den Einstichen soll mindestens 2,5 cm betragen. Dasselbe gilt den Oberschenkel bei Säuglingen (M. vastus lateralis).

Besonders dünne Kanülen (z. B. Nr. 20) sind von Vorteil, da sie eine sanfte, fast schmerzlose Impfung ermöglichen und bei Patienten, die Blutverdünner nehmen, das Blutungsrisiko minimal halten. Am besten bestellt man deshalb bei Fertigspritzen nur solche ohne Kanüle, um die optimale Impfkanüle verwenden zu können.

7.7 Überprüfen des Impfschutzes

Der Impferfolg bzw. die Schutzwirkung ist nur bei wenigen Impfungen serologisch sicher bestimmbar; dazu gehören Röteln und Hepatitis B. Unter anderem bei Tetanus ist es besser und sicherer, die empfohlenen Auffrischimpfungen durchzuführen, als den Antikörpertiter zu bestimmen. Daher dient vor allem die Kontrolle des Impfpasses der Feststellung, ob der Impfschutz ausreicht oder Immunisierungen **indiziert**, d. h. notwendig, sind.

7.8 Aufklärung und Dokumentation bei Impfungen

Ob eine Patientin eine Impfung benötigt, kann die MFA anhand des Impfpasses feststellen. Allerdings muss vor jeder Impfung eine Ärztin die Patientin befragen und festlegen, ob die (ggf. schon geplante) Impfung bei ihr indiziert ist. Die Patientin muss zu Verlauf und Behandlung der Krankheit, gegen die geimpft wird, sowie zu Risiken und Nebenwirkungen der Impfung durch die Ärztin informiert werden. Die Ärztin befragt die Patientin auch nach früheren allergischen Reaktionen auf Impfstoffe bzw. Impfstoffbestandteile und informiert sie über die Schutzwirkung.

Hat die Ärztin die **Indikation** gestellt, kann eine geschulte MFA impfen. Die Durchführung einer Impfsprechstunde durch die MFA allein ist nicht erlaubt.

Injektionstechnik
→ S. 445

MERKE

In den Impfpass eingetragen werden
- das Impfdatum,
- die Krankheit, gegen die geimpft wurde,
- Handelsname und Charge des Impfstoffs (dafür enthält die Impfstoffpackung Aufkleber) sowie
- Stempel und Unterschrift der Ärztin.

7.9 Empfohlene Impfungen (STIKO-Impfplan)

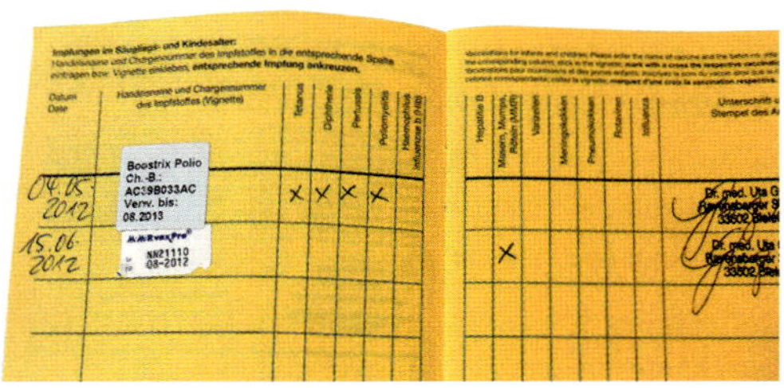

Abb. 1 Impfbucheintrag

Der Staat hat Interesse an der Gesundheit seiner Bürgerinnen. Impfungen gegen Erkrankungen, die durch Immunisierung vermeidbar sind, werden daher öffentlich empfohlen. Die **St**ändige **I**mpf**ko**mmission am Robert Koch-Institut (**STIKO**) empfiehlt eine Vielzahl an Impfungen ab dem Säuglingsalter und aktualisiert mindestens einmal jährlich den Impfplan.

Die STIKO-App bietet umfassende und aktuelle Informationen zu Impfungen.

Alle im STIKO-Impfplan empfohlenen **Standard**- und **Indikationsimpfungen** werden von den Krankenkassen bezahlt. Standardimpfungen sind für jeden Menschen wichtig, Indikationsimpfungen nur für besonders Gefährdete, z. B. chronisch Kranke. Wegen beruflicher Risiken erforderliche Impfungen bezahlen die arbeitgebenden Betriebe. Reiseimpfungen bezahlen die Reisenden selbst. Nachholimpfungen, d. h. versäumte Impfungen, sind innerhalb bestimmter Altersgrenzen auf Kassenkosten möglich.
Außergewöhnliche Impfreaktionen sind meldepflichtig. Wer durch eine STIKO-Impfung einen Gesundheitsschaden erleidet, hat Anspruch auf öffentliche Hilfen.
Impfungen, die vom STIKO-Impfplan abweichen, z. B. verspätet durchgeführte Kinderimpfungen oder häufigere Auffrischungen gegen Covid-19, sind ärztliche Einzelfallentscheidungen. Diese muss der anwendende Arzt medizinisch begründen und den Impfling bzw. seine Eltern besonders gründlich aufklären.

STIKO-Impfplan (Stand Januar 2026; aktuelle Änderungen unter www.rki.de und in der STIKO-App)		
Frühestes empfohlenes Impfalter	**Von der STIKO öffentlich empfohlene Impfung gegen**	**Abkürzung im Impfpass + Erklärungen**
0–11 Monate	RSV-Prophylaxe	RSV; 1 x Antikörpergabe vor oder in der RSV-Saison
2 Monate	**1. Impfung:** Tetanus-Diphtherie-Pertussis-Haemophilus influenzae Typ b-Hepatitis B-Polio (= 6fach-Impfung) + 1. Meningokokken B + 1. Pneumokokken	TDaP-Hib-HepB-IPV = inaktivierte Poliovakzine (keine Lebend-Schluckimpfung!), Pneu (Impfstoff entweder PCV13 oder PCV 15 = Pneumokokken-Konjugat-Vakzine mit 13 oder 15 Typen), Men B aP bedeutet azellulärer = zellfreier Pertussisimpfstoff
6–16 Wochen	2–3 Impfungen gegen Rotaviren	Schluckimpfungen mit Lebendimpfstoff
4 Monate	**2. Impfung:** Tetanus-Diphtherie-Pertussis-Haemophilus influenzae b-Hepatitis B-Polio (= 6fach-Impfung) + 2. Meningokokken B + 2. Pneumokokken	TDaP-Hib-HepB-IPV MenB Pneu
Frühgeborene	6fach-Impfung + Pneu mit 3 Monaten	Frühgeborenen fehlt ein Teil des Nestschutzes
11–14 Monate	**3. Impfung:** Tetanus-Diphtherie-Pertussis-Haemophilus influenzae b + Hepatitis B-Polio (= 6fach-Impfung) + 3. Pneumokokken 1.Masern-Mumps-Röteln + Varizellen	TDaP-Hib-HepB-IPV + Pneu = Grundimmunisierung abgeschlossen MMR+V gibt man bei der ersten Impfung getrennt , weil so weniger Impfreaktionen mit Fieber(krämpfen) auftreten
12–24 Monate	3. Meningokokken B	Meningokokken-C-Impfung ist nicht mehr empfohlen
15–23 Monate	2. Masern-Mumps-Röteln-Varizellen	2. MMRV wird in einer Spritze gegeben
ab Geburtsjahr 1971	1–2 x MMR	für nicht oder nur einmalig Geimpfte
5–6 Jahre	**1. Auffrischimpfung:** Tetanus-Diphtherie-Pertussis	Tdap bzw. TdaP d statt D und ap statt aP sind besser verträgliche Impfstoffe mit weniger Antigengehalt ab 5 bzw. 10 Jahren
9–14 (17) Jahre	Impfung gegen Humane Papillomviren 2 x im Monat 0 und 6, bei Impfbeginn nach 13. (14.) Lebensjahr 3 x (0-2-6 Monate)	HPV; die Viren erzeugen Gebärmutterhalskrebs, Anogenitalkrebs und andere Tumore sowie stark infektiöse Anogenitalwarzen
12–14 (25) Jahre	Meningokokken ACWY	kann bis 25 Jahre nachgeholt werden
9–17 Jahre	**2. Auffrischimpfung:** Tetanus-Diphtherie-Pertussis + **1. Auffrischimpfung:** Polio	TdapIPV; spätestens mit 17 soll der Impfschutz überprüft und ggf. komplettiert werden, da z. B. Hep B und HPV ab 18 nicht mehr von den Kassen übernommen werden müssen
ab 18 Jahre	**weitere Auffrischimpfungen** Tetanus-Diphtherie-Pertussis	alle 10 Jahre, auch bei längerem Abstand nur 1 x, für gesunde Erwachsene empfiehlt die STIKO nur 1 x Tdap, bei Grundkrankheiten, med. Personal usw. aber immer Tdap
Schwangere	Tetanus-Diphtherie-Pertussis	im letzten Drittel **jeder** Schwangerschaft für den Keuchhusten-Nestschutz des Kindes, reinen aP-Impfstoff gibt es nicht
ab 60 Jahre	Herpes zoster 2 x im Monat 0 und 2–6 Pneumokokken (PCV 20 oder PCV 21) Grippe (Influenza) und Covid-19 jeden Herbst mit aktuellem Impfstoff	Standard ab 60, bei Grundkrankheit ab 18 Standard ab 60, bei Grundkrankheit ab 2 Standard ab 60; bei Grundkrankheiten, med. Beruf und Kontakt mit Kranken ab 6 Monaten; Schwangere
ab 75 Jahren	Respiratorisches Synzytial-Virus	RSV; bei schwerer Grundkrankheit ab 60
weitere Indikationen und beruflich erforderliche Impfungen	MMRV, Grippe, Hepatitis A und B, FSME, MMRV, Grippe, Covid-19, Hepatitis A und B, FSME, HPV, Tollwut, Meningokokken A+ACWY, Hib	bei besonderer persönlicher oder beruflicher Gefährdung; für Auslandsreisen gelten besondere Empfehlungen; beruflich erforderliche Impfungen sind in der Regel über die KV abrechenbar

Jeder Praxisbesuch sollte zur Überprüfung des Impfschutzes und zum Nachholen fehlender Impfungen genutzt werden. Bei Verletzungen ohne Tetanusschutz sollte nicht nur Tetanus-Impfstoff, sondern Tdap- oder TdapIPV-Impfstoff verwendet werden.

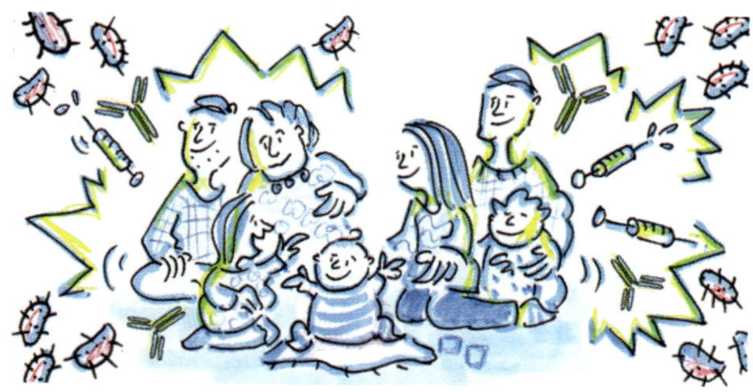

Seit 2020 gilt für Betreute und Tätige in Kitas, Schulen usw. und im medizinischen/pflegerischen Bereich das Masernschutzgesetz. Man muss zwei Impfungen oder Immunität durch einen Bluttest nachweisen. Dies gilt für alle ab 1971 Geborenen.

Jeder Geimpfte schützt sich und andere. Dass ein hoher Anteil Geimpfter in einer Gruppe auch Ungeimpfte schützt, nennt man **Herdenschutz**. So kann die Ausrottung einer Krankheit gelingen, z. B. bei Pocken. Sind alle Angehörigen eines Neugeborenen z. B. gegen Pertussis geimpft, wird das Kind indirekt geschützt. Wer im medizinischen Bereich arbeitet, hat Kontakt zu anfälligen und gefährdeten (vulnerablen) Menschen und sollte den empfohlenen Impfschutz besitzen, auch als Vorbild. Immungeschwächte Menschen können evtl. keine eigene Immunität aufbauen und brauchen unserer aller Impfschutz.

→ Terminologie: Schutzimpfungen	
Aktivimpfung	Immunisierung durch Zufuhr erregerspezifischer Antigene
Auffrischimpfung	Impfung zur Erhaltung des Langzeit-Impfschutzes
Grundimmunisierung	Impfungen, die zum Aufbau einer Immunität erforderlich sind
Herdenimmunität	Schutz ungeimpfter Personen durch einen hohen Anteil geimpfter Personen im Umfeld
Immunisierung	Impfung; Aufbau von Immunität ohne Krankheit
immunogen (Subst. **Immunogenität**)	Impfstoffeigenschaft; regt das Immunsystem zu einer Reaktion an
Indikation (Ggt. **Kontraindikation**)	Heilanzeige; Grund zur Anwendung z. B. eines Arzneimittels
Indikationsimpfung	Impfung für besonders gefährdete Personengruppen
indiziert	medizinisch sinnvoll bzw. notwendig
Kollaps	Zusammensinken als Ausdruck einer Kreislaufstörung
Kontraindikation	Gegenanzeige; Umstand, der eine medizinische Maßnahme verbietet
kontraindiziert	aus medizinischem Grund nicht erlaubt
maternale Impfung	Impfung der Schwangeren im letzten Schwangerschaftsdrittel; schützt Mutter und Kind, gibt dem Kind den sog. Nestschutz
Passivimpfung	Immunisierung durch Zufuhr erregerspezifischer Antikörper
Simultanimpfung	Aktiv- und Passivimpfung nach Erregerkontakt
Standardimpfung	Impfung, die für jeden Menschen empfohlen wird
STIKO	Ständige Impfkommission am Robert Koch-Institut

Aufgabe

1 Beschreiben Sie das Prinzip der Aktiv-, der Passiv- und der Simultanimpfung.

8 Hygiene

Interaktive Übungen
→ S. 267, PagePlayer

Der Begriff **Hygiene** umfasst alle Maßnahmen zur Erhaltung der Gesundheit. Vor allem bedeutet Hygiene die Vorbeugung (**Prävention** bzw. **Prophylaxe**) von Infektionskrankheiten. Die Gesundheitswissenschaft zählt dazu als Teilbegriffe der Hygiene auch die

- Psychohygiene (Gesunderhaltung der Seele),
- Sozialhygiene (Gesunderhaltung des Menschen als Teil der Gesellschaft) und
- Umwelthygiene (Gesunderhaltung der Umwelt als Lebensraum des Menschen).

8.1 Infektionsquellen und -wege in der Arztpraxis

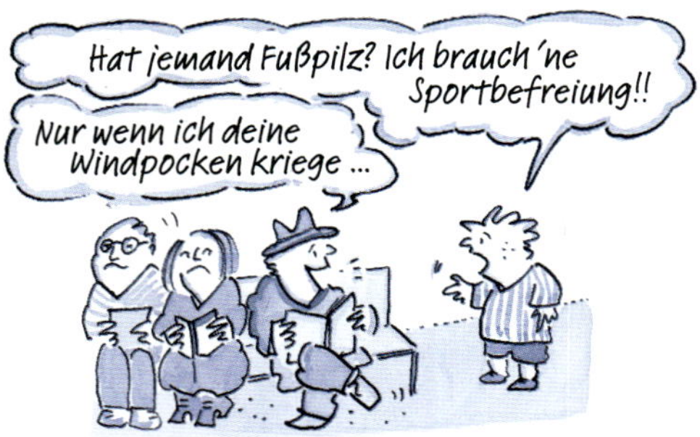
Hat jemand Fußpilz? Ich brauch 'ne Sportbefreiung!!
Nur wenn ich deine Windpocken kriege ...

Jeder Mensch kann – in der Inkubationszeit auch ohne es zu wissen – **infektiös**, d. h. ansteckend, sein. Der Kontakt mit anderen Menschen und mit Gegenständen, die von vielen benutzt werden, birgt immer ein Infektionsrisiko. In Arztpraxen befinden sich oft infektiöse Menschen, da sie die Praxis gerade wegen einer Infektionskrankheit aufsuchen. In den frühen Krankheitsstadien, die mit starken Beschwerden und Arbeitsunfähigkeit einhergehen, ist die **Infektiosität** (Ansteckungsfähigkeit) am höchsten. In Haus- und Kinderarztpraxen ist die Infektionsgefahr höher als z. B. in orthopädischen oder psychiatrischen Praxen.

Infektionswege
→ S. 298

Fast alle Infektionswege finden sich auch in Arztpraxen. Besonders häufig sind die Hände mit Erregern kontaminiert (verschmutzt) und übertragen sie bei jeder Berührung und Tätigkeit auf andere Hände, auf Gegenstände usw.

8.2 Infektionsvermeidung in der Arztpraxis

Sinn der Praxishygiene ist die Prävention vermeidbarer Infektionen. Infektionsschutz dient allen Patientinnen, was bei chronisch kranken, geschwächten Menschen besonders wichtig ist, aber auch dem gesamten Praxispersonal und dessen Familien. Bei aller gebotenen Vorsicht dürfen infektiöse Menschen nicht diskriminiert werden.

Infektionsquellen (Beispiele)	Geeignete Hygienemaßnahmen zur Infektionsvermeidung
Hände	Händedesinfektion, Schutzhandschuhe, Händewaschen
Flächen (Tische, Untersuchungsliegen, PCs, Türklinken, Toilettensitze)	hygienegerechte Oberflächen, Einmalunterlagen, waschbare Bezüge, Schutzhüllen, Flächendesinfektion
Untersuchungsmaterialien und Sekrete (Blut, Urin, Abstriche, Stuhl)	alle menschlichen Sekrete, Gewebe und Untersuchungsmaterialien als kontaminiert betrachten und hygienebewusst arbeiten
Kanülen, Glasampullen und andere verletzungsträchtige Einmalmaterialien	richtige Auswahl und Anwendung inkl. Lagerung, Entnahme, Benutzung und Entsorgung; Abwurf in vorschriftsmäßige Sammelbehälter
wiederverwendbare chirurgische Instrumente, Endoskope	nach Gebrauch in Desinfektionslösung einlegen, fachgerecht wiederaufbereiten, ggf. sterilisieren
Raumluft	Um Tröpfchen und Aerosole zu entfernen, ist regelmäßiges Querlüften, d. h. Lüften mit vollständigem Luftaustausch, sinnvoll. Besonders in Laboren kann UV-Licht zur Entkeimung von Luft und Oberflächen genutzt werden. Luftfilter können die Virus- bzw. Erregerbelastung in Räumen reduzieren.
Menschen mit Atemwegsinfekten	Abstand und Masken tragen zum Schutz vor Tröpfchen und Aerosolen bei; bei wahrscheinlich infektiösen Patientinnen ist eine volle Schutzausrüstung (PSA) zu tragen

Nicht jede Infektion ist vermeidbar; einige Maßnahmen können jedoch das Übertragungsrisiko in der Arztpraxis minimieren:
- gute Terminplanung vermeidet volle Wartezimmer mit Virenaustausch
- bei der telefonischen Terminvereinbarung auf Angaben der Patientinnen achten, die auf Infektionskrankheiten hindeuten; ggf. gezielt nachfragen
- wahrscheinlich oder sicher infektiöse Kranke einzeln in abgetrennte Räume, z. B. ein Infektions-Wartezimmer, setzen (ggf. spezielle Klingel und getrennten Eingang benutzen)
- notwendige Desinfektionsmaßnahmen unverzüglich und fachgerecht durchführen, Zimmer gründlich lüften
- infektionsgefährdete Menschen zu den Randzeiten der Sprechstunde bestellen oder per Hausbesuch behandeln
- als Praxispersonal nicht im kranken, d. h. möglicherweise infektiösen Zustand arbeiten und STIKO-Impfungen, z. B. jährlich gegen Grippe und Covid-19, nutzen

Hygieneregeln, v. a. die wichtige TRBA 250 (Technische Regel zum Umgang mit biologischen Arbeitsstoffen) der Berufsgenossenschaft für Gesundheitsdienst und Wohlfahrtspflege (BGW): www.bgw-online.de

Keimträger Handy ... Mobiltelefone beherbergen Mikroorganismen, die sie von den tippenden Fingern erhalten und immer wieder an diese zurückgeben. Schutzmaßnahmen sind: Privathandys nicht bei der Arbeit benutzen, häufige Händedesinfektion und ggf. vorsichtige Desinfektion der Geräte mit **Inventarwischtüchern**.

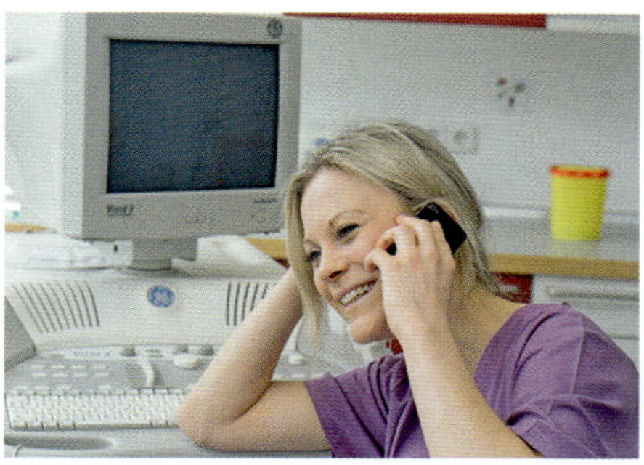

Abb. 1 MFA mit Handy bei der Arbeit

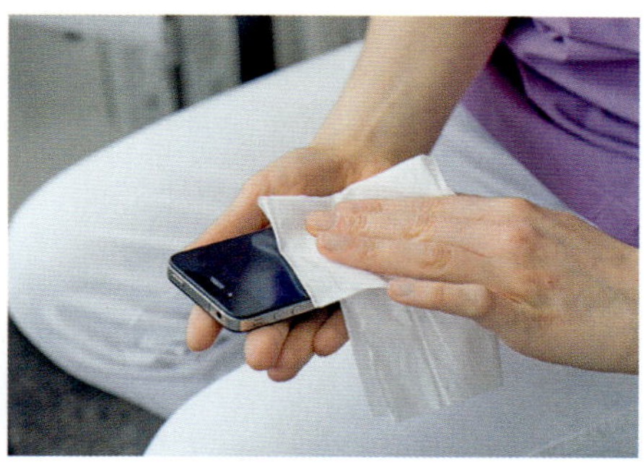

Abb. 2 MFA reinigt Handy mit Desinfektionstuch

8.3 Persönliche Hygiene

Zur persönlichen Hygiene im medizinischen Bereich gehören:
- ausreichend häufige, hautfreundliche Reinigung von Körper und Haaren sowie frische, saubere Wäsche bzw. Kleidung
- Zusammenbinden bzw. Hochstecken langer Haare
- Ablegen von Schmuck an Händen und Unterarmen (auch Armbanduhren und Eheringe); erlaubt sind körpernahe Halsketten und Ohrstecker
- Fingernägel kurz und rund schneiden; auf Nagellack und Nagelschmuck verzichten, da sie nicht desinfizierbar sind; die Berufsgenossenschaft verbietet sie
- Verletzungen der Haut bzw. Hände auch in der Freizeit vermeiden, um keine Eintrittspforten für Keime zu bieten; keine Nagelbürsten verwenden
- entzündungsfreie Gesichtspiercings und abgeheilte Tätowierungen sind seitens der BGW nicht verboten, entsprechen aber nicht dem in den meisten Praxen gewünschten Erscheinungsbild des medizinischen Personals

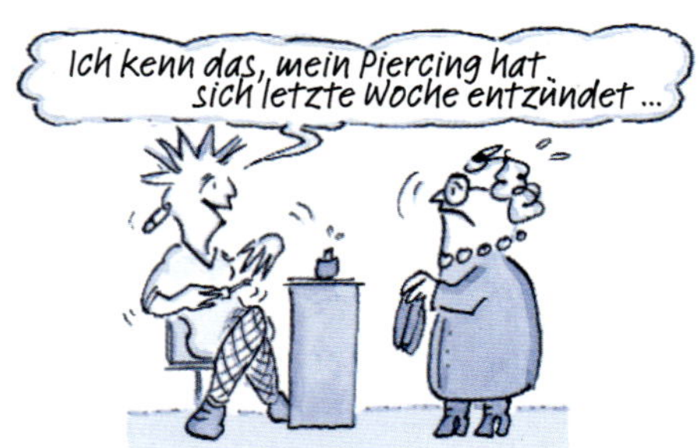
Ich kenn das, mein Piercing hat sich letzte Woche entzündet ...

8.4 Arbeitskleidung

Arbeitskleidung (Berufskleidung) wird von den meisten MFAs anstatt persönlicher Kleidung getragen. So wird eine Abnutzung und Kontamination der persönlichen Kleidung verhindert. Einheitliche Arbeitskleidung des Teams betont die Corporate Identity (professionelle Gemeinsamkeit). Auch bildet die Arbeitskleidung eine psychologische und tatsächliche Grenze zur Patientin.

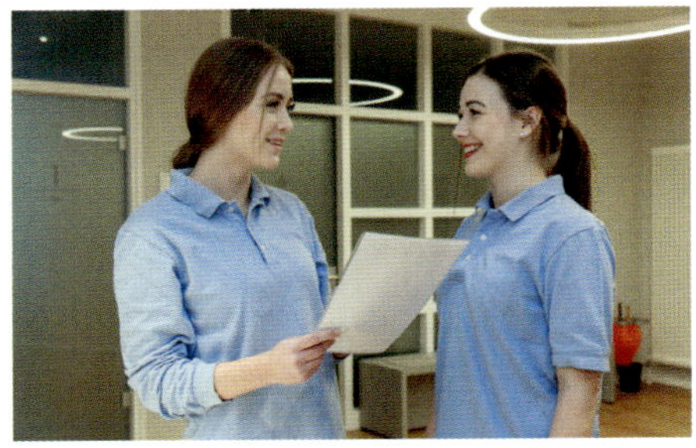

Abb. 1 MFAs in Arbeitskleidung

Arbeitskleidung für MFAs und Ärztinnen ist hell, um Verschmutzungen erkennbar zu machen, sowie heiß waschbar, um Kontaminationen sicher zu entfernen. Aus Hygienegründen ist es besser, Arbeitskleidung in der Praxis bzw. Wäscherei zu waschen, um nicht persönliche Wäsche durch Praxiskeime zu kontaminieren. Zur Arbeitskleidung gehören passende Arbeitsschuhe, die gut und trittsicher sitzen, sauber, luftig, rutschfest und leicht zu reinigen sind. Arbeitskleidung muss der Betrieb nicht komplett bereitstellen. Laut Tarifvertrag stehen der MFA jedoch zwei Kittel bzw. Kasacks/Oberteile im Jahr zu. Kurzärmelige Arbeitskleidung ist hygienischer als langärmelige.

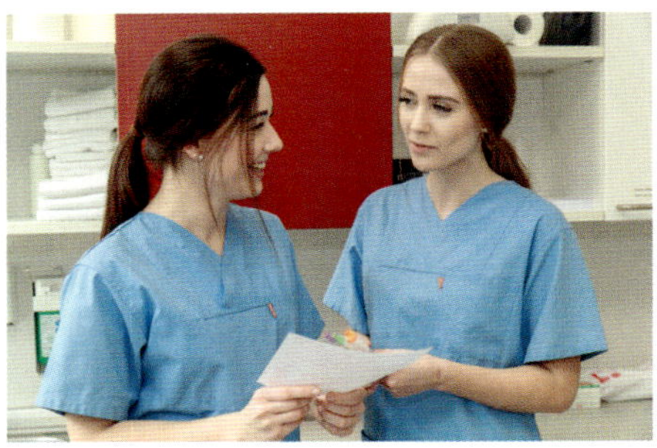

Abb. 2 MFAs in Bereichskleidung

8.5 Bereichskleidung

In Arbeitsbereichen mit erhöhten Hygieneanforderungen, z. B. Endoskopie- und Operationsräumen, wird Bereichskleidung getragen. Die zumeist blauen oder grünen Kleidungsstücke sind weit geschnitten, damit sie keine Verschlüsse brauchen, die verkeimen könnten. Bereichskleidung darf nur in bestimmten Räumen getragen werden. Sie wird täglich sowie bei Bedarf gewechselt und ggf. mit desinfizierenden Waschmitteln gereinigt. Hygienegerechte, desinfizierbare Schuhe sind Teil der Bereichskleidung. Der Arbeitgeber stellt Bereichskleidung mit Schuhen bereit und sorgt für die Reinigung.

8.6 Schutzkleidung und Schutzhandschuhe

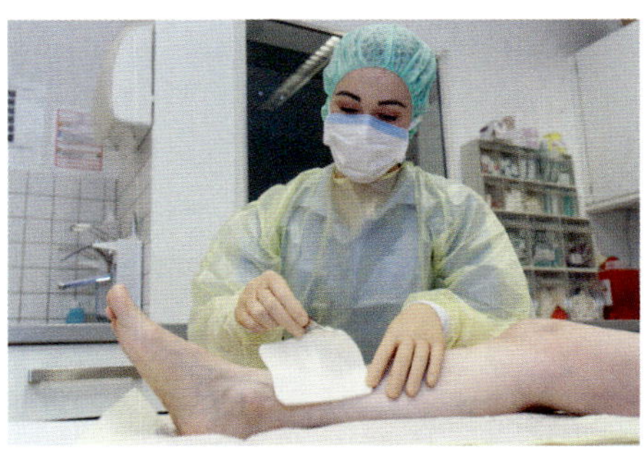

Abb. 3 Schutzkleidung

Bei Arbeiten mit Kontaminationsgefahr für die Arbeitskleidung wird Schutzkleidung getragen. Sie bedeckt Teile des Körpers (z. B. Kittel und Handschuhe) und soll bei Bedarf auch Schleimhäute schützen (Brille, Mund-Nasen-Schutz, Visier). Auch OP-Kittel, OP-Hauben und -Schuhe sowie Einmalschürzen und -overalls gehören zur Schutzkleidung bzw. **PSA** (**p**ersönlichen **S**chutz**a**usrüstung). Bei Tätigkeiten mit Infektionsgefahr oder mit Chemikalien ist Schutzkleidung vorgeschrieben. Der Arbeitgeber muss sie in ausreichender Menge, geeigneter Qualität und passender Größe zur Verfügung stellen.

Schutzmasken sind je nach Infektionsrisiko bereitzustellen und zu tragen. Einfache Einmal-OP-Masken dienen v. a. dem Fremdschutz, d. h. dem Schutz der Patientin vor Tröpfchen. FFP2- und FFP3-Masken dienen dem Eigen- und Fremdschutz vor Tröpfchen und Aerosolen. FFP3-Masken sind dichter als FFP2-Masken. FFP bedeutet Filtering Face Piece, d. h. Atemschutz-Gesichtsmaske. Keine Maske bietet 100%igen Schutz. Das korrekte Tragen ist für die Schutzwirkung wichtig. Da Feuchtigkeit diese verringert, sind Masken regelmäßig auszutauschen.

Schutzhandschuhe sind Teil der vorgeschriebenen Schutzkleidung. **Unsterile** (nicht keimfreie) Handschuhe dienen v. a. dem Schutz der Trägerin und der Unterbrechung von Infektionsketten. **Sterile** (keimfreie) Handschuhe dienen v. a. dem Schutz der Patientin, z. B. bei Operationen. Einmalhandschuhe sind für den einmaligen und kurzzeitigen Gebrauch bestimmt. Sie werden in der Regel nicht desinfiziert, da es kein spezielles Desinfektionsmittel dafür gibt und sie nicht dafür zugelassen sind. Da sich bei Wärme und längerer Tragedauer Feuchtigkeit in den Handschuhen ansammelt, können dünne Baumwollhandschuhe darunter getragen werden. Vor und nach Benutzung der Handschuhe werden die Hände desinfiziert. Vor dem Anlegen muss die Haut trocken sein. Handschuhe, die im medizinischen Bereich angewendet werden, müssen als Medizinprodukte zugelassen sein. Handschuhe sind auch bei guter Qualität nicht zu 100 Prozent dicht. Häufig lassen sich nach dem Ablegen der Handschuhe Keime der zuvor behandelten Patientin nachweisen. Latexhandschuhe werden wegen der Allergiegefahr nicht mehr empfohlen.

Nähere Informationen beim Verbund für Angewandte Hygiene e. V. und bei der BGW:
www.vah-online.de
www.bgw-online.de

Schutzhandschuhe
B = Beschreibung, V = Vorteile, N = Nachteile, A = typische Anwendungsbereiche

Nitrilhandschuhe 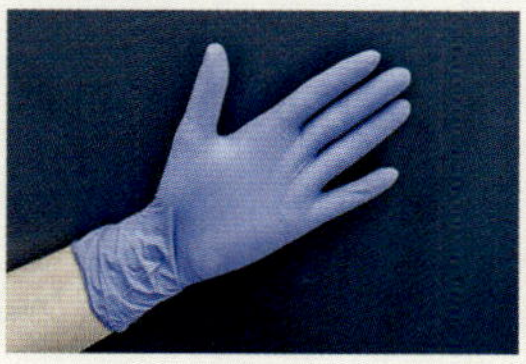	**B:** dünnwandig, ungepudert, oft gefärbt, eng anliegend, zum Einmalgebrauch steril und unsteril lieferbar **V:** gute Tasteigenschaften; guter (nicht 100%iger) Infektionsschutz, öl- und bedingt chemikalienbeständig (nicht für aggressive/ätzende Chemikalien); z. B. bei Nadelstichverletzung ca. 50%ige Keimreduktion **A:** Standardhandschuhe in der Praxis; Tätigkeiten mit Infektions- oder Kontaminationsgefahr wie Blutentnahmen, Labortätigkeiten mit keimhaltigen/chemischen Materialien, Vorbereitung von Infusionen, Verbandwechsel, Tastuntersuchungen an Schleimhäuten/verletzter Haut, Reinigungs- und Desinfektionstätigkeiten mit wenig aggressiven Mitteln
Vinylhandschuhe 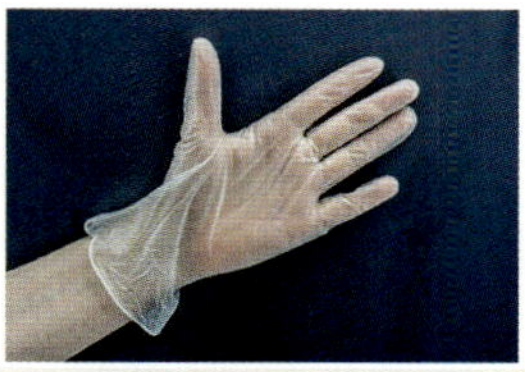	**B:** farblos, ggf. gepudert, locker sitzend, Einmalgebrauch, unsteril **V:** dicker und ggf. chemikalienbeständiger sowie kostengünstiger als Nitril **N:** schlechte Tasteigenschaften, lockerer Sitz, daher ggf. Flüssigkeitseintritt am Rand **A:** z. B. Reinigungsarbeiten
Dickwandige Schutzhandschuhe 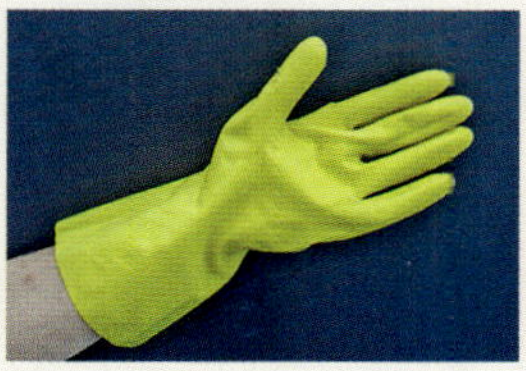	**B:** lang, dickwandig, mit langem Schaft, für Chemikalien undurchlässig, Mehrfachverwendung, unsteril, aus Nitrilkautschuk (künstlichem Gummi) **V:** Schutz vor aggressiven Stoffen (sofern intakt und dafür zugelassen) **N:** schlechte Tasteigenschaften, müssen gereinigt und getrocknet werden **A:** für Arbeiten mit bestimmten Gefahrstoffen vorgeschriebe (siehe Sicherheitsdatenblatt der jeweiligen Chemikalien)

8.7 Asepsis, Antisepsis, Sterilisation und Desinfektion

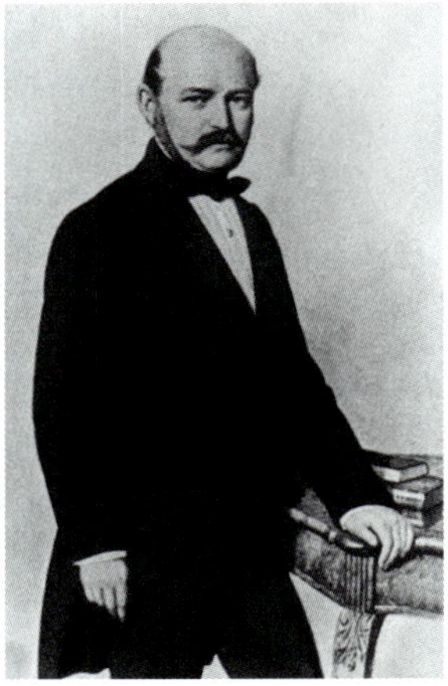

Abb. 1 Der ungarische Arzt Ignaz Semmelweis (1818–1865) führte die Händedesinfektion (sog. Schüsselmethode mit Einlegen der Hände in eine Waschschüssel) ein.

Eine **Sepsis** (Blutvergiftung) ist eine schwere fieberhafte Krankheit durch Überschwemmung des Körpers mit Krankheitserregern (meistens Bakterien). Eine Sepsis führt unbehandelt zum Tode. Sie ist die Folge hoher Erregermengen und/oder schlechter Resistenz.

Der Budapester Arzt Ignaz Semmelweis fand um 1850 die Ursache der hohen Sterblichkeit junger Frauen in den Wiener Gebäranstalten: Ärzte, die zuvor – ohne Handschuhe – Leichen untersucht hatten, um deren Todesursachen zu studieren, infizierten mit ihren Händen die Frauen, denen sie Geburtshilfe leisteten. Die Gebärmutter bietet nach der Entbindung beste Vermehrungsbedingungen für pathogene Keime. Anstrengung und Blutverlust während der Geburt schwächen zusätzlich die Abwehr der Wöchnerinnen. Viele Frauen starben daher an Sepsis.

Semmelweis führte die verpflichtende Händedesinfektion in Chlorkalklösung ein. Sepsis verhütende Maßnahmen nannte er **Antisepsis**. Bakterien waren noch unbekannt; man sprach daher von „Leichengift" und von „Fäulniserregern". Seit Semmelweis wurden die Hygienemaßnahmen stetig weiterentwickelt. Dennoch besteht heute in Krankenhäusern wieder eine Infektionsgefahr (MRSA), da sich Bakterien an Antibiotika angepasst haben und der Anteil Schwerstkranker bzw. immunschwacher Kranker stark gestiegen ist.

MRSA → S. 318

Antisepsis wird durch **Desinfektion** erreicht, d. h. durch Abtöten, Entfernen oder **Inaktivieren** pathogener Mikroorganismen. Ein Beispiel ist die hygienische Händedesinfektion. Hände bzw. der menschliche Körper können nicht **steril**, d. h. vollkommen keimfrei, werden, da die Haut stets (v. a. apathogene und fakultativ pathogene) Keime beherbergt. Eine Übertragung pathogener Keime, d. h. eine Infektion, wird durch fachgerechte Desinfektion aber sehr unwahrscheinlich.

Während Operationen besteht eine hohe Infektionsgefahr für die Patientin, da ihre Körperoberfläche verletzt und ihr Körperinneres eröffnet wird. Im Operationssaal wird daher **aseptisch** gearbeitet. **Asepsis** bedeutet, dass alle verwendeten Instrumente, Tücher usw. steril, d. h. keimfrei, sind. **Sterilität** (Keimfreiheit) bedeutet, dass alle Mikroorganismen einschließlich ihrer Dauerformen (wie Bakteriensporen) abgetötet und/oder entfernt wurden. Asepsis bzw. Sterilität wird durch **Sterilisation** (vollständige Entkeimung) erreicht. Vor jeder Operation führt das gesamte ärztliche und nichtärztliche OP-Personal die besonders gründliche chirurgische Händedesinfektion durch und zieht dann sterile Handschuhe an.

chirurgische Händedesinfektion → S. 351
Anziehen steriler Handschuhe → Bd. 3, S. 126

Völlige Keimfreiheit kann in einem Raum, in dem sich Menschen befinden, nicht erreicht werden. Haut und Atemluft enthalten stets Mikroorganismen. Korrektes antiseptisches bzw. aseptisches Arbeiten verringert aber die Infektionsgefahr für Behandelte und Mitarbeitende entscheidend.

Übersicht wichtiger Hygienebegriffe	
Sepsis	Blutvergiftung; Überschwemmung des Körpers mit Krankheitserregern
Asepsis	Infektionsverhütung durch Keimfreiheit = Sterilisation/Sterilität
Antisepsis	Infektionsverhütung durch Keimarmut = Desinfektion
Desinfektion	Entfernen/Abtöten aller pathogenen Mikroorganismen
Sterilisation	Entfernen/Abtöten aller Mikroorganismen einschließlich Bakteriensporen

8.8 Gesetze und Grundlagen zu Hygienestandards

Die Hygienemaßnahmen im medizinischen Bereich sind gesetzlich geregelt. Als Grundlage gelten in der Europäischen Union (EU) deren Recht und darin festgelegte EU-Normen. Alle Vorschriften dienen sowohl dem Schutz der behandelten Personen als auch dem Arbeitsschutz, also dem Schutz der Anwender. Indirekt werden auch Angehörige usw. dieser Personengruppen geschützt, da diese im Falle von Ansteckungen ebenfalls erkranken könnten. Der Umweltschutz ist ebenfalls ein Ziel der Gesetze. In jeder medizinischen Einrichtung ist die Leitung, also in der Arztpraxis der Arzt oder die Ärztin, für die Einhaltung der Hygieneregeln verantwortlich. Im niedergelassenen Bereich gelten insbesondere:

- die Unfallverhütungsvorschrift (UVV) BGV/BGR A1
- die Technische Regel für biologische Arbeitsstoffe 250 der BG (TRBA 250)
- das Infektionsschutzgesetz (IfSG) inkl. Meldevorschriften
- das Medizinprodukterecht-Durchführungsgesetz (MPDG) und die Medizinprodukte-Betreiberverordnung (MPBetreibV), die auf EU-Gesetzen basieren
- die „Empfehlungen zur Aufbereitung von Medizinprodukten" des Robert Koch-Instituts

Letztere wurde durch das Robert Koch-Institut (RKI) und das Bundesinstitut für Arzneimittel und Medizinprodukte (BfArM) erarbeitet und enthält konkrete Vorgaben zum Umgang mit Medizinprodukten und medizinischen Geräten.

Informationen, Broschüren und Schulungsmaterialien zu allgemeinen und speziellen Hygieneproblemen in Arztpraxen sind bei der BGW, dem RKI und den kassenärztlichen Vereinigungen (KVen) erhältlich. Auch die Hersteller von Hygieneprodukten bieten Hilfen und Informationen zu vorgeschriebenen Maßnahmen, z. B. zur Erstellung von Hygieneplänen, zur Haut- und Materialverträglichkeit sowie zur praktischen Anwendung verschiedener Produkte.

Angestellte des Gesundheitsamtes können Arztpraxen zur Hygienekontrolle begehen. Routineprüfungen betreffen v. a. große Praxen, in denen chirurgische Eingriffe und/oder Endoskopien stattfinden. Anlassbezogene Praxisbegehungen können z. B. aufgrund von Infektionsausbrüchen oder Patientenbeschwerden stattfinden.

Alle Hygienemaßnahmen in Arztpraxen müssen im Sinne des Qualitätsmanagements (QM) klar und verbindlich vorgegeben und dokumentiert werden.

Da alle Arbeitsmittel sowohl ihren Zweck (die Infektionsverhütung) als auch die gesetzlichen Vorgaben erfüllen müssen, dürfen nur gründlich geprüfte und für die jeweilige Verwendung zugelassene Produkte eingesetzt werden. Der Verbund für Angewandte Hygiene (VAH) hat eine umfangreiche Liste anerkannter Produkte erarbeitet. Die Präparate aller namhaften Hersteller sind in der VAH-Liste enthalten.

Informationen zu Hygiene und Arbeitsschutz bieten u. a. die Berufsgenossenschaft, das RKI, das Bundesamt für Arbeitsschutz und Arbeitssicherheit und Ihre regionale KV
www.bgw-online.de
www.rki.de
www.baua.de
www.kvwl.de
Hygieneinformationen, Links und Fortbildungen bietet auch die Deutsche Gesellschaft für Sterilgutversorgung
www.dgsv.de

8.9 Hygieneplan

Jede Arztpraxis braucht einen passenden Hygieneplan. Er schreibt Maßnahmen zur Reinigung, Desinfektion und ggf. Sterilisation sowie zur Ver- und Entsorgung vor. Der Hygieneplan muss für alle Beschäftigten (auch Reinigungspersonal) zugänglich und verständlich sein und stellt eine verbindliche Dienstanweisung dar. Alle Teammitglieder bestätigen mit ihrer Unterschrift, dass sie die Inhalte des Plans verstanden haben, kennen und anwenden.

MERKE Die „6 W" müssen im Hygieneplan enthalten sein: was, wann, wo, womit, wie und durch wen Hygienemaßnahmen durchzuführen sind.

Hygieneplan einer Hausarztpraxis
(Beispiel mit zufällig ausgewählten Präparaten; EWZ = Einwirkzeit)

	Was/Wo	Wann	Womit	Wie	Wer
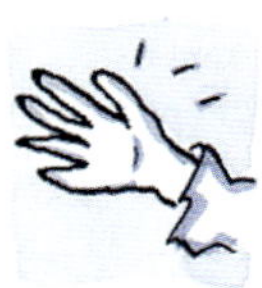	**hygienische Händedesinfektion**	nach (wahrscheinlicher) Kontamination, vor und nach Patientenkontakt, nach Labortätigkeit, vor Anlegen und nach Ablegen der Handschuhe	Sterillium®, desderman® pure, Softa-Man® ViscoRub – 3–5 mL – 30 s	Spender drücken, Hände und Handgelenke vollständig benetzen, verreiben und feucht halten bis Ende der EWZ	
	Handpflege	bei Bedarf, nach Händewaschen	Trixo®-lind Handcreme	Hände dünn eincremen	
	Händewaschen	vor Arbeitsbeginn, nach Arbeitsende, bei Verunreinigung	Lifosan® soft Waschlotion	aus Wandspender entnehmen, 1 min waschen	alle Ärztinnen und MFAs
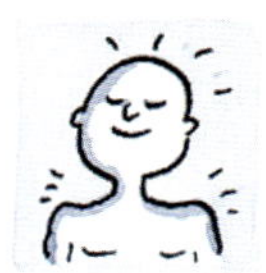	**Hautdesinfektion**	vor **invasiven** Maßnahmen: **Injektionen**, **Punktionen** usw.	Softasept® N – 15 s einwirken lassen	aufsprühen **oder** mit Tupfer satt auftragen	
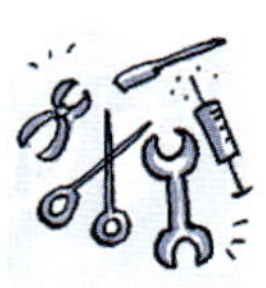	**Instrumentendesinfektion**	nach Benutzung	Helipur® – 1,5 % – 15 min EWZ – Standzeit 1 Arbeitstag	Instrumente ganz einlegen, nach EWZ spülen, trocknen, ggf. pflegen, ggf. sterilisieren	
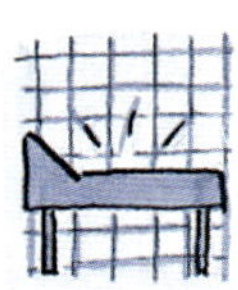	**Oberflächen: Arbeitsflächen, Liegen, Tastaturen, Fußboden in Labor/OP, Spritzentabletts, Türklinken usw.**	**Routinedesinfektion** am Ende jedes Arbeitstages, **Bedarfs-** bzw. **Zwischendesinfektion** bei sichtbarer oder wahrscheinlicher Kontamination	Melsept® SF, täglich frische 0,5%-Lösung (EWZ 1 h) gezielte Schnelldesinfektion mit – Bacillol® AF-getränktem Einwegtuch – oder Inventarwischtuch, z. B. mikrozid® sensitive wipes	sichtbare Verschmutzung mit getränktem Einwegtuch aufnehmen; Wischdesinfektion mit getränktem Tuch/Mopp; Wiederbenutzung der Fläche nach der Trocknung	
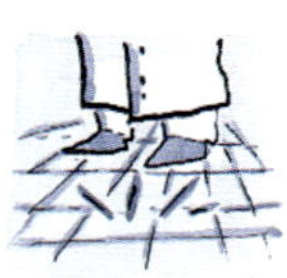	**Fußböden, Wände, Gegenstände usw.**	bei Kontamination mit evtl. infektiösem Material, z. B. Blut			MFAs bzw. Reinigungskräfte
	sonstige Fußböden/WC	nach jedem Arbeitstag	handelsübliche Reiniger	Feuchtreinigung	
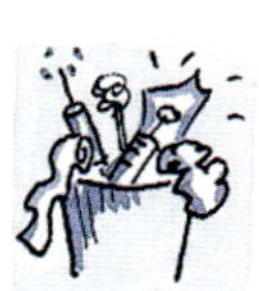	**med. Abfall (nicht kontaminierte Tupfer, Spritzen usw.)**	nach Gebrauch	Abfalleimer mit Müllbeutel	verschlossenen Beutel in den Restmüll	
	spitze, scharfe, zerbrechliche Gegenstände, ggf. mit meldepflichtigen Erregern kontaminiert	nach Gebrauch	bruch- und durchstichsicherer, sicher verschließbarer Spezialbehälter für biologische Gefahrstoffe	Entsorgung durch Spezialunternehmen (Kategorie 180103)	

8.10 Händehygiene

Hände sind die am meisten benutzten „medizinischen Instrumente“ – und die häufigsten Überträger pathogener Keime. Die Händehygiene muss daher sorgfältig und gewissenhaft betrieben werden. Sie besteht aus hygienischer und chirurgischer Händedesinfektion sowie Händewaschen. Gründliche Hautpflege ergänzt die Hygienemaßnahmen, da eine gesunde, gepflegte Haut weniger anfällig für Kontaminationen und Verletzungen ist und damit für Infektionen, Entzündungen und Allergien.

8.10.1 Händewaschen

Gründliches Händewaschen reinigt gut und entfernt Keime, aber es entfettet auch die Haut und greift sie an. Häufiges Waschen schädigt die Haut und fördert Reizungen und Entzündungen. Risse und offene Stellen dienen Mikroorganismen als Eintrittspforten in den Körper. Außerdem führen sie zur Unverträglichkeit alkoholischer Desinfektionsmittel: Alkohol „brennt“ in kranker, verletzter Haut.
Im medizinischen Bereich werden die Hände deshalb nur gewaschen:

- bei Arbeitsantritt und nach Arbeitsende
- nach dem Toilettengang (Stuhlgang/Tampon- bzw. Vorlagenwechsel)
- vor und nach dem Essen
- nach sichtbarer oder wahrscheinlicher Verschmutzung

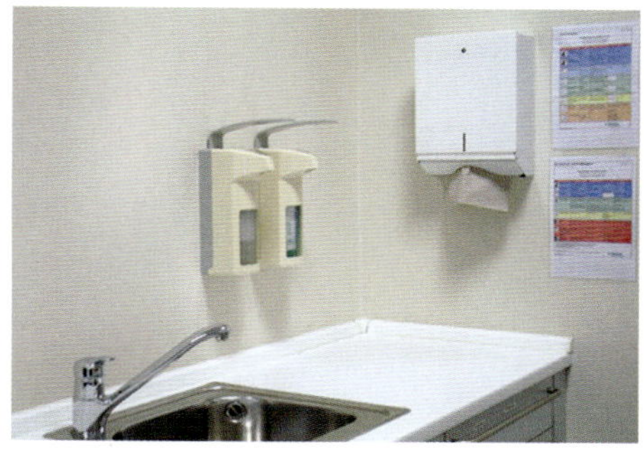

Abb. 1 Handwaschplatz mit vorschriftsmäßigen Spendern, Handpflege- und Hygieneplan

Mit Verschmutzung ist hier Schmutz wie z. B. Staub oder Fett gemeint. Vorschriftsmäßige Handwaschplätze nach BG-Vorschrift A1 bieten fließendes kaltes und warmes Wasser, Wandspender mit hautfreundlichem Flüssigwaschmittel, Händedesinfektionsmittel, Einmalhandtücher (aus Papier oder Stoff) sowie Handcreme in Tube oder Spender. Seifenstücke, Cremedosen und mehrfach verwendete Handtücher sind unzulässig.

Leere Behälter für die Handwaschmittel- und Händedesinfektionsmittelspender werden durch neue Einwegbehälter ersetzt. Jeder neue Behälter wird mit dem Öffnungsdatum beschriftet. Ist ein Nachfüllen gewünscht, muss der Behälter vollständig entleert, ausgewaschen, desinfiziert und getrocknet werden, bevor er neu gefüllt und mit dem Auffülldatum versehen wird. Dies können nur z. B. Klinikapotheken.

8.10.2 Hygienische Händedesinfektion

Die hygienische Händedesinfektion ist die wichtigste und häufigste Hygienemaßnahme in der Arztpraxis. Händedesinfektionsmittel enthalten neben dem Wirkstoff Alkohol rückfettende Stoffe, damit sie so oft wie nötig angewendet werden können, ohne der Haut zu schaden. Unverträglichkeiten sind bei gepflegter, gesunder Haut sehr selten. Die hygienische Händedesinfektion wird nach jeder sicher oder wahrscheinlich erfolgten Kontamination durchgeführt, z. B.:

- **nach** Patientenkontakt (Berühren, Händedruck), Arbeiten mit (möglicherweise) infektiösem Material, wie Laborarbeiten, Toilettengang (Wasserlassen), Niesen und Naseputzen, Ablegen von Handschuhen
- **vor** Patientenkontakt bei infektionsgefährdeten (sehr jungen, alten, immunschwachen usw.) Erkrankten
- **vor** dem Betreten bestimmter Bereiche wie OP- und Endoskopieräumen, der Zubereitung von Injektionen und Infusionen und dem Umgang mit Sterilgut
- **vor und nach** Blutentnahmen und anderen Punktionen, Verbandwechseln, Kontakt mit Wunden, Arbeitspausen

Bei intensiver Kontamination der Hände (z. B. mit Blut oder Stuhl) wird zunächst ein Einwegtuch mit Händedesinfektionsmittel getränkt, die Verschmutzung damit vorsichtig entfernt und anschließend die hygienische Händedesinfektion durchgeführt. Abspülen über dem Handwaschbecken sollte wegen der Spritzgefahr höchstens bei starker Verschmutzung stattfinden; danach folgt die übliche Händedesinfektion.

Die hygienische Händedesinfektion erfolgt nach DIN EN 1500 in sechs Schritten. Dabei werden 3–5 mL des Händedesinfektionsmittels (möglichst aus einem Wandspender) in die sauberen, trockenen Hände gegeben und so verrieben, dass die gesamten Hände einschließlich Nägeln, Nagelfalzen, Fingerzwischenräumen sowie Daumen gründlich benetzt werden und während mindestens 30 Sekunden (bzw. nach Herstellerangabe) feucht bleiben. Evtl. wird nachdosiert. Jeder der sechs Schritte wird fünfmal wiederholt (Schritt 1 : 5-mal, Schritt 2 : 5-mal, Schritt 3 : 5-mal usw.). Die sechs Schritte sind nur eine Empfehlung. Entscheidend ist, dass beide Hände mit Handgelenken, Daumen, Fingerzwischenräumen und Nagelfalzen 30 Sekunden lang mit dem Desinfektionsmittel feucht gehalten werden.

Händedesinfektion in sechs Schritten nach DIN EN 1500

1. Handfläche auf Handfläche und Handgelenke	2. Handfläche auf Handrücken	3. Handflächen aufeinander mit verschränkten Fingern
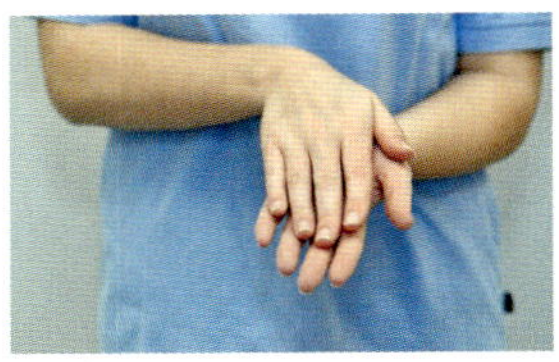	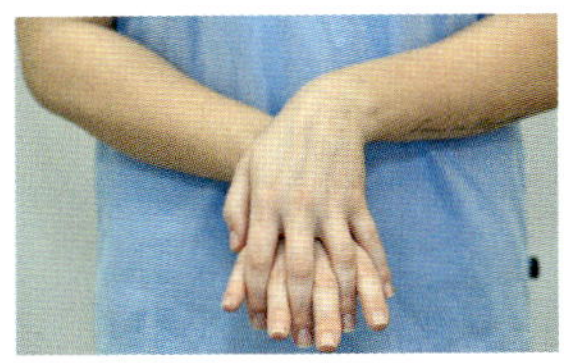	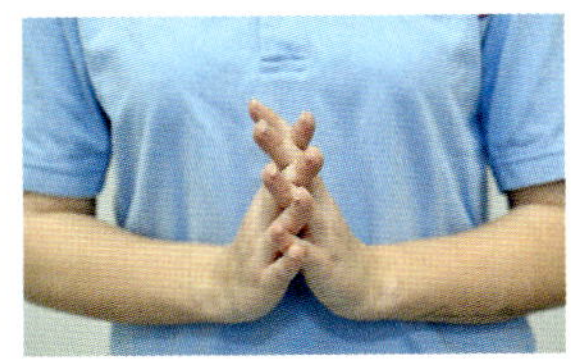
4. Fingeraußenseiten auf die andere Handfläche	5. Daumen mit der Handfläche umfassen	6. Fingerkuppen in der Handfläche reiben
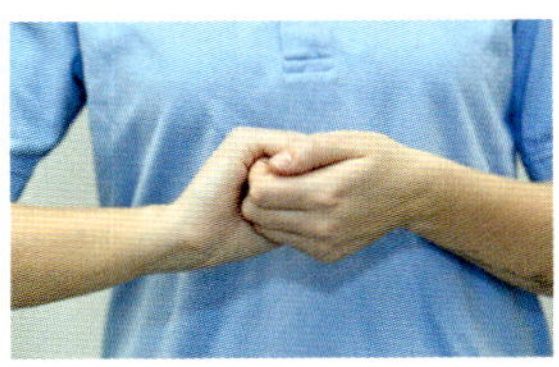	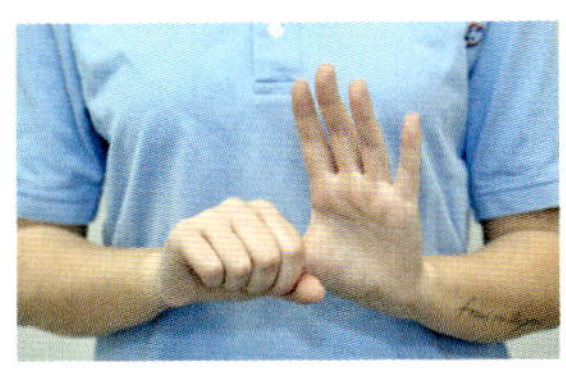	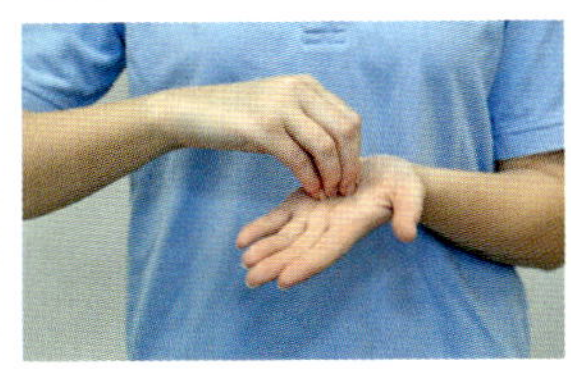

Gegen bestimmte Erreger, z. B. Noroviren, sind spezielle Händedesinfektionsmittel (z. B. Skinman® Complete pure oder Softa-Man® acute) und/oder eine längere Einwirkzeit (z. B. 60 statt 30 s) notwendig. Gegen Mykobakterien, z. B. Tuberkelbakterien, wird die Händedesinfektion zweimal nacheinander durchgeführt. Herstellerangaben sind zu beachten.

Für eine fachgerechte Händedesinfektion sollte der Anwender darauf achten, die oft vernachlässigten Bereiche zu desinfizieren. An diesen Bereichen, die unzureichend mit Desinfektionsmittel benetzt sind, bleiben zahlreiche Mikroorganismen zurück (→ Abb. 1, S. 351). Vorgetränkte Tücher sind zur Händedesinfektion ungeeignet.

Praxisbegehungen zur Hygienekontrolle führt das Gesundheitsamt durch. Diese werden in der Regel angekündigt. Die Prüfer achten z. B. darauf, dass die Handwaschplätze vorschriftsmäßig ausgestattet sind. Die Öffnungsdaten der Desinfektions- und Arzneimittelmittelbehälter, Standzeiten von Lösungen, Kühlschranktemperatur- und Aufbereitungsprotokolle, Hygienepläne usw. können geprüft werden. Auch dürfen die Kontrolleure sich die Aufbereitung von Medizinprodukten erklären und vorführen lassen und jedes Teammitglied zu Einwirkzeiten der Desinfektionsmittel befragen.

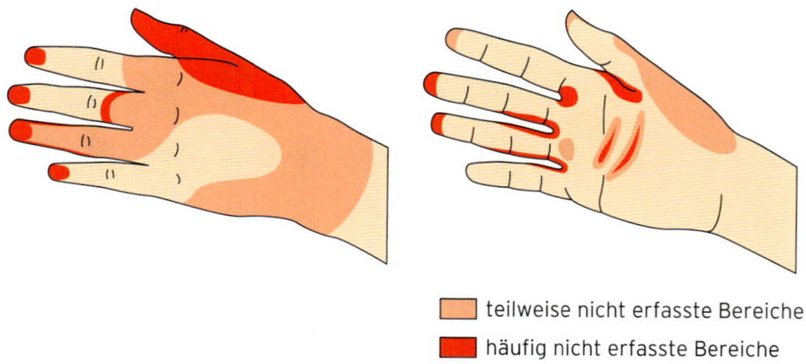

Abb. 1 Auf der Handoberfläche sind viele verschiedene Bakterien vorhanden. Bei einer unzureichenden Händedesinfektion werden nicht alle Bereich erfasst (mit Desinfektionsmittel benetzt).

8.10.3 Chirurgische Händedesinfektion

Vor der chirurgischen Händedesinfektion werden die Hände bis zum Ellenbogen gewaschen. Nagelbürsten und ähnliche, zu Hautverletzungen führende Instrumente werden nicht benutzt. Verletzte Haut ist nicht desinfizierbar. Dann werden Hände und Unterarme mit einem keimarmen Einmalhandtuch getrocknet.

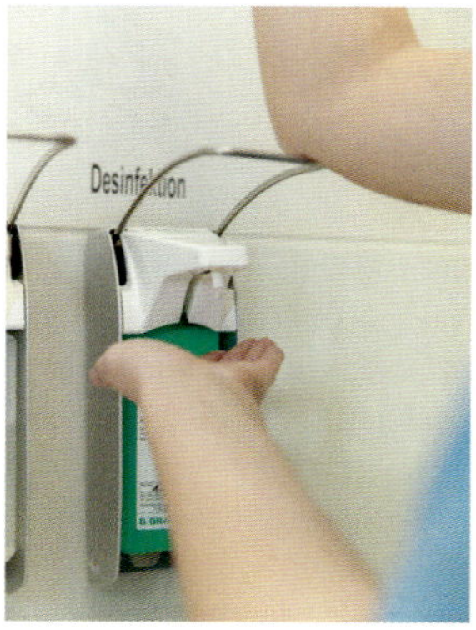

Abb. 2 Entnahme des Desinfektionsmittels aus dem Wandspender

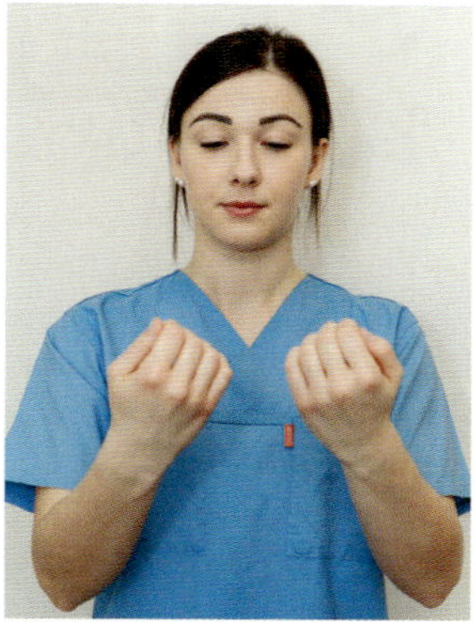

Abb. 3 Trocknen der Haut an der Luft nach chirurgischer Händedesinfektion

Der Händedesinfektionsmittelspender wird mit dem Ellenbogen betätigt und das Mittel in die trockenen Hände gegeben. Zunächst werden Hände und Unterarme bis zu den Ellenbogen (nicht einschließlich der Ellenbogen) gründlich eingerieben. Abschließend erfolgt die Händedesinfektion, z. B. nach DIN EN 1500. Die Gesamtdauer der beschriebenen Maßnahmen beträgt (je nach Herstellerangabe) z. B. 90 Sekunden (1,5 min). Während und nach der chirurgischen Händedesinfektion werden die Hände über Ellenbogenhöhe gehalten. Nach dem Trocknen des Desinfektionsmittels werden sterile Handschuhe angezogen.

Anlegen steriler Handschuhe
→ Bd. 3, S. 126

8.10.4 Handpflege

Rissige, raue Haut kann nicht wirksam desinfiziert werden. Handcreme sollte daher bei Bedarf, v. a. aber vor längeren Arbeitspausen und am Ende des Arbeitstages angewendet werden. So können die Pflegemittel gut einwirken. Pflegecreme wird aus Tuben oder Spendern entnommen, da sich in Cremedosen Mikroorganismen vermehren können. Handcreme beeinträchtigt die Wirksamkeit der Händedesinfektionsmittel nicht. In Bereichen mit hoher Beanspruchung der Hände, z. B. durch Nassarbeit, ständiges Handschuhtragen und häufiges Händewaschen, gibt ein Hautschutzplan die einzelnen Schutz- bzw. Pflegemaßnahmen und die jeweiligen Präparate an.

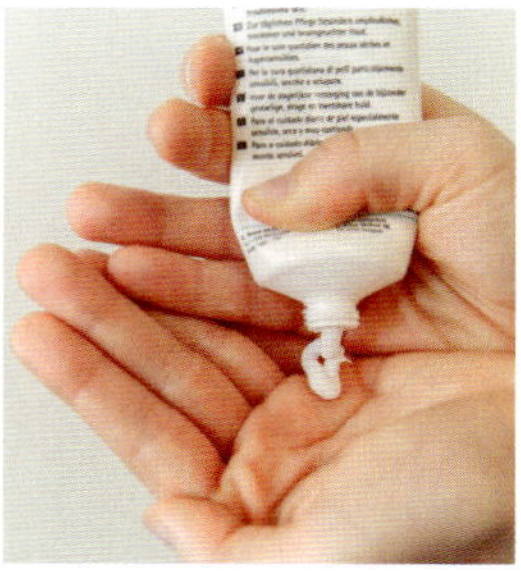

Abb. 4 Entnahme der Handpflegecreme

8.11 Grundsätze der Desinfektion in der Arztpraxis

Desinfektion soll Antisepsis erzeugen. Desinfektionsmaßnahmen töten, inaktiveren oder entfernen Mikroorganismen. Es erfolgt eine so starke Keimreduktion, dass von den desinfizierten Gegenständen keine Infektion mehr ausgehen kann. Desinfektion vermindert die Keimzahl um bis zu 99,999 %. Das heißt: Von 100 000 Mikroorganismen bleibt nur einer übrig – und dieser darf nicht pathogen sein.

Jede Desinfektionsmaßnahme muss zum jeweiligen Gegenstand bzw. Körperteil passen; sie muss Keime schädigen, nicht aber Materialien, Haut und Gesundheit.

Das **Wirkspektrum** von Desinfektionsmitteln wird mit speziellen Begriffen bezeichnet: **Bakterizid**, **viruzid** und **fungizid** heißt, dass Bakterien, Viren und Pilze abgetötet werden. Die Endung -zid bedeutet „tötend". Werden die Erreger nur inaktiviert, also ihre Vermehrung gehemmt, bezeichnet man die Wirkung als **bakteriostatisch**, **virostatisch** und **fungistatisch**. Auf den Desinfektionsmittel-Verpackungen werden diese Eigenschaften angegeben, ebenso die Einwirkzeit für normale und spezielle Situationen sowie für Problemkeime wie Noro- und Hepatitis-B-Viren (HBV).

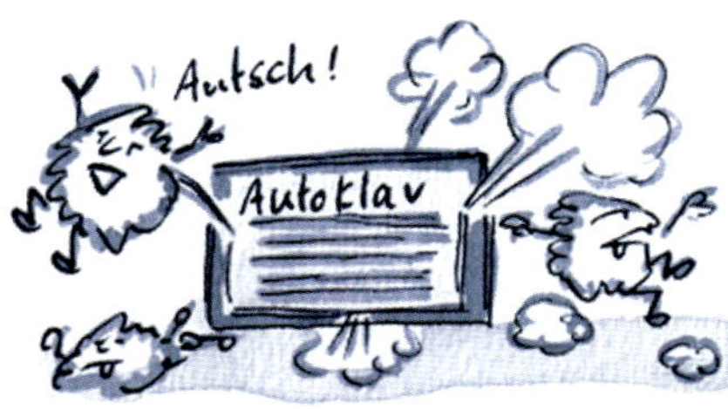

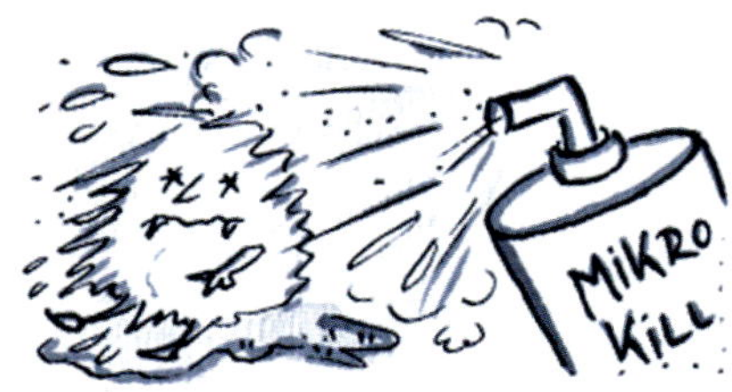

MERKE Der Erfolg aller Desinfektionsmaßnahmen hängt davon ab, dass
- das richtige Mittel gewählt wird (Wirkspektrum, Materialeignung).
- Menge und Konzentration stimmen (weder zu hoch noch zu niedrig).
- das Mittel bzw. die angefertigte Lösung frisch und einwandfrei ist (die Standzeit muss festgelegt und erkennbar sein).
- die Einwirkzeit eingehalten, d. h., weder unter- noch überschritten wird.
- die vorgeschriebene Temperatur herrscht.
- geeignete, rost- und korrosionsfreie Gefäße verwendet werden.
- keine Verschmutzungen, Sekrete usw., keine Luft, keine mechanischen und sonstigen Hindernisse das Einwirken des Mittels verhindern.

Hautdesinfektionsmittel sind nicht für die Hände ... und Händedesinfektionsmittel nicht zur Hautdesinfektion geeignet. Die Anwendung des falschen Mittels birgt nicht nur das Risiko mangelnder Wirkung, sondern kann zusätzlich eine Reizung und Austrocknung der Haut bewirken. Entsprechend sind auch Tücher und Mittel für die Flächendesinfektion nicht für die Haut geeignet.

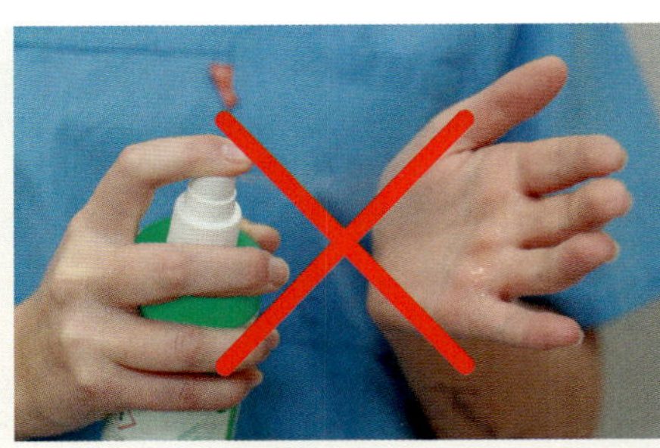

Abb. 1 Hautdesinfektionsmittel sind nicht zur Händedesinfektion geeignet.

Entscheidend für die Wirkung und Sicherheit von Desinfektionsmitteln sind die korrekte Zubereitung und Anwendung nach Herstellerangabe. Dosiertabellen zur Herstellung von Gebrauchslösungen aus Wasser und Konzentraten sind auf den Packungen aufgedruckt.

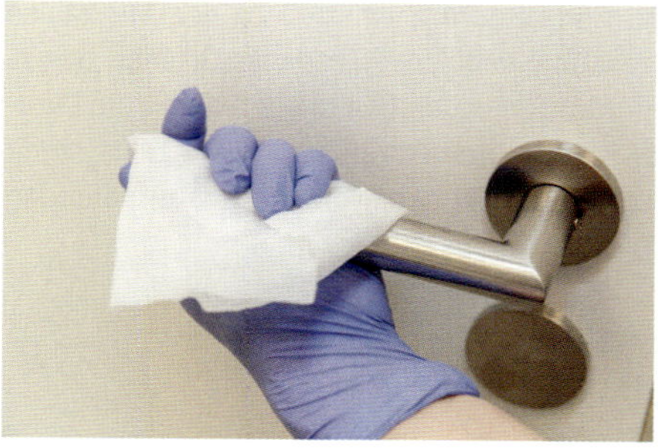

Abb. 1 Desinfektion mit einem vorgetränkten Inventarwischtuch

Viel hilft nicht viel; Überdosierungen verringern die Wirkung, kosten unnötig Geld, schädigen die Umwelt, die Materialien und die Haut bzw. Atemwege des Anwenders. Die **Standzeit**, d. h. die Zeitspanne seit dem Anmischen und Einfüllen einer Desinfektionslösung bzw. dem Anbruch einer Fertiglösung, ist begrenzt. Die meisten Gebrauchslösungen, d. h. angemischten Desinfektionslösungen, die in Arztpraxen verwendet werden, halten sich einen Tag lang. Bei erkennbarer Verschmutzung wird die Lösung vorzeitig erneuert. Das Einfüll- bzw. Anbruchdatum wird auf dem Gefäß (der Wanne, dem Spender usw.) vermerkt. Beim Anmischen der Gebrauchslösungen werden dafür zugelassene Handschuhe mit Stulpen und eine Schutzbrille getragen. Zuerst wird das Wasser, dann das Konzentrat eingefüllt; so verhindert man Spritzer und Schaumbildung. Es wird stets kaltes Leitungswasser verwendet, da heißes Wasser die Bildung giftiger Dämpfe (und deren Einatmen) fördert.

Die Sprühdesinfektion wird nur bei schlecht zugänglichen Gegenständen, z. B. kontaminierten Türscharnieren, angewandt. Das Versprühen birgt die Gefahr des Einatmens schädlicher Stoffe durch den Anwender. Für Flächen sind daher mit Desinfektionsmittel vorgetränkte Inventarwischtücher (→ Abb. 1) besser geeignet.

Dosiertabelle für je 1 Liter gebrauchsfertige Lösung

Gewünschte Konzentration der fertigen Lösung	Desinfektionsmittelkonzentrat	Leitungswasser (zuerst einfüllen)
1,0 %	10 mL	990 mL
1,5 %	15 mL	985 mL
2,0 %	20 mL	980 mL
3,0 %	30 mL	970 mL
5,0 %	50 mL	950 mL

Außer der chemischen Desinfektion gibt es die Desinfektion mit physikalischen (thermischen) und chemothermischen, d. h. kombinierten Methoden.

Medizinische Desinfektionsverfahren

Verfahren	Wirkprinzip, Beispiele	Typisches Anwendungsgebiet
chemische Desinfektion	Lösungen mit Alkoholen, Aldehyden, Halogenen (z. B. Chlor, Jod)	Hände-, Haut-, Wund-, Wäsche-, Flächendesinfektion
physikalische Desinfektion	**thermische** Desinfektion (Hitze, heißes Wasser, Dampf), Bestrahlung mit UV- oder Gammastrahlen	Glasinstrumente, Gummi, Metallinstrumente, Schläuche, Kunststoffe, Räume/Arbeitsbereiche
chemothermische Desinfektion	Kombination chemischer und thermischer Verfahren im Reinigungs- und Desinfektionsgerät **(RDG)**	Aufbereitung von Hohlinstrumenten wie Endoskopen in RDGs

8.12 Medizinprodukte und Medizinproduktegesetz

Anforderungen an die Hygiene bei der Aufbereitung von Medizinprodukten: www.rki.de

Medizinprodukte (MP) sind alle Gegenstände, Apparate, Instrumente und Stoffe, die laut Hersteller medizinisch verwendet werden. Medizinprodukte werden mit dem menschlichen Körper in Berührung gebracht oder in diesen eingebracht und sind keine Arzneimittel. Zu den MP zählen z. B. Skalpelle (Operationsmesser), Pflaster, Spritzen und Kanülen, künstliche Gelenke, Herzschrittmacher, Mundspatel, Endoskope, EKG- und Blutdruckmessgeräte. Für alle MP gilt die Europäische Medizinprodukte-Verordnung (MDR, früher Medizinproduktegesetz = MPG). Sie regelt u. a. Verschreibung, Handel und Umgang mit MP einschließlich der hygienischen Aufbereitung wiederverwendbarer MP.

Alle elektrisch betriebenen, sog. **aktiven MP** (Untersuchungs- und Therapiegeräte wie EKG-, Lungenfunktions- und Ultraschallgeräte) werden laut Medizinprodukte-Betreiberverordnung (MPBetreibV) im Medizingerätebuch erfasst, regelmäßig kontrolliert und nur durch sachkundige, eingewiesene Fachkräfte nach QM-Kriterien betätigt. Das Medizingerätebuch, das u. a. die Gebrauchsanleitungen enthält, ist beim Gerät aufzubewahren. Für Röntgengeräte gelten besondere Anforderungen.

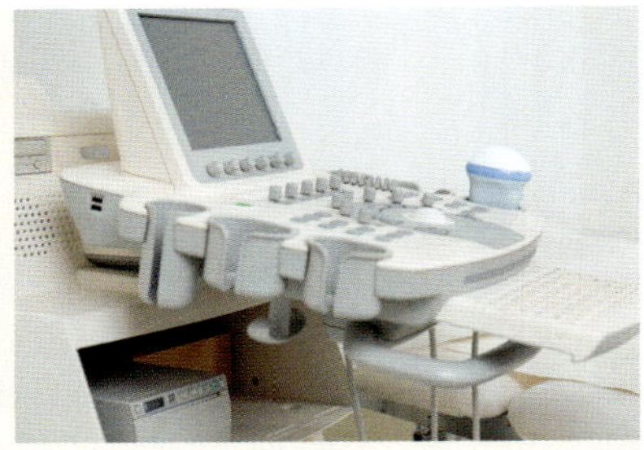

Abb. 1 Aktives MP

8.12.1 Risikoeinstufung von Medizinprodukten nach dem MPG

Von MP, die der Anwendung am und im Körper dienen, gehen unterschiedlich große Gesundheits- bzw. Infektionsrisiken aus. Daher werden sie wie folgt eingestuft:

- nach Art der Anwendung in **unkritische**, **semikritische** (d. h. halbkritische) und **kritische MP**
- innerhalb dieser Stufen hinsichtlich der Anforderungen an die Aufbereitung: ohne (**A**), mit besonderen (**B**) oder mit besonders hohen Anforderungen (**C**); hohe Hygieneanforderungen gelten z. B. für Geräte mit Hohlräumen oder schwer zugänglichen Scharnieren, weil sich darin leichter Mikroorganismen ansammeln, vermehren und vor Hygienemaßnahmen geschützt halten können
- innerhalb der Stufe „kritische MP" nach ihrer **Thermostabilität** (Hitzebeständigkeit), d. h. danach, ob sie im **Autoklav** (Dampfsterilisator) bei 134 °C sterilisiert werden dürfen; **thermolabile** Materialien sind nicht dampfsterilisierbar und daher als schwierig aufzubereiten zu betrachten (Gruppe C)

Einstufung		Medizinprodukt	Vorgeschriebene Aufbereitung
unkritisch Kontakt mit intakter Haut		Blutdruckmessgerät, Stethoskopmembran, EKG-Elektrode	Reinigung, ggf. Desinfektion arbeitstäglich
semikritisch Kontakt mit Schleimhaut oder erkrankter Haut	A	Spekula, Otoskoptrichter, HNO-Spiegel	Reinigung und Desinfektion, ggf. Sterilisation
	B	Endoskope	Reinigung und Desinfektion im RDG, ggf. Sterilisation
kritisch direkter Kontakt mit Blut, Gewebe bzw. Wunden und/oder Durchdringung von Haut bzw. Schleimhaut	A	Wundhaken, Skalpelle, chirurgische Scheren	Reinigung und Desinfektion im RDG, Sterilisation
	B	Instrumente für die minimalinvasive Chirurgie, Biopsiezangen	Reinigung und Desinfektion im RDG, Sterilisation durch Fachkraft für Medizinprodukteaufbereitung
	C	Herzkatheter	Aufbereitung inkl. Sterilisation in Spezialbetrieb

Hinweis: Kontakt unkritischer oder semikritischer MP mit Sekreten usw. macht diese zu kritischen MP. Im Zweifelsfall gilt die höhere Einstufung und strengere Aufbereitung. Beispiel: Werden EKG-Elektroden auf frisch rasierter und damit verletzter Haut angewandt, sind sie kritische Medizinprodukte. Einmalprodukte dürfen nicht aufbereitet, sondern müssen entsorgt werden.

8.12.2 Aufbereitung wiederverwendbarer Medizinprodukte

Die Aufbereitung von MP ist eine verantwortungsvolle Aufgabe. Für jedes verwendete MP muss das Verfahren im Praxis-QM-System festgelegt sein. Die Aufbereitung muss nach definierten (klar festgelegten) sowie **validierten** (auf ihre Wirksamkeit hin überprüften) Methoden durchgeführt werden. Alle Verfahren, Räume und Geräte müssen den geltenden Normen entsprechen. Für die Aufbereitung ab der Risikostufe „kritisch B" ist eine Ausbildung erforderlich. Informationen zu Aus- und Weiterbildungen bietet die DGSV®.

Deutsche Gesellschaft für Sterilgutversorgung e. V.: www.dgsv-ev.de

8.12.3 Instrumentenreinigung und -desinfektion

Gebrauchte Instrumente wie Skalpelle, Scheren usw. bergen eine Verletzungs- und Infektionsgefahr. Daher werden sie vorsichtig und systematisch aufbereitet. Die MFA trägt dabei dickwandige Handschuhe, bei Spritzgefahr auch eine Schutzbrille. Die Instrumente werden sofort nach der Benutzung aufbereitet oder so gelagert und transportiert, dass Verschmutzungen nicht antrocknen. Zunächst werden Einmalteile wie Skalpellklingen und Kanülen in durchstichsichere Behälter, Spritzen und Tupfer in den Abfalleimer gegeben. Soweit wie möglich werden die Instrumente zerlegt bzw. geöffnet (Scheren, Klemmen), damit die Lösung auch an kritische Stellen wie Scharniere gelangt.

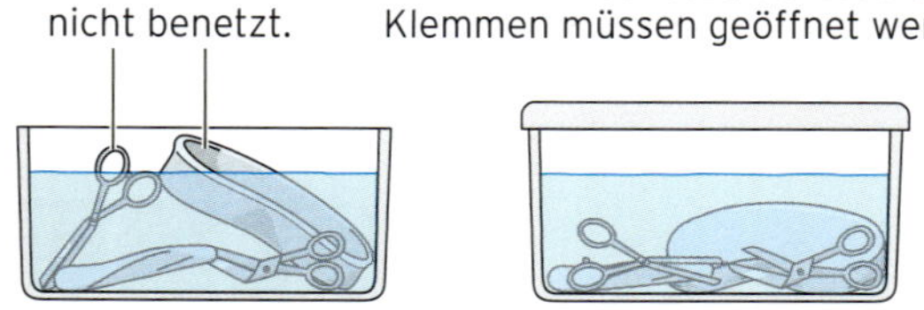
Falsch
Diese Stellen der Instrumente werden nicht benetzt.
Richtig
Alle Flächen der Instrumente werden benetzt. Scheren und Klemmen müssen geöffnet werden.

Abb. 1 Instrumentendesinfektion nach dem Einlegeverfahren

Dann werden die Instrumente vollständig in die Desinfektionslösung eingelegt (gelegt, nicht „geworfen"). Hohlinstrumente werden blasenfrei mit Lösung gefüllt. Man reinigt Instrumente prinzipiell nicht vor dem Einlegen, um Verletzungen mit kontaminierten Instrumenten zu vermeiden. Die Desinfektionslösungen reinigen und desinfizieren zugleich. Nur starke Verschmutzungen erfordern eine Vorreinigung: Sie werden mit einem Einmaltuch, das mit Desinfektionslösung getränkt wurde, grob entfernt. Die Vorreinigung darf nicht mit anderen, z. B. alkoholischen Mitteln geschehen, da diese fixierend wirken, d. h. Kontaminationen fest mit der Unterlage verbinden. Die Desinfektion durch Einlegen in eine Lösung heißt manuelles oder Einlegeverfahren (Tauchbad) im Gegensatz zur maschinellen Aufbereitung im Reinigungs- und Desinfektionsgerät (RDG).

Reinigungs- und Desinfektionsgerät (RDG) → S. 356

Instrumentenaufbereitung bei Verwendung des manuellen Einlegeverfahrens (Tauchbad)
1. Sammeln, Zerlegen, ggf. Vorreinigung
2. Reinigung/Desinfektion
3. Spülen
4. Trocknen
5. Pflege/Instandsetzung
6. Funktionsprüfung, ggf. Aussortieren
7. Verpacken, Kennzeichnen
8. Sterilisation
9. Freigabe durch Fachkraft für Medizinprodukteaufbereitung
10. Lagerung

Die Instrumentenwanne wird nach dem Einlegen abgedeckt. Nach der Einwirkzeit werden die Instrumente vorsichtig entnommen, abgespült und getrocknet. Bei erkennbarer Verschmutzung legt man sie erneut in die Lösung ein. Zum Spülen ist am besten **VE-Wasser** (**v**oll **e**ntmineralisiertes und damit kalkfreies Wasser) geeignet. Nach dem Trocknen werden die Instrumente auf Vollständigkeit, Korrosionszeichen (Rost) usw. geprüft. Scharniere werden mit Öl gepflegt und anschließend wird ihre Funktion geprüft. Rostige und schadhafte Instrumente werden aussortiert. Nun kann ggf. eine Sterilisation vorbereitet werden.

Nur für die Mehrfachverwendung zugelassene Instrumente dürfen aufbereitet werden. Ist die Aufbereitung zu aufwendig bzw. zu teuer, werden Einmalartikel verwendet. Aufgrund der hohen apparativen und personellen Anforderungen an die Wiederaufbereitung wird diese oft an Spezialbetriebe delegiert.

8.12.4 Reinigungs- und Desinfektionsgerät (RDG)

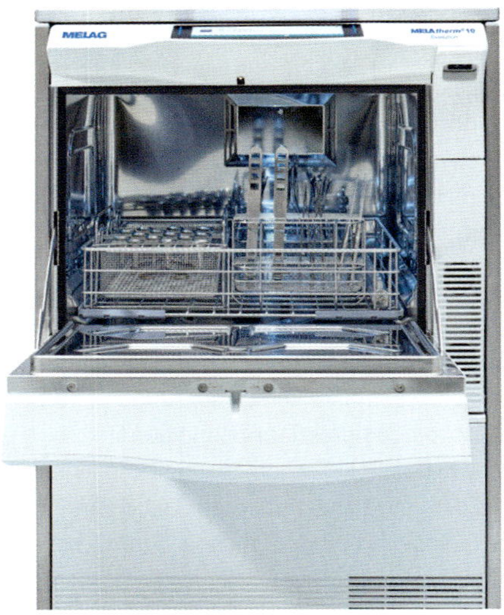

Abb. 1 Reinigungs- und Desinfektionsgerät (RDG)

RDGs kombinieren Reinigung und Desinfektion, indem sie entweder **thermisch** (z. B. mit 93 °C heißem Wasser) oder **chemothermisch** (z. B. mit einer 60 °C heißen Reinigungs- und Desinfektionslösung) arbeiten. Thermisch bedeutet durch Hitzewirkung bzw. mit heißem Wasser. Chemothermisch bedeutet, dass das Gerät mit heißem Wasser plus chemischen Desinfektions- bzw. Reinigungsmitteln arbeitet. Die Geräte führen Reinigung und Desinfektion mit anschließender Spülung und Trocknung aus. Sie sind quasi fortentwickelte Spülmaschinen. Hohlinstrumente werden im RDG auf Düsen aufgesetzt, damit sie effektiv durchspült werden. Kleinteile werden durch Drahtkörbe und Netze gesichert. Die Behandlung im RDG ist standardisiert und validiert. Sie ist besonders für Instrumente mit Hohlräumen besser und sicherer als die Reinigung und Desinfektion von Hand. Das Protokoll jedes RDG-Arbeitszyklus wird ausgedruckt und dient der Dokumentation. Die Geräte geben bei gestörtem Arbeitsablauf Warnsignale ab. Ist eine Vorreinigung erforderlich, kann sie im Ultraschallbad durchgeführt werden. Das Ultraschallbad ähnelt einer Desinfektionswanne, erzielt aber durch die Schallwellen eine intensivere Wirkung als die Lösung allein. Hohlinstrumente wie Schläuche und Endoskope werden vor der Behandlung im RDG ggf. mittels einer sog. Reinigungspistole mit Wasser durchspült und mit Druckluft getrocknet.

8.13 Sterilisation

Bestimmte pathogene Bakterien (MRSA) können viele Monate, Tuberkelbakterien sogar jahrelang auf trockenen und „sauberen" Instrumenten überleben. Auch Pilze, Viren und Prionen sind z. T. sehr widerstands- und haftfähig. Semikritische MP sollten, kritische MP müssen daher sterilisiert werden, um Infektionen zu vermeiden.

Sterilisation erzielt eine vollständige Abtötung bzw. Entfernung aller Mikroorganismen und ihrer Dauerformen, im Idealfall auch von Prionen. **Das** Sterilisationsverfahren gibt es nicht. Die jeweilige Methode muss dem zu sterilisierenden Material (dem **Sterilisiergut**) angepasst sein. Jedes Verfahren zur Instrumentenwiederaufbereitung endet mit der Freigabe der sterilisierten **Charge** (Beladung) zur Benutzung.

Sterilisationsverfahren	Prinzip	Sterilisiergut (Beispiele)
Dampfsterilisation im Dampfsterilisator (**Autoklav**) durch gespannten Dampf	feuchte Hitze, d. h. heißer, unter Druck stehender Wasserdampf, dringt in alle Mikroorganismen ein und zerstört sie	thermostabile Instrumente und Materialien aus Metall, Porzellan, Textilien (OP-Tücher, Tupfer), Gummi, Watte, Zellstoff, Nährmedien
Heißluftsterilisation mit trockener Hitze bei 180–200 °C wird wegen Problemen mit der **Validierung** im medizinischen Bereich nicht mehr angewendet. Autoklaven sind zu bevorzugen.		
Gassterilisation z. B. mit Ethylenoxid	Gas zerstört alle Mikroorganismen und Sporen	thermolabile Materialien: Spritzen, Kanülen, Schläuche
Sterilfiltration	Spezialfilter entfernen alle Mikroorganismen und Sporen	Flüssigkeiten: Injektions- und Infusionslösungen
Verbrennung	führt zur Vernichtung des Sterilguts einschließlich aller Mikroorganismen	Materialien von Menschen mit Prionkrankheiten

Bei Autoklaven gibt es verschiedene Größen und Leistungsklassen. In allen Autoklaven wird die Luft im Innenraum durch gespannten (unter Druck stehenden) Dampf ersetzt. Die fünf Arbeitsphasen des Autoklavs bilden zusammen die **Chargenzeit**.

Funktionsweise und Arbeitsphasen des Autoklavs

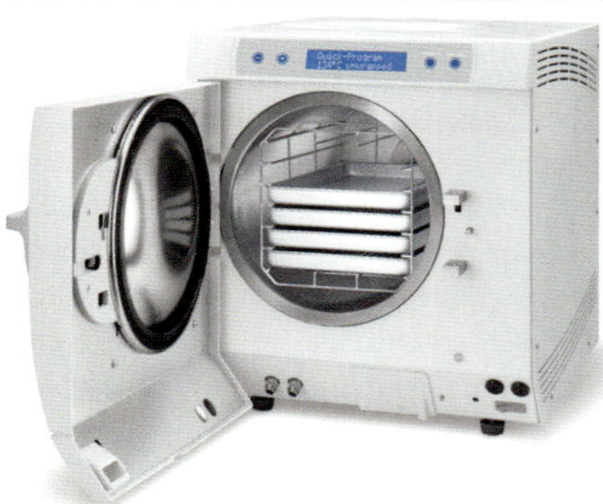

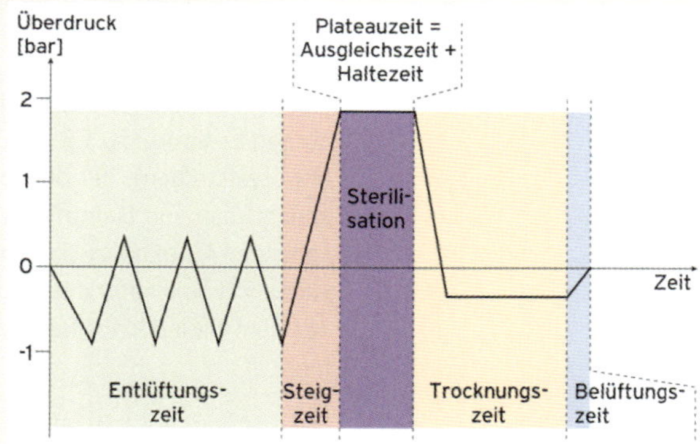

1. Entlüftungszeit	Zeitspanne, in der der Autoklav entlüftet wird, d. h., in der das Vakuum entsteht
2. Steigzeit	Zeit vom Beginn der Wärmezufuhr bis zum Erreichen der Betriebstemperatur
3. Plateau- oder Sterilisationszeit	besteht aus der **Ausgleichszeit** (Zeit bis zum Erreichen der Betriebstemperatur an allen Stellen des Sterilisierguts, von Art und Menge der Beladung abhängig) und **Haltezeit**, d. h. der eigentlichen **Sterilisations- oder Abtötungszeit**; Dauer je nach Temperatur, Keimzahl, Keimart und Materialien, Verpackung; Richtwerte sind: – **15 min** bei **121 °C** und zweifachem Luftdruck (2 bar) – **3 min** bei **134 °C** und dreifachem Luftdruck (3 bar) es gelten die Angaben des jeweiligen Herstellers und Validierungsprotokolls
4. Trocknungszeit	Trocknung und Abkühlen des Sterilguts; längste Phase der Chargenzeit
5. Belüftungszeit	Wiederbelüftung des Autoklav-Innenraums

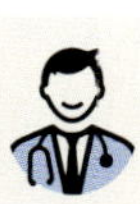

Was du nicht willst, das man dir tu, das füg auch keinem andern zu ... Die wichtigste Hygieneregel ist die einfache Frage, ob Sie selbst mit einem so aufbereiteten MP untersucht bzw. behandelt werden möchten. Lautet Ihre Antwort „Nein", dann war die Aufbereitung hygienisch auf keinen Fall ausreichend.

8.13.1 Überprüfung der Sterilisation

Jeder Autoklav wird vor Inbetriebnahme durch den Techniker validiert. **Validierung** heißt, dass getestet und bestätigt wird, dass das Gerät eine typische Beladung tatsächlich sterilisiert. Die Validierung wird jährlich wiederholt.

Das Validierungsprotokoll legt fest, welche Werte (z. B. Temperatur und Druck) Voraussetzung für die **Freigabe des Verfahrens** sind. Die Freigabe ist die Bestätigung der Fachkraft, dass der Autoklav korrekt arbeitet. Da sich die Funktion des Geräts unbemerkt ändern kann, sind regelmäßig zusätzliche Tests vorgeschrieben.

Da das **Sterilgut** selbst nicht getestet werden kann (es wäre dann sofort unsteril), dienen indirekte Verfahren dazu, die Wirksamkeit des heißen Dampfs zu beweisen.

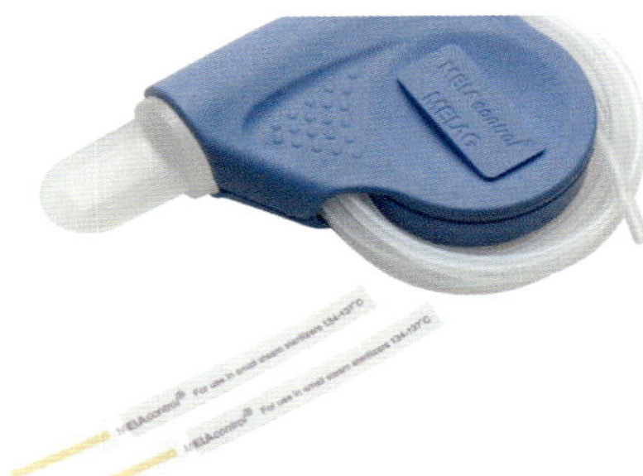

Abb. 1 Helixtest

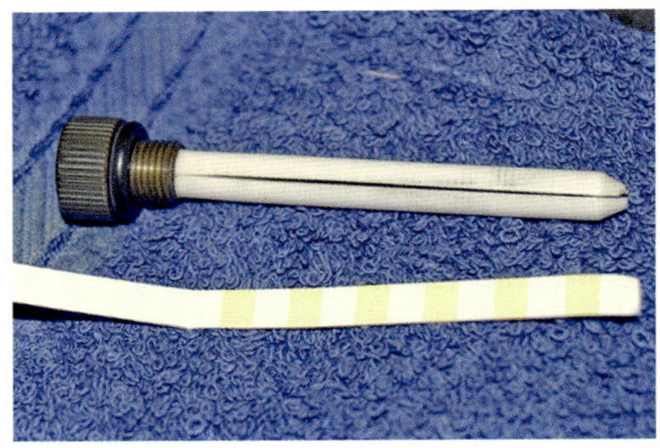

Abb. 2 Helix-Farbteststreifen

Helixtest und **Bowie-Dick-Test** sind so aufgebaut, dass Dampf die Prüfkörper nur schwer durchdingen kann. An der für den Dampf am schwersten erreichbaren Stelle befindet sich ein **Indikator** (Farbteststreifen), der die Farbe ändert, wenn er vollständig von Dampf durchdrungen ist. Daher spricht man von **Dampfdurchdringungstests**. Zeigt der Indikator die typische Farbveränderung, kann der Autoklav auch schwer durchdringbares Sterilisiergut wirksam entkeimen. In Abständen wird ein Bioindikator mit Bakteriensporen mit autoklaviert und dann im Labor untersucht. Wachsen auf dem Bioindikator Bakterien, d. h., haben Sporen überlebt, hat die Sterilisation nicht funktioniert.

Die zuständige Fachkraft dokumentiert alle Testungen mit Datum, Testart, Chargennummern, Ergebnissen und ggf. den Indikatorstreifen. Bei Nichtbestehen eines Tests werden die eingeleiteten Maßnahmen eingetragen. Die Dokumente werden 30 Jahre lang aufbewahrt. Das Validierungsprotokoll jedes Geräts legt die erforderlichen Tests (z. B. Helix- oder Bowie-Dick-Test) und ihre Häufigkeit (z. B. täglich vor Inbetriebnahme oder bei jeder Charge) fest. Alle Geräte müssen Fehlermeldungen geben können, z. B. „Dampfdruck zu gering", und sind gegen Dampf- oder Druckverlust sowie vorzeitiges Öffnen gesichert.

MERKE Vakuum- und Dampfdurchdringungstests sowie Bioindikatoren dienen der **Maschinenkontrolle**. Indikator-Teststreifen und Chargenprotokoll dienen der **Chargenkontrolle** (Kontrolle jeder Beladung). Die Verfärbung des Klebestreifens auf dem Folienschlauch dient der **Behandlungskontrolle** der einzelnen Sterilgutpackung. Die verantwortliche Fachkraft gibt das Gerät bzw. Verfahren, die Charge und das einzelne Sterilgutpaket bei einwandfreiem Ergebnis bzw. Zustand frei.

Kontrollen der Dampfsterilisation im Autoklav	
Testart	**Testprinzip und Durchführungsintervall**
Vakuumtest	Geräte mit sog. Vorvakuum durchlaufen morgens vor der Inbetriebnahme einen Selbsttest, der das Absaugen der Luft, d. h. das Vakuum, prüft. Display und Ausdruck bestätigen oder widerlegen die Effektivität.
Dampfdurchdringungstests	
Helixtest	1,5 m langer, 2 mm dicker, zur Spirale (Helix) aufgewickelter Schlauch, an dessen Ende sich in einem verschraubten Röhrchen ein Einmal-Indikatorstreifen befindet. Dieser zeigt nach Dampfeinwirkung einen Farbumschlag. Durchführung z. B. 1-mal täglich.
Bowie-Dick-Test	Ursprünglich ein mit 7 kg beladenes, schwer durchdringbares Textilpaket. Handelsübliche alternative Testpakte sind kleiner und leichter bei gleicher Aussagekraft. Farbumschlag des innen liegenden Indikators erfolgt durch ausreichende Dampfeinwirkung.
Chargenkontrollen (Ladungskontrollen)	
Chargenprotokoll (Grafik und Protokoll)	Das automatisch erstellte Protokoll des Autoklavs wird nach Ende des Arbeitsgangs ausgedruckt oder gespeichert. Die verantwortliche Fachkraft prüft es laut Validierungsprotokoll und gibt das Sterilgut bei einwandfreien Werten und intakter Verpackung mit ihrer Unterschrift frei (Chargenfreigabe). Freigabe heißt, dass das Sterilgut verwendet werden darf.
Chemoindikator, Thermoindikator	Chargenkontroll-Teststreifen, der zwischen die Beladung gelegt wird und dessen Farbumschlag anzeigt, dass der Sterilisationsvorgang der Charge erfolgreich war. Es können nur die Temperatur (Thermoindikator) oder mehrere Messwerte, z. B. Temperatur und Dampfeinwirkung, gemessen werden. Durchführung bei jeder Charge mit ggf. mehreren Einmalteststreifen an verschiedenen Stellen im Autoklav.
Behandlungskontrolle	
Indikator-Klebeband	Das Klebeband bzw. die Indikatorzone des Folienschlauchs, die sich bei Dampfeinwirkung dunkel verfärbt, dient nur der optischen Kontrolle, ob ein Instrumentenpäckchen schon sterilisiert wurde. Es sagt nicht aus, dass der Inhalt wirklich steril und die Packung unversehrt ist.

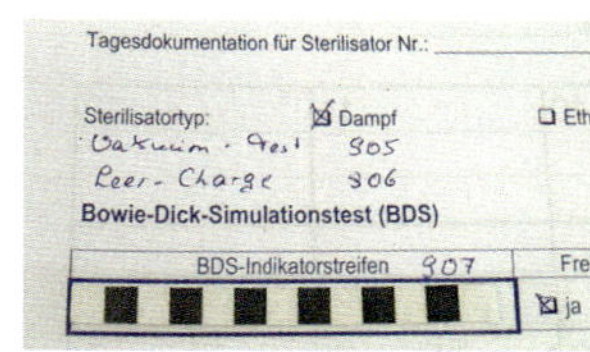

Abb. 1 Dokumentation des bestandenen Bowie-Dick-Tests

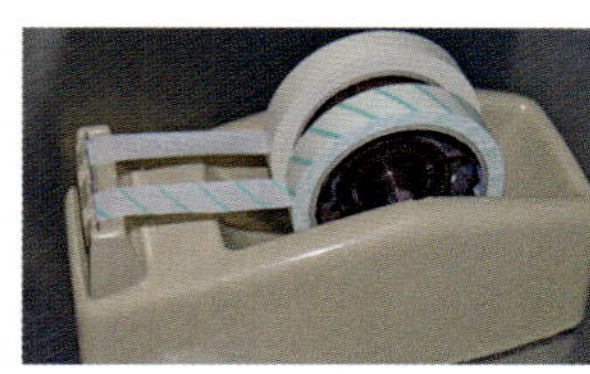

Abb. 2 Indikator-Klebeband

Wegen des hohen Aufwandes bei der Wiederaufbereitung steriler Instrumente werden immer häufiger sterile Einmalinstrumente verwendet. Sie sind nicht für eine Sterilisation zugelassen. Damit sie nicht irrtümlich in den Autoklav gegeben werden, sind sie mit einem farbigen Kunststoffstreifen gekennzeichnet. Kunststoff würde im Autoklav schmelzen.

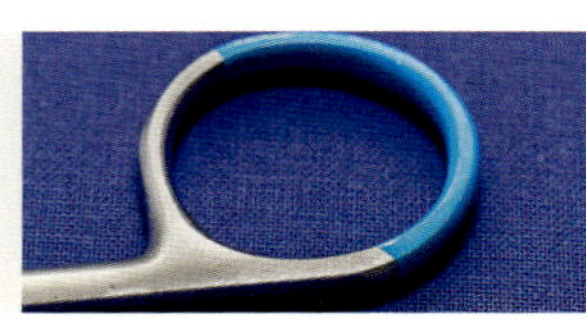

8.13.2 Vorbereitung des Sterilisiergutes

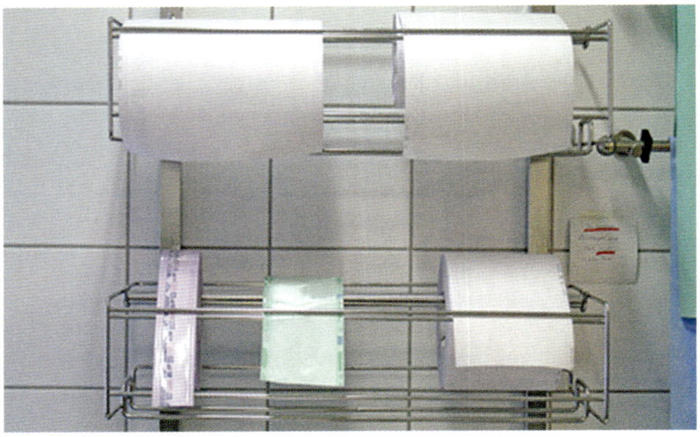

Abb. 1 Wandhalter für Folienschläuche

Vor dem Autoklavieren muss das Sterilisiergut völlig sauber und desinfiziert sein, da die Sterilisation sonst sehr lange dauern oder sogar scheitern würde. Richtig vorbereitetes, trockenes Sterilisiergut wird zur Sterilisation in thermostabile, d. h. hitzeverträgliche und dampfdurchlässige, Folienschläuche locker eingepackt und die Folie wird fest verschweißt und/oder mit Indikator-Klebeband zugeklebt.

Für bestimmte Operationen können Instrumente als Sets vorsortiert zusammengepackt werden. Größere Sets werden in Metallkassetten gepackt, deren Deckel deutlich sichtbare Indikatoren enthalten. Jede Packung bzw. Kassette wird mit einem Aufkleber gekennzeichnet. Er gibt Sterilisationsdatum, Chargennummer und Lagerfrist („verwendbar bis") an. Um die Sterilität der Instrumente bei Lagerung, Transport und Handhabung im OP zu gewährleisten, können Folienschläuche bzw. Kassetten vor der Autoklavierung noch mit einer Schutzverpackung umhüllt werden.

8.13.3 Lagerung, Haltbarkeit und Handhabung von Sterilgut

Sterilgut wird in gut verschließbaren, regelmäßig desinfizierten Schrankfächern (ggf. einem Spezialschrank) trocken, dunkel, kühl und staubfrei gelagert. Regale sind ungeeignet. Die Lagerung erfolgt nicht zu dicht, damit keine Packung beschädigt oder eingeklemmt wird. Die Verwendbarkeit fachgerecht sterilisierter Materialien ist auf der Packung bzw. Kassette anzugeben und beträgt – abhängig von Material, Verpackung und Lagerung – z. B. sechs Monate bei optimalen Bedingungen. Die Handhabung verpackten Sterilguts erfolgt nur mit desinfizierten Händen. Zeigt sich vor der Benutzung eine Beschädigung des Folienschlauchs oder Feuchtigkeit in der Packung, gilt der Inhalt als unsteril und wird nicht verwendet.

Wenn Sterilgut unbenutzt aus dem OP zurückgegeben wird, die Packung beschädigt oder die Lagerfrist abgelaufen ist, wird es wieder zu Sterilisiergut. Es wird ausgepackt, geprüft, neu verpackt und erneut sterilisiert. Reinigung und Desinfektion entfallen, sofern keine erkennbare Kontamination stattgefunden hat. Erst nach erneuter Sterilisation und Freigabe darf es wieder als Sterilgut angesehen werden. Offen, d. h. in Regalen, in Körben oder auf Tabletts in unbeschädigter Verpackung, gelagertes Sterilgut (Spritzen, Kanülen, Scheren usw.) ist nur 48 Stunden lang haltbar.

Richtiger Umgang mit Sterilgut

First-in-first-out-Prinzip	Die am längsten gelagerte Packung wird zuerst verwendet (sofern noch haltbar).
Peel-back-Technik (engl. „peel back" = schäle zurück)	Instrumente werden nicht durch die Packung gedrückt, sondern die Packungsenden werden „aufgeschält".
Non-touch-Technik (engl. „non-touch-technique" = Nicht-Berührungs-Technik)	Bei der Sterilgutentnahme wird das Instrument nicht bzw. nur an der dafür vorgesehenen Stelle berührt.

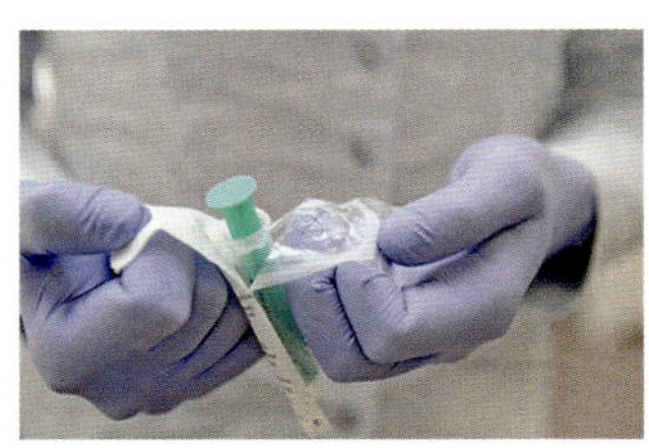

Abb. 2 Vorschriftsmäßiges Öffnen einer sterilen Verpackung

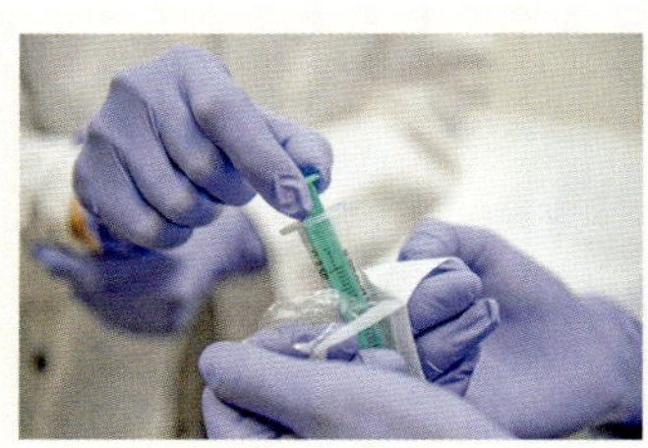

Abb. 3 Vorschriftsmäßiges Anreichen von Sterilgut

9 Umwelt- und Arbeitsschutz in der Praxis

Im Berufsalltag können wir täglich die Umwelt schützen. Wichtig sind der verantwortungsvolle Umgang mit Energie und Rohstoffen sowie die sinnvolle Verwendung von Chemikalien. Die genaue Dosierung von Putz-, Reinigungs- und Desinfektionsmitteln ermöglicht eine optimale Wirkung bei minimalem Verbrauch.

Interaktive Übungen
→ S. 267, PagePlayer

Hochwertige, haltbare Materialien belasten die Umwelt weniger als schlechte oder Einwegmaterialien. Letztere werden nur eingesetzt, wenn es aus Hygienegründen unvermeidbar ist. Umsichtiges Arbeiten mit Müllvermeidung, korrekter Mülltrennung und Entsorgung dienen der Umwelt und der Sicherheit aller Beteiligten.

9.1 Gefahrstoffe und ihre Kennzeichnung

In jeder Arztpraxis befinden sich Gefahrstoffe, d. h. gesundheitsgefährdende Stoffe. Beispiele sind Chemikalien zur Herstellung von Desinfektionslösungen sowie einige Medikamente. Gefahrstoffe werden nach dem **GHS** (**G**lobally **H**armonized **S**ystem of Classification and Labelling of Chemicals) weltweit einheitlich gekennzeichnet. Symbolbilder zeigen auf einen Blick die Gefahr.

GHS-Zeichen	Aussage/Gesundheitsrisiko	Beim Umgang zu beachten (Beispiele)
	**Achtung** reizt Haut und Schleimhäute, Allergiegefahr, akute Vergiftung möglich	– Vorsicht und Ruhe beim Umgang mit dem Stoff – ausreichend lange Handschuhe anlegen – ggf. Schutzbrille tragen – Kontakt des unverdünnten Stoffes mit Metallgegenständen vermeiden
	**ätzend, korrosiv** enthält z. B. Säure oder Lauge, kann Haut, Schleimhaut und Materialien schädigen	
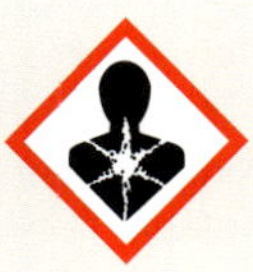	**Gefahr** für Menschen akut oder chronisch schädlich, z. B. krebserregend (C = K = kanzerogen), erbgutschädigend (M = mutagen), für Ungeborene schädlich (R = reproduktionstoxisch)	– Haut-, Augenkontakt und Einatmen meiden – von Kindern und Schwangeren fernhalten – Schutzkleidung erforderlich – als Sondermüll entsorgen
	**leicht entzündlich**	– nicht in der Nähe von Wärmequellen lagern – nicht in der Nähe rauchen – brandfördernd
	**oxidierend** schädigt Materialien und Gewebe, fördert Rostbildung, oxidierend	– von Metallen fernhalten

Weitere GHS-Gefahrstoff-Kennzeichen				
 **Sehr giftig**	akute Gefahr beim Einatmen, Verschlucken, Haut- oder Schleimhautkontakt	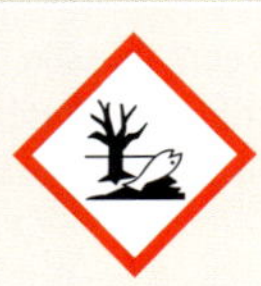 **umweltschädlich**	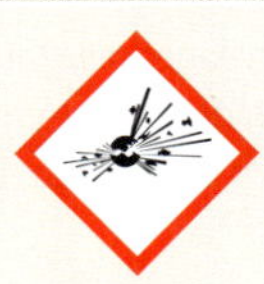 **explosiv**	 **verdichtetes Gas**

9.2 Abfallentsorgung in der Arztpraxis

Mülltrennung und Wertstoffsammlung sind in Deutschland selbstverständlich. Auch in Arztpraxen werden Papier, Glas und Verpackungen mit dem grünen Punkt, Batterien und Restmüll getrennt gesammelt und entsorgt bzw. der Wiederverwertung zugeführt. Bestimmte Praxisabfälle unterscheiden sich jedoch von Haushaltsabfall.

Informationen und Downloads zu Praxis-Entsorgungsfragen finden Sie unter:
www.rki.de
www.abfallmanager-medizin.de

Abfallkategorie	Beschreibung der Kategorie (Beispiele)	Besonderheiten bei der Entsorgung
18010**1**	spitze und scharfe Gegenstände (Kanülen, offene Ampullen, Infusionssysteme usw.), sofern diese nicht am Menschen benutzt wurden!	in vorschriftsmäßigem, durchstichsicherem Behälter mit Abstreifvorrichtung sammeln; der verschlossene Behälter gehört dann zur Kategorie 18010**4** = Restmüll
18010**2**	optisch ungewohnte Abfälle aus Chirurgie und Pathologie (Organabfälle, Blutbeutel), sog. Ethikmüll	Sammlung in undurchsichtigem Spezialbehälter, Abholung/Verbrennung durch Fachunternehmen
18010**3**	Abfälle, die mit meldepflichtigen Erregern nach § 17 IfSG kontaminiert sind (infektiöse Blutproben) sowie Kulturen anderer Erreger (bewachsene Nährböden); hierzu gehören jetzt auch alle spitzen und scharfen Gegenstände nach Benutzung am Menschen, da eine Kontamination mit meldepflichtigen Erregern nicht ausgeschlossen werden kann. 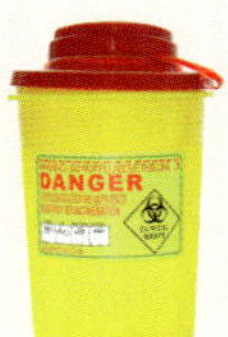 **Abb. 1** Sammelbehälter für (möglicherweise) kontaminierte scharfe Gegenstände	Entsorgung in für Mikroorganismen undurchlässigen Spezialbehältern, bei spitzen und scharfen Gegenständen Sammlung in dickwandigem, durchstichsicherem Spezialbehälter mit Abstreifvorrichtung für kontaminierte Materialien; die Behälter müssen mit einer Markierung zur maximalen Füllhöhe versehen sein; Entsorgung durch Fachunternehmen (oder Autoklavierung und anschließende Entsorgung über die Kategorie 180104 = Restmüll) Die für die Hygieneregeln verantwortliche Person der Praxis entscheidet, wie die Sammelbehälter entsorgt werden (Restmüll/Fachunternehmen).
18010**4**	gemischte, nicht infektiöse Abfälle ohne besondere Infektionsgefahren (Einmalhandschuhe, Spritzen- und Kanülenverpackungen, nicht kontaminierte Verbände, Pflaster, Tupfer, Infusionsschläuche und Windeln, Speisereste, Verpackungen, Covid-19- und andere Schnelltests, leere Impfspritzen ohne Kanülen, kleine Mengen Altmedikamente außer Gefahrstoffen wie Zytostatika)	im verschlossenen, reißfesten und flüssigkeitsdichten Abfallbeutel in den Restmüllbehälter geben, nicht nachsortieren, nicht zusammendrücken; Tonne abschließen (Missbrauch durch Drogensüchtige, Gefahr für Kinder und Tiere); Medikamente mit Blister-Verpackung einwerfen und mit anderem Müll vermischen; möglichst kurz vor der Abholung in die Tonne geben
	Altmedikamente einschließlich Resten nicht radioaktiver Kontrastmittel müssen **nicht** von Apotheken angenommen werden. In kleinen Mengen werden sie – vor dem Zugriff Unbefugter geschützt – in die **abschließbare** Tonne für den Restmüll gegeben; große, nicht haushaltsübliche Mengen müssen dem Sondermüll/Wertstoffhof zugeführt werden.	
18010**6**	Chemikalien (Säuren, Laugen, Laborchemikalien)	Sondermüllsammlung der Gemeinde; Radiologie-Chemikalien usw. werden von Fachunternehmen abgeholt
18010**8**	Zellgifte (Zytostatika und andere Medikamente bzw. Gefahrstoffe)	sicher sammeln und lagern, Abholung des Sondermülls durch Fachunternehmen

Papierabfälle und Datenträger mit Patientendaten müssen vor dem Zugriff Unbefugter geschützt entsorgt werden; für die Entsorgung bzw. Vernichtung gelten die Datenschutzrichtlinien. Arzneimittel, die unter das Betäubungsmittelgesetz fallen, muss der Eigentümer vor zwei Zeugen fachgerecht vernichten. Das Protokoll wird von den drei Personen unterzeichnet und ist drei Jahre lang aufzubewahren.

Angesichts der Vielzahl vorgeschriebener Hygienemaßnahmen scheint es erstaunlich, dass es so viele Krankenhausinfektionen gibt. Dies hat mehrere Gründe. Unsere Gesellschaft wird immer älter und kränker. Viele Krankheiten sind heute behandelbar und führen nicht mehr zum Tode. Alte und multimorbide Menschen sowie Frühgeborene, die z. T. monatelang auf Intensivstationen leben, sind immunschwach und „optimale Wirte" für opportunistische und multiresistente Erreger. Der Personalmangel in Pflege und Medizin, aber auch die persönliche Vernachlässigung von Hygieneregeln begünstigen und verbreiten Klinikkeime.

Die große Lücke … im Entsorgungssystem ist, dass täglich unzählige Tonnen Medikamente eingenommen werden – und die Wirkstoffe, nachdem sie Leber und Nieren passiert haben, über Stuhl und Urin ins Abwasser gelangen. Die Auswirkungen sind z. B., dass es mehr weibliche als männliche Exemplare mancher Fische gibt. Ursache dafür sind Hormone aus der Antibabypille, die im Abwasser und damit in der Umwelt landen. Diclofenac, das in Kläranlagen nicht abgebaut wird, gelangt in Gewässer und schädigt die Nieren von Fischen.

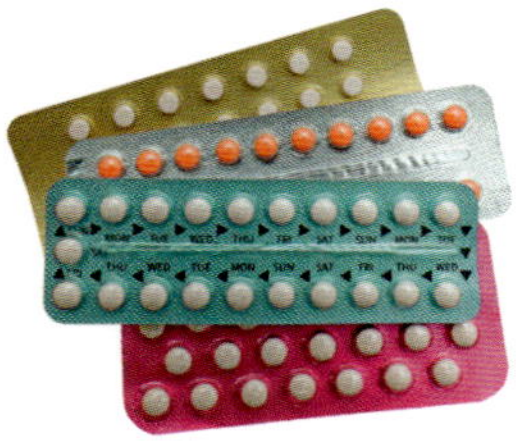

Abb. 1 Antibabypille

→ Terminologie: Hygiene

Antisepsis	Infektionsverhütung durch Entfernung/Abtötung pathogener Keime
Asepsis	Infektionsverhütung durch völlige Keimfreiheit (Sterilität)
Autoklav	Dampfsterilisator
Autoklavier-Zyklus	Arbeitsgang des Autoklavs mit allen Arbeitsphasen
bakteriostatisch	Bakterien (an der Vermehrung) hemmend, inaktivierend
bakterizid	Bakterien abtötend
Bedarfsdesinfektion	außerhalb der Routine durchgeführte Desinfektionsmaßnahmen bei Kontamination
BGW	Berufsgenossenschaft für Gesundheitsdienst und Wohlfahrtspflege
Bowie-Dick-Test	Prozessindikator für den Autoklav (Dampfdurchdringungstest)
Charge	(bzgl. Autoklav) Beladung
Chargenzeit	Zeitspanne, die der Autoklav zur Sterilisation einer Charge braucht
Chemoindikator	Test, der durch Farbänderung einer Chemikalie einen Messwert anzeigt
chemothermisch	(Desinfektion) durch Chemikalien und Hitze
Desinfektion	Abtötung, Inaktivierung oder Entfernung pathogener Mikroorganismen
Endoskop	schlauchförmiges Untersuchungsgerät, z. B. zur Magenspiegelung
fixieren	befestigen, z. B. festkleben
Freigabe	Bestätigung der Korrektheit a) des Sterilisationsverfahrens, b) der sterilisierten Charge, c) des Sterilguts zur Benutzung
fungistatisch	Pilze (an der Vermehrung) hemmend, inaktivierend
fungizid	Pilze abtötend

Helixtest	Dampfdurchdringungstest aus Spiralschlauch und Farbtest
Hygiene	Maßnahmen zur Gesunderhaltung und Infektionsvorbeugung
inaktivieren	Krankheitserreger so behandeln, dass sie sich nicht vermehren
Indikator	Anzeiger z. B. für einen erfolgreichen Arbeitsgang
infektiös	ansteckend; eine Infektion hervorrufend
Infektiosität	Ansteckungsfähigkeit 1. einer Patientin, 2. eines Erregers
Injektion	Einspritzung; Kurzwort „Spritze"
invasiv	eingreifend; die Körperoberfläche verletzend
Inventarwischtuch	getränktes Einmaltuch zur Desinfektion z. B. von Gegenständen und Flächen
Kanüle	spitze Hohlnadel
manuell	von Hand
Prozessindikator	Test(gerät) zur Überprüfung von Arbeitsabläufen im Autoklav
Punktion	Einstich
RDG	Reinigungs- und Desinfektionsgerät
Routinedesinfektion	regelmäßig durchgeführte Unterhaltsdesinfektion
Sepsis	Blutvergiftung; schweres fieberhaftes Krankheitsbild
Standzeit	Zeitspanne, während der eine Desinfektionslösung wirksam ist
steril (Ggs. **unsteril**)	keimfrei; frei von vermehrungsfähigen Mikroorganismen
Sterilgut	sterilisierte Materialien und Instrumente
Sterilisation	Abtötung aller Mikroorganismen und ihrer Dauerformen
Sterilisiergut	Materialien und Instrumente, die sterilisiert werden sollen
Sterilität	Keimfreiheit
thermisch	(Desinfektion) durch Hitze
thermolabil	nicht hitzebeständig bzw. nicht autoklavierbar
thermostabil	hitzebeständig bzw. autoklavierbar
Vakuum	luftleerer Raum
Validierung	Prüfung, die Wirksamkeit und Gültigkeit eines Verfahrens bestätigt
virostatisch	Viren hemmend, inaktivierend
viruzid	Viren abtötend
Wirkspektrum	Mikroorganismen, gegen die z. B. ein Desinfektionsmittel wirkt
Zwischendesinfektion	bedarfsweise, gezielt durchgeführte Desinfektionsmaßnahme

Aufgaben

1 Haben Sie sich schon einmal in der Praxis mit Krankheitserregern angesteckt und, wenn ja, wie hätten Sie diese Infektion vermeiden können?

2 Nennen Sie zehn Gegenstände oder Materialien, die in Ihrer Ausbildungspraxis typischerweise kontaminiert werden.

3 Begründen Sie, warum Arbeitskleidung nicht im Privathaushalt gewaschen werden sollte.

4 Welche Art Schutzhandschuhe benötigen Sie jeweils für
- a einen Verbandwechsel,
- b das Anmischen einer Desinfektionsmittel-Gebrauchslösung,
- c eine Blutentnahme,
- d die Vorbereitung einer Kochsalz-Infusion,
- e das Auswischen des Medikamentenschranks und
- f die Durchführung einer Impfung?

5 Definieren Sie die Begriffe Desinfektion und Sterilisation.

6 Welche Informationen muss ein Hygieneplan enthalten?

7 Beschreiben Sie die richtige Durchführung der hygienische Händedesinfektion nach DIN EN 1500.

8 Beschreiben Sie das Funktionsprinzip und den Arbeitszyklus des Autoklavs.

Ich kann …

… erklären, aus welchen kleineren und kleinsten Teilen der menschliche Organismus aufgebaut ist.

… jeweils drei verschiedene Muskel- und Bindegewebsarten aufzählen und ihre besonderen Eigenschaften und Aufgaben beschreiben.

… drei unterschiedliche Plattenepithelien und ihre speziellen Funktionen erklären.

… die beiden wichtigsten Drüsenarten erklären und Beispiele dafür nennen.

… den Aufbau eines Röhrenknochens schematisch zeichnen.

… Resistenz und Immunität als Teile der Immunabwehr unterscheiden.

… fünf verschiedene Resistenzmechanismen des menschlichen Körpers aufzählen.

… erklären, was ein Antigen ist, und drei Beispiele für Antigene nennen.

… definieren, was ein Antikörper ist und welche Funktion er hat.

… beschreiben, wie Makrophagen arbeiten.

… den Ablauf einer Immunreaktion auf ein Antigen mit Beteiligung von Makrophagen, T- und B-Lymphozyten sowie Gedächtniszellen beschreiben.

… erklären, was Pathogenität von Mikroorganismen bedeutet und welche Abstufungen es davon gibt.

… aufzählen, welche Virulenzmechanismen Mikroorganismen nutzen, um sich vor der menschlichen Immunabwehr zu schützen.

… drei verschiedene Bakterienformen unterscheiden und zeichnen.

… die fortlaufenden Veränderungen von Grippeviren erklären und daraus Schlussfolgerungen für die Grippeimpfung ziehen.

… einschätzen, welche Krankheiten und Zustände die Immunabwehr eines Menschen so schwächen können, dass er für Pilzkrankheiten anfällig wird.

… drei häufige Infektionswege aufzeigen und mit Beispielen für Erreger und Krankheiten versehen.

… den Ablauf einer Infektionskrankheit am Beispiel des grippalen Infekts beschreiben und dabei auf mögliche Verläufe eingehen.

… fachgerecht die Körpertemperatur einer Patientin messen und das Ergebnis richtig interpretieren.

… den Vorgang „Entzündung“ beschreiben und die „Zielsetzung“ von Entzündungen im menschlichen Körper erklären.

… begründen, warum bei Patientinnen mit Infektionskrankheiten oft ein Differenzialblutbild angefertigt wird.

… unspezifische sowie erregerspezifische Entzündungsdiagnostik erklären und jeweils zwei Beispiele für entsprechende Untersuchungen angeben.

… die Fachbegriffe für Arzneimittel gegen bakterielle, mykotische und virale Infektionskrankheiten nennen.

… die Infektionskrankheiten Tetanus, Diphtherie und Pertussis ausführlich beschreiben.

… erläutern, welche Patientinnen durch MRSA besonders gefährdet sind.

… einen grippalen Infekt von einer Virusgrippe abgrenzen und dafür mehrere Unterscheidungsmerkmale nennen.

… den Zusammenhang zwischen einer Varizellenerkrankung und Herpes zoster darstellen.

… einer Schwangeren mehrere Nahrungsmittel nennen, die sie meiden sollte, um keine Toxoplasmose zu bekommen.

Ich kann …

… Eltern, deren Kind von Kopfläusen befallen ist, Tipps geben, wo sie weitere Informationen zu Hygienemaßnahmen usw. erhalten können.

… die Erkrankung Skabies erläutern.

… beschreiben, wie eine aktive Impfung im Gegensatz zu einer passiven Impfung wirkt.

… typische Situationen nennen, bei denen eine Simultanimpfung indiziert ist.

… die STIKO-Standardimpfungen in Lebend- und Totimpfungen einteilen.

… eine Patientin über typische Nebenwirkungen einer Aktivimpfung aufklären und ihr Tipps für das Verhalten nach einer Aktivimpfung geben.

… einer 69-jährigen Diabetikerin erklären, warum für sie die Grippeschutzimpfung besonders wichtig ist.

… begründen, warum ich mich als MFA gegen Grippe impfen lassen sollte.

… aufzählen, welche Eintragungen im Impfpass nach jeder Impfung vorgeschrieben sind und welche davon die MFA übernehmen darf.

… den Impfschutz einer erwachsenen Patientin mithilfe ihres Impfpasses und des STIKO-Impfplans überprüfen.

… einer Praktikantin, die den MFA-Beruf kennenlernen möchte, die persönlichen Hygienemaßnahmen beschreiben.

… die hygienische Händedesinfektion richtig durchführen und auf die Hautstellen hinweisen, die dabei besondere Sorgfalt erfordern.

… die richtigen Schutzhandschuhe für unterschiedliche Tätigkeiten des Praxisalltags auswählen und die Handschuharten erläutern.

… die Bezugsquelle der TRBA 250 nennen.

… zwischen Sterilisation und Desinfektion unterscheiden und beide Begriffe erklären.

… den Sinn, Aufbau und Inhalt eines Hygieneplans mithilfe der „6 W“ erläutern.

… begründen, warum Händewaschen nicht zu oft stattfinden sollte und wann es doch sinnvoll ist.

… drei Unterschiede zwischen Haut- und Händedesinfektionsmittel nennen.

… zwei Liter einer dreiprozentigen Desinfektionslösung ansetzen und dafür angeben, wie viel Konzentrat und wie viel Wasser benötigt werden.

… drei verschiedene Desinfektionsverfahren aufzählen und erklären.

… unkritische, semikritische und kritische Medizinprodukte unterscheiden und für jede der drei Gruppen Beispiele nennen.

… die bei einer Wundversorgung mit Naht benötigten Instrumente richtig ablegen, entsorgen und aufbereiten.

… die Arbeitsphasen des Autoklavs in der richtigen Reihenfolge angeben.

… erklären, wie Sterilisationsverfahren überprüft werden können.

… Sterilgut richtig lagern und die Grundsätze bei Lagerung und Entnahme erklären.

… die Peel-back- und die Non-touch-Technik korrekt durchführen.

… drei verschiedene Abfallarten meiner Ausbildungspraxis charakterisieren.

… verhindern, dass Medikamente, Spritzen und Kanülen aus dem Praxisabfall in falsche Hände geraten oder Tiere gefährden.

… die Bedeutung der GHS-Gefahrstoffkennzeichen angeben.

LF 4 Bei Diagnostik und Therapie von Erkrankungen des Bewegungsapparates assistieren

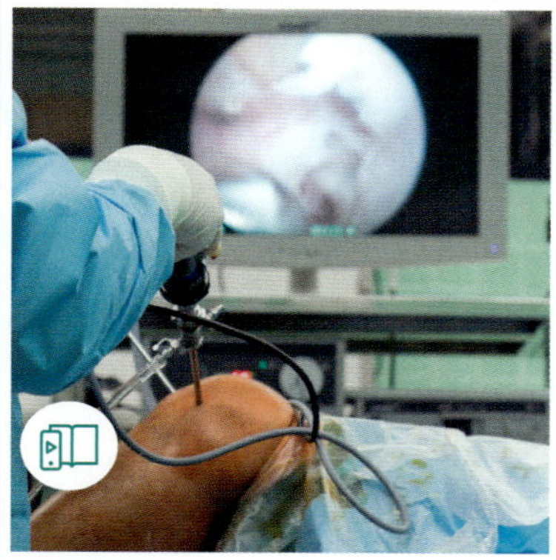

Videos und interaktive Übungen zu diesem Lernfeld können Sie mit einem Smartphone aufrufen, indem Sie mit der PagePlayer-App diese Seite scannen.

Starke Knochen ein Leben lang!

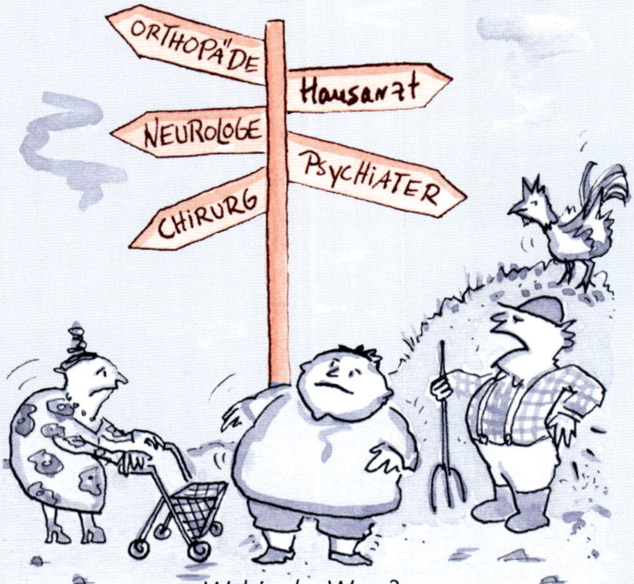

Wohin des Wegs?

Das kennen Sie bestimmt ...

Nach einem langen Tag in der Praxis ist Ihr Rücken verspannt und schmerzt.

Damit sind Sie nicht allein! Erkrankungen des Bewegungsapparates betreffen fast jeden Menschen ein- oder mehrmals im Leben. Chronische Rückenleiden zählen zu den häufigsten Berufskrankheiten in Deutschland; die Folgen sind viel Leid und enorme volkswirtschaftliche Kosten.

Auch Knochenschwund (Osteoporose) ist heute eine Volkskrankheit, die die meisten alten Menschen, ganz besonders Frauen, betrifft – oft kommt es dadurch zu Knochenbrüchen. Eine Million Menschen in Deutschland leiden unter Erkrankungen des „rheumatischen Formenkreises" – Gelenkschmerzen, Medikamente und vielfältige Einschränkungen bestimmen ihren Alltag. Egal in welcher Fachpraxis Sie arbeiten, Sie begegnen täglich Patienten mit Erkrankungen des Bewegungsapparates.

Wo liegt das Problem?

Bis ca. 1900 arbeiteten die meisten Menschen körperlich. Auch lange Strecken ging man zu Fuß. Bewegungsmangel, Übergewicht und Wohlstandskrankheiten waren früher selten und betrafen hauptsächlich die wenigen Reichen. Heute leben die meisten von uns wie die Könige früherer Jahrhunderte: Wir bewegen uns kaum noch und kämpfen gegen Übergewicht und Rückenbeschwerden. Um uns zu bewegen, fahren wir nun mit dem Auto zum Sportstudio! Auch haben wir heutigen Menschen eine viel höhere Lebenserwartung als unsere Vorfahren – der Preis, den wir dafür zahlen, sind Altersbeschwerden.

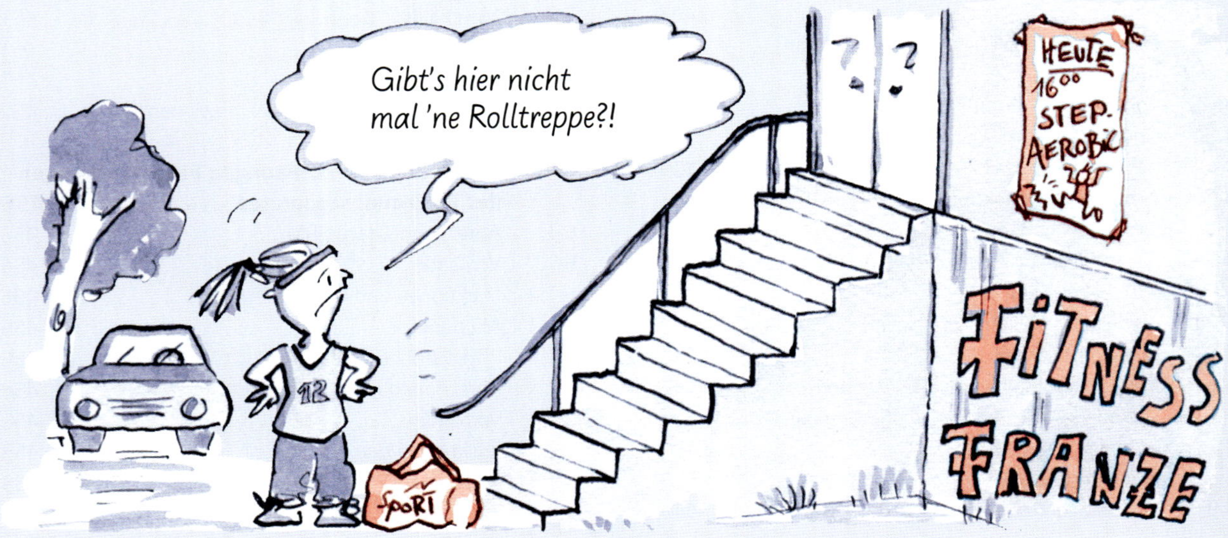

Therapeutisch ...

werden heute so viele Möglichkeiten wie nie zuvor angeboten.
Trotz großer Fortschritte in Medizin und Pharmazie gibt es aber gegen viele Erkrankungen auch heute noch keine Arzneimittel, die zugleich gut wirksam und nebenwirkungsarm sind. Sparmaßnahmen im Gesundheitswesen setzen der Therapiefreiheit zusätzlich immer engere Grenzen.

Daher ist eine frühe und konsequente Prophylaxe wichtig.
Um stark zu bleiben, brauchen unsere Knochen täglich optimale Bedingungen.
In der Praxis können Sie Patienten für eine gesunde Lebensweise motivieren.

Stellen Sie Kontakt zu Sportvereinen und Selbsthilfegruppen her. Legen Sie aktuelle Materialien für wohnortnahe Angebote von Krankenkassen und Sportvereinen aus. Sprechen Sie chronisch Kranke auf ihre Alltagsbewältigung an. Vielleicht können Sie auch selbst in der Praxis Patienten schulen, Ernährungsberatungen durchführen und Gruppenabende anbieten. Finden Sie eigene Möglichkeiten.

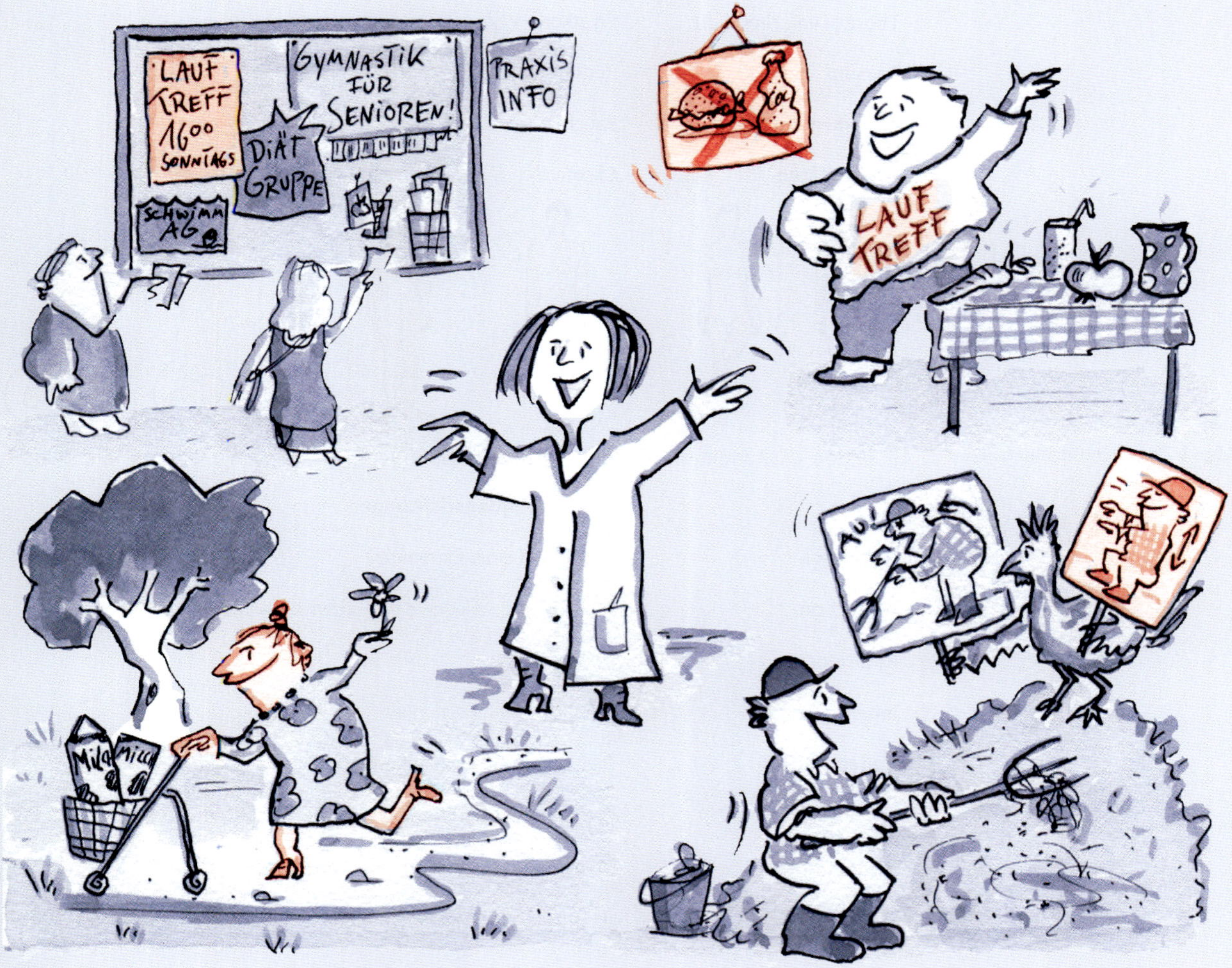

1 Der Halte- und Bewegungsapparat

1.1 Anatomische Grundbegriffe

Interaktive Übungen
→ S. 369, PagePlayer

Die Anatomie erforscht und beschreibt den Aufbau des Körpers. Um ihn zu verstehen, muss man Regionen, Körperteile, Organe und Bewegungsrichtungen kennen. Zur Beschreibung der Beweglichkeit in der Orthopädie und von Röntgen- oder Kernspinbildern in der Radiologie werden Achsen und Ebenen benannt. Für anatomische Begriffe werden traditionell lateinische Wörter verwendet, für pathologische Begriffe griechische. Neu entdeckte bzw. benannte Erkrankungen und Verfahren werden meistens englisch bezeichnet, z. B. Aids, COPD.

→ Terminologie: Grundbegriffe der Anatomie

Anatomie	Lehre vom Aufbau des Körpers
anatomisch	den Aufbau des Körpers betreffend
	Regionen und Körperteile
Facies	Gesicht
Cervix (Zervix) (Adj. **cervikal/zervikal**)	1. Hals, 2. Gebärmutterhals
Thorax (Adj. **thorakal**)	Brustkorb
Dorsum	Rücken
Abdomen	Bauchraum
Extremitäten	Gliedmaßen (Arme und Beine)

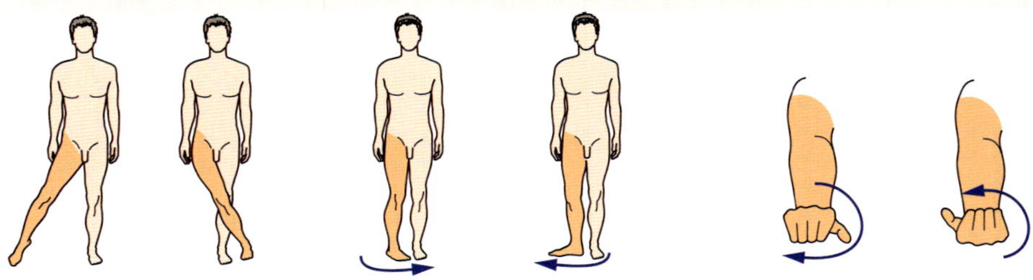

Abb. 1 Bewegungsrichtungen

	Bewegungsrichtungen
Abduktion	Abspreizen einer Extremität
Adduktion	Heranziehen; Anlegen einer Extremität an den Rumpf
Rotation	Drehung
Innenrotation	Drehbewegung nach innen
Außenrotation	Drehbewegung nach außen
Pronation	Drehung der Handfläche oder Fußsohle nach unten
Supination	Drehung der Handfläche oder Fußsohle nach oben

Eselsbrücke: Bei der **Sup**ination bildet die Handfläche einen **Sup**penlöffel, in der **Pro**nation schneidet man **Bro**t.

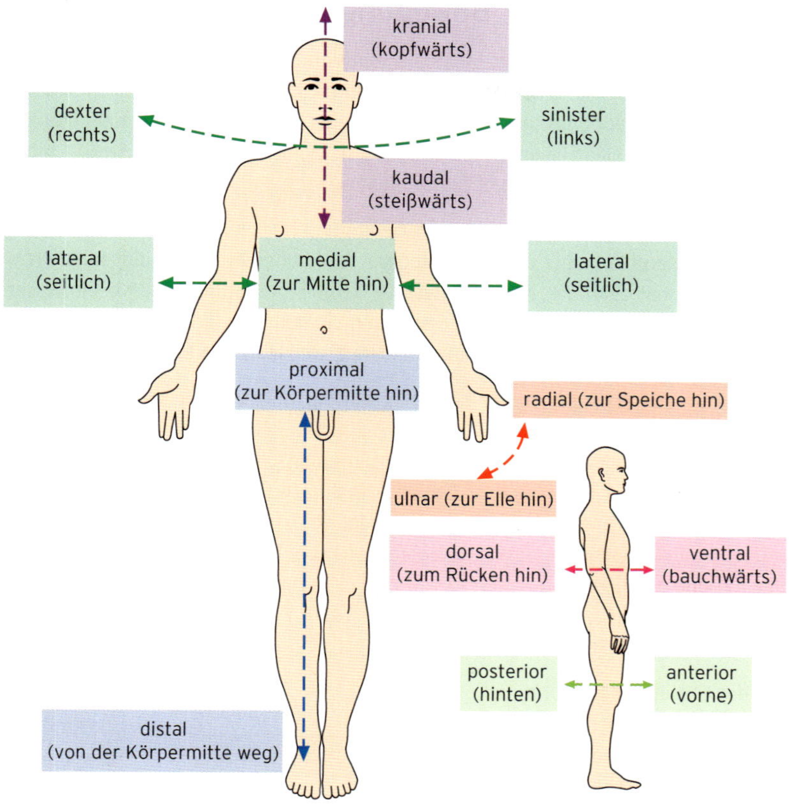

Abb. 1 Lage- und Richtungsbezeichnungen

dexter	rechts; der rechte
sinister	links; der linke
kranial	nach oben; schädelwärts
kaudal	nach unten; steißwärts
posterior	hinten; der hintere
anterior	vorne; der vordere
dorsal	nach hinten; zum Rücken hin
ventral	nach vorne; zum Bauch hin
medial	zur Mitte hin; der mittlere
lateral	zur Seite; seitlich
proximal	zur Körpermitte hin; rumpfwärts
distal	von der Körpermitte weg; vom Rumpf entfernt
radial	zur Speiche (Unterarmknochen) hin; daumenwärts
ulnar	zur Elle (Unterarmknochen) hin; kleinfingerwärts
superior	oben; der obere
inferior	unten; der untere

1.2 Aktiver und passiver Bewegungsapparat

Der Bewegungsapparat des Menschen besteht aus zwei großen Teilen: dem **aktiven** und dem **passiven Anteil**. Den aktiven Anteil bildet die **Skelettmuskulatur**. Sie bewegt sich selbst, d. h. aktiv. Den passiven Anteil bildet das **Skelett**, das Knochengerüst. Es besteht aus Knochen, Gelenken, Sehnen und Bändern. Das Skelett wird bewegt, d. h. es bleibt passiv. Das Skelett gibt dem Körper die Größe, die Muskulatur bestimmt Statur und Haltung.

Das ZNS (das Zentralnervensystem, bestehend aus Gehirn und Rückenmark) steuert die Bewegungen. Die Skelettmuskulatur können wir bewusst steuern. Wir können losgehen oder anhalten, wann wir wollen. Aber nicht nur der Wille, auch unbewusste Gefühle und Stimmungen beeinflussen die Muskelfunktion, d. h. verändern Haltung und Bewegung. So kommt es, dass man sich „geknickt" fühlt, „kein Rückgrat hat" oder sich der Nacken verspannt, weil man eine seelische Last trägt.

Unsere Mimik haben wir nicht ganz unter Kontrolle, obwohl wir die Gesichtsmuskeln willkürlich bewegen können. Gefühle spiegeln sich im Gesichtsausdruck wider. Sobald ein Gefühl aufkommt, wir z. B. jemanden ansehen, reagiert unsere mimische Muskulatur für eine Fünftelsekunde – ob wir wollen oder nicht – und zeigt unser „wahres Gesicht". Erst nach diesen 200 Millisekunden haben wir wieder Einfluss auf den Gesichtsausdruck. Personen, die geübt im Lesen von Gefühlen und Gesichtern sind, haben Menschenkenntnis. Sie nehmen die sog. Mikroemotionen wahr, auch wenn diese nur flüchtig über ein Gesicht huschen.

1.2.1 Knochenfugen

Die Knochen des Skeletts müssen sinnvoll miteinander verbunden werden. Dazu dienen starre und bewegliche Knochenverbindungen. Feste Knochenverbindungen ohne Spalt heißen Knochenfugen oder Synarthrosen. Sie werden auch unechte Gelenke genannt, weil sie keinen Gelenkspalt haben. Eine Synarthrose kann aus Knochensubstanz, Knorpel oder Bindegewebe bestehen.

Typische knöcherne Synarthrosen bilden die zum Kreuzbein zusammengewachsenen Kreuzbeinwirbel. Knorpelige Synarthrosen bilden die Wirbelkörper mit den zwischen ihnen liegenden Bandscheiben. Bindegewebige Synarthrosen stellen die kindlichen Schädelnähte dar. Sie wachsen verzahnt aufeinander zu und verknöchern mit der Zeit. Zwischen den beiden Unterschenkelknochen Tibia und Fibula (Schien- und Wadenbein) befindet sich ebenfalls Bindegewebe. Auch die Mittelhand- und Mittelfußknochen sind durch bindegewebige Synarthrosen verbunden.

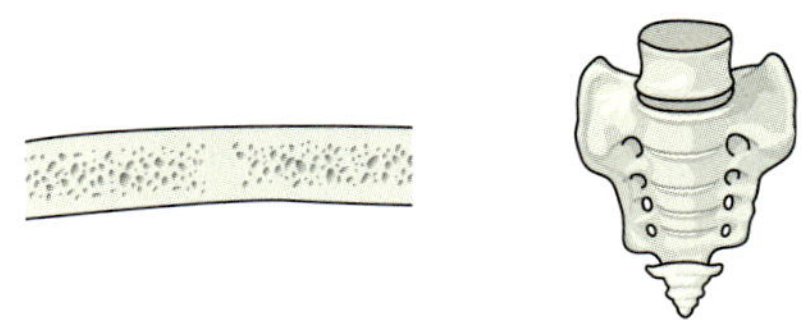

Verbindung von zwei Skelettteilen durch Knochen (z. B. Kreuzbein, Steißbein)

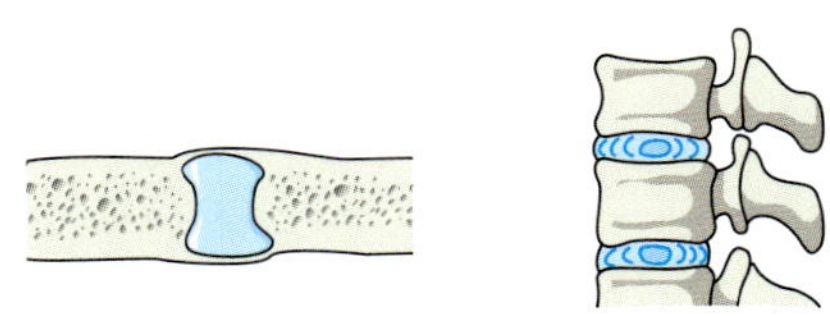

Verbindung von zwei Skelettteilen durch Knorpel = Knorpelfuge
(z. B. Schambeinfuge, Bandscheiben)

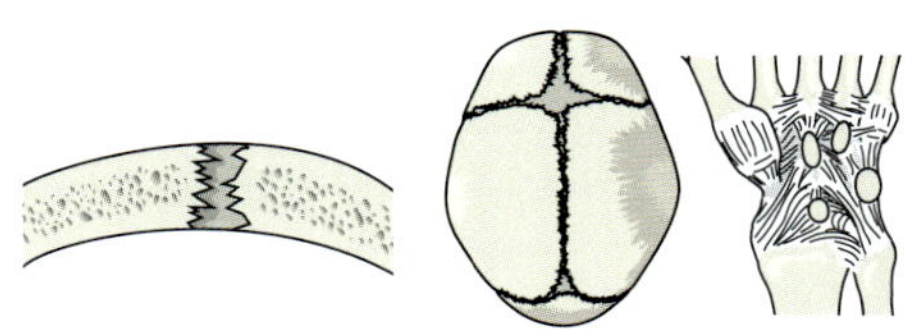

Verbindung von zwei Skelettteilen durch Bindegewebe (z. B. Schädelnähte beim Kind, Hand- und Fußwurzelknochen)

Abb. 1 Synarthrosen

1.2.2 Gelenke

Eine bewegliche Knochenverbindung mit Spalt heißt Gelenk bzw. echtes Gelenk. Gelenke haben einen gemeinsamen Grundaufbau (→ Abb. 1). Die Form der beteiligten Knochen sowie die Art und Menge der Bänder, die das Gelenk umfassen, bestimmen seine Beweglichkeit und Stabilität.

Der knöcherne Gelenkkopf liegt in der knöchernen Gelenkpfanne. Diese beiden Gelenkpartner, d. h. die Knochen, die das Gelenk bilden, können unterschiedlich geformt sein, müssen aber genau zueinander passen. Die aufeinandertreffenden Gelenkflächen sind mit hyalinem (glasartig aussehendem) Knorpel überzogen. Dieser hat eine sehr glatte Oberfläche, federt Stöße ab und schützt den Knochen vor Abnutzung. Der Gelenkknorpel wird von der Gelenkflüssigkeit **Synovia**, der sog. Gelenkschmiere, ernährt. Die Synovia überzieht ständig die Knorpeloberfläche. Sie wirkt wie „Flüssigknorpel": Sie glättet raue Stellen und füllt kleine Oberflächenschäden auf.

Knorpelarten
→ S. 276

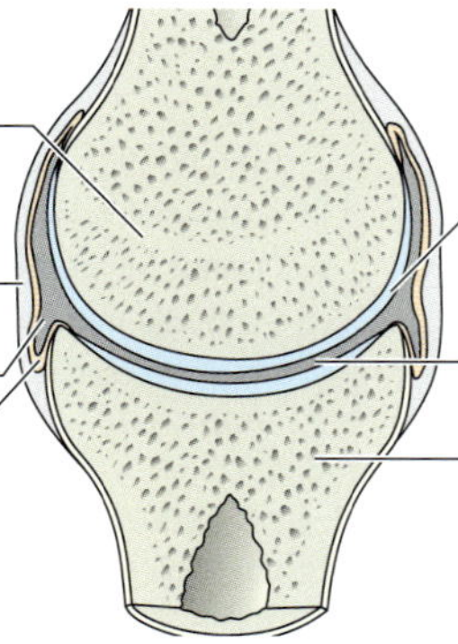

Abb. 1 Aufbau eines Gelenks

MERKE Jedes Gelenk besteht aus den gleichen Bestandteilen: Gelenkkopf und -pfanne, Knorpel, Kapsel, Gelenkspalt, Gelenkschmiere und Bändern.

Die Synovia wirkt außerdem als Schmierstoff, der die Gelenkflächen fast reibungslos gleiten lässt. Sie wird von der **Synovialis**, der inneren Schicht der Gelenkkapsel, gebildet. Die Synovia wird ständig erneuert und frisch gehalten. Die äußere Schicht der Gelenkkapsel besteht aus Bindegewebe. Sie umschließt und schützt das Gelenk. Die Gelenkkapsel und ihr Bandapparat machen die Gelenke stabil und schützen vor Verrenkungen. Durch ihre festigende Wirkung sind die Gelenke nur in bestimmte Richtungen und in einem gewissen Umfang beweglich. Man kann z. B. das Kniegelenk nicht seitwärts bewegen.

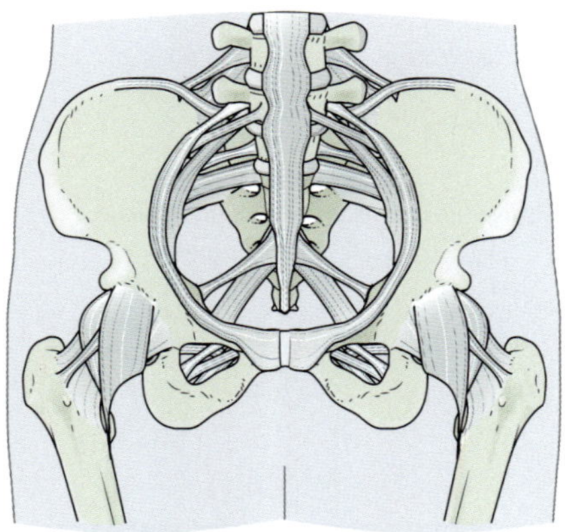

Abb. 2 Starke Bänder umgeben Gelenke und Synarthrosen.

Die hohe Beweglichkeit, die man als Kind hat, kann man durch ständiges Training bzw. Dehnung der gelenknahen Bänder erhalten, wie es Tänzer und Artisten tun. Angeborene Unterschiede und Training führen dazu, dass manche Menschen sehr gelenkig sind und andere eher steif wirken. Werden Gelenke längere Zeit nicht bewegt, z. B. bei längerer Bettlägerigkeit oder im Gipsverband, verkürzen sich die Bänder. Es kommt zu **Kontrakturen** (Schrumpfungen von Muskeln, Gelenkbändern bzw. -kapseln), die mit schmerzhaften Bewegungseinschränkungen einhergehen.

Gelenke haben den gleichen Grundaufbau, kommen aber in verschiedenen Varianten vor, je nach anatomischer Lage und den mechanischen Erfordernissen.

Gelenkarten und Beispiele	Besonderheiten
Gelenke mit drei Bewegungsachsen	
Kugelgelenk: Schulter- und Hüftgelenk 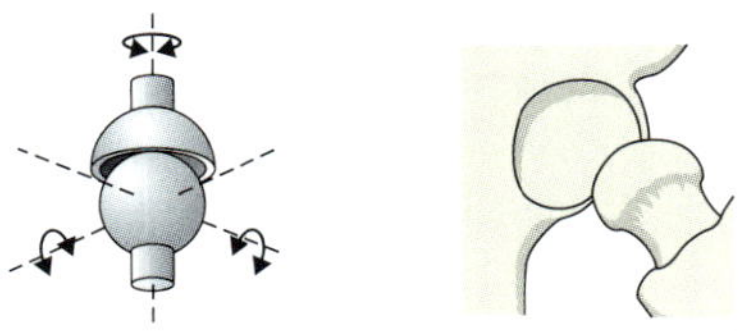	Der kugelförmige Gelenkkopf liegt in der passenden Gelenkpfanne. Bewegungen sind um drei Achsen möglich. Das Hüftgelenk ist ein Sonderfall des Kugelgelenks, da die Pfanne den Kopf um mehr als die Hälfte umschließt.
Gelenke mit zwei Bewegungsachsen	
Eigelenk: Handgelenk 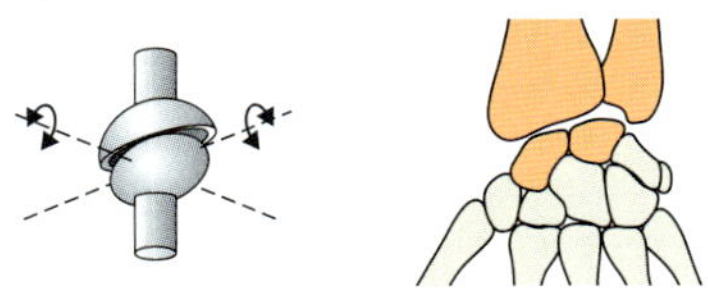	Die Form des Gelenkkopfs, bestehend aus den proximalen Handwurzelknochen, erinnert an ein (längs halbiertes) Ei. Die distalen Gelenkenden von Elle und Speiche bilden die Gelenkpfanne, die entsprechend an eine halbe Eierschale erinnert.
Sattelgelenk: Daumensattelgelenk 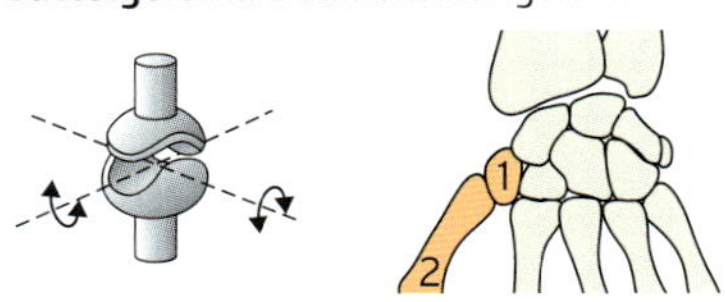	Gelenk zwischen dem Trapezknochen der Handwurzel (1) und dem Mittelhandknochen des Daumens (2). Zwei gleich geformte sattelartige Gelenkflächen greifen ineinander und ermöglichen es, den Daumen der Handfläche gegenüberzustellen.
Gelenke mit einer Bewegungsachse	
Scharniergelenk: z. B. Ellenbogen-, Fingergelenke 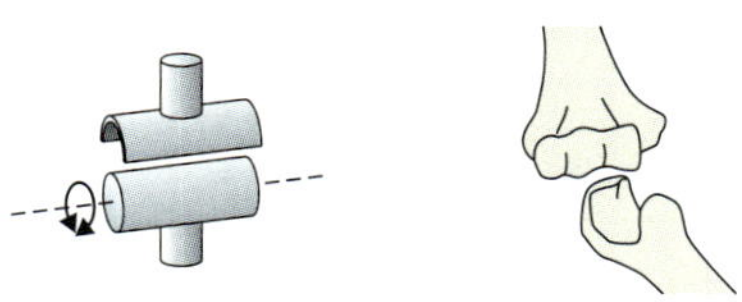	Der walzenförmige Gelenkkopf liegt in der rinnenförmigen Pfanne, die das proximale Ende der Elle bildet. Der Arm kann gebeugt und gestreckt werden.
Radgelenk: zwischen Elle und Speiche 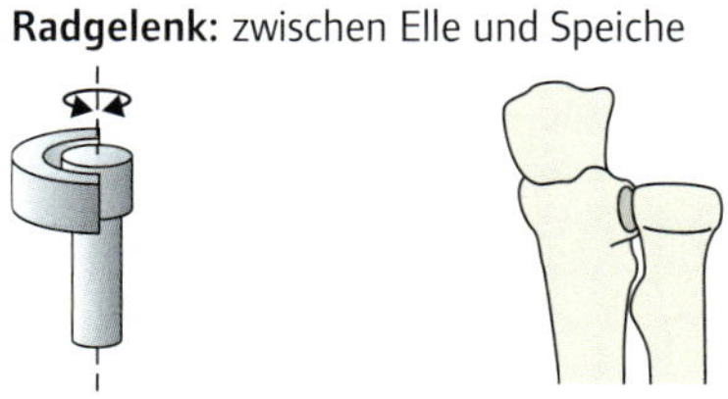	Die von der Elle gebildete Gelenkpfanne umfasst den zapfenförmigen Gelenkkopf der Speiche. Das Gelenk ermöglicht die Drehung der Handfläche nach oben (Supination) und nach unten (Pronation).

→ Terminologie: Grundaufbau des Bewegungsapparats	
Kontraktur	Gelenkversteifung durch mangelnde Bewegung
Synarthrose	Knochenfuge; feste Knochenverbindung ohne Spalt
Synovia	Gelenkflüssigkeit; Gelenkschmiere
Synovialis	Gelenkinnenhaut, die die Synovia bildet

1.2.3 Skelettmuskulatur

Von den drei Muskelarten des Menschen befindet sich die einzige willkürlich steuerbare im Bewegungsapparat: die quergestreifte Skelettmuskulatur. Kontrahiert sich ein Muskel, verkürzt er sich und übt eine Kraft aus. Die Muskulatur verbraucht viel Energie und erzeugt reichlich Wärme.

Muskelarten (Histologie) → S. 280

Alle Muskeln haben eine Grundspannung, den **Tonus**. Im Schlaf, in Narkose sowie bei einigen Muskel- und Nervenkrankheiten ist der Muskeltonus vermindert bzw. aufgehoben; die Muskulatur ist schlaff. Ein angespannter, d. h. kontrahierter Muskel hat einen hohen Tonus. Bei Verspannungen ist der Muskeltonus pathologisch erhöht.

Muskeln beeinflussen maßgeblich die Körperhaltung. Dabei ermöglichen Gegenspieler **(Antagonisten)**, d. h. Muskeln, die in entgegengesetzte Richtungen ziehen, dass wir aufrecht stehen und gehen können. Auch das Beugen und Strecken z. B. des Arms geschehen durch Antagonisten (→ Abb. 1). Muskeln und Muskelgruppen können auch gleichsinnig arbeiten, d. h. gemeinsam in eine Richtung ziehen. Sie heißen **Agonisten**. So sind z. B. alle Muskeln, die den Rumpf beugen, Agonisten.

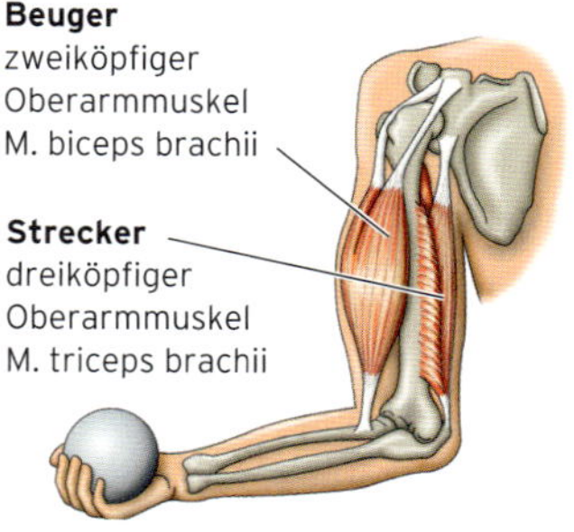

Abb. 1 Armbeuger und Armstrecker

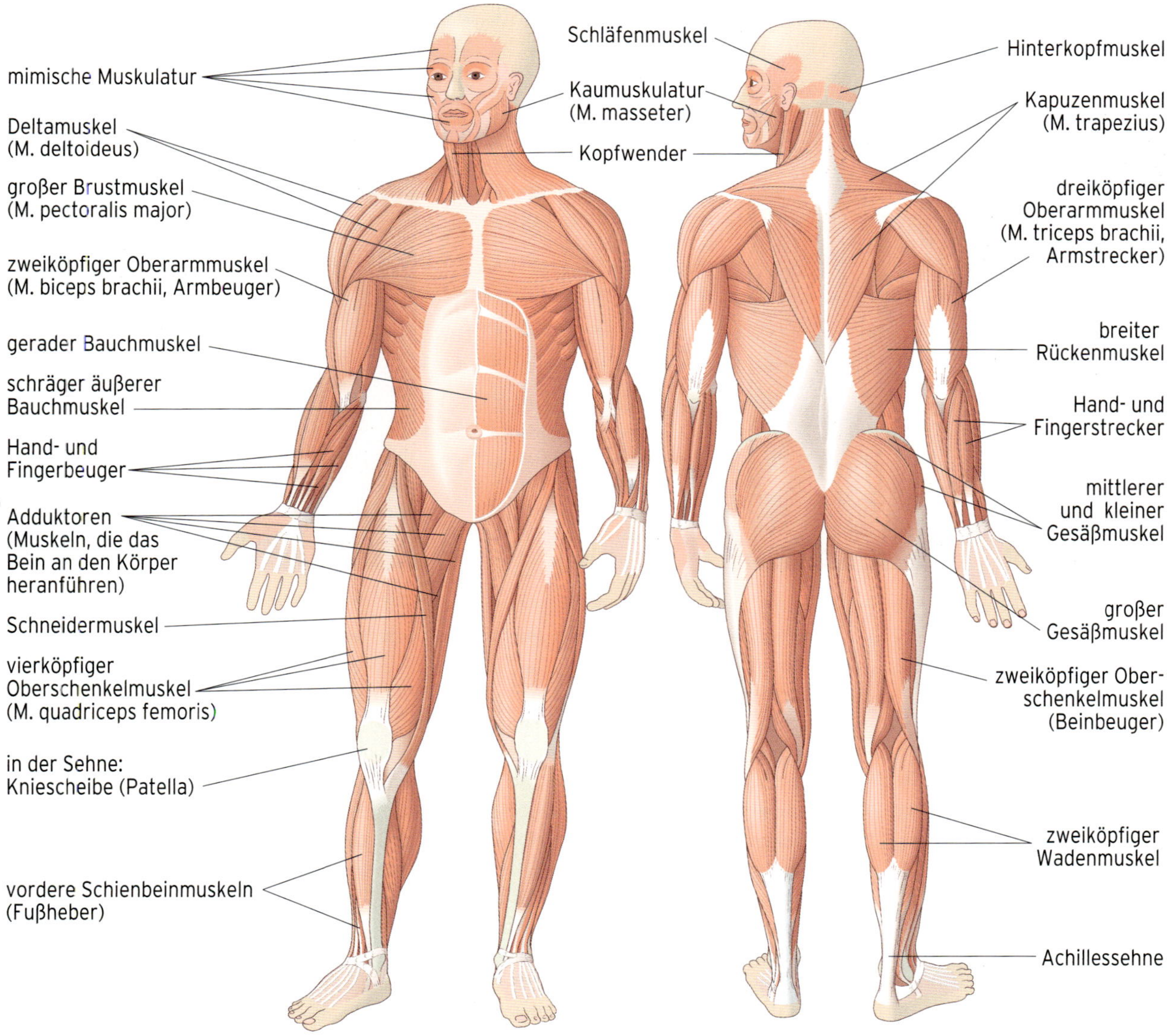

Abb. 2 Die oberflächennahe Muskulatur des Menschen

1.2.4 Skelett

Das menschliche Skelett besteht aus über 200 Knochen. Leichte Unterschiede in der Knochenanzahl entstehen durch Varianten wie zusätzliche Rippen. Hinzu kommt eine unterschiedliche Anzahl sog. Sesambeine; dies sind zumeist kleine, in Sehnen eingebettete Knochen. Sie verhindern, dass Sehnen über Knochen reiben und dabei verletzt werden. Ein Beispiel für ein Sesambein ist die Kniescheibe.

Das Skelettgewicht entspricht beim Erwachsenen ca. 15 % des Körpergewichts. Bei 60 kg Körpergewicht trägt ein Mensch ca. 9 kg Knochen mit sich. Bei krankhaftem Mangel an Knochensubstanz (Osteoporose) kann das Skelett auch leichter sein. Das Skelett ist durch den Spongiosaknochen besonders materialsparend aufgebaut. Wären alle Knochen massiv, d. h. bestünden sie nur aus Kompakta, wäre das Skelett etwa zehnmal schwerer.

Beim Baby besteht das Skelett überwiegend aus Knorpel, der im Laufe der Kindheit durch Knochen ersetzt wird. Knochenreifung und Längenwachstum sind bei Mädchen mit ca. 16, bei Jungen mit ca. 18 Jahren abgeschlossen. Etwa bis zum 25. Lebensjahr wird Knochensubstanz aufgebaut. Im späteren Leben überwiegt der Verlust an Knochenmasse. Da lebenslang ein Ab- und -aufbau der Knochensubstanz stattfindet, ist es wichtig, sich regelmäßig zu bewegen und für eine gute Ernährung mit viel Calcium und Vitamin D zu sorgen.

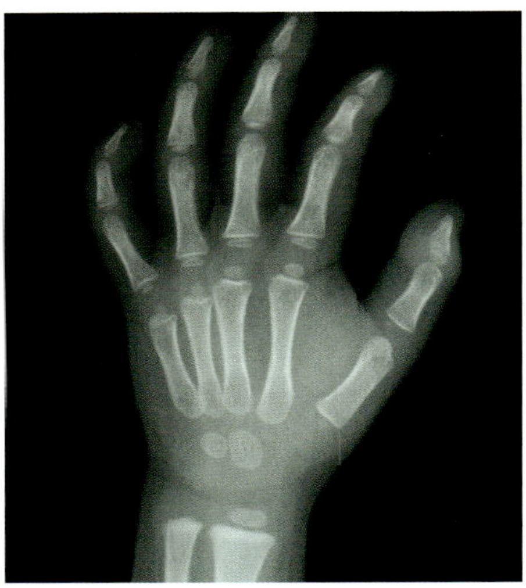

← **Abb. 1** Röntgenbild der linken Hand eines Kindes: Die Handwurzelknochen sind noch nicht alle zu sehen, da sie noch nicht verknöchert, sondern aus Knorpel vorgebildet sind. Die Mittelhandknochen haben noch einen kugelförmigen Epiphysenkern.

Abb. 2 Röntgenbild der rechten Hand eines Erwachsenen: Alle Knochen der Handwurzel, der Mittelhand und der Endglieder sind vollständig ausgebildet und verknöchert. Elle und Speiche sind ausgewachsen. →

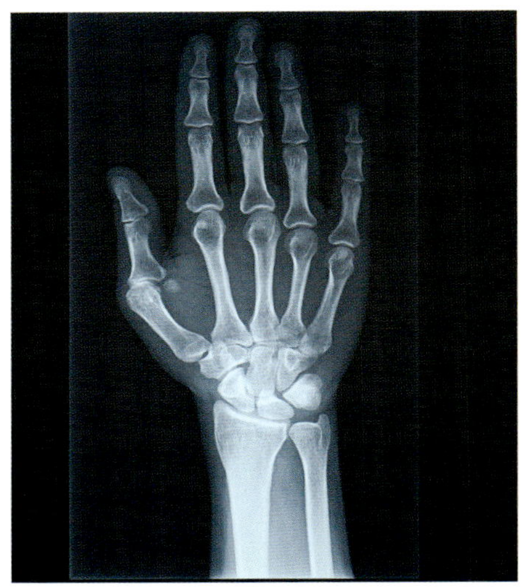

Das Skelett gliedert sich in Schädel, Rumpfskelett, Schulter- und Beckengürtel sowie die vier **Extremitäten** (Gliedmaßen).
Das Rumpfskelett setzt sich zusammen aus der Wirbelsäule **(Columna vertebralis)**, quasi der Längsachse des Skeletts, und dem **Thorax** (Brustkorb). Der knöcherne Thorax besteht aus den zwölf Rippenpaaren (Rippe = **Costa**), den Brustwirbeln und dem Brustbein **(Sternum)**.
Am Rumpfskelett ist der Schultergürtel gelenkig befestigt. Er besteht ventral aus den beiden Schlüsselbeinen (Ez. **Clavicula**) und dorsal aus den Schulterblättern (Ez. **Scapula**).
Am Schultergürtel setzen die oberen Extremitäten, d. h. die Arme, an.
Auch der Beckengürtel ist gelenkig mit der Wirbelsäule verbunden. Er besteht aus zwei Hüftbeinen (Ez. **Os coxae**) und dem Kreuzbein **(Os sacrum)**.
Die unteren Extremitäten, die Beine, setzen am Beckengürtel gelenkig an. Obere und untere Extremität bestehen jeweils aus einem langen Röhrenknochen (**Humerus** bzw. **Femur**) sowie den beiden Unterarmknochen (**Radius** und **Ulna**) bzw. Unterschenkelknochen (**Tibia** und **Fibula**). Nach distal folgen Hand- und Fußwurzelknochen, Mittelhand- bzw. Mittelfußknochen und Endglieder, die Finger- und Zehenglieder.

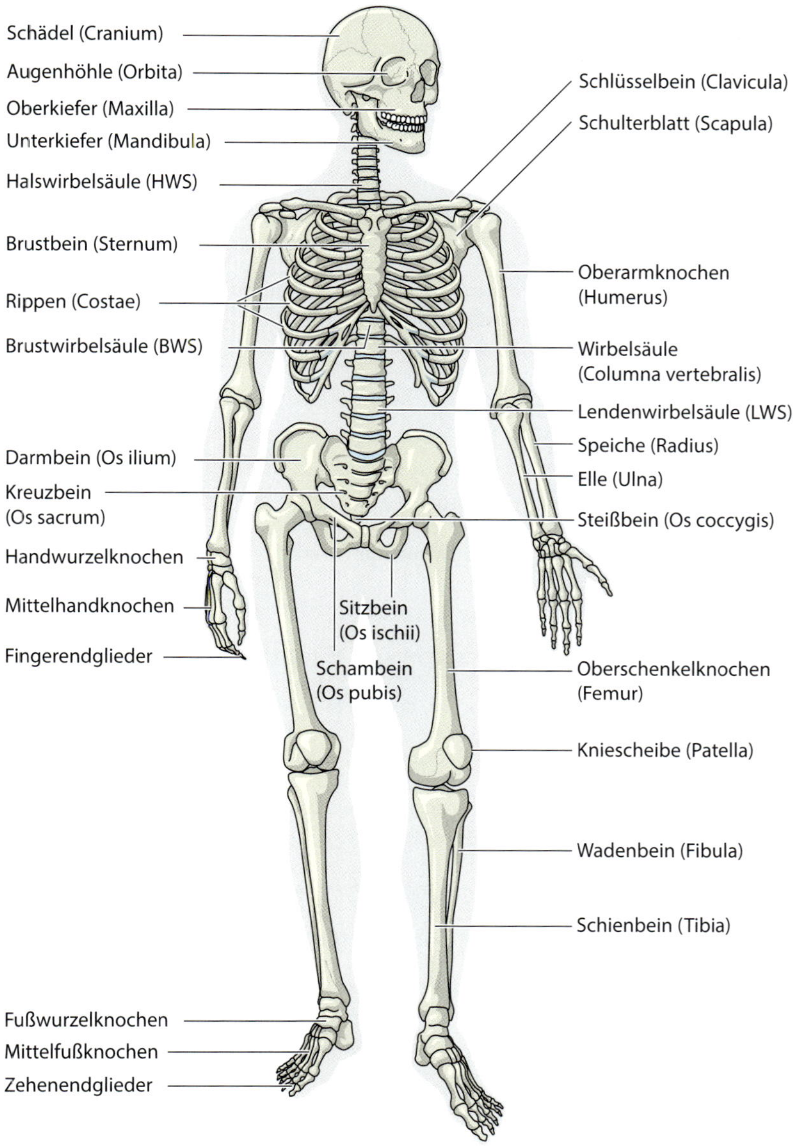

Abb. 1 Das menschliche Skelett

→ Terminologie: Muskulatur und Skelett

Agonisten	gleichsinnig arbeitende Muskeln; z. B. Beuger
Antagonisten	gegensinnig arbeitende Muskeln; z. B. Beuger und Strecker
Skelett	Knochengerüst
Tonus	Spannungszustand der Muskulatur
	Cranium (Schädel)
Mandibula	Unterkiefer
Maxilla	Oberkiefer
Orbita	Augenhöhle

→ Terminologie: Muskulatur und Skelett

	Schultergürtel
Clavicula	Schlüsselbein
Scapula	Schulterblatt
	Rumpf
Columna vertebralis	Wirbelsäule; diese gliedert sich in Halswirbelsäule (HWS), Brustwirbelsäule (BWS), Lendenwirbelsäule (LWS), Kreuzbein (Os sacrum) und Steißbein (Os coccygis)
Costae	Rippen
Sternum	Brustbein
Thorax	1. Brustkorb, 2. Brustraum
	Obere Extremität (Arm)
Humerus	Oberarmknochen
Radius	Speiche (Unterarmknochen, der zum Daumen führt)
Ulna	Elle (Unterarmknochen, der den Ellenbogen bildet)
	Beckengürtel
Os coxae	Hüftbein; beidseits bestehend aus Darmbein (Os ilium), Sitzbein (Os ischii) und Schambein (Os pubis)
Os sacrum	Kreuzbein; bestehend aus mehreren verschmolzenen Einzelwirbeln
	Untere Extremität (Bein)
Femur	Oberschenkelknochen
Fibula	Wadenbein (Unterschenkelknochen)
Patella	Kniescheibe
Tibia	Schienbein (Unterschenkelknochen)

Aufgaben

1 Erklären Sie Gemeinsamkeiten und Unterschiede zwischen Gelenk und Synarthrose.
2 Welche Aufgaben hat die Synovia und wo wird sie gebildet?
3 Nennen Sie je zwei Beispiele für Kugel- und Scharniergelenke.
4 Was versteht man unter dem Muskeltonus?
5 Erklären Sie die Begriffe Antagonisten und Agonisten im Zusammenhang mit der Muskulatur.
6 Welche Abschnitte hat die Wirbelsäule?
7 Welche Knochen bilden die obere und welche die untere Extremität?
8 Nennen Sie die Fachbegriffe für Schädel, Brustkorb/-raum, Elle, Wadenbein und Rippe.
9 Nennen Sie die Fachbegriffe für Schulterblatt, Darmbein, Schlüsselbein und Kreuzbein.

1.2.5 Knöcherner Schädel

Der knöcherne Schädel (das **Cranium**) gliedert sich in Gehirn- und Gesichtsschädel. Der Gehirnschädel umschließt und schützt das Gehirn (→ Abb. 1 und 2). Es wird zusätzlich durch drei Hirnhautschichten umhüllt und durch die Hirn- und Rückenmarksflüssigkeit vor Erschütterungen geschützt.

Der **Hirnschädel** (ohne Gehörknöchelchen) besteht aus sieben Knochen: Stirnbein, zwei Scheitelbeine, zwei Schläfenbeine, Keilbein und Hinterhauptbein. Kaudal, d. h. an der Unterseite des Schädels, befindet sich das große Hinterhauptloch, durch welches das Rückenmark aus dem Schädel austritt. Schwillt das Gehirn z. B. durch eine Hirnblutung an, wird das Gehirn gegen das Hinterhauptloch gedrückt, da sich der Schädel nicht ausdehnen kann. Dieser Druck auf das ZNS kann zum Tode führen.

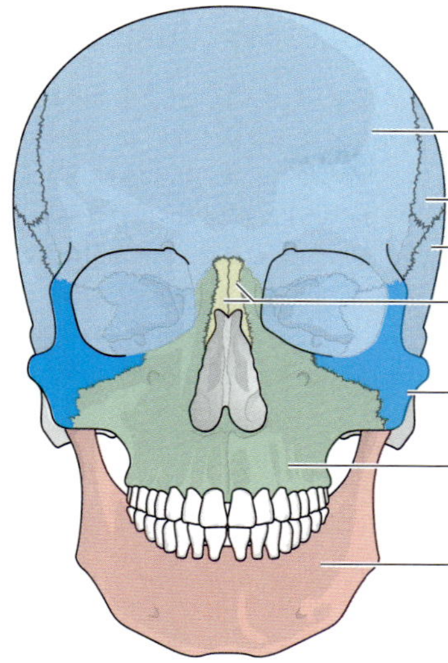

Abb. 1 Hirnschädel und Gesichtsschädel (ventral)

Der **Gesichtsschädel** besteht aus 15 Einzelknochen. Die größten sind von ventral sichtbar: Maxilla (Oberkiefer), Mandibula (Unterkiefer) und Nasenbein. Die Mandibula ist der einzige bewegliche Knochen des Schädels. Kopfbewegungen sind eigentlich Bewegungen der Halswirbelsäule (Heben und Senken des Kopfes) bzw. Drehungen der beiden obersten Halswirbel (Kopfdrehen bzw. -wenden).

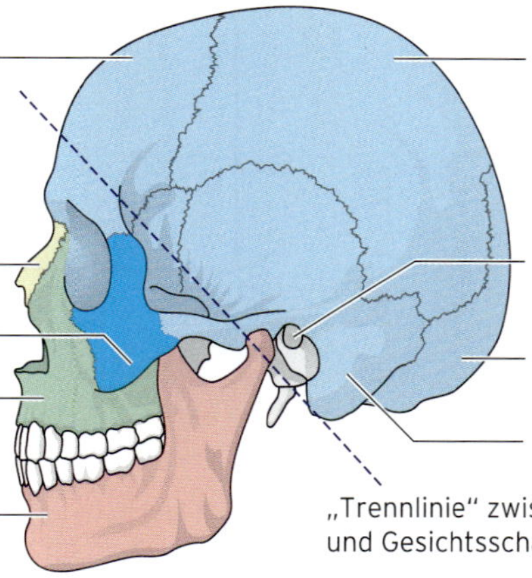

Abb. 2 Hirnschädel und Gesichtsschädel (lateral)

Als „Aufprallschutz“ für das Gehirn hat der Gesichtsschädel die **Nasennebenhöhlen**. Sie machen zudem den Schädel leichter, beeinflussen die Stimme und dienen der Aufbereitung der Atemluft. Die Nebenhöhlen bilden sich im Laufe der Kindheit.

Von den Ohren ist am Schädel nur der Eingang des knöchernen Gehörgangs zu sehen, weil die Ohren und ein Teil des Gehörgangs aus Knorpel und Haut bestehen.

Die Muskulatur des Kopfes setzt sich aus der mimischen Muskulatur, der starken Kaumuskulatur und dorsal den Ausläufern der Nackenmuskulatur zusammen.

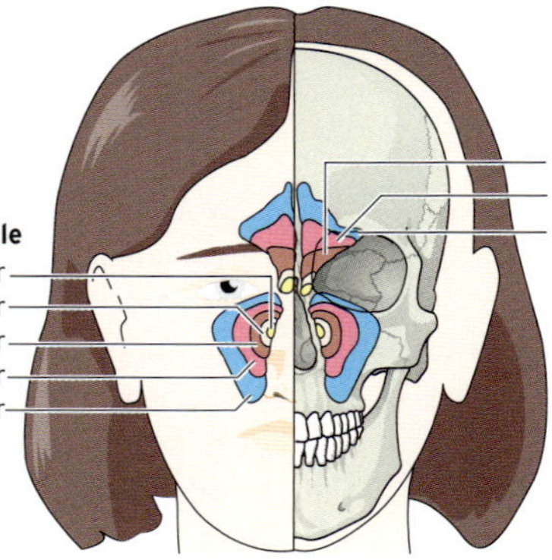

Abb. 3 Wachstum der Nasennebenhöhlen

1.2.6 Wirbelsäule

Die Wirbelsäule **(Columna vertebralis)** heißt Achsenskelett, weil sie die Längsachse des Körpers bildet. Sie besteht aus 24 Einzelwirbeln sowie Kreuz- und Steißbein, die jeweils aus mehreren zusammengewachsenen Wirbeln bestehen. Die Abschnitte Halswirbelsäule **(HWS)**, Brustwirbelsäule **(BWS)** und Lendenwirbelsäule **(LWS)** haben jeweils sieben, zwölf bzw. fünf Wirbel. Die Wirbel (Ez. **Vertebra**) haben einen gemeinsamen Grundaufbau (→ S. 383, Abb. 1). Nur die beiden obersten Wirbel sind anders aufgebaut. Sie tragen den Schädel (**Atlas**, 1. Halswirbel) und ermöglichen Kopfdrehungen (**Axis**, 2. Halswirbel). Zwischen Atlas und Axis befindet sich keine Bandscheibe, was Kopfdrehungen erleichtert. Alle Wirbel sind beweglich miteinander verbunden.

Die Wirbelsäule wird in folgende Abschnitte unterteilt:

Halswirbelsäule (HWS)

7 Wirbelkörper

Brustwirbelsäule (BWS)

12 Wirbelkörper

Lendenwirbelsäule (LWS)

5 Wirbelkörper

Kreuzbein

Steißbein

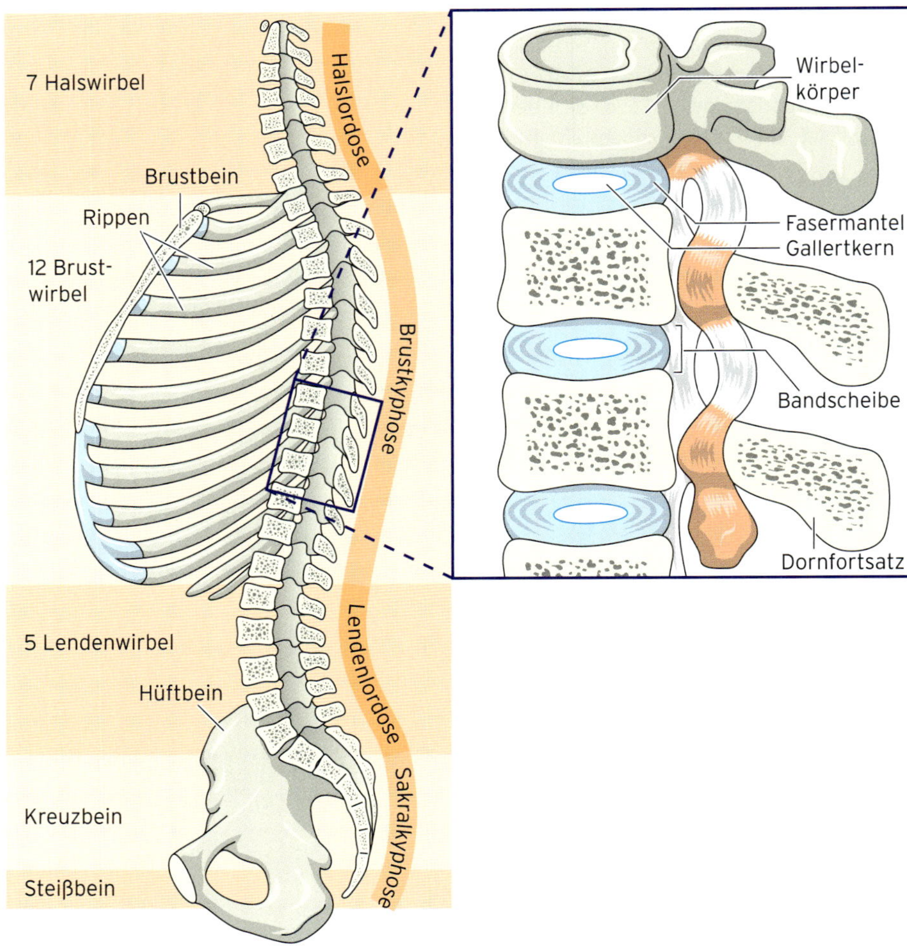

Abb. 1 Wirbelsäule

Bandscheibenvorfall
→ S. 401

Zwischen zwei **Wirbelkörpern** befindet sich je eine **Bandscheibe**. Die Bandscheiben ermöglichen Bewegungen der Wirbelsäule und federn Stöße ab. Die festen, dicken, aus robustem Faserknorpel bestehenden Bandscheiben enthalten einen elastischen, wasserreichen Gallertkern. Platzt nach langjähriger Beanspruchung der Faserknorpel auf und tritt der Gallertkern hervor, liegt ein Bandscheibenvorfall vor. Drückt das ausgetretene Material auf einen Nerv, kommt es zu Schmerzen, Gefühlsstörungen und ggf. Lähmungen. Bandscheibenvorfälle betreffen vor allem HWS und LWS, da diese Wirbelsäulenabschnitte sehr stark gebogen werden. Das strapaziert die Bandscheiben. Die gesunde Wirbelsäule hat eine Doppel-S-Form. Die normale Biegung der HWS und LWS nach ventral heißt **Lordose**, die Biegung der BWS und des Kreuzbeins nach dorsal **Kyphose**. Sind die physiologischen Biegungen zu gering oder zu stark ausgeprägt, entstehen eher Wirbelsäulenprobleme.

Aufbau der Wirbel

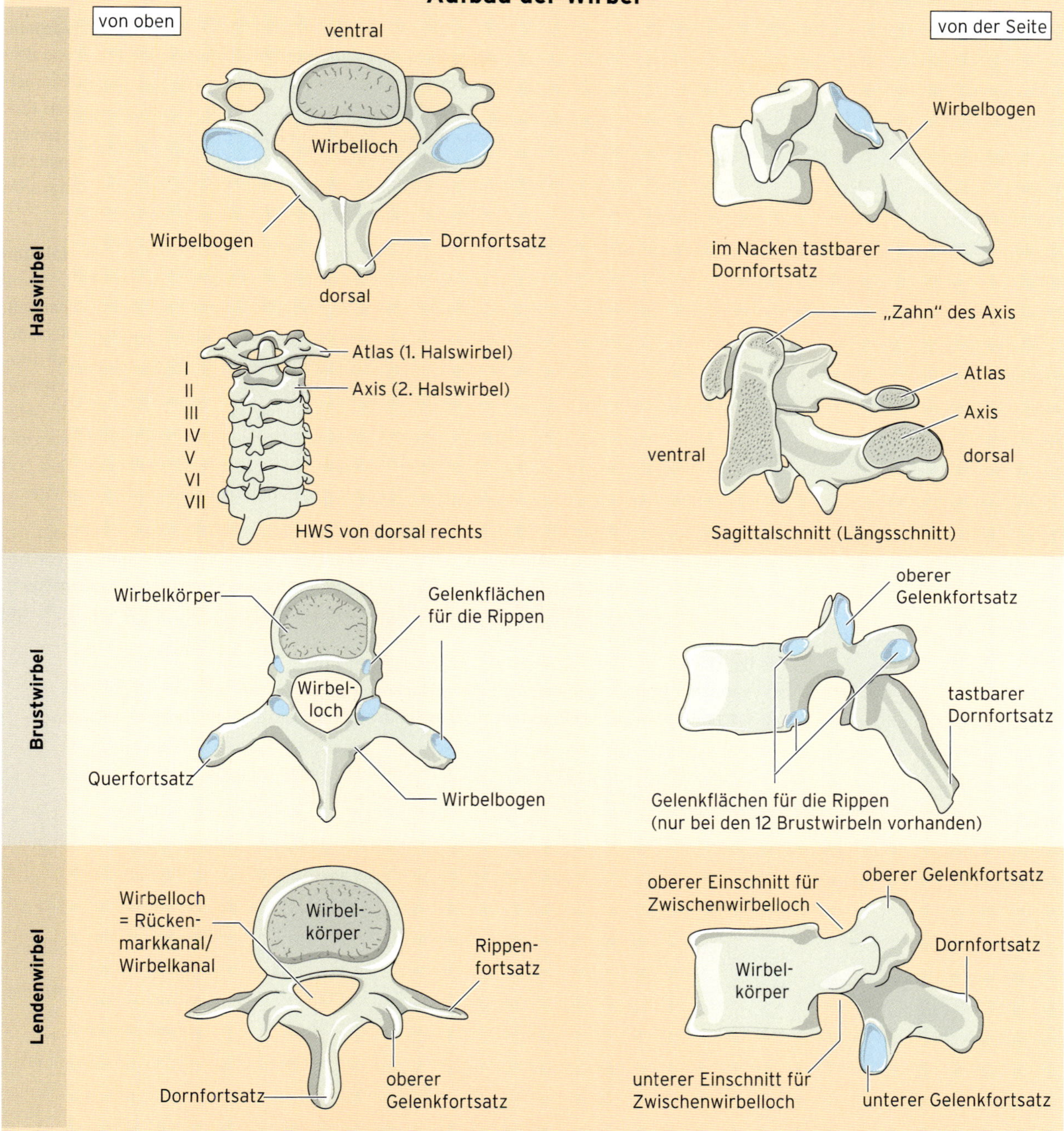

Obere und untere Gelenkfortsätze benachbarter Wirbel bilden die kleinen Wirbelgelenke, die Facettengelenke.

→ Terminologie: Wirbelsäule

Kyphose	Biegung der Wirbelsäule nach dorsal
Lordose	Biegung der Wirbelsäule nach ventral
Vertebra	Wirbel; Teil der Wirbelsäule (Columna vertebralis)

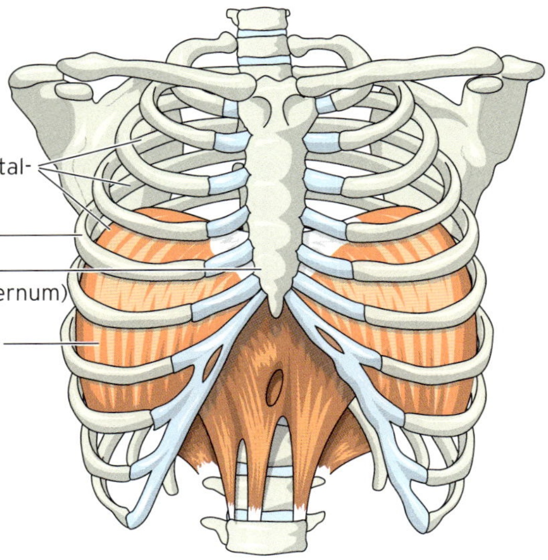

Abb. 1 Thorax (Brustkorb) – Zwerchfell nach Ausatmung

1.2.7 Thorax, Brust- und Bauchwand

Der knöcherne **Thorax** besteht aus den zwölf **Brustwirbeln**, zwölf gelenkig mit ihnen verbundenen **Rippenpaaren** und dem **Sternum**. Die oberen zehn Rippenpaare sind über ihren Knorpelanteil mit dem Sternum verbunden. Die beiden untersten Rippenpaare enden in der Muskulatur, was leicht zu ertasten ist. Durch die Rippengelenke, den Rippenknorpel und die Elastizität der Rippen kann der Thorax starke Kräfte abfedern. Thoraxprellungen sind daher viel häufiger als Rippenbrüche.

Der Zwischenraum zweier Rippen nennt sich **Interkostalraum (ICR)**. Er wird von den Interkostalmuskeln überspannt. Das sind wichtige Atemmuskeln; sie heben den Thorax beim Einatmen. Durch jeden ICR ziehen eine Arterie, eine Vene und ein Nerv. Bei Muskelverspannungen kann es zu stechenden einseitigen Thoraxschmerzen kommen, die sich bei Bewegung und beim Atmen verändern. Diese Schmerzen hat jeder Mensch ab und zu. Gelegentlich müssen sie von Erkrankungen der inneren Thoraxorgane abgegrenzt werden. Der knöcherne Thorax umschließt und schützt u. a. Herz, Lunge, Hauptschlagader und Speiseröhre.

Atmung
→ Bd. 2, S. 88

Das Zwerchfell, ein kuppelförmiger Muskel, begrenzt den Thorax nach kaudal. Unterhalb des Zwerchfells befindet sich das **Abdomen**, der Bauchraum. Das Abdomen wird durch Weichteile begrenzt. Dadurch haben seine Organe die Möglichkeit, sich stark zu dehnen bzw. zu vergrößern. Das ist bei unterschiedlichem Füllungszustand des Magens und Darms, bei Fettleibigkeit und bei Schwangerschaft wichtig.

Die Bauchwand besteht aus verschiedenen Muskelschichten:

- ventral der längs verlaufenden geraden Bauchmuskulatur, die durch Sehnen in mehrere Abschnitte (Segmente) unterteilt ist; diese bilden bei trainierten Menschen das sog. Waschbrett
- zlateral den beiden entgegengesetzt verlaufenden schrägen Schichten
- sowie einer ebenfalls seitlich liegenden, quer verlaufenden Schicht

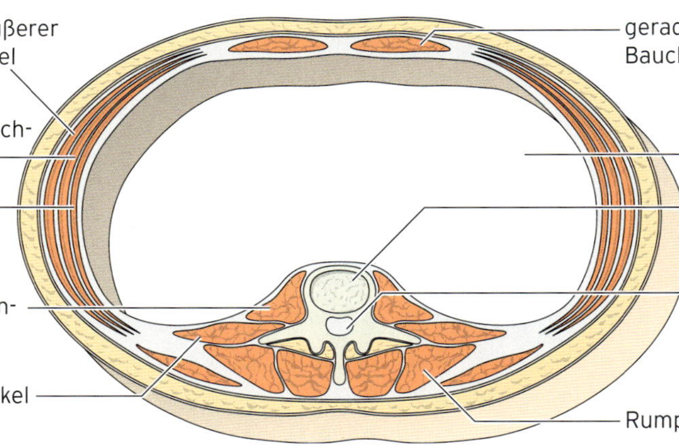

Abb. 2 Querschnitt durch den Rumpf im Lendenbereich mit Bauch- und Rückenmuskulatur

Die in vier Richtungen verlaufenden Muskelschichten sichern das Abdomen wie die Kordel ein fest verschnürtes Paket. Bei Überlastung, Muskel- oder Bindegewebsschwäche können sich z. B. Darmschlingen vorwölben und unter der Haut tastbar werden. Man spricht von einem Bruch (einer **Hernie**, sprich: „Herni-e"), z. B. einer Leistenhernie, da Organe „hervorbrechen". Die Bauchmuskulatur hilft auch beim Atmen, Singen, Lachen und bei der sog. Bauchpresse, die bei der Blasen- oder Darmentleerung und unter der Geburt betätigt wird.

Leistenhernie
→ S. 387, Abb. 2

1.2.8 Schultergürtel und obere Extremität

Der **Schultergürtel** verbindet die Arme mit dem Rumpf (→ Abb. 1). Er besteht aus den beiden Schulterblättern und Schlüsselbeinen. Das Schultergelenk wird durch die Gelenkpfanne des Schulterblatts und den runden Gelenkkopf des Humerus gebildet. Das Kugelgelenk ist um drei Achsen beweglich. Da es durch seinen Kapsel-Bandapparat gut gesichert ist, kommt es nur bei starker Gewalteinwirkung zu einer Ausrenkung (Luxation). Dabei verlässt der Gelenkkopf die Gelenkpfanne und muss wieder eingerenkt (reponiert) werden.

Die Muskulatur des Schultergürtels stärkt die Verbindung der oberen Extremität mit dem Rumpf und dem Kopf. Ihr Zusammenspiel ermöglicht eine Vielzahl an Bewegungen. Dabei dient der Deltamuskel dem Heben bzw. Abspreizen des Armes, der Kapuzenmuskel dem Hochziehen der Schultern und der große Brustmuskel der Armbewegung nach vorn (→ Abb. 2). Liegestützen, Klimmzüge und Expanderübungen stärken die Schultermuskulatur.

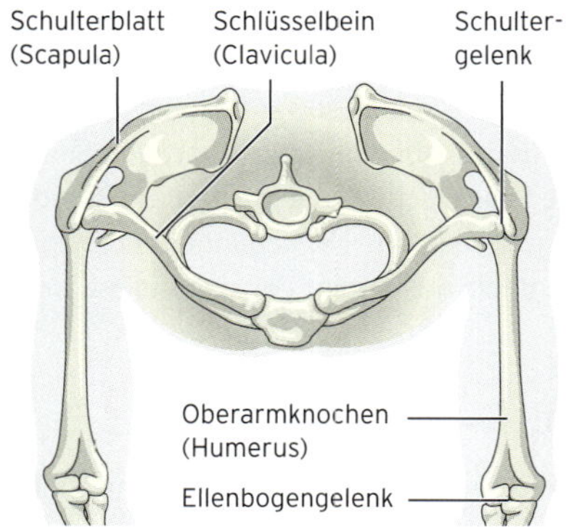

Abb. 1 Schultergürtel und angrenzende Knochen (von kranial betrachtet)

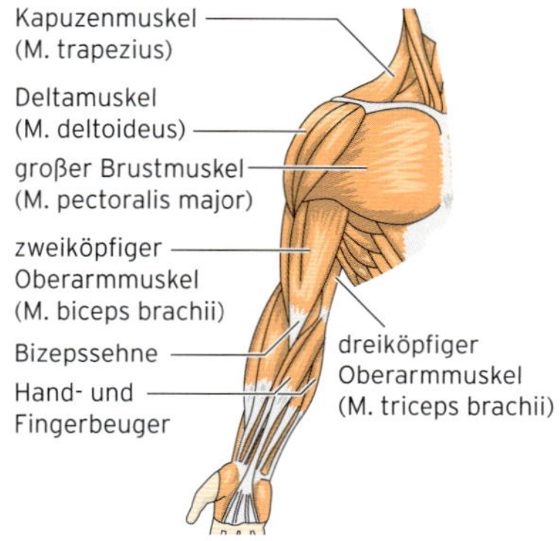

Abb. 2 Armmuskulatur

Das **Ellenbogengelenk** wird aus Humerus, Ulna und Radius gebildet (→ S. 386, Abb. 1). Dabei bilden Humerus, Radius und Ulna ein Scharniergelenk und Radius und Ulna ein Radgelenk; beide Gelenke sind einachsig. Das Radgelenk ermöglicht Supination und Pronation der Hand (→ Abb. 3).

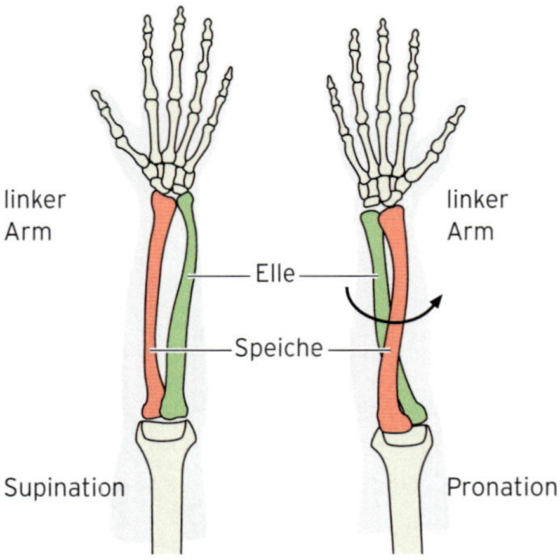

Abb. 3 Supination und Pronation (linker Arm von ventral betrachet)

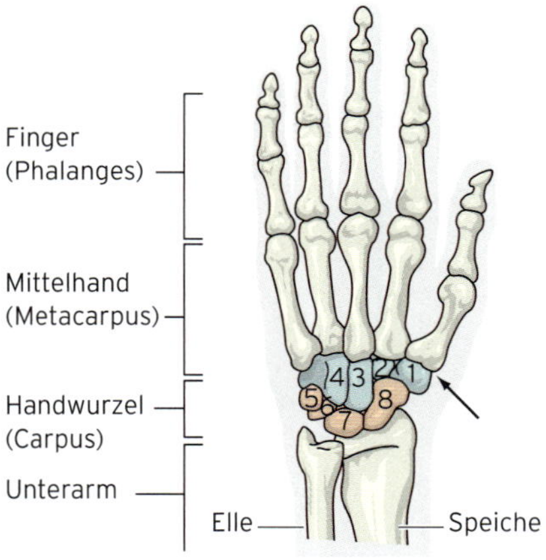

Abb. 4 Handskelett

Radius und Ulna bilden zusammen mit den Handwurzelknochen das zweiachsige **Handgelenk** (→ Abb. 4). Die acht Handwurzelknochen sind durch straffe bindegewebige Synarthrosen verbunden, was beim Greifen und Halten Stabilität gibt.

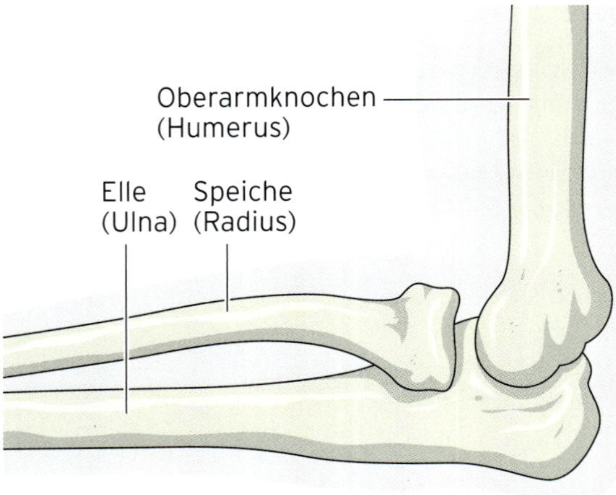

Abb. 1 Oberarmknochen, Elle und Speiche

Die Mittelhandknochen und Fingerendglieder verbinden Scharniergelenke, die das Beugen der Finger und damit das Greifen ermöglichen. Besonders wichtig für die Greiffunktion ist unsere Fähigkeit, den Daumen der Handfläche und den Fingern gegenüberzustellen. Dies ermöglicht das zweiachsige Daumensattelgelenk.

Die Armmuskulatur ist mit der Schulter- und Brustmuskulatur eng verbunden. Der **Armbeuger**, der zweiköpfige Bizeps (M. biceps brachii) und der **Armstrecker** Trizeps (M. triceps brachii; → S. 385, Abb. 1) sind auch bei wenig muskulösen Menschen gut sicht- und tastbar. Die straffe, gut tastbare Bizepssehne kann beim Blutabnehmen in der Ellenbeuge mit einer Vene verwechselt werden. Durch Beklopfen der Bizepssehne mit dem Reflexhammer wird der Bizepssehnenreflex ausgelöst.

Die vielen Unterarmmuskeln dienen Bewegungen der Finger und Hände. Sie ermöglichen das Greifen und Festhalten von Gegenständen sowie Pronation und Supination der Hand. Die langen Sehnen der Unterarmmuskulatur sind von schlauchartigen Sehnenscheiden umhüllt, die sie vor Verletzungen schützen. Die Sehnenscheiden enthalten eine Gleitflüssigkeit, die der Synovia der Gelenke ähnelt. Häufig wiederholte Bewegungen können zur Sehnenscheidenentzündung führen. Die Hand selbst enthält nur wenige Muskeln; diese dienen der Abduktion und Adduktion der Finger.

1.2.9 Beckengürtel und untere Extremität

Beim aufrechten Gang tragen Beckengürtel und untere Extremitäten viel Gewicht. Daher sind sie stärker ausgebildet als Schultergürtel und obere Extremitäten. Der Beckengürtel (→ Abb. 2) ist ringförmig. Er besteht aus dem **Kreuzbein (Os sacrum)** und den **Hüftbeinen**. Zwischen Kreuz- und Hüftbeinen befinden sich die gering beweglichen **Iliosakralgelenke (ISG)**. Jedes Hüftbein **(Os coxae)** besteht aus Darmbein **(Os ilium)**, Sitzbein **(Os ischii)** und Schambein **(Os pubis)** (→ Abb. 1, S. 379). Die einzelnen Knochen der Hüftbeine sind durch knöcherne Synarthrosen fest miteinander verbunden. Die **Symphyse** (Schambeinfuge) ist eine knorpelige Synarthrose, die sich bei Geburten geringfügig dehnt. Das weibliche Becken ist breiter gebaut als das männliche, um Geburten zu ermöglichen (→ Abb. 3).

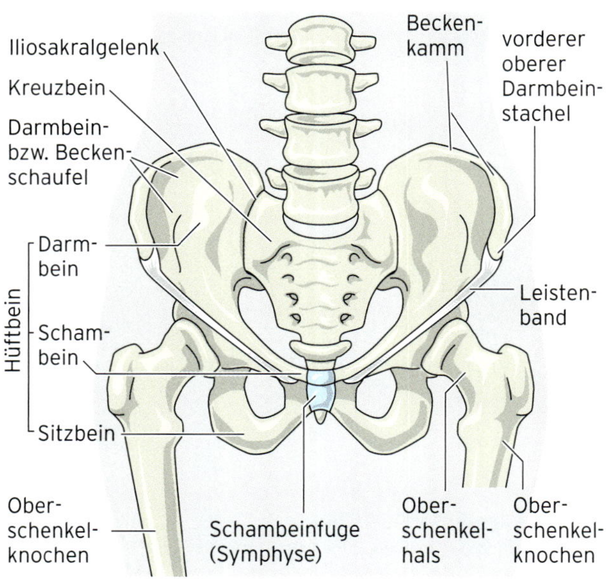

Abb. 2 Beckengürtel mit Hüfte

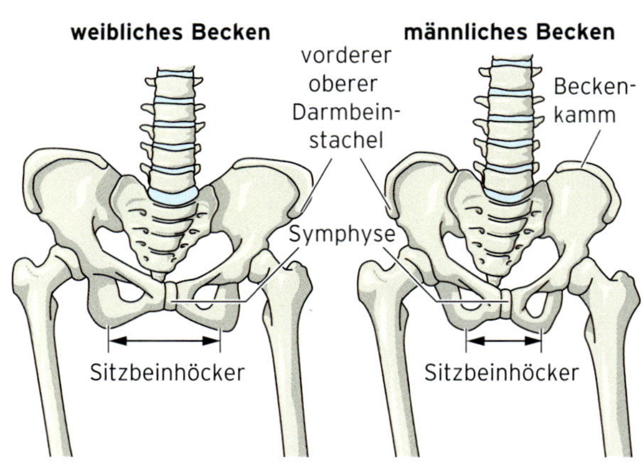

Abb. 3 Weibliches und männliches Becken im Vergleich

Der vordere obere Darmbeinstachel bildet das ventrale Ende des Beckenkamms und ist leicht zu ertasten. Er ist ein wichtiger Orientierungspunkt für das Auffinden des Injektionsortes bei der intramuskulären Injektion in den Gesäßmuskel.

intramuskuläre Injektion → S. 445

Die Leistenbänder ziehen jeweils vom vorderen oberen Darmbeinstachel zur Symphyse (→ Abb. 1). Kaudal der Leistenbänder liegen die Leisten. Durch sie verlaufen Nerven, Gefäße und beim Mann zusätzlich die Samenstränge. Unterhalb der Leistenbänder ist die Bauchwand recht dünn; dort können sich Darmschlingen vorwölben und so eine Leistenhernie (einen Leistenbruch) bilden (→ Abb. 2).

Die Hüftbeine bilden zusammen mit dem Femurkopf das gut bewegliche Hüftgelenk (→ Abb. 3). Der Femurkopf ist gegenüber dem Femurschaft abgewinkelt. Zwischen beiden liegt der Femurhals (Oberschenkelhals). Er ist besonders bei alten Menschen mit Osteoporose oft von Frakturen (Knochenbrüchen) betroffen. Das **Hüftgelenk** entwickelt häufig eine Arthrose (Gelenkverschleiß) und wird oft durch ein künstliches Gelenk (TEP) ersetzt. Der seitlich tastbare „Hüftknochen" ist der große Rollhügel (Trochanter).

Die Muskeln von Gesäß, Hüfte und Beinen arbeiten harmonisch zusammen. Sie verbinden das Becken außen und die LWS innen mit den Oberschenkelknochen. Innen verlaufen die nicht sichtbaren Hüft-Lenden-Muskeln, außen die kräftige Gesäß- und Oberschenkelmuskulatur. Das Gehen ist – vereinfacht gesehen – ein abwechselndes Beugen und Strecken der Beine. Dabei sind nicht nur die Hüft- und Oberschenkelmuskulatur beteiligt. Auch die Mitarbeit des Rumpfes und die Mitbewegung der Arme sind für ein sicheres, gut koordiniertes Gehen notwendig. Das Laufen wird im ersten und zweiten Lebensjahr erlernt. Das Laufenlernen erfordert die volle Konzentration. Später erfolgen die erlernten Bewegungsabläufe automatisch, sodass man sich z. B. beim Gehen unterhalten kann.

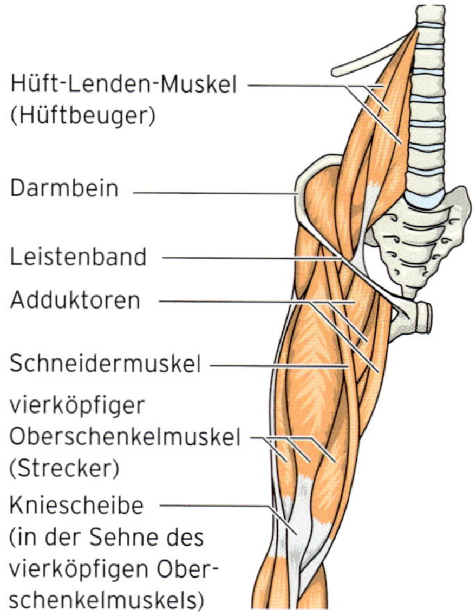

Abb. 1 Ventrale Oberschenkelmuskulatur

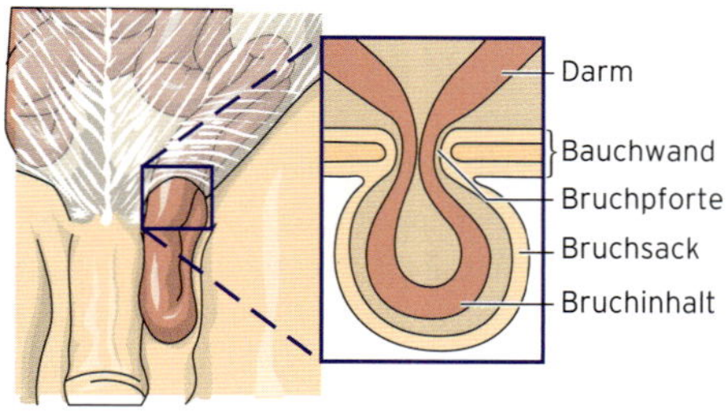

Abb. 2 Leistenhernie

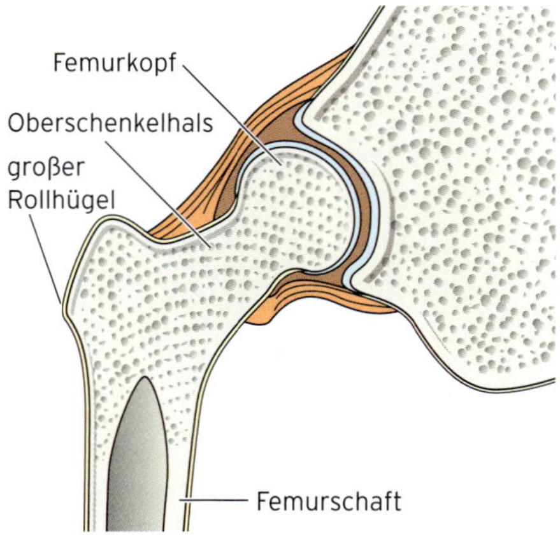

Abb. 3 Hüftgelenk

Arthrose → S. 393
TEP → S. 394

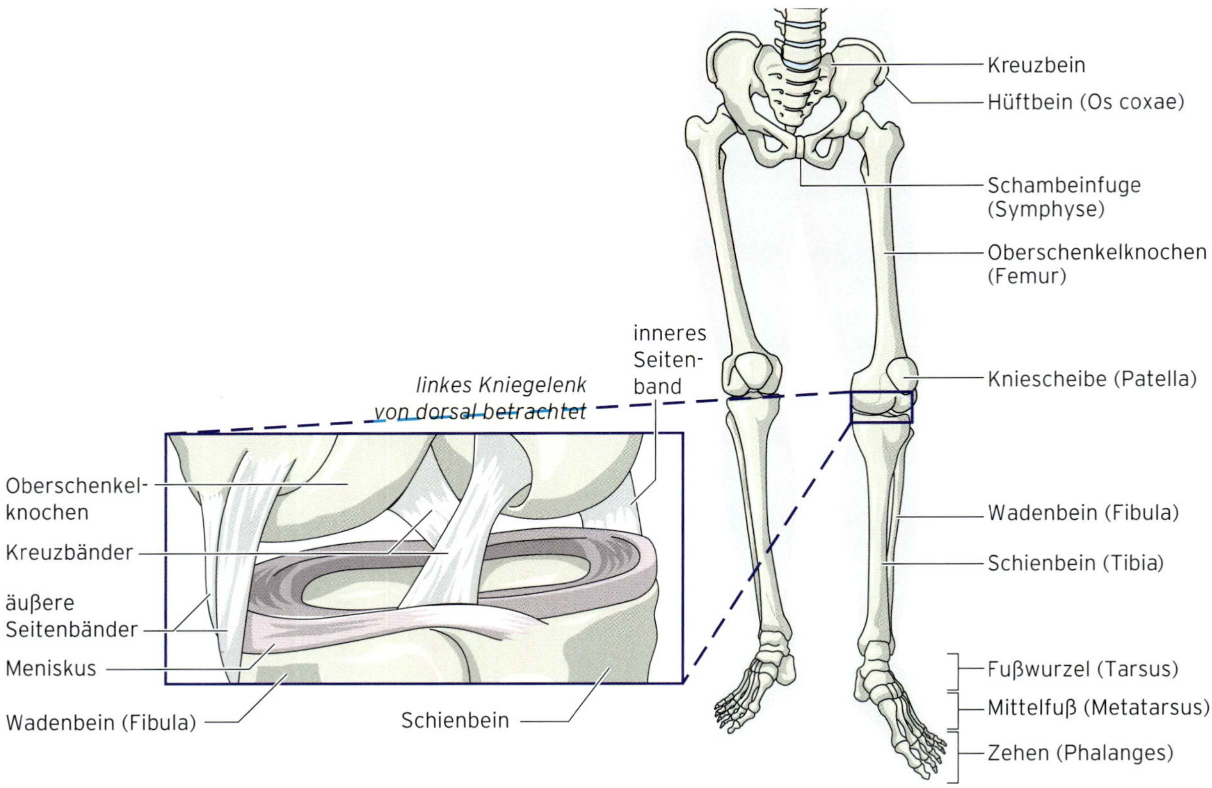

Abb. 1 Untere Extremität

Das **Kniegelenk** wird vor allem von dem vierköpfigen Oberschenkelmuskel (ventral) und dem zweiköpfigen Oberschenkelmuskel (dorsal) bewegt. Die Hüft-Lenden-Muskeln und die Gesäßmuskulatur wirken beim Gehen, Radfahren usw. unterstützend. Das Kniegelenk wird beim Sport (Radfahren, Fußball usw.), aber auch bei Alltagsbewegungen wie Treppensteigen stark beansprucht. Das Kniegelenk besteht aus dem distalen Femurende (Kopf), dem proximalen Tibiaende (Pfanne) und der Innenseite der Kniescheibe (Patella). Die Patella liegt in der Sehne des vierköpfigen Oberschenkelmuskels, der Patellarsehne. Die Patella ist ein Sesambein, das die Patellarsehne vor Verschleiß schützt. Da Kopf und Pfanne des Kniegelenks nicht optimal zusammenpassen, liegen halbmondförmige Faserknorpelscheiben, die **Menisken** (Ez. **Meniskus**), zwischen ihnen (→ Abb. 1). Die kräftigen Seitenbänder und die innen liegenden Kreuzbänder stabilisieren das Kniegelenk.

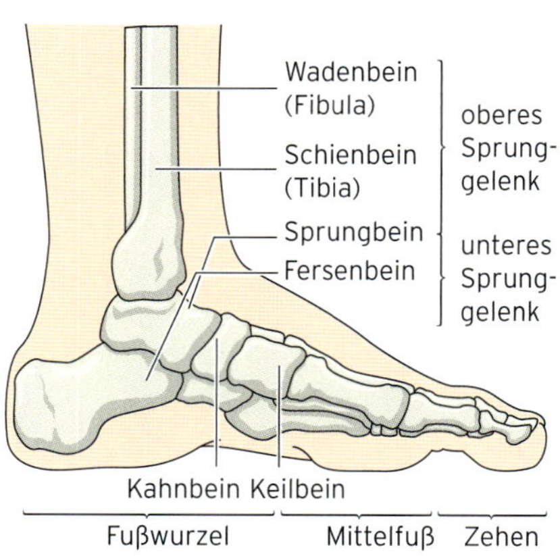

Abb. 2 Fußskelett links von medial

Die beiden Unterschenkelknochen, Tibia und Fibula, bilden mit dem Sprungbein der Fußwurzel das **obere Sprunggelenk** (OSG) (→ Abb. 2). Zwischen Sprungbein und Fersenbein befindet sich das **untere Sprunggelenk**. Das obere Sprunggelenk dient dem Heben und Senken des Fußes, das untere der Pronation und Supination (→ S. 389, Abb. 1). Das Fußskelett und zahlreiche Bänder bilden das Fußgewölbe, durch das der typische Fußabdruck entsteht. Fehlstellungen des Fußes bzw. des Fußgewölbes wie Knick-, Senk-, Spreiz- oder Plattfuß haben Auswirkungen auf das Gehen und alle beteiligten Strukturen, wodurch Beschwerden an Knien, Hüften und Wirbelsäule entstehen können.

Fußwurzel- und Mittelfußknochen sind durch kräftige Bänder miteinander verbunden. Die Außenbänder unterliegen schweren Belastungen beim Springen, Laufen auf unebenen Böden usw. Extreme Supination, das „Umknicken" der Außenknöchel nach lateral, kann zur Außenbandüberdehnung und zum Bänderriss führen.

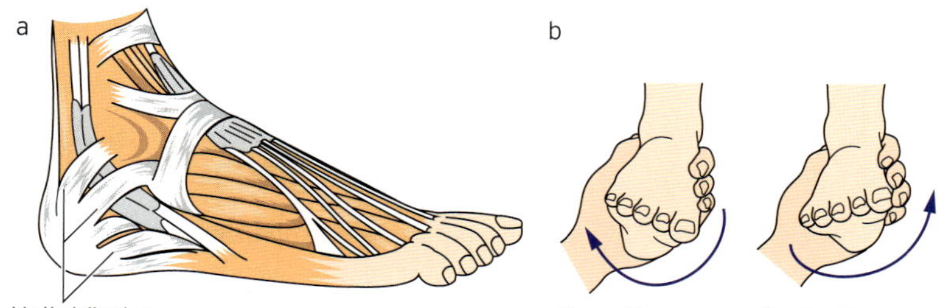

Abb. 1 a Sehnen und Sehnenhaltebänder der am Fuß ansetzenden Muskeln
b Aus- und Einwärtsdrehung des Fußes (Pronation und Supination)

Die Zehenknochen ähneln denen der Finger, sind jedoch kürzer. Wie der Daumen hat auch die Großzehe nur zwei knöcherne Endglieder. Die übrigen Finger und Zehen haben jeweils drei Endglieder. Bewegungen des Fußes ermöglicht die Wadenmuskulatur, deren Sehnen sich bis zu den Zehen erstrecken. Dorsal verläuft die Wadenmuskulatur, die in die kräftige Achillessehne mündet. Ventral und lateral befinden sich die Fußhebermuskeln.

→ Terminologie: Thorax, Brust-, Bauchwand und Extremitäten	
Abdomen	Bauchraum
Hernie	Bruch (Hervortreten von Bauchorganen durch eine Gewebelücke), z. B. Leistenhernie
Iliosakralgelenk (ISG)	Kreuz-Darmbein-Gelenk
Interkostalraum (ICR)	Zwischenrippenraum
Meniskus (Mz. **Menisken**)	Faserknorpelscheibe im Kniegelenk
Os coxae	Hüftbein
Os ilium	Darmbein; Teil des Hüftbeins
Os ischii	Sitzbein; Teil des Hüftbeins
Os pubis	Schambein; Teil des Hüftbeins
Os sacrum	Kreuzbein
Symphyse	Schambeinfuge

Aufgaben

1 Welche Aufgabe erfüllen die Interkostalmuskeln?
2 Nennen und beschreiben Sie die Muskelschichten der Bauchwand von außen nach innen.
3 Aus welchen Knochen besteht der Schultergürtel?
4 Welche Knochen sind am Ellenbogen an den beiden Gelenken beteiligt?
5 Nennen Sie die Fachausdrücke für die Armbeuger und -strecker.
6 Aus welchen Knochen bestehen die Hüftbeine?
7 Was versteht man unter dem Oberschenkelhals?
8 Welche Knochen bilden das obere Sprunggelenk?

2 Erkrankungen des Bewegungsapparates

2.1 Pathologische Grundlagen: Degeneration

Interaktive Übungen
→ S. 369, PagePlayer

Die lebenslange Beanspruchung des Bewegungsapparates führt zur Abnutzung bestimmter Gewebe und Strukturen. Allerdings „verschleißen" Gelenke nicht wie technische Werkstoffe. Während ein Autoreifen mit der Zeit abgefahren und immer dünner wird, reagiert der lebende Körper auf Gewebeschäden mit Umbauvorgängen. Das Ausmaß der **Degeneration**, d. h. der Ab- und Umbauvorgänge, die mit einer Verschlechterung der Gewebequalität einhergehen, hängt u. a. von Veranlagung, Ernährung, Arbeit und Bewegung ab.

Osteoporose
→ S. 404

Wundheilung
→ Bd. 3, S. 119

Der Abbau von Zellen bzw. Geweben, der Gewebsschwund, heißt **Atrophie**. Mit zunehmendem Alter ist eine Atrophie aller Gewebe normal. Zum Beispiel wird die Haut immer dünner; sie verliert Haare, Drüsen und Fettgewebe. Knochen- und Muskelmasse nehmen ab dem 30. Lebensjahr um ca. 1 % pro Jahr ab. Neben der unvermeidlichen altersbedingten Degeneration gibt es auch den pathologisch vermehrten Abbau, z. B. bei Osteoporose.

Gewebeveränderungen

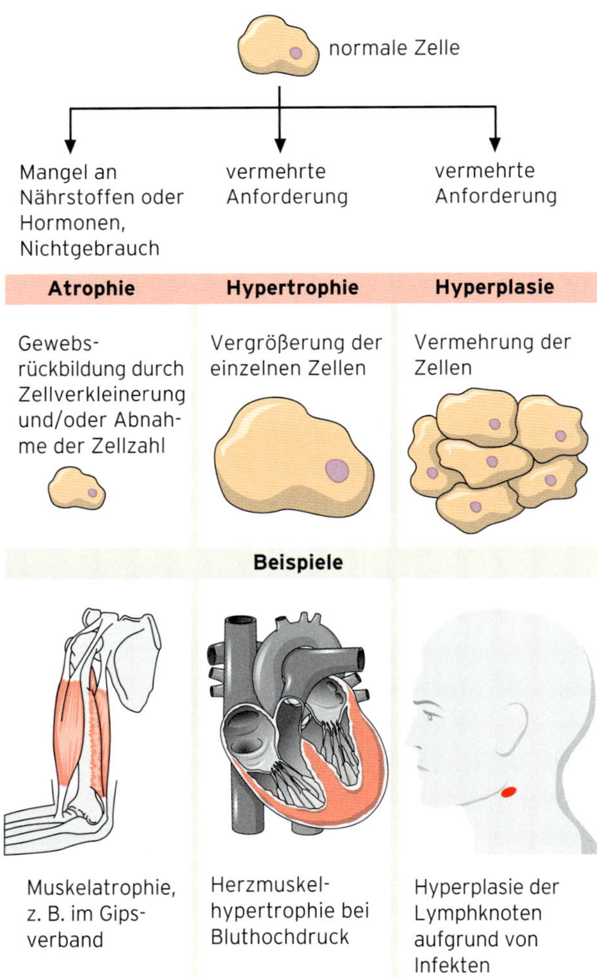

Gewebe können auf verstärkte Beanspruchung auch mit einer Größenzunahme reagieren. Ein stark trainierter Muskel nimmt z. B. durch Vergrößerung seiner Zellen zu. Dies nennt man **Hypertrophie**. Auch eine Vermehrung der Zellen kann ein Gewebe bzw. Organ vergrößern. Dieser Vorgang heißt **Hyperplasie**. Hyperplasie findet z. B. in der Schilddrüse statt, wenn sie unter Jodmangel größer wird. Lymphknoten entwickeln eine Hyperplasie, wenn sie verstärkte Abwehrleistungen erbringen.

Jeder Mensch erleidet im Laufe seines Lebens Verletzungen, die heilen müssen. Heilungsvorgänge bezeichnet man als **Regeneration**. Ziel der Regeneration ist der vollständige Ersatz geschädigter Gewebe bzw. zerstörter Zellen. Oft gelingt dies nicht, da teilungsfähige Zellen verloren gegangen sind. Dann müssen Gewebelücken durch minderwertiges Gewebe, d. h. Narbengewebe, ersetzt werden. So geht der Regenerationsversuch des Körpers mit einer Qualitätsminderung einher; es kommt zur **Degeneration**.

Bei großen bzw. tiefen Verletzungen, etwa bei Verbrennungen oder zerfetzten Wunden, kann es zum lokalen Gewebstod kommen. Totes Gewebe am lebenden Körper nennt man **Nekrose**. Auch beim Liegegeschwür **(Dekubitus)** entstehen Nekrosen, da das Gewicht des unbeweglich liegenden Patienten die Blutgefäße der Haut zusammendrückt. Nicht durchblutetes Gewebe stirbt ab. Ein Geschwür **(Ulkus)** ist ein tiefer Gewebsdefekt, bei dem das gesamte Epithel zerstört ist. Geschwüre heilen stets unter Narbenbildung ab, da keine Zellen des ursprünglichen Gewebes mehr vorhanden sind.

Nekrosen, die auf Durchblutungsmangel beruhen, bezeichnet man als **Gangrän**. Dabei gibt es die Varianten trockene und feuchte (bakteriell infizierte) Gangrän.

Regeneration
Heilung, vollständige Wiederherstellung des Gewebes und seiner Funktion
hier: gut verheilte Narbe am Hals nach Schilddrüsenoperation

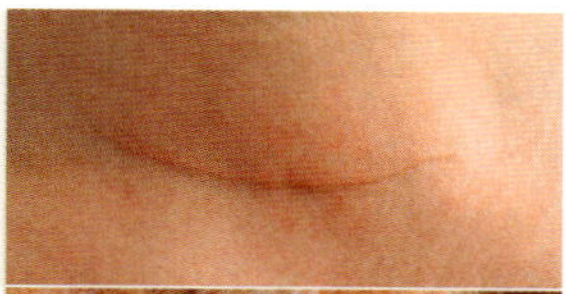

Degeneration
Verschlechterung der Gewebequalität z. B. durch unvollständige Heilung, Umbau oder Abnutzung eines Gewebes
Beispiele: Arthrose (Gelenkdegeneration), Altershaut

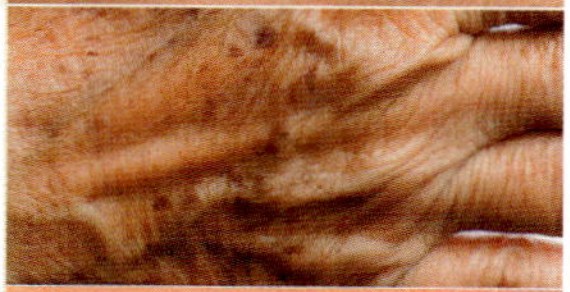

Nekrose
lokaler Gewebstod am lebenden Organismus, z. B. wenn bei größeren Wunden Gewebsteile absterben; am häufigsten ist das Dekubitusgeschwür, Nekrosen sind oft schwarz

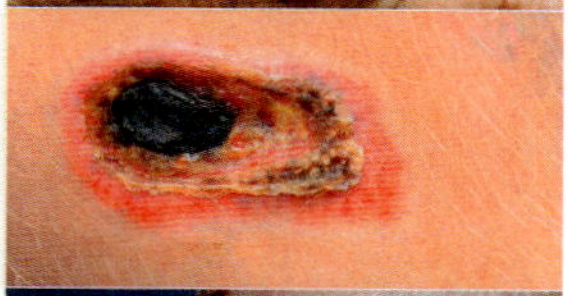

Gangrän
1. trockene Gangrän:
Nekrose mit Eintrocknen und Schrumpfen des abgestorbenen Gewebes, bei Durchblutungsstörungen (z. B. Raucherbein)

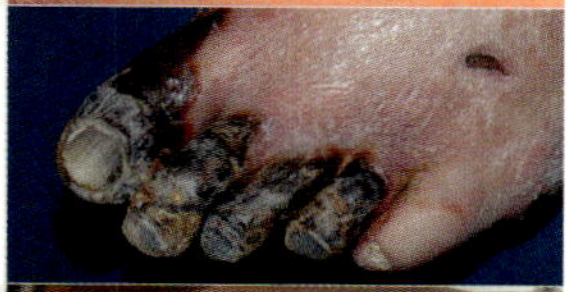

2. feuchte Gangrän:
nicht ausreichend durchblutetes Gewebe wird nekrotisch und dann von Bakterien zersetzt, es fault (z. B. an den Zehen bei Diabetes mellitus mit schweren Gefäßschäden)

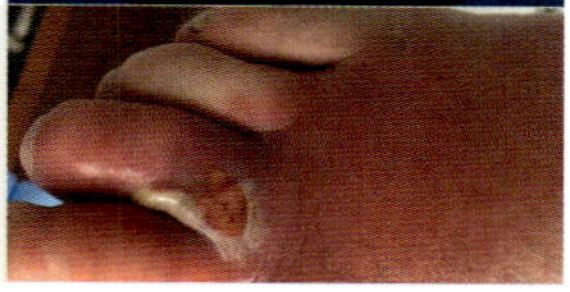

→ Terminologie: Pathologie des Bewegungsapparates

Atrophie	Gewebeschwund
Degeneration (Ggt. **Regeneration**)	Abbauvorgänge von Geweben, die mit einer Verschlechterung bzw. Verlust von Eigenschaften einhergehen
Dekubitus	Liegegeschwür
Gangrän	Nekrose aufgrund mangelnder Durchblutung
Hyperplasie	Gewebe- bzw. Organzunahme durch Vermehrung der Zellen
Hypertrophie	Gewebe- bzw. Organzunahme durch Vergrößerung der Zellen
Nekrose	lokaler Zell- oder Gewebetod am lebenden Körper
Regeneration (Ggt. **Degeneration**)	Heilungsvorgänge mit vollständiger Wiederherstellung der Gewebeeigenschaften
Ulkus (Ulcus)	Geschwür; tiefer Gewebsdefekt mit komplettem Epithelverlust

Aufgaben

1 Was versteht man unter einem Geschwür?
2 Erklären Sie die Begriffe Regeneration und Degeneration.

2.2 Diagnostik bei Erkrankungen des Bewegungsapparates

Reichen Anamnese und klinische Untersuchung nicht aus bzw. muss die Verdachtsdiagnose bestätigt oder eine Operation geplant werden, werden Bilder des Organs bzw. der erkrankten Körperregion hergestellt. Dazu gibt es mehrere Techniken.

Bildgebende bzw. apparative Diagnostikverfahren der Medizin

Methode	Prinzip (P), Vorbereitung (Vor)	Vorteile (V), Nachteile (N)
Sonografie 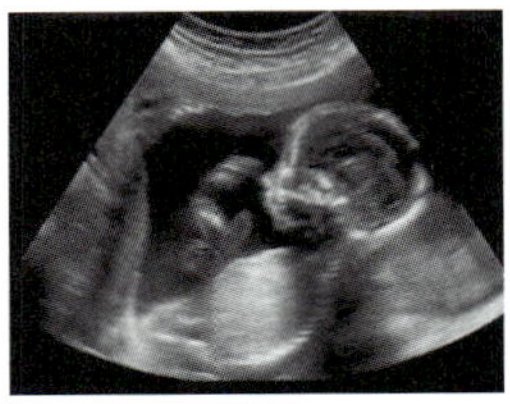 Fetus im Mutterleib	**P:** Ultraschall; vom Menschen nicht hörbarer Schall > 20 kHz wird von Geweben unterschiedlich reflektiert und zu Bildern verarbeitet **Vor:** für Bewegungsapparat, Herz, Genitaltrakt und Nieren ist meist keine Vorbereitung nötig; zur Sonografie des Abdomens sollte der Patient nüchtern sein	**V:** unschädlich bzw. für Ungeborene risikoarm; gute Weichteil-, bei Kindern auch Gelenk- und Knochendarstellung; mit Doppler-Technik ist auch Blutfluss darstellbar **N:** keine Knochen- und kaum Gelenkdarstellung; für Hohlorgane wie den Magen ungeeignet; in der Schwangerschaft nur bei medizinischer Indikation erlaubt
Röntgen 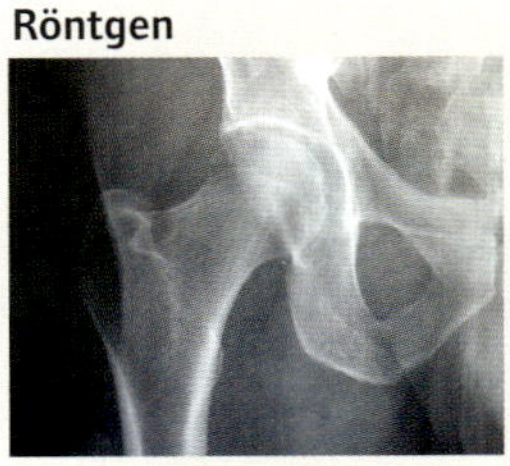 Röntgenbild eines gesunden rechten Hüftgelenks	**P:** Röntgenstrahlen durchdringen Gewebe unterschiedlich stark; so entstehen auf einem Speichermedium unterschiedlich helle schwarz-weiße Bilder **Vor:** Kleidung und Schmuck ablegen, Keimdrüsen (Eierstöcke/Hoden) möglichst mit Bleischutz abdecken	**V:** gute Knochendarstellung, rasches Vorliegen der Ergebnisse **N:** Röntgenstrahlen sind schädliche energiereiche Strahlen, die Mutationen und Krebs begünstigen; daher strenge Indikationsstellung bei Kindern und Jugendlichen; Schwangere werden nur im Notfall geröntgt
Computertomografie (CT) 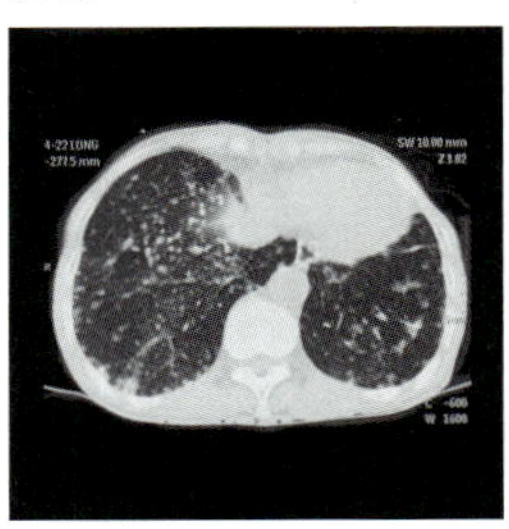 CT des Thorax	**P:** verfeinerte Röntgentechnik; es werden sehr viele dünne Schichtbilder des Körpers erstellt; meistens wird zur Verbesserung der Bilder Kontrastmittel gespritzt **Vor:** wie beim Röntgen	**V:** bessere Darstellung dreidimensionaler Strukturen als mit Röntgen in einer oder zwei Ebenen **N:** höhere Strahlenbelastung als Röntgen; das Kontrastmittel enthält Jod (Gefahr bei Schilddrüsenüberfunktion und Allergie) und belastet die Nieren; bei Niereninsuffizienz kontraindiziert
Magnetresonanztomografie (MRT, Kernspin) 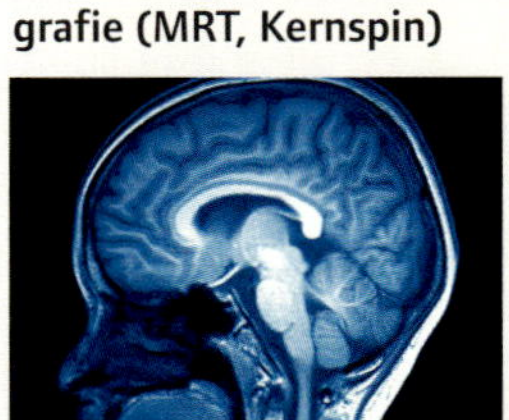 MRT des Kopfes	**P:** ein sehr starker Magnet bringt die Moleküle des Körpers unterschiedlich stark zum Schwingen; daraus werden Schichtbilder erstellt **Vor:** alle Metallteile (Kleidung inkl. BH, Schmuck, Schlüssel usw.) müssen vor dem MRT-Raum abgelegt werden	**V:** gute Weichteildarstellung, z. B. von Rückenmark und Gehirn, gute Gelenkabbildung; jodfreies Kontrastmittel; strahlenfreie Untersuchung **N:** psychische Belastung durch Untersuchung „in der Röhre", Lärmbelastung; der Patient muss ganz ruhig liegen; Kontrastmittel belastet die Nieren; relativ teuer

Endoskopie

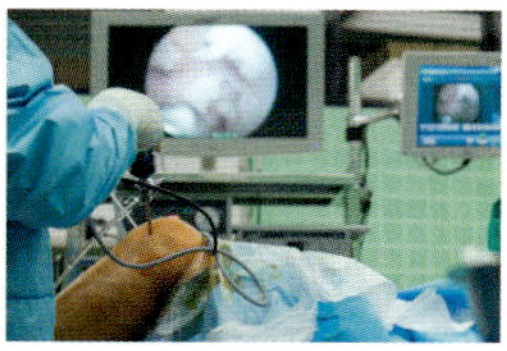

Arthroskopie (Knie)

P: mittels eines Endoskops (Sichtgerät mit Licht und Videokamera) werden Hohlorgane eingesehen; sog. Spiegelung
Vor: je nach Organ Nüchternphase (Magenspiegelung = **Gastroskopie**), Abführmaßnahmen (Darmspiegelung = **Koloskopie**), ggf. Narkose (Lungen-, Magen-, Darmspiegelung)

V: gute Beurteilbarkeit von Hohlorganen; therapeutische Eingriffe und Probennahme **(Biopsie)** möglich; Kombination mit Ultraschalltechnik = **Endosonografie**
N: mögliche Organverletzung; bei **Arthroskopie** (Gelenkspiegelung) Verletzung und Infektion des Gelenks; Narkoserisiken

2.3 Häufige Erkrankungen des Bewegungsapparates

Krankheiten des Bewegungsapparates gehören zu den häufigsten Anlässen für Arztbesuche, Krankmeldungen und Berufsunfähigkeit. Kaum ein Mensch über 40 Jahren hat nicht zumindest gelegentlich Rückenschmerzen, **Arthralgien** (Gelenkschmerzen) oder sonstige orthopädische Beschwerden. Neben Bewegungsmangel, sitzender Lebensweise und falschem Heben und Tragen spielen oft psychosomatische Ursachen eine Rolle.

2.3.1 Gelenkerkrankungen

Arthrose

Definition: Degenerative Gelenkerkrankung durch Missverhältnis von Belastung und Belastbarkeit. Arthrose wird oft vereinfachend als Gelenkverschleiß bezeichnet.

Häufigkeit: Ab 30 Jahren sind bei jedem Menschen Gelenkdegenerationen nachweisbar; ab 70 Jahren besteht regelmäßig eine symptomatische Arthrose:

Pathogenese: Arthrose beginnt mit einer **Knorpelschädigung**. Diese kann u. a. durch Altersatrophie, Über- oder Fehlbelastung bedingt sein. Der schadhafte Knorpel federt nicht mehr genügend Druck ab. Dadurch wirkt mehr Druck auf den Knochen ein. Der gelenknahe Knochen verdickt sich daraufhin. Er bildet außerdem dornartige Knochensporne **(Osteophyten)** am Rand der Gelenkpfanne. Diese spitzen Knochenausläufer stören auf Dauer die Gelenkfunktion. Den schadhaften, rauen Knorpel sehen Leukozyten, die sich in der Synovia befinden, als Fremdkörper an. Um das degenerierte Gewebe abzubauen, verursachen sie eine schmerzhafte Gelenkentzündung **(Arthritis)**. Man nennt die vor allem nach Belastungen auftretende Arthritis **aktivierte Arthrose**, weil sie eine akute Entzündung auf dem Boden der chronischen Gelenkdegeneration ist.

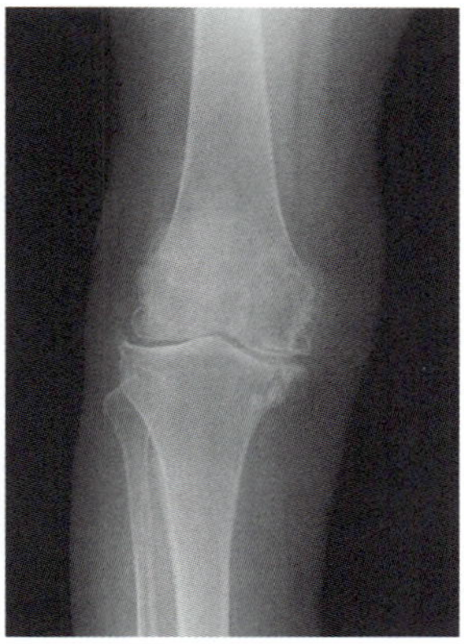

Abb. 1 Gonarthrose

Risikofaktoren für Arthrose sind:
- schlechte Knochensubstanz, erblich oder durch Mangelernährung bedingt
- Gelenkfehlstellungen, die zur punktuellen Überlastung des Knorpels führen
- Übergewicht, weil es die Gelenke unter starken Druck setzt
- Verletzungen mit Schäden an Gelenkknorpel und gelenknahen Knochen
- zu hohe Belastungen durch Schwerstarbeit und Leistungssport
- Gelenkentzündungen durch rheumatische und andere Erkrankungen
- fehlende Beanspruchung, z. B. durch Bettlägerigkeit und Ruhigstellung im Gips

MERKE Die „normale" Altersarthrose heißt primäre Arthrose. Entsteht sie infolge von Verletzungen, Entzündungen oder anderen Erkrankungen, heißt sie sekundäre Arthrose.

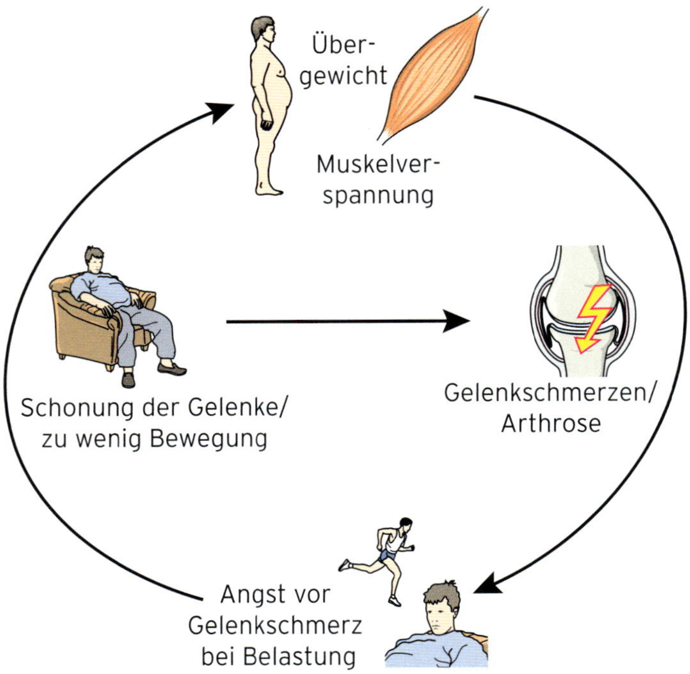

Abb. 1 Übergewicht und Arthrose – ein Teufelskreis

Lokalisation: Besonders häufig sind Kniegelenksarthrose **(Gonarthrose)**, Hüftgelenksarthrose **(Koxarthrose)** und die Arthrose der Wirbelsäule (Osteochondrose und Spondylarthrose). Jedes Gelenk kann eine Arthrose entwickeln.

Symptome: Zuerst treten Schmerzen im arthrotischen Gelenk auf, vor allem bei Belastung, später auch in Ruhe. Steifigkeit, sog. Anlaufschmerzen, beim Aufstehen und entzündliche Gelenkschwellungen lassen den Patienten Bewegung immer mehr vermeiden. Dadurch verstärkt sich die Neigung zu Übergewicht, zu Verkürzungen der Bänder und zu Muskelverspannungen, was wiederum die Arthrose fördert. Ein Teufelskreis beginnt (→ Abb. 1).

Diagnostik: Bei der Untersuchung fallen Gelenkknirschen, Bewegungseinschränkung und Bewegungsschmerzen, Gangstörungen, Schonhaltung und Druckschmerz auf. Für **aktivierte Arthrose** sind ein **Gelenkerguss** typisch, d. h. pathologisch vermehrte Flüssigkeit im Gelenkspalt, sowie alle fünf Entzündungszeichen. Der Arthroseverdacht kann durch Röntgen und ggf. CT oder MRT bestätigt werden. Die Arthroskopie (Gelenkspiegelung) verbindet ggf. Diagnostik und Therapie.

Osteochondrose → S. 400
Spondylarthrose → S. 400
Entzündungszeichen → S. 302
Arthroskopie → S. 393

Beispiel: Koxarthrose (Arthrose des Hüftgelenks)

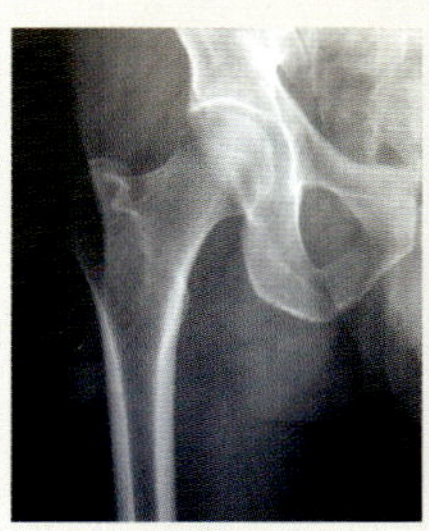

Röntgenbild eines gesunden Hüftgelenks mit glatten Oberflächen von Kopf und Pfanne

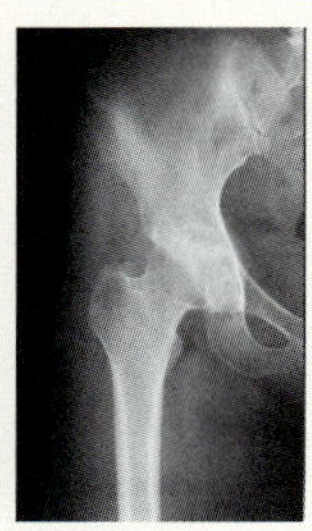

Röntgenbild bei schwerer Koxarthrose rechts; der Gelenkkopf ist verformt und schwer von der Pfanne abgrenzbar; der Gelenkspalt ist nicht mehr erkennbar

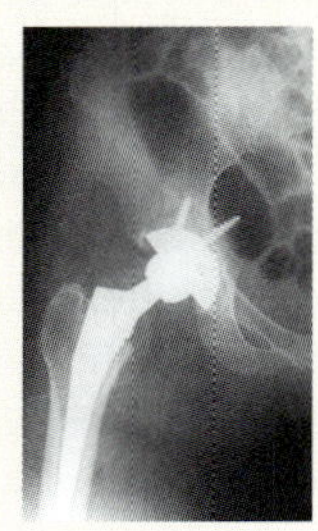

Totalendoprothese (TEP) der rechten Hüfte als Ersatz für das durch Arthrose zerstörte Gelenk

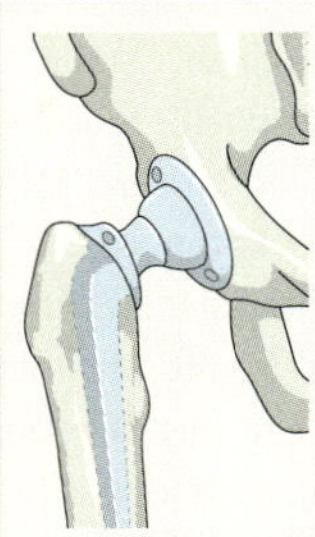

Operationsprinzip: der Hüftkopf wird entfernt, die Pfanne ausgefräst und das Kunstgelenk eingesetzt

Therapie: Bei akuter Entzündung Kühlung, Ruhigstellung und kurzfristig Schmerzmittel. Nicht entzündete Gelenke sollten regelmäßig bewegt werden, da dies die Ernährung des Gelenkknorpels entscheidend verbessert und so die Gelenkfunktion länger erhalten bleibt. Sportarten, die mit viel Bewegung und wenig Belastung einhergehen, wie Schwimmen, Wassergymnastik und Radfahren in niedrigen Gängen, sind besonders gut geeignet. Reicht diese **konservative** Therapie nicht aus, wird ggf. **operativ**, d. h. **chirurgisch**, behandelt. Oft werden arthrotische Hüft- und Kniegelenke durch künstliche Gelenke, sog. **Totalendoprothesen (TEP)**, ersetzt.

Nach der Operation erfolgt **Physiotherapie** mit Anleitung zum selbstständigen Üben, bis wieder ein gesundes Bewegungsbild entstanden ist. Entschließen sich Patienten zur TEP-Operation, besteht oft eine ausgeprägte Schon- bzw. Fehlhaltung mit chronischen Rückenbeschwerden und Muskelatrophie. Die TEP-Operation kann daher nicht auf einmal langjährige Beschwerden wegnehmen, sondern erzeugt zunächst sogar neue. Es handelt sich um eine große Operation mit Verletzung von Knochen, Muskeln, Haut und Bindegewebe. Kunstgelenke halten in der Regel viele Jahre. Sie können sich aber mit der Zeit lockern, sodass ggf. eine erneute Operation nötig wird.

TEP-Operationen gehen mit Blutverlusten einher. Einige Kliniken lassen Patienten, deren Alter und Gesundheitszustand es zulässt, in den Wochen vor der OP **Eigenblut** spenden. Dieses wird fachgerecht gelagert und bei Bedarf dem Spender während des Eingriffs zurückgegeben. Es ist sinnvoll, einige Zeit vor und nach der Operation Eisen- und Vitaminpräparate einzunehmen. Für eine optimale Blutbildung sind eine eiweißreiche Ernährung, viel Eisen und genug Vitamin B_{12} und Folsäure wichtig.

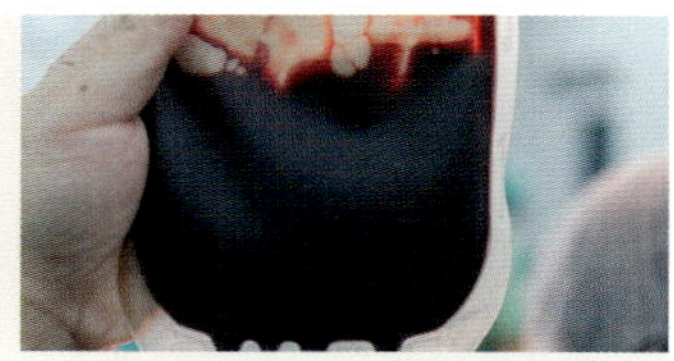

Prävention: Vorbeugend gegen Arthrose wirken eine gute Ernährung, regelmäßige Bewegung ohne Überlastung sowie die rechtzeitige Therapie von Fehlstellungen und anderen gelenkschädigenden Erkrankungen.

→ Terminologie: Arthrose

Arthralgie	Gelenkschmerz
Arthritis	Gelenkentzündung
Arthrose	degenerative Gelenkerkrankung
Arthrose, aktivierte	entzündliche Reaktion in einem arthrotischen Gelenk
chirurgisch	durch eine Operation; operativ
Gonarthrose	Kniegelenksarthrose
konservativ	bzgl. Therapie: ohne Operation, z. B. mit Medikamenten
Koxarthrose	Hüftgelenksarthrose
Operation	chirurgischer Eingriff
Orthopäde	Facharzt für Erkrankungen des Bewegungsapparates
Osteophyt	arthrosetypischer Knochensporn am Gelenkrand
Physiotherapie	Oberbegriff für Therapie mit aktiver und passiver Bewegung, z. B. Krankengymnastik und Massage
TEP	Totalendoprothese; Gelenkersatz; Kunstgelenk

Aufgaben

1 Erklären Sie in wenigen Sätzen, wie Arthrose entsteht.
2 Erläutern Sie den Teufelskreis „Übergewicht – Arthrose".
3 Welche Therapien wirken bei arthrosebedingter Entzündung lindernd?

Arthritis

Arthralgien, d. h. unspezifische Gelenkschmerzen, hat jeder Mensch ab und zu. Oft kommen sie bei fieberhaften Infekten vor; Entzündungsstoffe erzeugen dabei Muskel- und Gelenkschmerzen. Seltener ist die Gelenkentzündung (Arthritis).

Eine Arthritis kann akut, chronisch, aber auch **chronisch-rezidivierend** verlaufen, d. h. über einen langen Zeitraum oft wiederkehrend. Man spricht dann von Entzündungsschüben. Die Arthritis eines Gelenks heißt **Monarthritis**. Sind viele Gelenke betroffen, spricht man von **Polyarthritis**. Es gibt viele Arthritisursachen.

Arthritisart	Ursache bzw. Pathogenese	Lokalisation (Beispiele)
degenerativ	Entzündungsreaktion der veränderten Gelenkflächen bei aktivierter Arthrose	Hüfte, Knie, Hände, Schultern, Füße
infektiös	bei Eingriffen, z. B. Arthroskopien, Injektionen in den Gelenkspalt oder Operationen gelangen Bakterien ins Gelenk	das Gelenk, an dem der Eingriff stattfand
	bei Infektionskrankheiten erreichen Erreger auf dem Blutweg Gelenke, z. B. bei Tbc, Gonorrhö (Tripper) und MRSA-Infektionen	große Gelenke wie Knie-, Hüft- und Sprunggelenke
immunologisch	bei rheumatischen Krankheiten reagiert das Immunsystem irrtümlich auf Gelenkantigene und greift z. B. die Synovialis an	je nach Erkrankung große und/oder kleine Gelenke
	reaktive Arthritis nach Infektionskrankheiten; es kommt zur Monarthritis, ohne dass sich Erreger im Gelenk befinden	meistens ein Kniegelenk
Gichtarthritis	erhöhter Harnsäurespiegel führt zu spitzen Harnsäurekristallen in Gelenken; eine schmerzhafte Entzündung entsteht	v. a. Großzehengrundgelenk

Die Diagnostik umfasst neben der klinischen und bildgebenden Diagnostik auch serologische und ggf. bakteriologische Tests. Die Anamnese umfasst Zeckenstiche, Durchfall, Husten, Haut- und Allgemeinsymptome. Neben schmerz- und entzündungshemmender Therapie wird möglichst auch die Ursache behandelt.

Rheumatoide Arthritis (RA) = chronische Polyarthritis

Rheuma bedeutet „Reißen"; damit ist ein starker Schmerz im Bewegungsapparat gemeint. Es gibt viele entzündliche Krankheiten des Bewegungsapparats. Am häufigsten ist die **rheumatoide Arthritis (RA)**; sie wird auch **chronische Polyarthritis** genannt. Der Volksmund spricht vereinfachend von Rheuma.

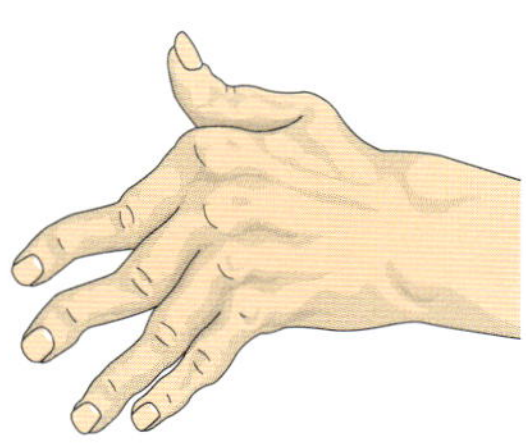

Abb. 1 Gelenkverformung der Hand im Spätstadium der chronischen Polyarthritis

Definition: Entzündliche, chronisch bzw. in Schüben verlaufende **Systemerkrankung**, die bevorzugt Gelenke bzw. die Gelenkinnenhaut (Synovialis) befällt. Sie kann Schäden u. a. an Knochen, Knorpeln, Sehnen hervorrufen und zu schweren Behinderungen führen.

Häufigkeit: Etwa 1,5 % der Bevölkerung leiden an RA. Überwiegend sind Frauen betroffen, die meistens im 4. Lebensjahrzehnt erkranken.

Pathogenese: Veranlagung und ggf. Virusinfekte lassen das Immunsystem irrtümlich körpereigene Gewebe angreifen. Kälte verursacht kein Rheuma.

Symptome: Schmerzhafte Arthritis mit Morgensteifigkeit; die Patienten können betroffene Gelenke morgens ca. eine Stunde lang kaum bewegen. Die Krankheit verläuft chronisch bzw. chronisch-rezidivierend.

Der Verlauf ist individuell unterschiedlich. Die RA kann Gelenke nach und nach verformen und zerstören. Weitere Organe können durch die Entzündung geschädigt werden (z. B. Lunge, Augen, Leber); Abgeschlagenheit und Fieber beeinträchtigen die Lebensqualität.

Diagnostik: Um die Diagnose RA zu sichern, sind Anamnese, klinische, radiologische und serologische Befunde erforderlich. Wichtige Messwerte der Rheumaserologie sind **Autoantikörper** wie der Rheumafaktor und Anti-CCP-Antikörper. Es gibt jedoch keinen Blutwert, der die RA eindeutig beweist oder ausschließt. Oft kann erst der **Rheumatologe** die genaue Diagnose stellen.

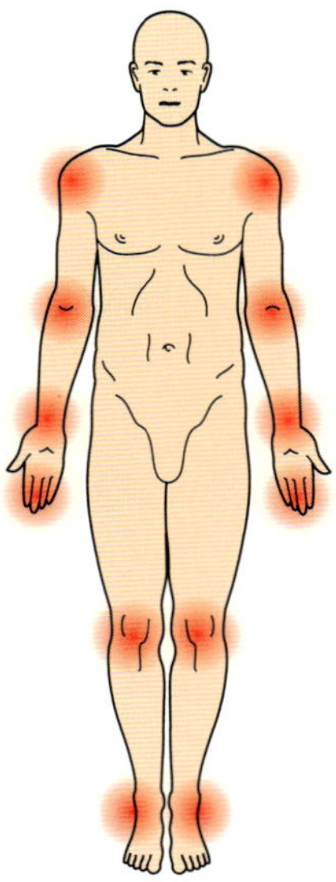

Abb. 1 Typischer Gelenkbefall bei RA

Informationen und Adressen lokaler Selbsthilfegruppen unter:
www.rheuma-liga.de
www.rheuma-online.de

Therapie: Physiotherapie zum Erhalt von Beweglichkeit und Kraft; im akuten Schub ggf. Kälteanwendung. Kurzfristig Schmerzmittel, v. a. NSAR wie Diclofenac oder Ibuprofen sowie das entzündungshemmende Hormon Cortison. Wegen der früher oder später auftretenden Nebenwirkungen werden langfristig verträglichere Medikamente gegeben, welche die Immunaktivität möglichst gezielt vermindern, z. B. Methotrexat (MTX) oder sog. Biologika. Jedes bei RA wirksame Medikament kann ggf. schwere Nebenwirkungen verursachen. **Das** Rheumamittel gibt es nicht. Die unbehandelte Arthritis kann jedoch ggf. zu schweren Schäden und Behinderungen sowie zur Erwerbsunfähigkeit führen.

NSAR
→ S. 436

Prävention: Wegen der genetischen Ursache gibt es keine wirksame Vorbeugung.

Besonderheiten: Zu den rheumatischen Krankheiten zählt auch der **Morbus Bechterew**, die **Spondylitis ankylosans**. Die Krankheit befällt häufiger Männer als Frauen und geht mit starken Schmerzen in Wirbelsäule und Sehnenansätzen einher. Auf Dauer kann die Wirbelsäule steif werden. Die Hautkrankheit Psoriasis (Schuppenflechte) kann – auch ohne Hautveränderungen – eine schwere Polyarthritis hervorrufen. Polyarthritis im Kindesalter heißt juvenile (jugendliche) Polyarthritis.

Psoriasis
→ Bd. 3, S. 112

→ Terminologie: Arthritis

Autoantikörper	gegen körpereigene Gewebe gerichtete Antikörper
chronisch-rezidivierend	langfristig in Schüben verlaufend
Monarthritis	Arthritis eines Gelenks
Polyarthritis	Arthritis vieler Gelenke
Rheuma	Oberbegriff für entzündliche Erkrankungen des Bewegungsapparates, v. a. die rheumatoide Arthritis
rheumatoide Arthritis (RA)	chronische Entzündung vieler Gelenke u. a. Organe
Rheumatologe	Facharzt für entzündliche Erkrankungen des Bewegungsapparates (Internist, Orthopäde oder Kinderarzt)
Systemerkrankung	Erkrankung mehrerer Organe bzw. Organsysteme

2.3.2 Erkrankungen der Wirbelsäule und der Rückenmuskulatur

Die Wirbelsäule wird von mehreren Hundert kleinen Muskeln umfasst, die sie aufrecht halten und stützen. Die Muskulatur schützt das Rückgrat vor Verletzungen und bei gutem Trainingszustand auch vor Fehlhaltungen, Verspannungen und verfrühter Arthrose. Muskeln, Bänder, Knorpel und Knochen des Achsenskeletts arbeiten zusammen. Störungen eines Teils haben Auswirkungen auf die übrigen Funktionspartner. **Funktionelle**, d. h. die Funktion betreffende Störungen wie Muskelverspannungen verschlechtern die Durchblutung und Ernährung des ganzen anatomisch-funktionellen Bereichs. Daher ist es wichtig, Rückenbeschwerden ernst zu nehmen und zu behandeln, bevor sie chronisch werden und bleibende Schäden erzeugen.

Myalgien und Myogelosen

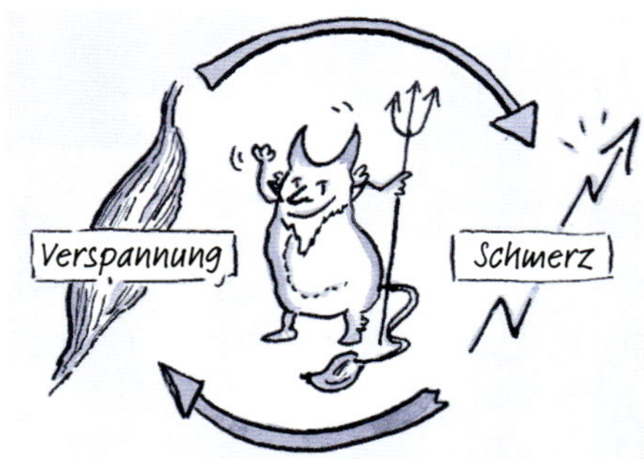

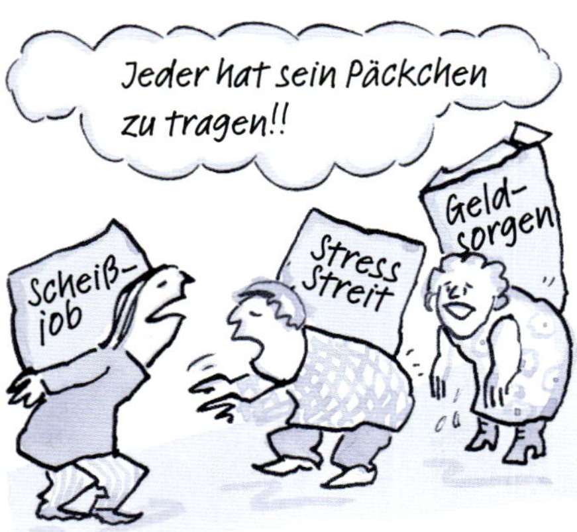

Muskelschmerzen **(Myalgien)** entstehen häufig durch einseitige Haltung. Stundenlanges Sitzen am Bildschirm führt zu Muskelverspannungen im Bereich von Nacken und LWS. Erfolgt kein Ausgleich durch Bewegung und Entspannung, entwickelt sich eine Daueranspannung der betroffenen Muskelpartien. Zu den Nackenschmerzen kommt oft gegen Abend der typische **Spannungskopfschmerz** im Stirn- und Schläfenbereich hinzu. Im LWS-Bereich wird schmerzbedingt oft die physiologische Lordose flacher. Das erhöht das Risiko weiterer Beschwerden.

Bei der klinischen Untersuchung zeigt sich verhärtete, verspannte Muskulatur. Der Muskelhartspann kann flächenhaft, aber auch wulst- oder knotenförmig tastbar sein **(Myogelose)**. Die Muskelpartien erscheinen gerötet und geschwollen, weil das Blut darin nicht optimal fließen kann. Durchblutungsstörungen fördern degenerative Veränderungen, d. h. auf Funktionsstörungen folgen strukturelle Veränderungen. Arbeitsüberlastung, Zeitdruck und seelischer Stress fördern Verspannungen. Der Volksmund spricht treffend von „Hartnäckigkeit" und „Anspannung".

Therapie: Kurzfristig helfen Wärme und ggf. Massage, die Muskulatur zu lockern. Quaddelartig, d. h. als kleine „Beulen" in die Haut gespritzte Lokalanästhetika (Arzneimittel zur örtlichen Betäubung) können den Schmerz-Verspannungs-Kreislauf kurzfristig durchbrechen. Mittel- und langfristig muss der Patient ein Gleichgewicht zwischen Anspannung und Entspannung erreichen. Eine gut trainierte Muskulatur neigt weniger zu Verspannungen, und Ausdauersport senkt die Stressanfälligkeit von Körper und Seele. Schmerzmittel sollten höchstens kurzfristig eingenommen werden, weil sie sowohl eine Chronifizierung des Schmerzes als auch Nebenwirkungen erzeugen können.

Injektionstechnik
→ S. 445

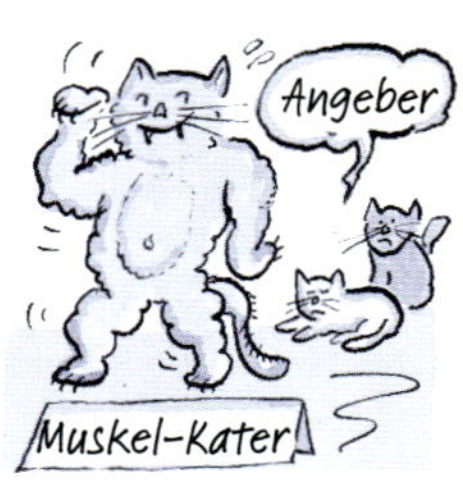

Muskelkater ... entsteht nach Überlastung und bei Trainingsmangel in der betroffenen Muskulatur. Es kommt zum Riss winziger Muskelfäserchen. Die zerstörten Zellen und Bindegewebsfasern müssen durch Fresszellen gefunden, aufgenommen und abtransportiert werden. Es entsteht also ein Entzündungsvorgang mit Schmerzen, Schwellung, leichter Überwärmung und Funktionseinschränkungen. Wie jede Entzündung dient Muskelkater der Geweberreparatur. Hilfreich wirkt Bewegung ohne Belastung, denn die verstärkte Durchblutung hilft beim Abtransport von Zelltrümmern. Auch warme Bäder wirken lindernd. Schmerzmitteleinnahme ist ungünstig, da sie zur erneuten Überlastung verleitet.

HWS- und LWS-Syndrom

HWS und LWS sind aufgrund ihrer hohen Beweglichkeit besonders oft von Funktionsstörungen betroffen. Da häufig nicht klar ist, welche anatomischen Strukturen genau die Schmerzen verursachen, spricht man vereinfachend vom HWS- oder LWS-„Syndrom". Zugrunde liegen oft eine Schwäche, d. h. eine sog. Dysbalance, der Muskulatur, eine Fehlhaltung und/oder Fehlstellung der Wirbelsäule oder auch sog. Wirbelblockaden: So werden Funktionsstörungen der kleinen Wirbelgelenke (Facettengelenke) genannt. Speziell ausgebildete Physiotherapeuten oder Ärzte können durch manuelle Therapie bzw. Osteopathie die Beweglichkeit verbessern und Schmerzen lindern.

Lumbago, Lumbalgie und Lumboischialgie

Definition: Lumbago nennt man den akuten Kreuzschmerz, **Lumbalgie** den chronischen. Bei der **Lumboischialgie** strahlt der Schmerz bis ins Bein aus, d. h. er folgt dem Verlauf des sog. Ischiasnervs, der von der LWS ins Bein zieht.

Pathogenese: Ein Rückenmarknerv wird in verspannter Muskulatur eingeengt und reagiert auf den Druck mit Schmerz. Dieser löst eine reflexartige Muskelverspannung aus, die den Schmerz verstärkt. Auslöser ist oft eine ruckartige Bewegung.

Symptome: Der Patient nimmt schmerzbedingt eine Fehlhaltung ein. Diese verstärkt die Beschwerden bzw. erzeugt weitere. Daher nehmen der LWS-Schmerz und die Bewegungsstörung über einige Tage zu, bis sie sich langsam wieder zurückbilden.

Diagnostik: Der betroffene Mensch berichtet von einer ungewohnten Belastung, z. B. Gartenarbeit, oder einer plötzlichen „falschen" Bewegung in Kälte oder Zugluft, die den Schmerz ausgelöst hat. Er kommt in der typischen Fehlhaltung zum Arzt und möchte lieber stehen als sitzen. Die Untersuchung wird dadurch erschwert, jedoch muss eine **neurologische Untersuchung** durchgeführt werden. Dabei werden **Motorik**, **Sensibilität** und **Reflexe** geprüft, um die Schädigung eines Rückenmarknervs erkennen zu können. Sind diese Funktionen gestört, besteht z. B. der Verdacht auf einen Bandscheibenvorfall. Röntgen ist bei einfacher Lumbago oder Lumboischialgie nicht sinnvoll; den Schmerz kann man nicht im Bild darstellen.

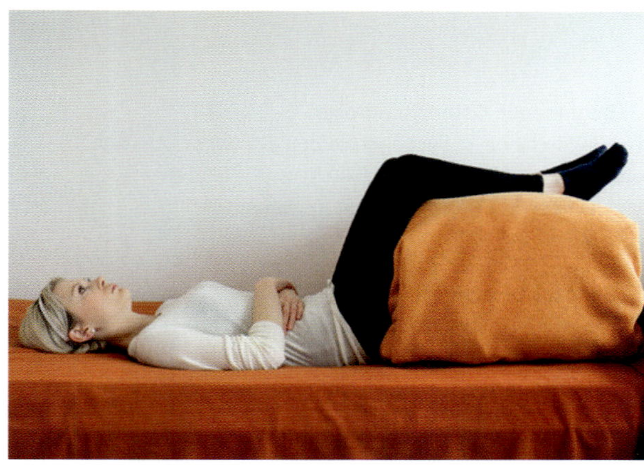

Abb. 1 Stufenlagerung mit einem Schaumstoffblock

Therapie: Alles, was Schmerz lindert und Verspannung lockert, beschleunigt die Selbstheilung. Schmerzmittel, Wärmeanwendung, Stufenlagerung (→ Abb. 1) und ggf. Massagen sind hilfreich. Sofern der Schmerz es zulässt, soll der Patient sich weiter bewegen und seiner normalen Tätigkeit nachgehen. Bewegung bessert die Durchblutung und trägt zur Lockerung bei. Nur bei starkem Schmerz ist kurzzeitig Liegen sinnvoll. Intramuskuläre Spritzen mit Schmerzmitteln (z. B. Diclofenac) und Cortison (z. B. Dexamethason) sind riskant und gelten heute als Kunstfehler.

intramuskuläre Injektion → S. 445

Prävention: Eine gut trainierte Rücken- und Bauchmuskulatur stabilisiert und schützt am besten vor Lumbalgien. Vor Anstrengungen wie Heben und Tragen sind einfache Bewegungsübungen zum Aufwärmen gut. Viele Sportvereine bieten eine sog. Rückenschule und Reha-Sport an. In den Kursen lernen die Teilnehmer, wie sie ihren Rücken stärken und vor Fehlbelastung schützen können.

Plötzlich einschießende Rückenschmerzen begleiten die Menschheit schon immer. Den Namen Hexenschuss erhielt die Lumbago im Mittelalter, als sog. weise Frauen, d. h. heilkundige, intelligente Frauen, als Hexen beschimpft und verfolgt wurden. Alles Unerklärliche wurde den Hexen in die Schuhe geschoben.

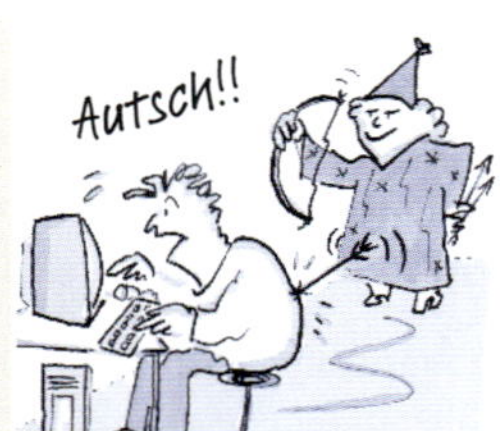

Degenerative Wirbelsäulenerkrankungen

Wie alle Organe degeneriert auch die Wirbelsäule. Die Bandscheiben verlieren Wasser und werden dünner. Ihre Faserringe bekommen Risse. Die Wirbelkörper verändern sich arthrotisch und bilden spitze Osteophyten. Die Arthrose der Wirbel und Bandscheiben nennt sich **Osteochondrose**. Durch flachere Bandscheiben steigt der Druck auf die kleinen Wirbelgelenke. Diese sog. Facettengelenke, mit denen die Wirbel untereinander verbunden sind, degenerieren dann verstärkt. Das nennt man **Spondylarthrose** (Wirbelgelenkarthrose).

Engt die Spondylarthrose die Zwischenwirbellöcher, d. h. die Öffnungen, durch welche die Rückenmarknerven den Wirbelkanal verlassen, ein, kann das die Rückenmarknerven stören und schädigen. Bei fortgeschrittener Wirbelsäulenarthrose engen Osteophyten den Rückenmarkkanal ein **(Spinalkanalstenose)**. Auch dies schädigt Nerven, stört ihre Funktionen und es kommt zu sog. neurologischen Ausfällen: Je nachdem, wie stark ein Nerv beeinträchtigt wird, reagiert er mit Schmerzen, Sensibilitäts-, d. h. Gefühlsstörungen und/oder motorischen Ausfällen (Schwäche bzw. Lähmungen).

Wirbelsäulendegeneration

1. Gesunde Wirbelsäule
Die Bandscheibe ist normal hoch, der Gallertkern liegt in der Mitte des Faserrings. Das Zwischenwirbelloch ist glatt begrenzt und ausreichend weit für die Wurzel des Rückenmarknervs.

2. Beginnende Osteochondrose
Die Bandscheibe ist flacher geworden. Sie wölbt sich nach außen vor und beginnt, das Zwischenwirbelloch einzuengen. Im kleinen Wirbelgelenk beginnt die Spondylarthrose.

3. Bandscheibenvorfall
Der Fasermantel der Bandscheibe ist geplatzt. Ihr Gallertkern hat sich ins Zwischenwirbelloch verlagert. Er drückt auf die Wurzel des Rückenmarknervs und stört dessen Funktion.

4. Fortgeschrittene Osteochondrose
Die abgeflachte Bandscheibe ragt in das Zwischenwirbelloch hinein, was den Nerven ständig reizt. Chronischer Schmerz und neurologische Ausfälle sind die Folge. Auch die Spondylarthrose trägt zu den Störungen bei.

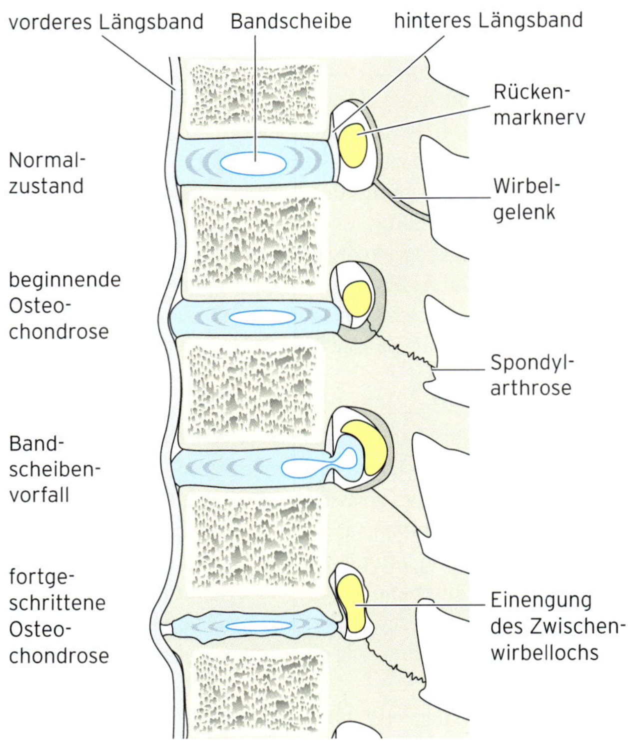

Diagnostik: Bei klinischem Verdacht erfolgt eine Bildgebung mit Röntgen-, CT- und/oder MRT-Technik. Der radiologische Nachweis degenerativer Veränderungen allein ist keine therapiebedürftige Krankheit. Jede Untersuchung muss indiziert sein.

Therapie: Bestehen zum Befund passende Beschwerden, werden diese therapiert. Physiotherapie, ggf. Wärmeanwendung und Schmerzmittel sind die Basis der konservativen Therapie. Ist sie nicht erfolgreich bzw. ausreichend, kann ggf. ein **neurochirurgischer** Eingriff eingeengte Nerven entlasten und die Symptome bessern.

Prävention: Gesunde Ernährung und regelmäßige, maßvolle Bewegung schützen alle Gelenke vor frühzeitiger Degeneration. Veranlagung spielt aber eine Rolle.

Bandscheibenvorfall (BSV)

Definition: Einriss im Faserring und Hervorquellen des Gallertkerns einer Bandscheibe in Richtung des benachbarten Rückenmarknervs. Je nach Ausmaß werden **Protrusion** (Vorwölbung) und **Prolaps** (Vorfall) unterschieden.

Video
→ S. 369, PagePlayer

Pathogenese: Degenerative Veränderungen der Wirbelsäule sind v. a. Alterserscheinungen. Zunächst wird wie bei jeder Arthrose der Knorpel geschädigt. Durch die veränderte Druckeinwirkung folgen Knochen- und Gelenkveränderungen. Platzt der Faserring einer Bandscheibe auf und ihr Gallertkern tritt aus, ist ein **Diskusprolaps** (Bandscheibenvorfall) entstanden. Dieser erzeugt Symptome, wenn das verlagerte Material nach dorsal/lateral auf eine Nervenwurzel drückt. Das vordere und hintere Längsband der Wirbelsäule verhindern Vorfälle nach ventral und dorsal. Jeweils zwischen zwei Wirbelkörpern liegen eine Bandscheibe und ein Paar Rückenmarknerven. Man gibt daher die ober- und unterhalb der Bandscheibe gelegenen Wirbelkörper als Lokalisation des Bandscheibenvorfalls an. Ein Prolaps zwischen den Wirbelkörpern L4 und L5 wird mit **BSV** L4/L5 abgekürzt. Jeder Rückenmarknerv versorgt ein streifenförmiges Gebiet einer Körperhälfte, das **Dermatom** (Hautabschnitt). Beschwerden bzw. Funktionsausfälle in entsprechenden Dermatomen lassen darauf schließen, welche Bandscheibe bzw. welcher Rückenmarknerv betroffen ist. Schmerzen, die auf der Schädigung einer Nervenwurzel beruhen, heißen **radikuläre** Schmerzen. Radikuläre Beschwerden sind oft, aber nicht immer durch einen BSV bedingt.

MERKE
C = Cervikal-, also Halswirbel,
Th = Thorax-, also Brustwirbel,
L = Lumbal-, also Lendenwirbel,
S = Sakral-, also Kreuzbeinwirbel

Lokalisation: Wegen der hohen Beanspruchung von HWS und LWS durch Biegen, Drehen und Beugen kommen Bandscheibenvorfälle am häufigsten bei C5/C6 und C6/C7 im HWS- sowie bei L4/L5 und L5/S1 im LWS-Kreuzbeinbereich vor.

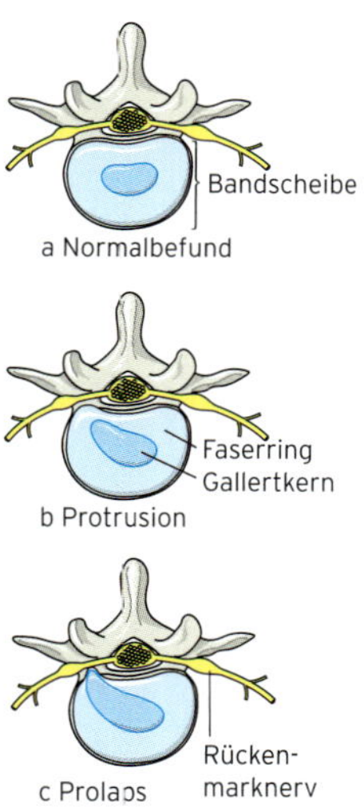

Abb. 1 Stadien des Bandscheibenvorfalls

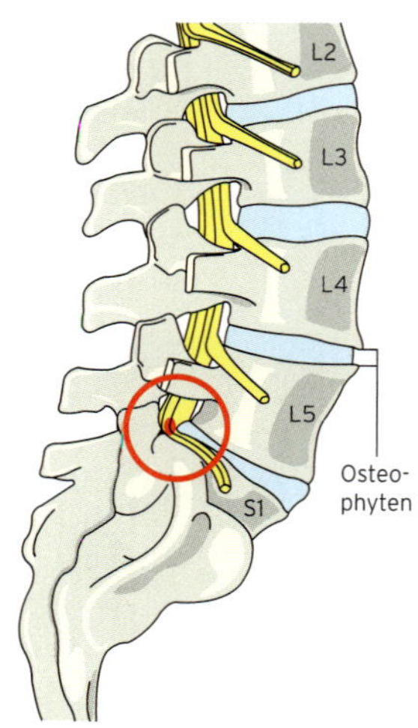

Abb. 2 Arthrose der Wirbelsäule mit Bandscheibenvorfall (L5/S1)

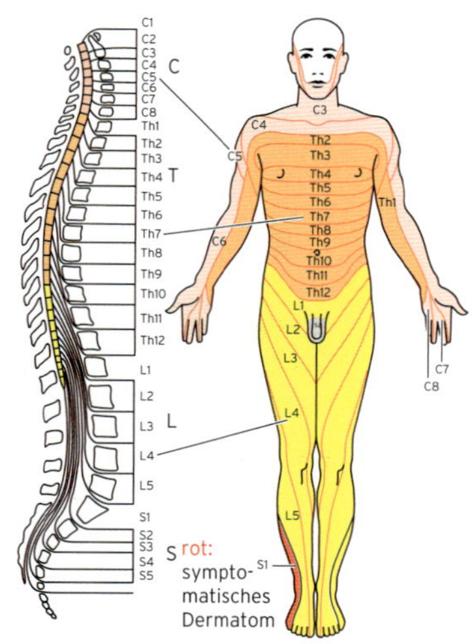

Abb. 3 An jedem Wirbelkörper verlässt das zugehörige Paar Rückenmarknerven den Wirbelkanal.

Symptome: Rücken- bzw. Nackenschmerz auf Höhe des Bandscheibenvorfalls und ausstrahlende Schmerzen entlang des betroffenen Nervs. Bei stärkerer Druckschädigung der Nervenwurzel treten zusätzlich Kribbeln und Taubheitsgefühl auf. Da Muskeln ihre Befehle von Nerven erhalten, kann es zur Schwäche oder Lähmung der Muskeln kommen, die der Nerv normalerweise versorgt. Gegebenenfalls sind Reflexe nicht mehr auslösbar. Sind Kreuzbeinsegmente betroffen, können Störungen der Blasen- und Darmfunktion auftreten. Lähmungen, stärkste Schmerzen, Blasen- und Mastdarmstörungen werden als **Alarmsymptome** bezeichnet und erfordern eine rasche Diagnostik und Therapie.

Diagnostik: Bei ausgeprägten bzw. anhaltenden Beschwerden und/oder neurologischen Ausfällen wird bildgebende Diagnostik (möglichst mit MRT) eingesetzt. Röntgentechnik kann die knorpeligen Bandscheiben nicht abbilden.

Therapie: Viele Bandscheibenvorfälle bessern sich von selbst und heilen aus, indem das ausgetretene Material des Gallertkerns durch Vernarbung schrumpft und dadurch der Druck auf die Nervenwurzel zurückgeht. Das dauert allerdings einige Zeit. Wichtig ist eine konsequente Schmerztherapie. Oft werden mehrere Medikamente kombiniert, um Nebenwirkungen gering zu halten. Auch Physiotherapie zur Lockerung der verspannten Muskulatur ist sinnvoll. Führt die konservative Behandlung nicht zum Erfolg oder liegen Alarmsymptome vor, ist eine Operation indiziert. Dabei wird das verschobene Bandscheibenmaterial entfernt. Ein Metall-Platzhalter kann anstelle der Bandscheibe eingesetzt werden, um den ursprünglichen Wirbelkörperabstand wiederherzustellen. Die Operation ist kein Allheilmittel beim BSV; sie kann zu Vernarbungen und weiteren Problemen führen. Die Nachbehandlung der OP dauert viele Wochen und entspricht der konservativen BSV-Therapie.

Prävention: Lebenslang Sport zu treiben und die Grundsätze des rückengerechten Arbeitens, Hebens und Tragens zu befolgen, ist die beste BSV-Prävention. Veranlagung und altersbedingte Degeneration sind jedoch nicht beeinflussbar.

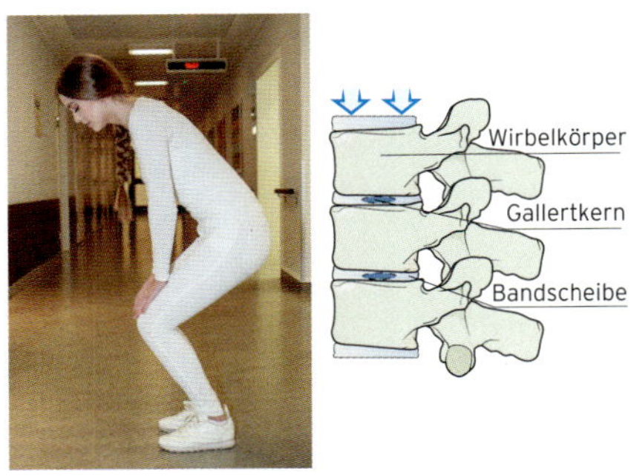

Abb. 1 Richtiges Beugen und Wirkung auf die Zwischenwirbelscheiben

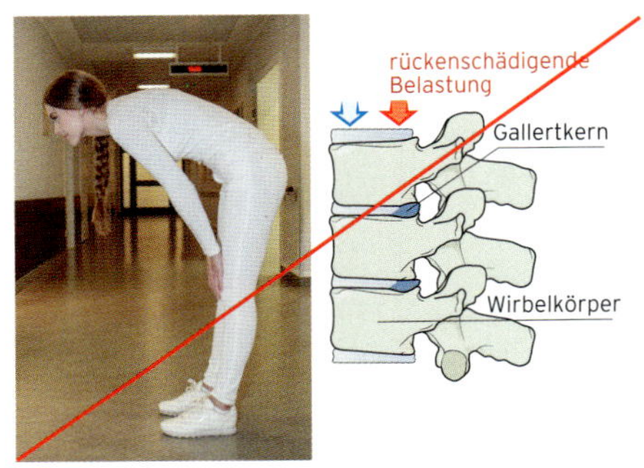

Abb. 2 Falsches Beugen und Wirkung auf die Zwischenwirbelscheiben

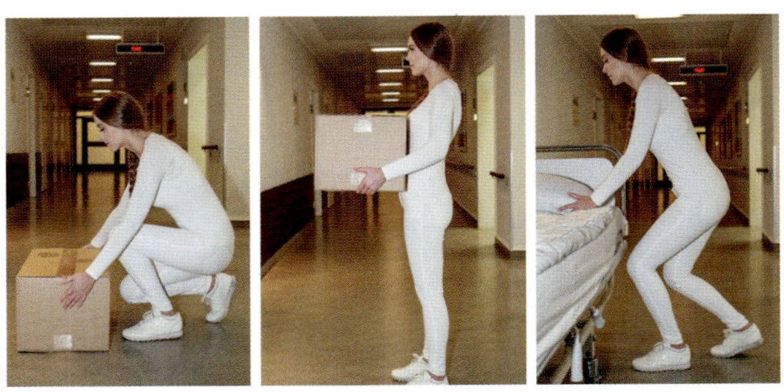

Abb. 3 Richtiges Heben, Tragen, Bett beziehen

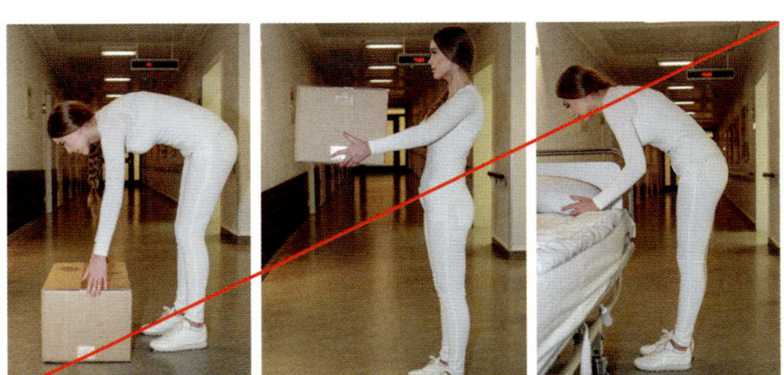

Abb. 4 Falsches Heben, Tragen, Bett beziehen

→ Terminologie: Wirbelsäulenerkrankungen	
Alarmsymptom	Symptom, das auf einen gefährlichen Verlauf hindeutet
BSV	Bandscheibenvorfall
Dermatom	Hautabschnitt, der von einem Rückenmarknerv versorgt wird
Diskusprolaps	Bandscheibenvorfall
funktionell	die Funktion (d. h. nicht die Anatomie) betreffend
Myalgie	Muskelschmerz
Myogelose	umschriebene Muskelverhärtung; Muskelhartspann
Neurochirurgie	Spezialgebiet der Chirurgie für Eingriffe am Nervensystem und angrenzenden Organen (Gehirn-, Bandscheiben-OPs usw.)
neurologische Ausfälle	Störungen der Nervenfunktion, z. B. Lähmung, Taubheitsgefühl
neurologische Basisuntersuchung	klinische Untersuchung der grundlegenden Nervenfunktionen Motorik (Bewegung), Sensibilität (Hautgefühl) und Reflexe
Osteochondrose	Arthrose der Wirbelkörper und Bandscheiben
Prolaps	vollständiger Bandscheibenvorfall
Protrusion	teilweiser Bandscheibenvorfall; Vorwölbung
Spannungskopfschmerz	Kopfschmerz durch u. a. Verspannung der Nackenmuskulatur
Spinalkanalstenose	Einengung des Rückenmarkkanals durch Arthrose
Spondylarthrose	Arthrose der kleinen Wirbelgelenke (Facettengelenke)

Aufgaben

1 Nennen sie die typischen Arthritis-Symptome.
2 Beschreiben Sie typische Symptome der rheumatoiden Arthritis.
3 Wie kommt es zu Verspannungen der Nackenmuskulatur?
4 Wie lauten die Fachbegriffe für verschiedene Arten des Kreuzschmerzes?
5 Viele Patienten möchten gegen Kreuzschmerz lieber eine Spritze als Tabletten bekommen. Nehmen Sie hierzu Stellung.
6 Beschreiben Sie, welche Veränderungen den Begriffen Osteochondrose und Spondylarthrose zugrunde liegen.
7 Was versteht man unter einem Bandscheibenvorfall?
8 Viele Menschen haben Bandscheibenvorfälle, von denen sie nichts wissen und spüren. Bei über 50-Jährigen ist mindestens jeder Zweite betroffen. Sollten Menschen ab 50 Jahren deshalb zur Diagnostik zum Orthopäden bzw. Radiologen gehen? Begründen Sie Ihre Antwort.

2.3.3 Knochenerkrankungen

Osteoporose

Definition: Verminderte Knochenmasse mit erhöhter **Frakturneigung**. Ist die Knochenmasse leicht vermindert, besteht eine **Osteopenie** (Osteoporose-Vorstufe).

Häufigkeit: Osteoporose ist die häufigste Skeletterkrankung. Sie betrifft jede 3. Frau und jeden 5. Mann im Alter. Etwa jeder 3. Betroffene erleidet einen Wirbelbruch, jeder 6. eine Hüftfraktur und jeder 8. eine Radiusfraktur. Osteoporose verursacht daher enorme Kosten.

Pathogenese: Knochensubstanz wird lebenslang auf- und abgebaut. Ab ca. 30 Jahren überwiegt der Knochenabbau. Einige Risikofaktoren beschleunigen ihn:

Antikoagulanzien → S. 436
Säureblocker (PPI) → S. 437

Risikofaktor	Auswirkung auf die Knochenqualität
hohes Alter	Alle Gewebe unterliegen der altersbedingten Degeneration.
weibliches Geschlecht, frühe Wechseljahre	Frauen haben ab den Wechseljahren bzw. nach der letzten Monatsregel (Menopause) einen niedrigen Geschlechtshormonspiegel. Der Sexualhormonmangel bremst den Knochenaufbau.
Veranlagung	Osteoporose tritt familiär gehäuft auf.
Untergewicht	Untergewicht geht mit geringer Knochenmasse einher. Erkrankungen wie Essstörungen und chronisch-entzündliche Krankheiten (z. B. rheumatische Erkrankungen, COPD) begünstigen Untergewicht und Osteoporose.
Bewegungsmangel	Knochensubstanz wird nur aufgebaut, solange das Skelett belastet wird. Sport wirkt nicht nach, d. h. nur lebenslang ausgeübte Bewegung kann die Knochensubstanz langfristig schützen.
Fehlernährung	Mangel an Calcium und Vitamin D und K. Bei Diäten und nach Schlauchmagen-OP häufig.
Medikamente	Cortison, Medikamente gegen Krebs und Autoimmunkrankheiten, manche Antikoagulanzien und Antidepressiva, Säureblocker (PPI) schwächen die Knochen.
Genussmittel, Alltagsdrogen	Alkohol und Nikotin sowie extreme Koffeinmengen hemmen den Knochenaufbau. Cola bindet Calcium aus der Nahrung.
andere Faktoren	Diabetes, Schilddrüsenfehlfunktion, Depression/Stress, Infektionen (Grippe, Covid-19, HIV), Darmkrankheiten, Krebs, Nierenschwäche, Bettruhe und geringe Muskelmasse fördern den Knochenabbau.

Das höchste Osteoporose- und Frakturrisiko hat …

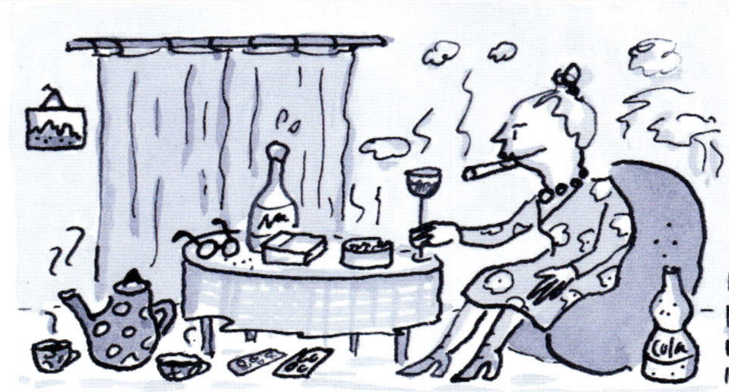

Das niedrigste Osteoporoserisiko hat …

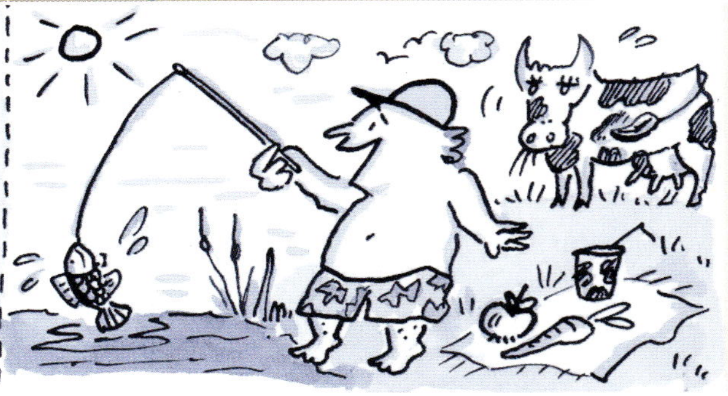

Symptome: Osteoporose erzeugt keine Frühsymptome. Oft ist eine Fraktur das erste Zeichen mangelnder Knochensubstanz. Tritt sogar ohne Unfallereignis ein Knochenbruch auf, spricht man von einer **Spontanfraktur**. Wirbelkörperfrakturen können zu schweren Verformungen der Wirbelsäule führen. Osteoporotische Frakturen treten v. a. an folgenden Knochen auf: Wirbelkörper, Oberschenkelhals, Humerus nahe der Schulter und Radius am Handgelenk.
Die Körpergröße kann durch Höhenverlust der Wirbel um bis zu 20 cm abnehmen. Der Rücken kann sich auch langsam verformen und kürzer werden (→ Abb. 1). Verformte Wirbel engen Rückenmarknerven ein, was zu starken Schmerzen führt.

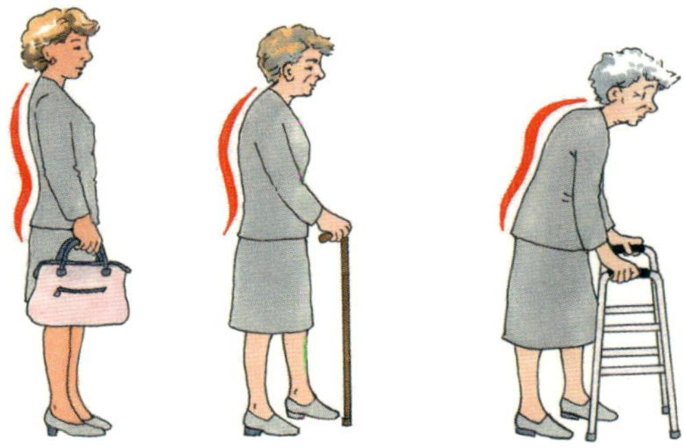

Abb. 1 Zunehmender Rundrücken durch Osteoporose

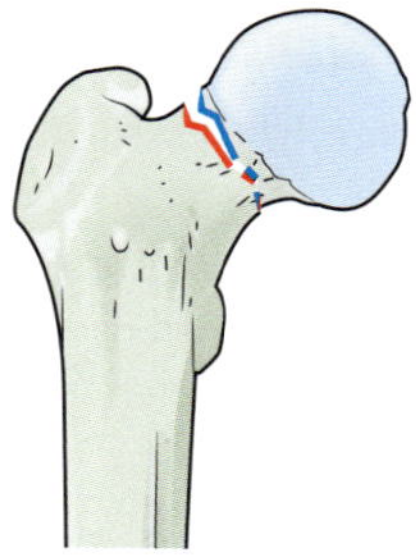

Abb. 2 Oberschenkelhalsfraktur: typische Frakturlinie im Femurhals

Diagnostik: Für Menschen mit Risikofaktoren ist eine frühzeitige Knochendichtemessung wichtig. Standard ist die **DEXA**-Methode, eine Röntgentechnik mit geringer Strahlendosis. Sie kostet ca. 60 Euro und wird bei bestimmten Krankheiten von der Kasse bezahlt. Es werden mehrere Wirbelkörper der LWS und beide Oberschenkelhälse gemessen. Das Ergebnis wird mit dem Altersdurchschnitt verglichen und als Grafik dargestellt.

Bereich	BMD (g/cm²)	Junge Erw. T-Wert	Altersvergl. Z-Wert
L1	0.859	−2.3	−2.3
L2	1.016	−1.5	−1.5
L3	0.989	−1.8	−1.8
L4	1.061	−1.2	−1.2
L1–L4	0.993	−1.6	−1.6

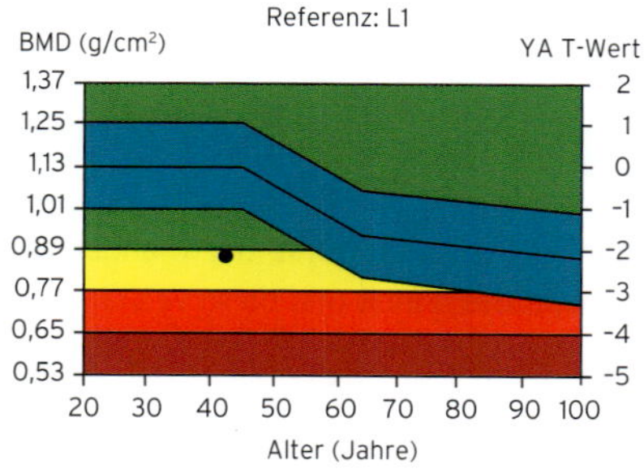

Abb. 3 Osteodensitometrie (DEXA) einer 42 Jahre alten Frau, hoch dosierte Cortisontherapie seit 3 Monaten, 59 kg; Befund: Osteopenie

Therapie: Ist eine andere Erkrankung Ursache der Osteoporose, wird sie nach Möglichkeit therapiert. Die Grundbehandlung umfasst

- ausreichende Calcium- und Vitamin-D-Zufuhr: 1 g Calcium/Tag über Nahrung und Getränke. Die 1 000 I.E. Vitamin D/Tag sind aus der Nahrung kaum zu beziehen. Neben dem Verzehr fettreichen Seefisches sind daher Tabletten à 1 000 I.E. zu empfehlen. Täglicher Aufenthalt im Freien regt die Vitamin-D-Produktion in der Haut an.
- regelmäßige Bewegung: Sie fördert den Knochenaufbau, trainiert Kreislauf, Beweglichkeit und Koordination, was Stürzen und Frakturen vorbeugt. Medikamente, die den Knochenabbau hemmen, sind v. a. die Bisphosphonate (z. B. Alendronat).
- Sturzprophylaxe: Sie erfolgt über Befreiung der Wohnung und des Umfeldes von „Stolperfallen", Verwendung von Gehhilfen, Verbesserung des Sehvermögens bei Fehlsichtigkeit und grauem Star, um Hindernisse zu erkennen; ggf. Hüftschoner (Hüftprotektor).
- ausreichende Schmerztherapie und Verzicht auf müde machende (sedierende) Arzneimittel, damit die Patienten beweglich und aktiv bleiben.

Calcium
→ S.406

Der Dachverband Osteologie stellt Infos und Leitlinien zur Osteoporose bereit.
www.dv-osteologie.org

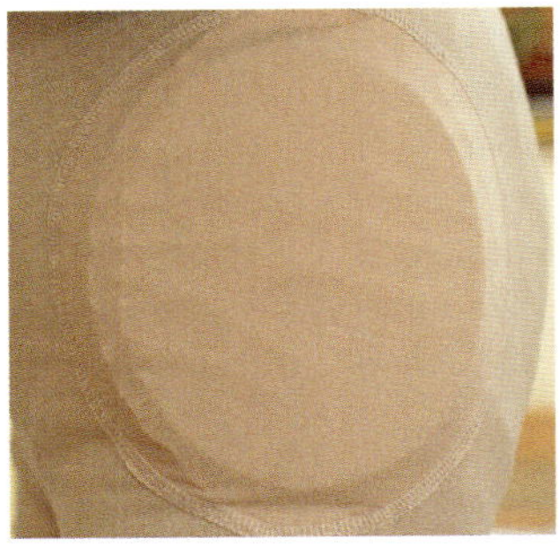

Abb. 1 Hüftprotektorhose

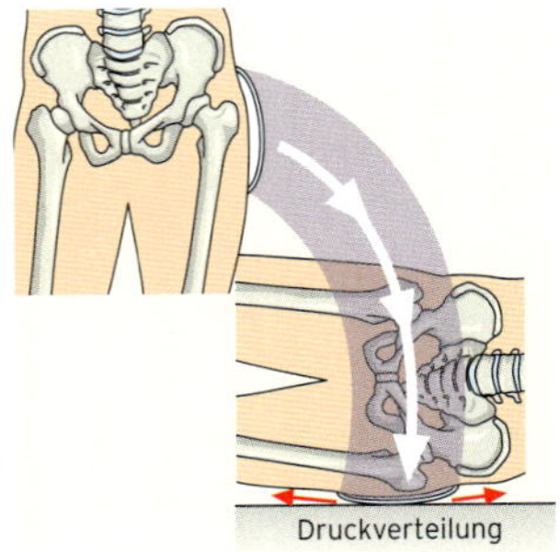

Abb. 2 Wirkung des Hüftprotektors

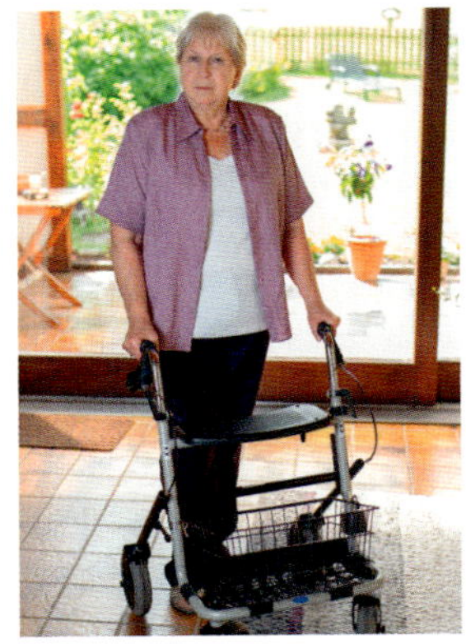

Abb. 3 Bei Gehstörungen und allgemeiner Schwäche können Gehwagen Stürzen vorbeugen.

Prävention: Die Maßnahmen der Osteoporoseprophylaxe entsprechen denen der Therapie mit Ausnahme der Medikamente. Bei Risikofaktoren frühzeitig DEXA.

Einen Selbsttest-Fragebogen zum Osteoporose-Risiko bietet der Dachverband der Osteoporose-Selbsthilfegruppen: **www.osd-ev.org/osteoporose/risikotest**

1 g **Calcium** sind jeweils enthalten in ca.
1 Liter Milch oder Joghurt 3,5 % Fett (650 kcal),
1 Liter Buttermilch (370 kcal),
1,3 kg Quark (ab 900 kcal je nach Fettgehalt),
250 g Fetakäse (580 kcal),
120 g Gouda (480 kcal),
70 g Parmesan (300 kcal),
380 g Grünkohl (120 kcal) und
2 Litern calciumreichem Mineral- oder Leitungswasser (0 kcal).

Vitamin-D-Mangel-Krankheiten: Rachitis und Osteomalazie

Definition: Vitamin-D-Mangel erzeugt beim wachsenden Skelett des Kindes **Rachitis**. Beim erwachsenen Skelett führt der Mangel zur **Osteomalazie** (wörtl.: Knochenerweichung), die der Osteoporose ähnelt und diese verstärkt.

Häufigkeit: Ohne die Vitamin-D-Gabe an Säuglinge wäre Rachitis, die in der Zeit der frühen Industrialisierung sehr verbreitet war, auch heute noch häufig. Lichtmangel und schlechte Ernährung führten damals vor allem bei armen Arbeiterfamilien zu schwerer Rachitis (→ Abb. 4). Mit Lebertran und anderen Vitamin-D-Gaben wurde sie später seltener. Heute haben viele Schulkinder und Erwachsene einen Vitamin-D-Mangel, da sie sich meist in Räumen aufhalten und ungünstig ernähren.

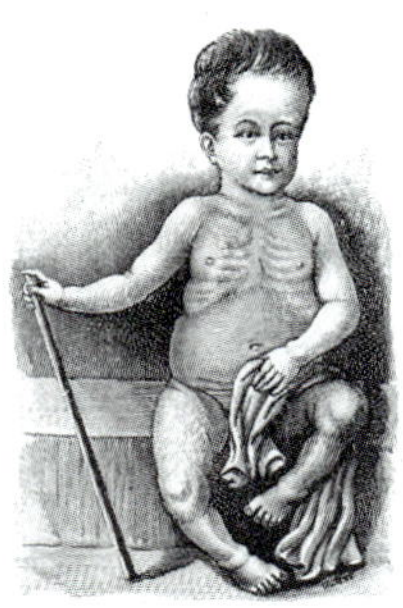

Abb. 4 Rachitisches Kind um 1900

Pathogenese: Der Auf- und Umbau der Knochen erfordert lebenslang ausreichend Vitamin D. Es wird mit der Nahrung aufgenommen und durch Sonnenlicht in der Haut gebildet. Die Nieren wandeln es in seine wirksame Form um. Vitamin-D-Mangel führt zu einer weicheren Knochensubstanz. In der Kindheit führt dies zu Knochenverformungen und mangelnder Knochenmasse. Bei Erwachsenen nehmen Knochenmasse und -qualität ab.

Risikofaktoren: Säuglinge ohne Vitamin-D-Prophylaxe, Menschen, die sich selten im Freien aufhalten wie Altenheimbewohner oder Menschen mit einer schweren Behinderung, Personen mit stets verhüllter Haut sowie Nierenkranke haben meistens einen Vitamin-D-Mangel.

Symptome: Bei Kindern entstehen durch Rachitis eine am Schädel tastbare Knochenerweichung und andere Skelettveränderungen, die ohne Therapie dauerhaft bestehen bleiben (→ Abb. 1). Erwachsene neigen zu Knochenbrüchen; eine Osteoporose schreitet schneller fort. Störungen des Allgemeinbefindens und der Immunabwehr sowie Skelettschmerzen kommen in allen Altersklassen vor.

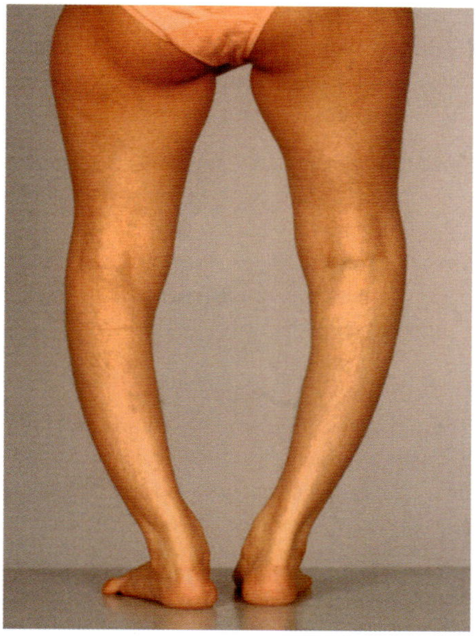

Abb. 1 Schwere Skelettverformungen bei Rachitis

Diagnostik: Messung des Vitamin-D-Spiegels im Blutserum

Therapie: Bei symptomatischem Vitamin-D-Mangel (Rachitis oder Osteomalazie) wird i. d. R. mit 1000 I.E./Tag in Tablettenform behandelt.

Prävention: Tägliche Gabe von Vitamin-D-Tabletten an Säuglinge und Kleinkinder, ggf. kombiniert mit Fluorid zum Schutz der Zähne vor Karies (Zahnfäule). Vitamineinnahme auch für Erwachsene mit Vitamin-D-Mangel und/oder Osteopenie bzw. Osteoporose. Täglicher Aufenthalt im Freien unter Beachtung des Hautschutzes. Sonnenschutzmittel ab Lichtschutzfaktor 8 hemmen die Vitamin-D-Produktion der Haut. Die Ernährung sollte viel fettreichen Fisch wie Hering, Makrele und Lachs enthalten. Fettreiche Milchprodukte und Eier tragen ebenfalls zur Versorgung bei.

2.3.4 Erkrankungen der Sehnen und des Sehnengleitgewebes

Pathogenese: Sehnen sind feste Bindegewebsstränge, die Muskeln mit Knochen verbinden. An den Ansatzstellen werden sie durch Zugkräfte stark strapaziert. An den Unterarmen befinden sich lange Sehnen für die Bewegung der Finger. Sie liegen zum Schutz in Hüllen, den Sehnenscheiden, die ein der Synovia ähnliches Gleitgel enthalten. Sehnenansätze und Sehnenscheiden können sich durch ständig wiederholte, gleichartige Bewegungen entzünden. Die Entzündung stellt den Reparaturversuch des Körpers auf winzige Geweberisse dar. Die Risse selbst werden nicht bemerkt. Erst die nach Tagen spürbare Entzündung führt zu Schmerzen, Schwellung und weiteren Entzündungszeichen. Der Schmerz kommt zu spät, um rechtzeitig vor der Überlastung zu warnen. Wegen der geringen Blutversorgung der Sehnen heilen Verletzungen und Entzündungen der Sehnen und ihrer Gleitgewebe sehr langsam und erfordern eine länger dauernde, konsequente Schonung.

Insertionstendopathie

Definition: Sehnenansatzentzündung durch Überlastung und Degeneration

Symptome: Sehnenansatzschmerzen einen bis mehrere Tage nach Überlastung

Lokalisation: Häufig betroffen sind die Bizepssehne am Oberarm sowie die Achillessehne.

Diagnostik: Anamnese und klinisch (Druckschmerz am betroffenen Sehnenansatz); bei chronischem Verlauf entzündungsbedingte Verkalkungen (Röntgenbild)

Therapie: Schonung, Ruhigstellen, lokales Kühlen; ggf. Schmerzmittel und lokale Cortisoninjektion. Die Injektion von Cortison kann jedoch durch die Schmerzlinderung zur erneuten Überlastung des kranken Gewebes führen; auch stört Cortison die Heilung, was die weitere Degeneration der Sehne fördert. Bei chronischen Beschwerden, starker Verkalkung und Sehnenriss ist ggf. eine Operation nötig.

Epikondylitis

Definition: Insertionstendopathie am radialen oder ulnaren Epikondylus des Oberarmknochens durch wiederholte kleinste Verletzungen. Die beiden Epikondylen sind Fortsätze am knöchernen Gelenkende des Humerus (→ Abb. 1).

Symptome: Schmerzen am radialen oder ulnaren Epikondylus. Beruht die Schädigung des Sehnenansatzes auf wiederholten Anstrengungen mit Beugung, entzündet sich der ulnare Sehnenansatz (**Epicondylitis** humeri ulnaris = sog. Golfarm). Lösen vielfach wiederholte Bewegungen mit Streckung die Entzündung aus, ist der radiale Sehnenansatz betroffen (Epicondylitis humeri radials = sog. Tennisarm). Auch andere Tätigkeiten, z. B. Anstreichen, Sägen, Haus- und Gartenarbeit, können eine Epikondylitis auslösen.

Diagnostik: Anamnese und klinisch; es besteht Druckschmerz am betroffenen Epikondylus.

Therapie: Ruhigstellen. Eine **Bandage** oder **Orthese**, d. h. eine leicht anwendbare Stütz- und Entlastungsschiene, kann die Ruhigstellung erleichtern (→ Abb. 2). Gegebenenfalls können andere Tätigkeiten schmerzfrei ausgeführt werden. Physiotherapie. Bei Chronifizierung bzw. häufigen Rezidiven kann eine Operation indiziert sein.

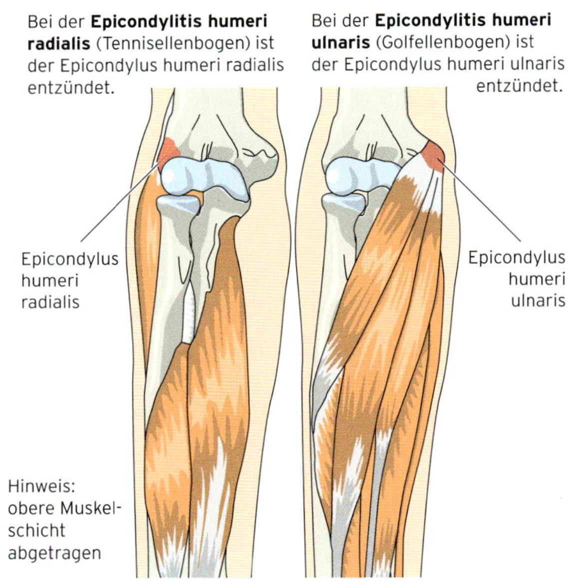

Abb. 1 Rechte Ellenbeuge (von ventral)

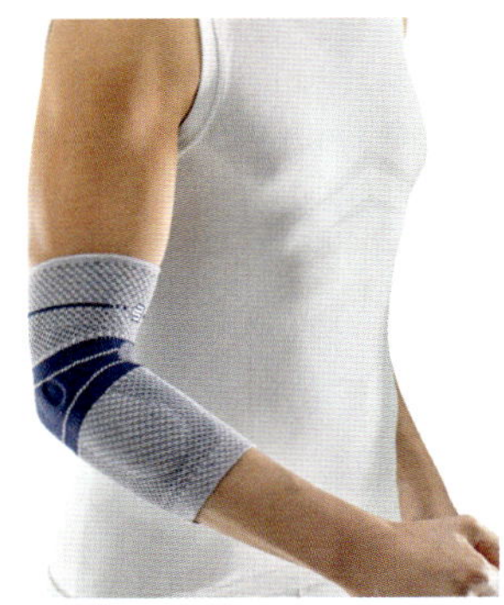

Abb. 2 Bandage zur Schonung des überlasteten Sehnenansatzes

Tendovaginitis

Definition: Sehnenscheidenentzündung; Entzündung des Sehnengleitgewebes

Symptome/Diagnose: Schmerzen, Druckschmerz, strangförmige Rötung und Schwellung im Verlauf der betroffenen Sehne(n), meist am Unterarm bzw. Handgelenk der dominanten Hand. Gegebenenfalls ist über der betroffenen Sehnenscheide ein Reiben bei Bewegung zu tasten.

Therapie: Schonung; teilweise Ruhigstellung, z. B. mit Bandage oder Orthese, Kühlung, ggf. vorübergehend Schmerzmittel

Prävention: Vermeidung ständig wiederholter, einseitiger Tätigkeiten (Betätigung der PC-Maus, Putzen, Kartoffelschälen, Stricken usw.)

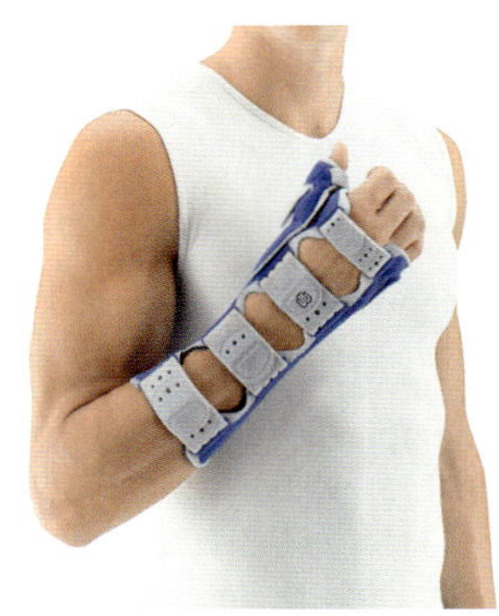

Abb. 3 Handgelenk-Orthese

→ Terminologie: Erkrankungen der Knochen und Sehnen

Bandage	Stütz- oder Schutzverband
DEXA	anerkannte Methode zur Knochendichtemessung
Epicondylitis humeri	Sehnenansatzentzündung am Ellenbogen, z. B. sog. Golf- oder Tennisarm
Fraktur	Knochenbruch
Insertionstendopathie	Sehnenansatzentzündung
Orthese	Apparatur zur Ruhigstellung oder Stützung von Teilen des Bewegungsapparates, z. B. des Handgelenks
Osteomalazie	Vitamin-D-Mangelerkrankung des Skeletts bei Erwachsenen
Osteopenie	verminderte Knochenmasse; Vorstufe der Osteoporose
Osteoporose	stark verminderte Knochenmasse mit hoher Frakturgefahr
Rachitis	Vitamin-D-Mangelerkrankung bei Kindern
Spontanfraktur	Knochenbruch ohne äußere Einwirkung
Tendovaginitis	Sehnenscheidenentzündung

2.3.5 Verletzungen des Bewegungsapparates

Der Bewegungsapparat ist in Beruf, Alltag und Freizeit vielen Gefahren und Belastungen ausgesetzt, die zu Verletzungen führen können. Am häufigsten sind leichte Verletzungen, die in der Hausarztpraxis behandelt werden können.

Prellung

Definition: Eine Prellung **(Kontusion)** ist eine geschlossene Verletzung durch Einwirkung stumpfer Gewalt auf unterschiedliche Gewebe.

Pathogenese: Viele Stürze und Stöße führen zu Prellungen. Das Gewebe, auf das die Kraft eingewirkt hat, wird geschädigt. Aus verletzten Blutgefäßen läuft Blut ins Gewebe. So entsteht ein **Hämatom** (Bluterguss). Gewebsverletzung und Hämatom tragen zur Weichteilschwellung bei.

Symptome: Schmerz, Schwellung und schmerzhafte Bewegungseinschränkung, ggf. Verfärbung durch ein Hämatom

Diagnostik: Bestehen Zweifel daran, dass „nur" eine Prellung vorliegt, ist ggf. ein Röntgenbild erforderlich. So kann z. B. eine Fraktur ausgeschlossen werden.

Therapie: Prellungen heilen von selbst ab. Zur Linderung der Symptome ist es sinnvoll, lokal zu kühlen und z. B. die Extremität hochzulagern. Bei Bedarf können Schmerzmittel gegeben werden. Sogenannte Sportsalben, Schmerzgele usw. können lindern, helfen aber vorwiegend auf psychologischem Wege, da sie nicht tief ins schmerzende Gewebe eindringen können.

Grün und Blau … Die Farbe eines Hämatoms ändert sich mit der Zeit. Zunächst ist es dunkelrot, dann blau-lila, sobald das Blut gerinnt. Über ca. zwei Wochen wird das Blut komplett abgebaut. Dabei wird der rote Blutfarbstoff zunächst in grünes Biliverdin, dann in gelbes Bilirubin umgewandelt. Daher geht die Hämatomfarbe von Grün in Gelb über, das allmählich verblasst. Große Hämatome werden fühlbar warm, da der Blutabbau mit einer Entzündungsreaktion einhergeht.

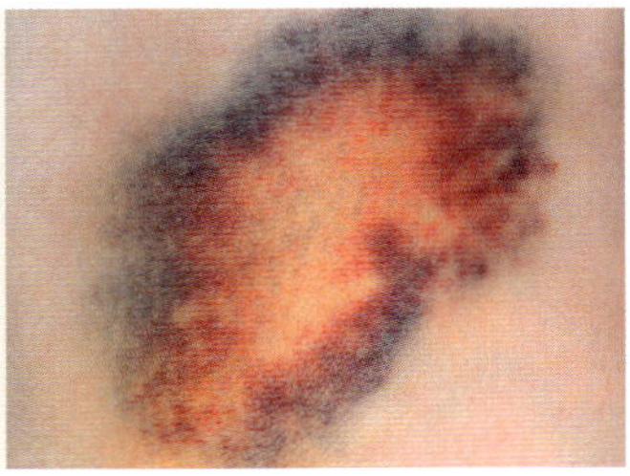

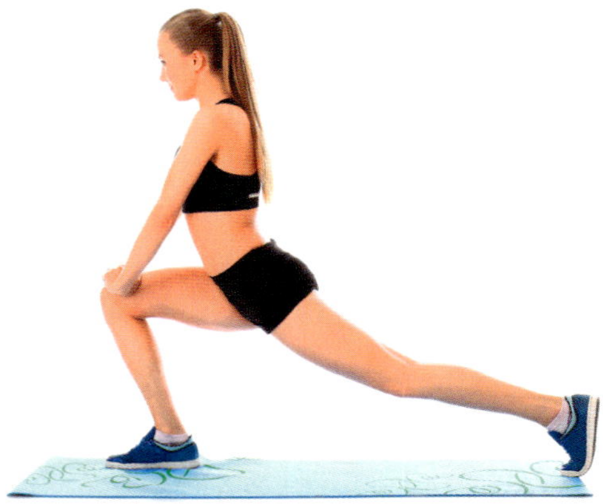

Abb. 1 Dehnübungen wärmen die Muskulatur vor dem Training

Muskelzerrung und Muskelfaserriss

Definition/Pathogenese: Bei akuter oder chronischer Überforderung eines Muskels bzw. bei unzureichendem Aufwärmen kommt es zu Rissen der Muskulatur; diese können mikroskopisch klein sein, einzelne Muskelfäserchen oder auch größere Muskelfaserbündel betreffen. So entstehen je nach Ausmaß des Gewebeschadens **Muskelkater**, **Muskelzerrung** oder **Muskelfaserriss**.

Symptome/Diagnostik: Beim Muskelkater ist die gesamte Muskelpartie schmerzhaft, aber kaum geschwollen. Bei der Muskelzerrung ist der Schmerz ausgeprägter, aber stärker lokalisiert. Beim Muskelfaserriss entsteht an der Stelle des Risses eine tastbare Delle.

Therapie: Bei Zerrung und Faserriss akut Kühlung und Hochlagern; zur Heilungsförderung Wärme (Baden, leichte Bewegung). Präventiv sind gründliches Aufwärmen vor dem Sport und die Vermeidung plötzlicher Überlastungen ohne ausreichendes Training sinnvoll.

Distorsion und Bandruptur

Definition/Pathogenese: Die **Distorsion** (Verstauchung, Verdrehung) ist eine geschlossene Gelenkverletzung durch überstarke Drehung bzw. Biegung eines Gelenks. Dabei werden die Bänder, die das Gelenk stabilisieren, überdehnt und können einreißen (Teilruptur) oder durchreißen (komplette **Bandruptur**).

Lokalisation: Am häufigsten treten Distorsion und Bandruptur lateral am oberen Sprunggelenk (OSG) auf. Der typische Unfall ist das **Supinationstrauma**, das „Umknicken".

Symptome: Sofort auftretender Schmerz, Schwellung und ggf. Hämatom im Bereich des verstauchten Gelenks. Bei Bandrupturen ist ggf. das Reißen als Knall zu hören. Nach schweren und wiederholten Bänderrissen kann das OSG instabil, d. h. „wackelig", werden.

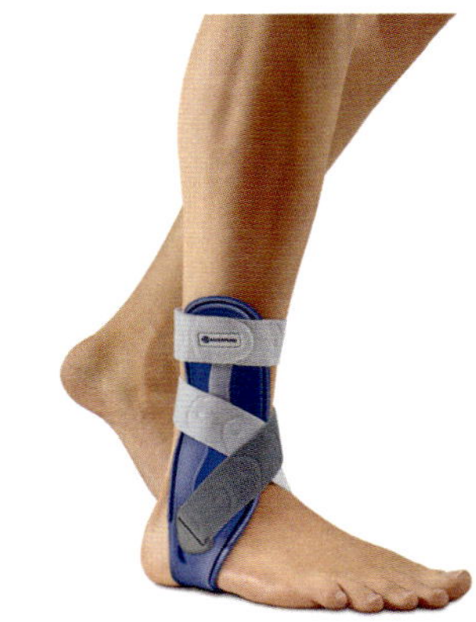

Abb. 2 Sprunggelenk-Orthese

Diagnostik: Anamnese, klinisch; bei V. a. Bandruptur bildgebende Diagnostik

Therapie: Akut kühlen, Hochlagern, Schmerzmittel, Bewegung und Physiotherapie mit einer Orthese. Nur ausnahmsweise wird operiert. Bei Instabilität nach rezidivierenden Rupturen kann eine Orthese das Gelenk bei Belastung unterstützen.

Wichtige Außenbänder des rechten OSG von ventral und lateral	Typischer Unfallmechanismus: Supinationstrauma	Das am häufigsten betroffene Band des rechten OSG von ventral und lateral
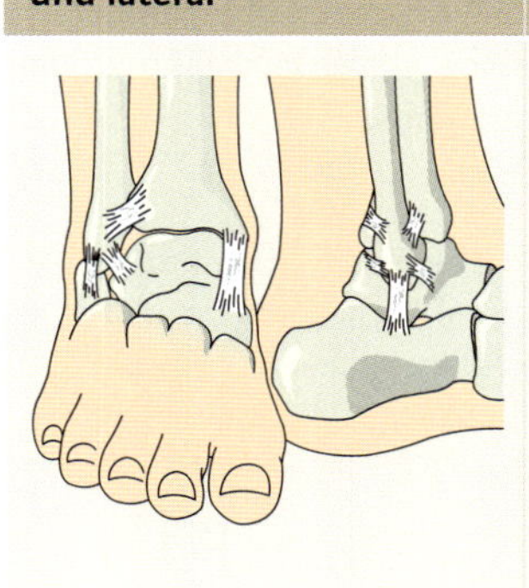	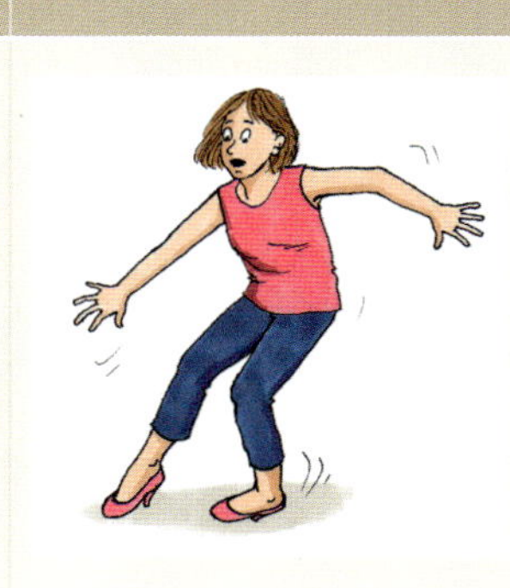	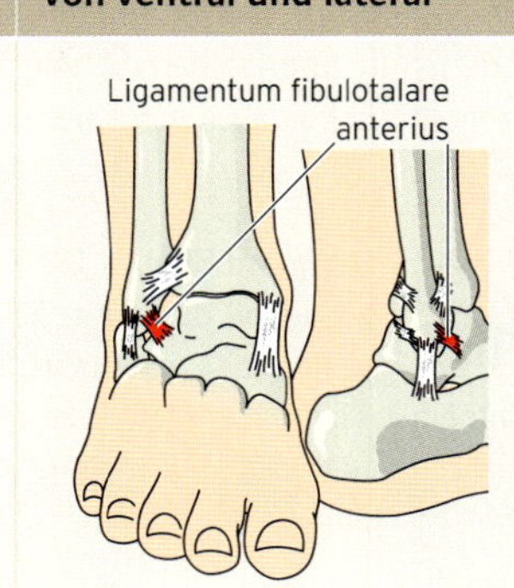

Luxationen/Schulterluxation

Definition/Pathogenese: Verlässt der Gelenkkopf die Gelenkpfanne, kommt es zu einer **Luxation** (Ausrenkung, Verrenkung). Luxationen entstehen meistens **traumatisch**, d. h. durch ein Unfall- bzw. Verletzungsereignis. Am häufigsten ist die Schulterluxation.

Symptome: Nach dem Sturz bzw. Unfall kann der Arm nicht mehr gehoben werden; es bestehen starke Schmerzen und eine Muskelverspannung im Bereich der betroffenen Schulter.

Diagnostik: Klinisch; eine Röntgenaufnahme hilft, eine Fraktur auszuschließen.

Therapie: Der luxierte Gelenkteil wird in Kurznarkose **reponiert**, d. h. zurückverlagert.

Besonderheit: Ein Sonderfall der Luxation ist die angeborene Hüftluxation beim Säugling. Der Hüftkopf liegt dabei nicht in der Pfanne bzw. verlagert sich nach kranial, da die Pfanne nicht richtig angelegt ist. Die angeborene Fehlbildung der Hüfte (**Hüftdysplasie**) kommt familiär gehäuft vor. Sie wird beim Säugling mit Ultraschall diagnostiziert. Oft reicht es aus, eine Zeit lang eine Spreiz-Beuge-Schiene anzulegen. Sie hält den Femur in einer für die Hüftentwicklung günstigen Position.

Traumatische Schulterluxation beim Erwachsenen	Angeborene Hüftluxation (Dysplasie) beim Säugling	Spreiz-Beuge-Schiene bei angeborener Hüftdysplasie
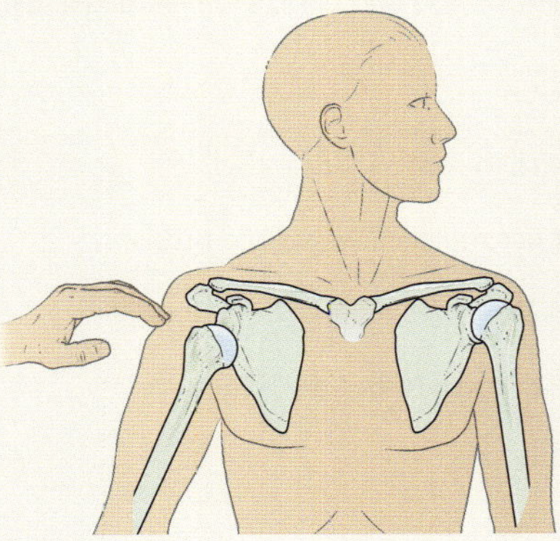	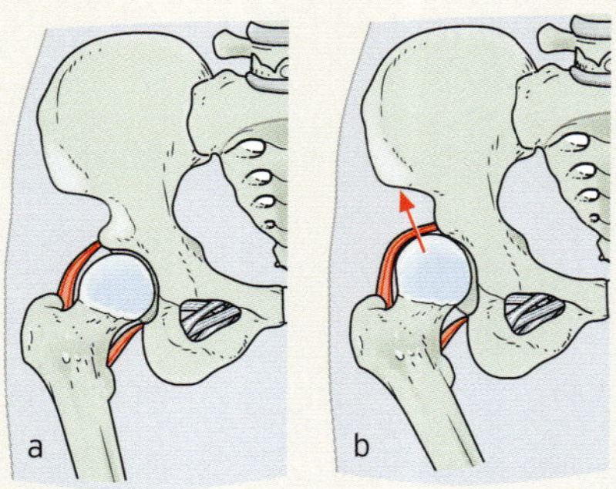	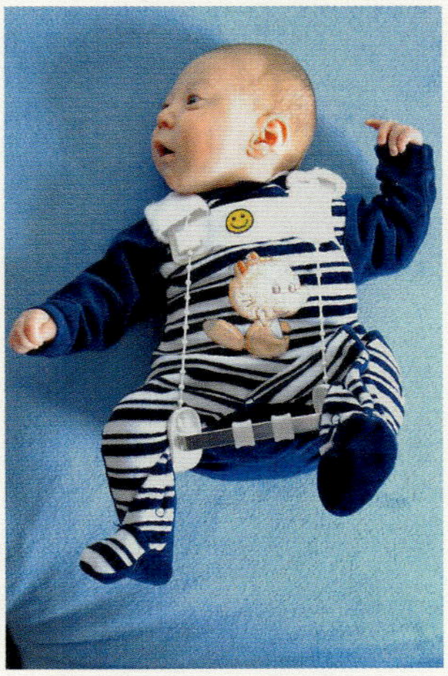
Der Humeruskopf ist aus der Gelenkpfanne herausgetreten, d. h. luxiert.	a Normales Hüftgelenk: Die Gelenkpfanne umschließt den Kopf. b Hüftluxation: Der Kopf gleitet an der Pfanne vorbei nach kranial.	Die Spreiz-Beuge-Schiene hält den Hüftkopf in einer günstigen Position.

Fußdeformitäten

Der **Hallux valgus**, die Ballengroßzehe, ist die häufigste erworbene (d. h. nicht angeborene) Fußverformung. Sie entsteht durch das Tragen spitzer, hoher Schuhe, besonders bei entsprechender Veranlagung. Bei Fehlbelastung weicht der Mittelfußknochen der Großzehe nach medial ab. Dann wirkt erhöhter Druck auf das Großzehengrundgelenk ein und dieses wird dicker. Schmerzen und Verformung nehmen immer mehr zu. Die Therapie erfolgt bei fortgeschrittenem Befund chirurgisch. Dabei wird u. a. der überschüssige Knochen entfernt. Präventiv wirken flache, gesunde Schuhe. Oft geht der Hallux valgus mit der Bildung von Hammerzehen, d. h. über den Fuß nach oben hinausstehenden Zehen, einher (→ Abb. 1).

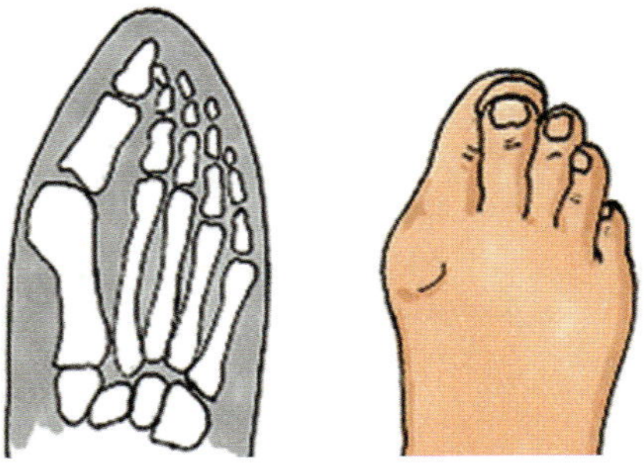

Abb. 1 Hallux valgus (Großzehe) und Hammerzehe (2. Zehe)

Frakturen

Definition: Eine Fraktur ist ein Knochenbruch, d. h. die Unterbrechung eines Knochens mit Bildung von **Fragmenten** (Bruchstücken). Die meisten Frakturen entstehen **traumatisch**, d. h. durch Unfälle bzw. Gewalteinwirkung. Bei pathologischen Frakturen bricht der Knochen ohne äußeren Auslöser. Eine solche **Spontanfraktur** kann z. B. durch Osteoporose oder einen Knochentumor ausgelöst werden.

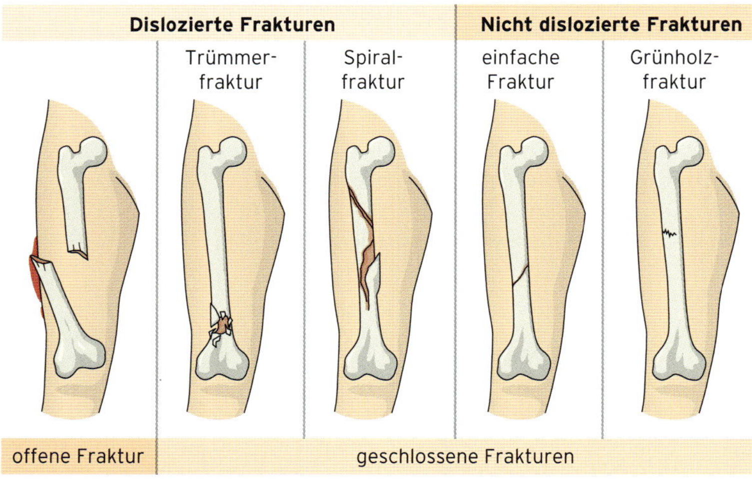

Frakturen werden nach mehreren Merkmalen eingeteilt.

- **Offene** Fraktur: Ein Knochenfragment durchspießt die Haut.
- **Geschlossene** Fraktur: Die Fragmente sind vollständig von Haut bedeckt.
- **Dislozierte** (verschobene) Fraktur: Die Fragmente liegen nicht mehr aneinander.
- **Nicht dislozierte** Fraktur: Die Fragmente liegen regelrecht aneinander.

Symptome: Bei Verdacht auf eine Fraktur untersucht man den Patienten auf Symptome, die für oder gegen einen Knochenbruch sprechen. Es gibt sichere und unsichere Frakturzeichen.

Unsichere Frakturzeichen	Sichere Frakturzeichen
Schmerz	sichtbares, die Haut durchspießendes Knochenstück
Schwellung	abnorme Beweglichkeit
Hämatom	knirschendes Geräusch durch Reiben der Fragmente
Bewegungseinschränkung	Fehlstellung

Diagnostik: Bei klinischem Frakturverdacht wird ein Röntgenbild des betroffenen Körperteils angefertigt. Oft sind Aufnahmen in zwei Ebenen, d. h. von vorn und von der Seite, erforderlich. Die ausreichende Darstellung der Fraktur ist wichtig, um die Lage aller Bruchstücke z. B. bei Trümmerfrakturen zu erkennen. Puls, Blutdruck und der Allgemeinzustand des Patienten werden überwacht, da Frakturen zu schweren, auch lebensbedrohlichen Blutungen ins Gewebe führen können.

Therapie: Dislozierte Frakturen werden in Narkose eingerichtet, d. h. reponiert. Bei offenen Frakturen werden auch Haut und Weichteile operativ verschlossen. Komplizierte Brüche erfordern eine **Osteosynthese**, d. h. eine Operation, bei der die Knochenbruchstücke richtig aneinandergefügt und durch Metallteile zusammengehalten werden. Damit ein verletzter Knochen richtig heilen kann, d. h. der Bruchspalt mit neuer Knochensubstanz haltbar verbunden wird, ist eine mehrwöchige Ruhigstellung notwendig. Sie wird durch einen Gipsverband oder eine vergleichbare, leichtere Orthese sichergestellt. Osteosynthetisch versorgte Brüche können früher als eingegipste Frakturen belastet werden. Das ist günstig, wenn eine längere Bettlägerigkeit den Patienten gefährden könnte. Bei der häufig bei älteren Frauen vorkommenden Oberschenkelhalsfraktur wird aus diesem Grund oft eine TEP eingesetzt. Eine längere Bettlägerigkeit birgt die Gefahr einer Thrombose und einer lebensbedrohlichen Lungenembolie.

TEP → S. 394
Thrombose → Bd. 2, S. 72
Lungenembolie → Bd. 2, S. 72

Besonderheiten: Wird eine Fraktur nicht richtig reponiert und ruhiggestellt, bildet der Körper als Heilversuch **Kallus**. Kallus ist eine weniger harte Knochenart, die den Frakturspalt so gut wie möglich überbrücken soll. Wenn eine Fraktur nicht richtig versorgt und ruhiggestellt wurde, kann der Frakturspalt sich nicht verschließen. Die Bruchstücke bleiben beweglich und instabil. Man nennt dies ein Falschgelenk (Pseudarthrose).

Offene Frakturen sind stark infektionsgefährdet. Eingedrungene Bakterien können zur Infektion des Knochenmarks führen (Osteomyelitis).

Entsteht eine Fraktur ohne Trauma, also ohne starke, auf den Knochen einwirkende Kräfte, spricht man von einer pathologischen Fraktur. Pathologische Frakturen können spontan z. B. im Sitzen auftreten. Sie kommen bei Osteoporose und bei Knochenmetastasen vor.

Distale Radiusfraktur
mit 25 % die häufigste Fraktur

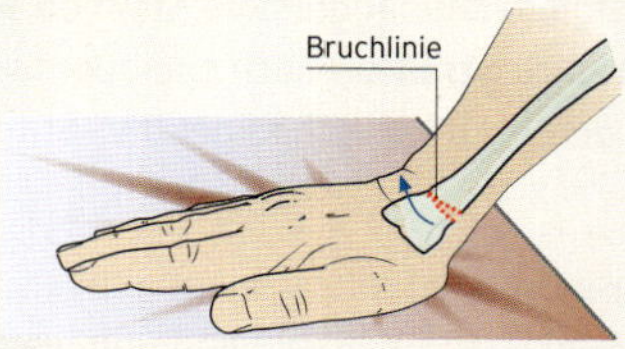

typischer Unfall: Sturz auf die ausgestreckte Hand

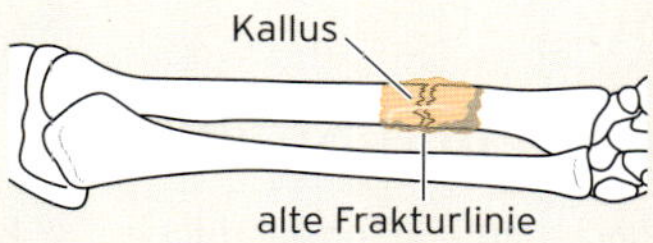

schlecht geheilte Radiusfraktur mit Kallusbildung

Subkapitale Humerusfraktur
häufige osteoporotische Fraktur

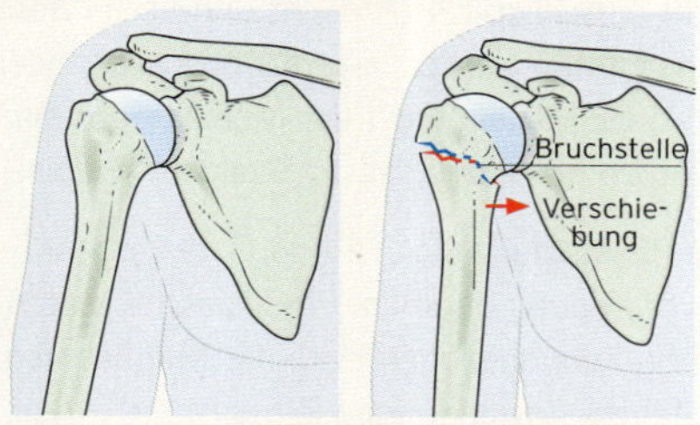

Kopf und Schaft des Humerus können durch die Fraktur ineinandergedrückt werden

→ Terminologie: Verletzungen des Bewegungsapparates

Bandruptur	Bänderriss
disloziert	verschoben
Distorsion	Verstauchung; Verdrehung
Fragment	Knochenbruchstück; Ergebnis einer Fraktur
Hallux valgus	Ballengroßzehe (erworbene Fußverformung)
Hämatom	Bluterguss
Hüftdysplasie	angeborene Fehlbildung der Hüfte, ggf. mit Luxation
Kallus	neu gebildetes Knochengewebe nach einer Fraktur
Kontusion	Prellung
Luxation	Verrenkung; Ausrenkung (Trennung der Gelenkpartner)
Osteosynthese	operatives Zusammenfügen von Knochenfragmenten mit Metallteilen usw.
reponieren	rückverlagern; wiedereinrichten von Knochen nach Luxation oder Fraktur
Supinationstrauma	Sprunggelenksverletzung durch Umknicken des Fußes
traumatisch	durch eine Verletzung, d. h. ein Trauma, entstanden

Aufgaben

1 Erklären Sie den Begriff Supinationstrauma bei der Bandruptur des OSG.
2 Was bedeutet Reponieren? Bei welchen Erkrankungen wird reponiert?
3 Was versteht man unter einer offenen Fraktur?
4 Nennen Sie die Vorteile der chirurgischen Versorgung einer Fraktur.

3 Physikalische Therapie und Physiotherapie

Interaktive Übungen
→ S. 369, PagePlayer

Die Oberbegriffe **physikalische Therapie** und Physiotherapie umfassen vielfältige Behandlungen, die mit physikalischen Einflüssen arbeiten. „Physikalisch" bedeutet wörtlich „die Natur betreffend". Medizinisch genutzt werden z. B. Kälte, Wärme, Elektrizität, Druck und Bewegung. Auch verschiedene elektromagnetische Wellen bzw. Strahlen kommen zur Anwendung: Mikrowellen, Licht einschließlich UV-Licht und Laser. Besonders energiereiche, aggressive Strahlen wie **Röntgenstrahlen** werden v. a. diagnostisch, andere **ionisierende Strahlen** auch therapeutisch eingesetzt. Der Fachbereich der Medizin, der mit ionisierenden, d. h. zellschädigenden Strahlen z. B. Tumoren behandelt, ist die Strahlentherapie.

Die **Physiotherapie** (→ Kap. 3.4) umfasst Behandlungsmethoden, die v. a. auf aktiver und passiver Bewegung beruhen. Physikalische Methoden wie Wärme- und Kältebehandlung werden dabei häufig miteinbezogen bzw. mit Maßnahmen der Physiotherapie kombiniert. Auch Wasser findet vielfältige Anwendungen in Sport und Physiotherapie.

3.1 Physikalische Grundlagen: Wellen und Strahlung

Viele physikalische Erscheinungen, z. B. Licht, und therapeutische Anwendungen, z. B. Kurzwellenbestrahlung, beruhen auf elektromagnetischen Wellen. Diese Energie, die sich wellenförmig ausbreitet, kann man sich wie ein auf einer Wellenlinie fliegendes Energieteilchen vorstellen. Je energiereicher Wellen bzw. Strahlen sind, desto schneller bewegen sich diese „Teilchen" und desto mehr können sie im Gewebe bewirken. Wellen bzw. Strahlen werden mit ihrer Höhe (der Amplitude) und ihrer Häufigkeit (der Frequenz) gemessen. Die Wellenanzahl pro Sekunde, die **Frequenz**, wird in **Hertz (Hz)** gemessen. Je höher ihre Frequenz ist, desto wirksamer, aber auch schädlicher sind elektromagnetische Wellen. Bei ultraviolettem Licht z. B. ist der langwelligste Anteil, das UV-A, relativ wenig schädlich. UV-A hat eine geringe Frequenz und Energie. UV-B hat eine höhere Frequenz und erzeugt schnell einen Sonnenbrand. Beide UV-Licht-Arten sind aber energiereich genug, um Sonnenbrand, Faltenbildung und Hautkrebs hervorzurufen – auch bei therapeutischem Einsatz, z. B. gegen Hautkrankheiten.

Elektromagnetische Wellen (Strahlen)

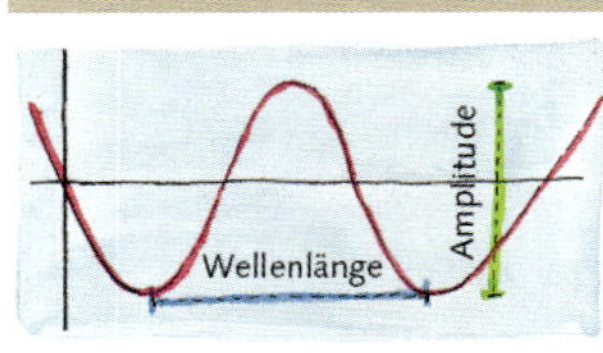

Aufbau einer Welle
Frequenz = Anzahl der Wellen pro Sekunde

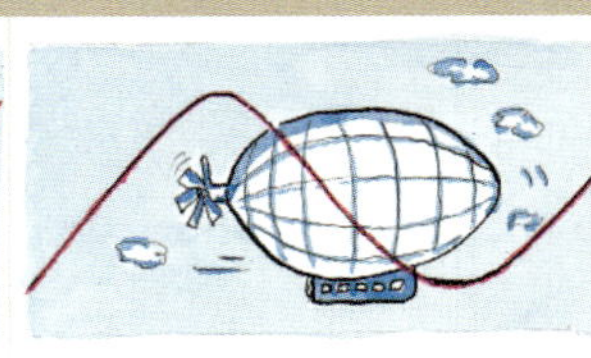

lange Wellenlänge
→ niedrige Frequenz
→ niedrige Energie

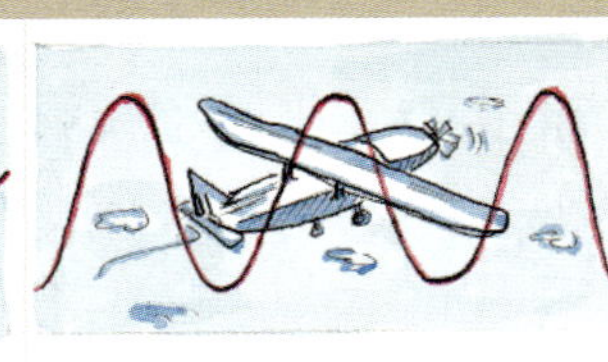

kurze Wellenlänge
→ hohe Frequenz
→ hohe Energie
→ starke Wirkung

DNA
→ S. 272

Die biologische Wirkung elektromagnetischer Wellen beruht darauf, dass sie beim Auftreffen bzw. Eindringen in Gewebe ihre Energie an die Zellen abgeben. Dabei kann eine angenehme Wärme entstehen wie beim ersten Sonnenbad im Frühling oder einer Kurzwellenbehandlung des LWS-Bereichs bei Rückenschmerzen. Energiereiche Wellen wie Röntgenstrahlen oder radioaktive Strahlen können jedoch auch Zellbestandteile schädigen, v. a. die empfindliche DNA. Diese Strahlen sind so stark, dass sie kleine Stücke aus der Erbsubstanz „herausschießen" können. Dadurch wird die DNA verändert: Sie **mutiert**.

Die meisten kleinen **Mutationen** repariert der Körper wieder. Das geschieht z. B. während eines Sonnenbrandes mithilfe der Entzündung. Durch Mutationen können aber auch gesunde Zellen zu Krebszellen werden. Das kommt wahrscheinlich täglich im menschlichen Körper vor. Das Immunsystem findet aber mutierte Zellen fast immer und tötet sie ab. Oft sterben sie von selbst ab, da sie durch die Erbgutschäden nicht mehr funktionsfähig sind. Dies ist ein Grund, warum die Haut mit zunehmendem Alter immer dünner, d. h. zellärmer, wird. Zur Krebsentstehung tragen viele Faktoren bei: Neben genetischer Veranlagung sind dies Stoffe und Einflüsse, die Mutationen auslösen, sowie die im Alter schwächer werdende Immunabwehr.

Krebsentstehung
→ Bd. 3, S. 55

3.2 Strahlenschutz

Zum Schutz aller Beteiligten werden energiereiche Strahlen in der Medizin so wenig und so gezielt wie möglich eingesetzt. Laut Strahlenschutzverordnung (StrlSchV) werden Röntgen- und CT-Aufnahmen nur angefertigt, wenn sie medizinisch indiziert und strahlenfreie Methoden wie Ultraschall ungeeignet sind. Die besonders strahlenempfindlichen Keimdrüsen (Eierstöcke und Hoden) werden so weit wie möglich mit strahlenundurchlässigem Bleischutz abgedeckt. Personal, das bei Röntgenaufnahmen anwesend sein muss, schützt sich durch größtmöglichen Abstand, ggf. eine Schutzwand sowie durch Strahlenschutzkleidung wie Bleischürze und Schutzbrille (→ Abb. 2).

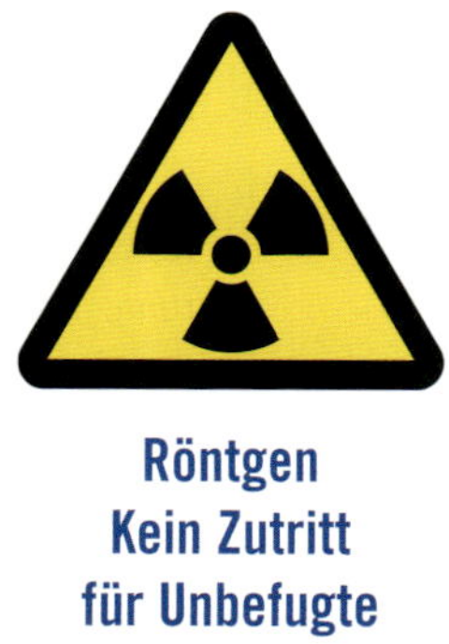

Abb. 1 Sicherheitskennzeichen Röntgen

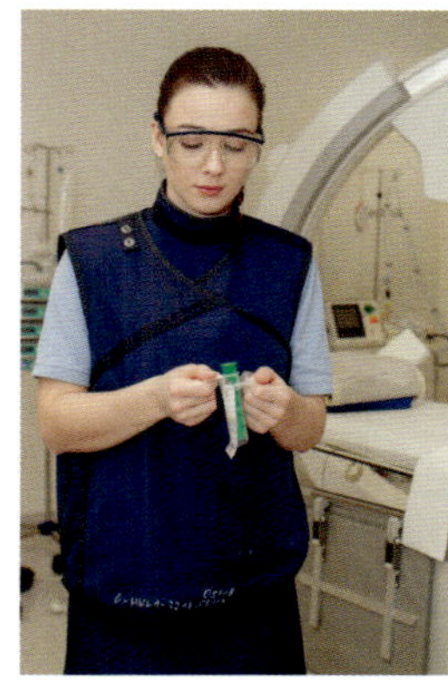

Abb. 2 MFA mit Bleischürze und Schutzbrille

Die DNA von Zellen, die sich gerade teilen, ist besonders mutationsgefährdet. Da bei Kindern im Mutterleib unzählige Zellteilungen stattfinden, dürfen Schwangere nur im Notfall geröntgt werden.

Zunehmende biologische Wirkung bzw. Schädigung durch Strahlen

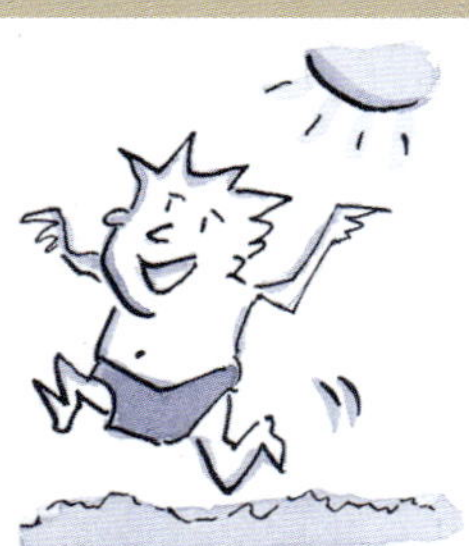

UV-Strahlung hebt die Stimmung und erzeugt Vitamin D.

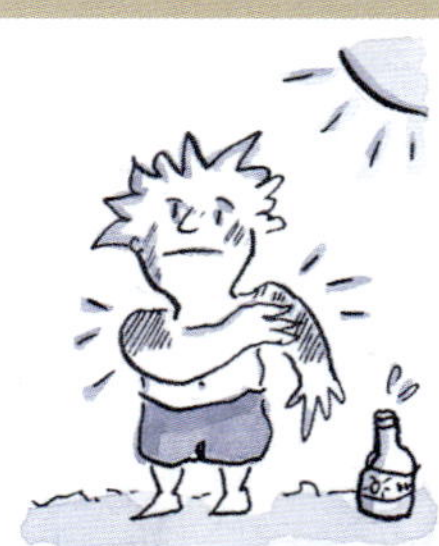

UV-Licht erzeugt DNA-Schäden, z. B. beim Sonnenbrand.

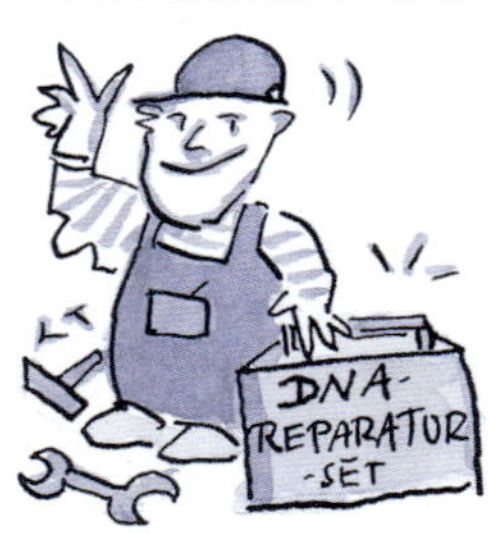

Kleinere DNA-Schäden werden von Reparaturenzymen repariert.

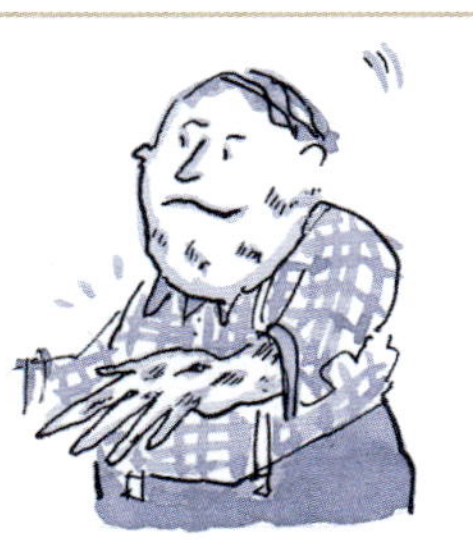

Strahlenschäden können zu Funktionsstörungen führen.

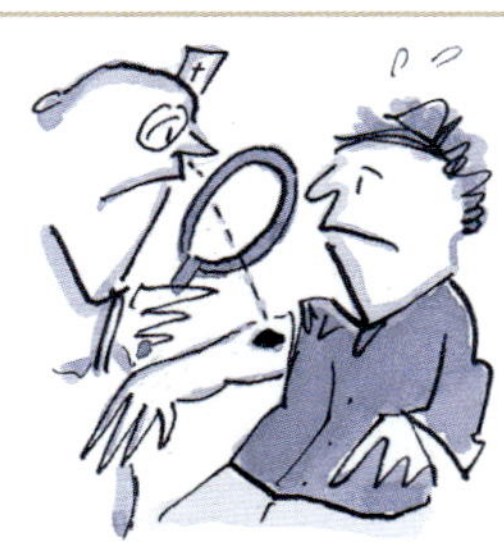

Größere Strahlenschäden können Zellen in Krebszellen umwandeln.

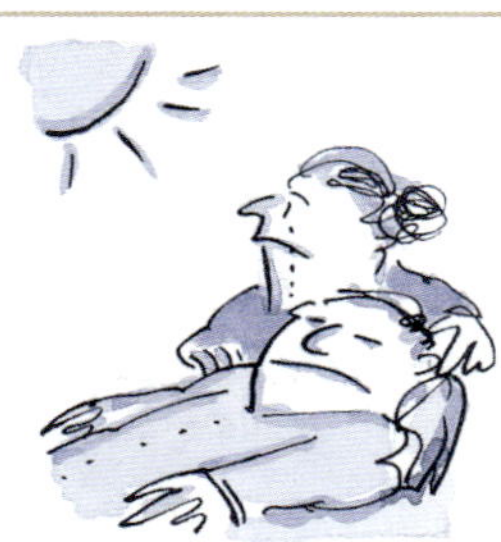

Sehr große Strahlenmengen sind tödlich für Zelle und Organismus.

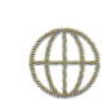

Die Strahlenschutzverordnung finden Sie unter:
www.gesetze-im-internet.de/strlschv_2018/index.html

Bundesamt für Strahlenschutz:
www.bfs.de

3.3 Beispiele physikalischer Therapien

3.3.1 Wärmetherapie

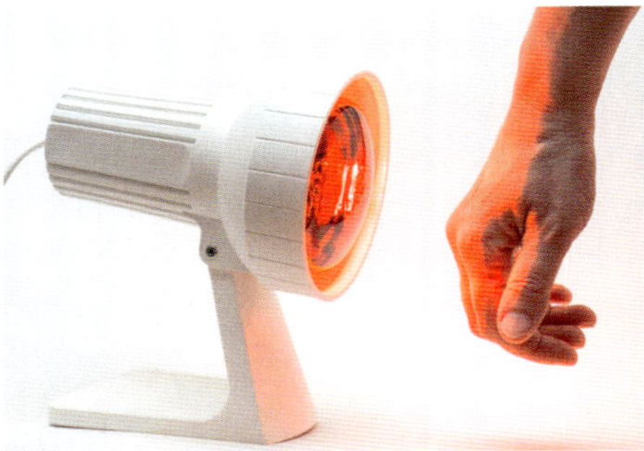

Abb. 1 Rotlichtlampe

Wirkung: Wärme erweitert Blutgefäße, was Durchblutung, Stoffwechsel und Selbstheilung fördert. Sie lockert verspannte Muskulatur. Chronische Entzündungen werden aktiviert, d. h. „akuter" und wirksamer bezüglich der Gewebereparatur.

Art der Anwendung: Wärmflasche, Gelkissen, Körnerkissen, Infrarotlampe, Teil- oder Vollbad, Sauna, durchblutungsfördernde Salbe oder Pflaster

Indikationen: Myogelosen, chronische Entzündungen, Arthrose (außer aktivierte Arthrose)

Kontraindikationen lokal: akute Entzündung, Verletzung, offene Wunde, Blutung, Hauterkrankung, akute Schmerzen; **systemisch** (bei Ganzkörperanwendung): Herzschwäche, chronische Entzündung, Infektionskrankheit, zu niedriger Blutdruck mit Kollapsneigung, Osteosynthesematerial, TEP und Herzschrittmacher (Metallteile erhitzen sich); vorsichtige Anwendung in der Schwangerschaft, um keine Wehen auszulösen

Nebenwirkungen: Schmerz und Entzündung können sich verstärken. Der Blutdruck kann ansteigen oder abfallen. Wärmesalben können Juckreiz und allergische Reaktionen hervorrufen.

Cave: Zu heiße Anwendungen können zu gefährlichen Verbrennungen führen. Das betrifft v. a. Patienten mit Empfindungsstörungen der Haut wie Diabetiker mit Nervenschäden. Säuglinge und Patienten, die sich nicht ausreichend äußern können, sind ebenfalls stark gefährdet.

3.3.2 Hochfrequenztherapie und therapeutischer Ultraschall

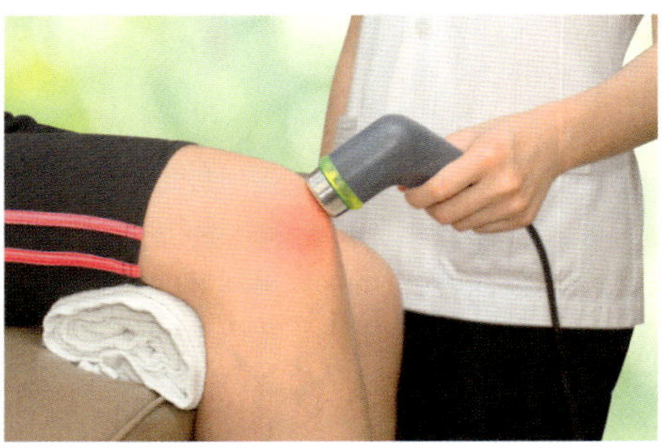

Abb. 2 Ultraschall-Therapie

Wirkung: Auch die Hochfrequenztherapie, im Alltag oft Kurzwellen-, Mikrowellentherapie oder vereinfacht „Bestrahlung" genannt, erwärmt Gewebe. Sie erreicht ggf. tiefer gelegene Gewebsschichten als die einfache Wärmetherapie mit Körnerkissen und anderen Auflagen. Therapeutischer Ultraschall, der mit Spezialgeräten durchgeführt wird, wirkt über eine Art „tiefe Vibrationsmassage" des Gewebes ebenfalls wärmend.

Cave: Nebenwirkungen und Kontraindikationen entsprechen der Wärmetherapie. Die Wachstumszonen der Knochen bei Kindern werden nicht behandelt.

3.3.3 Kältetherapie

Wirkung: Kälte bewirkt eine Gefäßverengung und damit eine geringere Durchblutung. Das wirkt bei akuter Anwendung Schwellung, Schmerz und Blutungen bzw. einer Hämatombildung entgegen. Juckreiz und Entzündungen werden gemildert.

Art der Anwendung: kalte Auflagen (nasses Tuch oder Gelkissen), Kältespray (sog. Vereisungsspray), Wasser (als Teilbad oder fließend)

Indikationen: Akuttherapie leichter Hautverletzungen und -entzündungen (Sonnenbrand, Insektenstich, Verbrühung, Verbrennung) und des Bewegungsapparates (Prellung, Distorsion)

Kontraindikationen: offene Verletzungen, Säuglinge, Empfindungsstörungen und die Unfähigkeit, sich bei Unwohlsein passend zu äußern (siehe Wärmetherapie)

Nebenwirkungen: Frieren, bei falscher Anwendung Unterkühlung bzw. Erfrierungen. Kühlauflagen aus Sicherheitsgründen nicht im Tiefkühlfach lagern, sondern im Kühlschrank bei mindestens +4 °C. Zwischen Kühlauflage und Haut wird ein trockenes Tuch gelegt.

Kälteanwendung

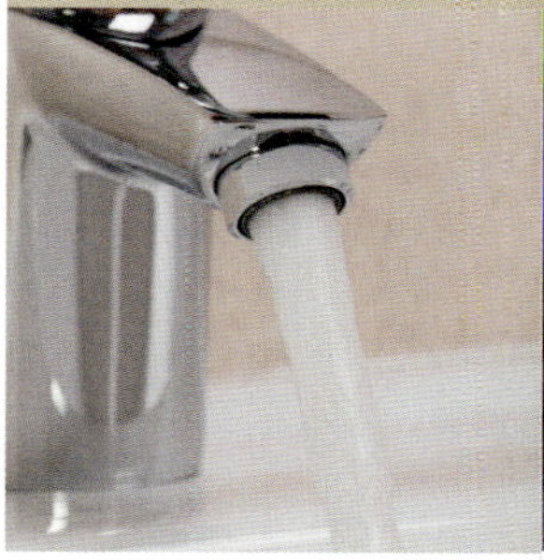

Wasser: zum Kühlen als fließender Strahl oder als Teilbad

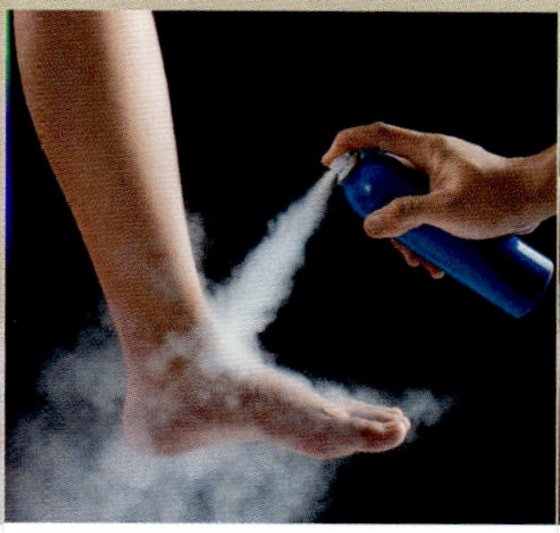

Vereisungsspray: schnelles Kühlen zur Schmerzstillung bei Sportverletzungen

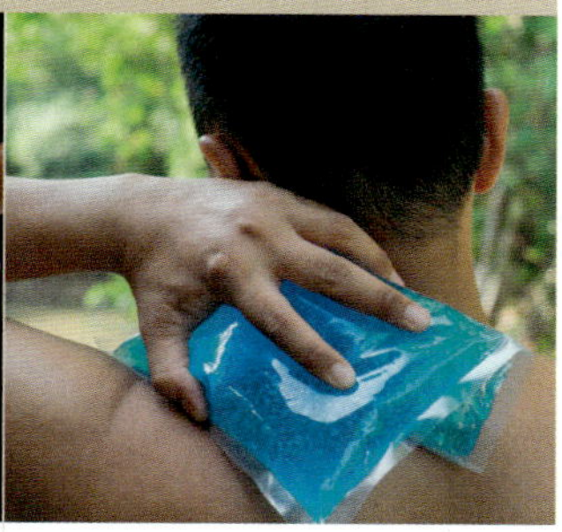

Kühlkompresse: mit Gel gefüllt, für Wärme- und Kältetherapie geeignet; gibt es auch für eine bestimmte Körperregion passend gefertigt

3.3.4 Elektrotherapie: Reizstrom und TENS

Wirkung: Durch verschiedenartige elektrische Ströme kann eine vermehrte Muskelaktivität, aber auch eine Schmerzlinderung erreicht werden.

Art der Anwendung: Reizstromgeräte und **TENS**-Geräte

Indikationen: manche Lähmungen, bei TENS chronische, lokalisierte Schmerzen

Kontraindikationen: Herzschrittmacher, offene Wunden, Hautkrankheiten, Schwangerschaft

Nebenwirkungen: Kribbeln und Taubheitsgefühl, bei falscher Anwendung auch Schmerzen; bei Anwendung im HWS-Bereich Kopfschmerzen und Schwindelgefühl

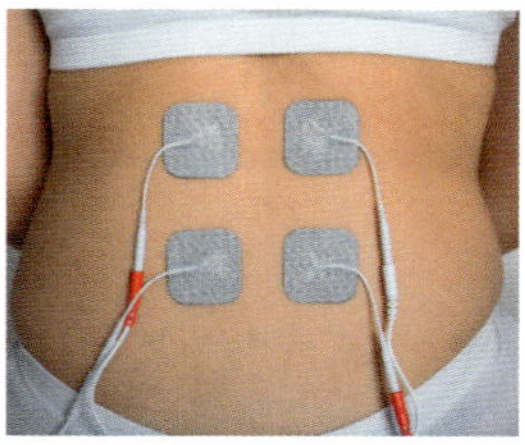

Abb. 1 TENS-Klebeelektroden bei Rückenschmerzen

3.3.5 Licht- und UV-Licht-Bestrahlung (Phototherapie)

Wirkung: Licht und UV-Licht kann die Haut durch verstärkte Durchblutung wärmen. Licht regt die Haut zur Bräunung und Verdickung als natürliche Lichtschutzmaßnahmen an und kann sie weniger entzündungsbereit machen. Die hauteigene Vitamin-D-Bildung wird durch UV-B-Licht-Bestrahlung angeregt.

Art der Anwendung: Meistens wird UV-A-Licht angewendet, das weniger leicht Sonnenbrand auslöst als UV-B-Licht. Die Wirkung auf die Haut kann durch bestimmte Medikamente und durch Baden mit Spezialzusätzen vor der Bestrahlung erhöht werden.

Indikationen: chronische Hautkrankheiten wie Neurodermitis und Psoriasis (Schuppenflechte), zur Sonnengewöhnung auch bei der sog. Sonnenallergie

Kontraindikationen: lichtbedingte Hautschäden, Hautkrebs, auch in der Familie; Immunschwäche, z. B. durch bestimmte Medikamente, weil dann die Abwehr von Krebszellen, auch Hautkrebszellen, geschwächt ist

Nebenwirkungen: Sonnenbrand, Verschlimmerung der Beschwerden bei zu starker Lichtintensität, verstärkte Hautalterung und andere lichtbedingte Hautschäden, Hautkrebs, grauer Star (Linsentrübung) bei fehlendem Augenschutz

Besonderheit: Phototherapie kann mit Bestrahlungsgeräten durchgeführt werden, aber auch am Meer stattfinden. Das Tote Meer wird zur Klima- und Lichttherapie bei Hautkrankheiten empfohlen, da das Sonnenlicht (als fast reines UV-A-Licht) dort besonders gut verträglich ist.

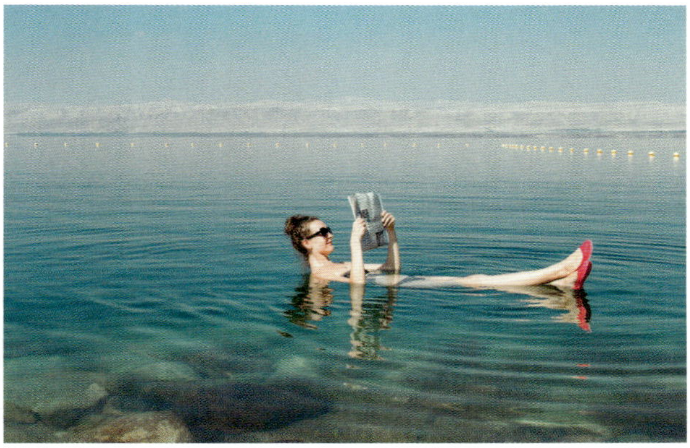

Abb. 2 Phototherapie am Toten Meer

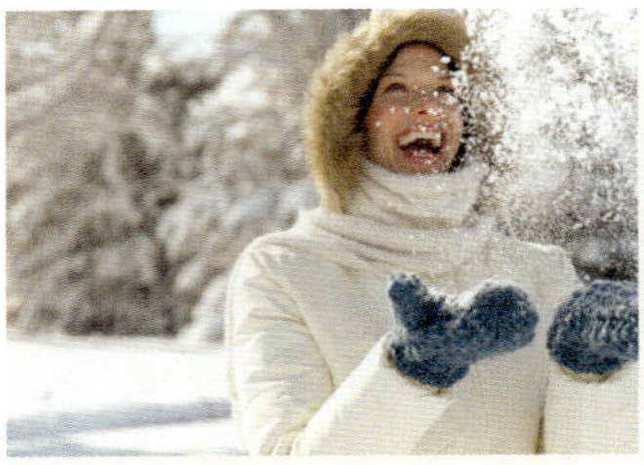

Abb. 1 Bewegung im Freien hebt die Stimmung.

Saisonabhängige Depression bedeutet, dass es vielen Menschen im Winter an Stimmung und Antrieb mangelt. Helles Licht vermehrt bestimmte Überträgerstoffe des Gehirns, die für Wohlfühlen, Initiative und Aktivität wichtig sind. Ein Aufenthalt im Freien ist selbst an trüben Tagen wirksam gegen den Lichtmangel und seine deprimierende Wirkung. Noch besser hilft Licht zusammen mit Bewegung. Speziallampen, die besonders helles Licht ausstrahlen, wirken unterstützend. Wird das Wintertief zur Krankheit, ist eine ärztliche Behandlung ratsam.

3.3.6 Lasertherapie

Abb. 2 Sicherheitswarnzeichen vor Laserstrahl

Wirkung: Der Begriff Laser steht für stark gebündeltes, sehr energiereiches Licht. Die Lasertherapie ist daher eine abgewandelte Form der Lichttherapie. Das verstärkte Licht kann Gewebe gezielt schädigen oder verändern. Je nachdem, wie das Gerät den Laserstrahl erzeugt, heißt der Laserstrahl Argon-Laser, CO_2-Laser usw.

Art der Anwendung: Laser können zu chirurgischen Zwecken ähnlich wie feine Skalpelle (chirurgische Messer) eingesetzt werden. Das Blutungsrisiko ist beim Lasern gering. Pigmente, d. h. körpereigene und -fremde Farbstoffe, sowie Blutgefäße können zerstört werden.

Indikationen: Laser werden therapeutisch und kosmetisch eingesetzt, z. B. am Auge (Netzhautablösung, Diabetes-Schäden, Hornhautchirurgie), an der Haut (Entfernung von Altersflecken, erweiterten Äderchen, Blutschwämmchen, Tumoren, Tätowierungen) oder im Magen-Darm-Trakt (Stillung von Magenblutungen).

Kontraindikationen: Schwangerschaft, Ekzeme, Entzündungen, Neigung zu starker Narbenbildung. Bei unklarer Diagnose gilt: Wird ein „Pigmentfleck“ entfernt, indem das Pigment zerstört wird, muss zuvor klar sein, dass kein Hautkrebs vorliegt.

Nebenwirkungen: Narbenbildung, Pigmentveränderungen, Schmerzen

Besonderes: Der Blick in einen Laserstrahl kann die Augen stark schädigen. Werden Tätowierungen gelasert, gelangt der zerkleinerte Farbstoff in die Lymphknoten; er bleibt also lebenslang im Körper, auch bei Unverträglichkeit oder Allergie.

3.4 Physiotherapie

Das große Gebiet der Physiotherapie umfasst vielfältige Behandlungsverfahren und -methoden, die auf aktiver und passiver Bewegung beruhen. Physiotherapie wird im Rahmen der Prävention, der Therapie und der **Rehabilitation** eingesetzt.

3.4.1 Klassische Massage

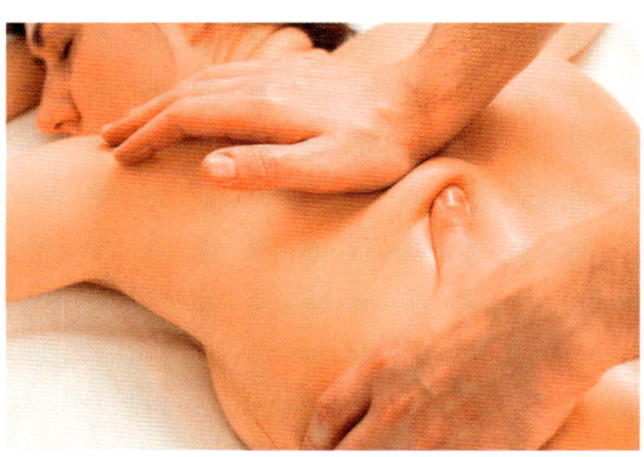

Abb. 3 Durch Massage wird die Muskulatur gelockert.

Bei der klassischen Massage behandelt der Therapeut das Gewebe durch spezielle Handgriffe und Bewegungen. Er reibt, knetet, walkt, zupft oder klopft Körperpartien des Patienten nach speziellen Regeln. Das Behandlungsziel einer Teilmassage ist z. B. die Lockerung verspannter Muskulatur.

Die Beweglichkeit soll wiederhergestellt und Schmerzen sollen gelindert werden. Das Gewebe einschließlich der verhärteten Muskulatur wird gelockert und die gestörte Durchblutung verbessert.

Ein zusätzlicher Effekt von Massagen kann eine allgemeine, körperlich-seelische Entspannung sein. Oft wird Massage als erholsame „Streicheleinheit" empfunden. Ganzkörpermassagen sind Wellnessmaßnahmen und daher nicht verordnungsfähig.

Die Faszientherapie ist eine Massagetechnik, die auch als Bindegewebsmassage bezeichnet wird. Sie dient der Lockerung verhärteter und verspannter Muskeln und der sie umgebenden Gewebe.

3.4.2 Bewegungstherapie (Krankengymnastik)

Bewegungstherapie, die sog. Krankengymnastik, ist ein großer und wichtiger Teil der Physiotherapie. Um die Belastbarkeit, Kraft und Beweglichkeit des Patienten bzw. erkrankter Körperbereiche zu verbessern, erhält er Anleitung und Hilfe bei entsprechenden Übungen. Er lernt auch, Bewegungsübungen selbstständig durchzuführen, um den Therapieerfolg dauerhaft zu sichern. Art und Intensität der Bewegungstherapie werden dem einzelnen Patienten angepasst. Sie richtet sich nach Allgemeinzustand, Diagnose und Genesungsfortschritt.

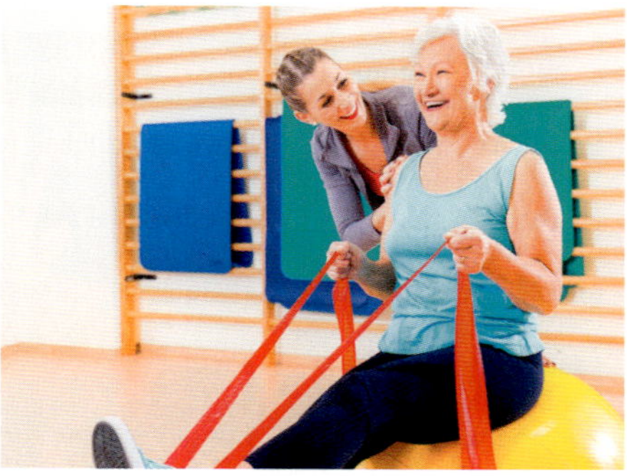

Abb. 1 Bewegungstherapie mit dem Gymnastikband

Der Therapeut bringt seine erlernten Methoden und persönlichen Erfahrungen in die Planung und Durchführung der Therapie ein. Krankengymnastik kann und soll Sport nicht ersetzen, sondern ergänzen und körperliches Training, z. B. nach Verletzungen, wieder ermöglichen. Auf die Krankengymnastik beim Physiotherapeuten sollte „Gesundengymnastik", z. B. im Fitnessstudio oder Sportverein, folgen.

3.4.3 Manuelle Therapie und Osteopathie

Der Begriff manuelle Therapie bedeutet: Behandlung mit den Händen. Dadurch soll die Beweglichkeit bzw. Funktion von Muskeln und Gelenken verbessert werden. Ziel ist es auch, verspannte, verhärtete und schmerzende Muskulatur zu lockern.

Dabei können Gelenke direkt beeinflusst werden (sog. Einrenken, bei dem ein Knacken hörbar wird); dies wird meistens von Ärzten durchgeführt. Man spricht auch von Chiropraxis (griech. Anwendung der Hände). Oft hierbei wird vom Lösen von Gelenkblockaden gesprochen.

Bei der **manuellen Therapie**, die viele Physiotherapeuten durchführen, werden Muskulatur und Gelenke über die Weichteile beeinflusst.

Die Therapierichtung **Osteopathie** (wörtl. Knochenleiden) ist eine Variante der manuellen Therapie. Dabei sollen über Muskeln und sonstige Weichteile wie Faszien nicht nur der Bewegungsapparat, sondern auch die Funktion innerer Organe verbessert werden. Dabei nutzt man die Tatsache, dass bestimmte Wirbelsäulenbereiche nervlich mit bestimmten inneren Organen „verschaltet" sind. Mit der Osteopathie verwandt sind craniosacrale und Atlastherapie. All diese Therapieformen dienen der Funktionsverbesserung und Schmerzreduktion.

3.4.4 Lymphdrainage

Lymphgefäße sind dünne Bahnen im Körper, die Flüssigkeit aus dem Gewebe in den Blutkreislauf leiten. Die Lymphdrainage, wörtlich Entwässerung über die Lymphwege, ist eine spezielle Massageform. Sie hat das Ziel, durch Lymphstau bedingte Schwellungen bzw. Ödeme zu bessern. Sie wird z. B. nach Brustamputationen angewendet, da bei Brustkrebs in manchen Fällen Lymphknoten entnommen und Lymphbahnen unterbrochen werden müssen. Der Verlust von Lymphgefäßen führt oft zum Flüssigkeitsstau im Arm der operierten Seite. Die manuelle, d. h. mit den Händen durchführte, Lymphdrainage erleichtert den Abfluss der im Gewebe gestauten Flüssigkeit in Richtung Herz. Sie dient nicht der Therapie anderer Ödem-Arten, z. B. bei Übergewicht. Bei Ödemen aufgrund von Entzündungen oder Varizen (Krampfadern) ist eine kausale Therapie indiziert.

Lymphgefäße
→ Bd. 2, S. 38

→ Terminologie: Physikalische Therapie und Physiotherapie

Frequenz	Wellen-Häufigkeit pro Sekunde (Einheit Hertz bzw. Hz)
Hz (nach H. Hertz)	Hertz; Maßeinheit für Frequenz (1 Hz = 1 Welle/s)
ionisierende Strahlen	energiereiche Strahlen, die Zellen schädigen können
Laser	energiereicher, stark gebündelter Lichtstrahl
Lymphdrainage	Massagetechnik zur Verbesserung des Lymphabflusses
manuelle Therapie	spezielle Physiotherapie durch Handgriffe des Therapeuten
Mutation (Verb **mutieren**)	Veränderung der Erbsubstanz
Ödem	Flüssigkeitsansammlung im Gewebe
Osteopathie	physiotherapeutische Methode, verwandt mit manueller Therapie
physikalische Therapie	Behandlung mit Nutzung physikalischer Einflüsse
Physiotherapie	Bewegungstherapie und andere Therapien, die auf aktiver und passiver Bewegung beruhen
Rehabilitation	möglichst weitgehende Wiederherstellung der Gesundheit und Arbeitskraft nach Krankheit
Röntgenstrahlen	energiereiche Strahlen zur medizinischen Bildgebung
TENS	**t**ranskutane **e**lektrische **N**erven**s**timulation; Therapiemethode, die mit leichten Dauerströmen Schmerzen lindert

Aufgaben

1 Welche Wirkungen hat Wärme auf Gewebe?
2 Welche Indikationen für lokale Wärmetherapie kennen Sie?
3 Unter welchen Umständen ist Wärmetherapie kontraindiziert?
4 Welche Wirkungen hat Kälte auf Gewebe?
5 Welche Indikationen und Kontraindikationen gelten für die Kältetherapie?
6 Nennen Sie Vorsichtsmaßnahmen bei der Kältetherapie.
7 Erklären Sie das Prinzip der Lymphdrainage.

4 Arzneimittel

„Die Dosis allein macht das Gift."

Diesen Satz zum Thema Arzneimittel sagte Paracelsus, ein berühmter Arzt des Mittelalters. Die Aussage gilt immer noch. Selbst mit harmlos scheinenden Alltagsstoffen wie Zucker und Salz kann man sich vergiften bzw. durch übermäßigen Verzehr schaden. Oft ist von Gift in Nahrung und Umwelt die Rede, gleichzeitig liest man „unterhalb der Grenzwerte" – und hofft, dass so geringe Dosen nicht schaden.

Interaktive Übungen
→ S. 369, PagePlayer

Definition: Arzneimittel sind Stoffe und Zubereitungen von Stoffen, die dazu dienen,

- Krankheiten zu heilen, zu verhüten, zu lindern oder zu erkennen.
- die Beschaffenheit, den Zustand oder die Funktion des Körpers oder der Seele zu erkennen oder zu beeinflussen.
- körpereigene Stoffe zu ersetzen.

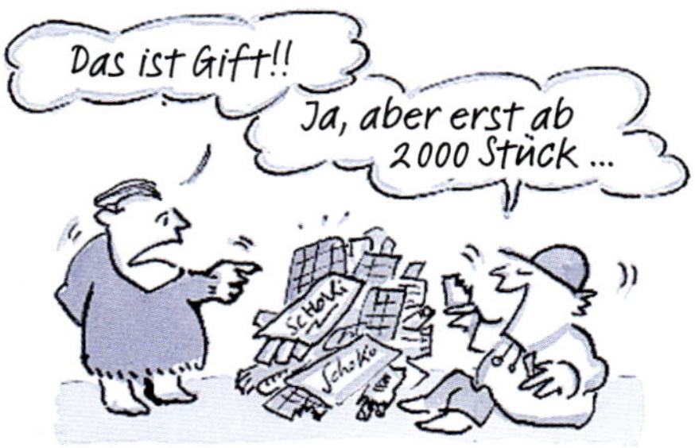
Das ist Gift!!
Ja, aber erst ab 2000 Stück ...
Schoki
Schoko

Arzneimittel heißen auch **Medikamente** oder **Pharmaka**. In Deutschland dürfen nur Apotheker Arzneimittel entwickeln, zubereiten, lagern und abgeben. Fast alle Arzneimittel sind heute Fertigarzneimittel. Das sind abgepackte Medikamente, die von der pharmazeutischen Industrie hergestellt werden. Sie werden vom Großhandel an Apotheken geliefert und dort an Patienten abgegeben. Individuelle Salbenmischungen, die z. B. Hautärzte verordnen, werden weiterhin in Apotheken zubereitet.

Für alle Arzneimittel gilt das **Arzneimittelgesetz (AMG)**. Es regelt Herstellung, Prüfung, Zulassung, Registrierung, Verschreibung und Abgabe der in Deutschland erhältlichen Medikamente. Das AMG regelt auch die Gebrauchsinformation, die jedem Medikament beiliegt. Vereinfacht wird sie „Beipackzettel" genannt.

Beispiele für verschiedene Arzneimittelanwendungen	
1. **Heilung, Verhütung, Linderung oder Erkennung von Krankheiten**	– Antibiotika: Therapie bakterieller Infektionen – Cholesterinsenker: Verhütung von Herzinfarkten – Vitamin-D-Gabe an Säuglinge: Schutz vor Rachitis – Schmerzmittel: Linderung von Gelenkbeschwerden – Morphin: Linderung der Atemnot bei Sterbenden – Kontrastmittel: Verbesserung der Darstellung von z. B. Blutgefäßen bei Röntgen- oder MRT-Aufnahmen
2. **Erkennung bzw. Beeinflussung der Beschaffenheit oder Funktion des Körpers oder der Seele**	– radioaktive Stoffe zur Schilddrüsendiagnostik/-therapie – Farbstoffe zur Erkennung von Epithelschäden am Auge – Medikamente zur Pupillenerweiterung für die Diagnostik – verschiedene Psychopharmaka zur Milderung von z. B. Depression, Schlaflosigkeit, Wahnzuständen
3. **Ersatz körpereigener Stoffe**	– Schilddrüsenhormone bei Schilddrüsenunterfunktion – Insulin bei Diabetes mellitus Typ 1 – weibliche Geschlechtshormone bei Wechseljahresbeschwerden – Augentropfen als Tränenersatz bei trockenen Augen – Gerinnungsstoffe für Bluter

Lebensmittel (auch Nahrungsergänzungsmittel und Sportlernahrung), Kosmetika und Medizinprodukte sind keine Arzneimittel. Dies gilt auch, wenn sie die gleichen Inhaltsstoffe wie Medikamente haben. Einige Vitamine und Mineralstoffe gibt es als Nahrungsergänzungsmittel und als Arzneimittel. Bei den Nahrungsergänzungsmitteln fehlt die ausführliche Gebrauchsinformation. Beim Einkauf von Arzneimitteln z. B. im Drogeriemarkt fehlt die Beratung durch den Apotheker.

Bundesinstitut für Arzneimittel und Medizinprodukte (BfArM): www.bfarm.de

Das Arzneimittelgesetz ist mit dem **Medizinproduktegesetz (MPG)** eng verbunden. Medizinprodukte (MP) wie Herzschrittmacher und Gelenkprothesen werden zu ähnlichen Zwecken, nämlich zur Heilung oder Linderung von Krankheiten, in den menschlichen Körper eingebracht. Enthält ein MP zusätzlich Arzneistoffe, z. B. ein Intrauterinpessar (eine sog. Spirale) Hormone zur Empfängnisverhütung, gilt für dieses Produkt das Arzneimittelgesetz. Das Bundesinstitut für Arzneimittel und Medizinprodukte (BfArM) als selbstständige Bundesoberbehörde des Bundesministeriums für Gesundheit ist für beide Produktgruppen zuständig.

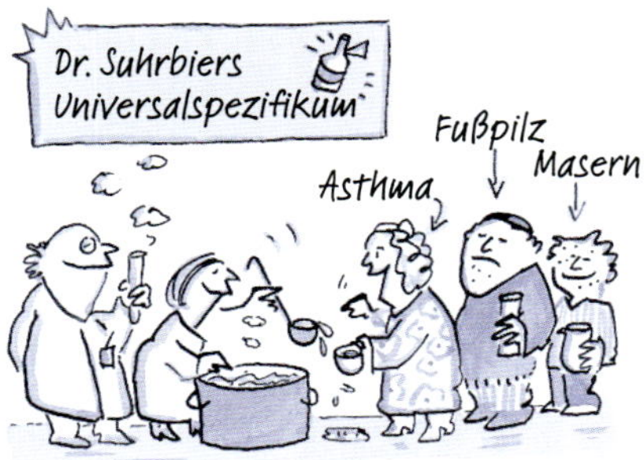

Gesetze regeln auch die Werbung für Medikamente. In Deutschland darf sich Werbung für verschreibungspflichtige Medikamente, z. B. für Antidepressiva oder Cholesterinsenker, nicht an Patienten oder ihre Angehörigen richten. Heilungsversprechen wie „hiermit nehmen Sie sicher ab“ und Vergleiche wie „das Beste gegen Heuschnupfen“ sind untersagt. Allerdings wird in der Werbung oft eine Wirkung angedeutet im Sinne von „Ich nahm 80 Kilo ab“, „Endlich war ich schmerzfrei“.

4.1 Zusammensetzung von Arzneimitteln

Arzneimittel bestehen aus Wirkstoff(en) und Hilfsstoff(en). Der **Wirkstoff** ist der Stoff bzw. die Substanz in einem Arzneimittel, welche die Wirkung hervorruft. Wirkstoffe haben einen international verwendeten Namen, den **Generic Name**. Die Generic Names erleichtern die internationale Kommunikation über Medikamente. Beispielsweise ist der Generic Name des bekannten Arzneimittels Aspirin® **Acetylsalicylsäure (ASS)**, auf Englisch Acetylsalicylic Acid. Im Gegensatz zum Markennamen Aspirin® dürfen den Generic Name alle Hersteller verwenden.

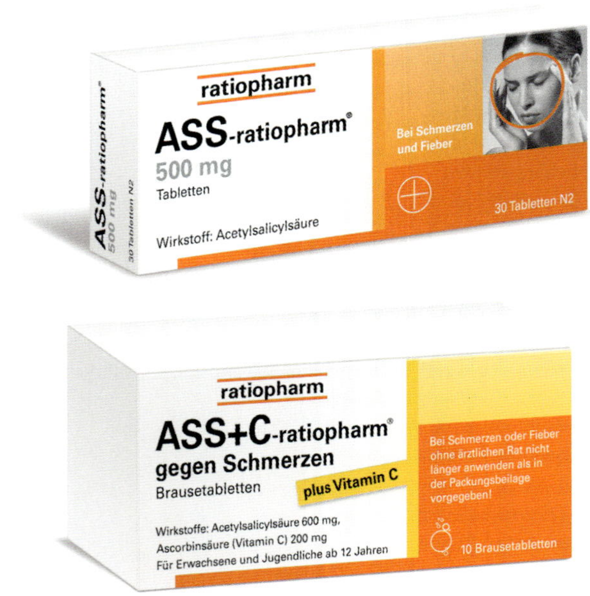

Abb. 1 Mono- und Kombinationspräparat

Fast alle Arzneimittel enthalten außer dem oder den Wirkstoffen auch **Hilfsstoffe**. Sie beeinflussen die Eigenschaften der Medikamente wie Geschmack, Farbe, Löslichkeit und Haltbarkeit. So kann z. B. ein bitterer Wirkstoff mit Zucker überzogen werden, um die Einnahme zu erleichtern. Sogenannte Sprengmittel bewirken, dass sich Brausetabletten schnell und sprudelnd auflösen. Farbstoffe, Konservierungsstoffe und andere Hilfsstoffe geben Medikamenten die gewünschten Eigenschaften. Alle Inhaltsstoffe müssen in den Arzneimittellisten und -datenbanken sowie in der Gebrauchsinformation angegeben werden. Dadurch können Ärzte und Patienten Substanzen, die unverträglich oder unerwünscht sind, meiden. Viele Tabletten enthalten als Füllstoff Laktose (Milchzucker). Die geringen Mengen werden auch bei Laktoseintoleranz (Milchzuckerunverträglichkeit) problemlos vertragen.

Enthält ein Medikament nur einen Wirkstoff, so ist es ein **Monopräparat**, z. B. ASS-ratiopharm® 500 mg. Enthält es zwei oder mehr Wirkstoffe, ist es ein **Kombinationspräparat**, z. B. ASS+C-ratiopharm®. Kombinationspräparate können die Anzahl an Tabletten, die ein Patient einnimmt, senken. Durch die zusätzlichen Inhaltsstoffe können aber auch mehr Neben- und Wechselwirkungen entstehen. Wird nur eine Substanz benötigt, ist ein Monopräparat sinnvoller und sicherer.

4.2 Generika

Die Entwicklung eines neuen Arzneimittels dauert viele Jahre und ist sehr teuer. Die Kosten müssen Pharmaunternehmen durch den Verkauf des neuen Medikaments finanzieren. Darüber hinaus wollen sie Gewinne erzielen. Ein Hersteller, der ein neues Medikament entwickelt hat, bekommt darauf 20 Jahre Patentschutz. Das bedeutet, dass nur der Originalhersteller das Produkt unter dem Markennamen verkaufen darf. Bei Markteinführung sind bereits einige Jahre Patentschutz abgelaufen, sodass schon nach ca. 12 Jahren **Nachahmerpräparate** angeboten werden. Diese nennt man **Generika**, d. h. Medikamente mit demselben Wirkstoff unter anderem Namen. So wurde der Wirkstoff Atorvastatin, ein Cholesterinsenker, zuerst unter dem Markennamen Sortis® verkauft. Heute gibt es zahlreiche Generika, die den Wirkstoffnamen und den Namen der Herstellerfirma tragen, z. B. Atorvastatin-ratiopharm®. Das Originalpräparat ist meistens deutlich teurer als wirkstoffgleiche Generika. Oft enthalten Generika aber andere oder anders dosierte Hilfsstoffe als das Original. Dies kann sich auf Wirkungseintritt, -intensität, -dauer und Verträglichkeit positiv oder negativ auswirken.

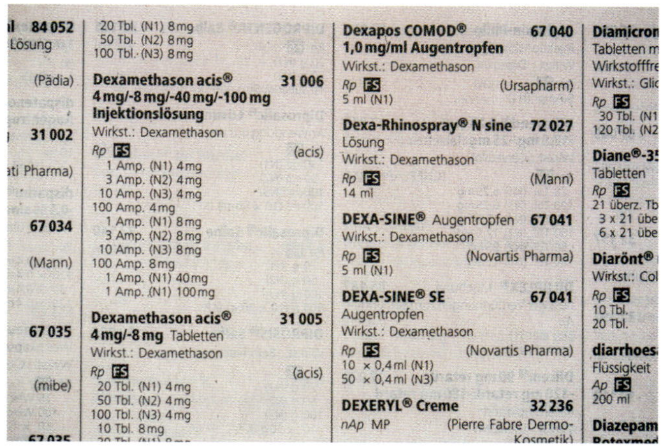
l 84 052
Lösung
(Pädia)
31 002
ti Pharma)
67 034
(Mann)
67 035
(mibe)

20 Tbl. (N1) 8 mg
50 Tbl. (N2) 8 mg
100 Tbl. (N3) 8 mg

Dexamethason acis® 4 mg/-8 mg/-40 mg/-100 mg Injektionslösung **31 006**
Wirkst.: Dexamethason
Rp FS (acis)
1 Amp. (N1) 4 mg
3 Amp. (N2) 4 mg
10 Amp. (N3) 4 mg
100 Amp. 4 mg
1 Amp. (N1) 8 mg
3 Amp. (N2) 8 mg
10 Amp. (N3) 8 mg
100 Amp. 8 mg
1 Amp. (N1) 40 mg
1 Amp. (N1) 100 mg

Dexamethason acis® 4 mg/-8 mg Tabletten **31 005**
Wirkst.: Dexamethason
Rp FS (acis)
20 Tbl. (N1) 4 mg
50 Tbl. (N2) 4 mg
100 Tbl. (N3) 4 mg
10 Tbl. 8 mg

Dexapos COMOD® 1,0 mg/ml Augentropfen **67 040**
Wirkst.: Dexamethason
Rp FS (Ursapharm)
5 ml (N1)

Dexa-Rhinospray® N sine **72 027**
Lösung
Wirkst.: Dexamethason
Rp FS (Mann)
14 ml

DEXA-SINE® Augentropfen **67 041**
Wirkst.: Dexamethason
Rp FS (Novartis Pharma)
5 ml (N1)

DEXA-SINE® SE **67 041**
Augentropfen
Wirkst.: Dexamethason
Rp FS (Novartis Pharma)
10 × 0,4 ml (N1)
50 × 0,4 ml (N3)

DEXERYL® Creme **32 236**
nAp MP (Pierre Fabre Dermo-Kosmetik)

Diamicron
Tabletten m
Wirkstofffre
Wirkst.: Glic
Rp FS
30 Tbl. (N1
120 Tbl. (N2

Diane®-35
Tabletten
Rp FS
21 überz. Tb
3 x 21 übe
6 x 21 übe

Diarönt®
Wirkst.: Col
Rp FS
10 Tbl.
20 Tbl.

diarrhoes
Flüssigkeit
Ap FS
200 ml

Diazepam

Abb. 1 Auszug aus ROTE LISTE® 2020 mit verschiedenen Generika

Das Gesetz schreibt Ärzten vor, dass sie gesetzlich Versicherten nur Wirkstoff und Dosierung (z. B. Ramipril 10 mg), Arzneimittelform (z. B. Filmtabletten) sowie die Menge (z. B. 100 Stück) verschreiben dürfen. Das Präparat, das der Patient erhält, muss der Apotheker gemäß den Rabattverträgen auswählen, welche die Krankenkasse des Patienten mit Pharmafirmen geschlossen hat. Der wiederholte Austausch wirkstoffgleicher Arzneimittel birgt jedoch Probleme: Manche Patienten nehmen neue, unbekannte Präparate nicht oder falsch ein. Fremde Namen begünstigen Verwechslungen. Fehler wie Weglassen oder Doppeleinnahme von Wirkstoffen kommen vor – mit z. T. gefährlichen Folgen.

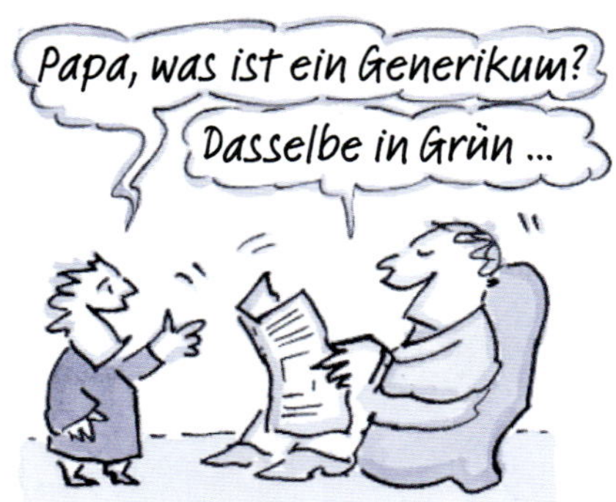

4.3 Arzneimittelformen (Applikationsformen)

Wirkstoffe werden nur ausnahmsweise als Reinstoff, z. B. als Pulver, verabreicht. Müsste der Patient von jedem verordneten Wirkstoff die einzelnen Dosen auf Milligramm oder Mikrogramm genau abwiegen, wären falsche Dosierungen und Vergiftungen häufig. Der schlechte Geschmack vieler Wirkstoffe würde die Einnahme von Pulvern erschweren. Die pharmazeutische Industrie stellt daher Fertigarzneimittel in vielen, zur jeweiligen Anwendungsart passenden und die Einnahme erleichternden Formen her. Die individuelle Herstellung von Arzneimitteln in Apotheken ist in der Regel sehr aufwendig und oft nicht kostendeckend. Deshalb werden Individual-Rezepturen, d. h. speziell für den Patienten hergestellte Arzneimittel, nur ausnahmsweise verordnet.

Es gibt feste, streichfähige, flüssige und gasförmige Arzneimittel:

Feste Arzneimittel			
Bezeichnung (Abkürzung)		**Beschreibung**	**Vorteile (V), Nachteile (N)**
Tablette (Tbl.) **Filmtablette** **Brausetablette**	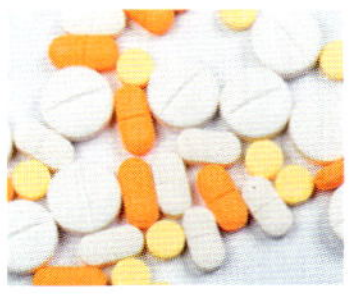	häufigste Arzneimittelform; Wirk- und Hilfsstoff(e) werden zusammengepresst und ggf. überzogen (Filmtabletten) oder mit sog. Sprengmitteln versetzt (Brausetabletten)	**V:** klein, leicht zu schlucken und zu dosieren, ggf. teilbar **N:** problematisch bei Patienten mit Schluckstörungen, Teilung ggf. schwierig
Dragee (Drg.)	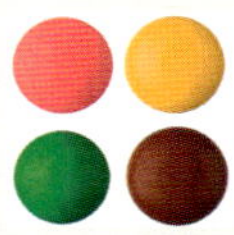	mit einer glatten Zuckerschicht überzogene Tabletten; das Dragieren ist ein Verfahren der Süßwarenindustrie (vgl. Smarties®)	**V:** wie Tabletten; Dragees sind glatter und süß, daher leichter zu schlucken. **N:** siehe Tabletten; nicht auflösbar
Retardtablette (Retardtbl.) **Retardkapsel (Retardkps.)**	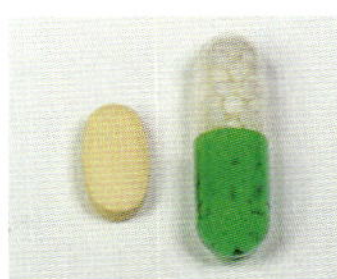	Tablette mit verzögerter **(retardierter)** Wirkstofffreisetzung	**V:** ersetzt mehrere Einzeldosen **N:** zu langsamer Wirkungseintritt bei akuten Beschwerden; nicht teilbar, da sich die Wirkstofffreisetzung sonst verändern kann
Kapsel (Kps.)	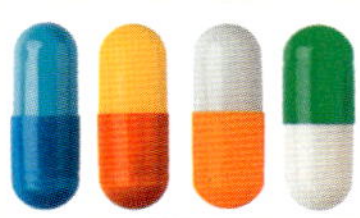	Pulver, Öl, Flüssigkeit oder Wirkstoffkörnchen (Granulat) in einer glatten, verdaulichen Hülle (z. B. aus Gelatine); es gibt Hart- und Weichkapseln	**V:** überdeckt den Geschmack und schützt den Inhalt, z. B. vor Magensäure **N:** viele Zusatzstoffe, groß; Gelatine ist für Muslime und Vegetarier bzw. Veganer nicht akzeptabel
Pulver	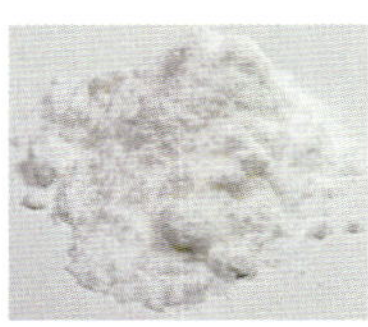	fein zermahlene feste Arzneistoffe oder feine Granulate	**V:** leicht herzustellen (sehr alte Arzneiform) **N:** ggf. schlechter Geschmack, ungenaue Dosierung
Suppositorium (Supp.) = Zäpfchen	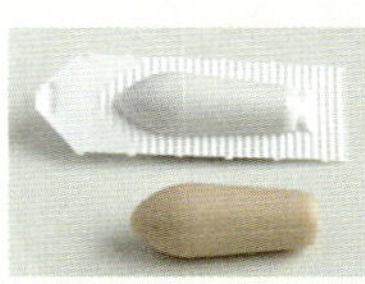	Zubereitung für die rektale Anwendung, d. h. zum Einführen in den After Vaginalsuppositorien zum Einführen in die weibliche Scheide	**V:** kein Schlucken nötig, der Patient kann z. B. vor einer OP nüchtern bleiben **N:** unangenehme Anwendung, muss kühl gelagert werden (fetthaltig)
Arzneimittelpflaster (TTS = transkutanes therapeutisches System)	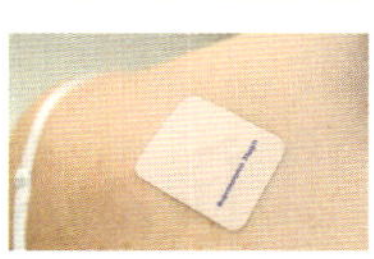	selbstklebendes Pflaster, aus dem der Wirkstoff langsam durch die Haut ins Blut gelangt	**V:** leicht anzuwenden, auch bei Schluckstörungen **N:** Wirkung und Nebenwirkung können nach Entfernung andauern; teuer
Teedrogen	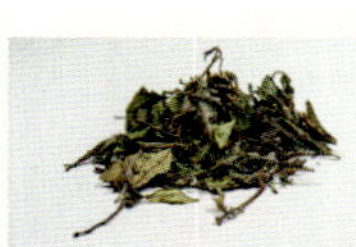	getrocknete Pflanzenteile wie Blätter, Samen, Rinde oder Früchte, aus denen ein Arzneitee zubereitet wird	**V:** natürliches Arzneimittel, leicht zuzubereiten **N:** meist nur gering wirksam, z. T. schlechter Geschmack

Streichfähige Arzneimittel

Sie dienen der äußerlichen Anwendung auf der Haut und haben zwei Effekte:
1. Sie pflegen die Haut.
2. Sie geben Wirkstoffe ab.

Die Wirkstoffe können nur wirken, wenn bei der Auswahl der Hautzustand (nässend, feucht, fettreich, fettarm) beachtet wird.

Bezeichnung (Abkürzung)		Beschreibung	Vorteile (V), Nachteile (N)
Salbe (Slb.) **Fettsalbe**	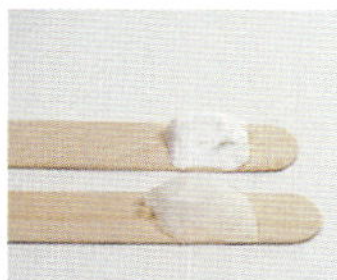	fettreiche Zubereitung mit wenig Wasser (Salbe) oder ganz ohne Wasser (Fettsalbe); Salben und Fettsalben lassen sich schlecht abwaschen	**V:** geeignet für trockene, fettarme Haut; Salben und Fettsalben haften und pflegen intensiv und anhaltend **N:** auf fettiger Haut bilden sich Komedonen („Pickel“)
Creme	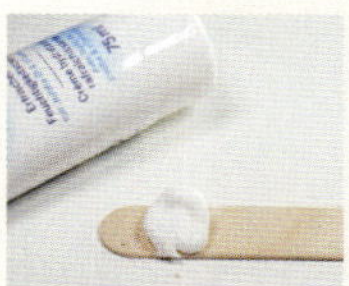	Cremes enthalten mehr Wasser als Salben und sind leichter abzuwaschen; Hinweis: Nicht jede „Creme“ ist eine Creme – Penaten®-Creme z. B. ist eine Paste und NIVEA®-Creme ist eine Salbe	**V:** pflegend und kühlend; gut als Feuchtigkeitscreme für Mischhaut und fettige Haut **N:** geringer, kurz anhaltender Pflege-effekt
Paste	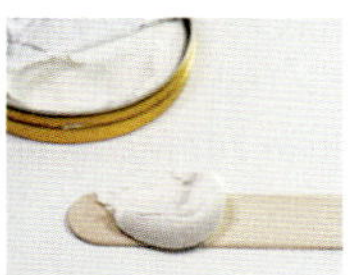	Pasten bestehen aus Salben oder Fett-salben und Puder; sie nehmen Flüssigkeit aus nässender Haut auf und wirken lin-dernd bei Entzündung	**V:** gute Austrocknungswirkung bei Entzündungen, z. B. im Windel-bereich oder in Hautfalten **N:** auffallende weiße Farbe; ggf. zähe Konsistenz, schwieriges Auftragen
Gel	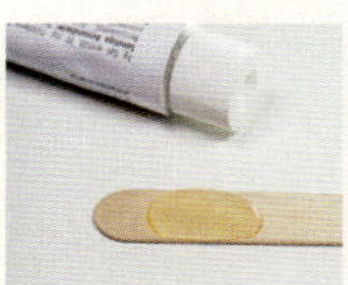	Gele sind fettfrei und wasserreich; sie ent-halten ein sog. Gelgerüst, ähnlich einem Geliermittel, dieses bindet Wasser; Gele wirken kühlend	**V:** kühlende Wirkung bei Insektenstichen und Sonnenbrand; dies wird bei Lagerung im Kühlschrank verstärkt **N:** Wirkung hält nur kurz an; Gel trocknet die Haut aus

Flüssige Arzneimittel

Bezeichnung (Abkürzung)		Beschreibung	Vorteile (V), Nachteile (N)
Lösung (Lsg.) **Tinktur**	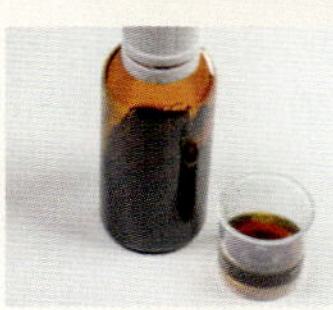	Lösungen bestehen aus Wasser oder einer Wasser-Alkohol-Mischung mit einem oder mehreren Wirkstoffen; Tinkturen bestehen aus Alkohol und z. B. Pflanzenauszügen	**V:** je nach Herstellerangabe innerlich oder äußerlich anwendbar; verteilen sich gut, dringen in Hautritzen ein (Vorteil bei Fußpilztherapie); Tinktu-ren sind lange haltbar **N:** trocknen die Haut aus
Injektionslösung **Infusionslösung**	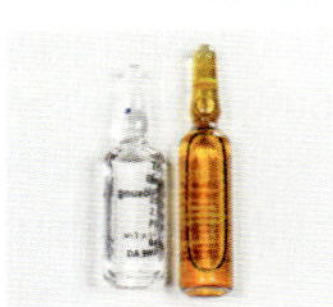	wässrige Lösungen; sie enthalten NaCl 0,9 % mit oder ohne Wirkstoff(e) bzw. Nährstoff(e) oder reines Wasser mit Nähr- oder Wirkstoff(en)	**V:** schneller, sicherer Wirkeintritt durch Einspritzen (Injektion) oder Einleitung, z. B. in eine Vene (Infu-sion) **N:** großer Aufwand und sterile Bedingungen nötig
Suspension	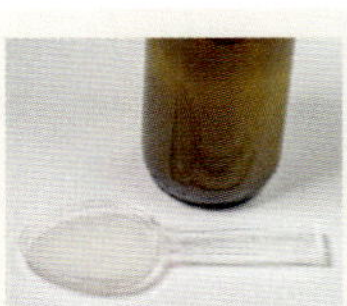	pulverförmige Feststoffe sind in einer Flüs-sigkeit verteilt, z. B. Zink-Schüttelmixtur Anwendung auf der Haut, Antazida sowie Antibiotikazubereitungen („Säfte“) zum Einnehmen	**V:** die flüssige Form erleichtert die Einnahme bzw. das Auftragen **N:** die einzunehmende Menge ist relativ groß, die Suspension ist nur kurz haltbar; Schütteln vor der An-wendung ist notwendig

Gasförmige Arzneimittel

Bezeichnung (Abkürzung)	Beschreibung	Vorteile (V), Nachteile (N)
Gas 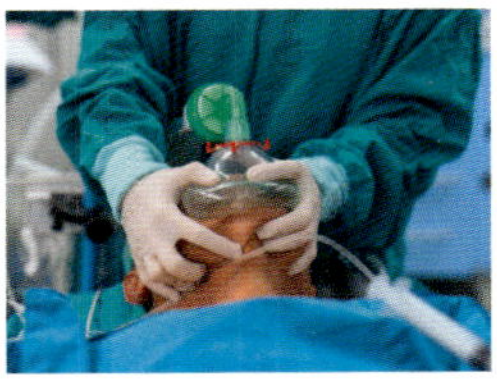	gasförmige Arzneimittel werden in die Atemluft gemischt und vom Patienten eingeatmet; sie dienen v. a. als Narkosegase bei Operationen; Sauerstoff wird vielfältig eingesetzt	**V:** Dosis und Wirkung sind durch den Narkosearzt gut zu steuern **N:** nur mit speziellen Geräten anwendbar; der Übertritt in die Raumluft belastet das Personal
Aerosol 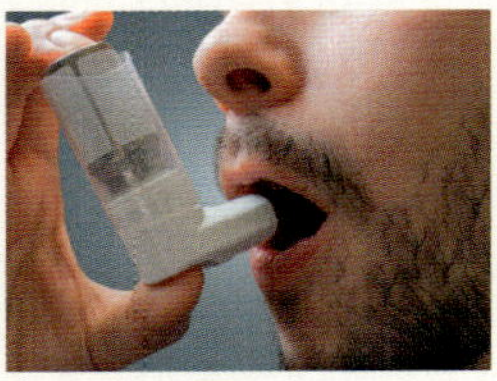	in Gas verteilter flüssiger oder fester Stoff; Anwendung als Dosieraerosol, als Pulverinhalator oder mithilfe eines Inhaliergeräts (Verneblers) v. a. in der Asthma-Therapie	**V:** lokale Therapie der Atemwege **N:** ggf. schwierig anzuwenden; bei falscher Anwendung kann die Wirkung ausbleiben; lokale und systemische Nebenwirkungen sind möglich

4.4 Arzneimittellagerung

Alle Arzneimittel müssen kühl, d. h. nicht über Zimmertemperatur, licht- und staubgeschützt gelagert werden. Sie sind stets für Kinder, aber auch für Unbefugte wie Medikamentenabhängige unzugänglich aufzubewahren. Daher sind nur Schränke zur Medikamentenaufbewahrung geeignet. Die Lagerung muss so erfolgen, dass das Praxispersonal die Mittel leicht und schnell findet.

Medikamente können alphabetisch nach Präparatenamen oder nach Arzneimittelgruppen (z. B. Antibiotika, Asthmamittel, Salben, Schmerzmittel usw.) geordnet werden. Nach dem Prinzip **First-in-first-out** wird jeweils die älteste Packung nach vorn gelegt und zuerst entnommen. Der Arzneimittelschrank wird regelmäßig durchgesehen. Die Verfallsdaten werden kontrolliert und Abgelaufenes fachgerecht entsorgt.

Abfallentsorgung → S. 362

MERKE Das Verfallsdatum ist kein Mindesthaltbarkeitsdatum wie bei Lebensmitteln. Arzneimittel dürfen nach Ablauf des Verfallsdatums nicht mehr verwendet werden.

Die Lagerungstemperatur weicht bei einigen Medikamenten ab; z. B. müssen Impfstoffe im Kühlschrank lagern (jedoch nicht in der Kühlschranktür oder im Gefrierfach). Jede Medikamentenpackung enthält die passenden Lagerungshinweise. Wurde ein Arzneimittel falsch aufbewahrt, z. B. ein Impfstoff eingefroren oder zu warm gelagert, und/oder ist die Qualität eines Medikaments erkennbar beeinträchtigt, so ist dieses zu entsorgen. Sprechstundenbedarf wird getrennt von Arzneimittelmustern aufbewahrt.

Präparate, die unter das **Betäubungsmittelgesetz (BtMG)** fallen, z. B. starke Schmerzmittel, einige Beruhigungs- und Narkosemittel, werden verschlossen gelagert. Sie dürfen ausschließlich Befugten zugänglich sein. Auch die Lagerung der BtM-Rezepte sowie die Vernichtung und Entsorgung abgelaufener oder nicht mehr benötigter BtM-Arzneimittel sind streng geregelt.

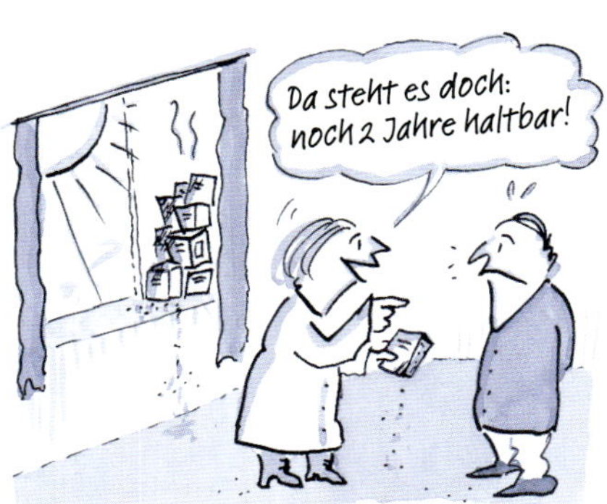

Bringen Patienten neue oder angebrochene Arzneimittelpackungen in die Praxis, so dürfen diese Medikamente nicht weitergegeben werden. Das AMG erlaubt nur Apothekern, Arzneimittel abzugeben. Eine Ausnahme bilden Ärztemuster. Ärzte können diese von Pharmafirmen in geringer Menge erhalten, um sich mit neuen Arzneimitteln vertraut zu machen. Ärztemuster sind als unverkäuflich gekennzeichnet.

4.5 Arzneimittelverpackung und Abgabevorschriften

Die Kartonverpackungen von Medikamenten dienen der übersichtlichen Lagerung, dem Licht- und Staubschutz sowie der Information. Sie enthalten auch die Packungsbeilage. Das Gesetz gibt vor, wie Arzneimittelpackungen zu beschriften sind.

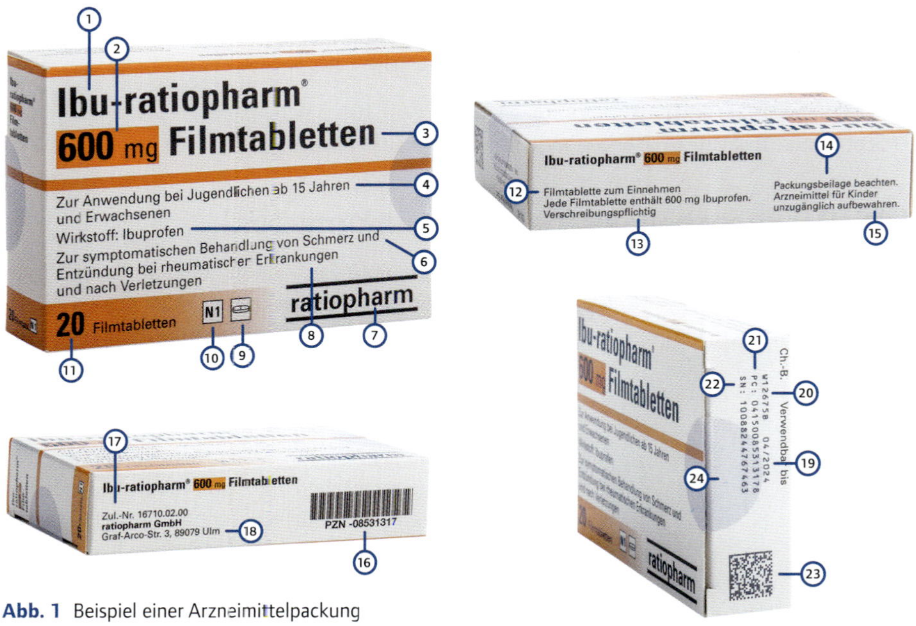

Abb. 1 Beispiel einer Arzneimittelpackung

(1) Name des Arzneimittels
(2) Wirkstoffgehalt je Einzeldosis
(3) Applikationsform
(4) Personengruppe, falls nicht für alle Altersklassen geeignet
(5) Wirkstoff(e)
(6) allgemeinverständliche Hinweise zur Anwendung
(7) Name bzw. Logo der Herstellerfirma
(8) Information in Blindenschrift
(9) Symbol für die Applikationsform und mögliche Teilbarkeit
(10) Packungsgröße als N (Normgröße); N1 für kurzfristige, N2 für mittelfristige und N3 für langfristige Behandlung
(11) Packungsinhalt als konkrete Menge
(12) Applikationsart
(13) Abgabevorschrift (Ap, Rp oder BtM)
(14) Hinweis auf die Packungsbeilage
(15) Kinderschutzhinweis, ggf. auch Lagerungshinweis bezüglich Licht und Temperatur
(16) PZN (Pharmazentralnummer) mit Strichcode
(17) Zulassungsnummer
(18) Herstelleradresse
(19) Verfallsdatum, das bei richtiger Lagerung gilt, ggf. auch Haltbarkeit nach dem Öffnen der Packung, z. B. bei Augentropfen und Salben
(20) Chargenbezeichnung

Sicherheitsmerkmale der Umverpackung (Pflicht seit 2019):

(21) Produktcode
(22) SN = Packungsnummer
(23) Data Matrix Code
(24) Klebesiegel

Ärztemuster werden als „unverkäufliches Ärztemuster“ gekennzeichnet.

Abgabevorschriften von Arzneimitteln (Abkürzung)

Apothekenpflichtig (Ap)
Das Arzneimittel kann ohne Rezept, aber nur in Apotheken gekauft werden. Man nennt apothekenpflichtige Arzneimittel auch frei verkäufliche Arzneimittel.

Verschreibungspflichtig (Rp)
Abgabe des Arzneimittels nur gegen ärztliches bzw. zahnärztliches Rezept.

Betäubungsmittel (BtM)
Abgabe des Arzneimittels nur gegen vorschriftsmäßiges BtM-Rezept.

4.6 Packungsbeilage (Gebrauchsinformation)

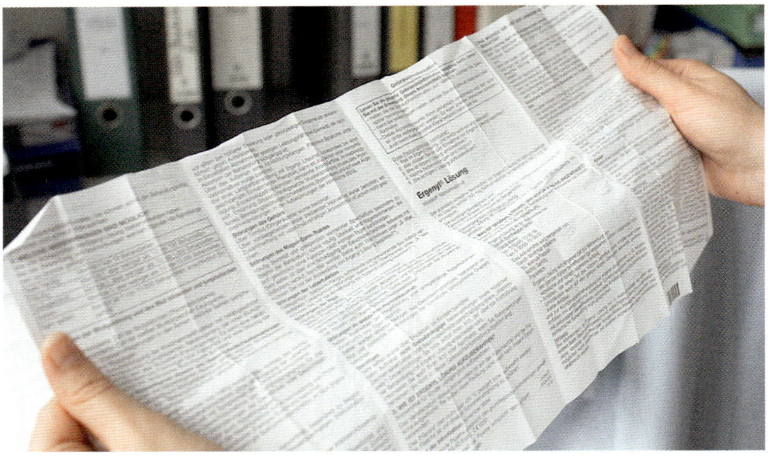

Abb. 1 Gebrauchsinformation eines Arzneimittels

Der Inhalt der Packungsbeilage (Gebrauchsinformation, Beipackzettel) ist im AMG geregelt. Das soll sicherstellen, dass die Anwender sachlich informiert werden und kein Hersteller die Risiken seines Produktes verharmlost. Auf der Verpackung und in der Werbung muss zum Lesen der Packungsbeilage aufgefordert werden. Aus rechtlichen und medizinischen Gründen ist die Packungsbeilage sehr ausführlich. Manchmal ist sie schwer verständlich und oft wirkt sie abschreckend auf den Patienten, der beim Lesen denkt: „So krank bin ich doch nicht, dass ich ein so riskantes Medikament einnehmen muss." Oft hilft es, wenn der Arzt dies schon bei der Verordnung anspricht und dem Patienten erklärt, dass er die Arzneimittelrisiken kennt, aber für ihn persönlich deutlich mehr Vor- als Nachteile sieht. Auch sollte der Arzt bei der Verordnung wichtige Gründe zum Absetzen des Medikaments (z. B. Hautausschlag) und zur Wiedervorstellung in der Praxis nennen.

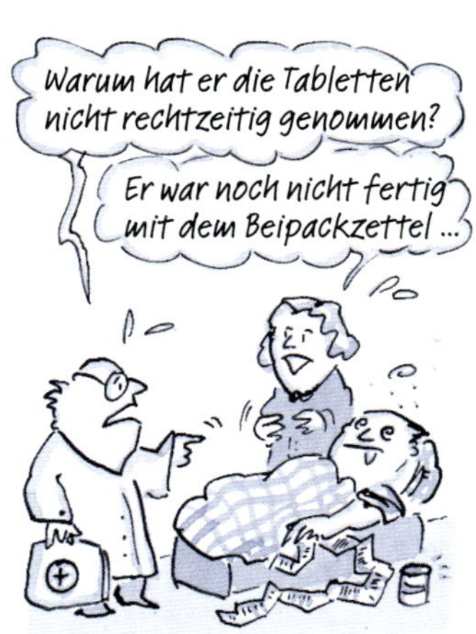
Warum hat er die Tabletten nicht rechtzeitig genommen?
Er war noch nicht fertig mit dem Beipackzettel ...

4.6.1 Indikation(en)

Die **Indikation** ist die Heilanzeige, d. h. der Grund für die Anwendung eines Arzneimittels oder einer medizinischen Maßnahme. Beispielsweise ist bei einer bakteriellen Mandelentzündung ein Antibiotikum indiziert. In der Gebrauchsinformation wird der deutsche Begriff „Anwendungsgebiete" für Indikationen verwendet.

4.6.2 Kontraindikation(en)

Kontraindikationen sind Gegenanzeigen, d. h. Umstände, welche die Anwendung eines Medikaments oder einer medizinischen Maßnahme verbieten. Es gibt **absolute Kontraindikationen** wie eine bekannte Penicillinallergie, welche die Anwendung von Penicillin in jedem Fall verbietet. Der Patient könnte durch das Medikament an einer schweren allergischen Reaktion sterben. Eine **relative Kontraindikation** schränkt die Anwendung ein, verbietet sie aber nicht völlig. Ein Diabetiker sollte kein Cortison erhalten, da das Hormon den Blutzuckerspiegel anhebt. Bei einer lebensbedrohlichen allergischen Reaktion kann Cortison dennoch gegeben werden, weil die Lebensrettung dann wichtiger ist als ein optimaler Blutzuckerspiegel. Cortison ist bei Diabetikern somit relativ, aber nicht absolut kontraindiziert.

4.6.3 Unerwünschte Arzneimittelwirkungen (Nebenwirkungen)

Unerwünschte Arzneimittelwirkungen (UAW) und **Nebenwirkungen (NW)** sind unbeabsichtigte Arzneimitteleffekte. Sie können bei bestimmungsmäßigem Gebrauch auftreten, aber auch bei Missbrauch und Sucht. Auch alltägliche Arzneimittel, die von vielen Menschen kaum noch als Medikamente empfunden werden, können ungünstig und sogar tödlich wirken. Man kann nach einer Ibuprofen-Schmerztablette an einer Magenblutung sterben, von Nasenspray abhängig werden und wegen eines müde machenden Erkältungssaftes einen Unfall verursachen.

Nebenwirkungen sind nicht von der erwünschten Wirkung eines Arzneimittels zu trennen. Manchmal muss sogar ein zweites Medikament gegen die Nebenwirkungen des ersten verordnet werden. Beispiele sind die Magenschleimhaut schützenden Säureblocker zu NSAR-Schmerzmitteln, z. B. Pantoprazol zu Diclofenac oder Ibuprofen. Auch die Einnahme eines zweiten Medikamentes kann Nebenwirkungen nicht sicher verhindern.

NSAR-Schmerzmittel
→ S. 436

Die Gebrauchsinformation listet Nebenwirkungen nach ihrer Häufigkeit auf:

	Die Nebenwirkung tritt bei …
sehr häufig tritt mindestens bei jedem 10. Patienten auf	≥ 10 % der Patienten auf.
häufig tritt mindestens bei jedem 100. Patienten auf	≥ 1 % bis ≤ 10 % der Patienten auf.
gelegentlich tritt mindestens bei jedem 1 000. Patienten auf	≥ 0,1 % bis ≤ 1 % der Patienten auf.
selten tritt mindestens bei jedem 10 000. Patienten auf	≥ 0,01 % ≤ 0.1 % der Patienten auf.
sehr selten tritt mindestens bei jedem 100 000. Patienten auf	< 0,01 % der Patienten auf.

Die Zahlen und Informationen beruhen auf Erfahrungen mit dem jeweiligen Medikament. Sie stammen bei neuen Arzneimitteln zumeist aus Studien mit gesunden, freiwilligen Versuchspersonen. Seltene Nebenwirkungen kommen in kleinen Gruppen jedoch nicht vor und werden daher erst nach der Markteinführung erkannt. Eine Nebenwirkung, die bei etwa jedem 10 000. Patienten auftritt, fällt ggf. erst Jahre nach der Zulassung auf. Manche Produkte wurden deshalb vom Markt genommen.

Meldebogen für unerwünschte Arzneimittelnebenwirkungen:
www.akdae.de/Arzneimittelsicherheit/UAW-Meldung

Viele Medikamente werden gegen **Placebo**, d. h. ein wirkstofffreies Scheinmedikament, geprüft. Doch selbst Placebos können – allein durch die Erwartung der Patienten – Wirkungen und Nebenwirkungen hervorrufen. Daher wird immer verglichen, ob ein neues Medikament mehr Wirkungen und Nebenwirkungen als ein Placebo hervorruft. Jeder Arzt ist verpflichtet, ungewöhnliche und schwere Nebenwirkungen zu melden. Auch Patienten sind berechtigt, Nebenwirkungen zu melden.

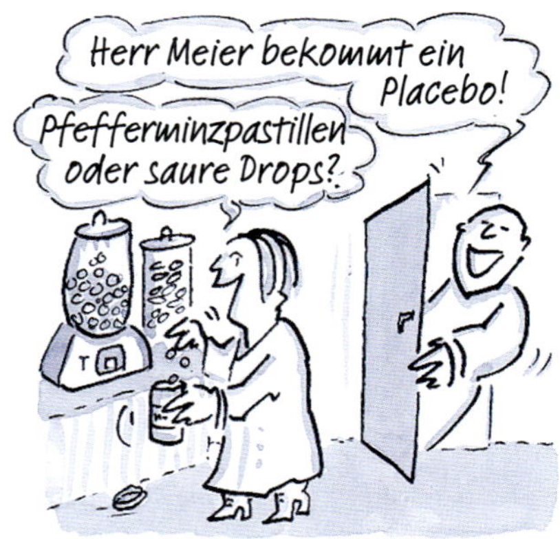

Die häufigsten Nebenwirkungen betreffen den Magen-Darm-Trakt (Übelkeit, Erbrechen, Durchfall, Verstopfung). Auch die Haut ist oft betroffen; Hautausschlag, das sog. **Arzneimittelexanthem**, kommt vor allem bei Allergien gegen Medikamente vor.

Es ist wichtig, Krankheiten zu beachten, die den Abbau oder die Ausscheidung von Wirkstoffen beeinträchtigen. Patienten mit Nierenschwäche kommen ggf. mit Bruchteilen der normalen Dosis aus, da Wirkstoffe bei ihnen viel länger im Körper bleiben als bei Gesunden. Alte, chronisch krankte Menschen mit vielen Medikamenten sind besonders durch Überdosierungen, Neben- und Wechselwirkungen gefährdet.

4.6.4 Arzneimittelinteraktionen (Wechselwirkungen)

Viele Patienten sind **multimorbide**, d. h. sie haben mehrere therapiebedürftige Erkrankungen gleichzeitig. **Multimorbidität** ist oft chronisch und erfordert über lange Zeit eine Therapie mit mehreren Arzneimitteln **(Multimedikation)**. Verschiedene Wirk- und Hilfsstoffe können einander unterschiedlich beeinflussen, d. h. in **Wechselwirkung (Interaktion)** treten, z. B.:

- Arzneimittel verbinden sich im Magen-Darm-Trakt miteinander und wirken dann nicht. Tetrazyklin-Antibiotika verbinden sich fest mit Antazida, Calcium (auch aus Milch) und Eisenpräparaten. Das macht beide Stoffe wirkungslos.
- Arzneimittel können ähnliche Wirkungen und/oder Nebenwirkungen haben und diese verstärken bzw. vervielfachen. Das Risiko für ein Magengeschwür steigt unter dem Schmerzmittel Diclofenac etwa auf das 4-Fache an. Auch Cortison hebt es auf das 4-Fache. Werden beide kombiniert, steigt das Risiko auf das 16-Fache.
- Wirkstoffe werden durch Eiweiße der Blutflüssigkeit, die sog. Plasmaeiweiße, transportiert. Befinden sich mehrere Wirkstoffe im Blut, konkurrieren sie um die Plasmaeiweißbindung. Sie verdrängen einander quasi von den wenigen Plätzen. Phenprocoumon (z. B. Marcumar®) wird u. a. von Diclofenac verdrängt und wirkt dann viel stärker. Damit steigt die Blutungsgefahr an.
- Abbau und Ausscheidung der Wirkstoffe wird verändert. Tuberkulosemittel oder Antiepileptika können die Leber so stark „trainieren", dass sie die Wirkstoffe der Pille zu schnell abbaut und so die Verhütungswirkung aufhebt.
- Nahrungsmittel können die Medikamentenwirkung verstärken. Grapefruitsaft erhöht die Konzentration vieler Arzneimittel, z. B. Blutdruckmittel, Cholesterinsenker und Immunsuppressiva. Damit nehmen Wirkung und Nebenwirkungen zu.
- Viele Patienten betreiben eine umfangreiche Selbstmedikation, d. h., sie nehmen außer den verordneten Medikamenten noch weitere ein. Zum Beispiel können Johanniskraut, Vitamine und Mineralstoffe mit verschriebenen Medikamenten interagieren. Der Arzt muss nach allen eingenommenen Arzneimitteln fragen.

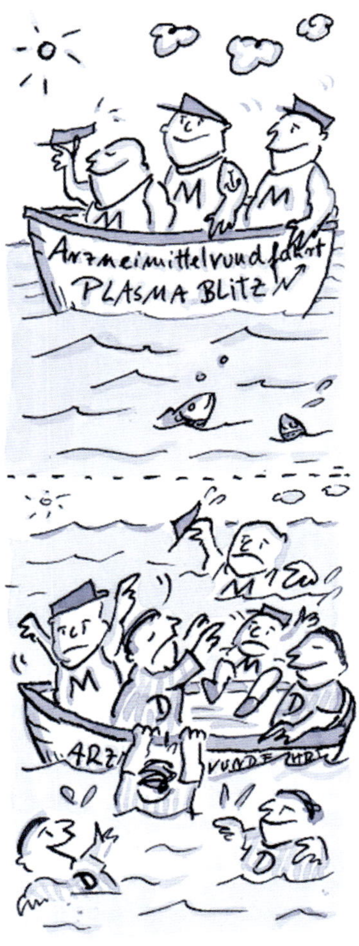

Abb. 1 Diclofenac verdrängt Marcumar® aus der Plasmaeiweißbindung

4.6.5 Arzneimitteleinsatz außerhalb der Zulassung (Off-Label-Use)

Arzneimittel werden für bestimmte Indikationen zugelassen, z. B. das Schmerzmittel Celecoxib für Arthrose, (rheumatoide) Arthritis und Morbus Bechterew. Verordnet ein Arzt das Medikament bei einer anderen Erkrankung, etwa bei Lumbago oder Bandscheibenvorfall, muss er den Patienten über diesen **Off-Label-Use** informieren. Die Krankenkassen übernehmen die Kosten in der Regel nicht. Sie übernehmen sie nur ausnahmsweise auf Antrag, wenn für die entsprechende Erkrankung kein oder kein für den Patienten geeignetes Medikament existiert.

4.6.6 Arzneimittel in Schwangerschaft und Stillzeit

Schwangere leiden ebenso wie Nichtschwangere unter Schmerzen, Infektionskrankheiten und chronischen Erkrankungen wie z. B. Diabetes, Autoimmunkrankheiten oder seelischen Störungen. Sie benötigen dann ggf. Medikamente. Der Organismus des ungeborenen Kindes ist unreif und kann Wirkstoffe nicht ausreichend abbauen. Er reagiert sehr empfindlich und ggf. völlig anders auf Arzneimittel als der Körper der Mutter. Daher muss jede einzelne Medikamentengabe in der Schwangerschaft gut überlegt sein. Ähnliches gilt in der Stillzeit, da viele Arzneistoffe in die Muttermilch übertreten und der Säugling sie zwangsläufig aufnimmt.

In der Schwangerschaft kontraindiziert sind Zytostatika, d. h. die Zellteilung hemmende Mittel, da sie Wachstum und Entwicklung des Kindes hemmen. Auch Tetrazykline, bestimmte Antibiotika, sind kontraindiziert, da sie Knochen und Zähne des Kindes bleibend verändern und verfärben können.

Der tragische Fall des Schlafmittels Contergan® in den 1960er-Jahren hat deutlich gezeigt, dass ein als harmlos geltendes Arzneimittel **teratogen** wirken kann: Es kann schwerste Missbildungen verursachen.

Bei schweren Erkrankungen wie Epilepsie (Krampfleiden) müssen die Erkrankten oft auch in der Schwangerschaft Medikamente einnehmen. Da aber nicht nur die **Antiepileptika** das Kind schädigen können, sondern auch Krampfanfälle der Schwangeren, ist abzuwägen, wie die Therapie der werdenden Mutter weitergeführt wird. Beratungsstellen wie Embryotox und Reprotox können Schwangere und Ärzte kompetent beraten. Diese Informationsstellen sammeln systematisch Daten und Erfahrungen und helfen zeitnah bei schwierigen Therapieentscheidungen.

www.embryotox.de
www.reprotox.de

4.6.7 Arzneimitteldosierung

Dosis bedeutet Gabe. Gemeint ist die verabreichte bzw. eingenommene Menge eines Arzneimittels. Die meisten Wirkstoffe werden in Milligramm (mg) dosiert, z. B. 20 mg Atorvastatin täglich zur Senkung des Cholesterinspiegels. Das Schilddrüsenhormon L-Thyroxin wird in Mikrogramm (µg, 1/1000 mg) dosiert, z. B. 75 µg täglich bei Schilddrüsenunterfunktion. Manche Wirkstoffe werden in Internationalen Einheiten (I.E.) dosiert, z. B. 1000 I.E. (= 25 µg) Vitamin D täglich gegen Osteoporose.

Dosisbegriff	Definition	Beispiele
Einmaldosis	verabreichte Menge bei einmaliger Einnahme	1500 µg Levonorgestrel oder 30 mg Ulipristalacetat als „Pille danach"
Einzeldosis	auf einmal eingenommene Dosis	500 mg Amoxicillin oder 1 Mio. I.E. Penicillin 3 x tgl. bei bakterieller Infektion
Tagesdosis	Summe der Einzeldosen in 24 h	3 Mio. I.E. Penicillin am Tag bei bakterieller Mandelentzündung
Gesamtdosis	im Rahmen einer Behandlung benötigte Menge	bei einer Nierenbeckenentzündung 3 x tgl. 500 mg Amoxicillin über 10 Tage = 1500 mg täglich und 15 g Gesamtdosis
Erhaltungsdosis	für eine gleichmäßige Wirkung regelmäßig notwendige Dosis	eine Tablette à 500 mg Amoxicillin alle 8 h bei einer Nierenbeckenentzündung
toxische Dosis	Dosis, die Vergiftungserscheinungen bewirkt	200 µg L-Thyroxin (zweifache Normaldosis) täglich für eine normalgewichtige Frau
letale Dosis	tödliche Dosis	reicht von 3-facher Einmaldosis bei einigen Wirkstoffen bis zur 1000-fachen Dosis bei wenig toxischen Substanzen
Überdosis	Laien-Bezeichnung für eine toxische oder letale Dosis	

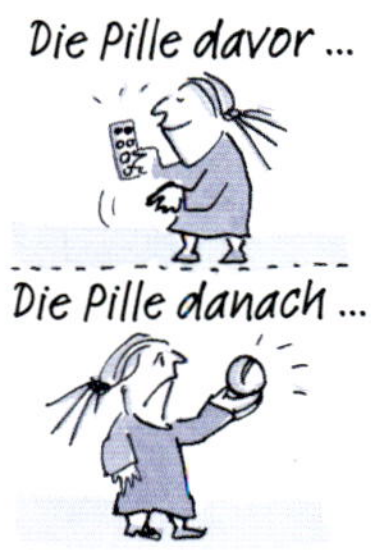

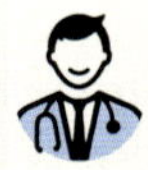

Zur **hormonellen Verhütung** kann eine Frau täglich als **Einzeldosis** 30 µg Levonorgestrel (z. B. 1 Drg. Microlut®) einnehmen. Dies ist sowohl die **Tages-** als auch die **Erhaltungsdosis**. Wird die Einnahme vergessen, kann eine **Einmaldosis** von 1500 µg Levonorgestrel als „Pille danach" (z. B. PiDaNa®) ggf. vor Schwangerschaft schützen. Verhütet eine Frau 30 Jahre lang z. B. mit der Pille Yasmin®, beträgt die **Gesamtdosis** in ihrem Leben 24,6 g Drospirenon und 2,46 g Ethinylestradiol = 8 212 Dragees aus 391 Packungen. Mehrere Dragees Yasmin® auf einmal können eine **toxische Dosis** sein, d. h. Vergiftungssymptome hervorrufen wie Übelkeit und Erbrechen. Die Einnahme einer **letalen Dosis** der Pille ist unwahrscheinlich.

4.6.8 Arzneimittelapplikation (Darreichung)

Arzneimittelformen → S. 423

Die Anwendung von Arzneimitteln heißt **Applikation** oder Darreichung. Man unterscheidet **lokale** (örtliche) und **systemische** (den gesamten Körper betreffende) Applikationsarten. Im Gegensatz zu den Applikations**arten** sind Applikations**formen** Arzneimittelformen. Bei der Einnahme einer Tablette sind die Applikationsart die orale Einnahme, also das Schlucken, und die Applikationsform die Tablette. Auch lokal applizierte Arzneimittel können systemische Nebenwirkungen erzeugen, v. a. bei häufiger, großflächiger und hochdosierter Anwendung.

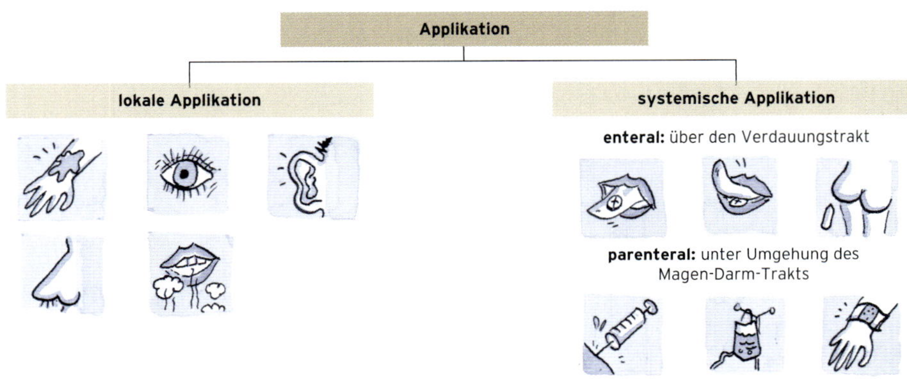

lokale = örtliche Applikation		
Applikationsart		**Besonderheiten**
auf der Haut z. B. Cremes, Salben, Gele	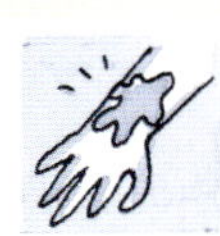	Beim Eincremen von Patienten trägt man Handschuhe, um die eigene Haut nicht mit zu behandeln und zum Schutz vor Allergien.
in den Bindehautsack Augentropfen oder -salbe	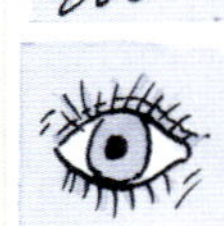	Die Augentropfenflasche darf nicht die Wimpern berühren, um eine bakterielle Kontamination des Inhalts zu vermeiden.
in den äußeren Gehörgang Ohrentropfen oder -salbe	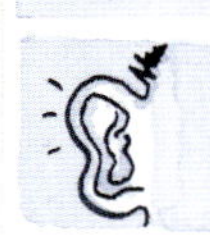	Der Patient liegt beim Einträufeln und kurz danach auf der Seite. Keine Wattestäbchen verwenden, um das Trommelfell nicht zu verletzen.
auf die Nasenschleimhaut Nasentropfen oder -spray	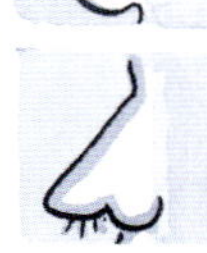	Abschwellende Nasentropfen und -sprays schädigen auf Dauer die Nasenschleimhaut. Bei Säuglingen sind schwere Nebenwirkungen möglich.
inhalativ Aerosole (Gemische aus Luft und Wirkstoffen)	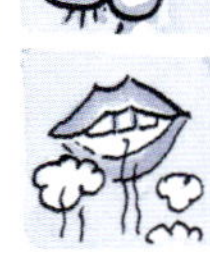	Inhalation dient der Therapie von Atemwegserkrankungen wie Asthma, Bronchitis und COPD. Dosieraerosole usw. erleichtern die Applikation.

systemische = im ganzen Körper wirksame Applikation		
Applikationsart		**Besonderheiten**
enteral = Applikation über den Magen-Darm-Trakt Das Medikament gelangt über die Schleimhaut des Magen-Darm-Trakts ins Blut.		
oral durch den Mund	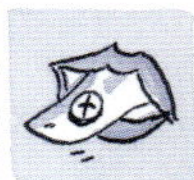	Das Medikament wird geschluckt, löst sich im Magen bzw. Darm auf und wird ins Blut aufgenommen. Häufigste Applikationsart.
sublingual unter die Zunge gesprüht oder gelegt	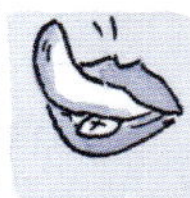	Das Medikament wird von der Mundschleimhaut aufgenommen und wirkt schnell. Auch erlaubt, wenn der Patient nüchtern bleiben soll.
rektal in den Mastdarm eingeführt	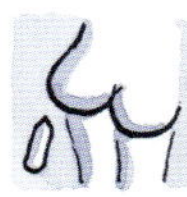	Schneller Wirkungseintritt; bei Übelkeit geeignete Applikationsart. Die aufgenommene Wirkstoffmenge ist ggf. unsicher. Unangenehm.
Nachteile der enteralen Applikation sind Probleme bei Schluckstörungen, evtl. Magenreizung mit Übelkeit und Erbrechen. Manche Wirkstoffe werden in Magen und Darm verdaut bzw. zerstört, z. B. Insulin. Es kann zum Wirkverlust durch Verbindung des Wirkstoffs mit Nahrung kommen. Hat der Patient zuvor gegessen, ist es unklar, wann das Medikament aufgenommen wird und wirkt. Die orale Applikation ist kontraindiziert, wenn ein Patient nüchtern bleiben muss.		
parenteral = Applikation unter Umgehung des Magen-Darm-Trakts Das Medikament gelangt in den Blutkreislauf, ohne den Magen-Darm-Trakt zu passieren. Wird es direkt in die Blutbahn injiziert oder infundiert, wirkt es besonders schnell.		
Injektion (Verb: **injizieren**) Einspritzen	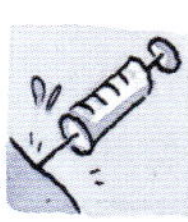	Die Injektion (sog. Spritze) wird durch die Haut – in eine Vene = **intravenös (i.v.)**, – in das Unterhautfettgewebe = **subkutan (s.c.)** oder – in einen Muskel gespritzt = **intramuskulär (i.m.)** appliziert.
Infusion (Verb: **infundieren**) Tropf	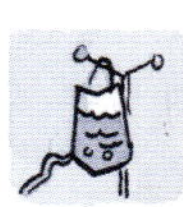	Eine große Flüssigkeitsmenge mit oder ohne Wirkstoffzusatz wird in der Regel in eine Vene eingeleitet (infundiert).
perkutan = transdermal Aufnahme durch die Haut	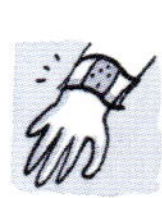	Zum Beispiel Hormone und Schmerzmittel können mit Medikamentenpflastern appliziert werden. Die Wirkung tritt verzögert ein und ist schlecht zu steuern.
Nachteile der parenteralen Applikation sind der technische und personelle Aufwand bei Injektionen und Infusionen. Die Haut wird verletzt, was Infektionen begünstigt.		

Injektionstechnik
→ S. 445

Richtige Anwendung eines Dosieraerosols

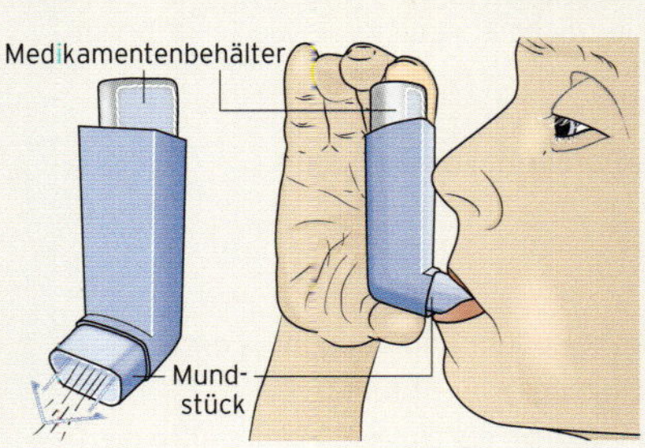

1. Dosieraerosol 5-mal schütteln und Schutzkappe abziehen
2. tief ausatmen und den Kopf leicht zurücklegen
3. Mundstück mit Zähnen und Lippen umschließen
4. gleichzeitig Sprühstoß auslösen und **langsam** und tief einatmen
5. 5–10 Sekunden lang die Luft anhalten
6. durch die Nase **langsam** ausatmen
7. falls verordnet, Schritte 1–6 wiederholen

Dosieraerosole wirken nur bei richtiger Anwendung. Für Patienten, für welche die Anwendung zu schwierig ist, gibt es Inhalationshilfen und Inhaliergeräte.

Videos zur richtigen Anwendung verschiedener Inhalationsgeräte (engl. Devices) bietet die Selbsthilfeorganisation Atemwegsliga unter:

www.atemwegsliga.de/richtig-inhalieren.html

Weitere Beispiele für Geräte zur Inhalation von Atemwegstherapeutika

Pulverinhalator	Dosieraerosol mit Dosierkammer (Spacer)	Elektrisch betriebenes Inhalationsgerät (Vernebler)
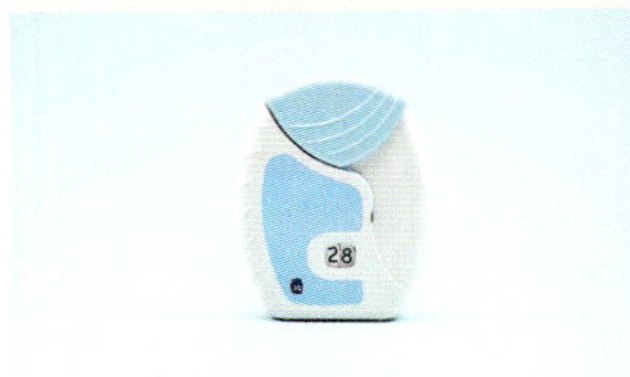	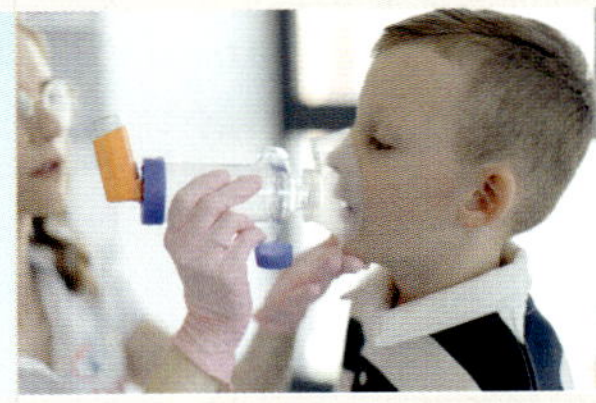	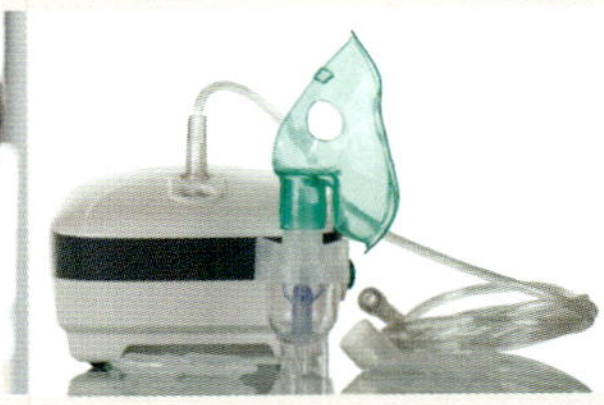
Gibt bei schnellem, tiefem Atemzug eine bestimmte Wirkstoffmenge frei	Erleichtert die Anwendung bei Kindern und beeinträchtigten Menschen	Ermöglicht die Inhalation bei Säuglingen und Kleinkindern

4.6.9 Therapietreue (Compliance und Adhärenz)

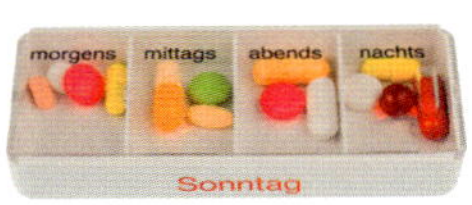

Abb. 1 Tagesspender für Medikamente

Hält sich ein Patient an die ärztliche Verordnung, so spricht man von Therapietreue oder Compliance. Adhärenz bedeutet, dass sich ein Patient an gemeinsam mit dem Arzt gefasste Beschlüsse hält. Angst vor Nebenwirkungen, mangelnde Erklärungen des Arztes, Geldmangel und weitere Einflüsse verschlechtern die Adhärenz. Je mehr Medikamente und Tagesdosen verordnet werden, desto unwahrscheinlicher ist die richtige Einnahme. Hilfreich sind partnerschaftliche Gespräche und verständliche Erklärungen über Sinn und Wirkung der Medikamente. Ein gut lesbarer Einnahmeplan und die Vorbereitung von Tages- bzw. Wochenspendern verbessern die Therapietreue (→ Abb. 1).

4.7 Leitlinien

Nationale Versorgungsleitlinien finden Sie unter:

www.versorgungsleitlinien.de

Viele medizinische Maßnahmen, auch die Arzneimitteltherapie, werden heute nach nationalen oder internationalen Leitlinien durchgeführt. Das sind Richtlinien, die von medizinischen Fachgesellschaften beschlossen wurden und den aktuellen Kenntnisstand wiedergeben. Beispiele sind die WHO-Leitlinie Schmerztherapie und die nationalen Versorgungsleitlinien Kreuzschmerz, Depression, koronare Herzkrankheit, Asthma und Diabetes. Leitlinien sind für Ärzte keine verbindlichen Vorschriften, aber sinnvolle Handlungsempfehlungen.

Schmerztherapie-Stufenplan der WHO (gilt v. a. für Tumorschmerzen)

Schmerzmittel werden angewendet, wenn die Schmerzursache nicht behoben werden kann und nicht-medikamentöse Maßnahmen wie Physiotherapie und Entspannung ausgeschöpft sind. Vor allem bei chronischem Schmerz erfolgt die Einnahme regelmäßig nach der Uhr und nicht erst bei starken Beschwerden. So steigt die Lebensqualität und sinkt der Arzneimittelverbrauch. Die Suchtgefahr ist bei gut behandelten Schmerzen gering.

Stufe 1: leichte Schmerzen
- mehrmals tgl. Einnahme peripher (nicht im ZNS) wirksamer Schmerzmittel wie ASS; Paracetamol, Metamizol, Diclofenac oder Ibuprofen, ggf. in sinnvoller Kombination
- ggf. zusätzlich ein Antidepressivum, das niedrig dosiert Schmerzen lindert, wie Amitriptylin

Stufe 2: mittelstarke bis starke Schmerzen
- im ZNS wirksame Schmerzmittel (Opioide) wie Tilidin, Tramadol oder Codein
- ggf. unterstützend Medikamente der Stufe 1

Stufe 3: starke bis stärkste Schmerzen
- Opioide/Opiate (Morphin und ähnliche Stoffe, z. B. Oxycodon, Buprenorphin, Fentanyl)
- Begleitmedikation gegen die Nebenwirkungen der Opioide, z. B. Abführmittel
- ggf. zusätzlich AM der Stufe 1, nicht aber der Stufe 2 (da sie die Opiat-Wirkung aufheben)

4.8 Arzneimittelgruppen

Arzneimittel (AM) teilt man nach Anwendungsgebieten in Arzneimittelgruppen ein. Wichtige Beispiele nennt die folgende Tabelle. Auch das Arzneimittelverzeichnis ROTE LISTE® ordnet AM nach Indikationen in Arzneimittelgruppen ein. Arzneimitteldatenbanken, die mit der Praxissoftware verbunden sind, ermöglichen die Suche nach Präparatenamen, Wirkstoffen, Herstellern und Indikationen. Auch Hilfsstoffe, Kontraindikationen, Neben- und Wechselwirkungen, Preise sowie Informationen zur Anwendung in Schwangerschaft und Stillzeit sind dort aufgelistet.

MERKE Endet der Fachbegriff in der Einzahl auf -um, z. B. Antibiotik**um**, so endet er in der Mehrzahl auf-a: Antibiotik**a**; bei Schmerzmitteln: das Analgetik**um**, die Analgetik**a**

Arzneimittelgruppe Erklärung	Ggf. Untergruppen (UG) (Beispiele für Wirkstoffe und ggf. Handelsnamen)	Wichtige Nebenwirkungen (NW) und Besonderheiten
Analgetika Schmerzmittel	– ASS – Ibuprofen – Diclofenac – Paracetamol – Metamizol = Novaminsulfon – Tramadol – Tilidin – Morphin – Fentanyl	– ASS, Diclofenac, Ibuprofen: Magen- und Nierenschäden – Diclofenac: Herzschwäche, Herzschäden – Paracetamol: Leberschäden bei Überdosierung – Metamizol: Knochenmarkschäden, Allergie – Tramadol, Tilidin, Morphin, Fentanyl: Schwindel, Übelkeit, Erbrechen, Verstopfung, Benommenheit, Unfälle, Abhängigkeit, Sucht
Antiallergika AM gegen Allergien	1. **Antihistaminika** verhindern die Wirkung des bei Allergien freigesetzten Entzündungsstoffs Histamin – Cetirizin – Loratadin 2. AM zur spezifischen Immuntherapie (SIT)	– einige Antihistaminika machen müde und setzen die Reaktionsfähigkeit herab; allerdings macht die allergische Erkrankung selbst auch müde – nicht jedes Mittel hilft jedem Allergiker; ggf. müssen mehrere Wirkstoffe ausprobiert werden
Antibiotika AM gegen bakterielle Infektionen	– Penicillin – Amoxicillin, Amoxicillin mit Clavulansäure – Cefaclor, Cefuroxim, Cefadroxil – Doxycyclin – Ciprofloxacin – Levofloxacin – Cotrimoxazol	– Penicillin, Cefaclor u. a. Cefalosporine, Sulfonamide: schwere Allergien – Gyrasehemmer (z. B. Ciprofloxacin, Levofloxacin): Sehnenriss , Depression, Geschmacksstörungen – Wechselwirkungen u. a. mit der „Pille", fördern Pilzinfektionen und Durchfälle, Resistenzen
Antidiabetika AM zur Behandlung des Diabetes mellitus (der Zuckerkrankheit)	1. **orale Antidiabetika** (OAD); AM zum Einnehmen (Metformin, Sitagliptin, Dapagliflozin) 2. **Insulin**, das stets gespritzt werden muss 3. **neue Antidiabetika** (→Bd. 3, S. 92)	– orale Antidiabetika: Unterzuckerung, Leber- und Nierenschäden, nur bei Typ 2 einsetzbar – Insulin muss individuell, passend zu Nahrung und Aktivität dosiert werden; Patientenschulung ist notwendig
Antiemetika AM gegen Übelkeit und Erbrechen	– Metoclopramid (MCP) – Dimenhydrinat (Vomex A®)	– MCP: unwillkürliche Bewegungsstörungen wie bei M. Parkinson – Dimenhydrinat: Benommenheit
Antihypertensiva **Antihypertonika** AM gegen Bluthochdruck	1. **ACE-Hemmer:** Ramipril 2. **AT_1-Blocker:** Candesartan 3. **Betablocker:** Metoprolol 4. **Calcium-Antagonisten:** Amlodipin	– in der mehrwöchigen Einstellungsphase Müdigkeit – ACE-Hemmer: Husten bei 10 %; AT_1-Blocker: Husten bei 1 %; Betablocker: Bradykardie, Asthma; – Ca-Antagonisten: Ödeme

Arzneimittelgruppe Erklärung	Ggf. Untergruppen (UG) (Beispiele für Wirkstoffe und ggf. Handelsnamen)	Wichtige Nebenwirkungen (NW) und Besonderheiten
Antikoagulanzien AM, welche die Blutgerinnung hemmen bzw. verlangsamen	– zum Schutz vor Schlaganfällen bei Vorhofflimmern, zur Thromboseprophylaxe – Phenprocoumon (Marcumar®) – Heparin (z. B. Fraxiparin®) – **n**eue **o**rale **A**nti**k**oagulanzien = **NOAK:** Dabigatran (Pradaxa®), Edoxaban (Lixiana®), Rivaroxaban (Xarelto®), Apixaban (Eliquis®)	– Phenprocoumon: Blutungen, Anämie, viele Wechselwirkungen, regelmäßige INR-Messungen erforderlich – Heparin: Blutbildschäden, Osteoporose, reversibler, d. h. vorübergehender Haarausfall – NOAK: Blutungen, Anämie, Magen-Darm-Beschwerden
Antimykotika AM gegen Pilzinfektionen	1. **Lokaltherapie:** Clotrimazol 2. **systemische Therapie:** Itraconazol	– lokal: NW selten, Dauertherapie nicht ratsam – systemisch: Leberschäden, Wechselwirkungen
Antiphlogistika, nichtsteroidale Antirheumatika AM gegen Schmerz und Entzündung	**NSAR:** – ASS (Aspirin®) – Ibuprofen – Diclofenac (Voltaren®) – Piroxicam, Naproxen, Indometacin	– Magenschmerzen, Magengeschwür und -blutung, Nierenschäden v. a. bei Langzeiteinnahme – vielfältige Wechselwirkungen – Auslösung von Asthma bronchiale – Auslösung bzw. Verschlimmerung von Hypertonie und Herzinsuffizienz
Antiphlogistika werden auch NSAR genannt, **n**icht**s**teroidale **A**ntiphlogistika. Dies bedeutet, dass sie entzündungshemmende Mittel ohne Verwandtschaft zu dem ebenfalls entzündungshemmenden Steroidhormon Cortison sind. NSAID ist die englische Abkürzung für NSAR.		
Antitussiva AM gegen Husten	1. **Hustenstiller:** – Codein, Pentoxyverin, Dropropizin 2. **Schleimlöser:** – Ambroxol (Mucosolvan®) – Acetylcystein (ACC®) 3. **pflanzliche Hustenmittel**	– Hustenstiller: Benommenheit, ausbleibende Wirkung; Codein: zusätzlich Verstopfung – Schleimlöser und pflanzliche AM: Allergien, nicht spürbare Wirkung
Das Hustenmittel existiert nicht. Behandlungsbedürftiger Husten bedarf einer ärztlichen Untersuchung und Diagnose, da Keuchhusten, Asthma bronchiale, asthmaähnliche Bronchitis sowie Herzinsuffizienz auf hustenstillende und schleimlösende Mittel nicht reagieren. Schleimlöser sind nur bei Mukoviszidose, einer schweren erblichen Lungenkrankheit mit extrem zähem Schleim, sinnvoll.		
Bronchospasmolytika, Broncholytika AM zum Lösen von Verkrampfungen der Bronchialmuskulatur	1. **kurz wirksame Broncholytika:** – Salbutamol 2. **lang wirksame Broncholytika:** – Formoterol, Salmeterol 3. Kombinationen aus 2. und Kortikoiden	– Herzrhythmusstörungen, Herzrasen, Händezittern, Schlaflosigkeit, Unruhe, erhöhter Antrieb (daher Dopingmittel im Sport) – die Kombination mit Betablockern macht Bronchospasmolytika ggf. unwirksam
Cortison und **Kortikoide** Cortison und verwandte AM wirken entzündungshemmend und **immunsuppressiv** (unterdrücken die Immunabwehr)	1. **systemische Therapie:** – Prednison, Prednisolon, Methylprednisolon – Dexamethason 2. **Lokaltherapie:** – Hydrocortison, Triamcinolon und Mometason für die Haut – Budesonid für Schleimhäute	– systemisch bei kurzer Anwendung Anstieg von Blutzucker und Blutdruck, Gesichtsrötung – langfristig Immunschwäche, Nebennierenrindenschwäche, Diabetes, Adipositas, Depression, Osteoporose, grauer Star – lokal Pilzbefall, Epithelatrophie – Kortikoide wirken unterschiedlich stark entzündungshemmend
Dermatika AM zur Behandlung der Haut	1. **Externa** für die äußerliche Therapie 2. AM zur innerlichen = systemischen Therapie	– bei Externa ist die Hautbeschaffenheit zu beachten: auf trockener, fettarmer Haut Salben, auf fettreicher Haut Cremes anwenden
Diuretika harntreibende, entwässernde AM	– Torasemid, Furosemid – Hydrochlorothiazid (HCT) – Indapamid – Spironolacton	– vermehrtes Wasserlassen, Durst, Schwächegefühl, Gicht, Blutzuckeranstieg, Kaliumverlust – harntreibende Wirkung durch hohe Dosen; durch niedrige v. a. Blutdrucksenkung

Arzneimittelgruppe Erklärung	Ggf. Untergruppen (UG) (Beispiele für Wirkstoffe und ggf. Handelsnamen)	Wichtige Nebenwirkungen (NW) und Besonderheiten
Hormone AM, welche die Funktion endokriner Drüsen beeinflussen oder ersetzen	– weibliche Sexualhormone bei Wechseljahresbeschwerden, Verhütung – Schilddrüsenhormon L-Thyroxin bei Unterfunktion	– Sexualhormone: Thrombose, Depression, Schlaganfall – L-Thyroxin bei Überdosierung: Herzrasen, Händezittern, Osteoporose, Haarausfall, Durchfall
Hypnotika Schlafmittel	– Benzodiazepine (Diazepam, Flunitrazepam) und Abkömmlinge (Zopiclon, Zolpidem)	– Benommenheit, mangelnde Reaktionsfähigkeit, Teilnahmslosigkeit, Sturzgefahr, Abhängigkeit
Kardiaka AM zur Behandlung von Herzkrankheiten	1. **Antiarrhythmika** AM gegen Herzrhythmusstörungen: – Bisoprolol – Propafenon – Amiodaron 2. **AM gegen Herzinsuffizienz** (Herzschwäche): – ACE-Hemmer, z. T. Betablocker, Diuretika	– Antiarrhythmika müssen genau dosiert und regelmäßig eingenommen werden, da sie selbst Rhythmusstörungen erzeugen können; nicht plötzlich absetzen! ACE-Hemmer und andere Antihypertonika sowie Diuretika können die Herzleistung verbessern
Kontrazeptiva, hormonelle AM zur Empfängnisverhütung	– Östrogen-Gestagen-Kombinationen – reine Gestagenpräparate (sog. Minipille)	– Thrombosen, v. a. bei familiärer Veranlagung und Raucherinnen, Hypertonie, Schlaganfall, Depression, geringe Wassereinlagerung, vielfältige Wechselwirkungen
Laxanzien (Ez. **Laxans**) Abführmittel	1. **darmreizende AM:** – Natriumpicosulfat, Laxoberal®, Liquidepur® 2. **salzartige Laxanzien:** – Endofalk®, Kleanprep® 3. **Quellstoffe:** – Flohsamen, Macrogol 4. **Lactulose:** – Bifiteral®	– 1. Gruppe: Gewöhnung, Mineralstoffverlust – 2. Gruppe und Macrogol: zur Darmreinigung vor Darmspiegelung geeignet – 3. Gruppe: am besten verträgliche Laxanzien ohne Gewöhnungseffekt; Einnahme mit viel Wasser, nicht gleichzeitig mit anderen Medikamenten – 4. Gruppe: erzeugt Blähungen
Lokalanästhetika AM zur örtlichen Betäubung	– lokale Betäubung vor kleinen operativen Eingriffen, bei Verspannungen u. a.: Lidocain (Xylocain®), Procain	– blockieren die Nervenleitung, was neben Schmerzhemmung auch vorübergehend lähmen kann – Allergien, Benommenheit, reduziertes Reaktionsvermögen
Lipidsenker AM gegen erhöhte Cholesterin- bzw. Fett(Lipid-)spiegel	– Rosuvastatin – Atorvastatin – Ezetimib – Bempedoinsäure	– Anstieg der Leber- und Muskelwerte im Blut, daher Blutkontrollen wichtig; Muskelschmerzen; zum Schutz vor Herzinfarkt usw. ist die tägliche Einnahme wichtig
Magen-Darm-Therapeutika (→ Antiemetika)	1. **Protonenpumpenhemmer**, sog. PPI, hemmen die Magensäureproduktion: – Omeprazol – Pantoprazol – Esomeprazol 2. **Antazida:** säurebindene Mittel – Maaloxan® – Gaviscon®	– PPI helfen besser als 2. und 3. Gruppe gegen Säurereflux und Gastritis; NW der PPI: Müdigkeit, Verstopfung, Osteoporose, gehäufte Magen-Darm-Infektionen, v. a. bei Omeprazol viele Wechselwirkungen; keine Langzeittherapie! – Antazida binden Medikamente, was zur Abschwächung bzw. zum Verlust der Wirkung führen kann
Ophthalmika AM zur Behandlung von Augenkrankheiten	1. **lokal** am Auge anwendbare AM 2. **systemisch** anwendbare AM, z. B. Tabletten	– auch Augentropfen und -salben, die in den Bindehautsack gegeben werden, können systemische Nebenwirkungen hervorrufen

Arzneimittelgruppe Erklärung	Ggf. Untergruppen (UG) (Beispiele für Wirkstoffe und ggf. Handelsnamen)	Wichtige Nebenwirkungen (NW) und Besonderheiten
Psychopharmaka AM, die auf das seelische Befinden, die Stimmung, den Antrieb, den Schlaf sowie gegen Wahnerleben und Zwänge wirken	1. **Sedativa** und **Tranquillanzien** (Beruhigungsmittel) und **Hypnotika** (Schlafmittel): – Benzodiazepine (Diazepam = Valium®, Lorazepam = Tavor®) und verwandte Substanzen wie Zopiclon und Zolpidem (sog. Z-Drugs) 2. **Antidepressiva:** – Citalopram, Escitalopram – Fluoxetin – Mirtazapin – Venlafaxin – Duloxetin (Antidepressiva: → Bd. 3, S. 173) 3. **Neuroleptika** = AM gegen Unruhe und Wahn: – Promethazin (Atosil®) – Risperidon (Risperdal®) – Olanzapin (Zyprexa®)	– 1. Gruppe: Abhängigkeit, Teilnahmslosigkeit, nachlassender Antrieb, Sturzneigung – 2. Gruppe: zu Beginn Unruhe, Schlaflosigkeit, sexuelle Funktionsstörungen, Magen-Darm-Störungen; Mirtazapin: Gewichtszunahme; Wirkeintritt erfolgt nach Wochen! – 3. Gruppe: auf Dauer unwillkürliche Bewegungen der Mund- bzw. Gesichtsmuskulatur, Apathie – Cave: Wechselwirkungen mit anderen Medikamenten, Drogen und Alkohol!
Psychopharmakon ist nicht gleich Psychopharmakon. Abhängigkeit entsteht oft bei Benzodiazepinen, aber nicht bei Antidepressiva. Sedierende (beruhigende, sog. dämpfende) Psychopharmaka setzen die Fahrtüchtigkeit herab und verstärken die sedierende Wirkung von Alkohol.		
Sera (Ez. **Serum**) und **Impfstoffe**	1. **Sera:** – Immunglobulin-Mischungen (Beriglobin®) – Hyperimmunglobuline (Tetagam®, Hepatect® CP) für passive Impfungen 2. **Impfstoffe** für aktive Impfungen: – Boostrix® und Covaxis® gegen Tetanus, Diphtherie und Pertussis	– Sera werden aus Serum von Menschen oder Tieren gewonnen; selten Allergie gegen Tiereiweiß; Sera beeinflussen die Wirkung von Aktivimpfungen, daher simultan impfen oder Zeitabstand beachten – Aktivimpfstoffe: lokale NW an der Impfstelle und systemische NW wie leichtes Unwohlsein, selten Allergien
Spasmolytika AM gegen krampfartige Schmerzen	– Butylscopolamin (Buscopan®) bei Krämpfen in Darm, Gallenblase und -wegen, Harnleiter und Uterus – Trospiumchlorid bei überaktiver Blase	– Verstopfung, Hitzegefühl, Unruhe, Herzrasen, Auslösung eines Glaukoms (grüner Star), Mundtrockenheit
Thrombozyten-aggregationshemmer (TAH) bzw. **Thrombozyten-funktionshemmer** (TFH) AM, welche die Verklumpung von Blutplättchen hemmen und so die Blutstillung verlangsamen	1. **Acetylsalicylsäure** (ASS) wird als TAH langsam aus der Tablette freigesetzt und wirkt daher nicht schmerzhemmend – ASS TAH – Aspirin® protect 2. **Ticagrelor** (Brilique®); nach Stentimplantation indiziert und ggf. bei ASS-Unverträglichkeit	– TAH sollen nach Schlaganfall und Herzinfarkt einen erneuten Arterienverschluss verhindern; die Thrombozyten werden geglättet und lagern sich nicht mehr so leicht aneinander und an arteriosklerotische Plaques; die Blutstillung dauert mit TAH länger, weshalb sie vor chirurgischen Eingriffen abgesetzt werden; TAH ersetzen keine Antikoagulanzien, da sie nur in Arterien wirken und Thrombosen zumeist im venösen Teil des Gefäßsystems entstehen
Zytostatika die Zellteilung hemmende AM zur Behandlung von Krebs	– Methotrexat (MTX) – Vincristin – Cytarabin – 5-Fluorouracil (5-FU) – Paclitaxel MTX ist auch immunsuppressiv wirksam.	– AM, welche die Zellteilung hemmen, unterdrücken auch Blutbildung, Immunzellbildung und die Regeneration von Haut, Schleimhaut und Haaren – NW: Anämie, Immunschwäche, Haarausfall, Durchfall, Entzündung der Mundschleimhaut

→ Terminologie: Arzneimittellehre	
Antiepileptikum	Arzneimittel zur Behandlung von Krampfleiden (Epilepsie)
Ap, Rp, Btm	Abgabehinweise für apothekenpflichtige, verschreibungspflichtige (rezeptpflichtige) Arzneimittel und Arzneimittel nach dem Betäubungsmittelgesetz
Applikation	Arzneimittelanwendung; Arzneimitteldarreichung
Applikationsart	Anwendungsart eines Arzneimittels, z. B. oral oder rektal
Applikationsform	Anwendungsform eines Arzneimittels, z. B. Tablette
Arzneimittelexanthem	Hautausschlag durch Anwendung eines Arzneimittels
ASS	Acetylsalicylsäure; Analgetikum und Thrombozytenaggregationshemmer, z. B. Aspirin®
Dosis	verabreichte Menge eines Arzneimittels
First-in-first-out	Lagerungs- und Entnahmeprinzip für begrenzt haltbare Waren
Generic Name	international gültiger Wirkstoffname
Generikum	Nachahmerpräparat
Hilfsstoff	Inhaltsstoff eines Arzneimittels, der nicht dessen Wirkung erzeugt, aber dessen Eigenschaften beeinflusst
Indikation (Adj. **indiziert**)	Heilanzeige; Grund für die Anwendung eines Arzneimittels oder einer medizinischen Maßnahme
Interaktion	Wechselwirkung, z. B. zwischen Medikamenten
Kombinationspräparat	Arzneimittel mit mehr als einem Wirkstoff
Kontraindikation (Adj. **kontraindiziert**)	Gegenanzeige; Umstand, der die Anwendung eines Arzneimittels oder einer medizinischen Maßnahme verbietet
Medikament	Arzneimittel
Medikation	Medikamenteneinnahme, -verabreichung, -verordnung
Monopräparat	Arzneimittel mit einem Wirkstoff
Multimorbidität	Vorliegen mehrerer Krankheiten bei einem Patienten
N1, N2, N3	Normalpackung für kurzfristige, mittelfristige und langfristige Therapie (z. B. mit 20, 50 oder 100 Tabletten)
NSAR	nichtsteroidale Antirheumatika (z. B. Diclofenac, Ibuprofen)
Pharmaka (Mz.)	Arzneimittel
Placebo, das	wirkstofffreies Scheinmedikament
retardiert	bzgl. Arzneimittel: mit verzögerter Wirkstofffreigabe
teratogen	Missbildungen beim Ungeborenen hervorrufend
Wirkstoff	Inhaltsstoff eines Arzneimittels, der seine Wirkung verursacht

4.9 Missbrauch, Abhängigkeit und Sucht

Missbrauch, Abhängigkeit, Sucht
→ Bd. 3, S. 161

Einige Arzneimittel wirken im Gehirn – als Haupt- oder Nebenwirkung. Vor allem bei Schmerz- und Beruhigungsmitteln besteht die Gefahr von Missbrauch, Abhängigkeit und Sucht. Je nach Veranlagung, Lebenssituation und Wirkstoff ist eine Abhängigkeit mehr oder weniger wahrscheinlich.

Der Einsatz von Medikamenten zur Leistungssteigerung, zum Doping oder um einen bestimmten Bewusstseinszustand zu erlangen, ist **Missbrauch**. Auch die Einnahme entgegen dem Wissen, dass die Anwendung schädlich ist und ggf. schon Schäden eingetreten sind, ist Missbrauch.

Abhängigkeit bedeutet, dass beim Absetzen körperliche und/oder seelische Entzugserscheinungen auftreten.

Bei der **Sucht** vernachlässigt der Patient außerdem andere Lebensbereiche bzw. Pflichten, um sich das Suchtmittel zu beschaffen und zuzuführen. Typisch für Sucht ist, dass die Dosis gesteigert und sehr viel „vertragen" wird: Die Wirkung lässt nach; dies bezeichnet man als Toleranzentwicklung.

Schon bei der Verordnung ist das Suchtrisiko zu beachten. Wirkstoffe, die leicht zu Abhängigkeit führen, sind zu vermeiden. Es sollten kleine Packungen (N1) verordnet werden. Bei Verdacht auf Missbrauch sollte dies angesprochen und eine therapeutische Lösung gefunden werden, bevor sich Abhängigkeit oder Sucht entwickeln.

4.10 Arzneimittel alternativer Therapierichtungen

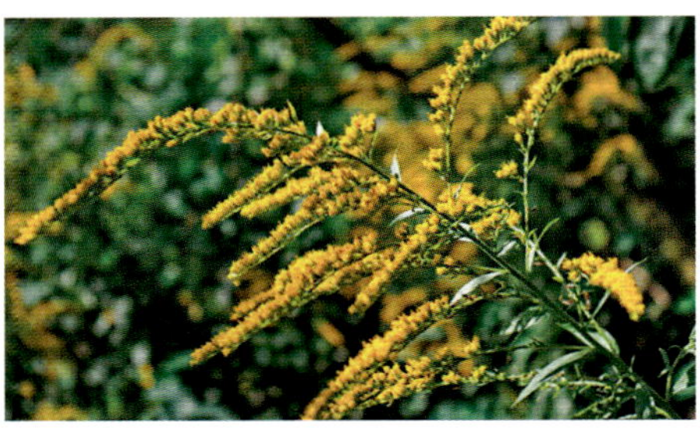

Abb. 1 Goldrute

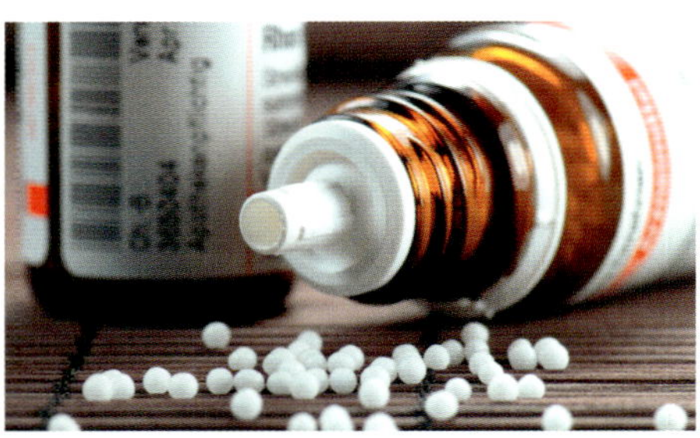

Abb. 2 Globuli

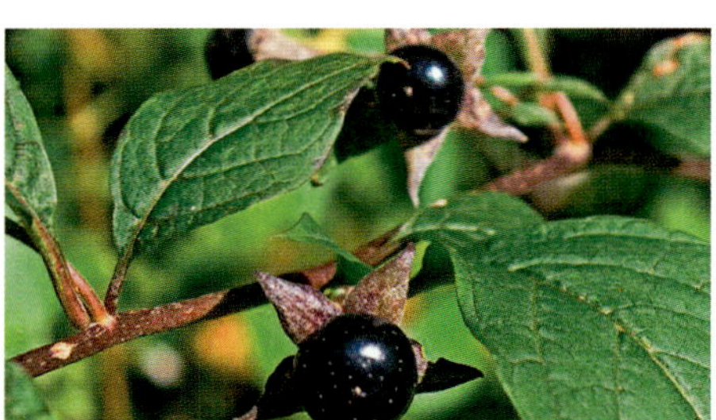

Abb. 3 Tollkirschen

Die meisten heute verordneten Arzneimittel werden in Laboren entwickelt und in Fabriken hergestellt. Manche Patienten haben das Gefühl, dass diese „Chemie" ihnen nicht guttut, und wünschen sich natürliche Mittel. Beliebt sind pflanzliche Arzneimittel, die **Phytopharmaka**. Sie enthalten nicht nur einen Wirkstoff, sondern Pflanzenauszüge, die aus einer Vielzahl an Wirk- und Begleitstoffen bestehen. Bei Befindlichkeitsstörungen, d. h. leichten Einschränkungen des Wohlbefindens, die noch nicht als Krankheit zu sehen sind, werden Phytopharmaka oft eingesetzt. Beispiele sind Blasentees aus Bärentraubenblättern und Goldrute bei Harnwegsinfekten (→ Abb. 1). Auch sog. Bauchweh-Tees für Kinder aus Fenchel und Anis sind bekannte Hausmittel. Beliebt sind Johanniskraut-Präparate gegen leichte Depressionen. Deren Wirkstoff Hypericin wirkt auf die gleiche Weise im Gehirn wie chemische Antidepressiva, z. B. Citalopram. Es muss hoch dosiert werden und hat Wechselwirkungen mit anderen Präparaten, z. B. mit der Pille und Ibuprofen.

Die **Homöopathie** ist eine um 1800 entwickelte Therapierichtung. Unter dem Eindruck, dass Quacksalber mit Quecksilber, Aderlässen usw. mehr Menschen umbrachten als kurierten, entwickelte Samuel Hahnemann seine „sanfte" Methode. In der Homöopathie werden extrem verdünnte, sog. potenzierte Stoffe natürlicher Herkunft z. B. als Kügelchen **(Globuli)** verabreicht (→ Abb. 2). Die Behandlung erfolgt individuell. Für die Auswahl des homöopathischen Mittels sind nicht Diagnosen wichtig, sondern die Symptome des Patienten. Dann wird das Mittel gewählt, das unverdünnt beim Gesunden die gleichen Symptome als Vergiftungserscheinungen hervorrufen würde. Homöopathie heißt wörtlich „gleiches Leiden". Gegen hohes Fieber mit Herzrasen und Wangenröte wird z. B. Tollkirsche (Atropa belladonna; → Abb. 3) hochverdünnt gegeben. Tollkirschengift erzeugt u. a. Fieber, Herzrasen und Gesichtsröte. Das entsprechende Mittel heißt nach der Tollkirsche Belladonna, die Verdünnungsstufe z. B. D6 oder C100.

Bisher wurde die Wirkung der Homöopathie nicht nachgewiesen. Aus der Weiterbildungsordnung für Ärzte wurde die Zusatzbezeichnung Homöopathie gestrichen.

Arzneimittelreste ... nie in die Toilette, sondern in den Restmüll geben, rät das Umweltbundesamt. Fast alle Gemeinden in Deutschland betreiben Müllverbrennung. Über die Toilette gelangen die Wirkstoffe mit dem Abwasser ins Grundwasser. Apotheken müssen Arzneimittelreste nicht annehmen.

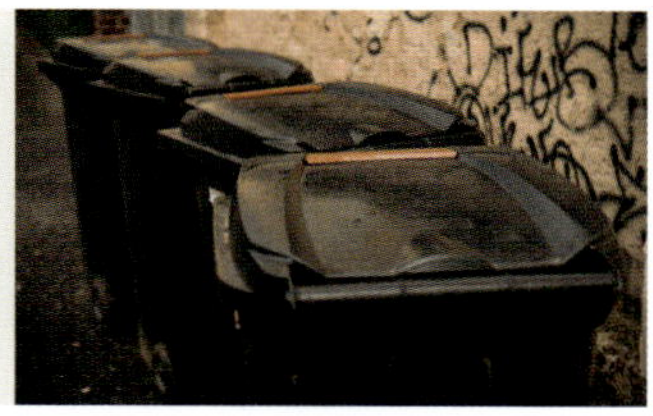

→ Terminologie: Arzneimittel alternativer Therapierichtungen

Abhängigkeit	Substanzgebrauch, dessen Unterbrechung zu Entzugserscheinungen führt
Globuli (Mz.) **Globulus** (Ez.)	homöopathische Arzneikügelchen
Homöopathie	Naturheilverfahren mit hochverdünnten Arzneimitteln
Missbrauch	Substanzgebrauch trotz schädlicher Wirkungen
Phytopharmakon (Ez.)	pflanzliches Arzneimittel
Sucht	Substanzgebrauch mit Abhängigkeit und Vernachlässigung von Alltagspflichten

Auf den Seiten des Umweltbundesamtes finden Sie Informationen zu Umweltwirkungen von Arzneimittelresten:

www.umweltbundesamt.de
→ Themen
→ Chemikalien
→ Arzneimittel

Aufgaben

1 Zu welchen Zwecken werden Arzneimittel eingesetzt?
2 Was versteht man unter einem Generikum?
3 Nennen Sie drei Wirkstoffe, die zu den NSAR gehören.
4 Was ist ein Antihypertensivum und mit welcher Nebenwirkung muss zu Beginn der Einnahme gerechnet werden?
5 Erklären Sie den Begriff Diuretikum und nennen Sie drei Indikationen. Sehen Sie dazu im Internet in einer Gebrauchsinformation oder Fachinformation zu einem Präparat nach. Sie können auch z. B. zu Torasemid oder Indapamid im Praxissystem nachsehen.
6 Welcher Wirkstoff wird sowohl als Thrombozytenaggregationshemmer als auch als Analgetikum eingesetzt und welche Nebenwirkungen sind typisch für diesen Wirkstoff? Nennen Sie drei Effekte.
7 Lesen Sie im Praxissystem oder im Internet eine Gebrauchs- oder Fachinformation zu einem Diclofenac-Präparat zur oralen Anwendung.
a Nennen Sie wichtige Indikationen, Kontraindikationen und Nebenwirkungen.
b Würden Sie bei Lumbago das Präparat einnehmen? Begründen Sie Ihre Antwort.
8 Was bewirken die beiden Wirkstoffe Omeprazol und Pantoprazol?
9 Wie lautet der Fachbegriff für ein Arzneimittel gegen krampfartige Schmerzen?
10 Nennen Sie zehn Arzneimittelformen.
11 Welche Lagerungsvorschriften gelten für alle Arzneimittel?
12 Wie müssen Arzneimittel, die unter das BtMG fallen, gelagert und entsorgt werden? Recherchieren Sie dazu ggf. unter www.gesetze-im-internet.de/btmg_1981.
13 Nennen Sie je drei enterale und parenterale Applikationsarten.
14 Erläutern Sie die richtige Anwendung eines Dosieraerosols für die Asthmatherapie.
15 Welche Arten von Wechselwirkungen können auftreten, wenn mehrere Medikamente zugleich eingenommen werden?

5 Injektionen und Injektionstechnik

Interaktive Übungen
→ S. 369, PagePlayer

Für Injektionen werden Injektionslösungen verwendet. Das sind sterile, flüssige Arzneimittel, die in Ampullen geliefert werden. Es gibt verschiedene Ampullenarten:

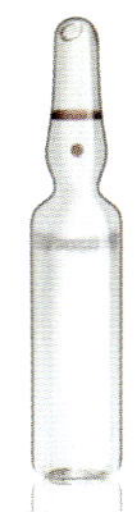	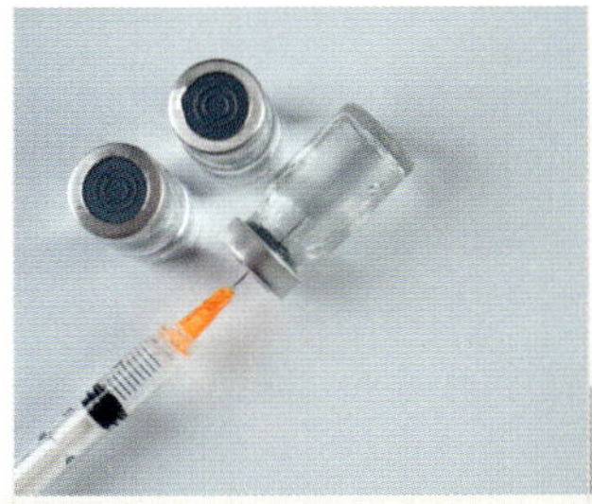	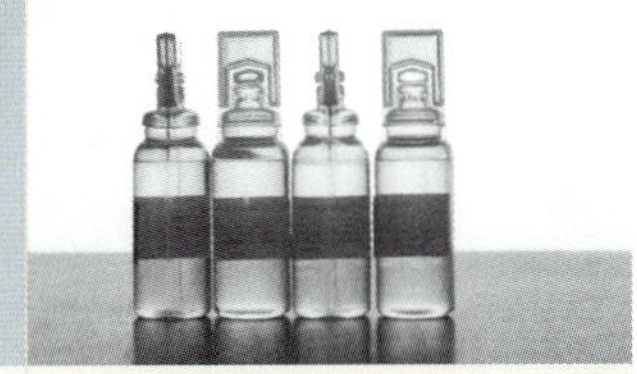
Brechampulle Gasampulle mit Lackpunkt am Ampullenhals, der die Sollbruchstelle anzeigt	**Stechampulle** Glasampulle mit Gummiverschluss und Kunststoff-Schutzkappe	**Kunststoffampulle** weiche Ampulle mit leicht abdrehbarem Hals z. B. für **NaCl 0,9 %**
Handhabung und Besonderheiten		
Der Ampullenkopf wird an der Sollbruchstelle „vom Lackpunkt weg" abgebrochen. Er wird dabei mit einem Wattetupfer umfasst (Verletzungsschutz).	Die Schutzkappe wird unmittelbar vor Gebrauch entfernt. Anschließend wird der Inhalt in eine Spritze aufgezogen.	Die Ampulle wird von Hand aufgedreht und der Inhalt in eine Spritze aufgezogen. Preiswerte Ampullenart für Lösungen, deren Auslaufen unproblematisch ist.

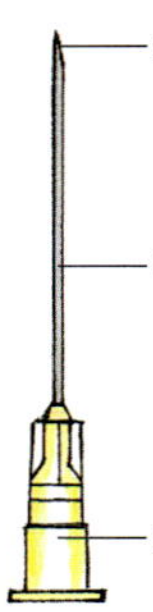

Abb. 2 Kanüle (Hohlnadel)

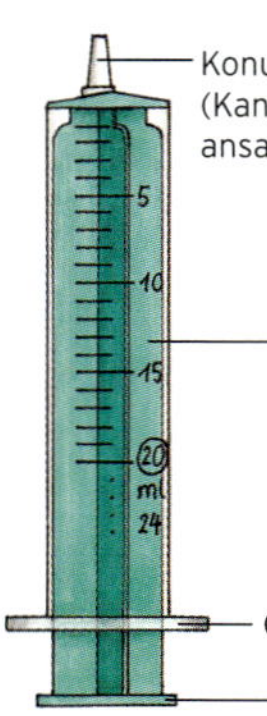

Abb. 3 Einmalspritze aus Kunststoff

5.1 Vorbereitung von Injektionen

Die Vorbereitung von Injektionen und Infusionen muss mit Ruhe und Sorgfalt geschehen, da Kontaminationen den Patienten und Nadelstichverletzungen MFA bzw. Arzt gefährden. Vor dem Zusammenstellen der Materialien führt man eine hygienische Händedesinfektion durch.

5.1.1 Materialien

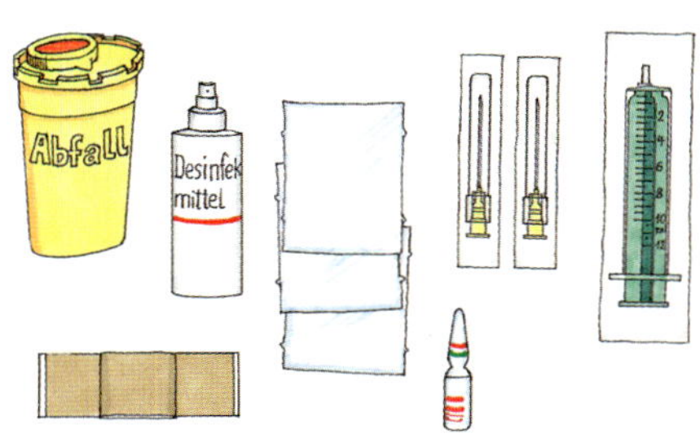

Abb. 1 Materialien für eine Injektion

Um einen Hautkontakt mit Arzneistoffen zu vermeiden, sind dünnwandige Schutzhandschuhe zu tragen. Auf das desinfizierte Spritzentablett legt man folgende Materialien:

- Spritze (für 2 mL, 5 mL, 10 mL oder 20 mL Inhalt)
- 2 Kanülen (Hohlnadeln; eine zum Aufziehen, eine für die Injektion)
- die Medikamentenampulle
- Hautdesinfektionsspray
- 3 Wattetupfer (je einen für die Hautdesinfektion, das Öffnen der Ampulle und für die Einstichstelle)
- Pflaster
- vorschriftsmäßiger Abwurfbehälter

Sterile Einmalkanülen sind genormt und passen genau auf handelsübliche Kunststoffspritzen. Der schräge Schliff der Kanülenspitze ermöglicht eine minimale Gewebsverletzung und geringstmöglichen Schmerz.
Tätigkeiten mit Kanülen bringen eine Verletzungs- und ggf. auch Infektionsgefahr mit sich. Zur Verhinderung von Nadelstichverletzungen und Infektionen sind daher Sicherheitskanülen vorgeschrieben. Es gibt aktive Sicherheitsvorrichtungen (Sicherungen, die sich z. B. an der Kanüle von Verweilkathetern selbst ausklappen, → Abb. 2 S. 449) und passive Sicherheitsvorrichtungen (→ Abb. 1), die der Benutzer betätigen muss.
Kanülen unterscheiden sich in Länge und Dicke (Außendurchmesser). Beide Maße sind in mm auf der Verpackung angegeben. Der Außendurchmesser wird außerdem in Gauge (G; sprich: „Gohsch") und die Länge in Zoll (") angegeben. Je höher die Gauge-Zahl ist, desto dünner ist die Kanüle. Um Verwechslungen zu vermeiden, werden Kanülen durch Nummern und verschiedene Farben des Spritzenansatzes gekennzeichnet. Gebräuchliche Kanülen sind:

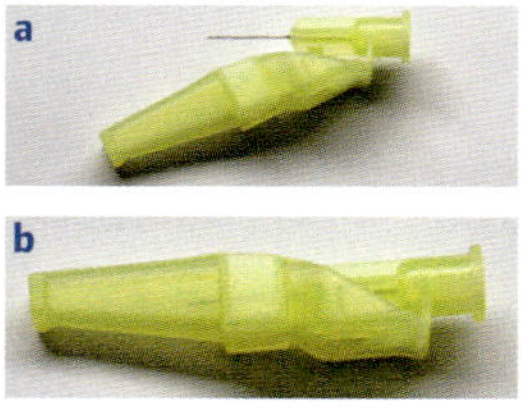

Abb. 1 Sicherheitskanüle für s.c.-Injektionen: offen (a), gesichert (b)

Kanülenfarbe	Nr.	Gauge, Außendurchmesser	Länge z. B.	Typische Anwendung
gelb	1	20 G = 0,9 mm	40 mm 70 mm	Aufziehen von Spritzen, Blutentnahmen, i.v.-Injektionen, i.m.-Injektionen (bei Übergewichtigen mit 70 mm Länge)
grün	2	21 G = 0,8 mm	40 mm 50–60 mm	i.v.-Injektionen, i.m.-Injektionen i.m.-Injektionen bei Übergewicht
schwarz	12	22 G = 0,7 mm	30 mm	s.c.-Injektionen und i.m.-Injektionen, z. B. Impfungen in den M. deltoideus bei kräftigen Erwachsenen und Jugendlichen
hellgrau	20	27 G = 0,4 mm	20 mm 12 mm	s.c.-Injektionen, 12 mm senkrecht (90°), 20 mm ggf. schräg (45°) einstechen bei Schlanken, Säuglingen und Kindern gut für schmerzarme Impfungen geeignet

5.1.2 Aufziehen einer Spritze

Die Spritzenpackung öffnet man am dafür vorgesehenen Ende durch Auseinanderziehen der beiden Anteile entsprechend der Peel-back-Technik. Man fasst nur den Kolben der Spritze an (Non-touch-Technik). Dann nimmt man die Kanüle zum Aufziehen des Medikaments mit der geöffneten Verpackung in eine Hand und nimmt mit der anderen Hand die Spritze aus der Verpackung. Dann steckt man den Spritzenansatz der Kanüle fest auf den Konus der Spritze. Mit einer Vierteldrehung im Uhrzeigersinn befestigt man die Kanüle sicher auf der Spritze.

Peel-back-Technik → S. 360
Non-touch-Technik → S. 360

Nun legt man die Spritze mit Kanüle ab und nimmt die Ampulle zur Hand. Befindet sich Flüssigkeit im Ampullenkopf, klopft man mit dem Fingernagel leicht dagegen, sodass die Flüssigkeit in den Ampullenbauch abfließt. Man umfasst den Ampullenkopf mit einem Wattetupfer und bricht den Hals in die dem Punkt entgegengesetzte Richtung ruckartig ab (→ Abb. 2). Der Glaskopf wird sofort in ein Abwurfgefäß entsorgt. Nun wird das Medikament aufgezogen. Dabei hält man die Ampulle schräg und bringt die Kanülenspitze in den untersten Teil des Ampullenbodens, um die Flüssigkeit vollständig aufzuziehen (→ Abb. 3).

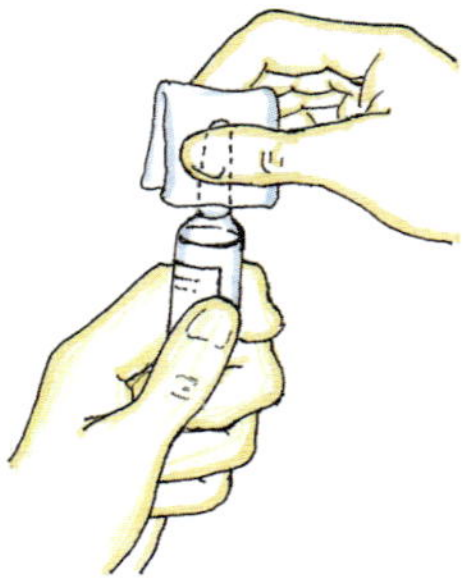

Abb. 2 Öffnen der Brechampulle

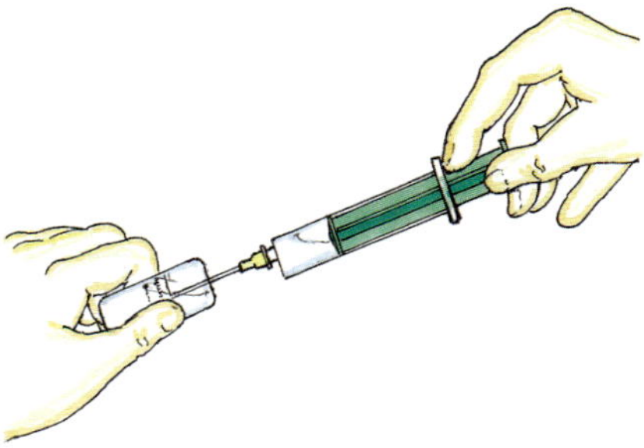

Abb. 3 Aufziehen des Arzneimittels aus der Glasampulle

Nun gibt man die Kanüle in den bereitstehenden Abwurfbehälter.

MERKE Keinesfalls darf die Kappe wieder auf die Kanüle gesteckt werden (sog. **Recapping**). Dieser Fehler führt zu vielen Nadelstichverletzungen.

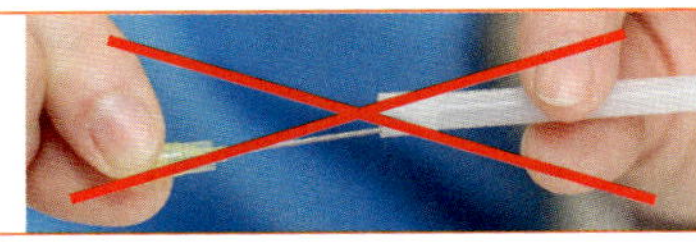

Nun hält man die Spritze senkrecht mit der Spitze nach oben und beklopft sie leicht mit dem Finger, damit Luftblasen nach oben steigen. Jetzt kann man die Luft vorsichtig hinausdrücken. Dabei soll keine Flüssigkeit entleert werden. Anschließend steckt man die zweite Kanüle, die Injektionskanüle, fest auf den Spritzenkonus auf und dreht sie fest. Nun legt man die gefüllte Spritze auf das Tablett. Die Arzneimittelampulle legt man neben die Spritze, damit der Arzt sieht, welches Medikament sich darin befindet. Liegen zwei oder mehr Spritzen auf einem Tablett, beschriftet man sie eindeutig, um Verwechslungen auszuschließen.

Auf Anordnung des Arztes können zwei Ampullen desselben Medikaments in eine Spritze aufgezogen werden. Sogenannte Mischspritzen aus verschiedenen Medikamenten sollten nicht hergestellt werden, da sich viele Medikamente nicht miteinander vertragen. Es kann zu Trübungen und Flockenbildung in der Lösung kommen.

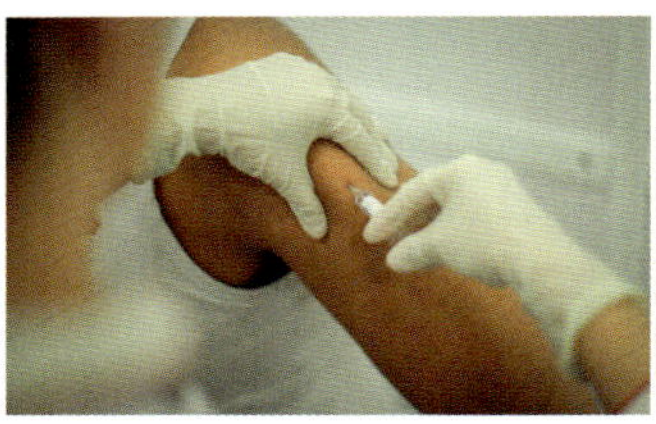

Impfungen sind besser verträglich, wenn die Impfkanüle trocken und frei von Impfstoff ist. Sonst gelangt Impfstoff beim Injizieren in die Haut und das Unterhautfettgewebe, wo er Juckreiz, Schmerzen und Knötchenbildung verursachen kann. Etwas Luft in der Spritze ist kein Problem: Ins Gewebe injizierte Luft wird rasch aufgenommen und ist harmlos.

5.2 Hautdesinfektion

Alle **Punktionen** (Einstiche) und **Injektionen** (Spritzen) sind Körperverletzungen – im medizinischen wie im rechtlichen Sinne. Der Patient muss vor vermeidbaren Keimeinschleppungen ins Körperinnere soweit wie möglich geschützt werden. Das geschieht durch die vorschriftsmäßige Vorbereitung von Injektionen und Punktionen sowie durch die für die jeweilige Situation optimale Hautdesinfektion:

Die Kassenärztliche Bundesvereinigung bietet ein Video zur hygienischen Haarentfernung z. B. vor OPs an: https://www.kbv.de/html/themen_26426.php

geringes Infektionsrisiko venöse Blutabnahme, i.v.-, s.c.- und i.c.- (intrakutane) Injektionen; Infusionen mit Butterfly-Kanülen, Impfungen	Hautdesinfektionsspray aufsprühen **oder** mit satt getränktem Tupfer auftragen und 15 s bzw. nach Herstellerangabe einwirken lassen; es soll kein „See" auf der Haut stehen, da Alkohol in der Punktionsstelle brennt; daher überschüssiges Desinfektionsmittel mit einem Tupfer aufnehmen, Haut erneut besprühen, Mittel einwirken und trocknen lassen
mittleres Infektionsrisiko Venenverweilkatheter, tiefe i.m.-Injektionen, Abnahme von Venenblut für Blutkulturen	Injektions- bzw. Punktionsstelle mit sterilem, mit Hautdesinfektionsmittel getränktem Tupfer mehrfach abreiben; nach Vorschrift einwirken lassen; nach Ablauf der Einwirkzeit den Vorgang einmal wiederholen
hohes Infektionsrisiko Leberpunktion, Punktion von Körperhöhlen, z. B. Gelenkpunktion, Pleurapunktion	Haut reinigen, behaarte Stellen enthaaren, aber nicht rasieren (Verletzungen sind Eintrittspforten für Keime); zugelassenes, z. B. jodhaltiges Hautdesinfektionsmittel aufsprühen, nach Herstellerangabe z. B. 2,5 min einwirken lassen; den Vorgang einmal wiederholen

Injektionen erfolgen am häufigsten subkutan (s.c.), intramuskulär (i.m.) oder intravenös (i.v.). Seltener werden Medikamente **intrakutan** (i.c.; in die Haut), **intraarteriell** (i.a.; in eine Arterie) und **intraartikulär** (in den Gelenkspalt) gespritzt.

Video
→ S. 369, PagePlayer

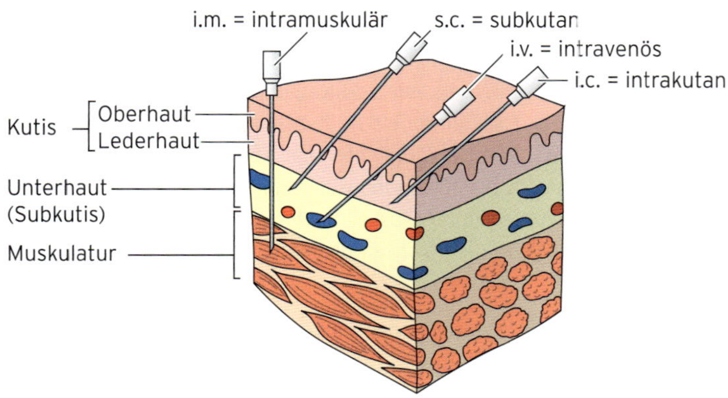

Abb. 1 Injektionsarten: schematische Darstellung eines Ausschnitts der Haut mit Unterhautfettgewebe, Muskulatur und Blutgefäßen

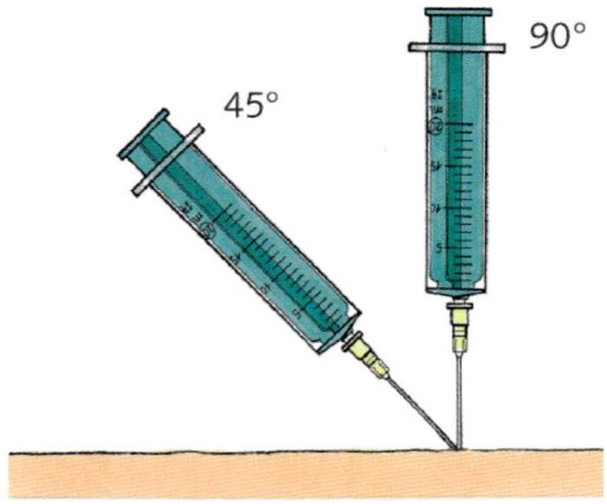

Abb. 2 Verschiedene Einstichwinkel

5.3 Intramuskuläre Injektion (i.m.-Injektion)

5.3.1 Nutzen und Risiken der i.m.-Injektion

Intramuskuläre Injektionen bieten den Vorteil, dass das Arzneimittel sicher und relativ rasch aufgenommen wird. Das Medikament bildet im Muskel ein kleines Depot, aus dem es nach und nach ins Blut übertritt. Es wirkt nicht so schnell wie nach intravenöser, aber schneller als nach subkutaner Injektion. Die Technik der i.m.-Injektion muss perfekt durchgeführt werden. MFAs dürfen nur i.m. spritzen, wenn der Arzt es anordnet und er sich davon überzeugt hat, dass die Injektionstechnik beherrscht wird.

Bei Impfungen ist die i.m.-Injektion am besten wirksam und verträglich. Impfungen werden mit relativ dünnen Kanülen und kleinen Injektionsmengen in den Musculus deltoideus gegeben, sodass sie fast immer gut vertragen werden. Intramuskuläre Injektionen in den Gesäßmuskel hingegen sind relativ riskant. Es kommen Verletzungen von Blutgefäßen vor, die Blutungen bzw. Hämatome (Blutergüsse) zur Folge haben. Auch Nervenverletzungen mit bleibenden Lähmungen sind möglich. **Spritzenabszesse**, d. h. eitrige Entzündungen in der Muskulatur, kommen durch Keimeinschleppungen v. a. nach Cortisonspritzen vor, da Cortison die Immunabwehr am Injektionsort unterdrückt. Die Indikation zur i.m.-Injektion von Medikamenten wird deshalb streng gestellt. Dass ein Patient lieber eine Spritze möchte, als Tabletten einzunehmen, ist keine Indikation für diese risikoreiche Applikationsart.

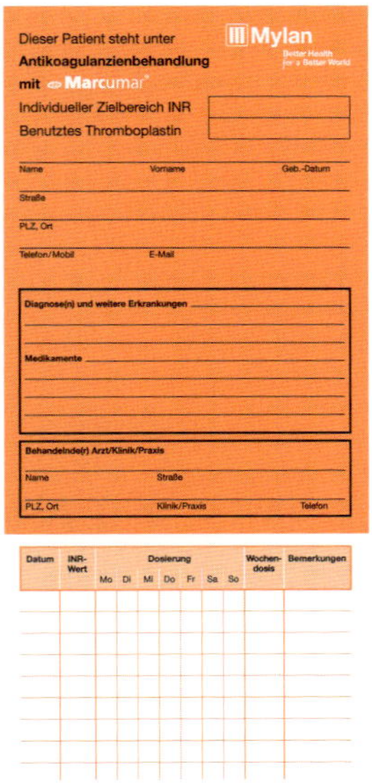
Dieser Patient steht unter
Antikoagulanzienbehandlung
mit Marcumar®
Mylan
Better Health for a Better World
Individueller Zielbereich INR
Benutztes Thromboplastin
Name Vorname Geb.-Datum
Straße
PLZ, Ort
Telefon/Mobil E-Mail
Diagnose(n) und weitere Erkrankungen
Medikamente
Behandelnde(r) Arzt/Klinik/Praxis
Name Straße
PLZ, Ort Klinik/Praxis Telefon

Datum	INR-Wert	Dosierung							Wochendosis	Bemerkungen
		Mo	Di	Mi	Do	Fr	Sa	So		

Abb. 3 Antikoagulanzientherapie-Ausweis (Ausschnitt)

MERKE Patienten, die herkömmliche Antikoagulanzien (sog. Blutverdünner) wie Phenprocoumon (z. B. Marcumar®) oder neue orale Antikoagulanzien (NOAK) wie Xarelto®, Eliquis®, Lixiana® oder Pradaxa® einnehmen, haben ein erhöhtes Blutungsrisiko bei i.m.-Injektionen. Viele, aber nicht alle Impfstoffe dürfen subkutan injiziert werden. Dabei ist das Blutungsrisiko sehr gering. Der Arzt entscheidet anhand der Fachinformation, wie der Impfstoff injiziert wird. Die i.m.-Impfung mit einer besonders dünnen Kanüle (z. B. Nr. 20) ist bei den übrigen Impfstoffen meistens möglich (ärztliche Entscheidung). Antikoagulanzien-Patienten komprimieren die Einstichstelle mehrere Minuten lang.

5.3.2 Durchführung

Zuerst wird der richtige Injektionsort ausgewählt und aufgesucht.

Umfassende Informationen zum Impfen bietet das Robert Koch-Institut im Epidemiologischen Bulletin 34 jedes Jahres: www.rki.de

Injektion in den M. deltoideus (Impfung)

Impfstoffe injiziert man bevorzugt in den Arm, mit dem der Patient nicht schreibt. So wird er im Falle lokaler Nebenwirkungen bei Alltagstätigkeiten nicht gestört. Die Injektionsstelle liegt im Muskelbauch des M. deltoideus ca. 5 cm unterhalb der Schulterhöhe, dem tastbaren lateralen Ausläufer des Schulterblattes (→ Abb. 1). Hier dürfen bis zu 2 mL injiziert werden, sodass alle Impfstoffe hier appliziert werden können. Nur bei Säuglingen und sehr muskelschwachen Personen weicht man auf den M. vastus lateralis des Oberschenkels aus. Der Patient wird gebeten, den Arm locker hängen zu lassen, da ein entspannter Muskel durch den Einstich weniger verletzt wird. Der Einstich erfolgt bei kurzer Kanüle im 90°-Winkel, bei längerer Kanüle bzw. schwacher Muskulatur im 45°-Winkel.

Nach dem Einstich spritzt man den Impfstoff **schnell** in den Muskel, zieht dann die Spritze zügig heraus und komprimiert die Impfstelle mit einem Tupfer. Der Patient übernimmt den Tupfer und komprimiert, bis die Einstichstelle mit einem Pflaster versorgt wird. Wegen des evtl. austretenden Blutstropfens trägt man beim Impfen wie bei allen Injektionen Handschuhe.

Video → S. 369, PagePlayer

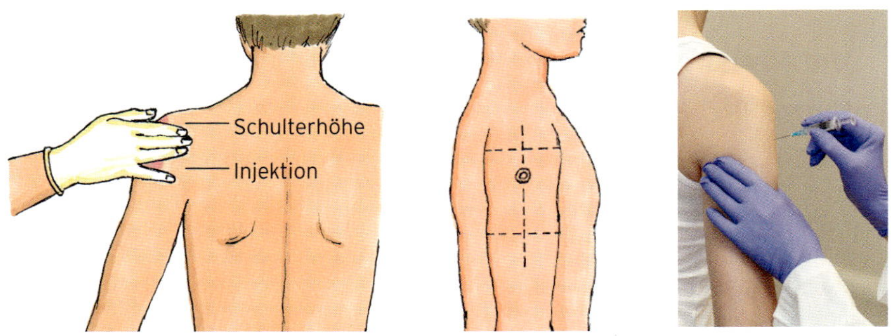

Abb. 1 Injektion in den M. deltoideus. Aufforderungen an den Patienten: „Sind Sie Rechts- oder Linkshänder?" (Den Arm freimachen lassen, Injektionsstelle desinfizieren) „Bitte den Arm ganz locker lassen." (Injektion) „Bitte den Tupfer fest auf diese Stelle drücken." (Pflaster aufkleben)

Injektion in den M. vastus lateralis (Impfung)

Die Injektionsstelle im **M. vastus lateralis** liegt im mittleren Drittel einer gedachten Linie zwischen dem **großen Rollhügel (Trochanter major)**, den im Hüftbereich tastbaren Knochenvorsprung des Femurs, und der Patella (Kniescheibe). An dieser Stelle ist der Muskel am stärksten und eine Nervenverletzung unwahrscheinlich. Man punktiert im 90°-Winkel. Wie bei der Impfung in den M. deltoideus **aspiriert** man nicht. Das heißt, man zieht nicht am Spritzenkolben, um zu testen, ob ein Blutgefäß getroffen wurde. An dieser Stelle befinden sich keine großen Blutgefäße.

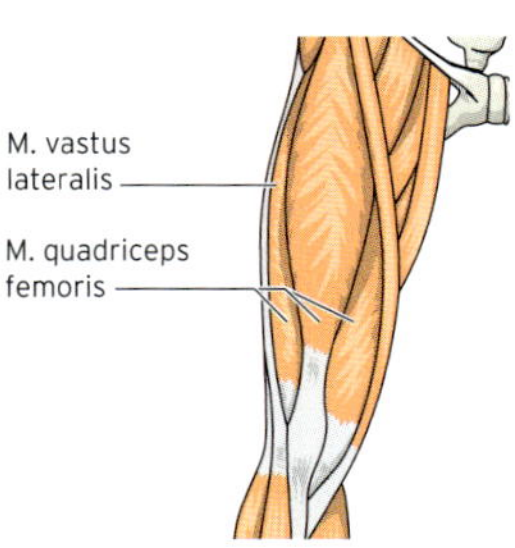

Abb. 2 Oberschenkelmuskeln von ventral

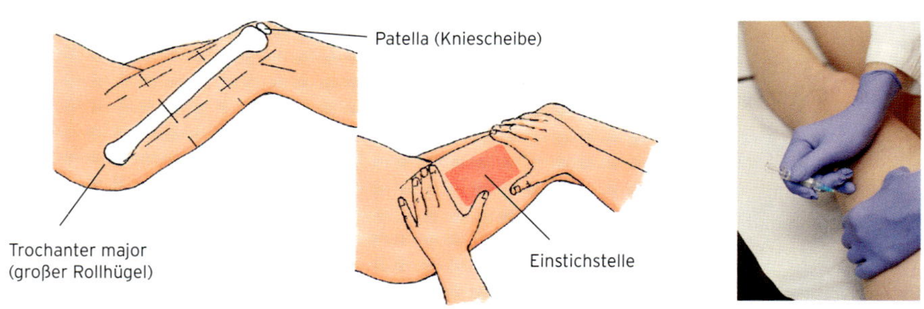

Abb. 3 Injektion in den M. vastus lateralis. Aufforderungen an den Patienten: „Bitte legen Sie sich mit dem Rücken auf die Liege." (Injektionsort aufsuchen und desinfizieren, Injektion durchführen) „Bitte drücken Sie den Tupfer fest auf diese Stelle." (Pflaster aufkleben)

Ventrogluteale Injektion

Arzneimittelmengen über 2 mL, die intramuskulär injiziert werden müssen, spritzt man in die Gesäßmuskulatur nahe dem vorderen oberen Darmbeinstachel. Die **ventrogluteale Injektion** erfolgt somit nicht in das Gesäß, sondern ventral-lateral in die Muskulatur nahe am Beckenkamm. Diese Methode ist beim Erwachsenen die sicherste. Eine Nervenschädigung – mit bleibender Fußheberlähmung – kommt bei korrekter Durchführung nicht vor. Impfungen verabreicht man **nicht** ventrogluteal.

Darmbeinstachel
→ S. 386

Zuerst sucht man mit dem Zeigefinger den am vorderen Rand des Beckenkamms gut tastbaren vorderen oberen Darmbeinstachel auf. Dann legt man die gespreizte Hand auf den Beckenkamm (die linke Hand an den rechten Darmbeinstachel des Patienten bzw. die rechte Hand an seine linke Seite). Das untere Ende des „V", das Zeige- und Ringfinder bilden, ist der Injektionsort.

Nach der Hautdesinfektion für mittleres Infektionsrisiko weist man den Patienten an, sich hinzulegen und die Gesäßmuskulatur locker zu lassen. Man sticht die Kanüle rasch ein, bei normalgewichtigen und übergewichtigen Patienten im 90°-Winkel, bei sehr schlanken Personen etwas flacher, mit ca. 45°. Nun aspiriert man, d. h. saugt mit der Spritze an, ohne die Kanüle zu verlagern. Kommt bei der Aspiration kein Blut, hat man kein Blutgefäß getroffen und kann nun das Medikament vollständig in den Muskel injizieren. Nun zieht man die Kanüle ganz heraus und komprimiert sofort die Punktionsstelle mit einem Tupfer. Die Kompression kann ggf. der Patient weiterführen. Schließlich versorgt man die Einstichstelle mit einem Pflaster. Falls sich jedoch Blut aspirieren lässt, zieht man die Spritze heraus und komprimiert den Injektionsort mehrere Minuten lang. Die geplante Injektion erfolgt dann auf der anderen Körperseite.

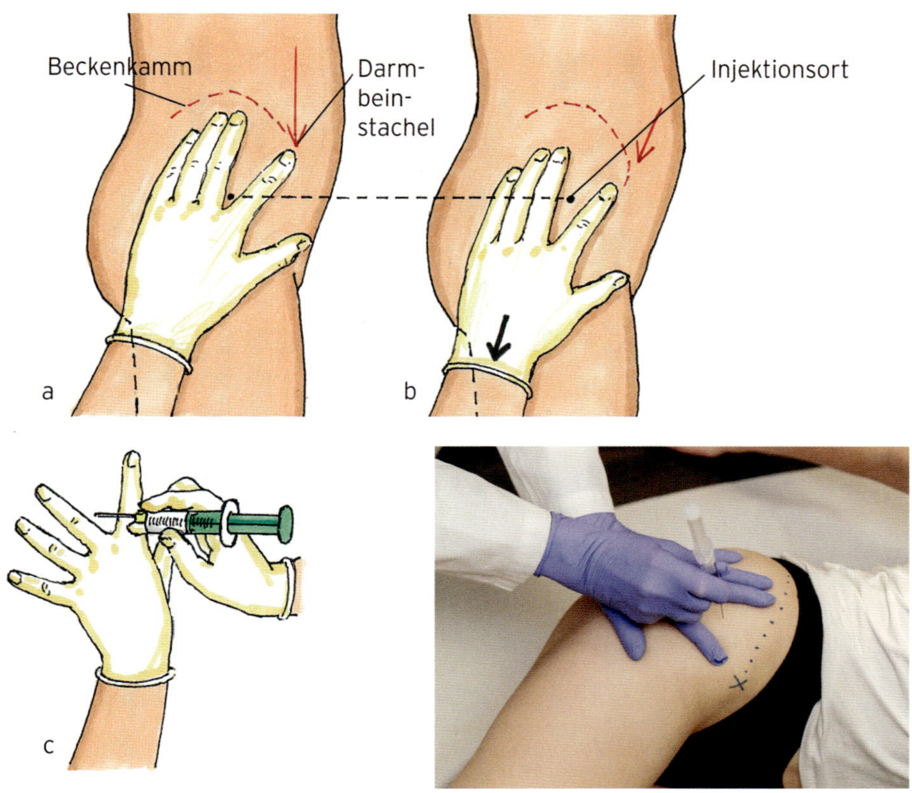

Abb. 1 Injektion in den M. gluteus medius; Aufsuchen des Injektionsortes (a), die tastende Hand wird zu ihrem Schutz vor der Injektion etwas nach kaudal verlagert (b), Injektion (c). Aufforderungen an den Patienten (bei Injektion rechts): „Bitte lassen Sie das Gesäß und das rechte Bein ganz locker." (Injektion) „Bitte drücken Sie den Tupfer fest auf diese Stelle." (Pflaster aufkleben)

5.4 Subkutane Injektion (s.c.-Injektion)

Subkutane Injektionen sind risikoärmer und leichter durchzuführen als i.m.- und i.v.-Injektionen. Viele Patienten spritzen sich Medikamente wie Insulin und Heparin selbst. Bei verstärkter Blutungsneigung, z. B. durch Antikoagulanzien, impft man s.c., wenn der Impfstoff dafür zugelassen ist. Oder man impft mit besonders dünner Kanüle i.m. Die Kompression der Einstichstelle erfolgt bei Antikoagulanzien-Patienten besonders sorgfältig und über mehrere Minuten. Im Einzelfall entscheidet der Arzt.

Einige Hautareale sind besonders für die s.c.-Injektion geeignet, weil dort das subkutane Fettgewebe gut ausgeprägt ist. Erst führt man eine Hautdesinfektion für geringes Infektionsrisiko durch. Dann nimmt man eine Hautfalte des Patienten zwischen Daumen und Zeigefinger und injiziert mit der anderen Hand in die Hautfalte. 12-mm-Kanülen werden im 90°-Winkel, 20-mm-Kanülen im 45°-Winkel eingestochen. Man aspiriert nicht. Das subkutane Fettgewebe enthält an den für s.c.-Injektionen geeigneten Stellen keine großen Blutgefäße und Aspiration schädigt das empfindliche Gewebe. Nach dem Herausziehen der Kanüle komprimiert man den Injektionsort mit einem Tupfer.

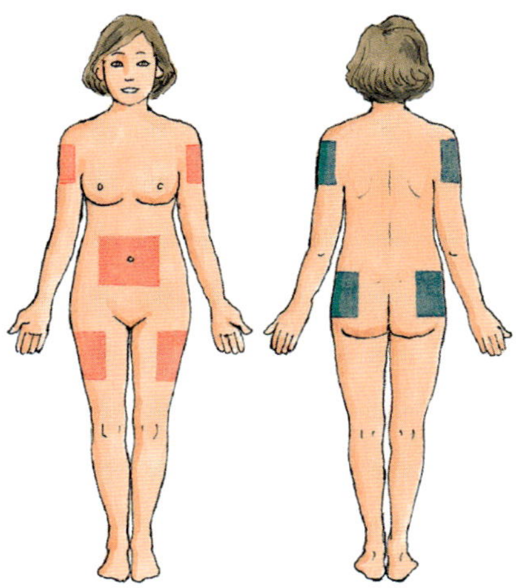

Abb. 1 Geeignete Hautareale für s.c.-Injektionen

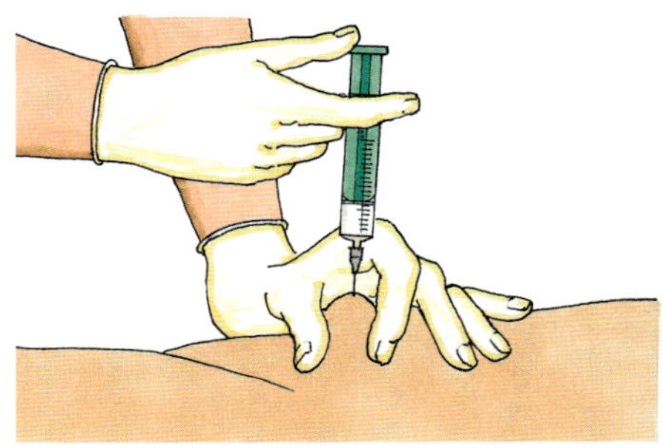

Abb. 2 Technik der s.c.-Injektion

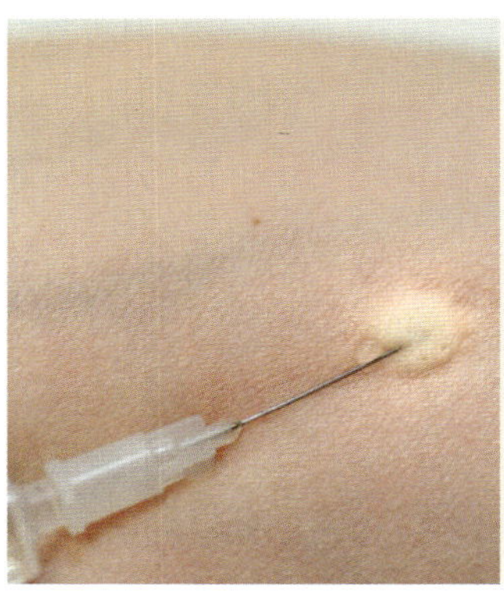

Intrakutane Injektionen (i.c.-Injektionen) ... werden nur selten durchgeführt. Sie dienen z. B. der Testung der Immunreaktion auf Tuberkulin, einem speziellen Tuberkulose-Antigen. Auch für bestimmte Allergietests, die Intrakutan-Tests, wird diese Technik genutzt. Nach der Hautdesinfektion für geringes Risiko wird mit einer 20er-Kanüle sehr flach eingestochen. Es entsteht eine weiße Quaddel an der Injektionsstelle. Bei korrekter Injektionstechnik erscheint kein Blutstropfen nach dem Herausziehen der Kanüle, da sich in der Haut (Dermis; → Abb. 1, S. 445) keine Blutgefäße befinden.

5.5 Intravenöse Injektion (i.v.-Injektion)

Intravenöse Injektionen sind aus medizinischen und rechtlichen Gründen ärztliche Tätigkeiten. Bei intravenöser Gabe gelangt das Arzneimittel direkt in den Blutkreislauf. Die Wirkung tritt sofort ein. Auch Nebenwirkungen können rasch und heftig auftreten.

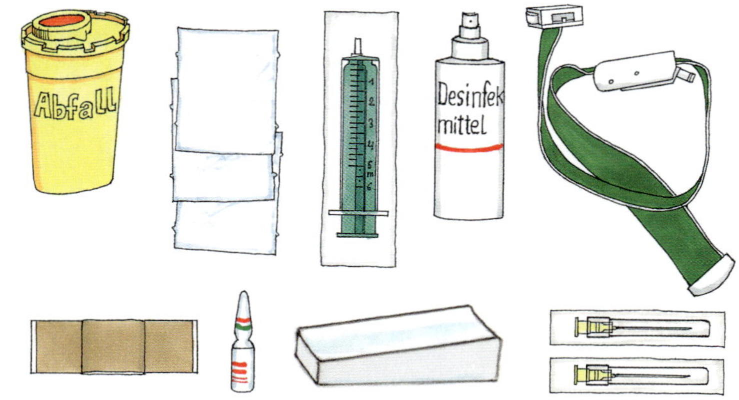

Abb. 1 Vorbereitetes Spritzentablett für eine i.v.-Injektion

Der MFA bereitet die i.v.-Gabe von Medikamenten vor. Der Arzt benötigt außer der Spritze eine Staubinde, um die Vene besser ertasten und punktieren zu können. Ein Injektionskissen dient dazu, den Arm des Patienten ruhig und sicher zu lagern. Der Patient sollte liegen, da eine i.v.-Injektion einen Kollaps auslösen kann. Dies ist häufig eine Reaktion auf den kurzen Schmerz beim Einstich, seltener auf das Arzneimittel. Manche Patienten kollabieren aus psychischen Gründen bei Injektionen.

Wie bei der venösen Blutentnahme staut der Arzt die Venen. Hat er ein geeignetes Blutgefäß ertastet, löst er die Stauung und desinfiziert die Punktionsstelle. Nach Ablauf der Einwirkzeit punktiert er die Vene, ohne sie erneut zu berühren. Lässt sich Blut aspirieren, liegt die Kanüle richtig in der Vene. Dann wird die Staubinde gelöst und die Injektion je nach Wirkstoff langsam oder schnell durchgeführt. Gleich nach dem Zurückziehen der Kanüle aus der Vene wird die Punktionsstelle mit einem Tupfer komprimiert. Der Patient übernimmt in der Regel die weitere Kompression. Schließlich wird die Punktionsstelle mit einem Pflaster versorgt.

5.6 Venenverweilkatheter und Flügelkanülen

5.6.1 Materialien

Venenverweilkatheter sind kurze, dünne Kunststoffschläuche, die mittels einer Kanüle in eine Vene eingebracht werden und dort eine Zeit lang verbleiben. Sie bieten einen ständigen Zugang zum Blutkreislauf des Patienten. Daher werden sie auch „Venenzugang“ oder kurz „Zugang“ genannt. Häufig werden Verweilkatheter als Venenverweilkanülen bezeichnet. Korrekt ist das nicht, da keine Kanüle (d. h. Hohlnadel) in der Vene verbleibt, sondern nur ein kleiner, dünner Kunststoffschlauch, der **Katheter**. Solange dieser in der Vene liegt, können immer wieder Injektionen und Infusionen verabreicht werden, ohne dass erneut punktiert werden muss. Das ist für den Patienten schonender als mehrere Einstiche. Allerdings sind alle Venenverweilkatheter Eintrittspforten für Bakterien, was ihre Liegedauer auf wenige Stunden begrenzt. Kein Katheter soll länger in der Vene bleiben als unbedingt notwendig.

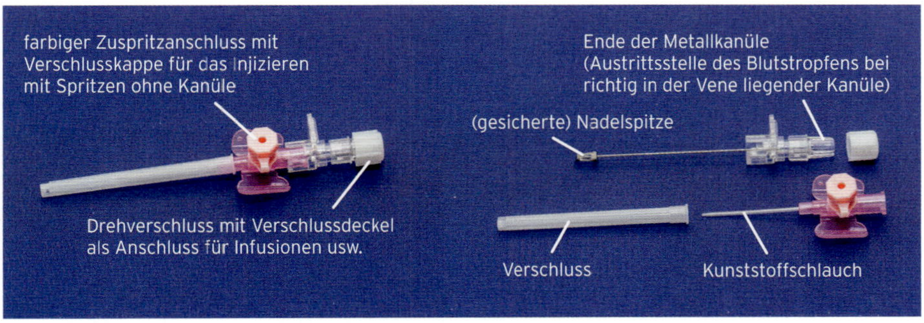

Abb. 2 Aufbau eines Venenverweilkatheters

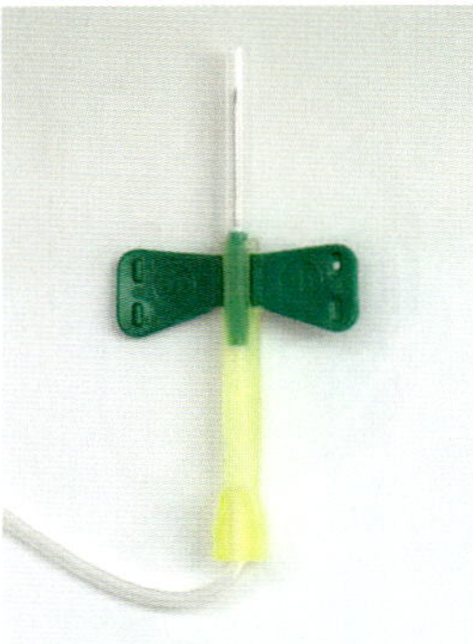

Abb. 1 Butterfly-Sicherheitskanüle

Auch mit der **Flügelkanüle** (**Butterfly-Kanüle**; Schmetterlings-Kanüle; → Abb. 1) können Injektionen und ggf. Infusionen appliziert werden. Die Butterfly-Kanüle verbleibt dabei in der Vene. Voraussetzung ist, dass der Patient den Arm völlig ruhig hält. Butterfly-Kanülen verletzen Haut und Vene beim Einstich weniger als die meisten Verweilkatheter. Allerdings können sie während der Injektion verrutschen, sodass die Gefahr eines Auslaufens von Flüssigkeit ins Gewebe besteht. Dann muss die Infusion unterbrochen und ein neuer Venenzugang gelegt werden.

5.6.2 Vorbereitung

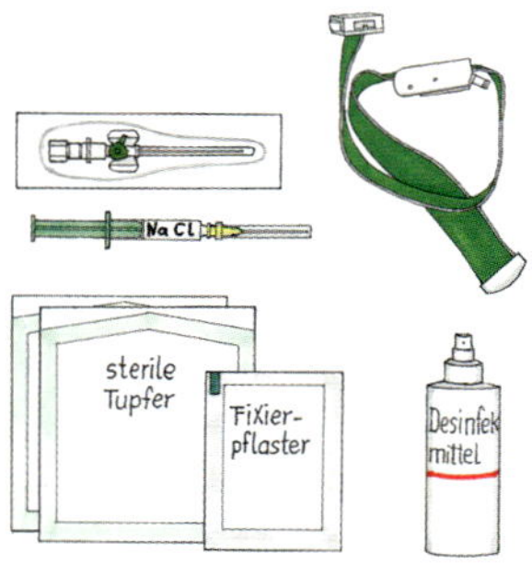

Abb. 2 Vorbereitung für das Legen eines Venenverweilkatheters

Die Materialien für das Legen eines Venenverweilkatheters entsprechen im Wesentlichen denen für die i.v.-Injektion. Statt der Kanüle wird der Verweilkatheter bereitgelegt. Zusätzlich werden benötigt:

- spezielles Fixierpflaster für Venenverweilkatheter
- ggf. eine wasserfeste Unterlage
- Spritze mit NaCl 0,9 % (gewebefreundliche Kochsalzlösung) zum Testen der Durchgängigkeit des Katheters
- eine vorbereitete Infusion

Ein Schraubverschluss zum Verschließen des Katheters liegt diesem bei.

5.6.3 Durchführung

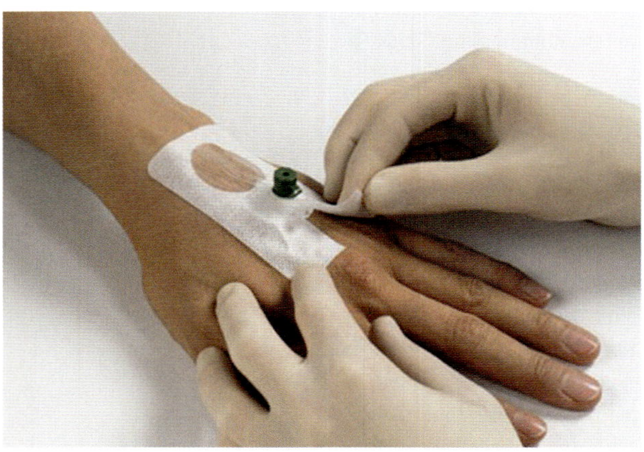

Abb. 3 Fixierpflaster für Venenverweilkatheter

Eine geeignete Vene findet man oft am Unterarm oder Handrücken. Die ideale Kathetervene ist dick genug für den Einstich der Kanüle, die den Katheter trägt, und verläuft gerade. Nach Ertasten der Vene entstaut man, desinfiziert die Haut (für mittleres Infektionsrisiko) und staut erneut. Man sticht im 45°-Winkel ein. Sobald die Kanülenspitze in der Vene liegt, erscheint am Kanülenende ein Blutstropfen. Nun schiebt man gleichzeitig den Katheter in die Vene vor und zieht die Kanüle heraus. Dann durchspült man den Katheter mit NaCl 0,9 % und schließt entweder eine Infusion an oder verschließt den Katheter mit dem Schraubverschluss. Das Fixierpflaster wird aufgeklebt, sobald der Katheter richtig liegt (→ Abb. 3). Zum Schutz kann ein lockerer Mullverband angelegt werden. Bildet sich jedoch nach Einspritzen der NaCl-Lösung eine Schwellung oder hat der Patient Schmerzen, wird der Katheter gezogen und an anderer Stelle ein neuer gelegt.

Im Alltag werden Venenverweilkatheter oft in Anlehnung an Handelsnamen als Braunüle®, Flexüle® oder auch mit dem Kurzwort „Venüle" bezeichnet. In der Praxis sind folgende Größen gebräuchlich:

Farbe des Zuspritzanschlusses	Gauge (G) bzw. mm Außendurchmesser	Typischer Einsatz
rosa	20 G = 1,1 mm	Infusionen bei Kindern und bei Erwachsenen mit zarten Venen
grün	18 g = 1,3 mm	Infusionen und Bluttransfusionen bei Erwachsenen mit normalen Venen
weiß	17 G = 1,5 mm	
orange	14 G = 2,2 mm	schnelle Infusion im Notfall

5.7 Infusionen

5.7.1 Materialien

Infusionen sind (zumeist intravenöse) Einleitungen von Flüssigkeitsmengen über 20 mL. Sie sind für die Flüssigkeits- und/oder Medikamentenzufuhr da. Infusionen werden unmittelbar vor dem Anlegen vorbereitet, da sich in Schlauchsystem und Lösung Bakterien vermehren können. In Praxen werden Infusionen vorwiegend in periphere Venen, d. h. in Arm- oder Handvenen, eingeleitet. In Kliniken und Spezialpraxen zur Behandlung von Krebskranken haben viele Patienten spezielle Zentralvenenkatheter oder Port-Systeme, die Zugang in große, herznahe Venen ermöglichen.

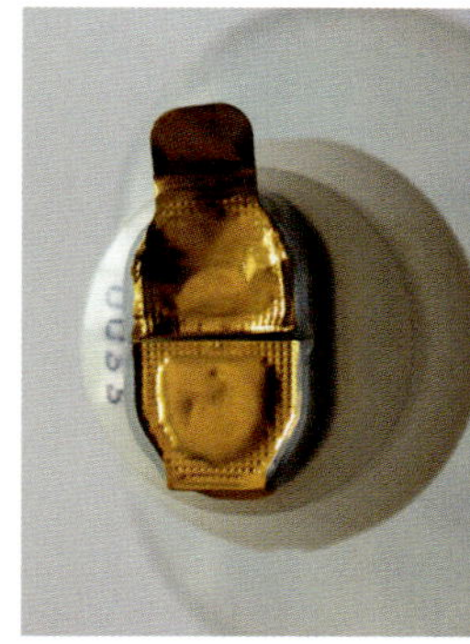

Abb. 1 Beschädigter Verschluss einer Infusionsflasche

Bei Infusionslösungen und zuzusetzenden Medikamenten sind vor der Verwendung Verfallsdatum und Zustand zu prüfen. Bei Trübungen oder Flocken in der Lösung und/oder Beschädigungen der Flasche bzw. des Verschlusses (→ Abb. 1) wird das Medikament entsorgt und ersetzt. Nicht jede Infusionslösung ist mit jedem Medikament mischbar. Mischinfusionen sind daher genau wie Mischspritzen zu vermeiden.

5.7.2 Vorbereitung

Sofern der Patient bereits einen Venenzugang hat, stellt der MFA Folgendes bereit:

- einen Infusionsständer
- die Infusionsflasche aus Kunststoff oder Glas
- ggf. eine passende Halterung zum Aufhängen der Flasche
- ein Infusionssystem, auch Infusionsbesteck genannt
- kurzzeitig haftendes Pflaster
- ggf. in einer beschrifteten Spritze aufgezogenes Medikament
- einen wasserfesten Filzstift

5.7.3 Durchführung

Nach hygienischer Händedesinfektion und Anziehen dünnwandiger Schutzhandschuhe entfernt man die Schutzkappe bzw. -folie vom Verschluss der stehenden Infusionsflasche. Fertig aufgezogene Medikamente injiziert man nun durch den Gummistopfen in die Infusionslösung. Hat die Flasche zwei Gummistopfen, so öffnet man zunächst nur einen und injiziert die Lösung dort. Müssen mehr als 5 mL injiziert werden, aspiriert man zwischendurch Luft aus der Flasche. Name und Menge des Medikaments werden mit wasserfestem Stift auf das Etikett der Flasche geschrieben, z. B. + 1 Ampulle Aspirin® i.v. 500 mg. Man beschriftet die Infusion so, dass die Information bei hängender Flasche gut lesbar ist (→ Abb. 2).

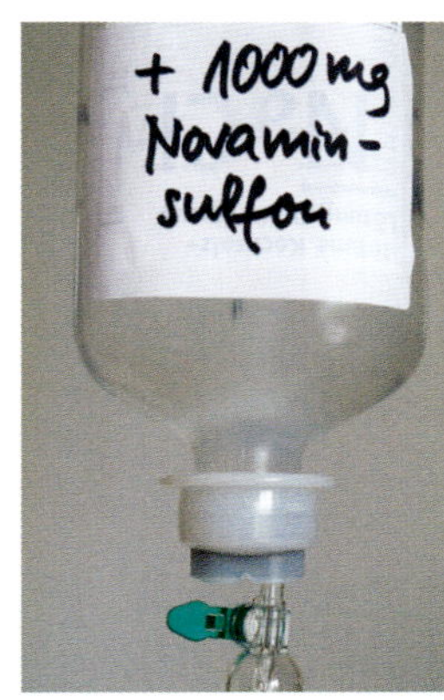

Abb. 2 Infusionsflaschen werden „umgedreht" beschriftet, damit die Aufschrift bei der hängenden Infusion gut lesbar ist.

Nun öffnet man die Verpackung des sterilen Infusionssystems und nimmt dieses zur Hand. Die Radklemme am Schlauch verschließt man, indem man das Rädchen nach unten dreht.

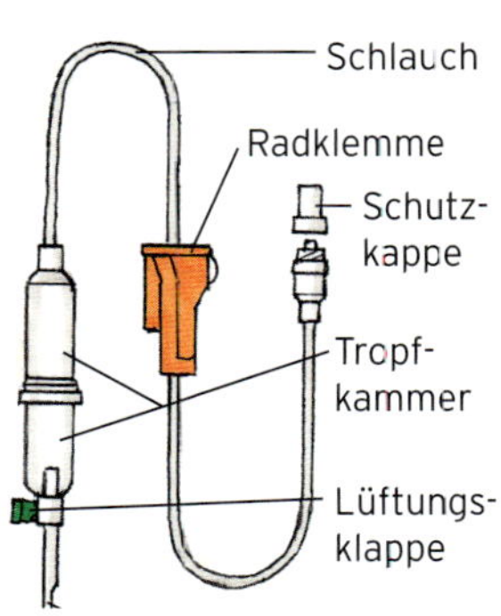

Abb. 3 Infusionssystem

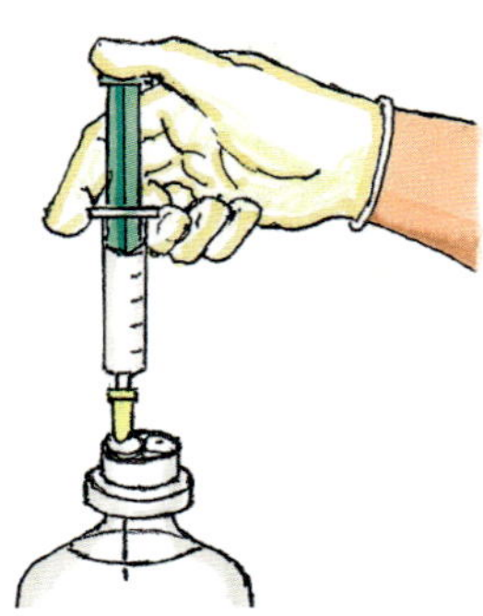

Abb. 4 Einspritzen des Medikaments durch den Gummiverschluss

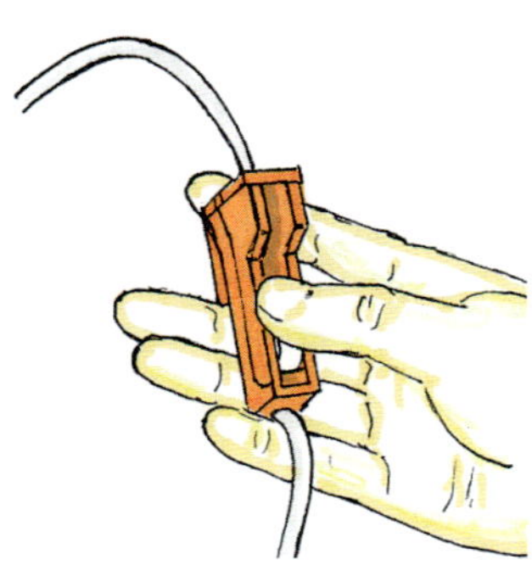

Abb. 5 Verschließen des Schlauchs

Anschließend entfernt man die Plastikkappe vom Dorn des Infusionssystems und sticht diesen kräftig durch den (ggf. zweiten) Gummistopfen der stehenden Flasche. Nun dreht man die Flasche um und hängt sie an den Infusionsständer. Jetzt öffnet man die Lüftungsklappe der Tropfkammer und drückt ein paar Mal auf die Tropfkammer, sodass diese sich zur Hälfte mit Flüssigkeit füllt.

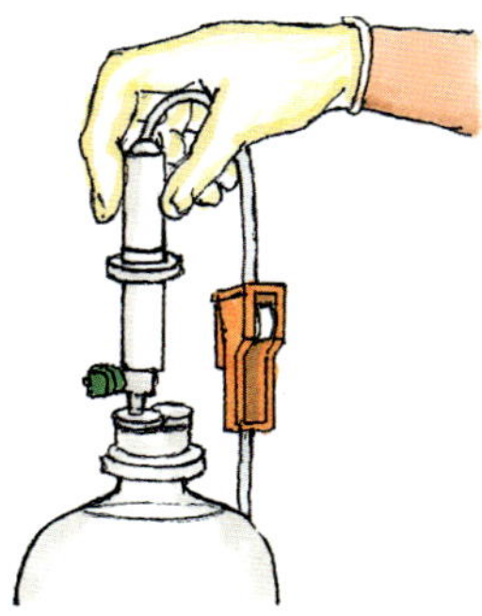

Abb. 1 Einstechen des Infusionssystems

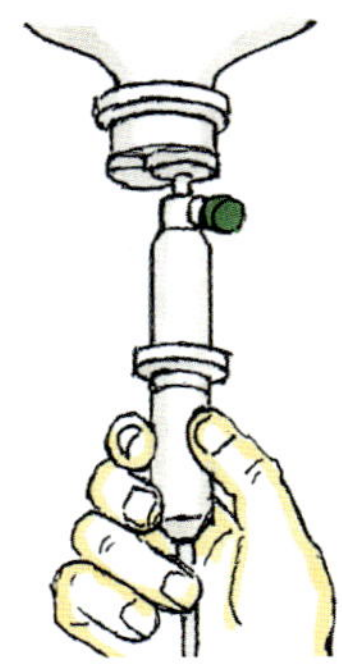

Abb. 2 Drücken der Tropfkammer

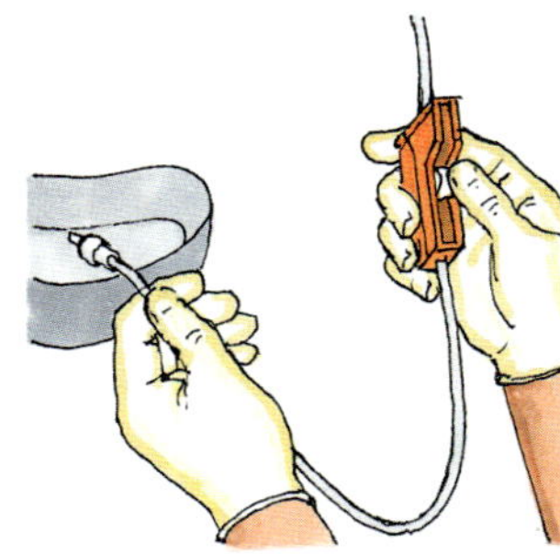

Abb. 3 Entlüften des Schlauchs

Nun wird der Schlauch entlüftet, indem man die Radklemme teilweise aufdreht und die Flüssigkeit langsam in den Schlauch fließen lässt, bis sie die Verschlusskappe erreicht. Man hält das Schlauchende dabei über das Abtropfglas am Infusionsständer, ein Waschbecken oder eine Nierenschale. Jetzt kann der Arzt die Infusion an den Venenverweilkatheter oder eine Butterfly-Kanüle anschließen. Um Zug am Schlauchsystem zu vermeiden, kann man eine Schlinge des Infusionsschlauches z. B. am Unterarm des Patienten mit leicht haftendem Pflaster fixieren.

5.7.4 Patientenbeobachtung bei Infusionen

Der Arzt legt die vorbereitete Infusion an. Der MFA beobachtet den Patienten, während er die Infusion erhält, und achtet darauf, dass sie richtig läuft und es dem Patienten gut geht.

Vor Anlegen der Infusion prüfen Sie:
- den Namen des Patienten
- die Art und die Menge der Infusionslösung und des Medikaments
- den Zustand und die Haltbarkeit der Lösungen
- ob der Patient Gelegenheit hatte, zur Toilette zu gehen
- ob der Patient gut informiert und beruhigt ist

Nach Anlegen der Infusion prüfen Sie:
- ob der Patient unter Beobachtung ist und jederzeit gehört werden kann
- ob die Infusion kontinuierlich und in der richtigen Geschwindigkeit läuft
- ob die Infusion in die Vene und nicht ins Gewebe läuft (Schwellung?)
- ob die Infusion nach dem Durchlaufen zeitnah abgenommen wird

Die Infusion wird durch Schließen der Radklemme gestoppt. Sie wird von der Anschlussstelle des Venenverweilkatheters abgeschraubt. Gegebenenfalls wird der Venenkatheter ebenfalls entfernt. Eine Flügelkanüle wird auf jeden Fall gezogen. Die Punktionsstelle wird mit einem Tupfer bedeckt und komprimiert.

Gelegentlich machen sich Patienten Sorgen, dass nach dem Einlaufen der Infusion Luft aus dem Schlauchsystem in ihren Kreislauf gelangen könnte. Dies kann nicht passieren, da der Venendruck des Körpers ein Eindringen von Luft verhindert.

→ **Terminologie: Injektionen, Injektionstechnik und Infusionen**

Ampulle	(Glas-)Behälter zur Lagerung von Arzneimittellösungen
aspirieren	Injektionen betreffend: mit der Spritze ansaugen
fixieren	befestigen, z. B. festkleben
intraarteriell (i.a.)	Injektionen betreffend: in eine Arterie (Schlagader)
intraartikulär	Injektionen betreffend: in ein Gelenk
intramuskulär (i.m.)	Injektionen betreffend: in einen Muskel
intrakutan (i.c.)	Injektionen betreffend: in die Haut (Kutis)
intravenös (i.v.)	Injektionen betreffend: in eine Vene (Blutader)
Kanüle	Hohlnadel
Katheter	schlauchförmiges Instrument zum Einführen in Hohlorgane, z. B. in eine Vene oder die Harnblase
komprimieren	zusammendrücken
NaCl 0,9 %	sprich: „N-A-C-L 0,9 Prozent"; physiologische Kochsalzlösung; Salzlösung, die der natürlichen Salzkonzentration im Körper entspricht
Punktion	Einstich, z. B. zum Zweck einer Blutentnahme oder Injektion
Recapping	verbotenes Wiederaufstecken der Kanülenkappe
Spritzenabszess	eitrige Infektion am Injektionsort z. B. nach i.m.-Injektion
subkutan (s.c.)	Injektionen betreffend: in das Unterhautfettgewebe
ventrogluteale Injektion	i.m.-Injektionstechnik mit Applikation des Arzneimittels in den M. gluteus medius nahe des Beckenkamms

Aufgaben

1 Welche Injektionsstellen eigenen sich am besten für i.m.-Injektionen
 a bei Impfungen?
 b für Arzneimittelinjektionen > 2 mL?
2 Was versteht man unter Aspirieren und wozu dient es z. B. bei Impfungen?
3 Welche Hautareale eignen sich am besten für s.c.-Injektionen?
4 Erklären und demonstrieren Sie Ihrer Kollegin das Auffinden des Injektionsorts für die ventrogluteale i.m.-Injektion.
5 Erklären und demonstrieren Sie Ihrer Kollegin die Vorbereitung einer Infusion mit Zusatz einer Ampulle eines geeigneten Arzneimittels.
6 Worauf achten Sie als MFA, wenn ein Patient eine Infusion erhält?
7 Ein Patient erleidet eine allergische Reaktion auf eine Infusion. Er entwickelt rote Schwellungen der Haut am ganzen Körper. Wie reagieren Sie richtig?
8 Warum ist ein Venenverweilkatheter keine „Venenverweilkanüle"?

Ich kann …

… jeweils drei Fachbegriffe für Körperregionen, Bewegungsrichtungen sowie Lage- und Richtungsbezeichnungen nennen.

… die Begriffe Synarthrose und Gelenk erklären und ihre Unterschiede benennen.

… drei Gelenkarten und ihre speziellen Eigenschaften unterscheiden.

… jeweils ein Beispiel für die drei genannten Gelenkarten nennen.

… zehn oberflächennahe Muskeln benennen und dabei Fachbegriffe verwenden.

… den Grundaufbau des Skeletts wiedergeben.

… bis auf die Hand- und Fußknochen alle Skeletteile mit Fachbegriffen benennen.

… die Abschnitte der Wirbelsäule mit ihren Charakteristika aufzählen und dabei die Biegungen der Wirbelsäule benennen.

… erklären, warum zwischen erstem und zweitem Wirbel keine Bandscheibe liegt.

… die Bandscheiben mit Aufbau und Funktion erklären.

… den Aufbau und die Funktion des Kniegelenks beschreiben.

… den Begriff Degeneration definieren und zwei Beispiele für degenerative Vorgänge des menschlichen Körpers nennen.

… die bildgebenden Methoden Sonografie, Röntgen/CT, MRT und Endoskopie charakterisieren und jeweils einen Vor- und Nachteil jeder Methode benennen.

… die Krankheiten Arthrose und Arthritis definieren.

… die pathologischen Vorgänge im Gelenk bei Arthrose erklären und zeichnen.

… die wichtigsten Therapieprinzipien der rheumatoiden Arthritis aufzählen.

… begründen, warum fast alle Erwachsenen an Rückenschmerzen leiden.

… die Krankheiten Lumbago, Lumbalgie und Lumboischialgie unterscheiden.

… Alarmsymptome bei Rückenschmerzen nennen, die auf einen Bandscheibenvorfall hinweisen können.

… die Erkrankung Bandscheibenvorfall beschreiben.

… Patienten, die unter Verspannungen der Wirbelsäulenmuskulatur leiden, Tipps zu einer rückengesunden Lebensweise geben.

… aufzählen, was ich selbst für meine Rückengesundheit tue.

… die Krankheit Osteoporose definieren und fünf Risikofaktoren aufzählen.

… Prävention und Therapie der Osteoporose erläutern.

… eine 80-jährige Osteoporose-Patientin zur Sturzprophylaxe in ihrer Wohnung und außerhalb beraten.

… die Unterschiede zwischen Osteoporose, Osteomalazie und Rachitis darstellen.

… erläutern, was eine Sprunggelenksdistorsion ist.

… den Begriff Fraktur erklären; dabei offene und geschlossene, dislozierte und nicht dislozierte Frakturen unterscheiden.

… erklären, warum Röntgenstrahlen gefährlich sind und welche Schäden sie im menschlichen Körper bewirken können.

… erläutern, warum besonders Schwangere und Kinder so selten wie möglich geröntgt werden sollten.

… drei Maßnahmen des Strahlenschutzes für MFAs und Patienten aufzählen.

… drei typische Indikationen für die Anwendung von Kälte und Wärme nennen.

Ich kann …

… einer jungen Kollegin Tipps zur Vermeidung von Verspannungen bei längeren Arbeitsphasen am PC geben und ihr zwei Verfahren der Physiotherapie nennen, welche die Beschwerden bessern können.

… definieren, was ein Arzneimittel ist.

… jeweils zwei Beispiele für Arzneimittel aufzählen, die der Heilung, Verhütung oder Erkennung von Krankheiten dienen.

… zwei Wirkstoffe nennen, die lebenslang als Ersatz für körpereigene Stoffe angewendet werden müssen.

… erklären, was ein Originalpräparat von einem Generikum unterscheidet und je zwei Beispiele nennen.

… einem 65-jährigen Patienten, der in der Apotheke ein ungewohntes Generikum statt seines bisherigen Blutdrucksenkers mit dem Wirkstoff Candesartan bekommen hat, die Rabattvertragsvorgaben nahebringen.

… die Arzneimittelformen Tablette, Filmtablette, Dragee und Kapsel unterscheiden und ihre Vor- und Nachteile bewerten.

… einer Praktikantin die Unterscheidungsmerkmale von Salbe, Creme und Gel erklären und demonstrieren.

… einem 16-jährigen Fußballer die Anwendung eines Salbutamol-Dosieraerosols gegen sein Asthma erklären und vormachen.

… angeben, wie häufig eine im Beipackzettel als „gelegentlich" gekennzeichnete Nebenwirkung auftritt.

… drei Beispiele für Wechselwirkungen zwischen Arzneiwirkstoffen nennen.

… die Begriffe Einmaldosis, Einzeldosis und Tagesdosis unterscheiden und erklären.

… die Vor- und Nachteile von Lokaltherapie und systemischer Therapie einschätzen.

… Augentropfen, Ohrentropfen und Salben bei einem Patienten korrekt applizieren.

… den Unterschied zwischen oraler und sublingualer Applikation erklären und einen Patienten zur sublingualen Anwendung von Nitro-Spray anleiten.

… Spritzen und weitere Materialien für eine subkutane, intramuskuläre und intravenöse Injektion vorbereiten bzw. bereitlegen.

… einen 39-jährigen Patienten mit Bänderriss auf drei wichtige Nebenwirkungen von Diclofenac hinweisen.

… die folgenden Begriffe definieren und je zwei Wirkstoffe aus den Arzneimittelgruppen nennen: Antibiotika, Analgetika, Diuretika, Laxanzien, Antihypertensiva, Antidepressiva.

… die Fachbegriffe in der Einzahl und Mehrzahl für folgende Arzneimittelgruppen nennen: krampflösende(s) AM, auf das seelische Befinden wirkende(s) AM, zur Empfängnisverhütung verwendete(s) AM, AM zur Hemmung der Blutgerinnung.

… subkutane Injektionen fachgerecht durchführen.

… Impfstoffe s.c. und i.m. korrekt injizieren.

… die gängigen Kanülen für s.c.- und i.m.-Injektionen unterscheiden.

… Kanülen nach dem Aufsetzen auf dem Spritzenkonus fest verankern.

… Brechampullen sicher öffnen und entsorgen.

… beurteilen, ob eine Infusionsflasche verwendbar ist.

… den Aufbau eines Infusionsbestecks und eines Venenverweilkatheters erklären.

… eine Infusion mit Medikamentenzusatz fachgerecht vorbereiten.

… erklären, warum ein Patient während einer Infusion beobachtet werden muss.

… zwei Besonderheiten beim Impfen von Patienten unter Antikoagulation nennen.

Interaktive Übungen
→ S. 369, PagePlayer

6 Abrechnung von Leistungen bei Erkrankungen des Bewegungsapparates

Patienten, die mit Beschwerden am Bewegungsapparat in der hausärztlichen Praxis erscheinen, erhalten neben der Anamnese immer auch eine körperliche Untersuchung. Zur Schmerzlinderung werden häufig (entzündungshemmende) Injektionen oder Infusionen eingesetzt, aber auch Akupunkturbehandlungen oder physikalische Therapiemaßnahmen. Bei diesen Leistungen wie bei den Verbänden ist die unterschiedliche Abrechnung nach EBM und GOÄ zu beachten.

6.1 Abrechnung nach EBM

6.1.1 Verbände

Wundversorgung
→ Bd. 3, S. 136

Einfache sowie fixierende Verbände sind in der Versichertenpauschale enthalten. Lediglich im organisierten Notfalldienst ist ein fixierender Verband mit der GOP **02350** berechnungsfähig.

6.1.2 Injektionen und Infusionen

Versichertenpauschale
→ S. 235

organisierter Notfalldienst
→ Bd. 2, S. 116

In der Hausarztpraxis sind jegliche Injektionen nicht berechnungsfähig, da sie ein Bestandteil der Versichertenpauschale sind. Man findet sie im EBM im Anhang 1, „Verzeichnis der nicht gesondert berechnungsfähigen Leistungen", aufgelistet. Hausärzte können Infusionen nur im organisierten Notfalldienst abrechnen, wenn im Behandlungsfall keine GOP **03000** abgerechnet wird. Das bedeutet, dass bei praxiseigenen Patienten, die im organisierten Notfalldienst behandelt werden, die GOP **02100** gestrichen werden muss, wenn diese im laufenden Quartal die Praxis zu Sprechstundenzeiten aufsuchen und es zu einem persönlichen Arzt-Patienten-Kontakt kommt. Die Infusion muss mindestens zehn Minuten dauern, sonst gilt sie als Injektion und ist nicht gesondert berechnungsfähig.

6.1.3 Akupunktur

Die Leistungen der Körperakupunktur nach den GOP **30790** und **30791** sind ausschließlich bei **chronischen Schmerzen der Lendenwirbelsäule oder chronischen Schmerzen eines oder beider Kniegelenke bei Gonarthrose** zulasten der GKV berechnungsfähig, wobei die Schmerzen seit mindestens einem halben Jahr vorliegen und ärztlich dokumentiert sein müssen. Der Arzt benötigt eine Genehmigung der KV, um die Leistungen abrechnen zu können.

Krankheitsfall
→ S. 237

Individuelle Gesundheitsleistungen
→ Bd. 3, S. 226

Die GOP **30790** umfasst die **Eingangsdiagnostik und Abschlussuntersuchung**. Die GOP 30790 ist nur einmal im Krankheitsfall abrechenbar, d. h. dass bei einem gesetzlich versicherten Patienten erst nach dem laufenden Quartal plus drei weiteren Quartalen erneut die GOP 30790 abgerechnet werden kann. Wünscht der Patient in der Zwischenzeit weitere Akupunkturbehandlungen, so können diese nur als Individuelle Gesundheitsleistungen (IGeL) durchgeführt und abgerechnet werden.

Die Durchführung der Körperakupunktur mit einer Verweildauer der Nadeln von mindestens zwanzig Minuten wird mit GOP **30791** abgerechnet. Je dokumentierter Indikation ist die Abrechnung bis zu 10-mal, bei besonderer Begründung bis zu 15-mal im Krankheitsfall möglich. Die Sachkosten inklusive der verwendeten Akupunkturnadeln sind in der GOP 30791 enthalten.

6.1.4 Physikalische Therapie

Die physikalische Therapie beinhaltet verschiedene medizinische Behandlungsformen, welche die natürliche Reaktion des Körpers auf äußere Reize nutzen. Hauptindikation für die physikalische Therapie sind Funktionseinschränkungen oder Schmerzen des Bewegungsapparates.

Neben der Versichertenpauschale sind im EBM verschiedene physikalische Therapien berechnungsfähig. Die entstandenen Kosten sind mit Ausnahme der Arzneimittel und wirksamen Substanzen für Wärmetherapie und Iontophorese mit der GOP abgegolten und nicht zusätzlich berechnungsfähig.

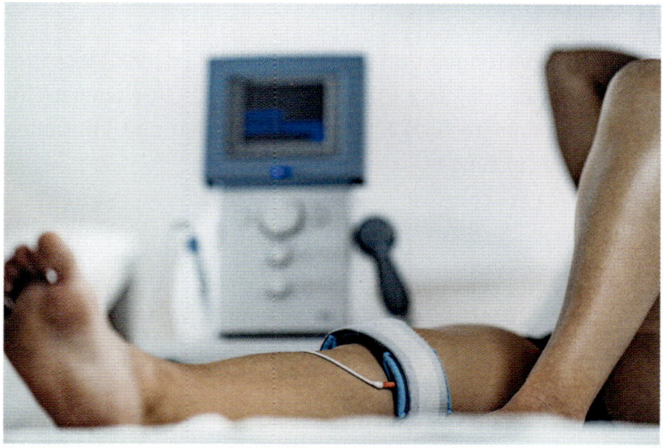

Abb. 1 Elektrotherapie (TENS) am Knie

Mit der GOP **02510** wird die **Wärmetherapie** in der Arztpraxis abgerechnet. Die Behandlung mittels Wärmetherapie erfolgt unter anderem mit Heißluftbehandlung, Mikrowellenbehandlung, Infrarotbestrahlung oder Paraffinpackungen. Eine Mikrowellenbehandlung kommt z. B. bei muskulären Verspannungen zum Einsatz. Der EBM sieht keine Mengenbegrenzung vor, die GOP kann also pro erfolgter Sitzung abgerechnet werden.

Mit der GOP **02511** rechnet man **Elektrotherapie** als therapeutische Anwendung von verschiedenen elektrischen Strömen in der physikalischen Medizin ab. Während der Anwendung durchziehen Ströme den Körper bzw. Körperteile, die Schmerzreduktion und Muskelstimulation bewirken sollen. Dies kann Reizstrom, Iontophorese (niedrigfrequenter Gleichstrom) oder Schwellstrom sein. Die GOP 02511 ist im Behandlungsfall höchstens achtmal berechnungsfähig, auch wenn mehr Sitzungen erforderlich sind. Nicht mit der Gebühr abgegolten sind Materialkosten, wie z. B. Salben bei der Iontophorese. Diese Mittel sind über den Sprechstundenbedarf zu beziehen.

Sprechstundenbedarf
→ Bd. 2, S. 178

Bei einer Behandlung spastischer (verkrampfter) oder schlaffer Lähmungen mit **gezielter Elektrostimulation** kommt die GOP **02512** zur Anwendung. Durch elektrische Stimulation eines Muskels wird bewirkt, dass er sich zusammenzieht (kontrahiert). Dadurch soll sich das Gehirn an den ursprünglichen Muskelimpuls erinnern. Die GOP ist pro Sitzung berechnungsfähig und unterliegt keiner Mengenbegrenzung.

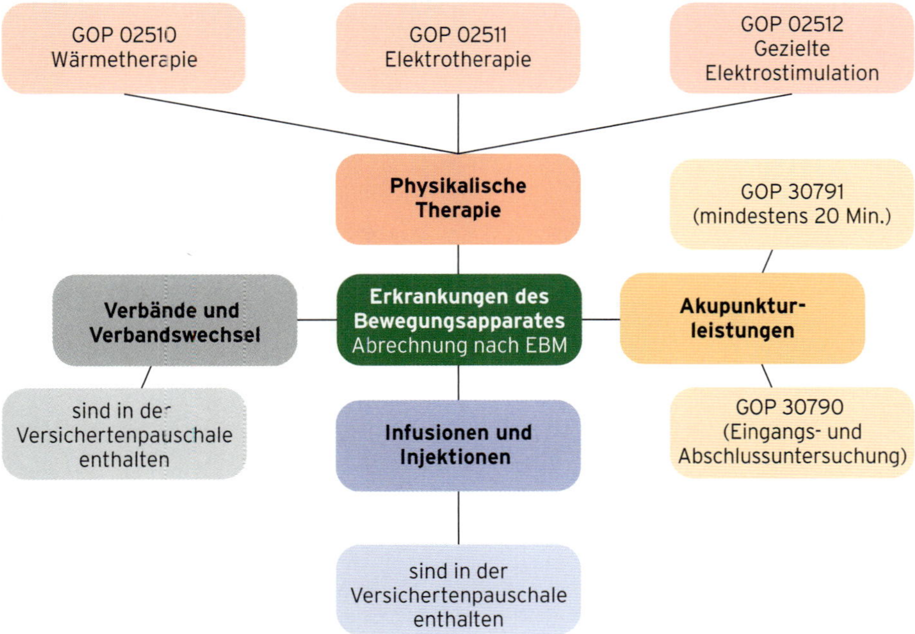

Abb. 2 Abrechnung nach EBM

6.2 Abrechnung nach GOÄ

Untersuchungen GOÄ → S. 255
Verbände GOÄ → S. 458

In der GOÄ können deutlich mehr (Einzel-)Leistungen zur Behandlung von Erkrankungen des Bewegungsapparates abgerechnet werden als im EBM. Es existieren neben den GOÄ-Nummern für die verschiedenen Untersuchungen GOÄ-Nummern für Verbände, Injektionen und Infusionen wie auch für die Therapie durch physikalische Leistungen.

6.2.1 Verbände

Wundverbände → Bd. 3, S. 138

Im **Kapitel C** der GOÄ finden sich verschiedene Leistungen, die bei der Anlage von Verbänden abgerechnet werden können (GOÄ-Nummern **200 bis 247**). Die Nummern richten sich nach der Art der Verbände (z. B. Tape, Gips, Schiene) und nach den Gelenken, an denen sie angelegt werden. Nötige Verbandswechsel können einzeln abgerechnet werden.

Sprechstundenbedarf → Bd. 2, S. 178
Privatrezept → S. 216

Da Verbände für Privatpatienten nicht aus dem Sprechstundenbedarf der Praxis entnommen werden dürfen und die Materialien nicht in den Leistungen enthalten sind, kann das gesamte Verbandsmaterial nach § 10 GOÄ als Auslage in Rechnung gestellt oder auf einem Privatrezept verordnet werden.

6.2.2 Injektionen und Infusionen

Bei Behandlungen von Erkrankungen des Bewegungsapparates können Injektionen und Infusionen bei Privatpatienten abgerechnet werden, beispielsweise bei Schmerzbehandlungen.

Impfen → Bd. 3, 240

Die GOÄ-Nr. **252** ist in der Hausarztpraxis die am häufigsten abgerechnete Position bei **Injektionen**, da diese sowohl subkutane (s.c.) als auch intramuskuläre (i.m.) Injektionen beinhaltet und als delegationsfähige Leistung abrechenbar ist. Werden mehrere i.m.-Injektionen an unterschiedlichen Stellen durchgeführt, so sind sie mehrfach berechnungsfähig. Für Impfleistungen gilt die GOÄ-Nr. 252 nicht.

Intravenöse Injektionen werden mit GOÄ-Nr. **253** abgerechnet. Werden verschiedene Medikamente über dieselbe liegende Kanüle nacheinander gegeben, ist die GOÄ-Nr. 253 nur einmal berechnungsfähig.

Werden entweder **in ein Gelenk** (intraartikulär) oder an anderer Stelle **im Bereich von Nervenfasern** (perineural) Injektionen durchgeführt, kann die GOÄ-Nr. **255** abgerechnet werden. Eine mehrfache Berechnung ist auch bei Injektionen in verschiedene Gelenke möglich, da sich diese Ziffer auf die Injektion in ein Gelenk bezieht. Es ist aus Transparenzgründen bei der Rechnungsstellung sinnvoll, die verschiedenen Injektionsorte zu benennen.

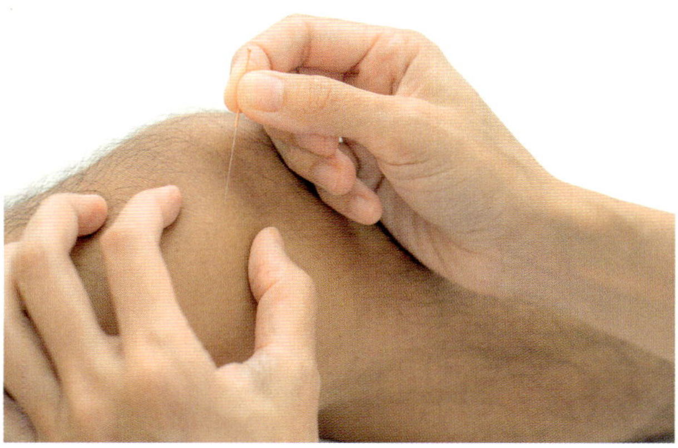

Abb. 1 Akupunktur

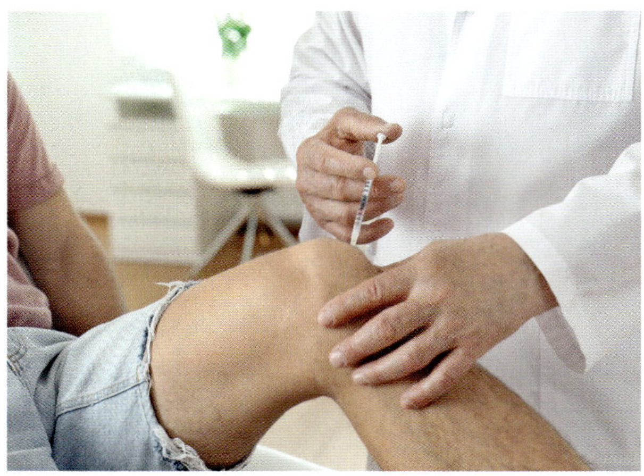

Abb. 2 Injektion zur Schmerzbehandlung

Die **subkutane Infusion** wird mit der GOÄ-Nr. **270** abgerechnet; diese wird häufig in der Geriatrie (Altersmedizin) angewandt. Die Abrechnungsziffern von intravenösen Infusionen werden aufgrund ihrer Dauer unterschieden. Eine Infusion **bis zu dreißig Minuten Dauer** wird mit der GOÄ-Nr. **271** abgerechnet, eine Infusion von **mehr als dreißig Minuten Dauer** mit der GOÄ-Nr. **272**.
Die Infusionen nach den GOÄ-Nummern 271 und 272 sind nicht nebeneinander berechnungsfähig, es sei denn, die Infusionen sind zeitlich voneinander getrennt und jeweils über verschiedene Zugänge erfolgt.
Beide Ziffern sind an einem Behandlungstag zweimal berechnungsfähig.

6.2.3 Akupunktur

Die GOÄ-Nrn. **269** und **269a** werden bei **Akupunkturleistungen** eingesetzt. Die Leistungen unterscheiden sich nur durch die Anforderung an die Mindestdauer zwischen Anlage und Entfernung der Akupunkturnadeln. Eine Kurzakupunktur wird mit GOÄ-Nr. **269** abgerechnet. Die Abrechnung einer Akupunktur mit einer Mindestdauer von zwanzig Minuten erfolgt über GOÄ-Nr. **269a**. Eine Abrechnung beider Nummern nebeneinander ist nicht möglich. Voraussetzung für die Abrechnung ist die Behandlung von Schmerzen.
Wird die Akupunktur im Zusammenhang mit Allergien oder Raucherentwöhnung eingesetzt, müssen die Ziffern analog berechnet werden. Die Akupunkturnadeln können dem Patienten als Auslagen nach §10 GOÄ berechnet werden.

6.2.4 Physikalische Therapie

Physikalisch-medizinische Leistungen gelten in der Arztpraxis als technische Leistungen. Aus diesem Grund sind die Ziffern mit einem Stern gekennzeichnet, z. B. GOÄ-Nr. 530*. Sie werden mit dem **reduzierten Gebührenrahmen**, dem 1,8-fachen Satz, abgerechnet.

reduzierter Gebührenrahmen GOÄ
→ S. 251

Das **Kapitel E** der GOÄ befasst sich mit den physikalisch-medizinischen Leistungen, welche neben Krankengymnastik und Massagen auch Hydrotherapie, Wärmebehandlung, Elektro- und Lichttherapie (GOÄ-Nummern **560 ff.***) beinhalten. Viele dieser Leistungen (z. B. GOÄ-Nummern **505* bis 527***) werden nach entsprechender Heilmittelverordnung von Physio- und Ergotherapeuten eingesetzt. Im Rahmen der Schmerztherapie werden aber auch Leistungen in der Arztpraxis erbracht.
Im Gegensatz zum EBM ist in der GOÄ die Abrechnung von Kältepackungen (z. B. bei Hämatomen nach einem Sturz) abrechenbar. **Kalt- oder Heißpackungen** werden pro Sitzung mit der GOÄ-Nr. **530*** abgerechnet. Kältetherapie wird z. B. bei Fibromyalgie oder Psoriasis angewandt.
Die **Heißluftbehandlung** wird mit den GOÄ-Nummern **535*** oder **536*** veranschlagt, abhängig von der Behandlung eines Körperteils (z. B. Kopf oder Arm) oder mehrerer Körperteile (z. B. Rumpf oder Beine). Für **Infrarotbehandlungen**, z. B. bei rheumatischen Erkrankungen, wird je Sitzung die GOÄ-Nr. **538*** abgerechnet.
Die Abrechnung der **Ultraschallbehandlung** erfolgt mittels GOÄ-Nr. **539***. Diese wird z. B. bei anhaltendem Muskeltonus oder bei chronischen Gelenkentzündungen angewandt. Für die Ultraschallbehandlung gibt es im Gegensatz zur Heißluftbehandlung keine gesonderte GOÄ-Nr. für die Behandlung mehrerer Körperteile.
Bei der Behandlung **eines Körperbereiches mit Kurz- oder Mikrowellen** kommt die GOÄ-Nr. **548*** zur Anwendung, während bei der Behandlung **verschiedener Körperregionen** in derselben Sitzung die GOÄ-Nr. **549*** veranschlagt wird. Durch die Behandlung mit dieser Hochfrequenztherapie wird z. B. die Durchblutung gefördert und die Immunabwehr positiv beeinflusst.
Wird eine **Reizstrombehandlung** (GOÄ-Nr. **551***) zusätzlich zu den Leistungen der Wärmetherapie (GOÄ-Nummern **535* bis 539***) oder anderer Elektrotherapie wie Kurzwellentherapie (GOÄ-Nummern **548*** und **549***) oder Iontophorese (GOÄ-Nr. **552***) erbracht, so ist nur die höher bewertete Leistung abzurechnen. Dies gilt auch bei Verwendung an mehreren Körperteilen.
Bei einer Iontophoresebehandlung werden die Elektroden so angebracht, dass die Strecke zwischen ihnen das Körperareal abdeckt, in dem die Beschwerden vorhanden sind. Dann werden Medikamente, z. B. als Salbe, auf die Haut gebracht und gelangen über den Stromfluss der Elektroden zum Wirkungsort. Im Gegensatz zur Abrechnung der Iontophorese im EBM sind die Kosten für Medikamente/Salben schon in der GOÄ-Nr. 552* enthalten und können nicht zusätzlich berechnet werden.

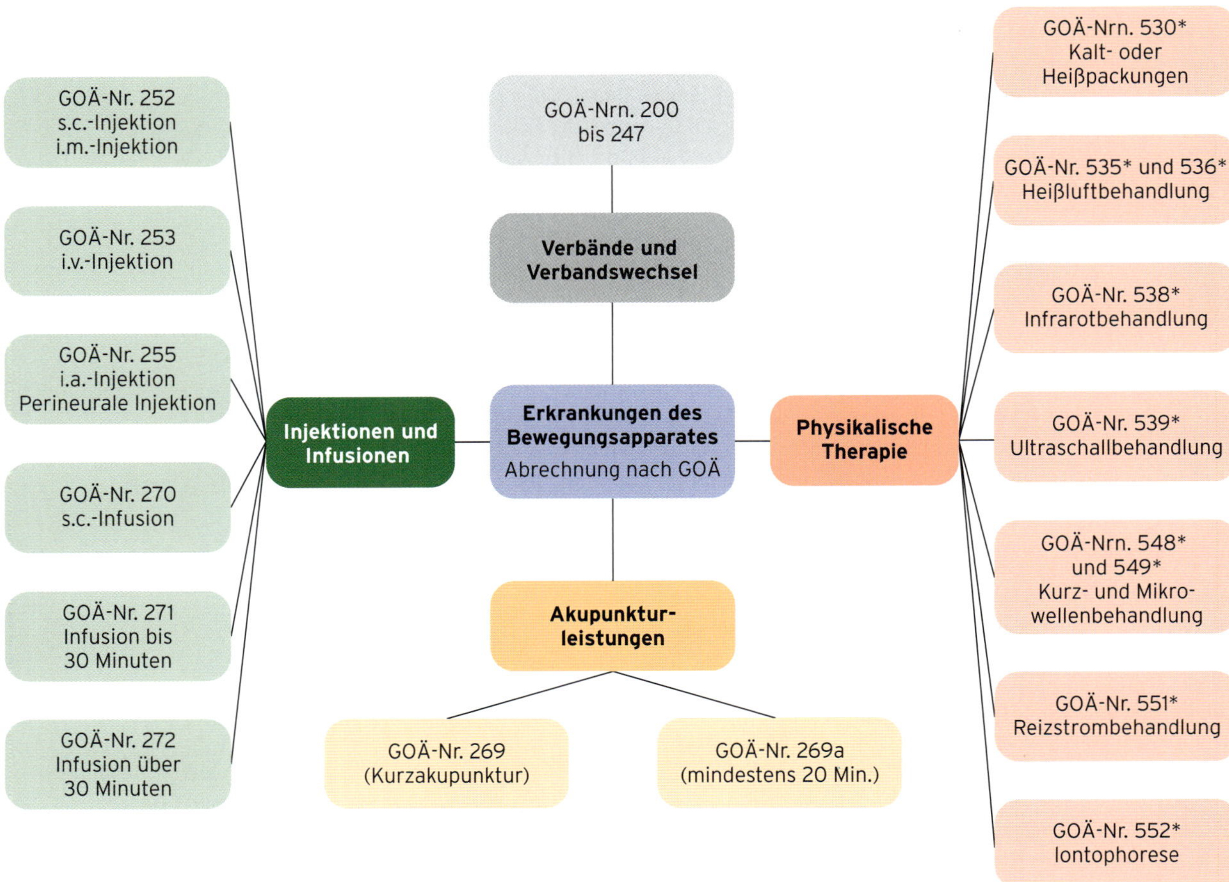

Abb. 1 Abrechnung nach GOÄ

Aufgaben

1 Wo finden Sie im EBM die Injektionen und Infusionen? Welche Besonderheit gibt es zu beachten?
2 Unter welchen Umständen darf ein Hausarzt eine Infusion bei einem gesetzlich krankenversicherten Patienten abrechnen?
3 Sammeln Sie Beispiele für physikalische Therapien (z. B. Wärmetherapie, Iontophorese usw. aus Ihrer Praxis und rechnen Sie diese jeweils nach EBM und GOÄ ab.
4 Bei welchen Diagnosen darf eine Akupunkturleistung bei gesetzlich krankenversicherten Patienten abgerechnet werden?
5 Wie oft können Sie Akupunkturleistungen bei gesetzlich krankenversicherten Patienten abrechnen? Was bedeutet dies für die Patienten?
6 Für welche beiden Injektionsarten können Sie die GOÄ-Nr. 252 abrechnen?
7 Wodurch unterscheiden sich die beiden GOÄ-Nummern 269 und 269a?
8 Welche Infusionen kennen Sie aus Ihrer Praxis und wie rechnen Sie diese ab?
9 Welche Infusion kommt vor allem in der Geriatrie zum Einsatz und wie wird diese nach GOÄ abgerechnet?
10 Worin unterscheiden sich die Infusionen mit den GOÄ-Nummern 271 und 272?
11 Wo finden Sie in der GOÄ die physikalisch-technische Leistungen? Mit welchem Gebührensatz rechnen Sie diese ab?
12 Was bedeutet das Sternchen (*) hinter den physikalisch-technischen Leistungen?

Ich kann …
… Injektionen und Infusionen sowohl nach EBM als auch nach GOÄ abrechnen.
… erklären, welche Besonderheit es im ärztlichen Notfalldienst bei der Abrechnung von Infusionen gibt.
… physikalische Therapien im EBM heraussuchen und abrechnen.
… die Unterschiede der Akupunkturabrechnung nach GOÄ erklären.
… erklären, wie die Akupunkturbehandlung bei gesetzlich Versicherten abgerechnet wird.
… die Infusionen nach GOÄ richtig abrechnen.
… erklären, bei welchem Faktor der Schwellenwert der GOÄ für physikalische Leistungen liegt.

Abkürzungsverzeichnis

A.	Arteria; Arterie
ACE	Angiotensin-Converting Enzyme
ACTH	adrenocorticotropes Hormon
ADH	antidiuretisches Hormon
Adj.	Adjektiv; Eigenschaftswort
Aids	Acquired Immunodeficiency Syndrome
AHA	Abstand, Händehygiene, Alltagsmasken
ALT = ALAT	Alaninaminotransferase = GOT
AM	Arzneimittel
AMD	altersbedingte Makuladegeneration
AMG	Arzneimittelgesetz
Anti-HBs	Antikörper gegen Hepatitis-B-Virus-Oberflächen-Antigen
AP	alkalische Phosphatase
Ap	apothekenpflichtig
Ap/ap	azellulärer (zellfreier) Pertussis-Impfstoff
APK	Arzt-Patienten-Kontakt
AOK	Allgemeine Ortskrankenkasse
ARDS	Acute Respiratory Distress Syndrome
ART	antiretrovirale Therapie
ASAT	Aspartataminotransferase = AST= GPT
ASS	Acetylsalicylsäure
AST	Aspartataminotransferase = ASAT = GPT
AT_1	Angiotensinogen-II-Rezeptor Typ 1
ATP	Adenosintriphosphat
AU	Arbeitsunfähigkeitsbescheinigung, Arbeitsunfähigkeit
aVR, aVL, aVF	augmented Voltage (verstärkte Spannung) Right, Left, Foot
BÄK	Bundesärztekammer
BÄO	Bundesärzteordnung
BB	Blutbild; kl. BB = kleines Blutbild, gr. BB = großes Blutbild
BBS	Bundesbehandlungsschein
BEG	Bundesentschädigungsgesetz
Beta-HCG	humanes Chorion-Gonadotropin Beta
BE	Broteinheit; Berechnungseinheit bei Diabetes
BfArM	Bundesinstitut für Arzneimittel und Medizinprodukte
BG	Berufsgenossenschaft
BGA	Blutgasanalyse
BGB	Bürgerliches Gesetzbuch
BGR/BGV	Berufsgenossenschaftliche Regel bzw. Vorschrift
BGW	Berufsgenossenschaft für Gesundheitsdienst und Wohlfahrtspflege
BKK	Betriebskrankenkasse
BKS	Blutkörperchensenkungsgeschwindigkeit
BMÄ	Bewertungsmaßstab – Ärzte
BMI	Body-Mass-Index
BMV-Ä	Bundesmantelvertrag für Ärzte
BNP	B-type Natriuretic Peptide (Herzinsuffizienz-marker)
BPOL	Bundespolizei
BSG	Blutsenkungsgeschwindigkeit
BSNR	Betriebsstättennummer
BSV	Bandscheibenvorfall
BtMG	Betäubungsmittelgesetz
BtMVV	Betäubungsmittelverschreibungsverordnung
BVFG	Bundesvertriebenenflüchtlingsgesetz
BVG	Bundesversorgungsgesetz
BWS	Brustwirbelsäule
BZ	Blutzucker; Blutzuckerspiegel
bzgl.	bezüglich
C	Kohlenstoff (lat. Carboneum)
C bzw. °C	Celsius bzw. Grad Celsius
ca., Ca, Ca.	1. circa, 2. Calcium, 3. Carcinoma
CAGE	Cut down, Annoyed, Guilty, Eye-opener (Alkoholismus-Screeningtest)
CIN	zervikale intraepitheliale Neoplasie
Cl	Chlor; Chlorid
CLED	Cystine Lactose Electrolyte Deficient (Spezial-Nährboden)
CO_2	Kohlen(stoff)dioxid
COPD	Chronic Obstructive Pulmonary Disease
CPAP	Continuous Positive Airway Pressure
CPR	Cardiopulmonary Resuscitation
CRP	C-reaktives Protein
CT	1. Computertomografie, 2. konventionelle Insulintherapie
CTG	Cardiotokografie, Cardiotokogramm
D/d	Diphtherieimpfstoff
DAK	Deutsche Angestellten-Krankenkasse
D(E)XA	Dual-(Energy)-X-Ray-Absorptiometry
DGE	Deutsche Gesellschaft für Ernährung e. V.
DGHM	Deutsche Gesellschaft für Hygiene und Mikrobiologie e. V.
DGSV	Deutsche Gesellschaft für Sterilgutversorgung e. V.
d. h.	das heißt
Diff.-BB	Differenzialblutbild; großes Blutbild
DIN	Deutsches Institut für Normung; Deutsche Industrienorm
DMP	Disease-Management-Programm
DNA/DNS	Desoxyribonukleinsäure
DPP-4	Dipeptidylpeptidase-4
DT	Diphtherie- und Tetanus (Impfung)
DTaP	Diphtherie-Tetanus-Pertussis (Impfung)
EBM	Einheitlicher Bewertungsmaßstab für die ärztlichen Leistungen
EBV	Epstein-Barr-Virus
ED	erektile Dysfunktion (Impotenz)
EDTA	Ethylendiamintetraessigsäure
EDV	Elektronische Datenverarbeitung
EEG	Elektroenzephalografie
eGFR	errechnete glomeruläre Filtrationsrate
E-GO	Ersatzkassen-Gebührenordnung
eGK	elektronische Gesundheitskarte

EHEC	enterohämorrhagische Escherichia coli
EHIC	European Health Insurance Card (Europäische Krankenversicherungskarte)
EKG	Elektrokardiografie
EKV	Arzt-/Ersatzkassenvertrag
ELISA	Enzyme-linked immunosorbent Assay
EN	Europäische Norm
EPO	Erythropoetin
ER	endoplasmatisches Retikulum
ERCP	endoskopisch retrograde Cholangiopankreatikografie
ETEC	enterotoxische Escherichia coli
e. V.	eingetragener Verein
evtl.	eventuell
Ez.	Einzahl
FAMK	Freie Arzt- und Medizinkasse
FASD	Fetale Alkoholspektrum-Störung (Disorder)
FFP2/3	Filtering Face Piece Dichtigkeit 2/3
FSH	Follikel stimulierendes Hormon
FSME	Frühsommer-Meningoenzephalitis
fT_3, fT_4	freie, nicht an Plasmaproteine gebundene, Schilddrüsenhormone
G	Gauge (Maßeinheit für den Außendurchmesser von Kanülen)
GFR	glomeruläre Filtrationsrate
ggf.	gegebenenfalls
GGT = γ-GT	Gamma-GT
Ggt.	Gegenteil
GHS	Globally Harmonized System of Classification and Labelling of Chemicals
GLP-1	Glucagon-like Peptide 1
GKV	Gesetzliche Krankenversicherung
GOÄ	Gebührenordnung für Ärzte
GOT = ASAT	Glutamat-Oxalacetat-Transferase
GPT = ALT	Glutamat-Pyruvat-Transferase
gr.	altgriechisch
GRG	Gesundheits-Reformgesetz
GSG	Gesundheits-Strukturgesetz
GV	Gesamtvertrag
h	Stunde (lat. hora)
HAH	Hämagglutinin-Hemmtest
HAV	Hepatitis-A-Virus
Hb	Hämoglobin
HbA_{1c}	Hämoglobinanteil A_{1c}
HB	Hepatitis B
HBsAg	Hepatitis-B-Oberflächen-Antigen (engl. surface = Oberfläche)
HBV	Hepatitis-B-Virus
HCl	Salzsäure
HCV	Hepatitis-C-Virus
HDL-Cholsterin	High-Density-Lipoprotein-Cholesterin
HdO-Gerät	Hinter-dem-Ohr-Hörgerät
HEK	Hanseatische Krankenkasse
Hg	Hydrargyrum (Quecksilber)
Hib	Hämophilus influenzae b
HIV	humanes Immunschwäche-Virus
hkk	Handelskrankenkasse
Hkt	Hämatokrit
HPV	humanes Papillomvirus
HSV	Herpes-simplex-Virus
HT	Herzton
HVM	Honorarverteilungsmaßstab
HWG	häufiger Wechsel des Geschlechtspartners
HWI	Harnwegsinfekt; Hinterwandinfarkt
HWS	Halswirbelsäule
Hz	Hertz; Einheit für Wellen pro Sekunde
i.a.	intraarteriell (Injektion)
i.c.	intrakutan (Injektion)
ICD	Implantable Cardioverter Defibrillator
ICD-10	International Statistical Classification of Diseases and Related Health Problems, Tenth Revision; Internationale statistische Klassifikation der Krankheiten und verwandter Gesundheitsprobleme, 10. Revision
ICR	Interkostalraum (Zwischenrippenraum)
ICT	intensivierte Insulintherapie
ICW	Initiative Chronische Wunden e. V.
I. E./I. U.	Internationale Einheiten/International Units
iFOBT	immunologischer fäkaler Okkultbluttest
IfSG	Infektionsschutzgesetz
IGeL	individuelle Gesundheitsleistung
IgG, IgM, IgE	Immunglobulin G, M oder E
IGRA	Interferon Gamma Release Assay; Gamma-Interferon-Test
IKK	Innungskrankenkasse
i.m.	intramuskulär (Injektion)
inkl.	inklusive; einschließlich
INR	International Normalized Ratio (Blutgerinnungstest)
ISG	Iliosakralgelenk (Kreuz-Darmbein-Gelenk)
ISO	International Organization for Standardization (internationale Norm)
ITN	Intubationsnarkose
IUP	Intrauterinpessar
i.v.	intravenös (Injektion)
J	Joule (Einheit für Energie)
JArbSchG	Jugendarbeitsschutzgesetz
K	Kalium
KBV	Kassenärztliche Bundesvereinigung
kcal	Kilokalorie(n)
KE	Kohlenhydrateinheit(en)
KHK	koronare Herzkrankheit
kJ	Kilojoule
KKH	Kaufmännische Krankenkasse
KTW	Krankentransportwagen
KV	Kassenärztliche Vereinigung
KVB	Krankenversorgung der Bundesbahnbeamten
KVK	Krankenversichertenkarte
Kw.	Kurzwort
L	Liter
LÄK	Landesärztekammer
LANR	lebenslange Arztnummer
LASER	Light Amplification by Stimulated Emission of Radiation
LASIK	Laser-in-situ-Keratomileusis

LAST Lübecker Alkoholabhängigkeits- und -missbrauchs-Screening-Test
lat. lateinisch
LDH Laktatdehydrogenase
LDL-Cholesterin Low-Density-Lipoprotein-Cholesterin
LF Lernfeld
LKK Landwirtschaftliche Krankenkasse
LWS Lendenwirbelsäule
MBG mittlere Blutglukose
MCH Mean Corpuscular Hemoglobin; mittleres Erythozytenvolumen
MCHC Mean Corpuscular Hemoglobin Concentration; mittlere Hämoglobinkonzentration des Zellanteils
MCL Medioklavikularlinie
MCP Metoclopramid
MCRA Mineralocorticoid-Rezeptoragonist
MCV Mean Corpuscular Volume; mittleres Erythrozytenvolumen
MDR Medical Device Regulation
MDK Medizinischer Dienst der Krankenversicherung
med. medizinisch; die Heilkunde betreffend
MFA Medizinische Fachangestellte
Mg Magnesium
MIC minimal invasive Chirurgie
min Minute(n)
Mio. Million
MMR Masern-Mumps-Röteln-Impfstoff bzw. -Impfung
MMRV Masern-Mumps-Röteln-Varizellen-Impfstoff bzw. -Impfung
MMS Mini Mental Status
MP Medizinprodukt
MPBetreibV Medizinprodukte-Betreiberverordnung
MPDG Medizinprodukterecht-Durchführungsgesetz
MRSA methicillin- bzw. multiresistenter Staphylococus aureus
MRT Magnetresonanztomografie (Kernspin)
MTA Medizinisch-technische Assistentin
MTLA Medizinisch-technische Laboratorium-Asssistentin
MTRA Medizinisch-technische Radiologie-Assistentin
MuVo Mutterschaftsvorsorge
MuSchG Mutterschutzgesetz
MVZ Medizinisches Versorgungszentrum
Mz. Mehrzahl
N. Nervus; Nerv
N1, N2, N3 Norm-Arzneimittelpackungen für kurzen, mittleren und langfristigen Bedarf
Na Natrium
NaCl Natriumchlorid (Kochsalz)
NAKOS Nationale Kontakt- und Informationsstelle zur Anregung und Unterstützung der Selbsthilfe
NBSNR Nebenbetriebsstättennummer
NEF Notarzt-Einsatzfahrzeug
neg. (-) negativ
NIPT nicht invasiver Pränataltest
NOAK neue orale Antikoagulanzien
NSAID Non-steroidal Anti-inflammatory Drugs (= NSAR)
NSAR nichtsteroidale Antirheumatika/Antiphlogistika (= NSAID)
NSTEMI Non ST-segment Elevation Myocardial Infarction
NW Nebenwirkung
NYHA New York Heart Association
O; O_2 Sauerstoff (Oxygenium)
OAD orale Antidiabetika
o. B. ohne (krankhaften) Befund; Normalbefund
ÖGD Ösophago-Gastro-Duodenoskopie
OGTT oraler Glukose-Toleranztest
OP Operation; Operationssaal
OSAS obstruktives Schlafapnoesyndrom
OSG oberes Sprunggelenk
OTC Over The Counter; apothekenpflichtig
P Phosphat; Pertussis-Impfstoff
Pap(-Test) Papanicolaou(-Test)
pAVK periphere arterielle Verschlusskrankheit
PBeaKK Postbeamtenkrankenkasse
PC Personal Computer
p.c./p.m. post conceptionem/post menstruationem
PCI perkutane Koronarintervention
PCT Procalcitonin
PEP Postexpositionsprophylaxe
pH potentia Hydrogenii (gibt den Säuregrad eines Stoffs an)
PKV Private Krankenversicherung
PNS peripheres Nervensystem
PoC Point of Care (Schnelltest vor Ort)
p.o. per os (durch den Mund)
pos. (+) positiv
p.p. (Wundheilung) per primam
PPI Protonenpumpeninhibitoren (-hemmer)
PrEP Präexpositionsprophylaxe
p.s. (Wundheilung) per secundam
PSA prostataspezifisches Antigen; persönliche Schutzausrüstung
PTA Pharmazeutisch-technische Assistentin
PTT (aPTT) (aktivierte) partielle Thromboplastinzeit
PVP-Jod Polyvinylpyrrolidon-Jod
PVS 1) Praxisverwaltungssystem, 2) privatärztliche Verrechnungsstelle
PZN Pharmazentralnummer
QM Qualitätsmanagement
RDG Reinigungs- und Desinfektionsgerät
RF Rheumafaktor; Raumforderung
RKI Robert Koch-Institut
Rh+, Rh- Rhesus-positiv, Rhesus-negativ
Rp rezeptpflichtig; verschreibungspflichtig
RR Blutdruck (gemessen nach Riva-Rocci)
RTH Rettungstransporthubschrauber
RSV respiratorisches Synzytial-Virus
RVO Reichsversicherungsordnung

s. siehe
S. Seite
SARS-CoV-2 Severe Acute Respiratory Syndrome Coronavirus 2
s.c. subkutan (Injektion)
sec Sekunde(n)
SER Soziales Entschädigungsrecht
SGB Sozialgesetzbuch
SGLT2 Sodium Dependent Glucose Co-transporter 2
SHT Schädel-Hirn-Trauma
SI Système International d´Unités
SIT spezifische Immuntherapie (Hyposensibilisierung)
s. o. siehe oben
sog. sogenannte
SSB Sprechstundenbedarf
SSRI selektiver Serotonin-Wiederaufnahmehemmer (Reuptake-Inhibitor)
SS Schwangerschaft
SSW Schwangerschaftswoche(n)
STD/I Sexually Transmitted Diseases/Infections
STEMI ST-segment Elevation Myocardial Infarction
StGB Strafgesetzbuch
STIKO Ständige Impfkommission
StrlSchV Strahlenschutzverordnung
Subst. Substantiv; Hauptwort
SVA zwischenstaatliches Sozialversicherungsabkommen
Syn. Synonym (gleichbedeutendes Wort)
T Tetanusimpfstoff
T_3, T_4 Thyroxin, Trijodthyronin
TAH Thrombozytenaggregationshemmer
TAVI Transkatheter-Aortenklappenimplantation
Tbc/Tb Tuberkulose
TENS transkutane elektrische Nervenstimulation
TEP Totalendoprothese; Gelenkersatz
TGAK Thyreoglobulin-Antikörper
tgl. täglich
TIA transitorische ischämische Attacke
TK Techniker Krankenkasse
TNM/pTNM Tumor-Klassifikation nach Tumorgröße (T), Lymphknoten- (N) und Metastasenanzahl (M), ggf. postoperativ (p) erstellt
TPHA Treponema-pallidum-Hämagglutinationstest
TPPA Treponema-pallidum-Partikelagglutinationstest
TPO Thyreoperoxidase-Antikörper
TPZ Thromboplastinzeit
TRAK TSH-Rezeptor-Antikörper
TRBA 250 Technische Regel für biologische Arbeitsstoffe 250 der BGW
TSH Thyroidea stimulierendes Hormon
U Units (engl. Einheiten)
U40, U11 verschieden konzentrierte Insuline
u. a. unter anderem
u. Ä. und Ähnliches
ugs. umgangssprachlich
u. U. unter Umständen
UV ultraviolettes Licht
UVA, UVB, UVC ultraviolettes Licht langer, mittlerer und kurzer Wellenlänge
UVV Unfallverhütungsvorschriften
V Varizellen-Impfstoff bzw. -Impfung
V. Vena; Vene
V_1-V_6 Brustwandableitungen nach Wilson (V steht für Voltage = Spannung)
v. a. vor allem
V. a. Verdacht auf
VAH Verbund für Angewandte Hygiene e.V.
VdEK Verband der Ersatzkassen e. V.
ver.di Vereinte Dienstleistungsgewerkschaft
VE-Wasser vollständig entmineralisiertes Wasser
vgl. vergleiche
VHF Vorhofflimmern
Vit. Vitamin
VmF Verband medizinischer Fachberufe e. V.
VZV Varicella-Zoster-Virus
W Watt (Einheit für Leistung)
WHO World Health Organization; Weltgesundheitsorganisation
wörtl. wörtlich
z. B. zum Beispiel
Z. n. Zustand nach
ZNS zentrales Nervensystem
z. T. zum Teil

Präfixe

Präfixe (Wortanfänge) für medizinisch relevante Bruchteile (Abkürzung)									
Dezi (d)	10^{-1}	Zenti (c)	10^{-2}	Milli (m)	10^{-3}	Mikro (µ)	10^{-6}	Nano (n)	10^{-9}
Piko (p)	10^{-12}	Femto (f)	10^{-15}						
Präfixe (Wortanfänge) für medizinisch relevante Vielfache (Abkürzung)									
Hekto (h)	10^{2}	Kilo (k)	10^{3}	Mega (M)	10^{6}	Giga (G)	10^{9}	Tera (T)	10^{12}

Stichwortverzeichnis

B

C

D

E

Q

R

Bildquellenverzeichnis

Coverbild: Cornelsen/Werner Krüper;

Produktmarke & Covergestaltung: Rosendahl Berlin - Agentur für Markendesign

Bildquellen:
S. 7: Cornelsen/Werner Krüper; **S. 8:** Cornelsen/Natascha Welz; **S. 9 mi.:** Cornelsen/Natascha Welz; **S. 9:** Cornelsen/Natascha Welz; **S. 10:** dpa Picture-Alliance/dpa-infografik/Globus/Grafik: Fred Bökelmann, Redaktion: Dr. Bettina Jütte; **S. 11:** Cornelsen/Werner Krüper; **S. 11:** Cornelsen/Werner Krüper; **S. 13:** Cornelsen/Vitaledesign; **S. 14:** Cornelsen/Vitaledesign; **S. 16:** Cornelsen/Vitaledesign; **S. 17:** Cornelsen/Vitaledesign; **S. 17:** Cornelsen/Vitaledesign; **S. 19:** Cornelsen/Vitaledesign; **S. 21:** Vorlage: Rebecca Traurig; Umsetzung: Cornelsen/Vitaledesign; **S. 22:** Cornelsen/Jörg Mair; **S. 22:** Cornelsen/Jörg Mair; **S. 22:** Cornelsen/Jörg Mair; **S. 23:** Vorlage: Rebecca Traurig; Umsetzung: Cornelsen/Vitaledesign; **S. 23:** Shutterstock.com/Standard Studio; **S. 23:** Shutterstock.com/Trish Volt; **S. 28: Vorlage:** Rebecca Traurig; Umsetzung: Cornelsen/Vitaledesign; **S. 30:** Cornelsen/Vitaledesign; **S. 31:** Cornelsen/Vitaledesign; **S. 31:** Cornelsen/Vitaledesign; **S. 32:** Cornelsen/Vitaledesign; **S. 33:** Cornelsen/Vitaledesign; **S. 34:** dpa Picture-Alliance/dpa/dpa-infografik GmbH; **S. 37:** Cornelsen/Werner Krüper; **S. 38:** Cornelsen/Vitaledesign; **S. 39:** Cornelsen/Werner Krüper; **S. 39:** Cornelsen/Werner Krüper; **S. 40:** Cornelsen/Werner Krüper; **S. 46:** Cornelsen/vitaledesign; **S. 48 un.:** Shutterstock.com/VLADIMIR VK; **S. 48 ob.:** Shutterstock.com/Smeilova Anastasia; **S. 49:** Cornelsen/vitaledesign; **S. 49:** Cornelsen/vitaledesign; **S. 50 un.:** Bundesministerium für Gesundheit (BMG); **S. 50 ob.:** Cornelsen/vitaledesign; **S. 51:** Cornelsen/vitaledesign; **S. 51:** Shutterstock.com/Jacob Lund; **S. 53:** mauritius images/alamy stock photo/Schoening; **S. 54:** Cornelsen/vitaledesign; **S. 56:** Shutterstock.com/linerpics; **S. 57:** Cornelsen/vitaledesign; **S. 59:** Kassenärztliche Vereinigung Hessen (KVH) **S. 61:** Cornelsen/vitaledesign; **S. 64:** Cornelsen/vitaledesign; **S. 65:** Cornelsen/Werner Krüper; **S. 67:** Shutterstock.com/yana_vinnikova; **S. 70:** Berufsgenossenschaft für Gesundheitsdienst und Wohlfahrtspflege (BGW); **S. 73:** Cornelsen/vitaledesign; **S. 74:** Cornelsen/vitaledesign; **S. 75:** Cornelsen/vitaledesign; **S. 75:** Cornelsen/vitaledesign; **S. 79:** Shutterstock.com/Jakub Zak; **S. 80:** Cornelsen/Natascha Welz; **S. 80:** Cornelsen/Natascha Welz; **S. 81:** Cornelsen/Natascha Welz; **S. 81:** Cornelsen/Natascha Welz; **S. 82:** Cornelsen/Natascha Welz; **S. 82:** Cornelsen/Natascha Welz; **S. 84:** Cornelsen/Satz-Rechen-Zentrum Berlin; **S. 85:** Cornelsen/Natascha Welz; **S. 86 ob.:** stock.adobe.com/Jürgen Fälchle; **S. 86 mi.:** Shutterstock.com/ziviani; **S. 86 r. u.:** Shutterstock.com/Ocskay Bence; **S. 86 l. u.:** Shutterstock.com/Jakub Zak; **S. 87 ob.:** Cornelsen/Natascha Welz; **S. 87 un.:** Cornelsen/Natascha Welz; **S. 88:** Cornelsen/Natascha Welz; **S. 90 un.:** Cornelsen/Vitaledesign; **S. 90 ob.:** Shutterstock.com/blvdone, **S. 90 mi.:** Shutterstock.com/Gerald Mayer; **S. 91:** Cornelsen/Vitaledesign; **S. 94:** Cornelsen/Vitaledesign; **S. 94:** Corneslen/Vitaledesign; **S. 95:** Cornelsen/Vitaledesign; **S. 95:** Cornelsen/Vitaledesign; **S. 95:** Cornelsen/Vitaledesign; **S. 96:** Cornelsen/Vitaledesign; **S. 98:** Cornelsen/Vitaledesign; **S. 101:** Cornelsen/Vitaledesign; **S. 102:** Umsetzung Schaubild: Cornelsen/Vitaledesign; Fotos: Cornelsen/Werner Krüper; **S. 102:** Umsetzung Schaubild: Cornelsen/Vitaledesign; Fotos: Cornelsen/Werner Krüper; **S. 104:** Cornelsen/Vitaledesign; **S. 106:** dpa Picture-Alliance/ASSOCIATED PRESS/Rob Griffith; **S. 107:** Cornelsen/Vitaledesign; **S. 108:** Cornelsen/Natascha Welz **S. 109:** Cornelsen/Natascha Welz; **S. 111:** Cornelsen/Natascha Welz; **S. 114:** Cornelsen/Natascha Welz; **S. 115:** Cornelsen/Natascha Welz; **S. 115:** Cornelsen/Natascha Welz; **S. 116 Abb. 1:** Umsetzung Schaubild: Cornelsen/Vitaledesign, Vorlage Schaubild: Albert Mergelsberg; Illustration: Natascha Welz; **S. 116 Abb. 2:** Cornelsen/Vitaledesign; **S. 119:** Cornelsen/Vitaledesign; **S. 120:** Cornelsen/Vitaledesign; **S. 120:** Cornelsen/Vitaledesign; **S. 121:** Cornelsen/Werner Krüper; **S. 121:** Cornelsen/Werner Krüper; **S. 121:** Cornel-

sen/Werner Krüper; **S. 121:** Cornelsen/Werner Krüper; **S. 121:** Cornelsen/Werner Krüper; **S. 122:** Cornelsen/Werner Krüper; **S. 12:** Cornelsen/Werner Krüper; **S. 122:** Cornelsen/Werner Krüper; **S. 122:** Cornelsen/Werner Krüper; **S. 122:** Cornelsen/Werner Krüper; **S. 124:** Cornelsen/Werner Krüper; **S. 126:** Cornelsen/Natascha Welz; **S. 126:** Cornelsen/Natascha Welz; **S. 127:** Cornelsen/Natascha Welz; **S. 127:** Cornelsen/Natascha Welz; **S. 129:** Cornelsen/Vitaledesign; **S. 130:** Cornelsen/Vitaledesign; **S. 132:** CompuGroup Medical Deutschland AG; **S. 133:** Cornelsen/Natascha Welz; **S. 136:** Cornelsen/Vitaledesign; **S. 137:** Cornelsen/Werner Krüper; **S. 138:** Cornelsen/Werner Krüper; **S. 139 Abb. 1-3 :** CompuGroup Medical Deutschland AG; **S. 140:** Cornelsen/Vitaledesign; **S. 141:** dpa Picture-Alliance/dpa-infografik/Grafik: Fred Bökelmann, Andreas Brühl, Raimar Heber; Redaktion: Sebastian Tanke, Frithjof Goetz; **S. 142:** gematik GmbH; **S. 143:** Cornelsen/Vitaledesign; **S. 147:** Shutterstock.com/Tanoy1412; **S. 149:** CompuGroup Medical Deutschland AG; **S. 150:** G DATA CyberDefense AG; **S. 154:** Cornelsen/vitaledesign; **S. 155 ob.:** gematik GmbH; **S. 155 un.:** Shutterstock.com/Ikonoklast Fotografie; **S. 157:** Grafik nach medisoftware/Dipl. PhyS. Jan Meincke; Cornelsen/vitaledesign; **S. 159:** Cornelsen/vitaledesign; **S. 160:** Cornelsen/vitaledesign; **S. 166:** Cornelsen/vitaledesign; **S. 167:** Cornelsen/vitaledesign; **S: 168:** Quelle: Bundesministerium für Gesundheit (BMG); Cornelsen/vitaledesign; **S. 171 (beide):** Cornelsen/vitaledesign**; S. 174:** Cornelsen/vitaledesign; **S. 176:** Cornelsen/vitaledesign; **S. 177:** GKV-Spitzenverband**; S. 180:** Die Bundespolizei; **S. 181:** Shutterstock.com/David M. Skiba; **S. 182:** Shutterstock.com/Dmitri Ma; **S. 184:** Shutterstock.com/Oksana Kuzmina; **S. 186 Abb. 1-2:** Cornelsen/vitaledesign; **S. 187:** Cornelsen/vitaledesign; **S. 189 Abb. 1-2:** Cornelsen/vitaledesign; **S. 191:** Bundesministerium für Gesundheit (BMG); **S. 193:** Bundesministerium für Gesundheit (BMG); **S. 193:** Bundesministerium für Gesundheit (BMG); **S. 197:** Bundesministerium für Gesundheit (BMG); **S. 199:** Bundesministerium für Gesundheit (BMG); **S. 201:** Bundesministerium für Gesundheit (BMG); **S. 203:** Bundesministerium für Gesundheit (BMG);**S. 205:** Bundesministerium für Gesundheit (BMG); **S. 207:** Bundesministerium für Gesundheit (BMG); **S. 211:** Bundesministerium für Gesundheit (BMG); **S. 213:** Bundesministerium für Gesundheit (BMG); **S. 215:** Bundesministerium für Gesundheit (BMG); **S. 215:** Bundesministerium für Gesundheit (BMG); Cornelsen/vitaledesign; **S. 216:** Bundesministerium für Gesundheit (BMG); Cornelsen/vitaledesign; **S. 218:** Bundesinstitut für Arzneimittel und Medizinprodukte/Quelle: PDF „Häufig gestellte Fragen zur BetäubungsmittelVerschreibungsverordnung (BtMVV) und zum Betäubungsmittelgesetz (BtMG) für Ärzte, Apotheker und Fachkräfte", abrufbar unter https://www.bfarm.de/DE/Bundesopiumstelle/Betaeubungsmittel/Verschreibung/_node.html, Stand 03.02.2020; Nachbau: Cornelsen/Vitaledesign; **S. 219:** Bundesinstitut für Arzneimittel und Medizinprodukte (BfArM); **S. 220:** Cornelsen/vitaledesign; **S. 222:** Bundesministerium für Gesundheit (BMG); **S. 223:** Shutterstock.com/Dmytro Zinkevych; **S. 225:** Bundesministerium für Gesundheit (BMG); **S. 226:** Bundesministerium für Gesundheit (BMG); **S. 228:** Bundesministerium für Gesundheit (BMG);**S. 230:** Bundesministerium für Gesundheit (BMG); **S. 234:** Cornelsen/vitaledesign; **S. 235:** Cornelsen/vitaledesign; **S. 236:** Shutterstock.com/Syda Productions; **S. 238 Abb. 1-2:** Cornelsen/vitaledesign; **S. 240:** Shutterstock.com/Agenturfotografin; **S. 242:** Cornelsen/vitaledesign; **S. 245:** Cornelsen/vitaledesign; **S. 250:** Cornelsen/vitaledesign; **S. 251:** Cornelsen/vitaledesign; **S. 252:** Cornelsen/vitaledesign; **S. 258:** Cornelsen/vitaledesign; **S. 267:** Cornelsen/Werner Krüper; **S. 268:** Cornelsen/Natascha Welz; **S. 269:** Cornelsen/Natascha Welz; **S. 270:** Cornelsen/Jörg Mair; **S. 271 ob.:** Cornelsen/Natascha Welz; **S. 271 un.:** Cornelsen/Jörg Mair; **S. 272 ob.:** Cornelsen/Jörg Mair; **S. 272 mi.:** Cornelsen/Jörg Mair; **S. 272 un.:** Cornelsen/Jörg Mair; **S. 273 ob.:** Cornelsen/Jörg Mair; **S. 273 un.:** Cornelsen/Jörg Mair; **S. 274 ob.:** Cornelsen/Angelika Kramer; **S. 274 mi.:** Cornelsen/Angelika Kramer; **S. 274 un.:** mauritius images/dieKleinert; **S. 275 r. o.:** mauritius images/Science Stock Photography/Science Source; **S. 275 l. o.:** mauritius images/Science Source/Ted Kinsman; **S. 275 r. u.:** Shutterstock.com/Jose Luis Calvo; **S. 275 m. u.:** mauritius images/Science Photos Library; **S. 275 l. u.:** Shutterstock.com/Morphart Creation; **S. 276:** Cornelsen/Jörg Mair; **S. 277**

Abb. 1-3: Cornelsen/Jörg Mair; **S. 278 (alle):** Cornelsen/Jörg Mair; **S. 279:** Cornelsen/Jörg Mair; **S. 280 ob.:** Cornelsen/Angelika Kramer; **S. 280 un.:** Cornelsen/Jörg Mair; **S. 281 ob.:** Cornelsen/Natascha Welz; **S. 281 u. l.:** Cornelsen/Jörg Mair; **S. 281 u. r.:** Cornelsen/Jörg Mair; **S. 282 :** Cornelsen/Angelika Kramer; **S. 284 ob.:** Cornelsen/Natascha Welz; **S. 284 mi.:** Cornelsen/Natascha Welz; **S. 284 un.:** Shutterstock.com/Charcompix; **S. 285 Abb. 1-2:** Cornelsen/Natascha Welz; **S. 286 Abb. 1-2:** Cornelsen/Natascha Welz; **S. 287:** Cornelsen/Natascha Welz; **S. 289 (alle):** Cornelsen/Natascha Welz; **S. 290 (alle):** Cornelsen/Natascha Welz; **S. 291:** Cornelsen/Jörg Mair; **S. 292 Abb. 2:** Shutterstock.com/Kateryna Kon; **S. 292 ob.:** Cornelsen/Jörg Mair; **S. 292 un.:** Cornelsen/Jörg Mair; **S. 292 Abb. 2 ob.:** Shutterstock.com/Kateryna Kon; **S. 292 Abb. 2 mi.:** Shutterstock.com/Kateryna Kon; **S. 293 ob.:** Cornelsen/Natascha Welz; **S. 293 mi.:** Shutterstock.com/Jun MT; **S. 293 un.:** Cornelsen/Jörg Mair; **S. 294 ob.:** Science Photo Library/Cnri; **S. 294 mi.:** Cornelsen/Jörg Mair; **S. 294 un.:** Cornelsen/Jörg Mair; **S. 295l. o.:** Shutterstock.com/Ziegelstempel; **S. 295 r. o.:** Shutterstock.com/Jiri Hera; **S. 295 l. u.:** Shutterstock.com/Sebastian Kaulitzki; **S. 295 r. u.:** mauritius images/Pitopia; **S. 296 ob.:** Shutterstock.com/Lukiyanova Natalia frenta; **S. 296 un.:** Shutterstock.com/molekuul_be; **S. 298 ob.:** Shutterstock.com/ESB Professional; **S. 298 2. v. o:** Shutterstock.com/Tyler Olson; **S. 298 3. v. o:** Shutterstock.com/corlaffra; **S. 298 un.:** Shutterstock.com/pittawut; **S. 299 ob.:** Shutterstock.com/suchada kupraditphan; **S. 299 2. v. o.:** Shutterstock.com/suphanat; **S. 299 3. v. o.:** Shutterstock.com/Doro Guzenda; **S. 299 4. v. o.:** Shutterstock.com/Cheberkus; **S. 299 un.:** Shutterstock.com/Fakhrul Najmi; **S. 300 un.:** Cornelsen/Natascha Welz; **S. 300 Icon ob.:** Cornelsen/Natascha Welz; **S. 300 Icon un.:** Cornelsen/Natascha Welz; **S. 301:** Cornelsen/Natascha Welz; **S. 302 ob.:** Cornelsen/Natascha Welz; **S. 302 mi.:** Cornelsen/Jörg Mair; **S. 303 ob.:** Shutterstock.com/Duda Vasilii; **S. 303 un.:** Shutterstock.com/Inked Pixels; **S. 304:** mauritius images/alamy stock photo/Barry Mason; **S. 305:** Cornelsen/Natascha Welz; **S. 306 ob.:** Cornelsen/Jörg Mair; **S. 306 un.:** SARSTEDT AG & Co. KG; **S. 307 m. l.:** Dr. med. Uta Groger, Fachärztin für Allgemeinmedizin; **S. 307 m. r.:** Dr. med. Uta Groger, Fachärztin für Allgemeinmedizin; **S. 307 un.:** Cornelsen/Natascha Welz; **S. 308 Abb. 1:** megro GmbH & Co. KG; **S. 308 un.:** SARSTEDT AG & Co. KG; **S. 308 2. v. u.:** Cornelsen/Werner Krüper; ein Produkt der megro GmbH & Co. KG; **S. 308 3. v. u.:** Shutterstock.com/Henrik Dolle; **S. 309 oben:** Alex Breuer GmbH Industrieverpackungen; **S. 309 m. l.:** Shutterstock.com/Sirirat, **S. 309 m. r.:** Medco Diagnostika GmbH; **S. 309 un.:** Shutterstock.com/Jarun Ontakrai; **S. 311 re.:** mauritius images/Science Source/NLM; **S. 311 mi.:** Shutterstock.com/Chatsuda Sakdapetsiri; **S. 311 un. :** ratiopharm GmbH; **S. 312 ob.:** ratiopharm GmbH; **S. 312 m. l.:** G. Pohl-Boskamp GmbH & Co. KG; **S. 312 m. r.:** DR. KADE Pharmazeutische Fabrik GmbH; **S. 313:** Dr. med. Uta Groger, Fachärztin für Allgemeinmedizin; **S. 314 ob.:** mauritius images/alamy stock photo/BSIP SA; **S. 314 un.:** Cornelsen/Gerda Raichle; **S. 315 ob.:** mauritius images/Science Source/Kwangshin Kim; **S. 315 re.:** Cornelsen/Gerda Raichle; **S. 315 un.:** sciencephotolibrary/Â/DR M.A. ANSARY; **S. 316 l. o.:** Cornelsen/Gerda Raichle; **S. 316 r. o. :** akg-images/Science Source; **S. 316 l. u.:** mauritius images/Alamy/GL Archive; **S. 316 r. u.:** Shutterstock.com/picturetom; **S. 317 l. o.:** Shutterstock.com/Aksenova Natalya; **S. 317 r.o.:** Shutterstock.com/AnastasiaKopa; **S. 317 l. u.:** mauritius images/alamy stock photo/Steven Frame; **S. 317 r. u.:** Dr. Dieter Hassler; **S. 318 ob.:** Shutterstock.com/MNStudio; **S. 318 un.:** Cornelsen/Werner Krüper; **S. 319 re.:** Cornelsen/Gerda Raichle; **S. 319 un.:** Shutterstock.com/Anthony Ricci; **S. 320:** Shutterstock.com/Aldona Griskeviciene; **S. 322 ob.:** Cornelsen/Natascha Welz; **S. 322 l. u.:** Cornelsen/Gerda Raichle; **S. 322 r. u.:** Shutterstock.com/Africa Studio; **S. 323 ob.:** dpa Picture-Alliance/ASSOCIATED PRESS/NIH/NIAID; **S. 323 un.:** Cornelsen/Werner Krüper; **S. 324:** Shutterstock.com/Kiryl Lis; **S. 325 ob.:** mauritius images/alamy stock photo/Mediscan; **S. 325 mi.:** mauritius images/Alamy/Shaun Finch - Coyote-Photography.co.uk; **S. 325 l. u.:** mauritius images/Science Source/Lowell Georgia; **S. 325 r. u.:** Cornelsen/Gerda Raichle; **S. 326 li.:** Cornelsen/Gerda Raichle; **S. 326 r. o.:** sciencephotolibrary/DR P. MARAZZI; **S. 326 r. m.:** sciencephotolibrary/Â/DR P.

MARAZZI; **S. 327 l. o.:** mauritius images/alamy stock photo/Chris Deeney; **S. 327 l. m.:** Shutterstock.com/Phadungsak photo; **S. 327 r. m.:** Shutterstock.com/VideoBCN; **S. 327 un.:** Shutterstock.com/Cherries; **S. 328 li..:** Cornelsen/Gerda Raichle; **S. 328 Abb. 1:** Dr. med. Uta Groger, Fachärztin für Allgemeinmedizin; **S. 328 Abb. 2:** Shutterstock.com/Steven Ellingson; **S. 328 un.:** dpa Picture-Alliance/dpa-infografik/Grafik: Andreas Brühl, Christoph Goldammer; Redaktion: Sophie Thunemann; **S. 329:** Cornelsen/Jörg Mair; **S. 330 Abb.1:** mauritius images/alamy stock photo/Mediscan; **S. 330 Abb. 2:** mauritius images/Science Source; **S. 330 Abb. 3:** Shutterstock.com/hanif66; **S. 330 Abb. 4:** Shutterstock.com/MC MEDIASTUDIO; **S. 331 ob.:** Shutterstock.com/Henrik Larsson; **S. 331 un.:** Shutterstock.com/DenisNata; **S. 332:** Cornelsen/Jörg Mair; **S. 333 ob.:** dpa Picture-Alliance/blickwinkel/F. Hecker; **S. 333 un.:** Shutterstock.com/S.Zykov; **S. 335 ob.:** Shutterstock.com/Georgios Kollidas; **S. 335 (alle Icons):** Cornelsen/Natascha Welz, **S. 335 un.:** Cornelsen/Natascha Welz; **S. 336 un.:** Shutterstock.com/zhukovvvlad; **S. 337 (alle):** Cornelsen/Natascha Welz; **S. 338:** Cornelsen/Natascha Welz; **S. 339:** Dr. med. Uta Groger, Fachärztin für Allgemeinmedizin; **S. 341:** Cornelsen/Natascha Welz; **S. 342:** Cornelsen/Natascha Welz; **S. 343 Abb. 1-2:** Cornelsen/Werner Krüper; **S. 343 un.:** Cornelsen/Natascha Welz; **S. 344 Abb. 1-3:** Cornelsen/Werner Krüper; **S. 345 (alle):** Cornelsen/Werner Krüper; **S. 346:** mauritius images/Science Source/NLM ; **S. 348 (alle):** Cornelsen/Natascha Welz; **S. 349:** Dr. med. Uta Groger, Fachärztin für Allgemeinmedizin; **S. 350 (alle):** Cornelsen/Werner Krüper; **S. 351 Abb. 2-4:** Cornelsen/Werner Krüper; **S. 351ob.:** Cornelsen/Jörg Mair; **S. 352 mi.:** Cornelsen/Natascha Welz; **S. 352 un.:** Cornelsen/Werner Krüper; **S. 353:** Cornelsen/Werner Krüper; **S. 354:** Shutterstock.com/Tyler Olson; **S. 355:** Cornelsen/Jörg Mair; **S. 356:** MELAG Medizintechnik oHG; **S. 357 l. m.:** MELAG Medizintechnik oHG; **S. 357 r. m.:** Cornelsen/Gerda Raichle; **S. 358 l. m.:** MELAG Medizintechnik oHG; **S. 358 r. m.:** Dr. med. Uta Groger, Fachärztin für Allgemeinmedizin; **S. 359 Abb. 1:** Dr. med. Uta Groger, Fachärztin für Allgemeinmedizin; **S. 359 Abb. 2:** Dr. med. Uta Groger, Fachärztin für Allgemeinmedizin; **S. 359 un.:** Cornelsen/Werner Krüper; **S. 360 Abb. 1:** Dr. med. Uta Groger, Fachärztin für Allgemeinmedizin; **S. 360 Abb. 2-3:** Cornelsen/Werner Krüper; **S. 361:** Shutterstock.com/Migren art; **S. 362:** Shutterstock.com/STCKP; **S. 363:** Shutterstock.com/areeya_ann; **S. 369:** Shutterstock.com/Samrith Na Lumpoon; **S. 370:** Cornelsen/Natascha Welz; **S. 371:** Cornelsen/Natascha Welz; **S. 372:** Cornelsen/Jörg Mair; **S. 373:** Cornelsen/Jörg Mair; **S. 374:** Cornelsen/Jörg Mair; **S. 375 ob.:** Cornelsen/Jörg Mair; **S. 375 un.:** Cornelsen/Angelika Kramer; **S. 376 (alle):** Cornelsen/Jörg Mair; **S. 377 ob.:** Cornelsen/Jörg Mair; **S. 377 un.:** Cornelsen/Gerda Raichle; **S. 378 Abb. 1:** Shutterstock.com/Puwadol Jaturawutthichai; **S. 378 Abb. 2:** Shutterstock.com/MarcelClemens; **S. 379:** Cornelsen/Jörg Mair; **S. 381 Abb. 1-3:** Cornelsen/Jörg Mair; **S. 382:** Cornelsen/Jörg Mair; **S. 383:** Cornelsen/Jörg Mair; **S. 384 Abb. 1-2:** Cornelsen/Jörg Mair; **S. 385 Abb. 1-4:** Cornelsen/Jörg Mair; **S. 386 Abb. 1-3:** Cornelsen/Jörg Mair; **S. 387 Abb. 1-3:** Cornelsen/Jörg Mair; **S. 388Abb. 1-2:** Cornelsen/Jörg Mair; **S.389:** Cornelsen/Jörg Mair; **S. 390:** Cornelsen/Jörg Mair; **S. 391 ob.:** Shutterstock.com/Tolikoff Photography; **S. 391 4. v. u.:** Shutterstock.com/wk1003mike; **S. 391 3. v. u.:** Shutterstock.com/SGM; **S. 391 2. v. u.:** mauritius images/alamy stock photo/Scott Camazine; **S. 391 unten:** Shutterstock.com/TisforThan; **S. 392 ob.:** Shutterstock.com/GagliardiImages; **S. 392 3. v. u.:** Shutterstock.com/Hank Frentz; **S. 392 2. v. u.:** Shutterstock.com/Suttha Burawonk; **S. 392 un.:** Shutterstock.com/MriMan; **S. 393 ob.:** Shutterstock.com/Samrith Na Lumpoon; **S. 393 Abb. 1:** Shutterstock.com/Suttha Burawonk; **S. 394 Abb. 1:** Cornelsen/Jörg Mair; **S. 394 l. u.:** Shutterstock.com/Hank Frentz; **S. 394 m.u.:** Shutterstock.com/Suttha Burawonk; **S. 394 r. u.:** Cornelsen/Jörg Mair; **S. 395:** Shutterstock.com/ChaNaWiT; **S. 396:** Cornelsen/Jörg Mair; **S. 397:** Cornelsen/Jörg Mair; **S. 398 (alle):** Cornelsen/Natascha Welz, **S. 399 Abb. 1:** Cornelsen/Werner Krüper; **S. 399 un.:** Cornelsen/Natascha Welz; **S. 400 Abb. 1-3:** Cornelsen/Jörg Mair; **S. 402 Abb. 1-4:** Cornelsen/Werner Krüper; **S. 402 Abb. 1-2:** Cornelsen/Angelika Kramer; **S. 404:** Cornelsen/Natascha Welz; **S. 405 Abb. 1:** Cornelsen/Gabriele Heinisch; **S. 405 Abb. 2:** Cornelsen/Angelika Kramer; **S. 405 Abb. 3:** Cornelsen/Jörg Mair; **S. 406 Abb. 1:** Cornelsen/

Werner Krüper; **S. 406 Abb. 2:** Cornelsen/Jörg Mair; **S. 406 Abb. 3:** Shutterstock.com/Firma V; **S. 406 Abb. 4:** akg-images; **S. 407 :** mauritius images/Science Source/Biophoto Associates; **S. 408 Abb. 1:** Cornelsen/Jörg Mair;**S. 408 Abb. 2-3:** Bauerfeind AG; **S. 409:** Shutterstock.com/Lukiyanova Natalia frenta; **S. 410 Abb. 1:** Shutterstock.com/Y Photo Studio; **S. 410 Abb. 2:** Bauerfeind AG; **S. 410 l. u.:** Cornelsen/Jörg Mair; **S. 410 m. u.:** Cornelsen/Gabriele Heinisch; **S. 410 r. u.:** Cornelsen/Jörg Mair; **S. 411 l. m.:** Cornelsen/Angelika Kramer; **S. 411 m. r.:** Dr. med. Uta Groger, Fachärztin für Allgemeinmedizin; **S. 411 Abb. 1:** Cornelsen/Gabriele Heinisch; **S. 412:** Cornelsen/Jörg Mair; **S. 413 un.:** Cornelsen/Jörg Mair; **S. 413 :** Cornelsen/Angelika Kramer; **S. 414:** Cornelsen/Natascha Welz; **S. 415 Abb. 1:** Shutterstock.com/Ody_Stocker; **S. 415 Abb. 2:** Cornelsen/Werner Krüper; **S. 415: un.** Cornelsen/Natascha Welz; **S. 416 Abb. 1:** Shutterstock.com/Rangzen; **S. 416 Abb. 2:** Shutterstock.com/Praisaeng; **S. 417 o. l.:** Shutterstock.com/goir; **S. 417 o. m.:** Shutterstock.com/showcake; **S. 417 o. r.:** Shutterstock.com/chanchai plongern; **S. 417 Abb. 1:** Shutterstock.com/Andrey_Popov; **S. 417 Abb. 2:** Shutterstock.com/ra66; **S. 418 Abb. 1:** Shutterstock.com/PedroMatos; **S. 418 Abb. 2:** Shutterstock.com/Barry Barnes; **S. 418 Abb.3:** Shutterstock.com/Golubovy; **S. 419: Shutterstock.com/**Kzenon; **S. 421:** Cornelsen/Natascha Welz; **S. 422 ob.:** Cornelsen/Natascha Welz; **S. 422 Abb.1:** ratiopharm GmbH; **S. 423 Abb. 1:** Cornelsen/Werner Krüper; **S. 423 un.:** Cornelsen/Natascha Welz; **S. 424 ob.:** Shutterstock.com/leungchopan; **S. 424 7./5. v. u.:** Shutterstock.com/Triff; **S. 424 6. v. u.:** Cornelsen/Werner Krüper; **S. 424 4. v. u.:** Cornelsen/Werner Krüper; **S. 424 3. v. u.:** Shutterstock.com/Lukasz Siekierski; **S. 424 2. v. u.:** Cornelsen/Werner Krüper; **S. 424 un.:** Cornelsen/Werner Krüper; **S. 425 (alle):** Cornelsen/Werner Krüper; **S. 426 ob.:** Shutterstock.com/ChaNaWiT; **S. 426 mi.:** Shutterstock.com/vchal; **S. 426 un.:** Cornelsen/Natascha Welz; **S. 427 Abb. 1:** ratiopharm GmbH; **S. 428 Abb. 1:** Cornelsen/Werner Krüper; **S. 428 un.:** Cornelsen/Natascha Welz; **S. 429:** Cornelsen/Natascha Welz; **S. 430:** Cornelsen/Natascha Welz; **S. 432 (alle):** Cornelsen/Natascha Welz; **S. 433 ob./mi.:** Cornelsen/Natascha Welz; **S. 433 un.:** Cornelsen/Angelika Kramer; **S. 434 Abb. 1:** Shutterstock.com/Lisa S.; **S. 434 o. l.:** Shutterstock.com/Zhenny-zhenny; **S. 434 o. m.:** Shutterstock.com/Karkhut; **S. 434 o. r.:** Shutterstock.com/Laboko; **S. 440 Abb. 1 u. 3.:** Dr. med. Uta Groger, Fachärztin für Allgemeinmedizin; **S. 440 Abb. 2:** Shutterstock.com/Bjoern Wylezich; **S. 441:** Shutterstock.com/rame435; **S. 442 o. l.:** Shutterstock.com/SlayStorm; **S. 442 o. m.:** Shutterstock.com/Adil Yusifov; **S. 442 o.r.:** Shutterstock.com/Andrey Solovev; **S. 442 Abb. 1-3:** Cornelsen/Gabriele Heinisch; **S. 443 Abb. 1:** Dr. med. Uta Groger, Fachärztin für Allgemeinmedizin; **S. 443 Abb. 2-3:** Cornelsen/Gabriele Heinisch; **S. 444 mi.:** Shutterstock.com/Mircea Moira; **S. 444 ob.:** Cornelsen/Werner Krüper; **S. 445 Abb. 1:** Cornelsen/Jörg Mair; **S. 445 Abb. 2:** Cornelsen/Gabriele Heinisch; **S. 445 Abb. 3:** Mylan Germany GmbH; **S. 446 IlluS. Abb. 1 u. 3:** Cornelsen/Gabriele Heinisch; **S. 446 Fotos Abb. 1 u. 3:** Cornelsen/Werner Krüper; **S. 446 Abb. 2:** Cornelsen/Jörg Mair; **S. 447 IlluS. Abb. 1:** Cornelsen/Gabriele Heinisch; **S. 447 FotoS. Abb. 1:** Cornelsen/Werner Krüper; **S. 448 Abb. 1- 2:** Cornelsen/Gabriele Heinisch; **S. 448 un.:** Cornelsen/Werner Krüper; **S. 449 Abb. 1:** Cornelsen/Gabriele Heinisch; **S. 449** Abb. 2: Cornelsen/Werner Krüper; **S. 450 Abb. 1:** Dr. med. Uta Groger, Fachärztin für Allgemeinmedizin; **S. 450 Abb. 2:** Cornelsen/Gabriele Heinisch; **S. 450 Abb. 3:** Lohmann & Rauscher GmbH & Co. KG; **S. 451 Abb. 1-2:** Dr. med. Uta Groger, Fachärztin für Allgemeinmedizin; **S. 451 Abb. 3-5:** Cornelsen/Gabriele Heinisch; **S. 452 Abb. 1-3:** Cornelsen/Gabriele Heinisch; **S. 457 Abb. 1:** Shutterstock.com/Microgen; **S. 457 Abb. 2.:** Cornelsen/vitaledesign; **S. 458 Abb. 1:** Shutterstock.com/PPK_studio; **S. 458 Abb. 2:** Shutterstock.com/New Africa; **S. 460 Abb. 1:** Cornelsen/zweiband.media.

Übersicht der digitalen Zusatzmaterialien

Lernfeld	Titel
LF 1	1-3 Ausbildung, Arbeitsschutzgesetze und Gesundheitswesen
LF 1	Tarifverhandlungen
LF 1	Einrichtungen des Gesundheitswesens in Deutschland
LF 1	4 Grundlagen Krankenversicherung
LF 1	5 Grundlagen der vertragsärztlichen Versorgung
LF 1	6 Berufsständische Organisationen
LF 1	Berufsständische Organisationen
LF 1	Praxisformen
LF 1	7 Rechtsbeziehungen im vertragsärztlichen System
LF 1	8 Die Quartalsabrechnung
LF 1	Das kassenärztliche Viereckmodell
LF 2	1 Der Arztbesuch: Einführung in die ambulante Medizin
LF 2	2 Der kranke Mensch
LF 2	3-7 Verträge, Gesprächsführung, Konflikte und Datenverwaltung
LF 2	Rechtsfähigkeit
LF 2	Geschäftsfähigkeit
LF 2	Rechtsgeschäfte
LF 2	Nichtigkeit von Rechtsgeschäften
LF 2	Anfechtbarkeit von Rechtsgeschäften
LF 2	Vertragsverhältnisse zwischen Arzt und Patient
LF 2	8 Gesetzlich krankenversicherte Patienten
LF 2	9 Privat krankenversicherte Patienten

Lernfeld	Titel
LF 2	10 Sonstige Kostenträger
LF 2	11 Formularwesen
LF 2	12 Einführung in den EBM
LF 2	Chronikerpauschalen
LF 2	Geriatrisches Basisassessment
LF 2	13 Einführung in die GOÄ
LF 2	Steigerungssätze
LF 2	14 Einführung in die UV-GOÄ
LF 3	1 Der Mensch als Organismus
LF 3	Das Flimmerepithel
LF 3	Die Muskelkontraktion
LF 3	Das Rückenmark
LF 3	2 Das Immunsystem
LF 3	Das Immunsystem (unspezifische Abwehr)
LF 3	Das Immunsystem (spezifische Abwehr)
LF 3	3 Medizinische Mikrobiologie
LF 3	Die Grippeviren
LF 3	4 Diagnostik bei Infektionskrankheiten
LF 3	5 Therapie von Infektionskrankheiten
LF 3	6 Beispiele von Infektionskrankheiten
LF 3	Entstehung einer Pneumonie
LF 3	Die Grippeviren

Lernfeld	Titel
LF 3	7 Schutzimpfungen
LF 3	Die Hautnerven (Impfung)
LF 3	8 Hygiene
LF 3	9 Umwelt- und Arbeitsschutz in der Praxis
LF 4	1 Der Halte- und Bewegungsapparat
LF 4	2 Erkrankungen des Bewegungsapparates
LF 4	Der Bandscheibenvorfall
LF 4	3 Physikalische Therapie und Physiotherapie
LF 4	4 Arzneimittel
LF 4	5 Injektionen und Injektionstechnik
LF 4	Die Hautnerven (Impfung)
LF 4	Der Aufbau der Haut
LF 4	6 Abrechnung von Leistungen bei Erkrankungen des Bewegungsapparates